HANDBUCH DER ALLGEMEINEN PATHOLOGIE

HERAUSGEGEBEN VON

F. BÜCHNER   E. LETTERER   F. ROULET

ACHTER BAND

REGULATIONEN

ZWEITER TEIL

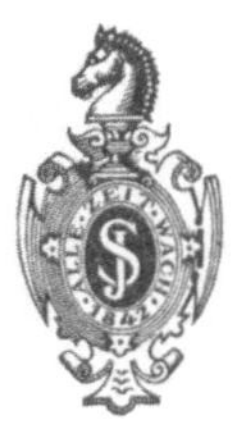

Springer-Verlag Berlin Heidelberg GmbH

1966

NEUROVEGETATIVE REGULATIONEN

BEARBEITET VON

H. ANTONI · S. BÜRGI · F. FEYRTER
E. HERZOG · A. HOPF · R. JUNG

REDIGIERT VON

F. BÜCHNER

MIT 159 ABBILDUNGEN

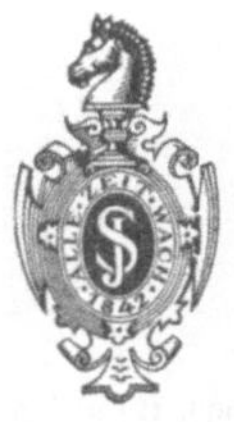

Springer-Verlag Berlin Heidelberg GmbH
1966

ISBN 978-3-642-87613-4   ISBN 978-3-642-87612-7 (eBook)
DOI 10.1007/978-3-642-87612-7

Alle Rechte, insbesondere das der Übersetzung in fremde Sprachen, vorbehalten

Ohne ausdrückliche Genehmigung des Verlages ist es auch nicht gestattet, dieses
Buch oder Teile daraus auf photomechanischem Wege (Photokopie, Mikrokopie)
oder auf andere Art zu vervielfältigen

© Springer-Verlag Berlin Heidelberg 1966
Ursprünglich erschienen bei Springer-Verlag Berlin · Heidelberg 1966
Softcover reprint of the hardcover 1st edition 1966
Library of Congress Catalog Card Number 56–2297

Titel-Nr. 5655

Inhaltsverzeichnis.

Inhaltsverzeichnis. VII

Einleitung.

Neurovegetative Regelsysteme und ihre Funktionsordnung.

Von

Richard Jung, Freiburg (Breisgau).

Die neurovegetativen Regulationen betreffen vorwiegend, aber nicht allein Binnenbedingungen des Organismus. Ihre funktionelle Organisation bildet komplizierte Regelsysteme, die nicht nur CLAUDE BERNARDs Stabilität des „milieu intérieur" oder CANNONs Homeostase erhalten, sondern nach HESS mit dem ergotropen System auch die Bereitschaft zu animalen Leistungen fördern und schließlich noch endokrine Funktionen steuern. Daher verbinden diese neurovegetativen Regulationen drei Funktionssysteme des Organismus: 1. somatisch-animale Funktionen, die auf Umweltverbindung und aktive Leistung ausgerichtet sind; 2. Gewebsregulationen, vegetative Funktionen im engeren Sinne mit dem Wechsel von Aktivität und Erholung in den Zellverbänden des Organismus; 3. endokrine Funktionen mit ihren hormonalen Wechselwirkungen im Gesamtorganismus. Das endokrine System ist nicht nur mit seinem übergeordneten Apparat durch Hypothalamus und Hypophyse in die neurovegetativen Regulationen eingeschaltet, auch periphere Hormone wie das Adrenalin sind an vegetativen Bereitschaftsleistungen beteiligt: Somatische Verhaltensänderungen durch Adrenalinausschüttung bei Angst, Wut und nach Umweltreizen zeigen die nervale Steuerung mit Rückwirkung hormonaler Vorgänge, wie schon CANNON betont hat.

Seit ASCHOFF bezeichnet man als *System* — im Gegensatz zum anatomisch definierten Organ — funktionell zusammengehörige Gewebsformationen, die topographisch an verschiedenen Orten des Körpers lokalisiert sein können. Zu diesem Funktionsgesichtspunkt fügte W. R. HESS das Kriterium der Leistung hinzu. HESS unterschied in dem gesamten vegetativen System, das vom Gehirn bis zur Peripherie reicht, zwei funktionelle Untersysteme: 1. das *ergotrope System*, das die Leistungsbereitschaft animaler Funktionen fördert, 2. das *trophotrope System*, das für die Erhaltung und Erholung der Gewebsleistungen sorgt. Anatomisch werden ergotrope Funktionen der Peripherie vorwiegend, aber nicht allein durch sympathische Nerven, trophotrope Funktionen dagegen mehr durch parasympathische Nerven vermittelt. Im Gehirn sind die beiden Funktionssysteme anatomisch weniger klar unterscheidbar. Innerhalb des Zentralnervensystems ist die Erholungswirkung des Schlafes eine Funktion des trophotropen Systems, das von HESS auch histotrop oder endophylaktisch genannt wurde.

Wenn man mit HESS die funktionelle Leistung als Grundprinzip verwendet, sind vor allem physiologisch-experimentelle Ergebnisse zu berücksichtigen, die zusammen mit anatomischen und lokalisatorischen Gesichtspunkten eine Ordnung ermöglichen. Nur so gelingt eine Synthese morphologischer und funktioneller

Methoden. Da experimentelle Forschungsrichtungen heute auch in der Pathologie zunehmende Bedeutung gewinnen, erklärt sich der größere Raum, den im folgenden physiologische und experimentelle Untersuchungen einnehmen.

Es leuchtet ein, daß im Rahmen eines Handbuches der Pathologie die komplexen vegetativen Koordinationen nur mit einer Auswahl aktueller Forschungsgebiete dargestellt werden können.

Die Erforschung neurovegetativer Regulationen wurde nach Klärung der morphologischen Grundlagen in den letzten Jahrzehnten durch die Neurophysiologie, die Pharmakologie und Neurochemie besonders gefördert. Funktionsanalysen und physiologisch-synthetische Konzeptionen lösten die alten anatomischen Einteilungen ab, bis die Morphologie selbst wieder mit modernen Methoden der Histochemie und Elektronenmikroskopie neue Wege auch für die Physiologie und Biochemie wies.

Vegetative Regulationen und Gegenregulationen.

Regulationen sind allgemein in der Biologie wie speziell in vegetativen Systemen oft *antagonistisch reziprok verschaltet*. Die reziproke Doppelorganisation der beiden antagonistischen Systeme des Sympathicus und Parasympathicus ist schon im 19. Jahrhundert von der Anatomie, Physiologie und Pharmakologie entwickelt und schließlich von der Klinik angenommen worden. Die anatomisch definierte Zweiteilung in ein sympathisches und parasympathisches System blieb aber unbefriedigend. Erst W. R. Hess gelang seit 1926 eine physiologische Präzisierung nach Funktions- und Leistungskriterien mit der dualistischen Konzeption des ergotropen und trophotropen Systems. Längst vor modernen informationstheoretischen und kybernetischen Auffassungen hatte man im vegetativen System schon gewisse Regulationsprinzipien erkannt, die man heute mit der Regeltechnik vergleichen würde. Die moderne Kommunikationsforschung und Kybernetik verwendet regeltechnische Vorgänge als Modelle biologischer Prozesse. Diese Modelle zeigen ebenso wie Regulationen im lebenden Organismus oft *rhythmische Schwankungen mit periodischem Pendeln um die Soll-Lage*. Solche Perioden entstehen meist durch wechselndes Überwiegen *gegenregulatorischer Prozesse*. Biologische Regelvorgänge sind nicht immer reziprok verschaltete Antagonistensysteme, sondern noch häufiger negative Rückwirkungen im selben System (*negative feed back*), selten auch positive Rückkoppelungen mit übergeordneter Hemmung. Neben langsamer sinuswellenähnlicher Periodik von Regelprozessen gibt es auch raschere plötzliche Änderungen, die von Selbach mit Kippschwingungen verglichen werden. Solche Perioden und Kippvorgänge sind nicht nur für physiologische Funktionen, sondern auch für pathologische Störungen bedeutungsvoll.

Selbach hat einige Grundregeln der vegetativen Dynamik nach dem Muster der Regelkreise und Kippschwingungen dargestellt. Physiologische Regulationen und Gegenregulationen sollen die Grundlage verschiedener normaler und pathologischer Syndrome sein. Da es auch *Fehlregulationen* gibt, werden pathologische Paradoxreaktionen bis zum epileptischen Anfall mit ähnlichen Regelvorgängen in Verbindung gebracht und gewisse Ergebnisse der Psychopharmakologie mit ihren vegetativen Umstellungen dadurch erklärt. Selbach unterscheidet verschiedene Regeln innerhalb der vegetativen Gegenregulationen, darunter auch die Wildersche Ausgangswertregel, die folgende allgemeine Konsequenzen hat: Je weiter entfernt der Ausgangswert von der mittleren Funktionslage ist, desto labiler arbeitet das Gesamtsystem und desto weniger spezifisch kann ein als Anstoß wirkender exogener Reiz sein. Eine exakte Korrelation dieser Regelkreisvorstellungen mit modernen kybernetischen Forschungen ist noch nicht möglich, weil noch zu wenig quantifizierbare Grundlagen für das vegetative System vorliegen.

Die Notfallsreaktion (*emergency reaction*) CANNONs wird meist durch Umwelteinwirkungen ausgelöst und entspricht einer generalisierten ergotropen Bereitschaftsreaktion von HESS mit Hormonausschüttung des Adrenalins. Notfallsreaktionen sind relativ kurzdauernde biologische Vorgänge, die aber im vegetativ endokrinen System auch zu längeren Nachwirkungen des „stress" führen können.

Längerdauernde abnorme Überkompensationen durch biologische Gegenregulationen wurden als pathogenetische Faktoren von Krankheitsprozessen erkannt. Beispiele sind das Adaptationssyndrom SELYEs und die endokrinen Folgen chronischer Überforderung (*stress*). Positive Rückkoppelungen biologischer Regulationen entarten oft zu einem circulus vitiosus mit pathologischen Symptomen.

Durch die dauernd wirksame *Umweltbeeinflussung* des Organismus sind die neurovegetativen Regulationen in einem fortlaufenden Wechselspiel von ergotroper Aktionsbereitschaft und trophotroper Erholung. Neben kurzdauernden Umweltbeanspruchungen mit Reaktionen und Gegenreaktionen gibt es auch länger dauernde ursprünglich umweltbedingte Veränderungen, die sich allmählich zu einer körpereigenen Periodik entwickelt haben: Der dem Tag-Nacht-Wechsel angepaßte Schlaf-Wach-Rhythmus und seine vegetativen Begleiterscheinungen sowie die langfristigen jahreszeitlichen Perioden. Diese langen Perioden vegetativ-endokriner Umstellung werden heute auch *zirkadische Rhythmen* oder „biologische Uhr" genannt und sind in den letzten Jahren von vielen Seiten untersucht worden.

Kurzfristige Beziehungen zur Umwelt, die in den meisten Untersuchungen über das vegetative System vernachlässigt werden, sind aktiver und passiver Art. Aktiv beteiligt ist der ergotrope Teil des vegetativen Systems, da er die Bereitschaft zur Umweltaktion fördert. Andere vegetative Funktionen werden von der Umwelt zunächst passiv beeinflußt und dann mit aktiven Gegenregulationen beantwortet, z. B. die Temperaturregelung. Vielleicht gehören die noch weitgehend ungeklärten Witterungseinflüsse auf vegetative Funktionen und die dadurch bedingten neurovegetativen Störungen auch zu diesen passiven Umweltbeziehungen. Die vegetativen Begleiterscheinungen von Affekten und Trieben sind weitere Beispiele für die komplexe Einordnung neurovegetativer Regulationen in psychische und körperliche Funktionen des Organismus mit seiner Umweltbeziehung.

Solche allgemeinen Konzeptionen bilden den Hintergrund der speziellen Beiträge dieses Bandes. Diese bringen eine Darstellung neuer Forschungen über das vegetative System mit seiner Morphologie und Physiologie und geben eine pathophysiologische Grundlage krankhafter Störungen.

HERZOGs und HOPFs anatomische Beiträge dieses Bandes beziehen sich mehrfach auf physiologische Befunde. HERZOG gibt eine Synthese morphologischer und experimenteller Ergebnisse über die zentralen und peripheren neurovegetativen Regulationsstätten mit den Befunden der Pathologie. Er wendet sich gegen die Polemik der Neuronengegner, die nach der physiologisch-pharmakologischen Klärung der synaptischen Übertragung nicht mehr haltbar ist. DE CASTROs, SCHIMERT-SZENTÁGOTHAIs und eigene Forschungen über die Struktur der vegetativen Synapsen werden von HERZOG dargestellt, ebenso wie HILLARPs Konzeption der „diffusen Synapse", die eine Verbindung anatomischer und physiologischer Befunde ermöglicht. HOPF gibt eine Übersicht über elektronenoptische und histochemische Untersuchungen sowie über neuere Monoaminbefunde, die geeignet sind, anatomische und funktionelle Forschungswege der Neuronenfunktion zu verbinden.

Die *stufenweise Ordnung des vegetativen Systems* reicht von einfachen automatisch-rhythmischen Vorgängen der Peripherie bis zu komplexen Verhaltensregulationen des Wach- und Schlafzustandes. Angeborene Koordinationen werden von bedingten Reaktionen moduliert. Alle Einzelfunktionen sind in erstaunlich zweckmäßiger Weise koordiniert. Bereits einfache periphere Reizantworten wie die Axonreflexe am Gefäßsystem, die durch einzelne Nervenfasern ohne Mitwirkung von Synapsen und anderen Neuronen zustande kommen, sind zweckvolle Gewebsregulationen, die von Hess Nutritionsreflexe genannt wurden. Sie dienen zur Regelung der Durchblutung, zum Abtransport angesammelter Stoffwechselprodukte und zur Wiederherstellung des Ionengleichgewichts. Von peripheren Automatismen über diese Ernährungsreflexe bis zu Koordinationsvorgängen in einzelnen Organen und im ganzen Organismus sind die vegetativen Regulationen mit ihrem Stufenaufbau in die Funktionsordnung des Organismus eingepaßt. Bedingte Reflexmechanismen und Lernvorgänge kommen auf höchster Stufe hinzu. Pawlow zeigte schon vor 60 Jahren, daß höhere cerebrale Vorgänge und Lernen auch vegetative Nahrungsverarbeitungen beeinflussen: Die bedingten Speichel- und Magensaftsekretionen sind offenbar spezifisch gesteuerte vegetative Bereitschaftsfunktionen. Das geordnete Zusammenwirken der peripheren und zentralen neurovegetativen Mechanismen bis zu diesen erlernten Reaktionen ist noch in vielem unerforscht. Eine vorläufige Ordnung der Funktionssubstrate geben die synthetischen Konzeptionen von Cannon und Hess. Die Elektrophysiologie gibt dagegen mehr analytische Einzeldaten und erlaubt noch keine systematische Synthese.

Die Betonung der Physiologie und der Funktion, die auch in den anatomischen Beiträgen zum Ausdruck kommt, geschieht aus der Überzeugung, daß erst durch solche funktionellen Aspekte und durch synthetisches Denken pathologisch-anatomische Befunde bei krankhaften Veränderungen verstanden und sinnvoll eingeordnet werden können. Obwohl die Pathologie sich mehr für Zellstrukturen und Gewebsveränderungen als für die Tätigkeit des Nervensystems interessiert, werden doch physiologische Methoden und neurophysiologische Ergebnisse mit wachsendem Erfolg in der pathologischen Forschung der letzten Jahrzehnte verwendet. Daß im Folgenden die *Elektrophysiologie* ausführlich behandelt wird, bedarf einer Begründung: Die Elektrophysiologie erlaubt wie keine andere Methode zeitlich exakte Registrierungen der Nerventätigkeit mit kontinuierlich meßbaren Informationen über den Ablauf verschiedener Funktionen. Veränderungen elementarer Membranvorgänge und die Spontantätigkeit einzelner Neurone sind ebenso erfaßbar wie die Ausbreitung von Hemmung oder Erregungen. Die wichtigsten Erkenntnisse der Neurophysiologie in den letzten Jahrzehnten wurden mit elektrophysiologischer Methodik gewonnen, und diese präzisierte auch die neurovegetative Forschung. Schon Gaskell, Cannon und Hess benutzten elektrophysiologische Hilfsmittel für die Aufklärung vegetativer Funktionen. Die klassische Reizung und Ausschaltung von Nervenstrukturen, die von Langley bis Cannon zunächst für neuro-vegetative Untersuchungen mit großem Erfolg verwendet wurde und die auch Hess zur Erforschung vegetativer Funktionen des Gehirns bevorzugte, ist zunehmend durch elektrobiologische Registrierungen ergänzt worden.

Elektrophysiologische Methoden haben mit der Verfeinerung intracellulärer Mikroableitungen ebenso wie die Elektronenmikroskopie auch im vegetativen System unsere Kenntnisse über elementare Zellstrukturen sehr erweitert. Damit wurden alte Postulate von Virchows Zellularpathologie mit modernen Methoden bestätigt und ergänzt. Manche elektronenmikroskopischen Entdeckungen über die Feinstruktur des Protoplasmas und zahlreiche membranbegrenzte Zellstrukturen haben allerdings noch kein elektrophysiologisches Äquivalent. Bisher sind nur die äußeren Zellmembranen elektrobiologisch mit dem durch verschiedene K^+- und Na^+-Ionen-Konzentration bedingten Membranpotential klar erfaßbar. Die intracellulären Membranstrukturen sind wahrscheinlich noch wichtiger für die biochemische Enzymforschung, die mit der compartment-Konzeption von WAELSCH u. a. wieder morphologische Kriterien der Zellorganelle in die Biochemie einführt. Daraus ergeben sich *Korrelationen von Struktur und Funktion* auch für elementare neurovegetative Funktionen, deren Erforschung noch eine Aufgabe der Zukunft ist.

Elektrophysiologische Beiträge zu den vegetativen Regulationen.

Seitdem ADRIAN 1932 über die ersten Aktionspotentialableitungen vom Sympathicus berichtete, ist die Physiologie des vegetativen Systems vor allem durch elektrische Registrierungen von sympathischen, parasympathischen und viscerosensiblen Nerven gefördert worden. Zunächst verwendete man Makroelektroden, im letzten Jahrzehnt auch Mikroelektroden. Die synaptischen Vorgänge in sympathischen Ganglien wurden zuerst von ECCLES 1936 mit präsynaptischer Reizung und Makroelektroden untersucht. BRONK und seine Schüler haben die Synapsenvorgänge und Stoffwechselprozesse isolierter Sympathicusganglien mit Einwirkung von Acetylcholin in verschiedenem Ionenmilieu getestet. Schließlich gelang es ROSAMOND ECCLES, auch intracelluläre Ableitungen von Sympathicusganglienzellen zu erhalten. Seitdem sind die synaptischen Vorgänge direkt registrierbar geworden. Anatomische Vorstellungen über die Ungültigkeit der Neuronenlehre im sympathischen System waren zwar schon seit den Nicotinversuchen LANGLEYs unwahrscheinlich, konnten aber jetzt auch direkt elektrophysiologisch widerlegt werden. Eine zusammenfassende Darstellung der Synapsenvorgänge in sympathischen Ganglien hat ECCLES in seiner Monographie 1964 gegeben. In den letzten 15 Jahren haben intracelluläre Ableitungen unsere Kenntnisse über physiologische Membranmechanismen und ihre Ionenwanderungen in der Herzmuskulatur und ihren Schrittmacherstrukturen sehr erweitert. WEIDMANN, McC. BROOKS, TRAUTWEIN, FLECKENSTEIN und ihre Schüler haben diese Membranvorgänge bis zu den Einzelbedingungen der autonomen Rhythmizität und ihrer neurovegetativen Veränderungen exakt analysiert. Technische Analogmodelle der Ionenkinetik der Membranen erlauben heute eine klare Darstellung der elektrischen Veränderungen, obwohl Korrelationen mit metabolischen Grundlagen und Strukturbeziehungen noch nicht erfaßt werden können.

Weitere Fortschritte in der Physiologie der vegetativen Regulationen ermöglichten *Aktionsstromableitungen viscerosensibler Nerven:* Splanchnicusafferenzen, Vagusafferenzen, Herznerven, Pressoreceptoren vom Carotissinus und Aortenbogen, Chemoreceptoren des Carotissinus usw. Diese von ADRIAN und ZOTTERMAN begonnenen Untersuchungen wurden auf die verschiedensten vegetativen Afferenzen ausgedehnt und sind schon Spezialgebiete der Elektrophysiologie geworden. BÜRGI gibt in seinem Beitrag dieses Bandes eine Übersicht über die wichtigsten Befunde. Erwähnt sei nur noch, daß die im Splanchnicusgebiet häufigen Vater-Pacinischen Körperchen nicht nur intraabdominelle Receptoren darstellen, sondern auch wichtige Modelle für die allgemeine Receptorphysiologie geworden sind. W. LÖWENSTEIN konnte an Vater-Pacini-Körperchen die Entstehung des Nervenaktionspotentials aus der Receptorerregung aufklären. Über die funktionelle Bedeutung dieser elektrophysiologisch so gut untersuchten Receptoren für vegetative Regulationen weiß man dagegen sehr wenig. So stehen Detailforschung und Funktionsanalyse oft noch ohne Verbindung nebeneinander. Doch erst im

Zusammenhang der Einzelbefunde wird bei aller methodologischen Trennung die biologische Ordnung verständlich, die Anlage mit Erfahrung, Instinktverhalten mit erlernten Handlungen verbindet.

Ein wichtiger Beitrag der Elektrophysiologie zur zentralen Temperaturregulation war C. v. Eulers Entdeckung langsamer *temperaturspezifischer elektrischer Potentialschwankungen im Hypothalamus*. Diese „temperature potentials" waren genau mit der Bluttemperatur korreliert. Es handelt sich offenbar um Receptormechanismen zur Messung von Bluttemperaturschwankungen, die ähnlich einem Thermoelement Wärmeänderungen in elektrische Potentiale umsetzen und dadurch die Körpertemperatur regeln. Ähnliche langsame Potentialschwankungen von CO_2-Receptoren fanden v. Euler und Söderberg im medullären Atmungszentrum nach CO_2-Spannungsänderungen des Blutes.

Übergänge von vegetativen Regulationen zu Triebvorgängen zeigten Durstversuche mit *Osmoreceptormechanismen* im Hypothalamus. Sie wurden vorwiegend mit Reiz- und Ausschaltungsexperimenten von B. Andersson untersucht und werden in diesem Band von Bürgi beschrieben.

Neuronableitungen vom Nucleus supraopticus und paraventricularis von McC. Brooks u. Mitarb. ergaben in diesen osmoregulatorischen Kernen deutliche Reaktionen der Nervenzellentladungen nach hyper- und hypotonischen Blutveränderungen, wie dies für die Regelung des Wasserhaushalts zu erwarten ist. Ob die Osmoreceptoren im Kerngebiet selbst oder in der Umgebung liegen, ist noch nicht bekannt.

Alle diese Untersuchungen beruhen auf Tierexperimenten. Beim *Menschen* brachten elektrophysiologische Methoden durch Elektrokardiogramm (EKG) und Elektrencephalogramm (EEG) zwar auch die Möglichkeit, elektrische Begleiterscheinungen der Herz- und Gehirntätigkeit fortlaufend zu registrieren, doch sind die Aussagen über neurovegetative Vorgänge mit diesen Methoden beschränkt. Nur der galvanische Hautreflex (GHR) erlaubt eine einfache Registrierung der vegetativ innervierten Schweißdrüsentätigkeit und macht als „psychogalvanischer Reflex" auch vegetative Begleiterscheinungen emotionaler Vorgänge registrierbar.

Die polygraphische Registrierung von Tätigkeit und Funktion vegetativer und somatischer Vorgänge mit elektrophysiologischen Hilfsmitteln, die wir vor 30 Jahren beim Menschen eingeführt haben, hat in ihren Ergebnissen eher enttäuscht. Sie ist zwar geeignet, die Koordination vegetativer und animaler Funktionen objektiv zu erfassen, indem EEG, EKG, galvanische Hautreflexe, vasomotorische Reaktionen und Atmung gleichzeitig aufgezeichnet werden, doch ist die Auswertung dieser verschiedenen Registrierungen schwierig. Es bleibt abzuwarten, ob solche multiplen Aufzeichnungen mit neueren Computer-Methoden und automatischen Auswertungen sinnvoller auszuwerten sind. Bisher wurden mit polygraphischen Registrierungen vor allem die neurovegetativen Begleiterscheinungen im Schlaf- und Wachzustand und bei pathologischen Bewußtseinsstörungen dargestellt.

So bedeutungsvoll alle elektrophysiologischen Untersuchungen über cerebrale vegetative Regulationen waren, so lassen sie doch noch vieles offen. Die eigentlichen neuronalen Mechanismen sind im Hypothalamus noch wenig erforscht. Wesentlich detaillierter und bis zur Aufklärung elementarer Membranmechanismen reichend, sind die elektrophysiologischen Untersuchungen am Herzen, die im ersten Beitrag dieses Bandes von Antoni dargestellt werden. Antonis Beitrag über Herzmuskel und glatte Muskulatur dient gleichzeitig zur Einführung in die vegetative Elektrophysiologie mit ihren modernen Methoden der Mikroableitung und in die Ergebnisse der Membranphysiologie und steht deshalb am Anfang dieses Bandes.

Herz und glatte Muskulatur als Modelle neurovegetativer Beeinflussung der Zellmembranen.

Eine Grundlage der Kreislauforganisation und anderer vegetativer Funktionen ist die periphere Automatie. Sie ist am Herzen zuerst und am genauesten untersucht worden, aber in allen peripheren Gefäßen und inneren Hohlorganen vorhanden. Die Schrittmacherstrukturen des Herzens mit ihren elektrisch registrierten Membranveränderungen zeigen die Elementarvorgänge autonomer Rhythmen und ihrer vegetativen Nervenbeeinflussung.

Historisch war das Herz erstes Objekt für die Untersuchung vegetativer Hemmungsprozesse: Die Brüder WEBER entdeckten 1845 am Herzen die Vagushemmung, und GASKELL beschrieb 1886 bei Vagusreizung elektrobiologische Hemmungseffekte mit positiver Potentialänderung des Herzmuskels. Seitdem hat es allerdings über 60 Jahre gedauert, bis durch intracelluläre Ableitungen die hyperpolarisierenden Membranwirkungen des Gaskell-Effektes exakt registriert werden konnten.

Die Elektrophysiologie des Herzmuskels und der glatten Muskulatur hat in den letzten Jahren zahlreiche neue Befunde über die vegetative Regulation der Muskeltätigkeit und ihre Membranphysiologie gebracht. Nicht nur für die vegetativen Nervenwirkungen von Vagus und Sympathicus kann das Herz als Modellbeispiel dienen. Auch Grundprozesse der Erregung und Hemmung an Zellmembranen sind hier elektrophysiologisch besonders klar faßbar. Die glatte Muskulatur ist für die allgemeine Physiologie und Pathologie ein wichtiges Modell der Beziehung von langsamen Membranpotentialen, kurzdauernden Entladungen und intercellulären Erregungsfortleitungen. An glatten Muskelfasern sind diese elektrophysiologischen Veränderungen besser zu studieren als an der auf rasche Kontraktion und Höchstleistung spezialisierten Skeletmuskulatur oder an Nervenzellen. Schließlich ist der Herzmuskel durch seine engen Zellverbindungen und die lange Dauer seiner Membranpotentialänderungen geeignet für das Studium der Erregungsausbreitung. Obwohl eine „syncytiale" Struktur am Herzmuskel nach elektronenmikroskopischen Befunden von Membrangrenzen an den Glanzstreifen bestritten wird, so verhält sich doch die Herzmuskulatur physiologisch in ihrer Erregungsausbreitung mehr wie ein echter Zellverband, der als Ganzes nach dem Alles-oder-Nichts-Gesetz reagiert. Die Erregungsausbreitung ist eine rein elektrische Fortleitung ohne synaptische Grenzen. Die Abgrenzung der Einzelzellen ist weniger scharf als im Nervensystem mit seinen „individuell" arbeitenden Neuronen und ihren synaptischen Verbindungen.

Intracelluläre Ableitungen von Herzmuskelfasern erweiterten die in praktischdiagnostischen Methoden festgefahrene EKG-Forschung und ermöglichten die Registrierung der Membranwirkungen von Vagus- und Sympathicusinnervation. Damit konnten diese vegetativen Steuerungen auf *Elementarwirkungen der Ionenwanderung an der Muskelzellmembran* zurückgeführt werden. Diese Mechanismen können auch durch kybernetische Modelle analogisiert und analysiert werden. Wahrscheinlich sind nicht nur Vagus- und Sympathicuswirkungen mit ihren körpereigenen Überträgern Acetylcholin und Noradrenalin, sondern auch zahlreiche andere Effekte herzwirksamer Pharmaka durch Veränderungen des Ionenaustausches zu erklären. Allerdings bleiben diese Ionenwanderungen an den Membranen zunächst nur Teilprozesse komplizierterer metabolischer Vorgänge, die nur durch ihre elektrischen Effekte besonders klar darstellbar sind. So eindrucksvoll und überzeugend die Ionentheorie von HODGKIN und HUXLEY die elektrophysiologischen Phänomene an der Nerven- und Muskelmembran erklärt, so darf man nicht vergessen, daß die zugrundeliegenden Stoffwechselveränderungen noch unbekannt sind. Die metabolischen Grundlagen müssen noch erforscht werden, ebenso wie die theoretisch postulierte Natriumpumpe in der Zelle und andere Zellmechanismen, welche die aktive Ionenwanderung erst ermöglichen.

Die Ionenströme, Natriumeinstrom und Kaliumausstrom durch die Membran, erklären zwar die elektrischen Veränderungen der Aktionspotentiale und Nachpotentiale, aber nicht die weiteren Prozesse der Muskelkontraktion und Erholung. Neben den Natrium- und Kalium-Ionenwanderungen, welche die Aktionsströme im Nerven und Muskel hervorrufen, sind auch Anionen wie Cl^- und andere Elektrolyte für die Zellfunktion von Bedeutung. Diese verschiedenen Ionenwirkungen wurden mit mehrfachen Mikroelektroden und Iontophorese durch Eccles und seine Schule an der Nervenzelle aufgeklärt. Entsprechende Experimente wurden auch am Herzmuskel durchgeführt, insbesondere wurde die Rolle der Calciumionen genauer untersucht. Wahrscheinlich sind Calcium-Ionen für die elektromechanische Koppelung von Bedeutung. Die Rolle des Ca für Nerven- und Muskelerregungen und für neurovegetative Regulationen war, von klinischen Erfahrungen des Ca-Mangels bei der Tetanie angeregt, in ihrem Mechanismus lange Zeit unklar. Neuere Untersuchungen über die Rolle der Ca^{++}-Ionen als Vermittler zwischen Erregung und Kontraktion der glatten Muskulatur und der Herzmuskulatur werden am Beispiel des Herzmuskels und der glatten Muskulatur von Antoni dargestellt.

Die Elektrophysiologie der glatten Muskulatur ist besonders durch Bülbrings Untersuchungen mit intracellulären Ableitungen von Darmmuskelzellen sehr gefördert worden. Allgemein physiologisch interessant sind die *langsamen Fluktuationen der Membranspannung*, die Cyclen von einer und mehreren Sekunden Dauer haben, und die Spitzenpotentiale auslösen können, oder auch nicht. Diese langsamen Wellen sind vermutlich verwandt mit ähnlichen Vorgängen der langsamen rhythmischen Hirnpotentiale. Da die Ursachen und Mechanismen dieser cerebralen langsamen Wellen trotz vieler Bemühungen noch nicht geklärt sind, können die glatten Muskeln später vielleicht als Modellstrukturen für die komplizierten zentralnervösen Regulationen dienen. Kurze Aktionspotentiale (spikes) und langsame Membranpotentiale mit Kontraktion und Erschlaffung unter dem Einfluß von Sympathicus und Parasympathicus, Adrenalin und Acetylcholin sind in ihrer Wechselwirkung genau untersucht. Aber wie die Koppelung von Membrandepolarisation und Kontraktion beim Skeletmuskel noch nicht voll erklärbar ist, so bleiben auch bei der glatten Muskulatur im Einfluß von Vagus und Sympathicus auf die verschiedenen Muskeln der Organe noch manche Unklarheiten. Die Annahme, daß gegensätzliche Wirkungen der gleichen Substanz auf unterschiedliche Strukturen durch spezielle Membranreceptoren für Acetylcholin und Adrenalin zustande kommen, ist die wahrscheinlichste Erklärung. Diese Receptormechanismen müssen noch mit kombinierten Methoden der Elektrophysiologie, Elektronenmikroskopie und Mikrobiochemie untersucht werden.

Vegetative und animale Regelsysteme im Hirnstamm und Großhirn.

Die Hirnlokalisation der höheren Zentren vegetativer Regulationen im Zwischenhirn ist durch Reiz- und Ausschaltungsversuche und klinische Beobachtungen gut begründet. Die Reizexperimente von Hess haben verschiedene diencephale Lokalisationen für ergotrope und trophotrope Reizeffekte ergeben, obwohl die genaue Korrelation mit anatomischen Kernen und Bahnverbindungen noch nicht überall gesichert ist. Noch ungeklärter ist die Beziehung dieser Zwischenhirnzentren mit der isocorticalen Hirnrinde und dem unteren reticulären System, während die Verbindungen mit dem Allocortex und limbischen System anatomisch und elektrophysiologisch besser untersucht wurden. Die diencephalo-isocorticalen Verbindungen sind nur für den Thalamus mit vorwiegend animalen Funktionen gut bekannt. Seitdem NISSL die Abhängigkeit zahlreicher Thalamus-kerne von der Hirnrinde nachwies, sind im Thalamus hirnrindenabhängige Kern-gebiete und reine Hirnstammstrukturen unterschieden worden. Die letzteren, von HASSLER als „truncothalamisch" bezeichnet, stehen in enger Verbindung mit anderen Stammganglien des extrapyramidalen Systems und mit dem unteren Hirnstamm und gehören als intralaminäre Kerne zum thalamo-reticulären System. Dieses hat zwar vorwiegend animale Funktionen der Umweltkorrelation und Bereitschaftsregulierung, aber regelt auch die Abschaltung von der Umwelt, den Schlaf. In diesen medialen Thalamuskernen hat HESS zuerst 1929/31 die „hypnogene Zone", das thalamische Schlafzentrum, entdeckt und damit die Erforschung des thalamo-reticulären Systems eingeleitet.

Die modernen *Systemkonzeptionen der Neurophysiologie* haben im Gehirn mit dem thalamo-reticulären und dem limbischen System verschiedene Strukturen des Hirnstamms und Allocortex zu funktionellen Einheiten zusammengefaßt. Sie vereinigen damit alte anatomisch-lokalisatorische Unterscheidungen und Tren-nungen vegetativer und somatischer Funktionen zu einer geordneten Koordi-nation. In MAGOUNs *reticulärem Aktivierungssystem des Hirnstamms* werden offenbar auch vegetative Bereitschaftsreaktionen ausgelöst. Gleichspannungs-registrierungen vom Cortex sprechen dafür, daß von der Form. reticularis neben peripheren vegetativen Mechanismen auch aufsteigende Effekte langdauernder oberflächen-negativer Hirnrindenpotentiale, entsprechend KORNHUBERs Bereit-schaftspotentialen, ausgelöst werden können. Im limbischen System des Groß-hirns sind überwiegend visceral-vegetative Funktionen vertreten, wahrscheinlich auch Beziehungen zur Genitalsphäre. Die vegetativen Großhirnfunktionen haben durch neue Forschungen über das limbische System im phylogenetisch alten Paläocortex wieder vermehrtes Interesse gefunden. Dennoch bleibt die Rolle der Hirnrinde, vor allem des Isocortex, das am wenigsten geklärte Gebiet der zentralen Neurophysiologie vegetativer Funktionen. Trotz zahlreicher Experi-mente ist der von HESS als unsicher angesehene Einfluß des Orbitalhirns heute noch nicht geklärt. BÜRGI bespricht in seinem Beitrag die vegetativen Rinden-funktionen daher mit Recht skeptisch und zurückhaltend. Es ist wahrscheinlich, daß vegetative Reizeffekte aus dem Isocortex vorwiegend sympathische Hilfs-funktionen aktivieren, ähnlich wie der nach Cortexreizung ausgelöste galvanische Hautreflex eine vegetative Hilfsinnervation des Greifreflexes ist oder Atmungs-veränderungen Begleitsymptome motorischer Aktivität sein können.

Was man heute in Physiologie und Anatomie als *limbisches System* des Groß-hirns oder „visceral brain" bezeichnet, entspricht etwa dem alten „Rhinence-phalon" oder KLEISTs, „Innenhirn". Viscerale Funktionen des limbischen Systems in Ammonshorn, Temporalpol und Mandelkern sind wahrscheinlich koordiniert mit dem orbitofrontalen Cortex und dem Cingulum. Beim Menschen wurden solche visceralen Auswirkungen von Schläfenlappenentladungen vor allem durch vege-tative Begleitsymptome der temporalen Epilepsie in den letzten Jahren viel beobachtet. Nach den Tierversuchen von HESS und seiner Schule, insbesondere von HUNSPERGER, sind diese vegetativen Entladungen Teile eines Affektmecha-nismus, und mehr im Mandelkern, im Mittel- und Zwischenhirn als im Allocortex vertreten. Sie sind Teilsymptome eines koordinierten Wirkungsgefüges der Instinkte und Triebe, die in den zentral ausgelösten affektiven Abwehrreaktionen und den Wutmechanismen experimentell studiert werden.

MACLEAN unterscheidet im limbischen System zwei Funktionskreise: ein System der Selbsterhaltung (frontotemporaler Cortex, olfactorische Bahnen und

Mandelkern) und ein Arterhaltungssystem im Septum, Cingulum und Ammonshorn.

Die Funktionsordnung der peripheren und zentralen vegetativen Regulation
wird am besten verständlich mit der synthetischen Konzeption von Hess. Vom
Zwischenhirn bis zur vegetativen Peripherie arbeiten zwei antagonistische Systeme
in einer geregelten Funktionskoordination nach den jeweiligen Bedürfnissen des
ganzen Organismus in Anpassung an wechselnde Umweltsituationen. Das ergotrope, auf Aktionsbereitschaft gerichtete und das trophotrope auf Erholung
tendierende System sind reziprok koordiniert. Beide Funktionssysteme sind
wiederum mit zentralen Regelsystemen von Cortex und Subcortex verbunden,
die das Verhalten des Organismus in seiner Umweltbeziehung steuern und Wachzustand und Schlaf regulieren.

Es erscheint uns bezeichnend, daß synthetisch denkende Physiologen wie
Cannon und Hess auch bei somatisch-vegetativen Funktionen psychologische
Termini und Vergleiche nicht verschmähen. Cannon spricht von ,,wisdom of the
body", Hess von der Ordnung und Korrelation vegetativer und psychischer
Prozesse. Erst die Verbindung beider bringt kausale Analysen der physiologischen
Forschung zu sinnvoller Synthese. Gleichzeitig demonstriert diese synthetische
Betrachtung auch die Begrenzung finaler Zusammenhänge in kausalen Ordnungen,
die nach Nicolai Hartmanns Schichtenprinzip erst die Vorbedingungen für
zweckhaftes Handeln darstellen.

Nach Nicolai Hartmanns Schichtungsprinzip haben höhere Ordnungen
zwar eigene Gesetze, sind aber abhängig von den niederen. Höhere Stufen haben
größere Freiheitsgrade, aber Gesetze der niederen Schichten gelten auch für die
höheren als Fundamente ihrer eigenen Ordnungen. Die zentrale Ordnung vegetativer und somatischer Prozesse mit höheren psychischen Funktionen sei am
Beispiel der Atmung und des Schlafes erläutert.

Die Atmung als zentrale Koordination mit somatisch-vegetativer und willkürlicher Steuerung.

Die Atmung ist ein gutes Beispiel für vegetative Regulationen mit chemischer
und neuronaler Kontrolle und für das Zusammenwirken somatischer, vegetativer
und psychischer Funktionen. Diese Regel- und Steuervorgänge werden zentral
koordiniert in einem Gehirnzentrum, das anatomisch und physiologisch ebenso
gut untersucht ist wie die peripheren Funktionen. Die rhythmischen Atmungs-
bewegungen sind ein zentral automatisch entstehender Vorgang, der von gewissen
reflektorischen Mechanismen beeinflußt wird. Ihre Selbststeuerung über die
Lungendehnung und über den N. vagus, wurde durch Hering und Breuer schon
vor 100 Jahren exakt beschrieben. Doch ist die psychische Beeinflussung von
anderer Art als die vorwiegend emotionalen Irradiationsvorgänge in den übrigen
vegetativen Funktionen. Diese sind unwillkürliche Begleiterscheinungen von
Affekt- und Triebvorgängen, die sich auf innere Organe, Vasomotorik und Haut
ausbreiten wie beim psychogalvanischen Reflex, den vasomotorischen Reaktionen
und Herzrhythmusänderungen. Dagegen ist die Regulation des Atemrhythmus
dadurch von allen anderen vegetativen Funktionen verschieden, daß sie dem
Willen untersteht. Die *Atmung kann willkürlich gebahnt und gehemmt werden*, und
wird für die höchstkoordinierte Form des menschlichen Ausdrucks, für die *Sprache*
verwendet. Weiter ist die zentrale Atmungsregulation neurophysiologisch interessant, weil ihre ,,Zentren" *caudale Anteile des reticulären Hirnstammsystems* sind
und diesem System heute wichtige *allgemeine Steuerungsfunktionen des Gehirns*
zugeschrieben werden: Schlafen und Wachen bis zur Aufmerksamkeit und Be-

wußtseinregulation werden als Funktionen des reticulären Systems angesehen. Ähnlich wie der Atmungsrhythmus werden auch diese reticulären Funktionen sowohl peripher von Afferenzen der Mechano- und Chemoreceptoren und vom CO_2-Gehalt des Blutes wie zentral von höheren Cortexregulationen beeinflußt. DELL hat ein brauchbares Schema dieser vegetativen, metabolischen und somatischen Wechselwirkungen der Reticularis mit den peripheren Chemoreceptoren und dem Cortex gegeben.

Die verschiedenen Selbstregulationen des Atmungssystems sind soeben von PRIBAN und FINCHAM übersichtlich dargestellt worden. In ihrem Schema werden auch die höheren willkürlichen Kontrollen und Lernfunktionen mit kybernetischen Gesichtspunkten berücksichtigt. Das systematische Schema enthält ein chemisches, ein motorisches und ein Luftwegskontrollsystem mit gegenseitiger Wechselwirkung und Koordination durch respiratorische Neurone des Hirnstammes. Über diese rhythmisch tätigen Neurone des Atemzentrums haben im letzten Jahrzehnt Mikroableitungen bei Katzen zahlreiche neue Befunde gebracht. Vor allem v. BAUMGARTEN und seine Mitarbeiter haben die inspiratorischen und exspiratorischen Neurone des Atemzentrums elektrophysiologisch genau untersucht und die Membranveränderungen dieser Neurone auch mit intracellulären Ableitungen exakt dargestellt. Die zentrale Kontrolle der Atmung wird in den folgenden Beiträgen nur im physiologischen Kapitel von BÜRGI und kurz von HOPF im anatomischen Teil besprochen. Dieser Verzicht auf eine eigene ausführliche Darstellung der Atmungsregulation war notwendig, weil die Atmungsfunktion weit über die neurovegetativen Regulationen hinausreicht, und eine detaillierte Besprechung zu sehr in die allgemeine und spezielle Neurophysiologie und Neuroanatomie hineingeführt hätte. Die Untersuchung der Atmungsfunktionen ist heute ein von verschiedenen Disziplinen gefördertes Forschungsgebiet, das sich noch stark im Fluß befindet. Eine zusammenfassende Darstellung der Neurophysiologie der Atmung mit ihrer biochemischen Kontrolle über CO_2- und O_2-Gehalt von Blut und Gewebe, wie sie GESELL noch 1940 in den Ergebnissen der Physiologie geben konnte, müßte heute von verschiedenen Spezialforschern bearbeitet werden und würde einen eigenen Handbuchband benötigen. Die letzte große Übersicht von WYSS 1964 beschränkt sich auf die nervöse Steuerung der Atmung und ihre Reflexmechanismen.

Noch wichtiger als die Atmung für die Darstellung vegetativ-somatischer Wechselwirkungen ist die neuerdings sehr geförderte neurophysiologische Schlafforschung.

Der Schlaf als vegetative Beeinflussung des ganzen Organismus: Erholungsschlaf und Traumschlaf.

Der Schlaf ist eine im weitesten Sinne vegetative Regulation, die das Verhalten des ganzen Organismus beeinflußt und schon äußerlich als Abschaltung von der Umwelt erkennbar ist. HESS hat zuerst klar erkannt, daß *beim Schlaf das somatisch-animale Nervensystem mit der Hirnrinde gewissermaßen ein Erfolgsorgan des Vegetativum ist.* Schlaf ist eine Funktion des auf Erholung gerichteten trophotropen Systems. Die modernen Schlafuntersuchungen haben gezeigt, wie kompliziert die Regulationen des Schlafes sind. HESSs hypnogene Zone im medialen Thalamus ist nicht die einzige Hirnregion, deren Reizung Schlaf erzeugt. Sie ist cranialer Teil des thalamoreticulären Systems und limbische, präoptische und medulläre Strukturen sind an der cerebralen Schlafregulation beteiligt, deren experimentelle Erforschung von MORUZZI und seiner Schule systematisch betrieben wurde.

In den letzten 10 Jahren ist die Physiologie des Schlafes durch zwei Forschungsrichtungen rasch gefördert worden: Tierexperimentelle Untersuchungen haben die cerebralen Vorgänge des Schlafes aufgeklärt und Nachtschlafregistrierungen beim Menschen haben nicht nur die hirnelektrischen Begleiterscheinungen im EEG, sondern auch andere physiologische Funktionen und die Beziehungen zu Bewußtseinsveränderungen und Gedächtnismechanismen mit Hilfe objektiver Methoden dargestellt. Von Dement und Kleitman und von Jouvet wurde der bisher wenig beachtete paradoxe Schlaf, der beim Menschen dem Traumstadium entspricht, mit physiologischen Methoden als charakteristisches, periodisch wiederkehrendes Schlafstadium genauer bestimmt.

Zwei verschiedene Arten des Schlafes wurden bei Mensch und Tier festgestellt. 1. *Integrierter Erholungsschlaf* mit langsamen EEG-Wellen, engen Pupillen und verminderter Atemventilation (sog. synchronisierter Schlaf), 2. *dissoziierter Traumschlaf* mit flachem EEG, wechselnd engen und weiten Pupillen, raschen Augenbewegungen und Muskeltonusverminderung (paradoxer Schlaf, auch desynchronisierter Schlaf und REM-Stadium genannt). Die Untersuchungen über den paradoxen Schlaf haben stärkere Dissoziationen zwischen vegetativen und somatischen Funktionen gezeigt: Maximaler Muskeltonusverlust in diesem dissoziierten Schlafstadium ist mit einem aktivierten EEG der Hirnrinde und oft mit rascherer Atmung und Herztätigkeit verbunden. Da im Traumstadium auch andere vegetative Funktionen enthemmt werden und beim Mann Erektionen die Regel sind, wird eine allgemeine Deutung des Traumstadiums von psychosomatischer Seite möglich: Träume wären dann automatische, unbewußte affektive Abreaktionen von Triebspannungen, die amnesiert werden. Sie können sich mehr im vegetativen als im animalen Nervensystem auswirken, da motorische Entladungen durch den Muskeltonusverlust und psychische Nachwirkungen durch die Amnesie verhindert werden. So gibt die moderne Schlafforschung interessante Einblicke in die Koordination vegetativer, somatischer und psychischer Funktionen, die darzustellen nicht mehr die Aufgabe eines Handbuches der Pathologie sein kann. Erwähnt sei nur, daß bei dem pathologischen Syndrom der Narkolepsie die beiden Arten des Schlafes, Erholungsschlaf und Traumschlaf, anfallsweise isoliert auftreten, gewissermaßen als Karikatur und Verzerrung der normalen Schlafstadien: Der narkoleptische Schlafanfall entspricht dem integriert-synchronisierten Erholungsschlaf. Der kataplektische Anfall (affektiver Tonusverlust) entspricht dem dissoziiert-paradoxen REM-Schlaf mit Übergang zu den Wachanfällen und verlängerten Traumstadien der Narkoleptiker.

Neben der schon lange bekannten Verminderung der Atmung im Schlaf wurde früher auch eine Hirndurchblutungsminderung angenommen. Doch konnte eine allgemeine Durchblutungsminderung des ganzen Hirns während des Schlafes neuerdings nicht bestätigt werden. Lokale Durchblutungsänderungen in verschiedenen Hirnteilen während des Schlafes sind bisher noch nicht systematisch untersucht worden. Eine neue Methode Ingvars zur quantitativen lokalen Hirndurchblutungsmessung mit Kryptonisotopen ist auch beim Menschen anwendbar. Erste Paralleluntersuchungen über Durchblutung und EEG zeigten interessante Korrelationen von Hirndurchblutung und Frequenz der EEG-Wellen, nachdem schon Hypoxieexperimente auf Beziehungen zwischen O_2-Verbrauch und EEG-Wellen hingewiesen hatten. Wahrscheinlich ergeben sich aus diesen neuen Methoden Ansätze für weitere Forschungen, die später Ordnung in dieses schwierige Gebiet der cerebralen Durchblutung, der Stoffwechselregulationen und ihrer Beziehungen zum Schlaf und zu anderen vegetativen Funktionen bringen werden.

Dann kann der Schlaf als Hauptproblem vegetativer Steuerung der Hirnfunktionen vielleicht auch als metabolischer Vorgang erforscht werden. *Bisher ist die Biochemie des Schlafes noch völlig ungeklärt,* da nur die elektrophysiologischen Begleiterscheinungen mit Verlangsamung und Vergrößerung der EEG-Wellen bei Mensch und Tier gut untersucht sind. Was diesen EEG-Veränderungen aber als metabolische Erholungsfunktion des Schlafes entspricht, weiß niemand. Die exakte Erfassung der neurovegetativen Regulationen innerhalb des Gehirns selbst bleibt damit eine Aufgabe der Zukunft. Vielleicht werden neuere Untersuchungen über die Gliafunktionen dazu beitragen, diese intracerebralen metabolisch-vegetativen Regelvorgänge aufzuklären.

Ist die Glia ein intracerebrales metabolisch-vegetatives Regulationssystem?

Seit langem wurde vermutet, daß die zwischen Gefäßen und Neuronen liegenden Gliazellen mit ihren Zellfüßen an der Gefäßwand zur Stoffwechselregulierung des Gehirns und Bluthirnschranke beitragen und damit intracerebrale vegetative Funktionen haben. Auch eine Kontrolle der Nervenzellerregung durch die Glia mit Einfluß auf ihre Ionentransportmechanismen wurde diskutiert. Alle diese Vorstellungen sind bis vor kurzem rein spekulativ geblieben, und erst in den letzten Jahren sind experimentelle und elektrophysiologische Untersuchungen an Gliazellen in Gewebskulturen und in situ durchgeführt worden. HILD und TASAKI konnten 1962 elektrische Membranspannungen, Widerstände und andere Zellparameter der Gliazellen von Katzen und Ratten in Zellkulturen messen. Sie fanden einen niederen Membranwiderstand und langdauernde Widerstandsminderung der Gliazellmembran über mehrere Sekunden nach elektrischen Reizen mit deutlichem Unterschied zu Neuronen. SVAETICHINs Befunde über spezifische langsame Membranpotentiale von retinalen Müller-Gliazellen bei Lichtreizung wurden neuerdings von ihm selbst korrigiert und als Potentiale von horizontalen und amakrinen „Kontrollzellen" der Retina erklärt. Ob die Glia, die nur langsame Potentialänderungen und im Gegensatz zu den Neuronen keine großen Spitzenpotentiale produziert, an den langsamen Hirnwellen des EEG und des Elektroretinogramms beteiligt ist, wie KORNMÜLLER und SVAETICHIN annahmen, ist allerdings in den letzten Jahren zweifelhaft geworden. Vielleicht gibt es zwischen typischen Neuronen und Gliazellen noch ein Zwischensystem, das den Golgi-II-Zellen mit kurzen Axonen im Gehirn und den amakrinen Zellen in der Retina entspricht. Diese Zellen sind aber morphologisch und histochemisch noch nicht genügend klar definiert.

Die Morphologie der Glia und der Gliazellveränderungen ist neuroanatomisch und neuropathologisch seit Jahrzehnten sorgfältig untersucht worden, doch weiß man trotz der Membranpotentialmessungen an Gliazellen über die Funktion der Glia wenig physiologisch Exaktes. Gliaveränderungen bei traumatischen, entzündlichen und degenerativen Hirnerkrankungen, bei Antigen- und Antikörperreaktionen, bei der Markreifung und bei Entmarkungskrankheiten machen die Gliazellen zu einer für Pathologen interessanten Hirnstruktur, deren Beziehungen zu vegetativen und Stoffwechselvorgängen noch zu untersuchen sind.

Zahlreiche ältere Spekulationen über Zellbewegungen und andere Funktionen der Glia während der Hirntätigkeit, im Schlafen und Wachen und bei Gedächtnisvorgängen beruhen auf wenigen, zum Teil zweifelhaften anatomischen Beobachtungen, da physiologische Untersuchungen zunächst fehlten. Amöboide Gliazellbewegungen wurden erst durch neuere Untersuchungen in Gewebskulturen von POMERAT u. Mitarb. vorwiegend bei Oligodendro- und Ependym-Gliazellen, sowie bei Schwann-Zellen in peripheren Nerven direkt beobachtet. Neurone der gleichen Zellkulturen zeigten dagegen nur sehr geringe Zellbewegungen.

Die Funktionen der Neuroglia waren bisher ein ungelöstes Rätsel der Stoffwechselregulation im Gehirn und damit auch der zentralen neurovegetativen

Funktionen. Seit einigen Jahren wird nun auch die Physiologie der Glia elektrophysiologisch, biochemisch und mit Gewebskulturen untersucht. Manche dieser Ergebnisse waren zunächst negativ und widerlegten alte Vorstellungen über Gliafunktionen. Kufflers Untersuchungen am Blutegel zeigten, daß Nervenzellen, deren Gliamantel entfernt wurde, weiter entluden und bei der Erregung ohne Glia ebenso Natrium- und Kaliumionen austauschten, wie mit der Glia. Danach wären Gliazellen zumindest bei diesen niederen Tierformen weder für den Stofftransport vom Blutgefäß zur Nervenzelle notwendig, noch wären sie ein extraneuronaler Natriumspeicher für die Neurone, wie zunächst vermutet wurde. Das extracelluläre Natrium, das für den Ionentransport der Neuronentladung erforderlich ist, muß daher weiterhin in den schmalen Spalten zwischen Nervenzellen, Glia und Capillaren gesucht werden. Neuere Befunde von Kuffler bei Amphibien zeigten eine Beteiligung von Gliazellen an langsamen Nachpotentialen von Nervenfasern. Alle diese Gliastudien reichen noch nicht aus, um eine Glia-Neuron-Theorie der Hirnfunktion aufzustellen, wie es Galambos versucht hat.

Eine Gliabeteiligung am Stofftransport zum Neuron und an der Bluthirnschranke ist bei höheren Tierarten und beim Menschen wahrscheinlich und durch Kufflers Untersuchungen noch nicht widerlegt. Eine Teilnahme der Glia an langsamen elektrischen Hirnpotentialen ist wahrscheinlich, aber nicht direkt nachgewiesen. Hypothesen über Gliafunktionen bei synaptischen Vorgängen, bei Lern- und Gedächtnisleistungen sind noch spekulativer. Aussichtsreicher für die Untersuchungen vegetativer Gliafunktionen sind neue Befunde von Hyden und über unterschiedliche Verhältnisse bestimmter Eiweißfraktionen von Gliazellen und Neuronen beim Wachen und Schlafen: Gliazellen haben im Wachzustand, Nervenzellen im Schlafzustand einen relativ größeren Gehalt an Thiouracil. Dies bringt vielleicht erste Ansätze für die Erforschung von Stoffwechselumstellungen im Schlaf- und Wachcyclus, die eine im weitesten Sinne vegetative Regulation darstellen. Es bleibt abzuwarten, ob neuere Methoden der Autoradiographie zusammen mit elektrophysiologischen und Stoffwechseluntersuchungen die Gliabeteiligung an der Schlaf- und Wachregulation aufklären werden.

Für die Pathologie interessant sind Untersuchungen bei *Anoxie:* Hyden fand bei Hypoxie eine Vermehrung der Atmungsfermente in der Nervenzelle bei unveränderten Werten in der Glia. Wie bei den Schlafuntersuchungen scheinen reziproke Wechselbeziehungen der enzymatischen Vorgänge in Glia und Neuronen häufig zu sein. Hydens Vorstellung, daß die Glia als negative Rückkoppelung und Regulator der RNS-Eiweißproduktion des Neurons wirkt, ist allerdings noch nicht gesichert.

Neuronenspezifität und synaptische Überträger.

Die Physiologie des vegetativen Systems war in den vorangehenden Jahrzehnten durch die anatomisch definierte Zweiteilung des sympathischen und parasympathischen Systems beherrscht. Dieser anatomische Dualismus galt lange Zeit auch in der Pharmakologie mit der Zweiteilung Meyers und Gottliebs in sympathicotrope und parasympathicotrope Medikamente, obwohl zahlreiche ungeklärte Ausnahmen bestehen blieben. Nach Loewis und Dales Entdeckungen der chemischen Übertragung wurde der Sympathicus-Parasympathicus Antagonismus durch die *neuronale Doppelkonzeption adrenergischer und cholinergischer Nerven* ersetzt. Dadurch wurde eine Systemspezifität durch Neuronenspezifitäten ersetzt. Da cholinergische Synapsen im Sympathicusganglion nachgewiesen wurden, konnte Feldberg die Regel alternierender adrenergisch-cholinergischer Überträgerwirkungen in Neuronenketten aufstellen.

Dies ermöglichst neuropharmakologische Erklärungen spezifischer Medikament-
wirkungen als Veränderungen der synaptischen Übertragung bestimmter neuronaler Schichten, und gewisse Abweichungen vom Schema der Sympathicus-Para-
sympathicuswirkungen wurden besser verständlich. DALEs Lehre von spezifischen
chemischen Überträgern als charakteristischer Eigenschaft des Neurons hat sich
dann auch im zentralen Nervensystem bewährt und zu neuen Erkenntnissen geführt. ECCLES Mikroelektrodenuntersuchungen und ihre Erweiterung mit Iontophorese verschiedener Substanzen an die synaptische Neuronmembran durch
multiple Mikroelektroden von CURTIS und ECCLES führten dazu, DALEs Konzeptionen vom vegetativen System auf das gesamte Nervensystem zu erweitern. Die
Hoffnung, im ZNS weitere spezifische Überträgerstoffe außer Acetylcholin und
Adrenalin zu finden, wurde aber zunächst enttäuscht, nachdem schon vorher die
Annahme histaminergischer Nerven wieder zweifelhaft geworden war. Neue Befunde brachte erst die Neurochemie und Histochemie der Monoamine.

Nachdem MARTHE VOGT verschiedene Konzentrationen von Noradrenalin und
von acetylcholinbildenden Enzymen in einzelnen Hirnregionen neurochemisch
nachgewiesen hatte, fand man auch Serotonin in den gleichen Hirnstammstrukturen und besonders im Ammonshorn angereichert. Neuere histologische
Fluorescenzuntersuchungen über Catecholamine in einzelnen Neuronen ergänzen
diese neurochemischen Makrobefunde und eröffnen eine mikrochemische Differenzierung von Neuronensystemen nach ihren Monoaminen und anderen Wirkstoffen und Überträgersubstanzen.

Die enge Zusammenarbeit der Anatomie und Physiologie, Biochemie und
Pharmakologie, welche die Forschung unserer Zeit charakterisiert, war am erfolgreichsten auf dem Gebiet der synaptischen Wirkstoffe. Die neueste Entwicklung der *Catecholaminforschung* ist noch sehr im Fluß und kann in den folgenden
Beiträgen noch nicht ausführlich dargestellt werden. Seitdem das Noradrenalin
durch U. v. EULER als Sympathicuswirkstoff und synaptischer Überträger von
adrenergischen Neuronen bestimmt wurde, haben auch neue morphologische
Methoden auf diesem Gebiet große Fortschritte gemacht. Die von verschiedenen
Anatomen noch lange vertretene Gegnerschaft zur Neuronenlehre, deren histologische Argumente im Beitrag HERZOG widerlegt sind, ist nach neurophysiologischen, histochemischen, elektronenmikroskopischen und mikropharmako-
logischen Untersuchungen unhaltbar. Die Konzeption eines gemeinsamen Terminalreticulums der antagonistischen vegetativen Systeme ließ sich nicht aufrecht erhalten. Eine vermittelnde Stellung von HILLARP, der den peripheren
Grundplexus als Nervenendigungen zur Freisetzung von chemischen Überträgerstoffen ansieht, aber die Neuronenlehre und die Spezifität der chemischen Übertragung vegetativer Neurone anerkennt, hat sich als fruchtbare Konzeption erwiesen. Neueste Untersuchungen mit der Fluorescenz-Methode konnten nicht
nur die Lokalisation adrenergischer Neurone in der Peripherie und in sympathischen Ganglien, sondern auch im zentralen Nervensystem nachweisen. Schwe-
dische Arbeiten aus der Hillarpschen Schule und der Gruppe von CARLSSON
brachten wichtige neue Befunde über catecholaminhaltige Neurone im Hirnstamm. Die große Bedeutung der Catecholamine, von denen im Zentralnervensystem neben Noradrenalin auch Dopamin und Serotonin (5-Hydroxytryptamin)
eine Rolle spielen, ist heute allgemein anerkannt, obwohl sie in ihrem Mechanismus
synaptischer Verbindungen noch zu erforschen ist. Es ergibt sich damit später
vielleicht eine wissenschaftliche Brücke von den peripheren vegetativen Strukturen zur Aufklärung neuronaler Mechanismen in cerebralen vegetativen Zentren.

Physiologische, neurochemische und pharmakologische Untersuchungen sind
lange Zeit durch die das Zentralnervensystem abschirmende Funktion der

Bluthirnschranke erschwert worden. Pharmakologische Stoffapplikationen über das Liquorsystem durch FELDBERG und seine Schule umgehen die Bluthirnschranke und bringen neue Ausblicke für die Erforschung zentraler vegetativer Funktionen.

Wissenschaftliche Verbindungen zwischen Morphologie, Biochemie, Neuropharmakologie und Klinik ergaben sich vor allem durch die *Serotonin produzierenden Zellen des Magen-Darm-Systems*. Dieses von anatomischer Seite definierte Zellsystem wurde von FEYRTER als „Helle Zellen" bezeichnet. Ihre Untersuchung gibt ein gutes Beispiel für fruchtbare Anregungen morphologischer Untersuchungen, die von der allgemeinen und speziellen Pathologie bis zur Biochemie reichen. Durch die serotoninreichen Karzinoide des Darmtraktes waren diese Zellen dem pathologischen Anatomen und Kliniker bekannt. Die Freisetzung von Serotonin (5-Hydroxytryptamin) durch das Helle-Zellen-System und die mögliche oder fragliche endokrine oder „parakrine" Funktion dieser Zellen war auch für die Physiologie und Neuropharmakologie von Interesse. Unsere heutigen Kenntnisse über diese Serotonin produzierenden Zellsysteme werden daher im folgenden von FEYRTER mit pathologischen und pharmakologischen Ergebnissen zusammenfassend dargestellt.

Endokrine und vegetative Funktionen.

Die physiologisch wichtige und lange Zeit rätselhafte Wechselwirkung von hormonalen und vegetativen Funktionen ist durch zwei moderne Forschungsrichtungen teilweise aufgeklärt worden: Zunächst haben anatomische Befunde SCHARRERs, BARGMANNs und zahlreicher anderer Forscher die *Neurosekretionslehre* geschaffen und damit die Physiologie des Hypothalamus und des Hypophysensystems auf eine neue Grundlage gestellt. Dann brachte die experimentelle Neuroendokrinologie des Zwischenhirns von HARRIS, SZENTÁGOTHAI, FLERKO, SAWYER und anderen eine Klärung der hypothalamischen Regulationen, nachdem SPATZ, WEISSCHEDEL und BUSTAMANTE schon 1941 auf neuroendokrine Wirkungen von Hypothalamusextrakten hingewiesen hatten. Die Neuroendokrinologie des Hirnstamms und die nervöse Kontrolle der Hormonwirkungen über die Hypophyse wurde in einer klaren Synthese von SZENTÁGOTHAI u. Mitarb. als selbstreguliertes System von Gehirn, endokrinen Organen und Peripherie nach modernen kybernetischen Prinzipien dargestellt.

Die Neuroendokrinologie des Gehirns, die elektrophysiologisch noch genauer erforscht werden muß, wird glücklich ergänzt durch *periphere Membranpotential-Ableitungen von glatten Muskelfasern unter Hormoneinfluß:* Die Elektrophysiologie der glatten Muskulatur zeigte vor allem am Uterus ein Überwiegen der hormonalen Regulationen gegenüber den neurovegetativen Einflüssen. Intracelluläre Ableitungen von HUGO JUNG, MARSHALL u. a. ergaben deutliche Veränderungen des Membranpotentials unter dem Einfluß der Sexualhormone. Oestrogen z. B. steigert neben dem Ruhepotential auch die automatischen Kontraktionen, Progesteron vermindert dagegen die automatische Spontanaktivität. Vielleicht kann man Elementarmechanismen dieser Hormonwirkungen durch Blockierung des Natriumtransportsystems erklären. Die Elektrophysiologie der Darm-Muskulatur, die vor allem durch BÜLBRING an der Taenia coli untersucht wurde, brachte zahlreiche grundlegende Befunde zu adrenergischen und cholinergischen Mechanismen, aber außer Adrenalin-Effekten noch wenig Aufklärung über hormonale Einwirkungen. Man wird auch noch Befunde an anderen glatten Muskeln des Verdauungstraktes verschiedener Species abwarten müssen, bevor die Pionieruntersuchungen BÜLBRINGs über die Adrenalineinwirkung an Dickdarmmuskelfasern als allgemeingültig anzunehmen sind.

Mit der allgemeinen Neurophysiologie stand auch die Erforschung neurovegetativer Regulationen in den beiden vergangenen Jahrzehnten im Zeichen elektrobiologischer Methoden. Trotz vermehrter neurophysiologischer Arbeiten sind doch umwälzende elektrobiologische Beobachtungen, die völlig neue Forschungsgebiete erschließen, in den letzten Jahren seltener geworden. Es scheint, als ob der Höhepunkt neurophysiologischer Entdeckungen überschritten wäre und Biochemie, Molekularbiologie und Elektronenmikroskopie allmählich die Führung übernehmen würden. Wesentliche Fortschritte sind vor allem aus der *Zusammenarbeit* und gegenseitigen Anregung der verschiedenen Forschungsmethoden zu erwarten. Biochemische und elektronenmikroskopische Befunde über das vegetative System werden in anderen Bänden dieses Werkes dargestellt.

Die Biochemie hat verschiedene Regelvorgänge des intracellulären und intermediären Stoffwechsels in den letzten Jahren erforscht. Seit Entdeckung des Citronensäurecyclus durch KREBS sind zahlreiche metabolische Regulationen, Enzymreaktionen und aktive Transportmechanismen, die von den Ionen bis zu den Aminosäuren reichen, untersucht worden. Mechanismen der Eiweißsynthese in der Zelle und der Immunchemie im ganzen Organismus brachten neue Aspekte biochemischer Regulationen, die heute von der Molekularbiologie auch mit neuronalen Grundlagen der Lernvorgänge und des Gedächtnisses in Beziehung gebracht werden. Damit wird sich später vielleicht eine Brücke von der Neurochemie zu neurophysiologischen Untersuchungen bauen lassen. Die Neuroendokrinologie zeigt, daß auch die hormonalen Regulationen eng mit neurovegetativen Steuerungen zusammenarbeiten. Die Forschung ist auf diesen Gebieten noch ganz im Fluß. Es bleibt der Zukunft vorbehalten, die Zusammenhänge der metabolischen und hormonalen Funktionen mit neurovegetativen Regelsystemen aufzuklären.

Elektrophysiologie peripherer vegetativer Regulationen am Beispiel des Herzmuskels und der glatten Muskulatur*.

Von

HERMANN ANTONI, Freiburg (Breisgau).

Mit 23 Abbildungen

Man könnte die Geburtsstunde der Elektrophysiologie peripherer vegetativer Regulationen in das Jahr 1886 verlegen, als GASKELL im Vorhof der Schildkröte bei Vagusreizung eine „positive Schwankung" des Verletzungsstroms registrierte. So rätselhaft dieser Befund zur damaligen Zeit erscheinen mochte, so bedeutete er doch den ersten Nachweis einer direkten vegetativen Beeinflussung von elektrischen Eigenschaften des lebenden Gewebes. Zwar hatten vor GASKELL schon andere namhafte Forscher zu Beginn des vorigen Jahrhunderts mittels elektrischer Reizung vegetativer Nerven wesentliche Einblicke in deren Wirkungsweise gewonnen[1]. Die ersten Versuche zu einer *elektrophysiologischen Interpretation vegetativer Nervenwirkungen* sind aber erst gegen Ende des 19. Jahrhunderts erkennbar, und GASKELL gebührt das Verdienst, den Anstoß zu dieser Forschungsrichtung gegeben zu haben. Diese Entwicklung hat im Laufe der letzten 40 Jahre mit der Verbesserung der elektrischen Ableit- und Registriermethoden immer mehr an Bedeutung gewonnen; sie ist seit der Einführung intracellulärer Mikroelektroden[2] vor nunmehr 15 Jahren fast stürmisch weitergelaufen und hat bis heute zu einer großen Zahl neuer Erkenntnisse geführt.

Es würde den Rahmen eines Handbuchbeitrages übersteigen, wollte man einen annähernd vollständigen Überblick über diese vielfältigen Ergebnisse vermitteln[3]. Statt dessen soll in der vorliegenden Studie versucht werden, einige elektrophysiologische Prinzipien peripherer vegetativer Steuerungsvorgänge am Beispiel solcher Erfolgsorgane herauszuarbeiten, die das allgemeine Gesetz am treffendsten widerspiegeln. Für diesen Zweck schienen der Herzmuskel und die glatte Muskulatur in mehrfacher Hinsicht besonders geeignet; denn schon in der Vergangenheit haben sich die — an diesen klassischen Studienobjekten der Physiologie des vegetativen Nervensystems gewonnenen — Erkenntnisse vielfach als richtungweisend für das gesamte Gebiet herausgestellt.

---

* Aus dem physiologischen Institut der Universität Freiburg i. Br.

[1] Erste elektrische Reizung des Herzvagus durch VOLKMANN (1838); erste Sympathicusreizung am Herzen durch VALENTIN (1839); Hemmungstheorie der Gebrüder WEBER (1845/46).

[2] Vgl. das nachfolgende Kapitel über die intracelluläre Potentialmessung.

[3] Ein ausführlicher Überblick über grundlegende Probleme und Ergebnisse der Elektrophysiologie findet sich in dem Aufsatz von H. SCHAEFER über die „Elektrobiologie des Stoffwechsels" in Bd. IV/2 dieses Handbuches.

Vorbemerkungen zur Methode des intracellulären Potentialabgriffs mittels intracellulärer Mikroelektroden.

Die Fortschritte der Elektrophysiologie im vergangenen Jahrzehnt gründen sich zu einem beträchtlichen Teil auf elektrische Messungen an einzelnen erregbaren Zellen mit Hilfe intracellulärer Mikroelektroden. Die Entwicklung solcher Elektroden bedeutete für die Elektrophysiologie vor rund 15 Jahren eine methodische Bereicherung, die in der Morphologie etwa mit der Einführung des Elektronenmikroskops verglichen werden kann. Freilich gelang der elektrophysiologische Vorstoß in die Dimensionen einzelner Zellen nicht in einem einzigen Anlauf. Zuerst wurden größere Objekte wie z. B. pflanzliche Zellen[1] und Riesennervenfasern von Tintenfischen[2] der Messung zugänglich. Im Jahre 1949 glückte es dank der Pionierarbeit von LING u. GERARD (1949), auch kleinere erregbare Zellen, einzelne Skelet- und Herzmuskelfasern mit Mikroelektroden erfolgreich zu punktieren und hinsichtlich ihres elektrischen Verhaltens zu untersuchen. Bei diesem Vorgehen werden als intracelluläre Mikroelektroden elektrolytgefüllte Glascapillaren von solcher Feinheit verwendet (Spitzendurchmesser unter 0,5 μ), daß ihr Eindringen ins Innere einzelner Muskelfasern praktisch keine Verletzung verursacht. CORABOEUF u. WEIDMANN (1949) führten mit Hilfe der Ling-Gerard-Elektroden die ersten Ableitungen aus einzelnen Purkinjefasern des Hundeherzens durch. Einige Jahre später glückten auch intracelluläre Messungen an glatten Muskelzellen der Taenia coli des Meerschweinchens[3].

Zur intracellulären Mikroelektroden-Ableitung eignen sich vorwiegend isolierte Gewebspräparate wie z. B. Vorhoftrabekel, Papillarmuskeln, Purkinjefäden, Teile der Taenia coli usw., die in sauerstoffgesättigten Lösungen mit physiologischer Elektrolyt-Zusammensetzung gehalten werden. Um eine ausreichende Sauerstoffversorgung durch Diffusion zu garantieren, dürfen solche Präparate eine bestimmte Grenzschichtdicke (am Herzen bei 35° C etwa 1 mm) nicht überschreiten. Sie werden im allgemeinen in kleinen temperaturkonstanten Versuchskammern mit durchströmender Lösung aufgespannt. Zur intracellulären Ableitung werden die Elektroden unter mikroskopischer Kontrolle mit Hilfe von Mikromanipulatoren an die Faseroberfläche herangeführt und durch Senken des Manipulatorarms intracellulär eingestochen. Intracelluläre Messungen sind jedoch auch von Organen in situ erfolgreich durchgeführt worden[4].

Gegenüber dem herkömmlichen Abgriff des monophasischen Verletzungspotentials mit extracellulären Elektroden bietet die neue Technik des intracellulären Potentialabgriffs einige wesentliche Vorteile: Sie vermeidet elektrische Nebenschlüsse und liefert daher Absolutwerte für das Ruhepotential und die Amplitude des Aktionspotentials. Sie gestattet eine genaue Darstellung der Aktionspotentialform, d.h. des zeitlichen Ablaufes einer Erregung in der punktierten Faser. Auf diese Weise kann mit intracellulären Mikroelektroden auch das Erregungsgeschehen in kleinen, funktionell wichtigen Gewebsregionen, z. B. den Schrittmachern des Herzens, genau erfaßt werden. Mit Hilfe empfindlicher mechanischer Aufnehmer gelingt es, das Kontraktionsverhalten gleichzeitig mit dem cellulären Erregungsablauf zu registrieren. Bei Verwendung von zwei Mikroelektroden ist außerdem eine exakte Messung der Erregungsleitungsgeschwindigkeit zwischen zwei Punkten eines Präparates ohne Schwierigkeit möglich. Wird eine Mikroelektrode zur intracellulären Stromzufuhr verwendet und gleichzeitig mit einer anderen Mikroelektrode die Potentialänderung in der Nachbarschaft gemessen, so lassen sich Aufschlüsse über wichtige elektrische Eigenschaften der Fasermembran (Leitfähigkeit, Membranstromstärke usw.) gewinnen[5].

---

[1] OSTERHOUT, DAMON und JAQCUES 1928.
[2] HODGKIN und HUXLEY 1939, CURTIS und COLE 1942.   [3] BÜLBRING 1954.
[4] WOODBURY, HECHT und CHRISTOPHERSON 1951, HOFFMAN und SUCKLING 1952.
[5] Vgl. WEIDMANN 1956, TRAUTWEIN 1961.

Die wesentlichen elektrischen Grundtatsachen, die mittels intracellulärer Mikroelektroden an einzelnen Fasern des Herzens bzw. der glatten Muskulatur erarbeitet wurden, sind in den entsprechenden Abschnitten den speziellen Effekten der vegetativen Überträgerstoffe jeweils vorangestellt.

Der Herzmuskel.

A. Die bioelektrischen und mechanischen Grundphänomene im ruhenden und erregten Myokard.

I. Der elektrische Bauplan der Myokardfaser.

Die alte Vorstellung von der Herzmuskulatur als Syncytium[1] ist in neuester Zeit vor allem von morphologischer Seite aufgrund von elektronenoptischen Untersuchungen zugunsten der Annahme einer echten cellulären Gliederung aufgegeben worden[2]. Für die Betrachtungsweise der Elektrophysiologie stehen jedoch funktionelle Gesichtspunkte stärker im Vordergrund. Dabei besitzt vor allem die Frage Interesse, ob die nunmehr als Zellgrenzen angesehenen Glanzstreifen des Myokards zugleich auch nennenswerte Diffusionshindernisse für anorganische Ionen darstellen, d. h. polarisierte Zellgrenzen sind. Da die Myokardfaser bei Verletzung — im Gegensatz zur Skeletmuskelfaser — nicht fortschreitend degeneriert, hat Rothschuh[3] für den elektrophysiologischen Bauplan des Myokards die Existenz von elektrisch selbständigen Elementen gefordert, die durch isolierende Quermembranen voneinander getrennt sind. Die hypothetischen Quermembranen sollten nach dieser Vorstellung möglicherweise mit den Glanzstreifen identisch sein. Weidmann (1961) hat jedoch in Diffusionsstudien mit markiertem K^{42} an intakten isolierten Myokardpräparaten gezeigt, daß der spezifische elektrische Widerstand der Glanzstreifen etwa 6000mal geringer sein muß als der spezifische Widerstand der Oberflächenmembran der Fasern. Dieser Befund spricht eindeutig gegen eine elektrische Gliederung des Myokards in kurze, voneinander weitgehend isolierte elektrische Einheiten. Die Kluft zwischen diesen Ergebnissen und den neueren morphologischen Vorstellungen scheint jedoch heute durch interessante elektronenmikroskopische Befunde von Dewey u. Barr (1964) überbrückbar geworden zu sein. Diese Autoren fanden im Verlaufe der Glanzstreifen des Myokards eine stellenweise Fusion der Plasmamembranen mit völligem Verschwinden des intercellulären Spaltes. Möglicherweise stellen diese Regionen Bereiche mit niedrigem elektrischen Widerstand dar.

Hinsichtlich ihrer passiven elektrischen Eigenschaften kann die Myokardfaser in grober Annäherung als ein sogenannter „*Kernleiter*"[4] angesehen werden. Unter einem Kernleiter versteht man in der Elektrophysiologie der Muskeln und Nerven schon seit langem eine Art von Kabel mit verhältnismäßig niedrigem elektrischen Kernwiderstand, umgeben von einer schlecht leitenden Isolierschicht, an die sich außen wiederum eine Hülle mit niedrigem Widerstand anschließt. Auf die Myokardfaser bezogen, wird in diesem Schema der Kern durch das Myoplasma repräsentiert, während die Isolierschicht der Oberflächenmembran der Faser entspricht. Die Hülle des Kernleiters entsteht durch die Anwesenheit eines gut leitenden Elektrolytmilieus im extracellulären Raum. Neben einem relativ hohen Ohmschen Widerstand besitzt die Membran auch Eigenschaften eines Kondensators, die man unter dem Begriff der „Membrankapazität" zusammenfaßt.

---

[1] Heidenhain 1911.
[2] Sjöstrand und Andersson 1954, Poche und Lindner 1955, Lindner 1957.
[3] Rothhschuh 1950, 1951, 1952, 1959.   [4] Vgl. Hermann 1899, Schaefer 1940.

Eine nähere Beschreibung der verwickelten elektrophysiologischen Verhältnisse eines solchen Systems kann hier ohne Einbuße an Übersichtlichkeit unterbleiben. Ausführlichere Darstellungen der Kabeltheorie finden sich an anderer Stelle[1].

II. Das Ruhepotential.

Die Oberflächenmembran der Myokardfaser ist im Ruhezustand Sitz einer elektrischen Ladung, wobei sich das Zellinnere elektronegativ gegenüber der äußeren Oberfläche verhält. Die wahre Höhe dieses sogenannten Ruhepotentials kann heute mittels intracellulärer Mikroelektroden direkt gemessen werden. Sie liegt im Myokard von Kalt- und Warmblütern nach übereinstimmenden Ergebnissen verschiedener Autoren etwa zwischen 60 und 90 mV[2].

Während die Messsung der absoluten Größe des Ruhepotentials mit intracellulären Elektroden erst in den letzten Jahren möglich geworden ist, war seine grundsätzliche Existenz als Ursache des sogenannten Verletzungspotentials schon seit langem bekannt. Auch die heutige Lehre von der Entstehung des Ruhepotentials geht im Prinzip auf die schon um die Jahrhundertwende aufgestellte Membrantheorie von JULIUS BERNSTEIN (1902, 1912) zurück. Nach BERNSTEINs Vorstellung liegt die Ursache der bioelektrischen Potentiale in der ungleichen Ionenverteilung zwischen Zelle und Außenmedium. Tatsächlich sind Kalium-Ionen (K^+) im Zellinnern in 30- bis 40fach höherer Konzentration vorhanden als im extracellulären Raum. Umgekehrt sind die Natrium-Ionen (Na^+) im Außenmedium 10- bis 20fach höher konzentriert als im Myoplasma. Die ungleiche Ionenverteilung würde bei ungehinderter Beweglichkeit der Teilchen einem Konzentrationsausgleich durch Diffusion zustreben. In den Diffusionsweg ist jedoch die Zellmembran eingeschaltet, die im Ruhezustand nach BERNSTEINs Lehre nur für K^+ frei passierbar, für Na^+ und Anionen jedoch weitgehend impermeabel ist. Infolgedessen kann es nicht zu einem Konzentrationsausgleich kommen. Es stellt sich vielmehr in folgender Weise ein thermodynamisches Gleichgewicht ein: K^+-Ionen dringen von innen nach außen in die Membran ein, während die impermeablen Anionen im Zellinnern zurückbleiben müssen. Dadurch entwickelt sich eine elektrische Doppelschicht, außen positiv, innen negativ. Der K^+-Strom dauert so lange an, bis der entstandene elektrische Gradient — das Ruhepotential — dem chemischen Gradienten der K^+-Verteilung die Waage hält. Nach der Art seiner Entstehung kann das Ruhepotential infolgedessen als Sonderfall eines Diffusionspotentials betrachtet werden, wobei die natürlichen Unterschiede in der Wanderungsgeschwindigkeit von Kationen und Anionen durch die selektiv permeable Membran vielfach vergrößert werden. Eine erregbare Zelle verhält sich in bezug auf ihr Ruhepotential demnach wie eine „Kaliumbatterie"[3].

Der theoretische Maximalwert des Ruhepotentials als Kaliumpotential kann nach NERNST bei Kenntnis des Konzentrationsgradienten auf einfache Weise berechnet werden.

$$E = 0{,}0001983 \cdot T \cdot \log \frac{K_i^+}{K_e^+} \text{ (Volt)}.$$

Dabei bedeuten: E = Potentialdifferenz in Volt; T = absolute Temperatur; K_i^+/K_e^+ = Konzentrationsgradient (genauer Aktivitätsverhältnis) von Kalium intracellulär zu Kalium extracellulär. Die Rechnung ergibt bei einem K_i^+/K_e^+-Verhältnis von 40 bei 37° C für E = 98 mV.

---

[1] HODGKIN und RUSHTON 1946, DAVIS und LORENTE DE NO 1947.
[2] Übersicht bei: BROOKS, HOFFMAN, SUCKLING und ORIAS 1955, WEIDMANN 1956, CRANEFIELD und HOFFMAN 1958, TRAUTWEIN 1961.
[3] FLECKENSTEIN 1955.

An der grundsätzlichen Bernsteinschen Konzeption hat sich auch in neuerer Zeit wenig geändert. Intracelluläre Potentialmessungen bei Variation der extracellulären K^+-Konzentration haben bestätigt, daß das Ruhepotential der Myokardfaser in erster Linie ein Kaliumpotential ist[1]. Eine Erweiterung von Bernsteins Theorie ist nur insofern nötig geworden, als die ruhende Zellmembran für Na^+-Ionen sicher nicht vollständig impermeabel ist[2]. Aufgrund des Na^+-Gradienten und der Richtung des Ruhepotentials besteht schon von vorn herein eine hohe treibende Kraft für den Na^+-Einstrom in die Faser. Unter diesen Bedingungen würde selbst bei geringer Na^+-Permeabilität der Membran allmählich ein Ausgleich der Konzentrationsdifferenzen für K^+ und Na^+ eintreten müssen. Dazu kommt, daß jede Faser — wie wir heute wissen — im Augenblick der Erregung eine zusätzliche Menge Na^+ im Austausch gegen intracelluläres K^+ aufnimmt. Das bedeutet, daß unter physiologischen Bedingungen ein Mechanismus existieren muß, der ständig eingedrungenes Na^+ wieder aus der Zelle eliminiert und K^+ zurückresorbiert. Die Na^+- und K^+-Verschiebungen gegen das Konzentrationsgefälle müssen aus thermodynamischen Gründen einen aktiven — unter Energieaufwand ablaufenden — Prozeß darstellen[3]. Die tatsächliche Existenz einer stoffwechselgetriebenen „Na^+-Pumpe" ist inzwischen an verschiedenen Zellarten experimentell gesichert[4]. Manche Befunde sprechen dafür, daß die aktive Na^+-Elimination aus der Zelle mit einer intracellulären K^+-Stapelung eng gekoppelt verläuft[5].

Die Bedeutung des Ruhepotentials für die natürliche Funktion der Myokardfaser — wie jeder erregbaren Zelle — besteht vor allem darin, daß es die elementare Voraussetzung für den Eintritt einer Erregung darstellt. Dementsprechend ist ein Verlust des Ruhepotentials auch stets mit einer Einbuße der Erregbarkeit verknüpft. Ein hohes Ruhepotential braucht dagegen nicht in jedem Falle mit einer gesteigerten Erregbarkeit einherzugehen, wie weitere Erörterungen zeigen werden.

III. Das Aktionspotential.

Unter dem Einfluß eines örtlich umschriebenen Reizes auf die erregbare Membran einer Myokardfaser nimmt das Ruhepotential an der vom Reiz getroffenen Stelle ab. Es entsteht eine örtliche Erregung („lokale Depolarisation"). Überschreitet das Ausmaß der lokalen Depolarisation einen bestimmten Schwellenwert, so resultiert eine rasche Umladung der Membran, die sich nach dem Alles-oder-nichts-Gesetz auch über die ungereizten Myokardpartien ausbreitet. Bei intracellulärer Ableitung tritt eine solche fortgeleitete Erregung unter dem Bild des *Aktionspotentials* in Erscheinung.

Das Aktionspotential des Herzmuskels hat einen charakteristischen Verlauf, der es — trotz gewisser Formvarianten zwischen einzelnen Tierspecies bzw. innerhalb ein und desselben Herzens — recht deutlich vom Erregungsablauf des Nerven oder des Skeletmuskels unterscheidet[6]. Das hervorstechendste Kennzeichen des myokardialen Aktionspotentials ist seine relativ lange Dauer. Abbildung 1 zeigt zunächst die typische Aktionspotentialform des *Arbeitsmyokards*,

---

[1] Burgen und Terroux 1953a, Trautwein und Dudel 1958a, Brady und Woodbury 1960, Antoni, Herkel und Fleckenstein 1963.

[2] Levy und Ussing 1948, Harris und Burn 1948, 1949, Keynes 1951.

[3] Fleckenstein 1955.

[4] Hodgkin und Keynes 1955, Schreiber 1956, Edwards und Harris 1957, Keynes und Swan 1959.

[5] Keynes und Maisel 1954.

[6] Burdon-Sanderson und Page 1893, Schütz 1932, 1936, Woodbury, Woodbury und Hecht 1950.

wie sie sich bei intracellulärer Ableitung auf einem Meßinstrument für elektrische Spannung, z. B. dem Bildschirm eines Kathodenstrahl-Oscillographen, darstellt. Solange sich die Mikroelektrode noch außerhalb der zu punktierenden Zelle befindet (vgl. Abb. 1 oben), wird an der Mikroelektrodenspitze keine Spannungsdifferenz gegenüber der indifferenten Außenelektrode gemessen. Der Kathodenstrahl verläuft auf der Höhe des Nullpotentials. Im Augenblick des

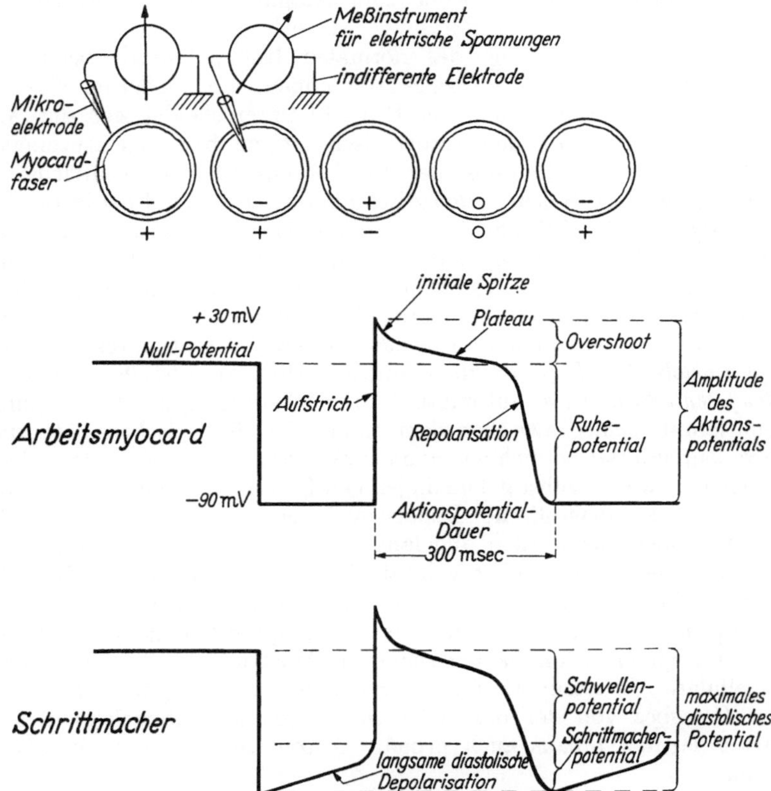

Abb. 1. Schematische Darstellung des intracellulären Potentialabgriffs und der typischen Aktionspotentialformen im Arbeitsmyokard bzw. im Schrittmachergewebe des Herzens. Beim Einstich der Mikroelektrode durch die Fasermembran ins Zellinnere zeigt das Meßinstrument für elektrische Spannungen einen Potentialsprung von Null auf etwa —90 mV an. Passiert eine fortgeleitete Erregung die punktierte Faserstelle, so erfolgt eine rasche Umladung der Membran und anschließend eine langsamere Rückkehr zum Ruhewert. Der zeitliche Ablauf dieser Potentialänderungen entspricht dem Aktionspotential. Im Schrittmachergewebe bleibt das Membranpotential im Anschluß an ein Aktionspotential nicht konstant, sondern fällt spontan ab und löst bei Erreichen des Schwellenpotentials automatisch eine neue fortgeleitete Erregung aus.

Eindringens der Mikroelektrode durch die Zellmembran kommt es zu einem Sprung des Kathodenstrahls vom Potential Null auf etwa —90 Millivolt, den Wert des Ruhepotentials. Im Arbeitsmyokard bleibt das *Ruhepotential* nun so lange *konstant*, bis eine fortgeleitete Erregung an der punktierten Faserstelle ankommt. Im gleichen Augenblick erfolgt innerhalb weniger Millisekunden eine Entladung der Membran auf Null, unmittelbar gefolgt von einer Umladung über den Nullwert hinaus, dem sogenannten „*Overshoot*"[1]. Dieser initiale Prozeß, der als Aufstrich des Aktionspotentials imponiert, ist beim Herzen nicht prinzipiell verschieden von dem eines Nerven oder Skeletmuskels. Dagegen nimmt die anschließende Phase der Erregungsrückbildung beim Herzmuskel eine eigentümliche

---

[1] CORABOEUF und WEIDMANN 1949.

Sonderstellung unter den meisten erregbaren Geweben ein. Wie bereits erwähnt, dauert die Repolarisation der Myokardfasermembran etwa 300- bis 600mal länger als z. B. im Nerven oder Skeletmuskel. Ihr Ablauf läßt mehr oder weniger deutlich drei Einzelphasen unterscheiden: Eine erste schnelle Phase bildet die *initiale Spitze*. Darauf folgt die zweite, langsame Phase des *Plateaus*. Am Ende des Plateaus kehrt das Aktionspotential in einer dritten, schnelleren Phase — der eigentlichen *Repolarisation* — wieder zum Ausgangswert des Ruhepotentials zurück.

Nach der Wiederherstellung des normalen Ruhepotentials bedarf es im Arbeitsmyokard eines neuen Anstoßes von außen, um wiederum eine fortgeleitete Erregung auszulösen. In dieser Hinsicht unterscheidet sich das Arbeitsmyokard grundsätzlich von den automatisch tätigen bzw. zur Automatie befähigten Fasern des Sinusknotens, des AV-Knotens oder des ventriculären Erregungsleitungssystems. Solche *automatisch tätigen Fasern* sind bei intracellulärer Ableitung auf den ersten Blick an der *Instabilität ihres Ruhepotentials*[1] zu erkennen und von Fasern des Arbeitsmyokards zu unterscheiden (vgl. Abb. 1 unten). Während im Arbeitsmyokard das Ruhepotential im Anschluß an die Repolarisation eines Aktionspotentials konstant bleibt, nimmt es bei den Fasern des automatischen Gewebes vom *maximalen diastolischen* Potential aus in Form einer *langsamen diastolischen Depolarisation* kontinuierlich ab, erreicht eine Schwelle *(Schwellenpotential)* und löst automatisch die nächste fortgeleitete Erregung aus. Den Potentialunterschied zwischen dem maximalen diastolischen Potential und dem Schwellenpotential bezeichnet man als *Schrittmacherpotential*. Innerhalb des automatischen Gewebes selbst geben diejenigen Fasern das Tempo der Erregungsfrequenz an, deren diastolische Depolarisationen jeweils zuerst die Schwelle erreichen. Von hier aus werden alle langsamer entladenen Fasern des spezifischen Gewebes sowie des Arbeitsmyokards durch Zuleitung erregt. Die auf diese Weise in ihrer Eigenautomatie überspielten Schrittmacherfasern zeigen im Gegensatz zu den primären Automatiezentren einen abrupten Übergang der langsamen diastolischen Depolarisation in den schnellen Aufstrich des Aktionspotentials[2]. Die intracelluläre Ableitung erlaubt also nicht nur, die Erregungsform des automatischen Gewebes von der des Arbeitsmyokards zu unterscheiden, sondern sie gestattet darüber hinaus auch primäre Automatiezentren direkt als solche zu erkennen.

IV. Zur Ionentheorie des Aktionspotentials.

Nach den Vorstellungen der Ionentheorie der Erregung liegen den elektrischen Potentialänderungen im Verlaufe eines Aktionspotentials bestimmte Bewegungen der bioelektrischen Ladungsträger, der Ionen, durch die Membran zugrunde. Während das Ruhepotential — wie bereits angedeutet — hauptsächlich von der Verteilung der K^+-Ionen an der Fasergrenzfläche bestimmt wird, spielen bei der Entstehung einer lokalen oder fortgeleiteten Erregung Na^+-Ionen die Hauptrolle.

Die Unentbehrlichkeit der Na^+-Ionen für die Erregungsprozesse wurde schon 1902 von Overton erkannt. Overton nahm auch bereits an, daß während der Erregung ein Austausch von intracellulärem Kalium gegen extracelluläres Natrium erfolgt, ohne freilich diese Vorstellungen beweisen zu können. Demgegenüber vertraten Bernstein (1912) und Höber (1905) die Auffassung, daß die erregte Membran ihre selektive Ionenpermeabilität gänzlich verliert, also auch für Anionen durchlässig wird. Aufgrund von Versuchen am Skeletmuskel gelangte Fleckenstein (1942, 1947) zu dem Schluß, daß sich die Ionenverschiebung bei der natürlichen Erregung auf den Austausch von Kalium und Natrium beschränkt. Die für den Erregungszustand entscheidende Veränderung der Membran sollte in einer Zunahme der

---

[1] Goldenberg und Rothberger 1936, Arvanitaki 1938, Bozler 1943.
[2] Weidmann 1951, Hutter und Trautwein 1956.

Na$^+$-Permeabilität bestehen. Im Jahre 1949 führten Untersuchungen von HODGKIN, HUXLEY u. KATZ zu der These, daß die Umkehr der Membranladung im Falle einer fortgeleiteten Erregung auf einer — die Kalium- und Anionenpermeabilität weit übertreffenden Durchlässigkeitssteigerung der Membran für Na$^+$-Ionen beruht. Aus physikalisch-chemischen Überlegungen forderten HODGKIN, HUXLEY u. KATZ die Existenz eines spezifischen Na$^+$-Transportsystems (Na-Carrier), das an der erregten Membran bevorzugte Übertrittsmöglichkeiten für Na$^+$-Ionen schafft.

Die gegenwärtigen Vorstellungen über die Ionenbewegungen während des Erregungsablaufs gehen im wesentlichen auf die Messungen von HODGKIN u. HUXLEY (1952a—c) an Riesennervenfasern des Tintenfisches zurück. Diese Ionentheorie ist jedoch in etwas modifizierter Form auch auf den Erregungsvorgang im Myokard anwendbar. Im einzelnen ergibt sich für das Aktionspotential der Myokardfaser das folgende — stark vereinfachte — Bild:

Die rasche Umladung der Membran im Beginn einer fortgeleiteten Erregung dürfte auch in der Myokardfaser auf einem plötzlichen lawinenartigen Einstrom von Na$^+$ ins Faserinnere beruhen[1]. Die maximale Größe dieses Na$^+$-Einstroms spiegelt sich in der maximalen Anstiegssteilheit des Aktionspotentials wider und ist sowohl von der extracellulären Na$^+$-Konzentration als auch von dem Ruhepotentialwert abhängig, von dem aus die Erregung ausgeklinkt wurde[2].

Weniger einheitlich als für den Erregungsbeginn sind die Auffassungen verschiedener Arbeitsgruppen über den ionalen Mechanismus der Erregungsrückbildung im Herzmuskel. Am Riesenaxon des Tintenfisches mit seinem kurzdauernden Aktionspotential erfolgt die Rückkehr des Membranpotentials zum Ruhewert durch einen — gegenüber dem initialen Na$^+$-Einstrom wenig verzögerten — K$^+$-Ausstrom, der das anfängliche Ruhepotential wieder herstellt[3]. Im Herzmuskel bereitete insbesondere das lange Plateau des Aktionspotentials bis vor kurzem allen Erklärungsversuchen erhebliche Schwierigkeiten. Schon frühzeitig hatte WEIDMANN (1951) an einzelnen Purkinjefasern eine erhebliche Zunahme des elektrischen Membranwiderstandes während der Plateauphase des Aktionspotentials gemessen. Dieser Befund deutete darauf hin, daß am Herzmuskel — nicht wie am Riesenaxon — ein zunehmender K$^+$-Ausstrom die depolarisierende Wirkung des Na$^+$-Einstroms kompensiert, sondern daß die Herzmuskelmembran ihre Ionenleitfähigkeit zu diesem Zeitpunkt der Erregung reduziert. Über den genauen Mechanismus dieses Vorganges bzw. über die Spezifität der Leitfähigkeitsänderungen der Membran für bestimmte Ionen war bis vor kurzem nichts Sicheres bekannt. Inzwischen ist es DECK u. TRAUTWEIN 1964 gelungen, mit der Hilfe der Hodgkin-Huxley-Methode, der sogenannten Spannungsklemme („Voltage clamp"), an Purkinjefasern des Schafes genauere Daten über das Verhalten der Ionenströme durch die Membran in Abhängigkeit vom Membranpotential und von der Zeit zu erhalten. Entscheidend war hierbei die Erkenntnis, daß die Herzmuskelfaser im Gegensatz zum Riesenaxon bei Depolarisation ihre K$^+$-Leitfähigkeit vermindert[4]. Aus den komplizierten Funktionen der Ionenströme in Abhängigkeit vom Membranpotential, von der Zeit und von der Richtung der Membranpotentialänderung lassen sich heute anhand elektrischer Modelle in Form von Analogrechnern einwandfreie Aktionspotentiale reproduzieren und darüber hinaus eine Vielzahl typischer Verhaltensweisen der erregbaren Membran nachahmen[5]. An der rein physikalisch-chemischen Natur des Herz-Aktionspotentials ist aufgrund dieser Ergebnisse heute kaum noch ein Zweifel.

---

[1] DRAPER und WEIDMANN 1951, CRANEFIELD, EYSTER und GILSON 1951, BRADY und WOODBURY 1960.

[2] HODGKIN und HUXLEY 1952c, WEIDMANN 1955, 1956.

[3] HODGKIN und HUXLEY 1952d.

[4] HUTTER und NOBLE 1960, CARMELIET 1961.

[5] KRAUSE 1964, KRAUSE, ANTONI und FLECKENSTEIN 1966.

V. Der Zusammenhang zwischen Erregung und Kontraktion.

Unter gewöhnlichen Bedingungen löst jedes Aktionspotential in der Myokardfaser eine Kontraktion aus. Die Verkürzung bzw. mechanische Spannungsentwicklung setzt meist wenige Millisekunden nach dem Beginn des Aktionspotentials ein und erreicht ihren Maximalwert etwa gegen Ende des Plateaus. Die anschließende Erschlaffung überdauert in der Regel die Rückkehr des Membranpotentials zum Ruhewert (vgl. Abb. 5 u. 7). Zahlreiche Befunde sprechen dafür, daß der Herzmuskel seine relativ lange Aktionspotentialdauer zu einer ausreichenden Aktivierung des kontraktilen Systems benötigt[1]. Dementsprechend führt eine Abkürzung des Erregungsvorgangs im allgemeinen auch zu einer vorzeitigen Beendigung und damit zur Abschwächung der Kontraktion. Umgekehrt kann eine Verlängerung des Aktionspotentials auch die Dauer der Kontraktionsphase verlängern und auf diese Weise das Ausmaß der Verkürzung bzw. der mechanischen Spannungsentwicklung steigern. Der elektrische Erregungsvorgang der Zellmembran hat demnach im Hinblick auf die Auslösung der Kontraktion nicht einfach die Funktion einer Initialzündung. Vielmehr dürfte die Regulation der mechanischen Spannungsentwicklung zumindest im Herzmuskel zugleich eine der wichtigsten physiologischen Aufgaben des Aktionspotentials darstellen.

Der regulierende Einfluß, den die Membranerregung auf das kontraktile Element im Innern der Faser ausübt, kommt — wie man heute weiß — erst durch die Vermittlung eines Koppelungsmechanismus zustande, bei dem Ca^{++}-Ionen eine entscheidende Vermittlerrolle spielen[2]. Diese sogenannte *elektromechanische Koppelung* ist somit als weiterer limitierender Faktor in die Kette der kontraktionssteuernden Prozesse eingeschaltet. Die alte Beobachtung, daß im Ca^{++}-verarmten Myokard das Kontraktionsvermögen in selektiver Weise abnimmt, während die elektrischen Erregungsvorgänge fast unverändert weiterlaufen[3], ist damit auf relativ einfache Weise erklärbar geworden. Nach den gegenwärtigen Vorstellungen der Muskelphysiologie führt die Depolarisation der Zellmembran im Erregungszustand zu einer Anreicherung von ionisiertem Ca^{++} im Zellinnern. Nach Erreichen einer bestimmten Schwellenkonzentration wird hierdurch die Verkürzung der kontraktilen Elemente in Gang gesetzt. Diese Konzeption basiert im einzelnen auf folgenden Befunden: Bei Mikroinjektion ins Zellinnere bewirkt Ca^{++} als einziges physiologisches Kation schon in geringen Mengen eine sofortige Verkürzung[4]. Die schwellenwirksame intracelluläre Ca^{++}-Konzentration liegt im Skeletmuskel bei 5×10^{-7} Mol/l[5]. Bei Erregung tritt radioaktiv markiertes Ca^{++} aus dem extracellulären Raum verstärkt in die Muskelfaser ein, wobei das Ausmaß des Ca^{++}-Einstroms und die Stärke der Kontraktion einander weitgehend entsprechen[6]. Auch bei der Verknüpfung der bioelektrischen Erregungsphänomene mit den — für die Energielieferung entscheidenden — biochemischen Umsetzungen im Faserinnern wirken Ca^{++}-Ionen offenbar als Mittlersubstanz. Fleckenstein und Mitarbeiter[7] konnten sowohl an Skeletmuskeln von Kaltblütern als

---

[1] Weidmann 1959, Kavaler 1959, Antoni, Engstfeld und Fleckenstein 1962, Kaufmann und Fleckenstein 1965.

[2] Sandow 1952, Niedergerke 1956a u. b, Lüttgau und Niedergerke 1958, Frank 1958, 1960, Bianchi und Shanes 1959, Shanes und Bianchi 1959, Brecht, Barbey, Kutscha und Pauschinger 1961.

[3] Mines 1913, Daly und Clark 1921, Bogue und Mendez 1929, Bay, McLean und Hastings 1933.

[4] Heilbrunn und Wiercinski 1947, Niedergerke 1955, Caldwell und Walster 1963.

[5] Portzehl, Caldwell und Rüegg 1963.

[6] Niedergerke 1949, Bianchi und Shanes 1959, Winegrad und Shanes 1962.

[7] Fleckenstein 1963, 1964, Fleckenstein und Schwoerer 1961, Fleckenstein, Schwoerer und Janke 1961, Schildberg und Fleckenstein 1965.

auch in Warmblüter-Myokard eine enge Abhängigkeit der mechanischen Spannungsentwicklung und der Spaltung von energiereichem Phosphat vom jeweiligen extracellulären Ca[++]-Angebot nachweisen. Auch der Sauerstoffverbrauch des Herzmuskelgewebes zeigt bei elektrischer Stimulation nur in Gegenwart von Ca[++]-Ionen einen markanten Anstieg über die Ruhewerte hinaus[1]. Dagegen wird in Abwesenheit von Ca[++] sowohl die mechanische Spannungsentwicklung als auch die Spaltung von energiereichem Phosphat und die Intensität der Atmung mehr oder weniger auf Ruheniveau fixiert.

Zu dem Problem der strukturellen Beziehungen zwischen Erregung und Kontraktion haben elektronenmikroskopische Untersuchungen in den letzten Jahren entscheidende Beiträge geliefert[2]. Während die bioelektrischen Erregungsvorgänge an der Oberflächenmembran der Muskelzellen ablaufen, dürften die Grundprozesse der elektromechanischen Koppelung in erster Linie am sogenannten *endoplasmatischen Reticulum*[3] erfolgen. Dieses gliedert sich in ein longitudinales und ein transversales Tubulussystem, das in Höhe der Z-Streifen Anschluß an die Oberflächenmembran gewinnt[4]. An Skeletmuskeln des Frosches hatten HUXLEY u. TAYLOR schon 1958 gezeigt, daß eine umschriebene Depolarisation der Oberflächenmembran nur im Bereich der Z-Streifen eine Verkürzung des angrenzenden I-Bandes bewirkt. Es ist naheliegend anzunehmen, daß der Übergriff der Erregung von der Oberflächenmembran auf das Tubulussystem des endoplasmatischen Reticulums in einer — bisher noch nicht näher bekannten — Weise die Mobilisierung von kontraktionswirksamem Ca[++] steuert. Umgekehrt dürfte die Muskelerschlaffung mit der stoffwechselabhängigen Rückbindung von Ca[++] an das Tubulussystem in Zusammenhang stehen, das im isolierten Zustand eine beträchtliche Speicherungsfähigkeit für Ca[++] besitzt[5].

B. Die vegetative Beeinflussung der elementaren bioelektrischen und mechanischen Myokardfunktionen.

Für die Einteilung der vegetativen Nervenwirkungen auf das Herz hat ENGELMANN (1896, 1900) die Unterscheidung sogenannter *chronotroper, inotroper, dromotroper* und *bathmotroper* Teileffekte vorgeschlagen. Dieses Einteilungsprinzip hat in der Folgezeit — nicht zuletzt wegen seiner lapidaren Prägnanz — großen Anklang und allgemeine Verbreitung gefunden. Es hat sich trotz mancher ablehnender Stimmen sogar bis heute praktisch unverändert erhalten. Die beispielhafte didaktische Einprägsamkeit dieses Schemas kann jedoch nicht darüber hinwegtäuschen, daß viele Zusammenhänge selbst im Bereich der peripheren vegetativen Regulationen wesentlich komplizierterer Natur sind, als es nach der einfachen Gliederung erscheint. Schon die weitverbreitete Vorstellung einer antagonistischen vegetativen Innervation des Herzens bedarf heute der Korrektur[6]. Darüber hinaus haben die neueren Ergebnisse gezeigt, daß manche — bisher als einheitlich betrachteten — Effekte der vegetativen Überträgerstoffe auf ganz verschiedenen Angriffspunkten beruhen können. Aber auch das Gegenteil ist der Fall, indem andere künstlich zerlegte Wirkungen ihrem Entstehungsmechanismus nach eng zusammenhängen. Die Notwendigkeit einer Revision der Begriffe liegt somit klar zutage.

---

[1] BYON und FLECKENSTEIN (cit. n. FLECKENSTEIN 1963).
[2] Vgl. RUSKA 1964.
[3] BENNETT und PORTER 1953, PORTER 1956, EDWARDS, RUSKA, SOUZA-SANTOS und VALLEJO-FRIERE 1956, PORTER und PALADE 1957.
[4] ANDERSSON-CEDERGEN 1959, HUXLEY 1964.
[5] HASSELBACH und MAKINOSE 1961, EBASHI 1961.
[6] SCHAEFER 1957.

Seit Loewis[1] Entdeckung des humoralen Mechanismus der vegetativen Nervenwirkungen sind fast alle grundlegenden Erkenntnisse über die periphere vegetative Steuerung nicht mehr durch elektrische Nervenreizung, sondern durch die direkte Anwendung der Überträgerstoffe selbst gewonnen worden. An diesem Vorgehen hat sich auch in neuerer Zeit wenig geändert. Methodische und sachliche Gründe waren dafür in gleicher Weise verantwortlich: Zunächst ist die Gewinnung isolierter Myokardpräparate unter Schonung der versorgenden Nerven — von Ausnahmen abgesehen — kaum durchführbar. Auf die Verwendung isolierter Präparate kann aber andererseits nicht verzichtet werden, wenn es darum geht, eine klare Analyse der vegetativen Beeinflußbarkeit des Myokards ohne Überlagerung durch mannigfache Nebenwirkungen auf die Herzfrequenz, die Coronarzirkulation, die Plasmazusammensetzung usw. zu erhalten. Schließlich entfällt bei der unmittelbaren Applikation der Überträgerstoffe auch die Unsicherheit einer isolierten Reizung sympathischer oder parasympathischer Nerven, die wegen der engen Verflechtung dieser Fasern selten befriedigend gelingt. Freilich kann man dabei dem Vorwurf nicht entgehen, unter Umständen eine vegetative Beeinflussung auch solcher Strukturen anzunehmen, die in Wirklichkeit gar keine spezifische Innervation besitzen[2]. Dieser Einwand dürfte hauptsächlich für die Vaguswirkung auf das Herz gelten, die — wegen der leichten und raschen Zerstörbarkeit des Überträgerstoffes Acetylcholin — tatsächlich nur dort zur Geltung kommen kann, wo auch eine entsprechende Nervenversorgung vorliegt. Allerdings ist bis heute die feine Verteilung vegetativer Fasern im Herzen und ihre Spezifizierung noch nicht zur vollen Zufriedenheit geklärt[3]. Die vorliegenden Studien beschränken sich daher bewußt auf die Darstellung möglicher direkter Wirkungen der vegetativen Überträgerstoffe auf das Myokard. Eine positive Aussage über den Einfluß der vegetativen Nerven selbst ist jedoch insofern vertretbar, als am intakten Herzen zumindest dort keine unmittelbaren Nervenwirkungen zu erwarten sind, wo auch die Übertägerstoffe wirkungslos bleiben. Dies gilt im besonderen für die sehr geringe Acetylcholinempfindlichkeit des Kammermyokards vieler Säugetiere[4]. Bezüglich der sympathischen Innervation sind manche Probleme durch die Anwendung spezifisch wirkender Pharmaka in neuerer Zeit auf indirektem Wege lösbar geworden.

I. Die chronotrope Wirkung.

Als chronotrop bezeichnete Engelmann 1896 solche vegetativen Nerven, welche „die Frequenz der primären automatischen Reize direkt modifizieren". In der Folgezeit wurde der Terminus jedoch weniger zur funktionellen Abgrenzung bestimmter Nervenfasern als vielmehr zur Kennzeichnung ihrer Wirkung auf die Herzfrequenz verwendet. Tatsächlich waren Effekte der vegetativen Nerven auf die Schlagfolge des Herzens überhaupt die ersten nachweisbaren Zeichen einer nervösen Beeinflussung der Herzaktion. Über den Mechanismus der vegetativen Förderung oder Hemmung der Herzautomatie konnte freilich erst in den letzten Jahren ein klares Bild gewonnen werden, nachdem der Grundvorgang der Erregungsbildung in den Schrittmacherzellen einer Analyse mit Mikroelektroden zugänglich geworden war[5]. Neben der reinen Frequenzvariation durch die vegetativen Überträgerstoffe ist dabei der Blick mehr und mehr auch auf die

---

[1] Loewi 1921a u. b, 1924a u. b, 1936, Loewi und Navratil 1926a u. b.
[2] Schaefer 1957.
[3] Hirsch und Borghard-Erdle 1962a u. b.
[4] Hoffman und Suckling 1953, Schmidt 1958.
[5] Vgl. Goldenberg und Rothberger 1935, Bozler 1943, Coraboeuf und Weidmann 1949, Draper und Weidmann 1951, Trautwein und Zink 1952, West 1955.

Automatiefunktion selbst und ihre Aufrechterhaltung vor allem durch die sympathischen Überträgerstoffe gelenkt worden. Frühere Jahrzehnte kannten dagegen überhaupt keine andere Möglichkeit, als das Vorliegen einer spontanen Impulsbildung einfach aus dem Auftreten von Kontraktionen zu folgern[1]. Es sind daher manchmal fälschlich unter dem Dachbegriff der chronotropen Wirkung bis in die neueste Zeit auch solche Phänomene eingereiht worden, die ihrer wahren Natur nach eher als eine primäre Beeinflussung der Erregungsleitung oder starke Herabsetzung der Herzkraft bis zum Verschwinden der mechanischen Aktivität angesprochen werden mußten.

a) Sympathicuseffekte.

Einfluß der sympathischen Überträgerstoffe auf die nomotope und die ektopische Erregungsbildung

Wie eingangs erwähnt wurde, beruht die Fähigkeit zur Erregungsbildung in den Schrittmachern des Herzens auf der diastolischen Instabilität ihres Ruhepotentials. Im Sinusknoten, im AV-Knoten sowie im ventriculären Erregungsleitungs-System kommt es im Anschluß an eine abgelaufene Erregung regelmäßig zu einer spontanen langsamen Entladung des Ruhepotentials, die automatisch eine neue Erregung ausklinkt, wenn sie die Schwelle erreicht. Dieser Vorgang der langsamen diastolischen Depolarisation läuft am Sinusknoten unter gewöhnlichen Bedingungen am raschesten ab, sodaß diese Region jeweils als Erste „feuert" und damit als primärer Schrittmacher des ganzen Herzens imponiert.

CASTILLO u. KATZ (1955) sowie HUTTER u. TRAUTWEIN (1955, 1956) konnten zuerst am Sinus venosus des Froschherzens nachweisen, daß Sympathicusreizung einen deutlichen Effekt auf den geschilderten bioelektrischen Elementarvorgang der Erregungsbildung ausübt. Hierbei kommt es zu einer beträchtlichen Beschleunigung der spontanen diastolischen Depolarisation, die nun steiler verläuft und auf diese Weise jeweils früher die Schwelle erreicht. Infolgedessen muß es zu einem Anstieg der Frequenz kommen. WEST (1955) und OTSUKA (1958) konnten dieselbe Wirkung auch bei Verwendung von Adrenalin am Sinusknoten des Hundes bzw. am Purkinjefaden des Schafes nachweisen. Die Nervenreizung und die direkte Anwendung der Überträgerstoffe ergaben keinen meßbaren Unterschied. Abb. 2 zeigt z. B. die Adrenalinwirkung auf eine spontan schlagende Purkinjefaser aus dem linken Ventrikel des Rhesusaffen. Oben sind die Aktionspotentiale vor Adrenalin, unten 2 min nach Beginn der Adrenalineinwirkung dargestellt. Die adrenalinbedingte Versteilung der diastolischen Depolarisationen ist hierbei sehr deutlich zu erkennen. Außerdem bewirkte Adrenalin eine beträchtliche Steigerung des Overshoot. Prinzipiell das gleiche Verhalten ist — wie erwähnt — auch am Sinusknoten zu finden.

Außer der markanten Versteilung der diastolischen Depolarisation wurde von verschiedenen Autoren bei Adrenalineinwirkung auch eine Erniedrigung der Schwelle gesehen[2]. Dieser Effekt würde die frequenzsteigernde Wirkung der sympathischen Überträgerstoffe noch zusätzlich unterstützen. Möglicherweise handelt es sich jedoch hierbei nicht um eine direkte Wirkung der Überträgerstoffe auf die Membran, sondern um eine sekundäre Folge der Versteilung der diastolischen Depolarisation selbst, die der Akkommodation entgegenwirkt[3]. Zwischen den beschriebenen Effekten von Adrenalin und denjenigen von Noradrenalin besteht praktisch kein Unterschied[4].

---

[1] HERING 1912.
[2] Gleichbedeutend mit einer Erhöhung des Schwellenpotentials (Abb. 1), vgl. WEST, FALK und CERVONI 1956, OTSUKA 1958.
[3] vgl. SCHAEFER 1957.
[4] CRANEFIELD und HOFFMAN 1958, FAWAZ und TUTUNJI 1960.

Spezielle Beachtung verdienen die restitutiven Wirkungen der sympathischen Überträgerstoffe auf Schrittmacher, deren Automatie vorher gehemmt oder zum völligen Stillstand gebracht worden war. Adrenalin und Noradrenalin können unter derartigen Bedingungen selbst ein stillstehendes Automatiezentrum wieder zum Schlagen bringen. Der elektrophysiologische Mechanismus dieser regenerativen Wirkung der sympathischen Überträgerstoffe wurde von Antoni, Herkel und Fleckenstein (1963) an kaliumgelähmten Schrittmachergeweben

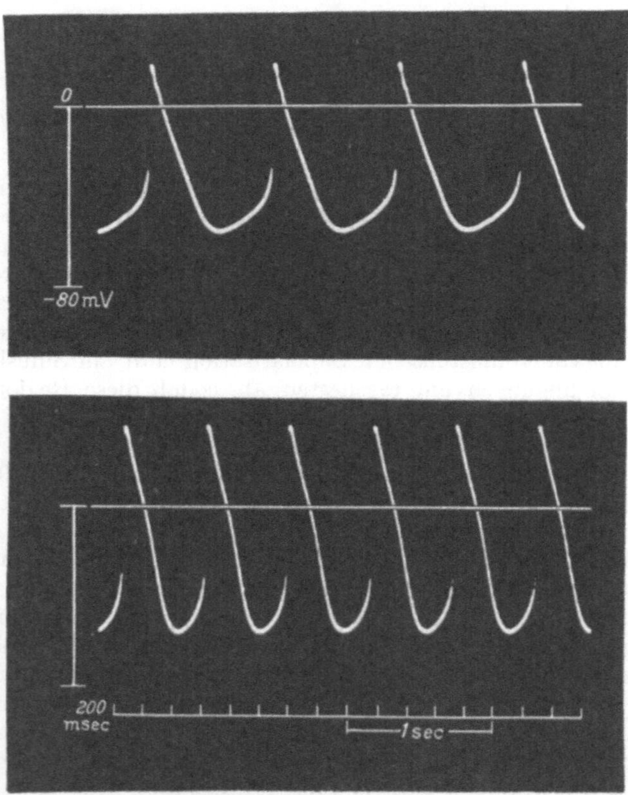

Abb. 2. Einfluß von Adrenalin auf den Erregungsablauf im Schrittmachergewebe. Intracellulär abgeleitete Aktionspotentiale aus einer einzelnen Purkinjefaser des Rhesusaffen. Oben ist das Verhalten vor der Adrenalinanwendung wiedergegeben. Die untere Kurve zeigt die elektrische Aktivität derselben Faser 2 min nach Beginn der Adrenalineinwirkung in einer Konzentration von 5 µg/ml. Adrenalin bewirkt eine Versteilung der langsamen diastolischen Depolarisationen, so daß das Schwellenpotential jeweils früher erreicht wird und die Frequenz der Erregungsbildung ansteigt. Außerdem vergrößert Adrenalin den Overshoot der Aktionspotentiale.

eingehend untersucht. Hierbei ergab sich, daß das automatische Gewebe beim Anstieg der extracellulären Kalium-Konzentration im allgemeinen sehr rasch die Fähigkeit zur spontanen Impulsbildung infolge einer spezifischen Hemmung der langsamen diastolischen Depolarisation verliert (vgl. Abb. 3 oben). Das ventriculäre Erregungsleitungssystem reagiert in dieser Hinsicht besonders empfindlich. Adrenalin und Noradrenalin können dagegen selbst in einem — durch höchste Kalium-Dosen (33 mM/1) stillgelegten — Sinusknoten die Fähigkeit zu spontanen diastolischen Depolarisationen innerhalb weniger Minuten wieder herstellen (vgl. Abb. 3 unten). Man findet dementsprechend bei intracellulärer Ableitung zunächst eine Aktivierung des endogenen — durch Kalium gehemmten — Entladerhythmus der Schrittmacherfasern in Form regelmäßiger Schwankungen des Membranpotentials[1]. Diese lokalen Oscillationen nehmen, wie Abb. 3 erkennen läßt, an Amplitude immer mehr zu und lösen zunächst vereinzelt, dann regelmäßig fortgeleitete Erregungen aus.

Die Beobachtungen zeigen, daß die sympathischen Überträgerstoffe über ihre gewöhnliche frequenzfördernde Wirkung hinaus auch einen ganz unmittel-

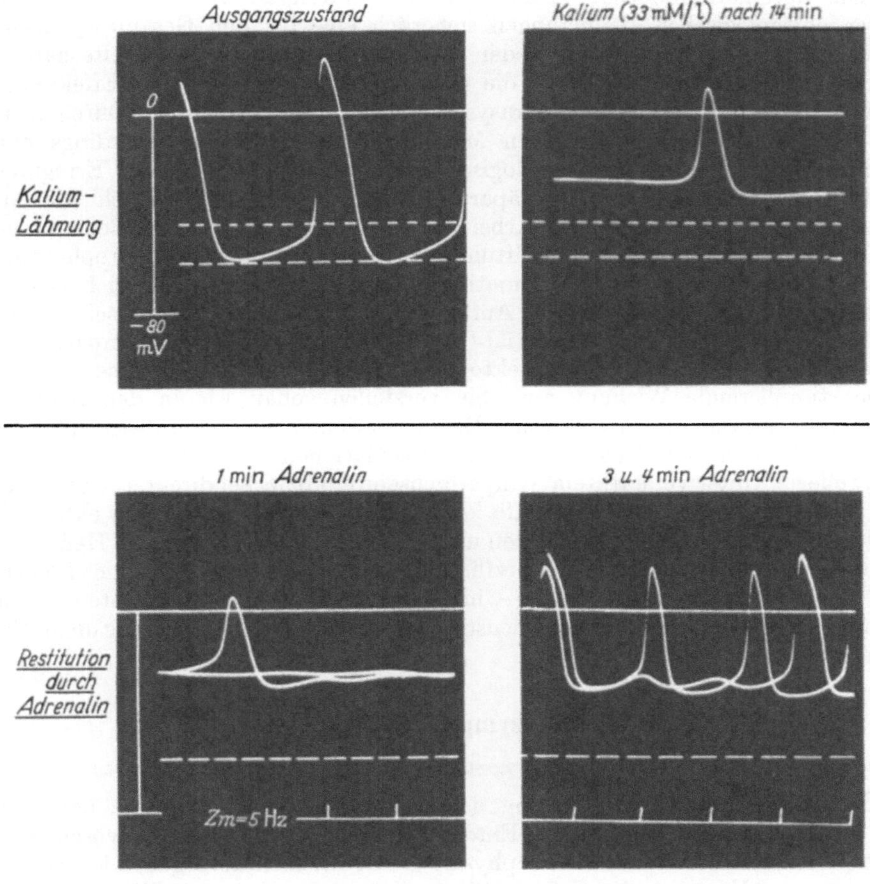

Abb. 3. Elektrische Aktivität des Schrittmachergewebes im Verlaufe einer Kalium-Lähmung und während der Restitution durch Adrenalin. Ausschnitte einer fortlaufenden intracellulären Ableitung aus einer Sinusknotenfaser des Rhesusaffen. Oben links: Normales Sinusknoten-Aktionspotential; das maximale diastolische Potential und das Schwellenpotential sind gestrichelt. Oben rechts: Das letzte automatisch gebildete Aktionspotential vor dem kaliumbedingten Stillstand der Automatie. Unten links: Wiederherstellung der spontanen Erregungsbildung durch Adrenalin (5 µg/ml). Das erste Aktionspotential nach Wiedereinsetzen der Automatie. Unten rechts: Zwei Registrierungen 3 und 4 min nach Beginn der Adrenalineinwirkung übereinander registriert. Nach 3 min wechseln noch lokale Oscillationen des Membranpotentials und fortgeleitete Aktionspotentiale einander ab. Nach 4 min sind nur noch fortgeleitete Erregungen nachweisbar. (Nach ANTONI, HERKEL u. FLECKENSTEIN 1963).

baren Einfluß auf den Elementarvorgang der Automatie selbst ausüben, indem sie die spezifische Fähigkeit zur rhythmischen Entladung des Membranpotentials in einem stillstehenden Automatiezentrum wieder in Gang bringen. Die restitutiven Adrenalin- und Noradrenalinwirkungen am kaliumgelähmten Schrittmacher sind — abgesehen von ihrer theoretischen Bedeutung — wahrscheinlich auch von praktischem Interesse; denn unter extremen physiologischen bzw. pathophysiologischen Bedingungen (excessive Muskeltätigkeit, Schock, Addisonsche

---

[1] KOTOWSKI, ANTONI, VAHLENKAMP und FLECKENSTEIN 1961.

Krankheit, akute Niereninsuffizienz usw.) kann es zu kritischen Anstiegen der extracellulären Kaliumwerte im Plasma kommen. In derartigen Notfallssituationen dürften die sympathischen Überträgerstoffe eine wichtige Schutzfunktion gegenüber der drohenden Kalium-Intoxikation des Herzens ausüben[1] (vgl. auch Kap. II a 3, S. 39ff.).

Die automatiefördernde Eigenschaft von Adrenalin und Noradrenalin ist unter physiologischen Bedingungen sicherlich eine für den Gesamtorganismus nützliche Regulation. Auf dem Boden einer abnorm gesteigerten Bereitschaft zur Spontanaktivität können jedoch die gleichen automatiefördernden Effekte zum Auftreten von Tachykardie, Extrasystolie und Flimmern führen. Durch intracelluläre Ableitung von einzelnen Myokardfasern gelang es neuerdings ohne Schwierigkeit, das elektrophysiologische Korrelat der ektopischen Erregungsbildung an isolierten Myokardpräparaten nachzuweisen: Tatsächlich wird das gewöhnliche, nichtautomatische Arbeitsmyokard unter bestimmten Bedingungen (z. B. Kalium-Mangel[2] oder Vergiftung mit Aconitin[3], Barium[4], Strophanthin[2] usw.) in die Lage versetzt, automatische Impulse zu bilden, die sich elektrophysiologisch schon frühzeitig im Auftreten unterschwelliger diastolischer Depolarisationen bzw. Membranpotential-Oscillationen anzeigen. Die sympathischen Überträgerstoffe üben auf solche ektopischen Schrittmacherherde eine beträchtliche stimulierende Wirkung aus: Sie versteilen genau wie in den regulären Automatiezentren die diastolischen Depolarisationen und vergrößern außerdem die Amplituden der Membranpotential-Oscillationen bis zum Erreichen der Schwelle[4,5]. Unter verstärktem Sympathicuseinfluß bzw. bei direkter Anwendung der sympathischen Überträgerstoffe kann daher eine unterschwellige ektopische Automatie plötzlich manifest werden und — je nach dem Zustand des Herzens — schwere Extrasystolien oder Herzflimmern erzeugen. Die moderne Elektrophysiologie hat damit auch die — im Grunde schon lange bekannten — Zusammenhänge zwischen Sympathicusreizung und Flimmerentstehung dem Verständnis näher gebracht.

b) Parasympathicus-Effekte.

Einfluß von Acetylcholin auf die nomotope und die ektopische Erregungsbildung

Die frequenzsenkende Wirkung der Vagusreizung auf das Herz hat schon vor mehr als hundert Jahren zur Entdeckung der Existenz einer nervösen Hemmung geführt[6]. Auch der elektrophysiologische Elementarvorgang der negativ chronotropen Vaguswirkung ist im Prinzip schon lange bekannt. Er ist identisch mit dem von Gaskell 1886/87 gefundenen Anstieg des Verletzungsstroms bei Vagusreizung. Die ursächliche Verknüpfung zwischen dem sogenannten „Gaskell-Effekt" und der negativ chronotropen Vaguswirkung ist jedoch erst in neuerer Zeit klar erkannt worden. Als erster hat Bozler 1943 bei extracellulärer Ableitung eine Unterdrückung des Schrittmacherpotentials durch Acetylcholin gefunden. Später konnten dann West (1955), Castillo u. Katz (1955) sowie Hutter u. Trautwein (1955/56) mit intracellulärer Ableitetechnik die grundsätzliche Übereinstimmung zwischen der Acetylcholin- und der Vagus-Wirkung am Sinusknoten des Säugetierherzens bzw. am Sinus venosus des Frosches sichern. Der entscheidende Effekt der Vagus- ebenso wie der Acetylcholin-Wirkung besteht — umgekehrt wie bei den sympathischen Überträgerstoffen — in einer Abflachung der langsamen diastolischen Depolarisationen (vgl. Abb. 4). Auf diese Weise wird

---

[1] Fleckenstein, Freund und Antoni 1963.   [2] Antoni 1961.   [3] Schmidt 1960.
[4] Antoni und Oberdisse 1965.   [5] Antoni 1963.   [6] E. H. und E. Weber 1845/46.

die Schwelle zur Auslösung fortgeleiteter Erregungen jeweils später oder — im Extremfall — überhaupt nicht mehr erreicht. Die Folge ist eine Frequenzverlangsamung bis zum völligen Stillstand der Automatie.

In dem geschilderten elektrophysiologischen Mechanismus der acetylcholinbedingten Automatiehemmung spiegelt sich ein allgemeines Prinzip bioelektrischer Hemmungsvorgänge wider, das große Ähnlichkeit mit der Beeinflussung der motorischen Vorderhornzellen des Rückenmarks[1] und sensibler Receptoren von Crustaceen[2] durch hemmende Überträgerstoffe hat. Auch die Wirkung des hemmenden Neurons auf den Scherenschließmuskel des Krebses ist der Acetylcholinwirkung am Sinusknoten vergleichbar[3]. Bei starker Vagusreizung bzw. unter hohen Acetylcholin-Dosen kommt es im Sinusknoten regelmäßig zum An-

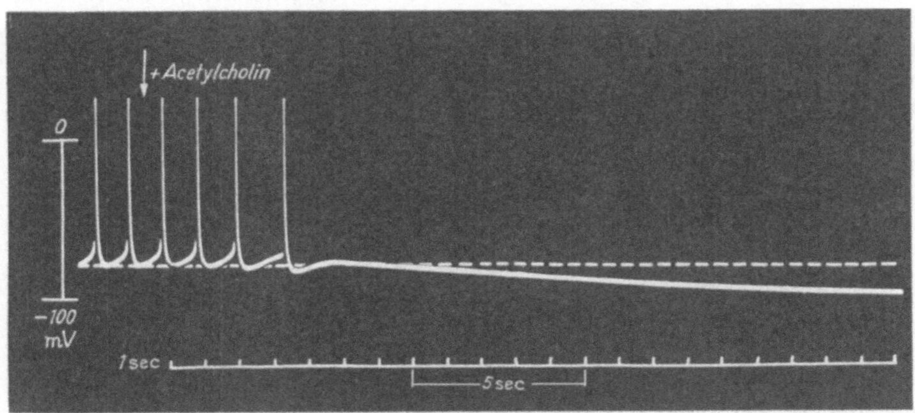

Abb. 4. Hemmung der automatischen Erregungsbildung im Schrittmachergewebe durch Acetylcholin. Intracelluläre Ableitung aus einer Sinusknotenfaser des Kaninchens. Acetylcholin bewirkt in der verwendeten Konzentration von 1 µg/ml zunächst eine Abflachung der langsamen diastolischen Depolarisationen und dann einen Anstieg des Membranpotentials über das maximale diastolische Potential hinaus (Gaskell-Effekt). Es resultiert ein Stillstand der Erregungsbildung, da keine Depolarisation zur Schwelle mehr erfolgt.

stieg des Membranpotentials über den Wert des maximalen diastolischen Potentials hinaus — einem Befund, der für den später noch zu besprechenden Angriffspunkt von Acetylcholin entscheidende Bedeutung hat. Auch im Falle von Acetylcholin haben intracelluläre Messungen ergeben, daß der leicht faßbaren Frequenz-Beeinflussung letztlich eine Unterdrückung des endogenen Entladevorgangs im Schrittmachergewebe zugrunde liegt. Dementsprechend können lokale Schwankungen des Membranpotentials einer Schrittmacherzelle durch Acetylcholin — auch unabhängig vom Auftreten fortgeleiteter Erregungen — zum Verschwinden gebracht werden.

Im Gegensatz zu den Befunden am Sinusknoten ist die Existenz negativ chronotroper Acetylcholineffekte auf das ventriculäre Erregungsleitungssystem des Säugetierherzens umstritten. Aus älteren Arbeiten ist meist nicht mit Sicherheit zu entnehmen, ob es sich in den Fällen mit negativ chronotroper Wirkung von Acetylcholin tatsächlich um einen echten Kammereigenrhythmus oder um einen AV-Rhythmus gehandelt hat[4]. Nach CORABOEUF (1960) ist die Acetylcholinwirkung auf isolierte Purkinjefäden inkonstant. TRAUTWEIN (1957) sowie CRANEFIELD u. HOFFMAN (1958) lehnen sie überhaupt ab. In eigenen Untersuchungen[5] an isolierten Purkinjefäden des Rhesusaffen war ebenfalls mit den

[1] COOMBS, ECCLES und FATT 1953. [2] KUFFLER und EYZAGUIRRE 1956.
[3] P. HOFFMANN 1914, FATT und KATZ 1953.
[4] ROTHBERGER 1931. [5] ANTONI 1963.

üblichen — am Sinusknoten bzw. Vorhof wirksamen — Acetylcholin-Konzentrationen keinerlei Effekt auf die Schrittmacheraktivität zu erhalten. Erst bei einer Dosis von etwa 50 mg Acetylcholin, direkt in den Zustrom zum Versuchsbad injiziert (Endkonzentration etwa 500 mg% Acetylcholin (!)), kam es vorübergehend zu einem Stillstand der Erregungsbildung infolge Abflachung der diastolischen Depolarisationen. Die Acetylcholin-Empfindlichkeit des AV-Knotens ist nach eigenen Befunden am Kaninchenherzen und in Übereinstimmung mit anderen Autoren[1] geringer als die des Sinusknotens, jedoch deutlich höher als die des Purkinjefadens; sie nimmt in Richtung auf das Hissche Bündel ab.

Die automatiehemmende Wirkung von Acetylcholin ist interessanterweise auch in *ektopischen Erregungsbildungszentren des Säugetiervorhofs* nachweisbar, die, wie erwähnt[2], durch einen Funktionswandel aus gewöhnlichem Arbeitsmyokard entstehen können. Auch hier erfolgt die Unterdrückung der ektopischen Schrittmacheraktivität infolge Abflachung der langsamen diastolischen Depolarisationen. Dagegen besitzt Acetylcholin praktisch keinen Einfluß auf ektopische Automatiezentren im Säugetier-Ventrikel, der offenbar auch unter diesen Umständen gegenüber Acetylcholin unempfindlich bleibt[3].

II. Die inotrope Wirkung.

Eine Variation der Herzfrequenz führt sekundär fast regelmäßig auch zu Änderungen der Herzkraft. Phänomene dieser Art sind z. B. die als „Treppe" bezeichnete Zunahme der Kontraktionsamplitude beim Übergang von einer sehr niedrigen auf eine frequentere Schlagfolge oder die bekannte Senkung der systolischen Spannung bei noch höheren Reizfrequenzen („pseudoinotrope" Herzwirkungen nach Engelmann (1900)[4]. Davon streng zu trennen sind die von der Schlagfrequenz unabhängigen Beeinflussungen der Kontraktionskraft („echte Inotropie"). Solche primären Effekte auf die Herzmechanik wurden für den N. vagus erstmals von Coats (1869), für den Sympathicus von Gaskell (1882) beschrieben. MacWilliam (1888) stellte jedoch bereits fest, daß im Säugetierherzen die Ventrikel viel weniger auf Vagusreizung ansprechen als die Vorhöfe[5]. Engelmann (1900) ordnete diese Befunde in seiner Terminologie und schrieb dem Sympathicus ganz allgemein positiv inotrope, dem N. vagus negativ inotrope Grundwirkungen zu. Diese Einteilung hat sich bis heute als Ordnungsprinzip praktisch bewährt, obwohl hierdurch keinerlei Hinweise auf die speziellen Angriffspunkte und Wirkungsmechanismen gegeben wurden. Erst die Fortschritte der letzten Jahre auf dem Gebiet der muskelphysiologischen Grundlagenforschung haben auch die Natur der inotropen Myokardeffekte mehr und mehr aufgehellt. Die gleichzeitige Erfassung von Erregungsablauf und Kontraktion an ein und demselben Herzmuskelpräparat hat sich hierbei als nützliche Methode erwiesen, um nähere Aussagen über den Angriffspunkt inotroper Einflüsse zu erhalten. Derartige Untersuchungen haben auch die Möglichkeit einer ursächlichen Verknüpfung von inotropen Effekten der vegetativen Überträgerstoffe mit primären Eingriffen in das bioelektrische Verhalten der Membran aufgezeigt. Es scheint aus diesem Grunde gerechtfertigt, auch die Inotropie in diese elektrophysiologisch orientierte Betrachtung einzubeziehen.

---

[1] Matsuda, Hoshi und Kameyama 1958, Cranefield und Hoffman 1958, Cranefield, Hoffman und Carvalho 1959.
[2] vgl. S. 32.
[3] Antoni und Oberdisse 1965.
[4] vgl. Blinks und Koch-Weser 1962.
[5] vgl. auch Bayliss und Starling 1892.

a) Sympathicus-Effekte.

Adrenalin und Noradrenalin wirken bekanntlich auf alle Bezirke des Kalt- und Warmblüterherzens positiv inotrop. Das Ausmaß der inotropen Wirkung kann jedoch — in Abhängigkeit vom Ausgangszustand des Herzmuskelgewebes — in weiten Grenzen variieren. Von wenigen Ausnahmen abgesehen, kann man die Regel aufstellen, daß die kontraktionsverstärkende Wirkung der sympathischen Überträgerstoffe auf das Myokard im allgemeinen deutlicher ausgeprägt ist, wenn die Kontraktionskraft zuvor auf irgendeine Weise abgeschwächt war[1]. An Präparaten in besonders gutem Zustand mit hoher Kontraktionsleistung besitzen Adrenalin und Noradrenalin dementsprechend meist weniger starke positiv inotrope Wirkungen als am hypodynamen Myokard. Erst die experimentelle Erzeugung definierter hypodynamer Zustände[2] zusammen mit der gleichzeitigen Erfassung der elektrischen und mechanischen Aktivität hat einigermaßen übersichtliche Verhältnisse geschaffen und eine Unterscheidung inotroper Angriffspunkte der sympathischen Überträgerstoffe ermöglicht. Auf diese Weise lassen sich mindestens zwei grundsätzliche Möglichkeiten der Kontraktionsbeeinflussung voneinander abgrenzen[3]:

a) *indirekte* inotrope Effekte durch primäre Beeinflussung der bioelektrischen Erregungsvorgänge an der Zellmembran vor allem im Sinne einer Verlängerung der Aktionspotentialdauer und

b) *direkte* inotrope Wirkungen durch einen — vom Erregungsvorgang unabhängigen — unmittelbaren Eingriff in die elektro-mechanische Koppelung bzw. in das contractile System.

Diese Sympathicuseffekte können den Umständen entsprechend entweder einzeln für sich allein oder in Kombination zur Beobachtung kommen.

1. Indirekte positiv inotrope Effekte.

Ein besonders überzeugendes Beispiel für eine indirekte — d. h. auf einer Beeinflussung des Aktionspotentials beruhende — Steigerung der Kontraktionskraft ist die restitutive Adrenalinwirkung bei der Mg^{++}-Lähmung des Kaltblütermyokards[4]. Mäßige Erhöhung der extracellulären Mg^{++}-Konzentration (auf 5 bis 15 mM/l) führt an elektrisch gereizten Ventrikelstreifen des Frosches zu einem kontinuierlichen Abfall der Kontraktionsamplitude bis zu ihrem vollständigen Verschwinden. Die elektrische Erregbarkeit des Myokards geht unter Mg^{++}-Einfluß jedoch nicht verloren. Vielmehr kommt es zu einer Abkürzung der Aktionspotentialdauer auf so geringe Werte, daß die Aktivierung des contractilen Systems nicht mehr in ausreichendem Maße gelingt (vgl. Abb. 5 A u. B). Dementsprechend erfolgt die Abnahme der Kontraktionsamplitude während der Mg^{++}-Einwirkung in enger zeitlicher und quantitativer Abhängigkeit von der Verkürzung des Aktionspotentials (vgl. Abb. 6). Andererseits ist eine sofortige volle Restitution der Kontraktionsamplitude trotz fortdauernder Mg^{++}-Einwirkung möglich, wenn die Aktionspotentialdauer auf irgendeine Weise wieder verlängert wird. Restituierend in diesem Sinne wirken z. B. ATP, Procainamid, Chinidin, Antihistaminica, Abkühlung usw. Als stärkste Mg^{++}-Antagonisten erwiesen sich jedoch die *sympathischen Überträgerstoffe*, die die systolische Kraft des Mg^{++}-gelähmten Myokards innerhalb weniger Minuten voll regenerieren können[5]. Tabelle 1 gibt eine Übersicht über 21 Versuche, in denen die restitutive

---

[1] ULLRICH, RIECKER und KRAMER 1954.

[2] ANTONI, ENGSTFELD und FLECKENSTEIN 1960, 1962, REUTER 1964, GARNIER und CORABOEUF 1964, REITER und SCHÖBER 1965.

[3] FLECKENSTEIN 1964, vgl. S. 26.   [4] ANTONI, ENGSTFELD und FLECKENSTEIN 1962.

[5] ANTONI, ENGSTFELD und FLECKENSTEIN (1962).

Adrenalinwirkung bei verschiedenen Mg^{++}-Konzentrationen getestet wurde. Adrenalin vermochte die komplette Mg^{++}-Lähmung aufzuheben und steigerte die isometrische Spannungsentwicklung sogar um durchschnittlich 30 bis 50%

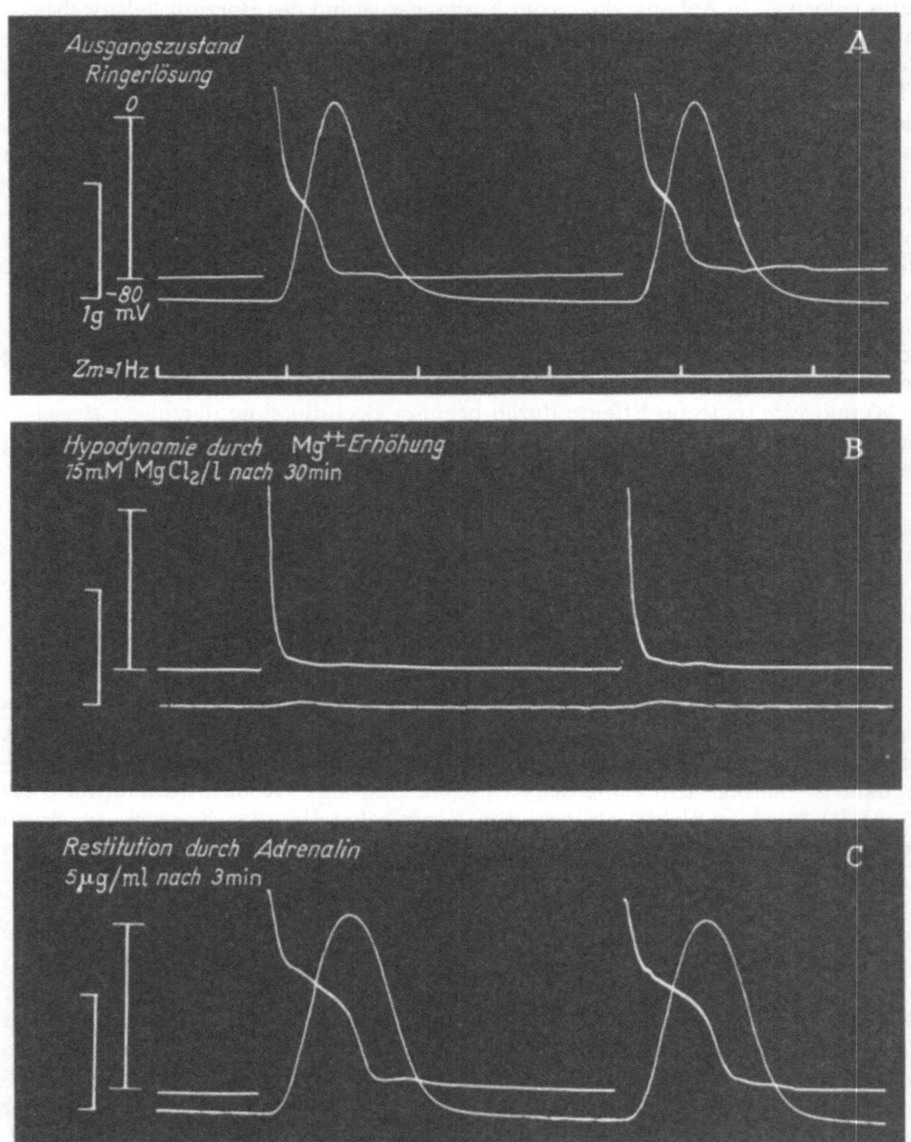

Abb. 5. Aufhebung der Magnesium-Hypodynamie des Froschmyokards durch Adrenalin. Gleichzeitige Registrierung der mechanischen Spannungsentwicklung und der Einzelfaser-Aktionspotentiale eines elektrisch gereizten Ventrikelstreifens. A Normale Aktionspotentiale (obere Kurven) und Mechanogramm (untere Kurve) des Herzstreifens in gewöhnlicher Ringerlösung ohne Mg^{++} bzw. Adrenalin. B Starke Verkürzung der Aktionspotentialdauer und totales Erlöschen der mechanischen Aktivität bei Einwirkung einer Mg^{++}-reichen Ringerlösung. C Wiederverlängerung der Aktionspotentialdauer und Restitution der Kontraktionskraft durch Adrenalin. [Nach Antoni, Engstfeld u. Fleckenstein (1962)].

über den Ausgangswert vor der Mg^{++}-Anwendung. Das Wirkungsmaximum von Adrenalin wurde bei allen geprüften Mg^{++}-Konzentrationen innerhalb von 3—4 min erreicht. Adrenalin neutralisierte dabei die lähmende Mg^{++}-Wirkung, indem es die Aktionspotentialdauer wieder verlängerte. Abb. 5 zeigt als Beispiel Ausschnitte eines typischen Versuchs am isolierten elektrisch gereizten Froschmyokard. Ein ähnlicher Versuch wurde in Abb. 6 in seinem zeitlichen Verlauf

Tabelle 1. *Restitution der Kontraktionskraft des Mg^{++}-gelähmten Froschmyokards durch Adrenalin (elektrisch gereizte Ventrikelstreifen, Frequenz 20/min, Temperatur 19—22 °C).*

$MgCl_2$-Konzentration (mM/l)	Eintritt der vollständigen Lähmung (min $\pm s_{\bar{x}}$)	Restitution durch Adrenalin (5 µg/ml) (% des Ausgangswerts $\pm s_{\bar{x}}$)	Erreichung des Maximums der Adrenalinwirkung (min $\pm s_{\bar{x}}$)	Anzahl der Versuche
5	76 ($\pm$ 15,4)	154 ($\pm$ 13,4)	3,6 ($\pm$ 1,1)	4
10	44 ($\pm$ 7,3)	146 ($\pm$ 9,5)	3,9 ($\pm$ 0,9)	8
15	35 ($\pm$ 7,6)	146 ($\pm$ 6,3)	3,4 ($\pm$ 0,7)	5
20	25 ($\pm$ 4,9)	131 ($\pm$ 19,2)	3,6 ($\pm$ 1,1)	4

ausgewertet. Man erkennt daraus, daß die zeitliche Charakteristik der Kontraktionsamplitude und der Aktionspotentialdauer, die während der Mg^{++}-Lähmung eine parallele Abnahme zeigen, auch bei der Restitution durch Adrenalin recht

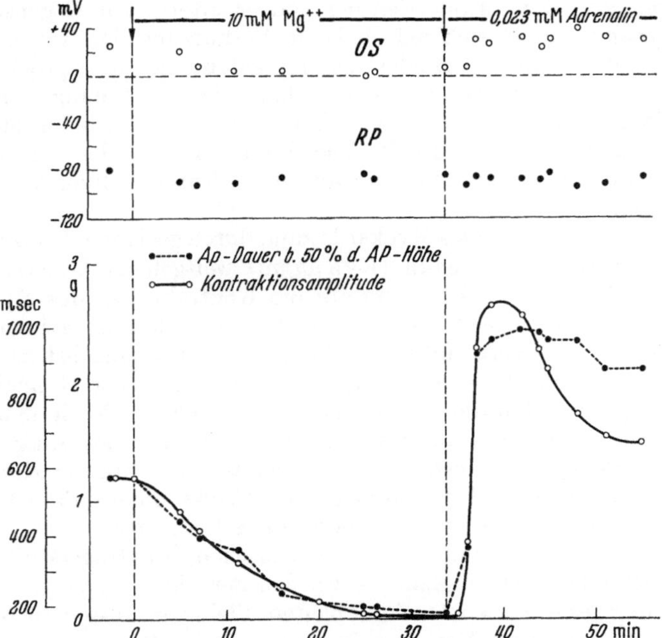

Abb. 6. Parallele Beeinflussung der Aktionspotentialdauer und der Kontraktionsamplitude des Froschmyokards durch Mg^{++} und Adrenalin. Abszisse: Zeit in min nach Umschalten auf Mg^{++}-reiche Lösung. Ordinate: Aktionspotentialdauer bei 50% der Aktionspotentialamplitude (msec) bzw. isometrische Kontraktionsamplitude (g). Sowohl während der fortschreitenden Mg^{++}-Lähmung als auch im Verlauf der Restitution durch Adrenalin entspricht der Effekt auf das Mechanogramm der Beeinflussung der Aktionspotentialdauer. Gleichzeitig ist das Verhalten von Ruhepotential (RP) und Overshoot (OS) dargestellt. [Aus ANTONI, ENGSTFELD u. FLECKENSTEIN (1962)].

gut übereinstimmen. Die überschießende positiv inotrope Wirkung von Adrenalin ist begleitet von einer Verlängerung des Aktionspotentials über den Ausgangswert. Die prozentuale Restitution der Aktionspotentialdauer durch Adrenalin betrug im Mittel aus 5 gleichartigen Versuchen 130% des Ausgangswertes vor der Mg^{++}-Einwirkung bei einer gleichzeitigen Steigerung der isometrischen Spannungsentwicklung auf durchschnittlich 134% der ursprünglichen Größe.

Die Aufhebung der Mg^{++}-Lähmung des Froschmyokards durch Adrenalin ist ein Spezialfall[1], der die Möglichkeit einer Steigerung der Kontraktionskraft durch Aktionspotentialverlängerung besonders deutlich in Erscheinung treten läßt. In vielen anderen Fällen sind die Adrenalinwirkungen auf das Aktionspotential weit weniger augenfällig. Trotzdem besteht kein Zweifel, daß die sympathischen Überträgerstoffe die grundsätzliche Fähigkeit besitzen, die Dauer des Aktionspotentials im Frosch-[2] und Warmblütermyokard[3] zu vergrößern und so auf indirektem Weg die systolische Kraftentwicklung zu steigern. Dieser Mechanismus dürfte vor allem an solchen Herzen ins Spiel kommen, die infolge einer Verkürzung des Erregungsvorgangs hypodynam geworden sind.

2. Direkte positiv inotrope Effekte.

Auf die entscheidende Bedeutung der Ca^{++}-Ionen bei der Verknüpfung von Erregung und Kontraktion ist schon eingangs hingewiesen worden[4]. Eine einfache Reduktion der extracellulären Ca^{++}-Konzentration auf ein Fünftel der Norm führt schon innerhalb von wenigen Minuten zu einem weitgehenden Verlust der Kontraktilität[5]. Auch hierbei ist die Erregbarkeit des Myokards und seine Fähigkeit zur Erregungsfortleitung voll erhalten[6]. Im Gegensatz zu der Mg^{++}-Hypodynamie findet sich jedoch keine Verkürzung der Aktionspotentialdauer, welche als primäre Ursache der Hypodynamie angesprochen werden könnte. Vielmehr ist die Aktionspotentialdauer im Ca^{++}-Mangel meist sogar deutlich verlängert und die Höhe von Ruhe- und Aktionspotential zunächst keineswegs verändert[7] (vgl. Abb. 7). Die Hypodynamie des Ca^{++}-verarmten Myokards beruht also offensichtlich auf einer Entkoppelung von Erregung und Kontraktion[8].

Auch diese Hypodynamie des Myokards kann durch geeignete Konzentrationen von Adrenalin bzw. Noradrenalin (1—5 µg/ml) weitgehend beseitigt werden[9]. Der restitutive Einfluß von Adrenalin auf die Kontraktilität des Myokards bei Ca^{++}-Entzug sowie das gleichzeitige Verhalten des Erregungsablaufs ist aus Abb. 7 zu ersehen. Die obere Hälfte der Abbildung zeigt zunächst das Absinken der Kontraktionsamplitude nach Übergang von gewöhnlicher Ringerlösung auf eine Lösung mit einem Fünftel des normalen Ca^{++}-Gehalts. Nach 43 min betrug in diesem Versuch die Kontraktionshöhe nur noch 14% des Ausgangswertes. Zusatz von Adrenalin restituierte schon innerhalb von 2 min die Kontraktionsamplitude wieder auf 85% der ursprünglichen Größe, ohne daß sich die Höhe oder die Dauer des Aktionspotentials nennenswert änderte.

Die positiv inotrope Wirkung der sympathischen Überträgerstoffe läßt sich nach diesen Befunden nicht einfach — wie bei der Mg^{++}-Hypodynamie — aus der Beeinflussung des Aktionspotentials ableiten. Vielmehr müssen die restitutiven Effekte von Adrenalin und Noradrenalin unter diesen Bedingungen auf einem direkten, d. h. aktionspotential-unabhängigen, Angriff an der elektro-mechanischen Koppelung oder am contractilen System selbst beruhen. Adrenalin und Noradrenalin können aber — wie weitere Studien einwandfrei zeigten — nicht im Sinne eines Ca^{++}-Ersatzes wirken; denn bei totalem extracellulärem Ca^{++}-Entzug verlieren sie ihren Effekt vollständig. Dagegen sind die positiv inotropen

---

[1] Das Säugetiermyokard reagierte auf Mg^{++}-Erhöhung bis 20 mM/l nicht mit einer Verkürzung der Aktionspotentialdauer (vgl. Antoni, Engstfeld und Fleckenstein 1962).
[2] Schütz 1936.
[3] Webb und Hollander 1956, Engstfeld, Antoni und Fleckenstein 1961.
[4] Vgl. S. 26.   [5] Mines 1913.   [6] Hoffman und Suckling 1956.
[7] Rodek 1947, Ware, Bennett und McIntyre 1955.   [8] Niedergerke 1956.
[9] Antoni, Engstfeld und Fleckenstein 1960, Briggs und Holland 1960.

Adrenalin- und Noradrenalinwirkungen viel stärker ausgeprägt, wenn der extracelluläre Raum noch geringe Mengen an Ca⁺⁺ enthält[1]. Optimale Anstiege der Kontraktionskraft setzen also offenbar genügende Mengen an Ca⁺⁺ *und* sympathischen Überträgerstoffen voraus, wobei den sympathischen Überträgerstoffen die Rolle funktioneller Ca⁺⁺-Synergisten zufällt. Eine gegenseitige Vertretbarkeit ist aber nur in beschränktem Umfange möglich. Diese Tatsache deutet darauf hin, daß die sympathischen Überträgerstoffe möglicherweise überhaupt erst

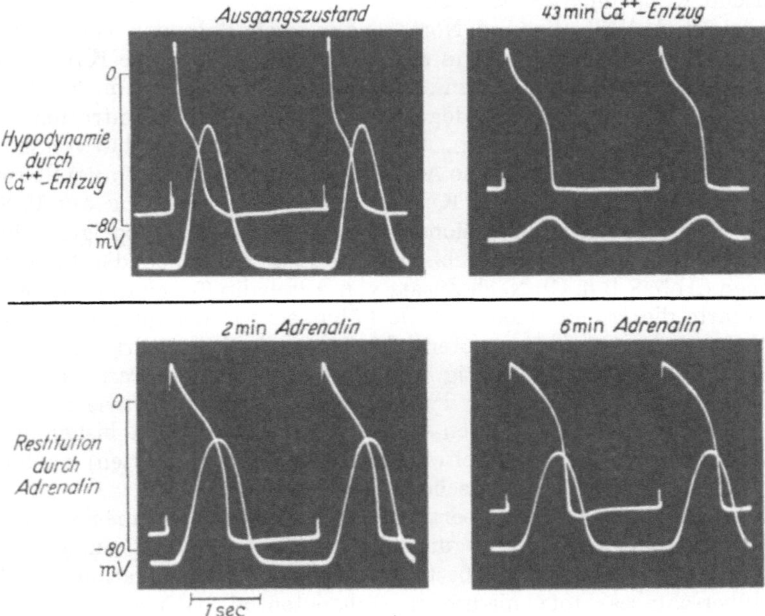

Abb. 7. Aufhebung der Ca⁺⁺-Mangel-Hypodynamie des Froschmyokards durch Adrenalin. Gleichzeitige Registrierung der intracellulären Aktionspotentiale und des Kontraktionsablaufs eines elektrisch gereizten Ventrikelstreifens. Die Aktionspotentiale wurden aus verschiedenen Fasern desselben Präparates abgeleitet. Ca⁺⁺-Entzug (¹/₈ der Norm) reduziert die Kontraktionskraft trotz Verlängerung der Aktionspotentialdauer (elektro-mechanische Entkoppelung). Adrenalin (5 µg/ml) bewirkt eine weitgehende Restitution der Kontraktilität ohne nennenswerte Beeinflussung des Erregungsablaufs. [Nach ANTONI, ENGSTFELD und FLECKENSTEIN (1960)].

unter Vermittlung der Ca⁺⁺-Ionen die Kontraktionskraft steigern. Hierfür sprechen auch neuere Befunde von REUTER (1964), nach denen das — für die Aktivierung des contractilen Systems entscheidende — schnell austauschbare Ca⁺⁺ im Faserinnern unter dem Einfluß von Adrenalin stark zunimmt.

3. Gemischte positiv inotrope Effekte.

Direkte oder indirekte positiv inotrope Effekte der sympathischen Überträgerstoffe sind unter natürlichen Bedingungen selten in so reiner Form nachweisbar wie bei der Restitution der Kontraktionskraft des Ca⁺⁺-verarmten bzw. des Mg⁺⁺-behandelten Myokards. Häufiger kommen beide Wirkungen nebeneinander zur Beobachtung. Ein typisches Beispiel hierfür ist die *Aufhebung der Kaliumlähmung* des Myokards durch Adrenalin bzw. Noradrenalin[2]: Erhöht man z. B. im Experiment am isolierten Papillarmuskel die K⁺-Konzentration der Lösung von normal 2,68 auf 6 mMol/l, so ist bereits eine deutliche Abnahme der Kontrak-

[1] ANTONI, ENGSTFELD und FLECKENSTEIN 1960, GARNIER und CORABOEUF 1964, REITER und SCHÖBER 1965.
[2] ENGSTFELD, ANTONI und FLECKENSTEIN 1961.

tionsamplitude nachweisbar[1]. Bei weiterer Steigerung der K^+-Konzentration auf 13—17 mMol/l erlischt die elektrische und mechanische Aktivität schließlich vollständig. Für diese lähmende Wirkung der K^+-Ionen auf das Myokard sind verschiedene Faktoren verantwortlich zu machen: K^+-Ionen hemmen einerseits die Erregungsprozesse durch Senkung des Ruhepotentials infolge Abflachung des K^+-Gradienten in der erregbaren Membran (vgl. S. 21)[2]. Andererseits scheinen K^+-Ionen noch einen direkten Ca^{++}-antagonistischen Einfluß auf die elektromechanische Koppelung zu besitzen[3].

Dagegen sind Adrenalin und Noradrenalin nach Befunden von Engstfeld, Antoni u. Fleckenstein (1961) in der Lage, eine vollständige Kaliumlähmung des Myokards innerhalb weniger Minuten wieder aufzuheben und die Kontraktionsamplitude — trotz Anwesenheit der lähmenden Kalium-Konzentration — sogar über den Ausgangswert zu steigern. Abb. 8 zeigt z. B. den Einfluß von Adrenalin auf die elektrische und mechanische Aktivität eines K^+-gelähmten Papillarmuskels vom Rhesusaffen. Erhöhung des K^+-Gehaltes der Tyrodelösung auf 17,8 mM/l verkürzte hier zunächst die Aktionspotentialdauer und erniedrigte schließlich das Ruhe- und Aktionspotential bis zum totalen Erlöschen der fortgeleiteten Erregungen (Abb. 8 B u. C). Nach Zusatz von Adrenalin (5 μg/ml) in die K^+-reiche Lösung kehrte die Erregbarkeit und die Fähigkeit zur Erregungsfortleitung mit einem überschießenden Aktionspotential bei unverändert niedrigem Ruhepotential wieder (Abb. 8 D). Gleichzeitig wurde die Kontraktionskraft weit über das Ausgangsniveau in gewöhnlicher Tyrodelösung restituiert. Dasselbe Verhalten wie am Myokard des Rhesusaffen war im Prinzip bei allen bisher geprüften Versuchstieren (Fröschen, Meerschweinchen, Kaninchen, Katzen) nachweisbar. Noradrenalin hat offenbar identische Effekte wie Adrenalin.

Die beiden sympathischen Überträgerstoffe restituieren zunächst die Erregbarkeit und die Fähigkeit zur Erregungsfortleitung an der Membran der Myokardfaser. Der entscheidende Einfluß besteht hierbei in der Regeneration des Aktionspotentialüberschusses trotz niedrigem Ruhepotential. Gleichzeitig führen die sympathischen Überträgerstoffe zu einer Wiederverlängerung der Aktionspotentialdauer. Das Ausmaß der Wiederherstellung der elektrischen Erregungsvorgänge, speziell der Aktionspotentialdauer kann jedoch die überschießende Antwort des contractilen Systems nicht vollständig erklären. Man muß daher annehmen, daß ein wesentlicher Teil der inotropen Wirkung auf einem aktionspotential-unabhängigen, direkten Eingriff der sympathischen Überträgerstoffe in die elektromechanische Koppelung beruht.

Ganz allgemein scheinen indirekte positiv inotrope Effekte von Adrenalin bzw. Noradrenalin infolge Verlängerung der Aktionspotentialdauer am Säugetiermyokard nicht die beherrschende Rolle zu spielen wie am Froschherzen[4]. Trotzdem ist ihr Vorkommen in vielen Fällen grundsätzlich auch beim Säugetiermyokard nachweisbar. An spontan schlagenden Präparaten kann jedoch der frequenzfördernde Einfluß von Adrenalin bzw. Noradrenalin infolge der daraus resultierenden Verkürzung der Aktionspotentialdauer die primäre Aktionspotentialverlängerung u. U. weitgehend maskieren.

Die Schutzwirkung der sympathischen Überträgerstoffe gegenüber überhöhten extracellulären K^+-Konzentrationen hat, wie bereits bei Besprechung der chronotropen Wirkung angedeutet, wahrscheinlich ganz allgemein eine wichtige physiologische Bedeutung im Rahmen der „Notfallsfunktion"[5] des Sympathicus; denn die in schweren Belastungssituationen einsetzende Erhöhung des Plasma-Kaliums wird unter Umständen nicht nur die Automatiefunktion, sondern auch die Herzkraft beeinträchtigen. So würde z. B. die Kontraktilität des Herzens gerade bei

---

[1] Antoni und Engstfeld 1961.   [2] Hoffman und Suckling 1956, Weidmann 1956.
[3] Thomas 1960, Antoni und Engstfeld 1961.   [4] Cranefield und Hoffman 1958.
[5] Cannon 1928.

körperlicher Höchstbeanspruchung durch das aus der Muskulatur anflutende Kalium eine Hemmung erfahren, d. h. gerade dann, wenn das Herz besondere Leistungen zu vollbringen hat. Die sympathischen Überträgerstoffe können jedoch die contractilen Funktionen des Myokards gegenüber K^+ derart stabilisieren, daß das Herz insitu eine beachtliche „Kalium-Resistenz" erhält. Dementsprechend

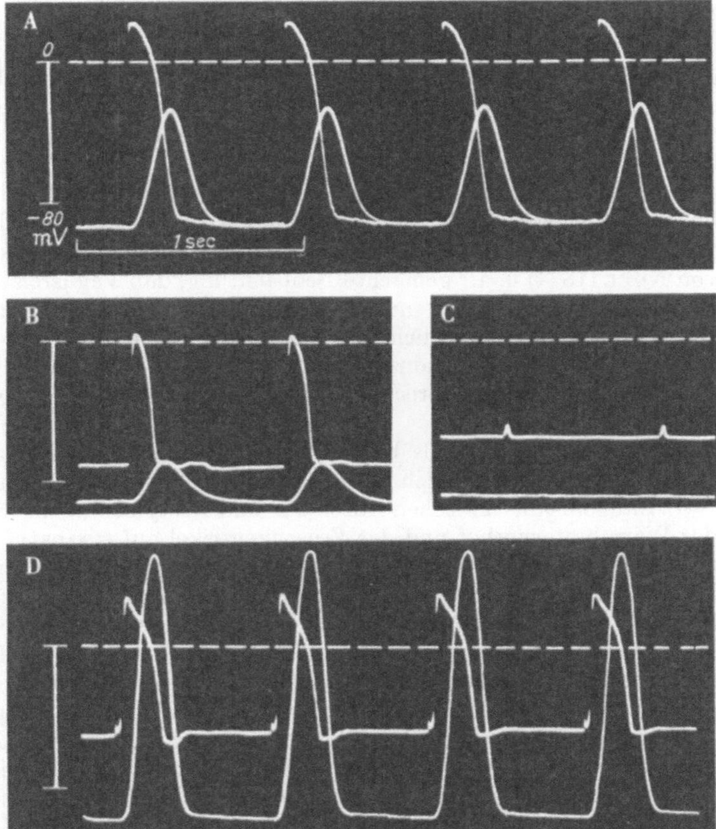

Abb. 8. Aufhebung der Kaliumlähmung des Säugetiermyokards durch Adrenalin. Gleichzeitige Registrierung der Einzelfaser-Aktionspotentiale und des Mechanogramms eines elektrisch gereizten Papillarmuskels vom Rhesusaffen. A Kontrolle in gewöhnlicher Tyrodelösung. B Wirkung einer Steigerung der extracellulären Kalium-Konzentration auf das 7fache der Norm nach 30 sec: Erniedrigung des Ruhe- und Aktionspotentials, Abnahme der Aktionspotentialdauer und Abschwächung der mechanischen Spannungsentwicklung. C Übergang zur vollen K^+-Lähmung 1 min nach K^+-Erhöhung. D Restitution der Erregbarkeit durch elektrische Reize 6 min nach Zusatz von Adrenalin (5 µg/ml) zur K^+-reichen Lösung. Auffallende Steigerung des Overshoot trotz niedrigen Ruhepotentials, Verlängerung der Aktionspotentialdauer und überschießende Restitution der Kontraktionskraft. [Nach ANTONI und ENGSTFELD (1961)].

besitzt das — an sympathischen Wirkstoffen verarmte — Myokard reserpinbehandelter Versuchstiere eine signifikant höhere K^+-Empfindlichkeit als normales Myokard[1]. Von Interesse ist auch, daß die K^+-Lähmung des isolierten Herzmuskelgewebes durch sogenannte „Neurosympathomimetica"[2] wieder beseitigt werden kann. Diese Substanzgruppe (Benzedrin, Pervitin, Veritol, Tyramin usw.) greift nicht unmittelbar am Erfolgsorgan an, sondern setzt die sympathischen Überträgerstoffe aus ihren nervösen Gewebsdepots bzw. aus den Myokardfasern selbst frei[2,3]. Dieser Befund zeigt an, daß in einem isolierten Papillarmuskel schon

---

[1] FLECKENSTEIN, FREUND und ANTONI 1963.   [2] FLECKENSTEIN 1953.
[3] HUKOVIC und MUSCHOLL 1962.

natürlicherweise genügend sympathische Überträgerstoffe gespeichert sind, um im Falle ihrer Mobilisierung eine bestehende K^+-Lähmung wieder aufzuheben. An isolierten Myokardpräparaten reserpinvorbehandelter Versuchstiere, die bekanntlich kaum mehr sympathische Überträgerstoffe enthalten, war dagegen kein sicherer antagonistischer Effekt der indirekten Sympathomimetica gegenüber K^+ nachweisbar[1].

b) Parasympathicus-Effekte.

Zu den wesentlichen Eigenschaften der sympathischen Überträgerstoffe zählt, daß durch sie alle Myokardstrukturen (Schrittmacher, Vorhöfe, Kammermuskulatur) von Fröschen und warmblütigen Laboratoriumstieren im Prinzip einheitlich beeinflußt werden. Ganz andere Verhältnisse gelten für Acetylcholin. Während die systolische Kraft des Vorhofmyokards von Säugetieren schon durch sehr kleine Acetylcholindosen (weniger als 10^{-9} g/ml) gehemmt wird, ist das Ventrikel-Myokard gegenüber Acetylcholin weitgehend unempfindlich[2]. Diese Befunde bestätigen die schon von NUEL (1874) u. a.[3] gemachte Beobachtung, daß Vagusreizung beim Säugetier die Kontraktionskraft nur in den Vorhöfen vermindert. Beim Froschherzen reagiert dagegen auch der Ventrikel empfindlich auf Acetylcholin. Die wirksame Schwellenkonzentration liegt hier etwa bei 10^{-9} g/ml. Die Vorhöfe des Froschherzens sprechen sogar schon auf Konzentrationen von 10^{-12} g/ml an[4].

Schon diese wenigen — oftmals bestätigten — Beobachtungen zeigen, daß der weitverbreitete Glaube an einen — für sämtliche Myokardstrukturen zutreffenden — Antagonismus zwischen Adrenalin und Acetylcholin unrichtig ist. Während der Warmblütervorhof und der Froschventrikel auf sympathische *und* parasympathische Überträgerstoffe ansprechen, unterliegt der Warmblüterventrikel in allen seinen Teilen offensichtlich *nur* einer sympathischen Steuerung ohne Möglichkeit einer direkten antagonistischen Dämpfung von seiten des Vagus. Auch der Mechanismus der negativ inotropen Acetylcholinwirkung darf keineswegs als eine Art Adrenalineffekt mit umgekehrtem Vorzeichen angesehen werden; denn die typischen doppelten Angriffspunkte der sympathischen Überträgerstoffe (d. h. direkte inotrope Effekte und indirekte — durch Modifikation des Aktionspotentials gesteuerte — Einflüsse auf die Kontraktionskraft) waren bei der genauen Analyse der Acetylcholinwirkung ebenfalls nicht zu finden. Tatsächlich scheinen alle negativ inotropen Acetylcholinwirkungen auf indirektem Weg über Modifikationen des Erregungsablaufs an der Membran zustande zu kommen, während direkte Angriffspunkte am contractilen System bzw. an den Mechanismen der elektro-mechanischen Koppelung offenbar fehlen.

1. Parallele Beeinflussung von Aktionspotentialdauer und Kontraktionsamplitude durch Acetylcholin.

Schon MINES (1914) hat am Froschherzen eine Beziehung zwischen der Erregungsdauer und der Kontraktionsamplitude vermutet und die vagusbedingte Verkürzung des Aktionsstroms[5] für die Abschwächung der Herzkraft verantwortlich gemacht. Diese Vorstellung ist in neuerer Zeit in etwas modifizierter Form von BURGEN u. TERROUX (1953) aufgrund von Versuchen mit Carbamylcholin am Katzenvorhof sowie von VAUGHAN WILLIAMS (1959) mit Acetylcholin am Vorhof

---

[1] FLECKENSTEIN, FREUND und ANTONI 1963.
[2] SCHMIDT 1958, BAUMANN, MEISER und POSTERNAK 1963.
[3] MACWILLIAM 1885,1888, BAYLISS und STARLING 1892,
[4] LANCZOS 1930, SCHMIDT 1958, BOYD und PATHAK 1965.   [5] SAMOJLOFF 1913.

des Kaninchens wieder aufgegriffen worden. Tatsächlich bewirkt Acetylcholin in allen negativ inotrop beeinflußten Herzteilen eine markante Verkürzung der Aktionspotentialdauer[1], während der acetylcholin-unempfindliche Säugetier-Ventrikel keine Veränderung von Ruhe- und Aktionspotential durch Acetylcholin erkennen läßt[2]. Abb. 9 zeigt als Beispiel den Einfluß von Acetylcholin auf das intracellulär abgeleitete Aktionspotential und das Mechanogramm eines Vorhof-Trabekels vom Meerschweinchen. Links ist eine Kontrollregistrierung vor der Acetylcholinapplikation (10^{-7} g/ml) wiedergegeben. In der Mitte sind mehrere Aktionspotentiale und Kontraktionskurven während der zeitlich fortschreitenden Acetylcholinwirkung übereinander registriert. Man erkennt hierbei deutlich die parallele Abnahme von Aktionspotentialdauer und Kontraktionsamplitude zwischen der 30. und 75. sec der Acetylcholineinwirkung. Schon nach 2 min war

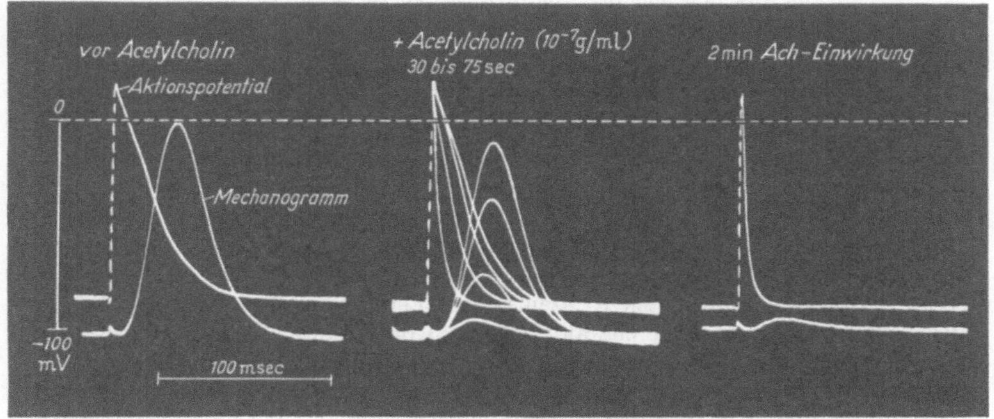

Abb. 9. Negativ inotrope Wirkung von Acetylcholin auf das Vorhofmyokard des Säugetierherzens. Gleichzeitige Registrierung von Einzelfaser-Aktionspotentialen und Kontraktionskurven eines elektrisch gereizten Vorhof-Trabekels vom Meerschweinchen. Acetylcholin bewirkt eine parallele Abnahme der Aktionspotentialdauer und der Kontraktionsamplitude.

das Aktionspotential bis auf ein kurzdauerndes Spitzenpotential reduziert. Die Aktionspotentialdauer betrug jetzt nur noch etwa 15% des Ausgangswertes. Entsprechend wurde die Kontraktionshöhe etwa auf 10% des ursprünglichen Wertes vermindert. Die Herabsetzung der Kontraktionskraft erfolgte hierbei in typischer Weise vorwiegend durch eine Verkürzung der Kontraktionszeit, d. h. der Zeit vom Fußpunkt der Kontraktionskurve bis zum Gipfel. Ein prinzipiell gleiches Verhalten wie bei diesem Versuch war auch in den Vorhöfen anderer Säugetiere (Kaninchen, Katzen, Ratten, Rhesusaffen usw.) sowie im Vorhof und Ventrikel des Froschherzens[3] nachweisbar.

Schon diese ersten Befunde wiesen darauf hin, daß die negativ inotrope Acetylcholinwirkung unter gewöhnlichen Bedingungen hauptsächlich auf der primären *Verkürzung der Aktionspotentialdauer* beruht, also eine *indirekte membranabhängige Wirkung* auf das Kontraktionsverhalten darstellt. Die negativ inotrope Acetylcholinwirkung ähnelt in dieser Hinsicht auffallend der — im vorigen Kapitel dargestellten — Hypodynamie des Froschmyokards bei Mg^{++}-Erhöhung, bei der ebenfalls die Aktionspotentialverkürzung für die Abschwächung der Kontraktionskraft verantwortlich gemacht werden konnte.

---

[1] SCHÜTZ 1936, HOFFMAN und SUCKLING 1953, WEBB und HOLLANDER 1956, WEST, FALK und CERVONI 1956
[2] HOFFMAN und SUCKLING 1953.   [3] ANTONI und ROTMANN 1964.

2. Ausschluß direkter hemmender Wirkungen von Acetylcholin auf die Kontraktilität.

Bei der positiv inotropen Wirkung der sympathischen Überträgerstoffe konnten direkte, membranunabhängige Effekte auf die Kontraktionsamplitude mit Sicherheit nachgewiesen werden (vgl. Kap. II a 2). Sie dürften im Säugetierherzen im allgemeinen sogar überwiegen. Dagegen ist die Existenz direkter hemmender Einflüsse von Acetylcholin auf die Kontraktilität des Myokards höchst unwahrscheinlich.

Schmidt (1958) fand zwar unter unphysiologisch hohen Acetylcholin-Konzentrationen (ca. 10^{-4} g/ml) im Papillarmuskel des Hundes eine Abnahme der Kontraktionsamplitude ohne gleichzeitige Verminderung von Ruhe- und Aktionspotential. In eigenen Untersuchungen an isolierten Papillarmuskeln des Meerschweinchens ließen sich diese Beobachtungen jedoch nicht bestätigen[1]. Auch eine Verkürzung der Aktionspotential-Dauer durch Acetylcholin ohne gleichzeitige Abschwächung der Kontraktionskraft ist beschrieben worden: Baumann (1962) fand eine derartige Acetylcholin-Wirkung am isolierten, mit extrem langsamer Frequenz gereizten Rattenvorhof. Waldvogel et al.[2] haben aus diesen Beobachtungen gefolgert, daß die negativ inotrope Acetylcholin-Wirkung wahrscheinlich auf einer verzögerten Restitution der Kontraktilität nach einer stattgehabten Kontraktion beruhe. Dieser Effekt würde sich bei normaler Schlagfrequenz stärker als bei sehr langsamer Schlagfolge bemerkbar machen und könnte nach Ansicht der Autoren das Fehlen einer negativ inotropen Wirkung bei niedrigen Reizfrequenzen erklären. Auch diese Deutung ist jedoch völlig hypothetisch.

In letzter Zeit sind die Beziehungen zwischen der negativ inotropen Acetylcholin-Wirkung und der gleichzeitigen Verkürzung der Aktionspotential-Dauer am Froschherzen von Antoni und Rotmann (1964)[3] unter starker Variation der speziellen Versuchsbedingungen nochmals genau überprüft worden. Hierbei ergab sich über den gesamten Konzentrations-Bereich zwischen 10^{-9} und 10^{-3} g Acetylcholin/ml hinweg eine charakteristische Korrelation zwischen der Aktionspotential-Dauer und der Kontraktionsamplitude. Diese Beziehung blieb auch dann gewahrt, wenn die Schlagfrequenz, die extracelluläre Ca^{++}-Konzentration sowie die Temperatur in weiten Grenzen variiert wurden. Bei niedriger Temperatur (0—5° C) ließ Acetylcholin nur einen sehr schwachen negativ inotropen Effekt erkennen. Dementsprechend war auch die Verkürzung der Aktionspotential-Dauer gering. Mit steigenden Temperaturen nahmen dann die Aktionspotential-Verkürzung und die Kontraktionshemmung durch Acetylcholin in gleichem Ausmaß zu. Man muß hieraus schließen, daß Acetylcholin zumindest am Froschherzen die Kontraktionsamplitude nur auf indirektem Wege, d. h. nur infolge einer Verkürzung der Aktionspotential-Dauer hemmt.

Dieses Ergebnis wird noch durch weitere Experimente gestützt, in denen die *erhaltene Ansprechbarkeit des kontraktilen Systems im acetylcholingehemmten Myokard* direkt aufgezeigt werden konnte[3]: So läßt sich das Myokard bekanntlich auch durch Anwendung einer isotonischen Kalium-Salz-Lösung zur Verkürzung bringen. Hierbei kommt es infolge Dauerdepolarisation der Membran zur sog. „*Kaliumkontraktur*", ohne daß die Aktivierung des kontraktilen Systems auf dem üblichen Weg über das Aktionspotential erfolgt. Die mechanische Spannungs-Entwicklung ist daher bei Kaliumkontrakturen von allen Einflüssen unabhängig, die sich auf eine Veränderung der Höhe, Form und Dauer des Aktionspotentials beschränken. Dementsprechend dürfte auch Acetylcholin — sofern es keine direkten Effekte auf das kontraktile System besitzt — die Kontraktionskraft des Myokards im Zustand der Kaliumkontraktur nicht mehr reduzieren. Diese Vermutung hat sich tatsächlich voll bestätigt; denn selbst höchste Acetylcholin-Konzentrationen (über 1 mg/ml) üben keinen nachweisbaren Einfluß mehr auf die Kontrakturfähigkeit des Myokards bei K^+-Depolarisation aus.

---

[1] Antoni und Rotmann unveröffentlicht.

[2] Waldvogel, Baumann und Posternak 1964.   [3] Ausführliche Publikation im Druck.

Ebenso eindeutige Resultate erbrachte eine zweite Versuchsreihe, in der die Aktivierung des kontraktilen Systems durch *tetanische Reizung* des Myokards erfolgte. Während unter gewöhnlichen Bedingungen wegen der langen Dauer des Aktionspotentials und damit der Refraktärzeit bekanntlich nur eine geringe Tetanisierbarkeit des Herzens besteht, gewinnen isolierte Myokardpräparate unter Acetylcholin infolge Verkürzung der Aktionspotentiale die Fähigkeit, höhere Reizfrequenzen zu beantworten und die dabei entwickelte reduzierte Spannung der Einzelkontraktionen zu einem Tetanus zu summieren. Auch in diesem Falle ist der Grad der Aktivierung des kontraktilen Systems nicht mehr in erster Linie von der Dauer der einzelnen Aktionspotentiale, sondern vor allem von der gewählten Reizfrequenz bzw. der Verkürzungsfähigkeit des kontraktilen Apparates selbst abhängig, d. h. von Faktoren, auf die Acetylcholin keinen direkten Einfluß zu besitzen scheint. Tatsächlich war nun Acetylcholin auch unter diesen Bedingungen nicht in der Lage, das — bei tetanischer Reizung entwickelte — Spannungs-Maximum unter das — bei Einzelkontraktionen erreichbare — Spannungs-Optimum von unbehandelten Kontrollgruppen zu reduzieren.

Auch diese Ergebnisse sprechen dafür, daß die negativ inotrope Acetylcholin-Wirkung nicht auf direkten adrenalin-antagonistischen Effekten an der elektromechanischen Koppelung bzw. am kontraktilen System beruht. Zumindest könnten solche Einflüsse für die negativ inotrope Acetylcholin-Wirkung auf das schlagende Herz nur von ganz untergeordneter Bedeutung sein.

III. Die dromotrope Wirkung.

Grundsätzliches zur Elektrophysiologie der Erregungsleitung im Herzmuskel

Als dromotrop wirksam bezeichnete ENGELMANN (1896) diejenigen vegetativen Nerven, welche „das Leitungsvermögen der Herzmuskelsubstanz direkt modifizieren". Für den *Grundvorgang der Erregungsleitung* haben HERMANN (1879, 1905) und CREMER (1909) am Beispiel des Nerven Vorstellungen entwickelt, die als „Hermannsche Strömchentheorie" lange Zeit auch für das Myokard als zutreffend angesehen wurden. Der elektronenmikroskopische Nachweis von Zellgrenzen in den Glanzstreifen des Myokards[1] hat jedoch zunächst die Gültigkeit der „Strömchentheorie" für den Herzmuskel in Frage gestellt. In neuester Zeit mehren sich aber wieder elektrophysiologische Befunde, welche für eine funktionelle Kabelstruktur der Herzmuskulatur sprechen[2]. Nach ihrer heutigen Interpretation könnte man die Hermannsche Strömchentheorie etwa folgendermaßen zusammenfassen:

Wird irgendeine Membranstelle des Faserkabels erregt, so kommt es zu Potential-Unterschieden längs der Faser ,da sich die erregte Stelle außen negativ gegenüber der ruhenden Nachbarmembran verhält. Die Potentialdifferenz führt zu Ausgleichsströmen im Innen- und Außenleiter, also zwischen Myoplasma und Außenmedium der Faser. Diese Ströme bewirken nun eine Entladung der ruhenden Nachbarmembran und bringen sie dadurch ebenfalls zur Erregung. Auf diese Weise ist wieder eine neue Stromquelle zur Entladung eines weiteren Membranabschnittes geschaffen. Die Erregungswelle pflanzt sich so zwangsläufig über das gesamte Faserwerk fort.

Experimentell ließ sich eine enge Korrelation zwischen der Leitungsgeschwindigkeit und der *maximalen Anstiegssteilheit* des Aktionspotentials nachweisen[3]. Diese Beziehung ist einleuchtend, wenn man sich klarmacht, daß die maximale Anstiegssteilheit des Aktionspotentials ein direktes Maß für die Größe des Natriumeinstroms darstellt, der im Beginn der Erregung die Membrankapazität umlädt. Je schneller diese Umladung erfolgt, desto stärker muß auch der Ausgleichsstrom zur noch ruhenden Nachbarmemban werden. Eine Verstärkung dieses Stromflusses bewirkt nun ihrerseits eine raschere Depolarisation zur Schwelle und beschleunigt so das Fortschreiten der Erregung. Na^+-Einstrom und maximale An-

---

[1] Vgl. S. 20.   [2] BARR und BERGER 1964, VAN DER KLOOT und DANE 1964.
[3] HODGKIN und KATZ 1949, TRAUTWEIN 1950, WEIDMANN 1952.

stiegssteilheit sind andererseits beim Riesenaxon ebenso wie beim Arbeitsmyokard und beim ventrikulären Erregungsleitungs-System des Herzens streng von der Höhe des Membranpotentials abhängig[1]. Primäre Senkungen des Ruhepotentials können daher die Geschwindigkeit der Erregungsleitung — über eine Reduktion der maximalen Anstiegssteilheit des Aktionspotentials — vermindern. Daneben sind auch unmittelbare — vom Ruhepotential un-

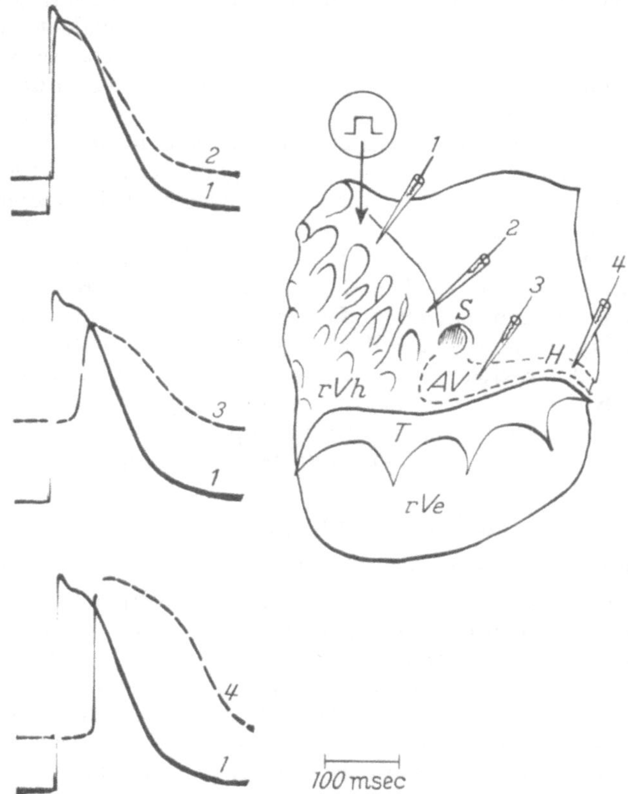

Abb. 10. Verhalten der Leitungs-Geschwindigkeit im atrioventriculären Überleitungs-System des isolierten Kaninchenherzens. Ausschnitte eines Versuchs in gewöhnlicher Tyrodelösung von 30° C. Die Einsatzfigur gibt eine schematische Darstellung des verwendeten Präparates sowie der Reiz- und Ableiteorte. *rVh* rechter Vorhof; *S* Sinus coronarius; *AV* AV-Knoten; *H* Hissches Bündel; *T* Tricuspidalklappe; *rVe* rechter Ventrikel. An der — durch einen Pfeil bezeichneten — Stelle wurde das Präparat punktförmig gereizt. Bei konstantem Einstich der reiznahen Ableit-Elektrode im Vorhof (*1*) wurde die reizferne Elektrode zunächst im Vorhof (*2*), dann mit etwa verdoppeltem Abstand von der 1. Elektrode im AV-Knoten (*3*) und mit dreifachem Abstand im Hisschen Bündel (*4*) eingestochen. Die Registrierungen zeigen eine sprunghafte Abnahme der Leitungsgeschwindigkeit zwischen Vorhof und AV-Knoten.

abhängige — Veränderungen der maximalen Anstiegssteilheit des Aktionspotentials möglich, die sich ebenfalls auf die Leitungsgeschwindigkeit auswirken[2].

Von spezieller Problematik sind die — schon physiologischerweise zu beobachtenden — Verzögerungen der Erregungsleitung im Bereich des *Atrioventrikular-Knotens*. Über den Mechanismus dieser atrioventriculären Leitungsverzögerung war bis vor wenigen Jahren kaum etwas Sicheres bekannt. Aufgrund der Untersuchungen von Hoffman u. Mitarb.[3] kann man heute annehmen, daß die Erregungsleitung innerhalb des AV-Knotens mit Decrement erfolgt, d. h.

---

[1] Hodgkin und Huxley 1952d, Weidmann 1955 a, Engstfeld, Antoni und Fleckenstein 1961.

[2] Weidmann 1955 b.

[3] Hoffman, Carvalho, Mello und Cranefield 1959, Hoffman 1961, Paes de Carvalho 1961, Hoffman 1964.

kontinuierlich über einen bestimmten Faserabschnitt abnimmt[1]. Die Ursache dieser decrementellen Erregungsleitung dürfte in der bioelektrischen Eigenart der einzelnen Fasern selbst liegen, die bei niedrigem Ruhepotential eine sehr geringe Anstiegssteilheit der Aktionspotentiale aufweisen.

Einige Registrierbeispiele intracellulärer Mikroelektroden-Ableitungen sind nebst einer schematischen Darstellung des Vorhof-AV-Knoten-Präparates und der Ableitstellen in Abb. 10 wiedergegeben. In diesem Versuch wurde jeweils mit zwei Mikroelektroden gleichzeitig abgeleitet. Die erste Elektrode verblieb dabei stets in Position 1 nahe dem Reizort im oberen Teil des Vorhofes. Die zweite Elektrode wurde entlang dem Weg der Erregungsausbreitung immer um etwa gleiche Abstände weiter entfernt von der Elektrode 1 eingestochen. Man erkennt aus der zeitlichen Latenz der Aktionspotentiale (linke Seite von Abb. 10), daß die Erregung die Vorhofmuskulatur sehr schnell passiert, jedoch beim Übergang vom Vorhof zum AV-Knoten eine beträchtliche Verzögerung erfährt. Der weitere Weg vom AV-Knoten zum Hisschen Bündel wird dagegen wieder mit nur geringer zusätzlicher Verzögerung zurückgelegt. Die Größe der Leitungsgeschwindigkeit in den einzelnen Regionen spiegelt sich dabei deutlich in der Größe des jeweiligen Ruhe- und Aktionspotentials wieder.

Auch in ihrem strukturellen Aufbau zeigen die Fasern des AV-Knotens typische Besonderheiten, welche eine geringe bzw. decrementelle Leitungsgeschwindigkeit erklären können: Entscheidend ist dabei vor allem ein auffallend geringer Faserradius ($3—5\ \mu$, gegenüber $10\ \mu$ im Vorhof), sowie ein großer Reichtum an Glanzstreifen[2]. Diese morphologischen Eigenschaften müssen sich im Sinne einer Erhöhung des Innenwiderstandes hemmend auf die Leitungsgeschwindigkeit auswirken.

a) Sympathicus-Effekte.

1. Zum Problem der dromotropen Wirkung der sympathischen Überträgerstoffe auf das gewöhnliche Arbeitsmyokard.

Verschiedene Autoren haben am intakten Herzen in situ bei Verabreichung von Adrenalin oder Noradrenalin eine Zunahme der Leitungsgeschwindigkeit gefunden[3]. Es wäre naheliegend, daraus auf eine unmittelbare positiv dromotrope Wirkung der sympathischen Überträgerstoffe am Myokard zu schließen. Dabei ist jedoch zu bedenken, daß die sympathischen Überträgerstoffe auch die Coronarzirkulation beeinflussen und zu beträchtlichen Verschiebungen des Elektrolyt- und Metabolitengehaltes im Plasma führen können. Derartige Veränderungen sind jedoch selbst nicht ohne Wirkung auf den Herzmuskel. Sie sind durchaus in der Lage, das Membranpotential der Myokardfasern zu modifizieren und damit indirekt auch die Leitungsgeschwindigkeit zu beeinflussen. MENDEZ et al.[4] konnten beispielsweise zeigen, daß schon der geringe Anstieg des Plasma-Kalium-Gehaltes nach intravenöser Gabe von Adrenalin[5] genügt, um eine signifikante Erhöhung der Leitungsgeschwindigkeit im Myokard herbeizuführen[6]. Am intakten Herzen in situ ist daher bei erhaltenem Kreislauf kaum eine klare Unterscheidung unmittelbarer dromotroper Effekte der sympathischen Überträgerstoffe von indirekten dromotropen Nebenwirkungen möglich. Die Schwierigkeit kann dadurch umgangen werden, daß man den Einfluß von Adrenalin

---

[1] KANNO 1963a findet im Überleitungs-System des Schildkrötenherzens nur eine gleichmäßig verlangsamte, jedoch keine decrementelle Erregungsleitung.

[2] TRUEX 1961.

[3] GARCIA-RAMOS, MENDEZ und ROSENBLUETH 1948, SIEBENS et al. 1953, BRENDEL et al. 1951, SZEKERES 1958.

[4] MENDEZ, ERLIJ und MOE 1964.   [5] D'SILVA 1934.

[6] Stärkere extracelluläre K^+-Anstiege (über $6\ mM/l$) vermindern dagegen die Leitungsgeschwindigkeit.

bzw. Noradrenalin an *isolierten* Präparaten untersucht, wo die beschriebenen Nebenwirkungen keine Rolle mehr spielen.

Antoni u. Zerweck (1965) sind der Frage nach direkten dromotropen Effekten von Adrenalin und Noradrenalin in Versuchen am isolierten Vorhoftrabekel und

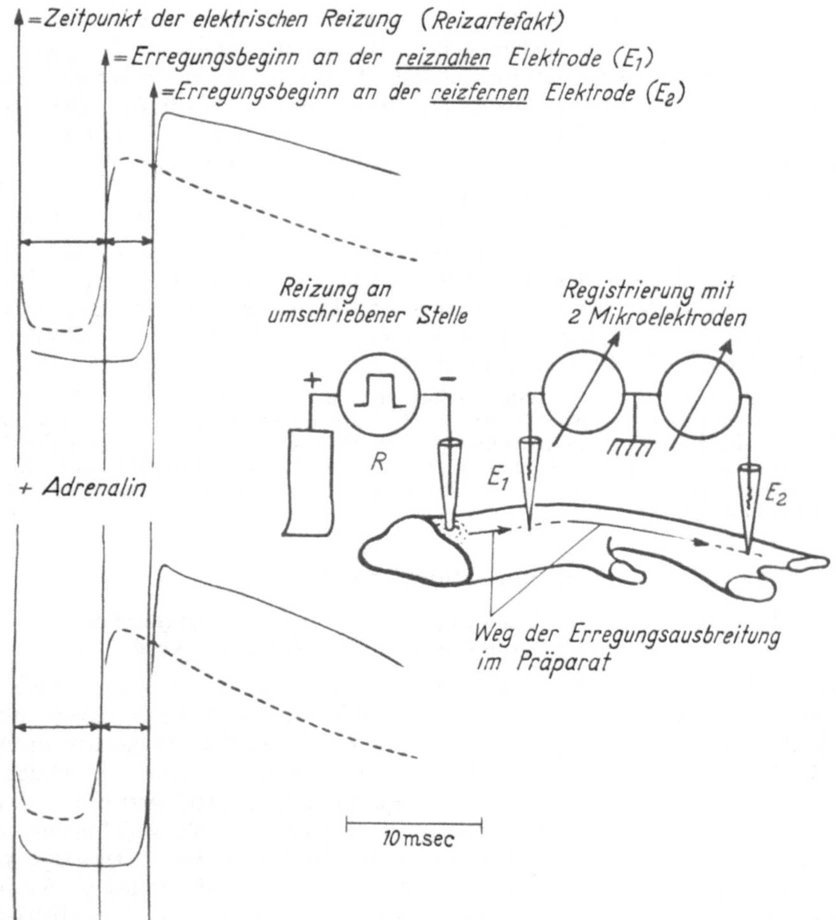

Abb. 11. Verhalten der Leitungs-Geschwindigkeit im isolierten Vorhofmyokard des Säugetierherzens bei Einwirkung von Adrenalin. Die Einsatzfigur zeigt ein Schema der Versuchsanordnung zur Messung der Leitungs-Geschwindigkeit in isolierten Myokardpräparaten mittels intracellulärer Mikroelektroden. Obere Kurven: Kontrolle in gewöhnlicher Tyrodelösung. Zeitlich aufeinanderfolgende Anstiege der Aktionspotentiale an der reiznahen (E_1) und an der reizfernen (E_2) Elektrode. Der zeitliche Abstand E_1—E_2 ist bei gleichem Leitungsweg ein relatives Maß der Leitungsgeschwindigkeit (umgekehrte Proportionalität). Untere Kurven: Registrierung 2 min nach Zusatz von Adrenalin (5 µg/ml) zur Tyrodelösung bei gleichbleibenden Reiz- und Ableite-Bedingungen. Adrenalin zeigt keinen meßbaren Einfluß auf die Geschwindigkeit der Erregungsleitung im Vorhofmyokard.

Papillarmuskel mit intracellulären Mikroelektroden nachgegangen. Abb. 11 zeigt den prinzipiellen Aufbau der verwendeten Versuchsanordnung:

Ein längliches Myokardpräparat wird an einem Ende an umschriebener Stelle elektrisch gereizt. In der Richtung des Faserverlaufs, dem die elektrisch ausgelöste Erregungswelle folgt, werden zwei Mikroelektroden in definiertem Abstand intracellulär eingestochen. Die von beiden Punkten abgeleiteten Aktionspotentiale erscheinen nach Verstärkung auf einem Zweistrahloscillographen. Bei Synchronisation der Zeitablenkung des Oscillographen mit dem elektrischen Reiz kommen die Anstiege der Aktionspotentiale in der in Abb. 11 wiedergegebenen Form nacheinander zur Darstellung. Aus ihrer zeitlichen Latenz und dem gemessenen Leitungsweg errechnet sich dann die Leitungsgeschwindigkeit.

Auf der linken Seite von Abb. 11 ist ein Versuchsbeispiel dargestellt, bei dem ein konstanter Einstich beider Elektroden in einem Vorhoftrabekel über die gesamte Versuchsdauer beibehalten werden konnte. Man erkennt, daß sich unter dem Einfluß von Adrenalin (5 µg/ml) an der zeitlichen Latenz der Aktionspotential-Anstiege und damit an der Leitungsgeschwindigkeit nichts änderte. Dieser Befund überrascht umso mehr, da Adrenalin gleichzeitig die Aktionspotential-Amplitude deutlich vergrößerte und — wie man bei der Beobachtung des Präparates erkennen konnte — einen beträchtlichen positiv inotropen Effekt besaß. Zu demselben Ergebnis führten auch sieben weitere Versuche an Papillarmuskeln von Rhesusaffen bei 10 min dauernder Einwirkung von Adrenalin (1 µg/ml) sowie fünf Versuche mit Noradrenalin (1 µg/ml). Bei einer vorgegebenen Irrtumswahrscheinlichkeit von 5% war das Beobachtungsmaterial ausreichend, um einen signifikanten dromotropen Effekt der sympathischen Überträgerstoffe auszuschließen. Die Feststellung, daß die sympathischen Überträgerstoffe keine unmittelbare dromotrope Wirkung auf das gewöhnliche Arbeitsmyokard ausüben, steht auch im Einklang mit dem Fehlen eines — vom Ruhepotential unabhängigen — direkten Einflusses auf die maximale Anstiegssteilheit des Aktionspotentials[1]. Aber auch das Ruhepotential selbst wird durch Adrenalin bzw. Noradrenalin in der Regel nicht meßbar beeinflußt[2].

Die am intakten Herzen in situ beobachteten positiv dromotropen Wirkungen der sympathischen Überträgerstoffe können nach diesen Ergebnissen entweder nur am spezifischen Erregungsleitungs-System angreifen, oder sie sind — wie schon vermutet — indirekter Natur. In orientierenden Versuchen am isolierten Purkinjefaden des Rhesusaffen besaßen Adrenalin und Noradrenalin aber bisher ebenfalls keine faßbare positiv dromotrope Wirkung[3]. Es ist daher anzunehmen, daß der eindeutige Anstieg der Plasma-Kaliumkonzentration nach akuten Adrenalin-Gaben in erster Linie für die beschriebene Erhöhung der Leitungsgeschwindigkeit am Herzen in situ verantwortlich ist. Zunahmen der Leitungsgeschwindigkeit durch Adrenalin am Herz-Lungen-Präparat des Hundes, wie sie von BRENDEL et al.[4] angegeben wurden, dürften dagegen hauptsächlich auf einer Verbesserung der hämodynamischen Verhältnisse beruhen; denn auch Herzglykoside besaßen hierbei ähnliche Effekte, die — wie man weiß — keine direkte positiv dromotrope Wirkung entfalten.

2. Einfluß der sympathischen Überträgerstoffe auf die atrioventriculäre Überleitung.

Im Gegensatz zum gewöhnlichen Arbeitsmyokard der Vorhöfe und Ventrikel antwortet das atrioventriculäre Überleitungs-System auch im isolierten Zustand auf Adrenalin und auf Noradrenalin mit einer Zunahme der Leitungsgeschwindigkeit[5]. Da am isolierten Präparat indirekte Effekte der sympathischen Überträgerstoffe praktisch ausgeschlossen sind, müssen diese dromotropen Wirkungen also unmittelbar am Myokard selbst angreifen. Die Registrierung in Abb. 12A zeigt den Einfluß von Adrenalin auf die Erregungsüberleitung vom Vorhof zum Hisschen Bündel eines isolierten Kaninchen-Herzens. Die Ableitung erfolgte gleichzeitig von zwei intracellulär eingestochenen Mikroelektroden. Auf der

---

[1] TRAUTWEIN und SCHMIDT 1960, ENGSTFELD, ANTONI und FLECKENSTEIN 1961.
[2] WEST 1955, WEST, FALK und CERVONI 1956, WEBB und HOLLANDER 1956, ENGSTFELD, ANTONI und FLECKENSTEIN 1961.
[3] ANTONI und ZERWECK 1965.
[4] BRENDEL, GLADEWITZ, HILDEBRANDT und TRAUTWEIN 1951.
[5] MATSUDA, HOSHI und KAMEYAMA 1958, KANNO 1963b, ANTONI (unveröffentlichte Beobachtung).

Kontrollaufnahme vor der Adrenalin-Gabe (oben) beträgt die Überleitungszeit 58 msec. Unter Adrenalin-Einfluß (5 µg/ml) verkürzte sich dann die Latenz innerhalb von 2 min auf 39 msec. Das entspricht einer Zunahme der mittleren Leitungsgeschwindigkeit zwischen Vorhof und Hisschem Bündel um mehr als 30%. Der Hauptangriffspunkt dieser positiv dromotropen Wirkung von Adrenalin dürfte im AV-Knoten selbst liegen, da die sympathischen Überträgerstoffe — nach dem oben Gesagten — weder im Vorhofmyokard noch im ventriculären Erregungsleitungs-System eine dromotrope Wirkung besitzen.

Alanis u. Mitarb.[1] untersuchten die atrioventriculäre Überleitung an isolierten perfundierten Herzen verschiedener Säugetiere und fanden unter Adrenalin

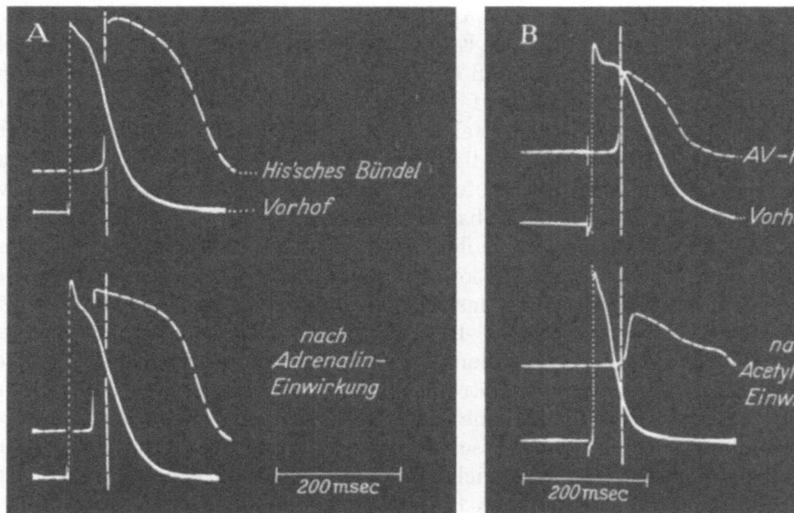

Abb. 12A u. B. Einfluß von Adrenalin bzw. Acetylcholin auf die Zeit der atrioventriculären Überleitung im isolierten Säugetierherzen. Gleichzeitige Ableitung mit zwei Mikroelektroden aus dem isolierten Vorhofpräparat des Kaninchen-Herzens. A Verkürzung der Überleitungszeit vom Vorhof zum Hisschen Bündel durch Adrenalin. Oben: Kontrolle vor Adrenalin, unten: Verkürzung der zeitlichen Latenz beider Aktionspotentiale infolge einer Zunahme der Leitungsgeschwindigkeit nach Zusatz von Adrenalin (5 µg/ml). B Verlängerung der Überleitungszeit vom Vorhof zur Mitte des AV-Knotens durch Acetylcholin (0,1 µg/ml). Oben: Kontrolle vor Acetylcholin, unten: Verlängerung der Latenz beider Aktionspotentiale als Folge einer Verminderung der Leitungsgeschwindigkeit unter dem Einfluß von Acetylcholin. Gleichzeitig deutliche Verkürzung der Aktionspotential-Dauer des Vorhofmyokards, Reduktion der Anstiegssteilheit und Aktionspotential-Höhe im AV-Knoten.

ebenfalls eine Beschleunigung. Sie vermuten, daß Adrenalin in erster Linie die Überleitung vom AV-Knoten zum Hisschen Bündel verbessert. Es ist durchaus denkbar, daß die Erregungsleitung nach Passage des AV-Knotens mit seinem niedrigen Ruhepotential beim Übergang zum Hisschen Bündel — teilweise wegen der Zunahme des Faserquerschnitts — einen kritischen Punkt erreicht. Jedenfalls sind Blockierungen der atrioventriculären Überleitung unter ungünstigen experimentellen Bedingungen nicht selten in diesem Bereich lokalisiert. Ein derartiger Fall ist in Abb. 13 dargestellt. Im Beginn der Ableitung waren nur innerhalb des — spontan schlagenden — AV-Knotens Aktionspotentiale nachweisbar (obere Kurve). Eine zweite — ins ventriculäre Myokard eingeführte — Mikroelektrode zeigte nur ein konstantes Ruhepotential an (untere Kurve). Zwischen AV-Knoten und ventriculärem Erregungsleitungs-System bestand demnach ein totaler Block. Nun wurde Noradrenalin der Badelösung zugesetzt. Innerhalb weniger Sekunden war daraufhin der Block beseitigt, wie man am

[1] Alanis, Lopez und Pulido 1959, Alanis 1961.

Auftreten von Aktionspotentialen auch an der zweiten Elektrode deutlich erkennt. Noradrenalin steigerte gleichzeitig die automatische Erregungsbildung im AV-Knoten, indem es die diastolischen Depolarisationen versteilte.

Die positiv dromotrope Wirkung der sympathischen Überträgerstoffe scheint nach diesen Befunden an engumschriebener Stelle im Bereich des AV-Knotens anzugreifen. Über den dromotropen Wirkungsmechanismus geben Untersuchungen von KANNO (1963b) am Krötenherzen Auskunft. KANNO fand bei

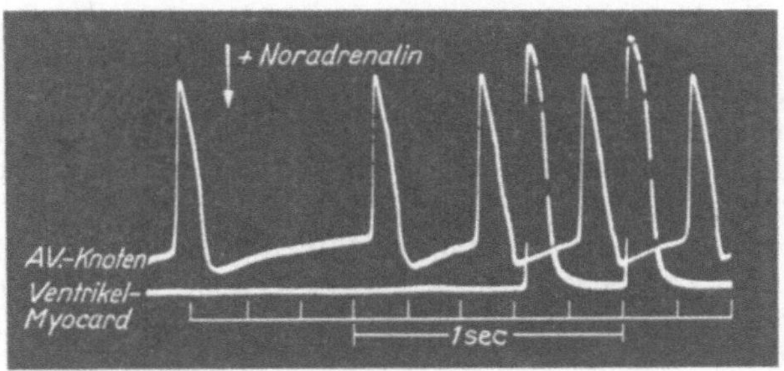

Abb. 13. Aufhebung eines atrio-ventriculären Blocks durch Noradrenalin. Versuch am isolierten, spontan schlagenden Vorhof-Kammerbasis-Präparat des Kaninchen-Herzens. Obere Kurve: Aktionspotentiale einer AV-Knoten-Faser. Untere Kurve: Ableitung aus dem ventrikulären Myokard. Zunächst wurden die Erregungen des AV-Knotens nicht auf den Ventrikel übergeleitet. Noradrenalin (5 µg/ml) brachte die atrioventriculäre Überleitung wieder in Gang und beschleunigte die Spontanaktivität des AV-Knotens durch Versteilung der diastolischen Depolarisationen.

extracellulärer monophasischer Ableitung vom AV-Trichter während Sympathicus-Reizung ebenso wie nach direkter Applikation von Adrenalin eine beträchtliche Zunahme von Amplitude und Anstiegssteilheit des Aktionspotentials, begleitet von einer Verkürzung des AV-Intervalls. Die positiv dromotrope Wirkung der sympathischen Überträgerstoffe auf das atrioventriculäre Überleitungssystem dürfte demnach im wesentlichen auf einer Vergrößerung der Anstiegssteilheit und der Gesamthöhe des Aktionspotentials beruhen.

b) Parasympathicus-Effekte.

1. Zur Frage der dromotropen Acetylcholin-Wirkung auf das gewöhnliche Arbeitsmyokard.

Die Existenz einer dromotropen Vagus- bzw. Acetylcholin-Wirkung auf die Arbeitsmuskulatur des Herzens ist nicht weniger umstritten als bei den sympathischen Überträgerstoffen. Die Möglichkeit einer indirekten Beeinflussung der Leitungsgeschwindigkeit durch extrakardiale Nebenwirkungen von Acetylcholin ist zwar nur gering. Dennoch weisen die Ergebnisse z. T. in ganz verschiedene Richtungen. Bei elektrischer Vagusreizung bzw. direkter Applikation von Acetylcholin wurden im Säugetiervorhof sowohl Verlangsamungen[1] als auch Beschleunigungen[2] der Erregungsleitung beschrieben. LEWIS, DRURY u. BULGER (1921) lehnten dagegen jede dromotrope Vaguswirkung auf den Säugetiervorhof ab. Im Kammermyokard des Säugetierherzens ist eine Beeinflussung der Leitungsgeschwindigkeit durch Vagusreizung bzw. Acetylcholin schon wegen der fehlenden parasympathischen Innervation bzw. der Acetylcholin-Unempfindlichkeit von vornherein höchst unwahrscheinlich[3]. Dagegen konnten ROTH-

---

[1] SCHLIEPHAKE 1924, BURGEN und TERROUX 1953b.
[2] RIJLANT 1931, GARCIA RAMOS und ROSENBLUETH 1947, HOFFMAN, SIEBENS und BROOKS 1952, TRAUTWEIN und DUDEL 1958b.   [3] ROTHBERGER 1931.

4*

Schuh u. Bammer (1952) im Froschventrikel bei mäßigen Acetylcholin-Konzentrationen einen positiv dromotropen Effekt messen, der bei Steigerung der Dosis auf mehr als 10^{-3} g/ml in eine negativ dromotrope Wirkung umschlug.

Auffallend ist bei diesen Ergebnissen vor allem der häufige Befund einer positiv dromotropen Wirkung des parasympathischen Überträgerstoffes auf das Arbeitsmyokard, da Acetylcholin auf die atrioventriculäre Überleitung stets nur einen hemmenden Einfluß besitzt. Die Erhöhung der Leitungsgeschwindigkeit durch Acetylcholin dürfte hierbei in erster Linie mit der — als „Gaskell-Effekt"[1] beschriebenen — Steigerung des Ruhepotentials zusammenhängen. Acetylcholin könnte auf diese Weise die Leitungsbedingungen besonders im geschädigten Herzmuskel mit niedrigem Ruhepotential wesentlich verbessern[2]. Eine Reihe von Beobachtungen über „erregende" Acetylcholin-Effekte[3] findet hierdurch jedenfalls eine elektrophysiologisch recht einleuchtende Erklärung[4]. Die Deutung der negativ dromotropen Acetylcholin-Effekte ist dagegen nicht ganz einfach. Immerhin kann der acetylcholinbedingte Anstieg des Ruhepotentials u. U. auch den Erregungseintritt erschweren, indem die Potentialdifferenz größer wird, welche die „lokalen Strömchen" bis zum Erreichen der Schwelle zu überwinden haben[5]. Daneben scheint Acetylcholin in hohen Konzentrationen (>10 µg/ml) aber auch unabhängig vom Ruhepotential hemmend auf die maximale Anstiegssteilheit des Aktionspotentials zu wirken[6].

Faßt man diese Ergebnisse zusammen, so sind offenbar sowohl fördernde als auch hemmende Effekte von Acetylcholin auf die Leitungsgeschwindigkeit des Säugetiervorhofs und des Kaltblütermyokards grundsätzlich möglich. Welche Wirkung im einzelnen Falle vorherrscht, ist dabei offenbar von der Acetylcholin-Dosis und vom Zustand des Gewebes abhängig. Unter physiologischen Verhältnissen dürften jedoch dromotrope Einflüsse des parasympathischen Überträgerstoffes auf das gewöhnliche Arbeitsmyokard ohne wesentliche Bedeutung sein.

2. Einfluß von Acetylcholin auf die atrioventriculäre Überleitung.

Eine verhältnismäßig große Zahl neuerer Arbeiten beschäftigt sich mit der Wirkung von Acetylcholin auf die atrioventriculäre Überleitung. Soweit es sich dabei um Mikroelektroden-Untersuchungen handelt, steht meist die Frage nach den speziellen Angriffspunkten bzw. dem elektrophysiologischen Wirkungsmechanismus von Acetylcholin im Vordergrund des Interesses; denn die Tatsache der *negativ dromotropen* Beeinflussung der Überleitung durch den Parasympathicus selbst ist schon lange hinreichend gesichert[7]. Ebenso ist schon lange bekannt, daß Verzögerungen der atrioventriculären Überleitung — entsprechend den anatomischen Innervationsverhältnissen — vorwiegend bei Reizung des linken N. vagus gefunden werden[8].

Verschiedene Arbeitsgruppen haben sich neuerdings noch eingehender mit der genauen *Topographie der Angriffspunkte* des Parasympathicus im spezifischen Erregungsleitungs-System befaßt. Ihre Ergebnisse stimmen darin überein, daß weder Vagusreizung noch Acetylcholin im Hisschen Bündel oder im peripherwärts sich anschließenden Erregungsleitungs-System irgendeine dromotrope Wirkung

---

[1] Vgl. S. 32.   [2] Trautwein und Dudel 1958 b.
[3] Burn und Vane 1949, Bülbring und Burn 1949.
[4] Marshall und Vaughan Williams 1956, Marshall 1957.   [5] Schütz 1958, S. 113.
[6] Antoni (unveröffentlichte Beobachtung).
[7] Donders 1868, Bayliss u. Starling 1892, Einthoven 1908, Ganter und Zahn 1913, Loewi 1924 c, Rijlant 1931.   [8] Ganter und Zahn 1913.

besitzen[1]. Nur der AV-Knoten selbst scheint negativ dromotrop beeinflußbar zu sein, ohne daß bisher eine sehr genaue Lokalisation möglich war. Während ein Teil der Autoren den mittleren Bereich des AV-Knotens bzw. die Übergangsstelle zum Hisschen Bündel als die Stelle der stärksten Acetylcholin- bzw. Vaguswirkung ansieht[2], hält die Mehrzahl der Untersucher den Grenzbezirk zwischen Vorhof und AV-Knoten für den eigentlichen Wirkungsort[3]. Neuerdings wird jedoch von einigen Untersuchern[4] die mittlere AV-Knoten-Region in erster Linie für die negativ dromotrope Acetylcholinwirkung verantwortlich gemacht. Die Differenzierung der verschiedenen Regionen stützt sich dabei hauptsächlich auf gewisse Unterschiede der Aktionspotential-Form in den einzelnen Anteilen des Überleitungs-Systems. Die Übergänge sind jedoch meist fließend. Die Abgrenzung z. B. des oberen und mittleren Bezirks des AV-Knotens ist daher etwas problematisch.

Über die speziellen *elektrophysiologischen* Effekte von Acetylcholin, welche der negativ dromotropen Wirkung zugrunde liegen, geben intracelluläre Messungen Auskunft. Der entscheidende Einfluß von Acetylcholin dürfte nach übereinstimmenden Resultaten verschiedener Autoren in einer — vom Ruhepotential unabhängigen — *Reduktion von Amplitude und Anstiegssteilheit* des Aktionspotentials bestehen[5]. Abb. 12B zeigt diese Wirkung von Acetylcholin sehr deutlich. Es handelt sich hierbei um eine Ableitung mit zwei Mikroelektroden aus dem isolierten Kaninchen-Vorhof. Eine Elektrode war reiznah in eine Faser des Vorhofmyokards eingestochen. Die zweite Elektrode befand sich im Bereich des AV-Knotens. Auf der Kontroll-Registrierung vor Acetylcholin imponiert der Unterschied in der Höhe der Ruhe- und Aktionspotentiale beider Gewebe. Nach der Applikation von Acetylcholin kam es im Vorhofmyokard lediglich zu einer Verkürzung der Aktionspotential-Dauer. Das Aktionspotential des AV-Knotens zeigte jedoch eine deutliche Reduktion der Amplitude und der Anstiegssteilheit. Auch das Intervall zwischen den Aktionspotentialen hat etwas zugenommen. Daß sich die Verzögerung der Leitungsgeschwindigkeit durch Acetylcholin bei dieser Registrierung nicht stärker bemerkbar machte, ist jedoch einfach zu erklären: Tatsächlich erfolgte die Ableitung aus dem *proximalen* Bereich des AV-Knotens. Infolgedessen ist zwar der Einfluß von Acetylcholin auf das Aktionspotential schon recht deutlich zu erkennen; die Folge des reduzierten Erregungsvorgangs — nämlich die Verzögerung der Leitungsgeschwindigkeit — kann sich jedoch an dieser Stelle noch nicht in voller Ausprägung manifestieren. CRANEFIELD et al.[6] fanden unter hohen Acetylcholin-Konzentrationen (10^{-6} molare Lösung) im AV-Knoten eine Aufsplitterung des Aktionspotential-Aufstrichs, die sie auf eine Desynchronisation der Erregungsausbreitung zurückführten. Teilweise kam es in ihren Untersuchungen unter Acetylcholin-Einfluß zum Erlöschen jeglicher Erregungsfortleitung bei erhaltenem Ruhepotential.

Die Acetylcholin-Wirkung auf die erregbare Membran der AV-Knotenfasern stellt also formal die genaue *Umkehrung der Effekte von Adrenalin bzw. Noradrenalin* dar[7]. Die negativ dromotrope Wirkung ist dabei als Folge der reduzierten Anstiegssteilheit des Aktionspotentials ohne weiteres verständlich.

---

[1] MATSUDA, HOSHI und KAMEYAMA 1958, HOFFMAN, CRANEFIELD, STUCKEY, AMER, CAPPELLETTI und DOMINGO 1959, ALANIS 1961, KANNO 1963a.   [2] Vgl. ALANIS 1961.
[3] MATSUDA, HOSHI und KAMEYAMA 1958, CRANEFIELD, HOFFMAN und PAES DE CARVALHO 1959, SCHER, RODRIGUEZ und HAMLIN 1961, KANNO 1963b.
[4] PRUITT und ESSEX 1960, PAES DE CARVALHO 1961, PAES DE CARVALHO und HOFFMAN 1963.
[5] MATSUDA, HOSHI und KAMEYAMA 1958, CRANEFIELD, HOFFMAN und PAES DE CARVALHO 1959, KANNO 1963a und b.
[6] CRANEFIELD, HOFFMAN und PAES DE CARVALHO 1959.   [7] Vgl. S. 49ff.

IV. Die bathmotrope Wirkung.

Engelmann (1900) definierte die bathmotrope Wirkung als „die durch beliebige Einflüsse hervorgerufenen Änderungen der *Anspruchsfähigkeit* erregbarer Gebilde für natürliche oder künstliche Reize". Als Maß der „Anspruchsfähigkeit" diente der reziproke Wert des schwächsten wirksamen Reizes, mit anderen Worten — die Reizschwelle. *Positiv* bathmotrope Wirkungen sind nach Engelmanns Terminologie im Sinne einer Herabsenkung der Reizschwelle, *negativ* bathmotrope Wirkungen im Sinne einer Schwellenerhöhung zu verstehen. Trotz dieser scheinbar klaren Definition hat es in der Handhabung dieses Begriffes von Anfang an zahlreiche Mißverständnisse und Verwirrungen gegeben. Diese Schwierigkeiten mögen z. T. darin begründet sein, daß sich die Vorstellungen über das Wesen der „Anspruchsfähigkeit" im Laufe der Zeit mehrfach gewandelt haben. Bis zur Jahrhundertwende wurde die Reizbarkeit des Herzens allgemein nach der Stärke der auslösbaren Kontraktion beurteilt[1]. Engelmann selbst wandte sich ausdrücklich gegen die begriffliche Vermischung der Anspruchsfähigkeit mit der „als Reizbarkeit bzw. Erregbarkeit bezeichneten Leistungsfähigkeit, die durch den maximalen Wert der bei Reizung freiwerdenden Energie" gemessen wurde[2]. Hering (1901) bezweifelte grundsätzlich die Möglichkeit, bathmotrope Nerveneinflüsse nachzuweisen und machte den Vorschlag, Reizbarkeit, Kontraktilität und Leitungsvermögen nur noch unter dem gemeinsamen Oberbegriff der *„Reaktionsfähigkeit"* zu betrachten. Ähnliche Anschauungen vertraten in der Folgezeit auch Hofmann (1906), Lewis (1921), Mobitz (1923) und besonders Schellong (1925), der mit Nachdruck für die Identität von bathmotroper und dromotroper Wirkung eintrat. Asher (1926) ging sogar soweit, zur bathmotropen Wirkung auch das Hervortreten einer heterotopen Automatie zu rechnen, das häufig als sekundäre Folge einer vagusbedingten Hemmung der nomotopen Erregungsbildung zu beobachten ist. Er spricht wörtlich von der gesteigerten *„Erregbarkeit der Reizbildung"*[3] und vermischt dadurch offensichtlich chromotrope und bathmotrope Effekte.

Mit der Verbesserung der elektrischen Reizmethoden und der sich daraus ergebenden Entwicklung von Reiztheorien[4] wurde der vegetativen Beeinflussung von *Rheobase* (erforderliche Reizspannung) und *Chronaxie* (erforderliche Reizzeit) zunehmende Beachtung geschenkt. Zahlreiche Autoren fanden bei *Vagusreizung* bzw. unter *Acetylcholin*-Einfluß eine Verkürzung der Chronaxie im Froschherzen und Säugetier-Vorhof[5]. Die Rheobase wurde dabei im allgemeinen bei Vagusreizung bzw. Acetylcholin-Applikation erhöht gefunden[6]. Dagegen berichten Burgen u. Terroux (1953b) über eine Verminderung der Rheobase durch Carbamylcholin am Katzenvorhof, während Hoffman et al.[7] bei Vagusreizung jeglichen Effekt auf das Reizzeit-Spannungs-Diagramm des Hundevorhofs vermißten. Hinsichtlich der *Sympathicuswirkung* liegen insgesamt nur wenige Untersuchungen vor. Nach Fredericq (1925) und anderen Autoren[8] verlängert Accelerans-Reizung die Chronaxie von Vorhof und Kammer. Siebens et al.[9] konnten dagegen bei Sympathicus-Reizung nur minimale Änderungen der

---

[1] Schiff 1850, Bidder 1852, Coats 1869, Eckhard 1883, MacWilliam 1888, Bayliss und Starling 1892.   [2] Engelmann 1900, S. 321.   [3] Vgl. Asher 1926, S. 428.

[4] Vgl. Schaefer 1940, 1942.

[5] Fredericq 1924, 1928, Lapique und Veil 1924, Field und Brücke 1926, Rijlant 1926, 1931, Fredericq und Brouha 1928, Fredericq und Garrey 1930, Nowinski 1931, Burgen und Terroux 1953b.

[6] Andrus und Carter 1930, Ashmann und Garrey 1931, Gilson 1935, Di Palma und Mascatello 1951.   [7] Hoffman, Siebens und Brooks 1952.

[8] Hauptfield 1930, Rijlant 1930.

[9] Siebens, Hoffman, Ensen, Farrell und Brooks 1953.

Reizschwelle verzeichnen, wogegen die Injektion von Adrenalin bzw. Noradrenalin deutliche Schwellenerniedrigungen zur Folge hatte. Die letztere Wirkung dürfte jedoch zu einem beträchtlichen Teil eine Folge des begleitenden Anstiegs der Kalium-Konzentration im Plasma darstellen.

Die angeführten Beispiele zeigen, daß selbst bei Zugrundelegung der scheinbar so klaren Reizparameter wie Rheobase und Chronaxie als Maß für die Erregbarkeit eine erhebliche Unsicherheit bezüglich der vegetativen Einflüsse herrscht. Darüber hinaus ist grundsätzlich zu betonen, daß die *Erregbarkeit* quantitativ gar nicht durch einen *einzigen* Reizparameter erfaßt werden kann; denn zur Festlegung des Reizzeit-Spannungs-Diagramms — als dem alleinigen, formal gültigen Maß der Erregbarkeit — ist sowohl die Ermittlung der Gleichstromschwellen als auch der jeweiligen Nutzzeiten erforderlich[1]. Auf die heute geltende Reiztheorie bezogen, stellt die sog. bathmotrope Wirkung also offenbar einen — zur Beschreibung der Erregbarkeit[2] — ganz ungeeigneten Begriff dar. Selbst wenn man von den formalen Reizbedingungen absieht, und nur die eigentlichen *Membran*-Vorgänge bei der Erregungsauslösung (Schwellenpotential usw.) betrachtet, läßt sich zum gegenwärtigen Zeitpunkt keine praktikable Definition der bathmotropen Wirkung finden. Es ist daher am besten, den Ausdruck „bathmotrope Wirkung" zu verlassen und die vegetativen Einflüsse auf die Erregbarkeit — soweit solche überhaupt existieren — nur noch auf exakte Weise *elektrophysiologisch* zu interpretieren.

C. Schlußbetrachtungen.

Überblickt man die vorliegenden Ergebnisse, so lassen sie keinen Zweifel an der fundamentalen Bedeutung der bioelektrischen Prozesse bei der peripheren vegetativen Steuerung der Herztätigkeit. Diese Feststellung gilt nicht nur für die vegetative Beeinflussung der spezifischen Membranfunktionen wie Erregungsbildung und Erregungsfortleitung, sondern z. T. auch für die Steuerung der Herzkraft. Die Beobachtung des Erregungsablaufes an der einzelnen Myokardfaser mittels intracellulärer Mikroelektroden hat dabei einen — bis vor wenigen Jahren noch undenkbaren — Einblick in die Angriffspunkte und Wirkungsmechanismen der vegetativen Überträgerstoffe ermöglicht. An die Stelle der rein symptomatisch orientierten Gliederung der vegetativen Nervenwirkungen im Sinne ENGELMANNs kann daher heute eine mehr auf die Elementarmechanismen ausgerichtete Betrachtungsweise treten.

Die Unzulänglichkeit der Engelmannschen Einteilung ist zuletzt besonders am Beispiel der *bathmotropen* Wirkung deutlich geworden. Aber auch die sog. *dromotrope* Wirkung fordert mehr, als sich bei sorgfältiger Untersuchung beweisen läßt; denn tatsächlich üben die vegetativen Überträgerstoffe nur auf die atrioventriculäre Überleitung einen nennenswerten Einfluß aus, während die Geschwindigkeit der Erregungsleitung im Vorhof- und Ventrikelmyokard selbst offenbar nicht direkt verändert wird. In der vegetativen Beeinflussung der Herzkraft sind — zumindest bei der Wirkung der sympathischen Überträgerstoffe —

---

[1] Vgl. SCHAEFER 1940.

[2] Die Verlängerung bzw. Verkürzung der *Refraktärzeit* durch die vegetativen Nerven bzw. ihre Überträgerstoffe[3] ist von ENGELMANN (1900, S. 321) ebenfalls unter dem Oberbegriff der bathmotropen Wirkung subsummiert worden. Seit den Untersuchungen von SCHELLONG u. SCHÜTZ (1928) ist jedoch bekannt, daß die Erregbarkeitsveränderungen im Verlaufe der Refraktärzeit unmittelbar mit der Dauer des Aktionspotentials zusammenhängen. Was Acetylcholin bzw. Adrenalin an der Refraktärzeit des erregten Herzmuskels bewirken, ist daher nur die Folge der veränderten Erregungsdauer, ohne daß grundsätzliche Modifikationen von Rheobase oder Chronaxie eintreten.

[3] RAAFLAUB 1914, SAMOJLOFF 1914, SCHÜTZ 1936.

zwei grundsätzliche Mechanismen beteiligt. Jedenfalls darf der Begriff der sog. *inotropen* Wirkung nach den neueren Ergebnissen nicht mehr auf einen einheitlichen Wirkungsmodus der vegetativen Überträgerstoffe bezogen werden. Bei der *chronotropen* Wirkung scheinen die herkömmlichen und die neueren Vorstellungen einander noch am ehesten zu entsprechen. Dies gilt jedoch nur, solange man lediglich die reine Frequenz-Beeinflussung im Auge hat. Dagegen haben die Untersuchungen an kaliumgelähmten Schrittmachern zweifelsfrei gezeigt, daß die sympathischen Überträgerstoffe — neben ihrer positiv chronotropen Wirkung auf die Frequenz — noch eine wichtige Funktion im Sinne der *Aufrechterhaltung der Automatie* selbst haben. Auch gegenüber den anderen elementaren Myokardfunktionen, wie z. B. der Erregungsfortleitung, entfalten Adrenalin bzw. Noradrenalin — wie wir zeigen konnten — ausgesprochen restitutive Effekte. Derartige Wirkungen werden jedoch in der herkömmlichen Gliederung nicht erfaßt. Sie entsprechen aber durchaus jenen Vorstellungen, wie sie von Hess (1926, 1948) mit der Abgrenzung „*ergotroper*" sympathischer und „*trophotroper*" parasympathischer Wirkungen bzw. von Cannon (1928, 1929) mit der Entdeckung der „*Notfallfunktion*" des Sympathicus entwickelt wurden. Es kann als ein erfreuliches Ergebnis der elektrophysiologischen Grundlagenforschung angesehen werden, daß diese allgemeinen Prinzipien vegetativer Regulationen nun auch in ihren elementaren Mechanismen durchschaubar werden. Mit dem Nachweis des Antagonismus der sympathischen Überträgerstoffe gegenüber erhöhten extracellulären Kaliumkonzentrationen ist für den Herzmuskel bereits ein hoffnungsvoller Anfang gemacht. Jedenfalls scheint sich aus diesem Spezialfall der Hinweis zu ergeben, daß die *Notfallfunktion* der sympathischen Überträgerstoffe am Herzen *elektrophysiologisch definierbar* ist und sich ganz wesentlich auf den *Schutz und die Bewahrung der spezifischen Funktionen bei reduziertem Membranpotential* erstreckt[1].

Vergleicht man die beschriebenen Effekte der sympathischen und parasympathischen Überträgerstoffe miteinander, so ist ein echter *Antagonismus* eigentlich nur bei der chronotropen Wirkung auf den Sinusknoten und bei der dromotropen Beeinflussung der atrioventriculären Überleitung zu erkennen. Dieser Antagonismus manifestiert sich dagegen nicht mehr bei den besonderen Leistungen im Rahmen der Notfallfunktion, die nur von den sympathischen Überträgerstoffen bestritten werden. Eine besonders markante Abweichung vom Prinzip der „antagonistischen Innervation" kommt u. a. auch darin zum Ausdruck, daß bei den meisten Säugetieren die Ventrikelmuskulatur gegenüber Acetylcholin praktisch unempfindlich ist. Schaefers Vorschlag, anstelle der antagonistischen Wirkung der vegetativen Nerven eine *lokale* (parasympathische) und eine mehr *allgemeine* (sympathische) vegetative Steuerung der Herztätigkeit anzunehmen[2], entspricht daher weit eher den tatsächlichen Verhältnissen.

Die Acetylcholin-Wirkungen am Myokard sind jedenfalls keineswegs Adrenalin-Effekte mit umgekehrtem Vorzeichen. Dieser Schluß wird auch durch neuere Ergebnisse über die fundamentale Beeinflussung der aktiven und passiven *Ionenbewegungen* an ruhenden und erregten Myokardfasern unter dem Einfluß der vegetativen Überträgerstoffe weiter gestützt. So können die meisten elektrophysiologischen Effekte von *Acetylcholin* auf der Basis der Ionentheorie der Erregung durch die einfache Annahme einer *erhöhten passiven Durchlässigkeit der Membran für Kalium-Ionen* erklärt werden[3]. Zahlreiche elektrophysiologische Argumente[4] sowie direkte Ionenflux-Messungen mit radioaktiven

---

[1] Antoni, Herkel und Fleckenstein 1963, Fleckenstein 1963.
[2] Vgl. Schaefer, dieses Handbuch 1957.   [3] Burgen und Terroux 1953b.
[4] Trautwein, Kuffler und Edwards 1956, Trautwein und Dudel 1958a und b.

Isotopen[1] sprechen in diesem Sinne. So rückt das jeweilige Membranpotential unter dem Einfluß der acetylcholinbedingten Steigerung der Kalium-Permeabilität notwendigerweise näher an das hohe Kalium-Gleichgewichtspotential heran[2]. Sowohl die Abflachung der diastolischen Depolarisationen und die Hyperpolarisation der Membran im Schrittmacher-Gewebe (Gaskell-Effekt) als auch die Verkürzung der Aktionspotential-Dauer sind auf diese Wirkung zu beziehen. Die gleichzeitige Verminderung des Membran-Widerstandes könnte sogar die oben erwähnte Beobachtung einer Verkürzung der Chronaxie und Erhöhung der Rheobase[3] einer elektrophysiologischen Interpretation zugänglich machen[4].

Im Gegensatz dazu sind die *Angriffspunkte der sympathischen Überträgerstoffe* am Myokard vielseitiger. So sprechen manche Gründe für eine *Stimulierung des aktiven Kationentransports* durch Adrenalin[5], die sich elektrophysiologisch vor allem im Sinne einer Vergrößerung des Natrium-Gradienten in der Membran auswirken müßte. Die beschriebene Versteilung der diastolischen Depolarisationen im Schrittmacher-Gewebe, die Zunahme des Overshoot und die Verlängerung des Plateaus ließen sich auf diese Weise erklären. Daneben ist jedoch zumindest noch ein zusätzlicher Einfluß der sympathischen Überträgerstoffe auf die elektromechanische Koppelung im Sinne eines Calcium-Synergismus[6] anzunehmen.

Die Analyse der Fundamentalreaktionen hat also schon zu zahlreichen Ansatzpunkten für weitere Forschungen über die vegetative Steuerung des Myokards geführt. Die letzte Antwort auf diese Fragen wird aber erst gegeben werden können, wenn die physiologischen Elementarmechanismen von Erregung, elektromechanischer Koppelung und Kontraktion noch besser durchforscht sein werden, als dies heute der Fall ist.

Die glatte Muskulatur.

A. Allgemeine Elektrophysiologie der glatten Muskulatur

I. Der elektrische Bauplan der glatten Muskelfaser.

Bei dem Versuch, das bioelektrische Verhalten glatter Muskelfasern mit ihrer histologischen Struktur in Beziehung zu setzen und durch einen elektrischen Bauplan zu beschreiben, ergeben sich ähnliche Schwierigkeiten, wie beim Herzmuskel[7]. Die Kernfrage ist wiederum, ob die glatte Muskulatur aus einzelnen Zellindividuen besteht[8] oder ein — durch protoplasmatische Brücken verknüpftes — Syncytium[9] darstellt.

Elektronenmikroskopische Untersuchungen glatter Muskulatur sprechen teilweise für eine echte Gliederung in einzelne Zellindividuen, deren Oberflächenmembranen denen anderer erregbarer Fasern morphologisch weitgehend gleichen[10]. Dagegen konnten in der glatten Muskulatur des Ureters und Magens bei der Ratte auch intercelluläre Brückenbildungen nachgewiesen werden, die jedoch teilweise durch querverlaufende Doppelmembranen unterbrochen waren[11, 12]. DEWEY u. BARR (1964) beschrieben in der glatten Muskulatur des Darms von Hunden, Katzen und Meerschweinchen — ähnlich wie in den Glanzstreifen des Myokards — Verschmelzungen der Plasmamembranen an Berührungsstellen einzelner Zellen („nexus") und schließen daraus auf einen engen Zellkontakt,

---

[1] HARRIS und HUTTER 1956, HUTTER 1957.   [2] Vgl. S. 21.   [3] Vgl. S. 54.
[4] TRAUTWEIN 1963, S. 300.
[5] GOFFART und PERRY 1951, BORN und BÜLBRING 1956, ROBERTSON und PEYSER 1957, OTSUKA 1958, TRAUTWEIN und SCHMIDT 1960, ENGSTFELD, ANTONI und FLECKENSTEIN 1961.   [6] Vgl. S. 39.   [7] Vgl. S. 20.   [8] KÖLLIKER 1849.   [9] AUNAP 1936.
[10] MARK 1956, YAMAMOTO 1960, CAESAR, EDWARD und RUSKA 1957.   [11] BERGMANN 1958.
[12] THAEMERT 1958.

der für den Stromdurchtritt bei der Erregungsausbreitung von Bedeutung sein könnte. Es kann jedoch im gegenwärtigen Zeitpunkt noch nicht ausgeschlossen werden, daß bei den verschiedenen Typen der glatten Muskulatur auch im Hinblick auf die morphologischen Zellverbindungen unterschiedliche Bauprinzipien verwirklicht sind, wie dies z. B. Bozler (1948) vermutete.

Von *elektrophysiologischer* Seite liegen eine Reihe von Befunden vor, die für einen niedrigen elektrischen Übergangswiderstand zwischen einzelnen glatten Muskelfasern sprechen[1]; denn morphologisch nachweisbare Zellgrenzen sind natürlich noch kein Beweis gegen die Existenz eines *funktionellen* Syncytiums. Bozler (1938) und Greven (1958) haben beispielsweise an glatter Muskulatur über eine Elektroden-Distanz von mehreren Millimetern noch Verletzungspotentiale und monophasische Aktionspotentiale abgegriffen, ein Befund, der theoretisch nicht leicht mit einer hochohmigen Unterbrechung der Struktur zu vereinbaren ist. Die beste Annäherung an das passive elektrische Verhalten der glatten Muskulatur erreicht man nach Nagai u. Prosser (1963) mit der Annahme eines *dreidimensional verzweigten Kernleiters.* Zusätzliche innere Längswiderstände, wie sie beispielsweise durch querverlaufende Membranen erzeugt werden könnten, sind jedoch dabei nicht mit Sicherheit auszuschließen.

II. Das Ruhepotential.

Abgesehen von der häufigen engen Verflechtung der glatten Muskulatur mit anderen Geweben, die sie für die elektrische Ableitung schwer zugänglich macht, ist eine exakte Bestimmung ihres Membranpotentials auch wegen des geringen Durchmessers der einzelnen Fasern schwieriger als beispielsweise am Skelet- oder am Herzmuskel. Man kann daher vermuten, daß die relativ *niedrigen Durchschnittswerte* des Ruhepotentials zwischen 35 und 70 mV, wie sie von den meisten Autoren beschrieben wurden[2], wenigstens teilweise aus der leichten Verletzbarkeit der Fasern bei der Mikropunktion und den daraus resultierenden Kurzschlüssen erklärbar sind[3]. Andere Kriterien sprechen jedoch für die natürliche Existenz eines niedrigen Ruhepotentials in der glatten Muskulatur. So sind beispielsweise bei sehr sorgfältiger Technik sowie im ersten Augenblick eines Elektrodeneinstichs im allgemeinen keine höheren Ruhepotentialwerte abgreifbar. Auf der anderen Seite unterliegt das Ruhepotential vor allem in der — stark zur Spontanaktivität neigenden — Muskulatur des Darms schon normalerweise *beträchtlichen Schwankungen*[4]. In der Uterusmuskulatur stellt sich das Ruhepotential in Abhängigkeit von den jeweils dominierenden hormonalen Einflüssen auf Werte ein, die im Mittel um 20 mV und mehr differieren können[5]. Das Ruhepotential der meisten glatten Muskeln scheint also grundsätzlich weitaus weniger stabil zu sein als im Skeletmuskel oder im Arbeitsmyokard. Auch die Instabilität der Membranladung im automatischen Gewebe des Herzens unterscheidet sich durch ihre strenge Rhythmizität deutlich von den mehr zufälligen Spontanschwankungen des Membranpotentials in der glatten Muskulatur. Bülbring u. Mitarb.[6] haben wiederholt darauf hingewiesen, daß die beobachteten Schwankungen des Ruhepotentials in der Taenia coli mit Veränderungen der Stoffwechselintensität parallel gehen.

Der Nachweis *aktiver stoffwechselbetriebener Ionen-Pumpen,* die — wie in anderen erregbaren Geweben — der Aufrechterhaltung der Ionengradienten

---

[1] Burnstock und Prosser 1960, Shuba 1961.
[2] Übersicht bei Burnstock, Holman und Prosser 1963, Tabelle 3, Schatzmann 1964, Tabelle 4.   [3] Weidmann 1956.   [4] Bülbring 1954, 1955, Gillespie 1960.
[5] Goto und Csapo 1958, Jung 1961.
[6] Bülbring 1953, Bülbring und Lüllmann 1957, Bülbring 1961.

zwischen dem Zellinnern und dem Extracellularraum dienen, ist an verschiedenen Typen von glatter Muskulatur in überzeugender Weise geführt worden[1]. Die Richtung der aktiv erzeugten Ionengradienten stimmt ebenfalls mit der in anderen erregbaren Geweben prinzipiell überein, wobei einem Kaliumgefälle aus dem Zellinnern nach außen ein umgekehrt gerichteter Natriumgradient gegenüber steht. Im Einzelnen differieren die gefundenen intracellulären Kalium- und Natrium-Konzentrationen bei der glatten Muskulatur verschiedener Organe sehr stark. Ebenso uneinheitlich sind auch die Analysen-Ergebnisse verschiedener Autoren für die glatte Muskulatur des gleichen Organs[2]. Diese Unterschiede dürften wenigstens z. T. auf der Schwierigkeit einer exakten Bestimmung des *extracellulären Raums* beruhen.

Eine Entscheidung, welche Ionenart in erster Linie für die Entstehung des Ruhepotentials verantwortlich zu machen ist, kann nicht allein aus der Kenntnis der Ionengradienten abgeleitet werden. Vielmehr spielen hierbei — wie schon im vorigen Kapitel erwähnt wurde — *selektive Permeabilitäten* der Membran für bestimmte Ionen eine ebenso wichtige Rolle. In den meisten diesbezüglichen Messungen zeigte sich, daß das Ruhepotential nur der Richtung, nicht aber auch der Größe nach dem theoretischen Verhalten einer *Kaliumbatterie* folgt. Schon das normale Ruhepotential liegt wesentlich unter dem — aus K_i/K_e errechneten— Kalium-Gleichgewichts-Potential[3]. Abgesehen von quantitativen Unterschieden zwischen verschiedenen Typen von glatter Muskulatur, kann es daher als allgemeine Regel gelten, daß Kalium zwar vorwiegend, aber sicherlich nicht ausschließlich die Ruheladung der glatten Muskelfaser-Membran beherrscht. Wahrscheinlich ist eine nicht zu vernachlässigende Natrium- sowie Chlordurchlässigkeit an der Entstehung bzw. Einstellung des Ruhepotentials mitbeteiligt[4].

III. Das Aktionspotential.

Die glatte Muskulatur zeigt je nach der Herkunft eine große Mannigfaltigkeit ihrer Erregungsformen (vgl. Abb. 14). Grundsätzlich kommen auch an der glatten Muskulatur echte Aktionspotentiale zur Beobachtung, die dem Alles-oder-Nichts-Gesetz folgen, vielfach einen Überschuß (Overshoot) besitzen und — zumindest im cellulären Bereich — ohne Dekrement fortgeleitet werden. BOZLER (1942a) hat vorgeschlagen, die Aktionspotentiale der glatten Muskulatur nach ihrer *Dauer* zu klassifizieren. Er unterschied *kurzdauernde Aktionspotentiale* (5—50 msec) in Form einfacher Spitzenpotentiale ähnlich wie beim Skeletmuskel und *langdauernde Aktionspotentiale* (bis einige Sekunden) mit einem Plateau, vergleichbar dem Aktionspotential des Herzmuskels. Zur ersten Gruppe gehören nach den heutigen Kenntnissen[5] die glatte Muskulatur des Darms (Längs- und Ringmuskulatur von Dick- und Dünndarm und der Muscularis mucosae), des Uterus, des Vas deferens, der Harnblase und der kleinen Gefäße, Arteriolen und Venolen (vgl. Abb. 14). Aktionspotentiale vom *Plateau-Typ* finden sich bei größeren Gefäßen, im Ureter, im Magen, sowie im Kücken-Amnion. Mitunter sind jedoch die Übergänge fließend. Das Plateau-Aktionspotential des Ureters beginnt beispielsweise mit einer Serie von Spikes, deren unvollständige Repolarisation in ein glattes langdauerndes plateauartiges Nachpotential übergeht[6] (vgl. Abb. 14C 1). Andererseits liefern die Taenia coli und der Uterus neben

---

[1] LEMBECK und STROBACH 1956, DANIEL und ROBINSON 1960, 1960a, DAWKINS und BOHR 1960, GOODFORD und HERMANSEN 1961. FREEMAN-NARROD und GOODFORD 1962.
[2] Übersicht vgl. BURNSTOCK, HOLMAN und PROSSER 1963, Tabelle 2, SCHATZMANN 1964, Tabelle 5.   [3] HOLMAN 1958, KURIYAMA 1963.   [4] Vgl. SCHATZMANN 1964.
[5] Übersicht bei BURNSTOCK, HOLMAN und PROSSER 1963.
[6] BOZLER 1942a, IRISAWA und KOBAYASHI 1962.

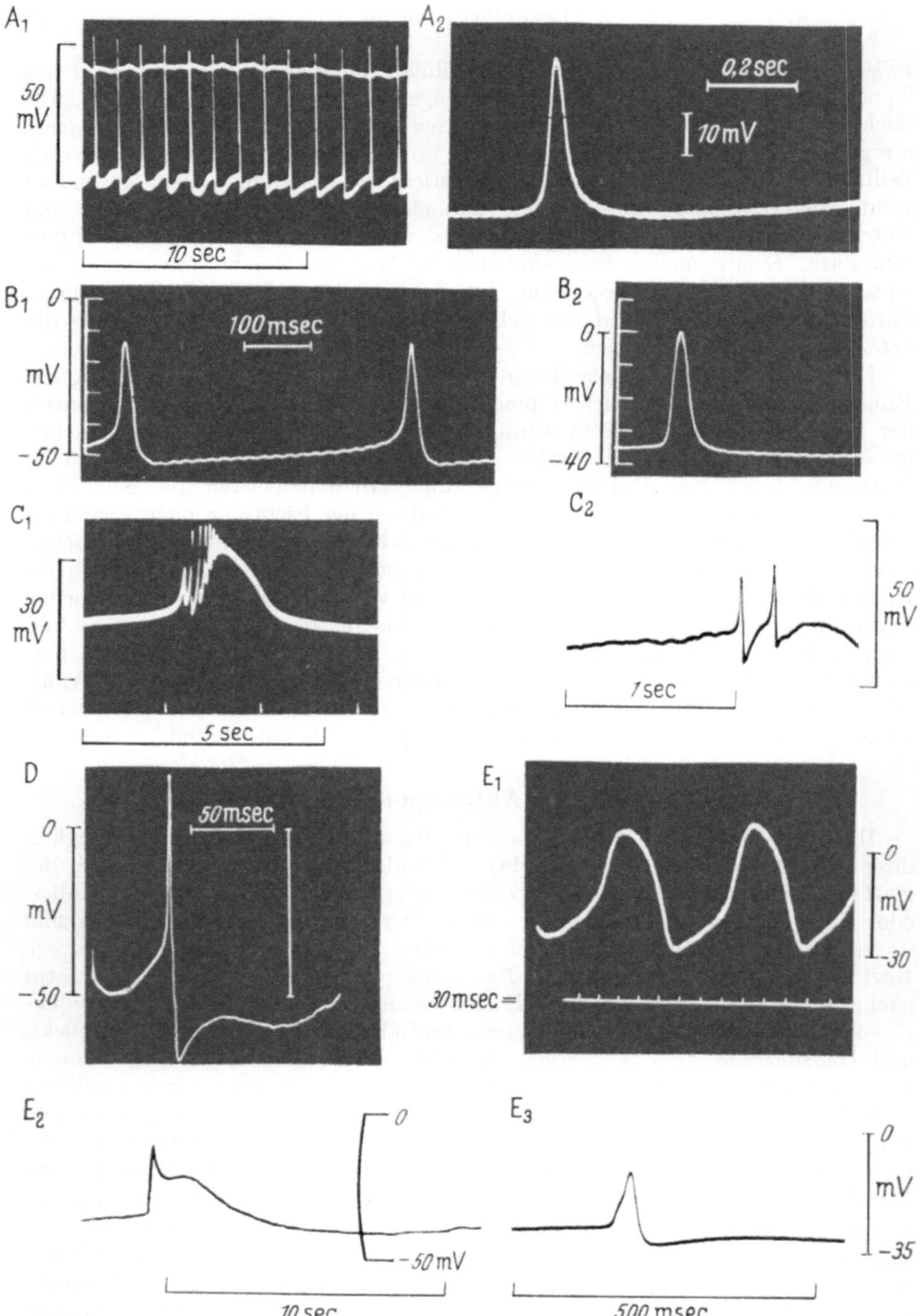

Abb. 14. Aktionspotential-Formen bei intracellulärer Ableitung aus verschiedenen Typen von glatter Muskulatur. A₁ Taenia coli des Meerschweinchens, spontan aktiv, langsame Registrierungsgeschwindigkeit (nach BÜLBRING u. KURIYAMA 1963). A₂ Ringmuskulatur des Katzendarms, schnelle Registrierung (aus NAGAI u. PROSSER 1963). B Schwangerer Rattenuterus ante partum. B₁ automatisch tätige Faser, B₂ Faser mit zugeleiteter Erregung (nach JUNG 1959). C₁ Meerschweinchen-Ureter, spontan aktiv (aus IRISAWA u. KOBAYASHI 1962). C₂ Harnblase des Kaninchens, spontan aktiv (aus URSILLO 1961). D Vas deferens des Meerschweinchens, elektrisch gereizt (aus BURNSTOCK u. HOLMAN 1961a). E glatte Muskulatur der Blutgefäße. E₁ Venole aus der Frosch-Zunge, Temperatur 29° C, schnelle Registrierung (aus FUNAKI 1961). E₂ Vena cava inferior der Schildkröte, spontan aktiv (nach RODDIE 1962). E₃ Arteriole des Ratten-Mesenteriums nach Sympathicusreizung (nach TRAIL 1963).

symmetrischen Spitzenpotentialen vor allem bei asynchroner Aktivität auch komplexe mehrgipflige Erregungsformen mit Knotungen im Auf- und Abstrich, deren Amplitude jedoch in der Regel niedriger ist als bei einzelnen Spikes[1].

Die Vielfalt der Formvarianten des Erregungsvorgangs in der glatten Muskulatur könnte auf Anhieb zu der Annahme verleiten, daß die Regellosigkeit überhaupt die einzige verläßliche Regel darstellt. Dazu ist jedoch zu sagen, daß die Fülle der bioelektrischen Erscheinungen in der glatten Muskulatur wahrscheinlich einer Vielfalt von verschiedenen *biologischen Funktionen* entspricht, die auch in der Variabilität der morphologischen Gestaltung von Organ zu Organ ihren Ausdruck findet. So erfordert die Funktion eines Vas deferens sicherlich andere Leistungen seiner glatten Muskulatur als ein Blutgefäß oder der Darm. Vergleichende Studien über die spezifische Anpassung des Erregungsvorgangs an die — von ihm gesteuerten — mechanischen Reaktionen sind jedoch bis heute noch kaum durchgeführt worden.

Eine weitere wichtige bioelektrische Eigenschaft der glatten Muskulatur liegt in ihrer Befähigung zur Spontanaktivität. Die *Automatie-Funktion* ist unabhängig von jeder Innervation und gleicht im Prinzip der Erregungsbildung in anderen spontan tätigen Zellen. So findet sich z. B. im Ureter unter gewöhnlichen Bedingungen ein ausgesprochenes Automatie-Zentrum an seinem renalen Ende[2]. Im Uterus und vor allem im Darm scheinen hingegen alle Fasern potentielle Schrittmacher-Eigenschaften zu besitzen[3]. Andere glatte Muskelarten, die normalerweise nur durch ihre Nerven aktiviert werden, gewinnen erst nach Denervierung eine Neigung zur Automatie[4]. Da solche Schrittmacher-Zentren selbst in kleinen Muskelbezirken aus Darm oder Uterus dauernd wechseln, finden sich bei intracellulärer Ableitung einmal typische Schrittmacher-Aktionspotentiale mit vorausgehender langsamer Depolarisation bis zur Schwelle (*Präpotential*), das andere Mal zugeleitete Erregungen, die abrupt, d. h. ohne erkennbare Vorentladung einsetzen[5]. Der typische Unterschied zwischen Schrittmacher-Entladungen und zugeleiteten Erregungen ist z. B. aus einer Registrierung von JUNG (1959) aus einem Rattenuterus ante partum zu ersehen (vgl. Abb. 14B 1 und B 2).

Nach Beobachtungen von BÜLBRING (1961) an der Taenia coli überlagern sich häufig mehrere *Erregungsrhythmen*. So findet man *langsame Fluktuationen* des Membranpotentials (Amplitude bis zu 20 mV), die über mehrere Minuten anhalten können. Außerdem lassen sich *Oscillationen* („*slow waves*" nach BÜLBRING 1961) feststellen, die man als die eigentlichen Präpotentiale oder Schrittmacher-Potentiale auffassen muß. Ihr voller Cyclus dauert etwa 1—2 sec. Diese sog. „slow waves" können Spitzenpotentiale auslösen oder nicht. Gleichzeitig können sich — wie oben angedeutet — aus der Nachbarschaft zugeleitete Spitzenpotentiale den langsamen Wellen in beliebiger Weise aufpfropfen.

Mechanische Deformierung durch *Dehnung* beeinflußt in der glatten Muskulatur die elektrische Aktivität meist beträchtlich. Im Darm und im Uterus führt sie zu einer Depolarisation, in deren Gefolge Aktionspotentiale einzeln oder in Salven ausgelöst werden[6]. Es ist jedoch unwahrscheinlich, daß die beschriebenen „slow waves" in irgendeiner Weise durch mechanische Dehnung hervorgerufen werden[7].

IV. Zur Ionentheorie des Aktionspotentials.

Eine Deutung des Aktionspotentials der glatten Muskulatur auf der Grundlage der Ionentheorie hat u. a. die Beeinflussung der Aktionspotential-Form bei

[1] HOLMAN 1958, KURIYAMA 1961, MARSHALL 1959.   [2] BOZLER 1942.
[3] BOZLER 1942, JUNG 1956, 1959, BÜLBRING, BURNSTOCK und HOLMAN 1958.
[4] BÜLBRING 1961.   [5] BÜLBRING, BURNSTOCK und HOLMAN 1958.
[6] BOZLER 1947, BÜLBRING 1955, MARSHALL 1962.   [7] EVANS und SCHILD 1956.

Variation der extracellulären Ionenzusammensetzung zu berücksichtigen. Besonderes Interesse verdienen hierbei die Aktionspotential-Amplitude, gegebenenfalls der Aktionspotential-Überschuß (Overshoot) sowie die Steilheit des Anstiegs. Eine echte Potential-Umkehr in Form eines *Overshoot* konnte bei verschiedenen Arten der glatten Muskulatur zweifelsfrei nachgewiesen werden[1]. Ihre Existenz spricht dafür, daß sich das Membranpotential auf dem Höhepunkt der Erregung einem Gleichgewichts-Potential annähert, das dem Kalium-Gleichgewichts-Potential entgegengesetzt gerichtet ist. In Analogie zum Nerven, zum Herz- und Skeletmuskel würde man in erster Linie an eine Zunahme der *Natrium-Permeabilität* im Beginn der Erregung denken. Tatsächlich fanden Goto u. Woodbury (1958) am graviden Uterus der Ratte eine beträchtliche Reduktion der Aktionspotential-Amplitude bei Senkung der extracellulären Natrium-Konzentration. Ebenso ergaben direkte Messungen des Natrium-Einstroms am elektrisch gereizten Uterus Werte, die recht gut mit der *Natrium-Hypothese* in Einklang stehen[2]. Diese Resultate sind jedoch nicht ohne Widerspruch geblieben. Einer der häufigsten Einwände gegen die Natrium-Hypothese basiert auf der Beobachtung, daß manche glatten Muskeln — vor allem die des Darms — in natriumfreier Lösung ihre Erregbarkeit über lange Zeit aufrecht erhalten[3]. Es ist bis heute jedoch nicht geklärt, ob diese Ergebnisse schon ausreichen, um die Natrium-Hypothese für den glatten Muskel in Frage zu stellen. Bemerkenswert ist jedenfalls in diesem Zusammenhang die Rolle der *Calcium-Ionen* (Ca^{++}) beim Erregungsvorgang des glatten Muskels. Bülbring u. Kuriyama (1963)[4] konnten nämlich zeigen, daß Ca^{++}-Entzug in natriumfreier Lösung sehr rasch die Erregbarkeit unterbricht und daß Ca^{++}-Zusatz sie wieder restituiert. Außerdem besaßen in diesen Untersuchungen auch das Ruhepotential und die Höhe und Dauer des Aktionspotentials eine direkte Abhängigkeit vom Ca^{++}-Gehalt der Lösung. Möglicherweise kommt daher auch den Ca^{++}-Ionen die Aufgabe eines elektrischen Ladungsträgers beim Erregungsvorgang zu. Wahrscheinlicher ist jedoch, daß die Ca^{++}-Ionen hauptsächlich die Durchlässigkeit der Membran für andere Ionen beeinflussen.

Für den Vorgang der Repolarisation im Verlauf des Aktionspotentials dürfte — nach den bisher vorliegenden Ergebnissen — ähnlich wie beim Riesenaxon[5] ein verstärkter Kalium-Ausstrom aus der Faser verantwortlich sein[6]. Genauere Untersuchungen über den speziellen Mechanismus stehen bisher jedoch aus.

V. Die Erregungsausbreitung.

Die Fähigkeit zur Erregungsfortleitung ist grundsätzlich bei allen glatten Muskeln vorhanden. Ebenso wie die Erregungsbildung erfolgt auch die Erregungsleitung im allgemeinen *myogen*, d. h. ohne unmittelbare Beteiligung nervöser Elemente. Für diese Annahme sprechen u. a. das Vorliegen von Erregungsleitung in nervenfreien Muskeln[7], die geringe Leitungsgeschwindigkeit (zwischen 0,1 und 15 cm/sec)[8] sowie das Fehlen einer Beeinflussung der Erregungsleitung durch Lokalanaesthetica[9]. Lediglich bei der glatten Muskulatur der

---

[1] Woodbury und McIntyre 1954, Holman 1958, Jung 1958, 1959, Marshall 1959.
[2] Kao, Zakim und Bronner 1961.
[3] Holman 1957, Singh und Acharya 1957, Burnstock und Straub 1958, Kuriyama 1961, Axelsson 1961.
[4] Bülbring und Kuriyama 1963, Bülbring, Kuriyama und Twarog 1962.
[5] Hodgkin und Huxley 1952b.
[6] Born und Bülbring 1956, Lembeck und Strobach 1956.
[7] Prosser und Rafferty 1956.   [8] Schatzmann 1964, Tabelle 6.
[9] Bozler 1938a, Prosser, Smith und Melton 1955, Marshall 1959, Klingenberg 1955.

Blutgefäße und bei der Nickhaut der Katze wird eine neurogene Erregungsleitung erwogen[1].

Das Problem des myogenen *Leitungsmechanismus* ist gegenwärtig noch nicht restlos geklärt. Es steht in engem Zusammenhang mit den Fragen der strukturellen Verbindung der einzelnen Muskelfasern untereinander (vgl. Abschnitt I). Betrachtet man die glatte Muskulatur als ein funktionelles *Syncytium*, in dem die einzelnen Zweige niederohmige Verbindungen miteinander besitzen, so entspricht der Leitungsvorgang im Prinzip dem anderer gewöhnlicher Kernleiter (Nerv oder Skeletmuskel) und folgt der Hermannschen Strömchentheorie. Legt man jedoch die Annahme zugrunde, daß im syncytialen Aufbau durch *eingeschaltete Quermembranen* zusätzliche Innenwiderstände auftreten, so muß dies die Erregungsleitung erschweren. Die Überleitung einer Erregung von einer Einheit auf die angrenzende müßte dann nicht zwangsläufig erfolgen. Sie würde vielmehr jeweils den Weg des geringsten Widerstandes im Faserwerk bevorzugen, der noch geeignete Überleitungs-Bedingungen bietet[2]. Schließlich wäre noch die Möglichkeit einer *ephaptischen Erregungsleitung* zu diskutieren, d. h. einer Überleitung von Zelle zu Zelle in einem cellulär gegliederten Aufbau. Daß ein solcher Mechanismus ebenfalls grundsätzlich möglich ist, ließ sich am durchschnittenen Ringmuskel des Katzendarms zeigen[3]. Goto et al.[4] fanden im Uterus z. B. kleine Potential-Wellen, die in der abgeleiteten Faser möglicherweise von einer erregten Nachbarzelle elektrotonisch induziert wurden (sog. „Myo-Myo-Verbindungspotentiale", „myo-myo-junction potentials") und für sich allein oder durch Summation fortgeleitete Erregungen auslösten. Diese Potential-Wellen sind wahrscheinlich verschieden von den „slow waves", die im Darm und im Uterus als Schrittmacher-Potentiale der Faser angesehen werden[5]. Ob Schrittmacher-Potentiale selbst einen Einfluß auf die Erregungsleitung ausüben, ist ebenfalls bisher nicht endgültig entschieden.

Grundsätzlich handelt es sich bei den geschilderten Mechanismen nicht um prinzipiell, sondern um graduell verschiedene Vorgänge. Keine dieser Möglichkeiten ist jedoch sicher erwiesen, keine bisher endgültig widerlegt. Für eine synaptische Erregungsübertragung von Zelle zu Zelle mittels eines Transmitterstoffes ließen sich keine überzeugenden Argumente beibringen[6]. Ebenso scheint die Vorstellung einer Erregungsübertragung durch mechanische Wirkung (Dehnung des unerregten Bezirks durch den sich kontrahierenden erregten Abschnitt) heute weitgehend widerlegt zu sein[7].

VI. Zusammenhang zwischen Erregung und Kontraktion.

An den — elektrophysiologisch am besten untersuchten — glatten Muskeln des Darms und des Uterus sind sowohl langdauernde tonische Verkürzungen als auch kürzere Kontraktionen (Pendelbewegungen, Wehen) als echte *Tetani* zu betrachten[8]. Man findet eine direkte, enge Korrelation zwischen der Frequenz der Aktionspotentiale und der mechanischen Spannungs-Entwicklung. Einzelne Aktionspotentiale führen zu Einzel-Kontraktionen, die sich bei höherer Spikefrequenz zu unvollständigen und schließlich zu glatten Tetani summieren. Im Unterschied zum Skeletmuskel ist die *Verschmelzungsfrequenz* der trägen Einzelkontraktionen jedoch sehr niedrig[9]. Abb. 15 zeigt den Spannungsanstieg der

[1] Bozler 1948, Burnstock und Prosser 1960.   [2] Burnstock und Prosser 1960.
[3] Prosser und Sperelakis 1956, Sperelakis und Prosser 1959.
[4] Goto, Kuriyama und Abe 1960.   [5] Bülbring 1961, Bülbring und Kuriyama 1963.
[6] Schatzmann 1964.   [7] Burnstock und Prosser 1960, Sperelakis und Prosser 1959.
[8] Bozler 1948, Greven 1954, Jung 1955, 1956, Bülbring 1957, 1961.
[9] Bülbring 1961, Kuriyama und Csapo 1961.

Taenia coli beim Einsetzen der elektrischen Aktivität sowie den Spannungs-
abfall bei Vergrößerung des Intervalls der Aktionspotentiale sehr deutlich.
Die Spikefrequenz ist jedoch meist so hoch, daß die Spannungsentwicklung völlig
gleichmäßig erfolgt und bei längerer Dauer als „*Tonus*" imponiert. Auch in der glatten Muskulatur großer Gefäße ist die Existenz tetaniformer Verkürzungen nachgewiesen[1] (vgl. Abb. 15 B). Daneben wird jedoch zugleich ein nicht-tetanischer „Basistonus" der Gefäßmuskulatur vermutet[2]. Für die langsamen Potential-Wellen der Darm- und der Uterusmuskulatur ist gesichert, daß sie selbst keine Kontraktionen auslösen[3].

Neben der Frequenz der auftretenden Aktionspotentiale besitzt vor allem auch ihre *Synchronisation* in einem größeren Gewebsbereich einen wesentlichen Einfluß auf den Grad der Spannungsentwicklung[4]. Asynchrone Erregungen sind aber — wie man weiß — gerade in der glatten Muskulatur schon wegen des geringeren Sicherheits-Faktors der Erregungsleitung recht häufig. Dementsprechend kann bei zunehmender Synchronisation der Aktionspotentiale die Spannung ansteigen, obwohl die Erregungsfrequenz abnimmt[4].

Ähnlich wie bei den Tonusfasern des Frosches[5] und beim Herzmuskel[6] lassen sich auch bei der glatten Muskulatur durch Dauerdepolarisation infolge Erhöhung der extracellulären Kalium-Konzentration

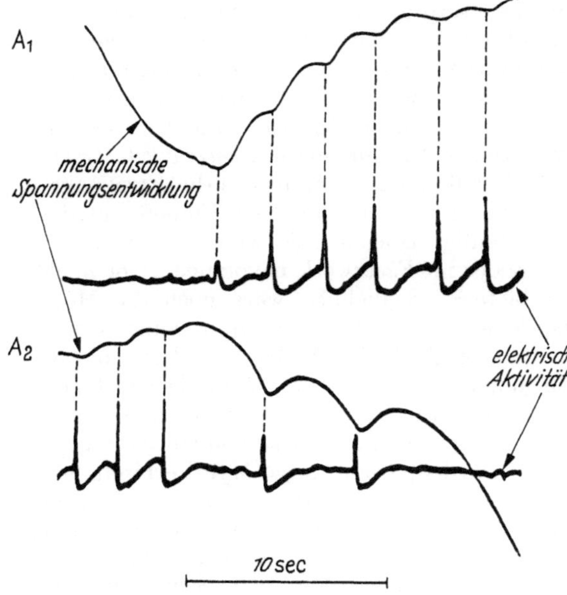

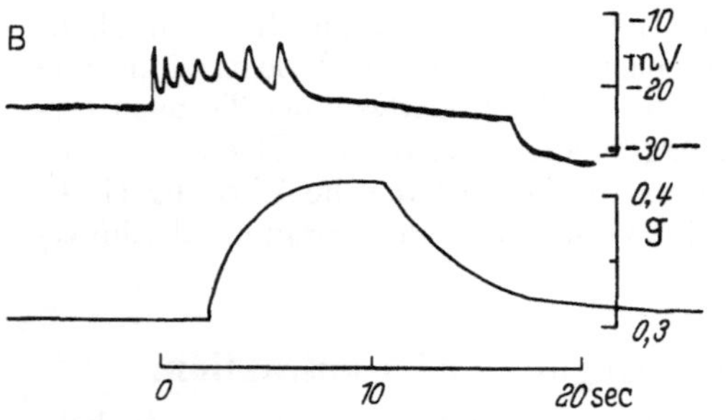

Abb. 15 A u. B. Beziehung zwischen elektrischer und mechanischer
Aktivität in der glatten Muskulatur. A Taenia coli des Meerschweinchens. A₁ Ansteigen der mechanischen Spannungsentwicklung
beim Einsetzen der elektrischen Aktivität. A₂ Spannungsabnahme
bei Vergrößerung der Aktionspotential-Intervalle (nach Bülbring
1957/58). B Vena cava der Schildkröte; Zunahme des Grundtonus
bei einer Aktionspotential-Serie (aus Roddie 1962).

Kontrakturen erzielen[7]. Die Kontraktur-Spannung aber ist in jedem Falle niedriger
als der maximale Tetanus[8]. Überraschend ist der Befund, daß am kaliumdepolari-
sierten glatten Muskel bestimmte Wirkstoffe (Acetylcholin, Histamin, Serotonin

[1] Roddie 1962.   [2] Laszt 1960, Brecht, Estada und Götz 1964.
[3] Bülbring 1957, 1961, Greven 1954.
[4] Bozler 1946, Burnstock, Holman und Prosser 1963.
[5] Fleckenstein und Hertel 1948.   [6] Niedergerke 1956.
[7] Jung 1959a, Durbin und Jenkinson 1961.   [8] Edman und Schild 1962.

u. Oxytocin)[1] sowie Längsdurchströmung mit Gleich- oder Wechselstrom[2] noch eine — über die Kontraktur hinausgehende — Spannungsentwicklung auslösen. Bei vollständig depolarisierter Membran müßte es sich hierbei um einen Eingriff in die elektromechanische Koppelung handeln.

Die dominierende Rolle der *Ca++-Ionen* als chemische Mittlersubstanz zwischen Erregung und Kontraktion hat sich — ebenso wie am Myokard[3] — auch für die glatte Muskulatur sichern lassen. Dementsprechend nimmt die Kontraktions-Kraft bei Ca++-Entzug im Außenmedium am Darm und am Uterusmuskel ab, bevor es infolge des Ca++-Mangels zur elektrischen Unerregbarkeit kommt[4]. Dieselbe Feststellung gilt vice versa auch für die Kalium-Kontraktur und ihre Verstärkung durch Acetylcholin bzw. Stromzufuhr[5], die ebenfalls Ca++-abhängig sind. Auch die Kontraktilität der Gefäßmuskulatur kann nur in Anwesenheit von Ca++-Ionen aufrecht erhalten werden[6]. Untersuchungen mit radioaktivem Ca^{45} haben jedoch bisher keine eindeutige Steigerung der Aufnahme während der Aktivität ergeben[7]. Ob das Fehlen eines stärkeren Ca++-Eintritts während der Erregung aus methodischen Gründen bisher nicht erfaßt wurde, oder ob Ca++-Freisetzung und Rückbindung im Innern der Zelle vor sich gehen, kann noch nicht mit Sicherheit entschieden werden.

B. Spezielle Elektrophysiologie der glatten Muskulatur von Darm, Vas deferens und anderen Organen.

I. Darmmuskulatur.

Die glatte Muskulatur des Darms zeigt bereits ohne jeden Nerveneinfluß spontane Aktivität. Für die koordinierten Bewegungen der Segmentation und Peristaltik dürften in erster Linie die autonomen intramuralen Nervengeflechte des Auerbachschen Plexus verantwortlich sein[8]. Die extramuralen efferenten Fasern des Sympathicus und Parasympathicus greifen hier wahrscheinlich nur modifizierend ein[8]. Über den genauen Mechanismus der komplexen koordinierten Bewegungen ist bisher noch wenig bekannt[9]. Zur Frage der nervösen Versorgung der einzelnen Muskelfaser hat zwar die *Elektronenmikroskopie* in neuester Zeit einige Beiträge geliefert, die sich hauptsächlich mit dem Problem des strukturellen Kontakts von Nervenfaser und Muskelzelle befassen[10]. Eine Aussage über die Innervationsdichte bzw. über die quantitative Versorgung mit sympathischen und parasympathischen Fasern ergab sich hieraus jedoch noch nicht. Dagegen ist von BÜLBRING u. Mitarb. ein großes *elektrophysiologisches* Beobachtungsmaterial über den Einfluß der vegetativen Überträgerstoffe auf die glatte Muskelfaser erarbeitet worden. Zusammen mit den interessanten Befunden von GILLESPIE über den Einfluß der sympathischen und parasympathischen Nervenreizung auf die einzelne Muskelzelle und mit den Ergebnissen anderer Arbeitsgruppen liefern diese Untersuchungen eine solide Basis für das Verständnis vegetativer Elementarwirkungen an der glatten Muskulatur des Darms. Die Darmmuskulatur

---

[1] EVANS und SCHILD 1957, EVANS, SCHILD und THESLEFF 1958, DURBIN und JENKINSON 1961.
[2] CSAPO und SUZUKI 1958, SPERELAKIS 1962.
[3] Vgl. Abschnitt A, V. über den Herzmuskel.
[4] COUTINHO und CSAPO 1959, AXELSSON 1961, SCHATZMANN und ACKERMANN 1961, WAUGH 1962.
[5] ROBERTSON 1960, DURBIN und JENKINSON 1961a, EDMAN und SCHILD 1962, SPERELAKIS 1962.
[6] WAUGH 1962, BRECHT, ESTADA und GÖTZ 1964.   [7] SCHATZMANN 1961, 1964.
[8] BAYLISS und STARLING 1899, BOZLER 1949, FELDBERG und LIN 1949, BÜLBRING 1957.
[9] GARRY 1957, BÜLBRING 1957.   [10] Übersicht bei BURNSTOCK und MERRILLEES 1964.

ist dabei wahrscheinlich beispielhaft für solche Typen von glatter Muskulatur, die eine *antagonistische Versorgung mit parasympathisch-erregenden und sympathisch-hemmenden Fasern* aufweisen.

a) Parasympathicus-Effekte.

1. Einfluß der parasympathischen Nervenreizung auf die elektrische Aktivität einzelner Muskelfasern.

Der Parasympathicus gilt allgemein als der eigentliche Förderungsnerv der Darmmotorik. Wer sich jedoch aufgrund der Literatur über die Resultate der experimentellen Nervenreizung ein Bild von der vegetativen Steuerung der Darmmotorik zu machen versucht, begegnet in Wirklichkeit einer verwirrenden Vielfalt von Ergebnissen. Die Schwierigkeit einer verbindlichen Aussage liegt häufig in der engen anatomischen Verflechtung vegetativer Nerven, die eine isolierte Reizung sympathischer oder parasympathischer Fasern außerordentlich erschwert[1]. Ein einigermaßen übersichtliches Untersuchungs-Objekt wurde von Garry u. Gillespie (1955) entwickelt, das aus einer isolierten innervierten Colonschlinge des Kaninchens besteht und die getrennte Reizung sympathischer und parasympathischer Fasern ermöglicht. Unabhängig vom Aktivitäts-Zustand des Präparates fanden die Autoren bei Parasympathicus-Reizung eine Verstärkung der Kontraktionen, die durch Hexamethonium bzw. Atropin ausgeschaltet wurde.

Gillespie[2] hat neuerdings dasselbe Präparat auch dazu verwendet, um den Einfluß sympathischer und parasympathischer Nervenreizung auf die *elektrische Aktivität* einzelner glatter Muskelfasern zu prüfen. Nach seinen Befunden zeigt das Membranpotential auch ohne Nervenreizung regelmäßige langsame Potential-Wellen von jeweils einigen Sekunden Dauer[3]. Diese langsamen Wellen lösen während ihrer Depolarisationsphase Salven von Aktionspotentialen aus, die von Kontraktionen begleitet sind. Dehnung des Präparates verlängert diese Erregungssalven bis zu kontinuierlichen Entladungen mit einer Frequenz von ca. 1/sec. Reizt man die parasympathischen Nerven (N. pelvicus) mit niedriger Frequenz (2/sec) so folgt jedem Impuls eine *langsame* — etwa 600 msec dauernde — *Depolarisation* („slow potential" nach Gillespie), die ungefähr 400 msec nach dem Reiz einsetzt (vgl. Abb. 16A, Antwort auf den ersten Reiz). Bei genügend großer Amplitude führt diese langsame Depolarisation zur Auslösung eines Spitzenpotentials und erscheint dann selbst als „Präpotential" des eigentlichen Aktionspotentials. Jedes so ausgeklinkte Aktionspotential geht mit einer lange überdauernden Kontraktionswelle einher. Die Antwort der erregbaren Membran auf Nervenreize kann jedoch durch spontane *Schwankungen der Erregbarkeit* beeinflußt werden. So besitzen z. B. die spontanen — ohne Nervenreizung auftretenden — langsamen Wellen des Membranpotentials einen deutlichen Einfluß auf die Amplitude der langsamen Depolarisationen und auf ihre Fähigkeit zur Auslösung eines Aktionspotentials, wobei gleichsinnige Potentialbewegungen sich summieren und entgegengesetzte Bewegungen einander auslöschen. Darüber hinaus nimmt die Erregbarkeit der Membran — selbst bei langsamer Frequenz der Nervenreizung — im Verlaufe einer Reizserie allmählich zu, was in der schrittweisen Amplituden-Vergrößerung der langsamen Depolarisation zum Ausdruck kommt. Unter Umständen können sich dabei zwei oder mehr Spitzenpotentiale auf eine einzige langsame Depolarisation aufpfropfen. Die mechanische Antwort auf einen einzelnen Nervenreiz bleibt aber in jedem Falle eine Einzelkontraktion.

---

[1] Mitchell 1953, Garry 1957.   [2] Gillespie 1960, 1962a und b, 1963, 1964.
[3] „slow waves" nach Bülbring, vgl. S. 61.

Steigert man die Frequenz der Nervenreizung kontinuierlich von 1/sec bis 12/sec, so vermag die Muskelfaser nur in begrenztem Umfang zu folgen (Abb. 16B). Während die niedrigen Frequenzen bis etwa 2/sec noch von je einem Aktionspotential pro Impuls begleitet sind, wird die Antwort bei schnelleren Reizfolgen irregulär. Das Membranpotential fällt dabei immer mehr ab. Die Aktionspotentiale erscheinen dann nur noch als gedämpfte Oscillationen. Schließlich bildet sich bei Fortdauer der frequenten Nervenreizung ein Zustand gleichmäßiger

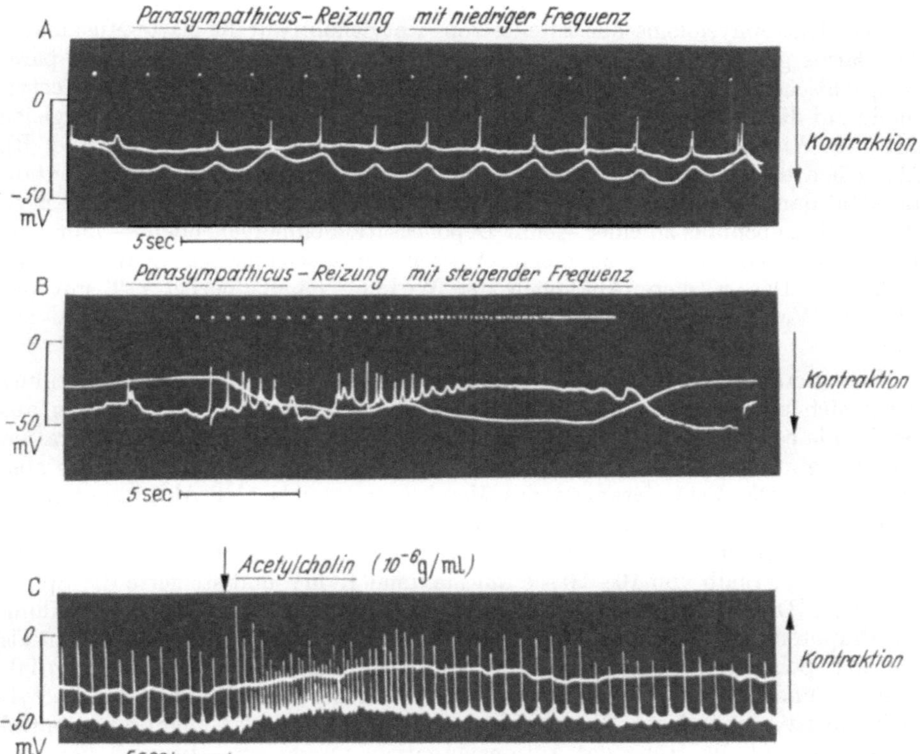

Abb. 16 A—C. Wirkung der Parasympathicus-Reizung bzw. von Acetylcholin auf die elektrische und mechanische Aktivität der Taenia coli. Die Mechanogramm-Kurven sind an den langsameren Schwankungen erkennbar. A u. B Kaninchen-Colon, Zeitpunkt der Nervenreizung durch Punkte markiert, Kontraktionszunahme nach unten aufgezeichnet (nach GILLESPIE 1962b). C Taenia coli des Meerschweinchens, Kontraktion nach oben (aus BÜLBRING u. KURIYAMA 1963).

Dauerdepolarisation aus, der von einer Kontraktur begleitet ist. Depolarisation und Kontraktur sind nach Abschaltung der Reizung im Laufe von etwa 3 sec reversibel. BOZLER (1949) fand im Ileum des Hundes mit extracellulären Elektroden dasselbe Verhalten, wenn die Kontraktionen sehr kräftig waren. An der durch Adrenalin erregten Nickhaut der Katze beobachteten ECCLES u. MAGLADERY (1937) ebenfalls ein Verschwinden der Spitzenpotentiale bei gleichzeitiger Dauerdepolarisation und Dauerverkürzung.

Besonders auffallend ist bei den vorliegenden Untersuchungen die relativ lange und sehr konstante *Latenz*[1] von etwa 400 msec zwischen dem Zeitpunkt

---

[1] Auch bei abwechselnder Reizung des rechten und linken N. pelvicus erfolgt die Antwort ein und derselben Muskelfaser einheitlich mit rund 400 msec Latenz. Die gleichzeitige Reizung beider Nerven ergibt ebenfalls keine zusätzlichen Effekte (vgl. GILLESPIE 1963, 1964).

der Nervenreizung und der Antwort der erregbaren Membran. Ihre Ursache ist
unklar; denn die Dauer der Nervenleitung (etwa 120 msec bei 6 cm Leitungsweg)
und die Latenz der Erregungsübertragung in einer Synapse des Auerbachschen
Plexus (etwa 10—20 msec[1]) können höchstens für die Hälfte der tatsächlichen
Latenzzeit verantwortlich sein.

2. Einfluß und Wirkungsmechanismus von Acetylcholin.

Die elektrophysiologischen Effekte von Acetylcholin auf die glatte Muskulatur
des Darms gleichen — wie zu erwarten — den Wirkungen einer Reizung parasympathischer Nerven weitgehend. Abb. 16C zeigt z. B. den Einfluß von Acetylcholin auf die elektrische und mechanische Aktivität der Taenia coli im Vergleich
mit der Wirkung der parasympathischen Nervenreizung (Abb. 16A und B).
Abgesehen davon, daß es sich hierbei um ein Präparat mit stärkerer Spontanaktivität handelte, ist die Ähnlichkeit der Wirkungen nicht zu verkennen. Acetylcholin führt ebenfalls zu einer — mit Depolarisation einhergehenden — Zunahme
der Entladefrequenz und zu einem Anstieg der mechanischen Spannungsentwicklung. Das raschere Abklingen der Wirkung hängt hierbei z. T. mit der
schnellen Verdünnung des Wirkstoffes im Durchstrom des Versuchsbades zusammen.

Eine detailliertere elektrophysiologische Analyse der Acetylcholin-Wirkung
ergibt sich aus Abb. 17. In diesem Versuch[2] mit intracellulärer Ableitung aus
der Taenia coli wurde Acetylcholin der Badeflüssigkeit in einer Endkonzentration
von 10^{-6} g/ml für die Dauer von 10 sec zugesetzt und anschließend wieder aus-
gewaschen. Die Veränderungen des Membranpotentials, der Aktionspotential-
Höhe und -Dauer sowie der Spike-Frequenz sind bei zwei verschiedenen Registrier-
geschwindigkeiten aufgenommen. Acetylcholin depolarisierte hier die Fasermembran innerhalb von 10—20 sec um maximal 18 mV und steigerte die Spike-
Frequenz. Die raschere Impulsfolge resultiert hierbei teils aus einer Versteilung
der Präpotentiale, teils aus einem geringeren Abstand des Membranpotentials
von der Schwelle. Auch der Overshoot, die Steilheit des Aktionspotential-
Anstiegs und des Aktionspotential-Abfalls ist unter dem Einfluß von Acetylcholin meist vermindert[2]. Nach dem Auswaschen steigt das Membranpotential
wieder an, und die Höhe der Aktionspotentiale nimmt zu. Mitunter kann es
in dieser Phase zu einer — mehrere Minuten anhaltenden — *Hyperpolarisation* des Membranpotentials über den Ausgangswert und damit zum Stillstand der Spontantätigkeit kommen[3]. Bei Verwendung hoher Acetylcholin-
Konzentrationen (10^{-5} g/ml) bildet sich die anfängliche Depolarisation —
trotz Anwesenheit von Acetylcholin — spontan wieder zurück[4]. Auch die
Beeinflussung der Leitungsgeschwindigkeit durch Acetylcholin ist — wie Burnstock (1958) zeigte — von der jeweiligen Konzentration abhängig: Niedrige
Acetylcholin-Dosen (10^{-7} g/ml) führen zu einem initialen Anstieg, an den sich
nach einigen Minuten ein Abfall unter den Ausgangswert anschließt. Höhere
Konzentrationen (10^{-5} g/ml) senken die Leitungsgeschwindigkeit sofort unter
die Norm[5].

Burnstock (1958) sowie Bülbring u. Kuriyama (1963a) haben den Einfluß
eines veränderten Ionenmilieus auf die Acetylcholin-Wirkung untersucht. Ihre
Ergebnisse lassen sich folgendermaßen zusammenfassen:

---

[1] Eccles 1943.   [2] Bülbring und Kuriyama 1963a.
[3] Bülbring und Burnstock 1960.   [4] Burnstock 1958.
[5] Vgl. auch Greven 1955.

a) Einfluß variierter *Kalium*-Konzentrationen: K^+-*Erhöhung* auf 10—20 mM/l (das zwei- bis vierfache der Norm) schwächt die Acetylcholinwirkung ab. Bei Depolarisation des Membranpotentials auf ca. 15 mV zeigt Acetylcholin keinerlei Membraneffekte mehr. Weitere Steigerung der K^+-Konzentration auf 30 bis 50 mM/l kehrt die Acetylcholin-Wirkung um: Es erfolgt auf Acetylcholin eine leichte Hyperpolarisation und Erschlaffung, die bei weiterer Steigerung der K^+-Konzentration wieder verschwindet. K^+-*Entzug* hemmt bei längerer Dauer (30 min) die Acetylcholin-Wirkung vollständig[1].

b) Einfluß variierter *Natrium*-Konzentrationen: Na^+-*Entzug* (isotonischer Ersatz durch Trischlorid) hemmt vor allem die Spike-Entladung, weniger jedoch die Depolarisation durch Acetylcholin. Na^+-*Erhöhung* über die Norm verstärkt die Acetylcholinwirkung.

c) *Calcium*-Effekte: Im Ca^{++}-*Mangel* wird Acetylcholin schnell unwirksam, während Ca^{++}-*Erhöhung* die Acetylcholin-Wirkung beträchtlich potenziert[2].

d) Einfluß der *Chlorid*-Konzentration: Im Gegensatz zum Fehlen einer Acetylcholin-Wirkung bei K^+-, Na^+- oder Ca^{++}-Mangel kann der Stillstand der Spontanaktivität nach länger dauerndem Cl^--*Entzug*[3] durch Acetylcholin wieder aufgehoben werden[2].

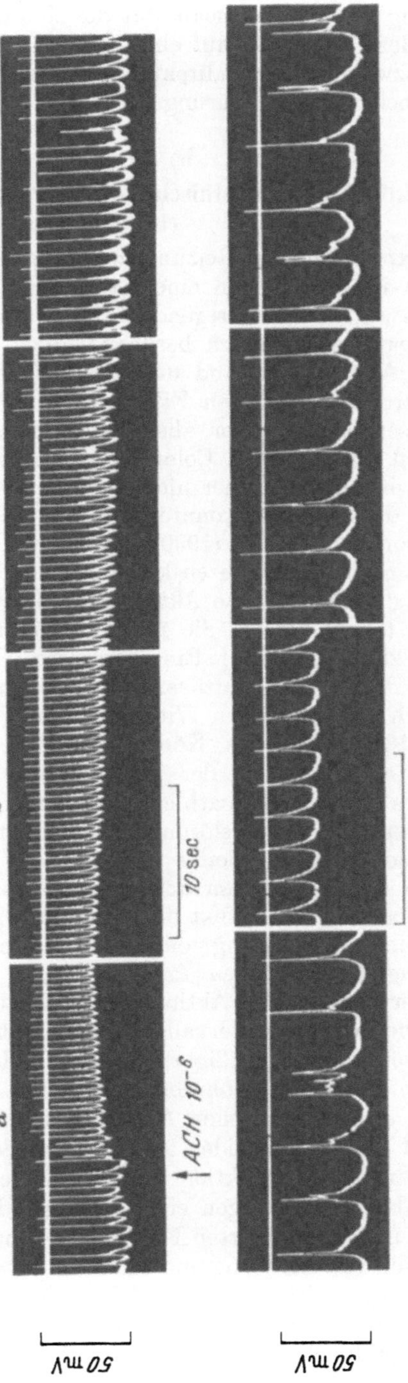

Die Ergebnisse lassen vermuten, daß die — für den Erregungsvorgang entscheidend wichtigen — Na^+-*Ionen* auch bei den stimulierenden Effekten von Acetylcholin auf die glatte Muskulatur des Darms beteiligt sind. Die depolarisierende Wirkung von Acetylcholin in Na^+-freiem Milieu spricht jedoch dafür, daß Acetylcholin keine *spezifische*

---

[1] Burnstock 1958.   [2] Bülbring und Kuriyama 1963a.   [3] Kuriyama 1963.

Abb. 17. Wirkung von Acetylcholin auf die intracellulär abgeleitete elektrische Aktivität der Taenia coli des Meerschweinchens. Oben: Langsame Filmgeschwindigkeit. a Beginn der Acetylcholin-Einwirkung, b Ende der Acetylcholin-Einwirkung, c 70 sec nach Auswaschen von Acetylcholin, d 2 min später. Unten: Wie oben aber schnelle Filmgeschwindigkeit. Acetylcholin depolarisiert die Membran und steigert die Spike-Frequenz. Die Aktionspotentiale werden niedriger; ihr Anstieg und Abfall wird träger. Nach Auswaschen von Acetylcholin erfolgt eine überschießende Restitution (aus Bülbring u. Kuriyama 1963).

Steigerung der Na^+-Permeabilität der Membran bewirkt. Inwieweit die starken Effekte der Ca^{++}-Ionen auf einer direkten Mitwirkung als elektrische Ladungsträger[1] bzw. auf einer indirekten Beeinflussung der Na^+-Permeabilität[2] beruhen, bedarf noch weiterer Klärung.

b) Sympathicus-Effekte.

1. Einfluß der sympathischen Nervenreizung auf die elektrische Aktivität einzelner Muskelfasern.

Bei experimenteller Reizung der sympathischen Nerven des Darms wird bekanntlich im allgemeinen eine Hemmung der Darmmotorik beobachtet[3]. Gelegentlich auftretende erregende Effekte dürften vorwiegend auf der Mitreizung parasympathischer Fasern beruhen[4]; doch kann wohl im Einzelfalle auch der jeweilige Aktivitätszustand der Muskulatur den Reizerfolg beeinflussen[5]. Mit den elektrophysiologischen Effekten der Sympathicus-Reizung auf die einzelne Muskelfaser hat sich vor allem GILLESPIE (1962a) beschäftigt. Seine Untersuchungen am isolierten Colonpräparat des Kaninchens zeigen, daß die Sympathicuswirkung auch hier nicht einfach die Umkehrung der Parasympathicus-Wirkung darstellt. So konnten z. B. — in Übereinstimmung mit früheren Befunden von FINKLEMAN (1930) sowie von GARRY u. GILLESPIE (1955) — nach einzelnen Sympathicusreizen keine deutlichen Effekte, weder auf die elektrische noch auf die mechanische Aktivität, festgestellt werden. Erst mit zunehmender Frequenz (5/sec) kommt die für den Sympathicus charakteristische hemmende Wirkung zum Vorschein. Eine komplette Unterdrückung der Spontanaktivität erfordert dabei Reizfrequenzen von 20/sec und darüber. Hierdurch lassen sich dann auch die erregenden Wirkungen des Parasympathicus neutralisieren.

Abb. 18A zeigt eine Kontroll-Registrierung der elektrischen Einzelfaser-Tätigkeit zusammen mit der mechanischen Spannungsentwicklung des Gesamtpräparates vor der Sympathicus-Reizung. Langsame Potentialwellen wirken als „Generator" für die Auslösung einer oder mehrerer Spitzenpotentiale, die von Kontraktionswellen begleitet sind. Abb. 18B wurde aus der selben Faser wie Abb. 18A beim Einsetzen der Sympathicus-Reizung mit einer Frequenz von 5/sec gewonnen. Der Effekt der Sympathicusreizung kommt hier typischerweise erst mit einer Verzögerung von einigen Sekunden in Gang und äußert sich in einer *Abflachung der langsamen Potential-Wellen*. Das Schwellenpotential zur Auslösung der eigentlichen Aktionspotentiale wird infolgedessen jeweils später erreicht. Die Erregungsintervalle nehmen deutlich zu.

Ein weiterer regelmäßig zu beobachtender Effekt der Sympathicus-Reizung besteht in der *Dissoziation* der elektrischen Aktivität der angestochenen Einzelzelle und der mechanischen Aktivität des Gesamtpräparates. So sind z. B. in Abb. 18B die ersten beiden Aktionspotentiale nach Reizbeginn nur von einer sehr schwachen Kontraktion gefolgt. Zwischen der letzten und vorletzten Erregungssalve wird dagegen eine Zunahme der Spannungsentwicklung sichtbar, ohne daß in der punktierten Faser überhaupt Aktionspotentiale auftreten. Diese Dissoziation von Erregung und Kontraktion dürfte auf einer partiellen *Hemmung der Erregungsfortleitung* durch Adrenalin in bestimmten Bezirken des Darmpräparates beruhen, so daß die punktierte Einzelfaser nicht mehr erregt wurde, während zahlreiche Nachbarfasern offenbar noch auf die Nervenreizung mit Erregung und Kontraktion antworteten. Diese ungenügende Synchronisierung der Erregungsausbreitung muß sich bei Steigerung der Reizfrequenz schließlich

---

[1] Evans, Schild und Thesleff 1958, Edman und Schild 1961a und b.
[2] Bülbring und Kuriyama 1963a.   [3] Garry 1957.   [4] Langley und Andersson 1895.
[5] Munro 1953, van Harn 1963.

in einer Kontraktions-Verminderung auswirken, ein Mechanismus, den Bozler[1] schon vor vielen Jahren für die Kontraktions-Hemmung durch Sympathicus-Reizung bzw. Adrenalin verantwortlich gemacht hat. Auf diese Weise werden

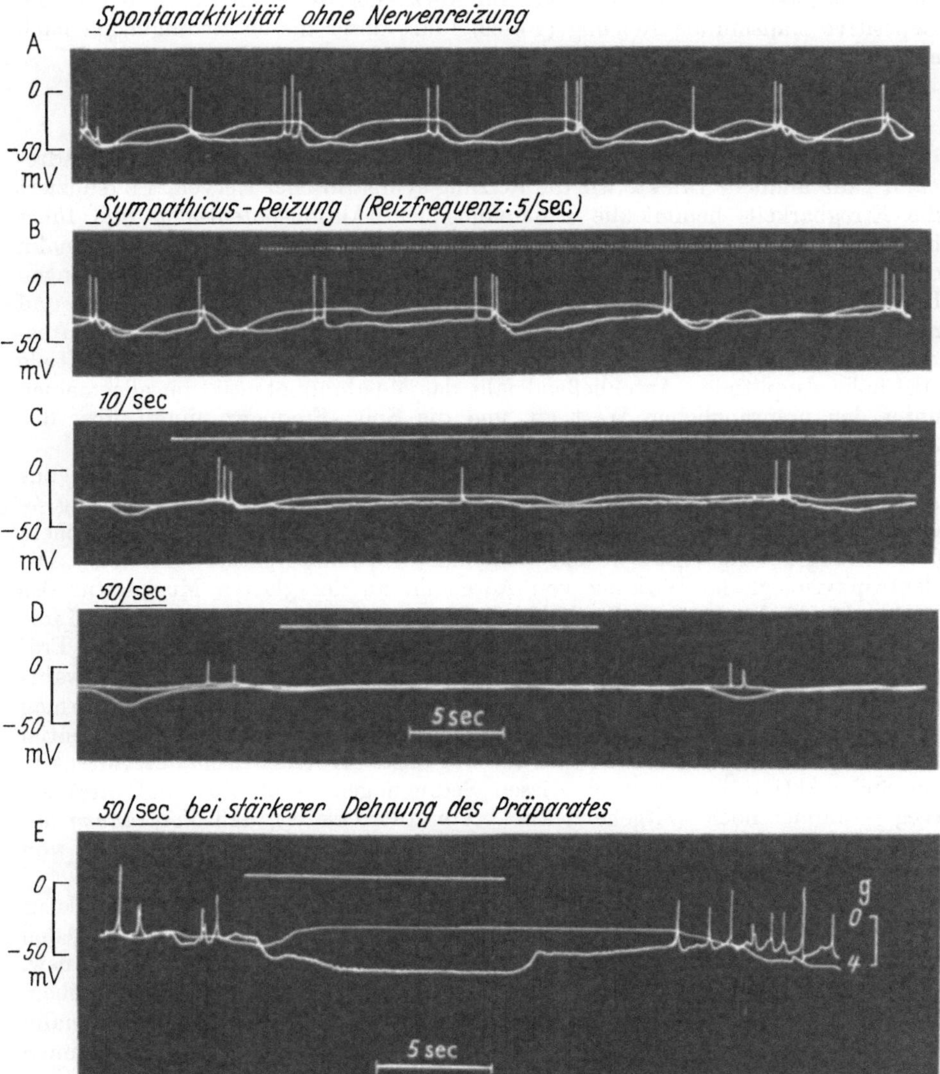

Abb. 18. Einfluß der Sympathicusreizung auf die elektrische und mechanische Aktivität des isolierten Kaninchen-Dickdarms. Intracelluläre Potential-Messung und isometrische Spannungs-Registrierung am innervierten Colonpräparat (Kontraktion nach unten aufgezeichnet). Mit steigender Impulszahl (B—D) bewirkt Sympathicusreizung eine zunehmende Abflachung der Präpotentiale ("slow waves") und vergrößert die Erregungsintervalle bis zur völligen elektrischen und mechanischen Inaktivität. Bei stärkerer Vordehnung des Präparates (E) erfolgt während der Sympathicus-Reizung gleichzeitig mit der Unterdrückung der Aktionspotentiale eine beträchtliche Hyperpolarisation und Erschlaffung (nach GILLESPIE 1962a).

immer weniger Fasern von der Erregung ergriffen; schließlich verschwinden auch die langsamen Wellen und damit die Spontanaktivität (vgl. Abb. 18C und D). Das Membranpotential stellt sich dabei auf einen konstant hohen Wert ein, wie er gewöhnlich in der Repolarisations-Phase einer langsamen Welle erreicht wird.

---

[1] BOZLER 1940.

Bei *transmuraler* Stimulierung atropinbehandelter Präparate der Taenia coli haben Burnstock et al.[1] mit Einzelreizen von weniger als 0,1 msec Dauer regelrechte *Hyperpolarisationswellen* von 500—1200 msec Dauer gemessen, welche die Spontanaktivität unterbrachen und kurzdauernde Erschlaffung bewirkten. Repetitive transmurale Reizung (10/sec) führt unter diesen Bedingungen nach einer Latenz von 150 msec zu Potential-Anstiegen bis 15 mV.

2. Einfluß und Wirkungsmechanismus von Adrenalin.

An der erregbaren Membran der glatten Muskulatur des Darms besitzt Adrenalin ganz ähnliche Effekte wie die Reizung sympathischer Nerven: Es reduziert die Erregbarkeit, hemmt die Entstehung von Aktionspotentialen und führt häufig zum Anstieg des Membranpotentials über den Maximalwert vor Adrenalin d. h. zur Hyperpolarisation[2]. Die Muskelerschlaffung, welche diese Wirkungen begleitet, ist wahrscheinlich allein die Folge dieser bioelektrischen Effekte und nicht einer primären Hemmung des kontraktilen Systems[3]. Nach dem Auswaschen von Adrenalin besitzen die ersten wiederkehrenden Aktionspotentiale eine hohe Amplitude. Anschließend fällt das Membranpotential im allgemeinen unter den ursprünglichen Wert ab, und die Spike-Frequenz nimmt über das Ausgangsniveau hinaus zu[4].

Typische Adrenalin-Wirkungen auf Erregung und Kontraktion sind aus Abb. 19 ersichtlich. In Abb. 19b—d kommt — bei schneller Registrierung — unter Adrenalin auch eine Umformung der Aktionspotentiale zum Vorschein (Versteilung des ansteigenden und abfallenden Aktionspotential-Schenkels). Die elektrophysiologische Wirkung von Adrenalin an der glatten Muskulatur des Darms dürfte also — ähnlich wie bei der Sympathicusreizung — in erster Linie in der Unterdrückung der spontanen langsamen Wellen bestehen, die als Präpotentiale zur Auslösung fortgeleiteter Erregungen führen. Dazu kommt wahrscheinlich noch eine Hemmung des Spike-Mechanismus selbst[5]. Adrenalin vermag z. B. die Membran nicht mehr zu hyperpolarisieren, wenn das initiale Potential schon eine Höhe von etwa 65—70 mV aufweist. Trotzdem schaltet Adrenalin die Spike-Aktivität auch unter diesen Bedingungen — offenbar auf direktem Weg — immer noch weitgehend aus[6]. Von Interesse ist, daß *Vordehnung* der Muskelpräparate das Auftreten einer Hyperpolarisation unter dem Einfluß von Adrenalin bzw. sympathischer Nervenreizung begünstigt.

Bülbring u. Mitarb.[7] haben in den letzten Jahren an der glatten Muskulatur der Taenia coli auch die Adrenalinwirkungen auf den Sauerstoff-Verbrauch, den Stoffwechsel der energiereichen Phosphate, den aktiven Kationentransport usw. genauer geprüft. Hierbei haben sich Anhaltspunkte für die Auffassung ergeben, daß die hyperpolarisierenden, erregungshemmenden Wirkungen von Adrenalin auf dem Weg über eine Steigerung des *oxydativen Stoffwechsels* zustande kommen könnten. Tatsächlich erhöht Adrenalin am ungedehnten Muskel trotz seiner erschlaffenden Wirkung den Sauerstoff-Verbrauch[8] und fördert die aktive K^+-Stapelung[9] bzw. die Na^+-Elimination[10] der Muskelzellen. Diese Wirkungen wären durchaus in der Lage, einen Anstieg des Membranpotentials durch Aktivierung einer *elektrogenen* Natrium-Pumpe zu erklären[11]. Die Frage, welche Stoffwechselschritte im Einzelnen zu diesem Erfolg führen, ist gegenwärtig noch nicht endgültig zu beantworten. Eine Aktivierung der *Phosphorylase*, die früher für diese

[1] Burnstock, Campbell, Bennett und Holman 1963.
[2] Bülbring 1956, 1957, 1960, 1961.   [3] Bülbring 1961.   [4] Bülbring 1960, 1961.
[5] Burnstock 1958a.   [6] Bülbring 1962, Bülbring und Kuriyama 1963a.
[7] Vgl. Bülbring 1960, 1961, Bueding und Bülbring 1964.   [8] Bülbring 1953.
[9] Born und Bülbring 1956.   [10] Bülbring und Goodford 1962.   [11] Burnstock 1958a.

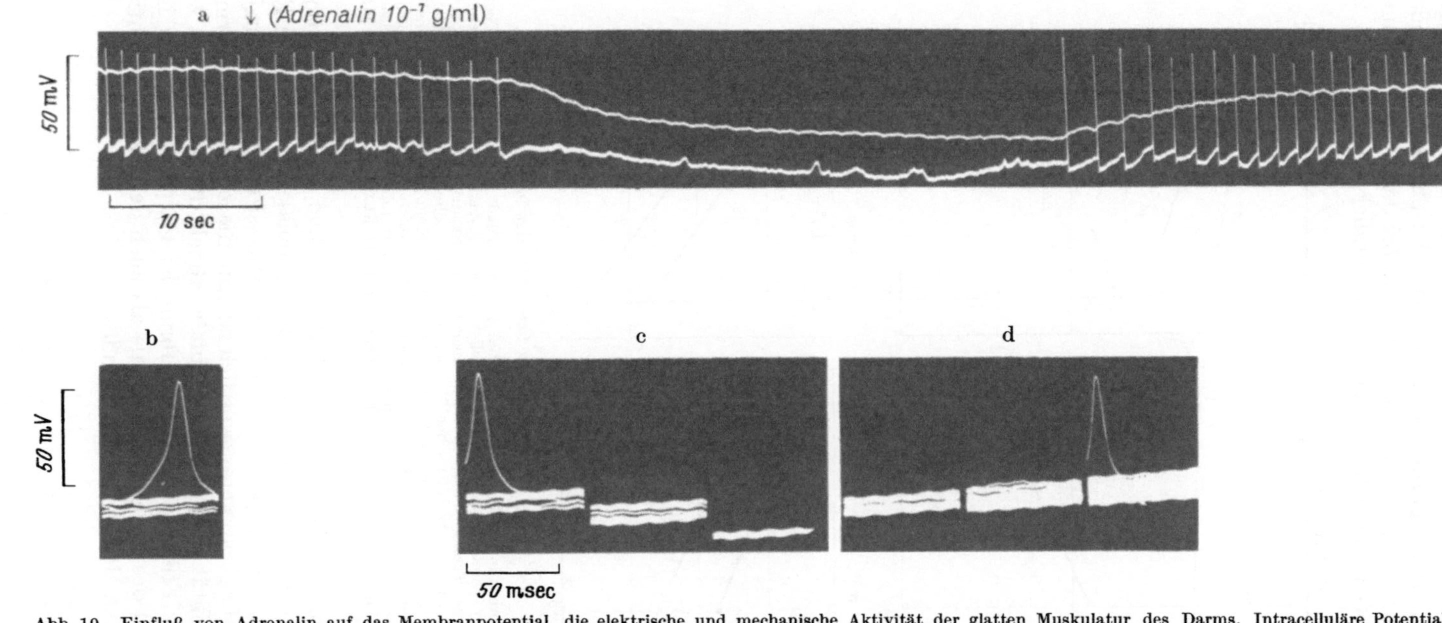

Abb. 19.   Einfluß von Adrenalin auf das Membranpotential, die elektrische und mechanische Aktivität der glatten Muskulatur des Darms. Intracelluläre Potential-Messung und isometrische Spannungs-Registrierung (Kontraktion nach oben) aus der isolierten Taenia coli des Meerschweinchens. a Kontinuierliche Registrierung bei kleiner Filmgeschwindigkeit. b—d Ausschnitte der Registrierung bei schneller Zeitablenkung. b Aktionspotentiale in normaler Lösung. c Letztes Aktionspotential vor dem Stillstand der Aktivität. d Erstes Aktionspotential nach Wiedereinsetzen der Aktivität (nach BÜLBRING u. KURIYAMA 1963a).

Wirkung verantwortlich gemacht wurde[1], gilt heute als weniger wahrscheinlich[2]. Dagegen konnten Bueding et al.[3] eine stoffwechselabhängige Steigerung der *Energie-Bereitstellung* in Form energiereicher Phosphate (ATP und Kreatin-phosphat [CP]) durch Adrenalin nachweisen, die bei definierten Dehnungsgraden der Hyperpolarisation quantitativ und zeitlich parallel geht (vgl. Abb. 20).

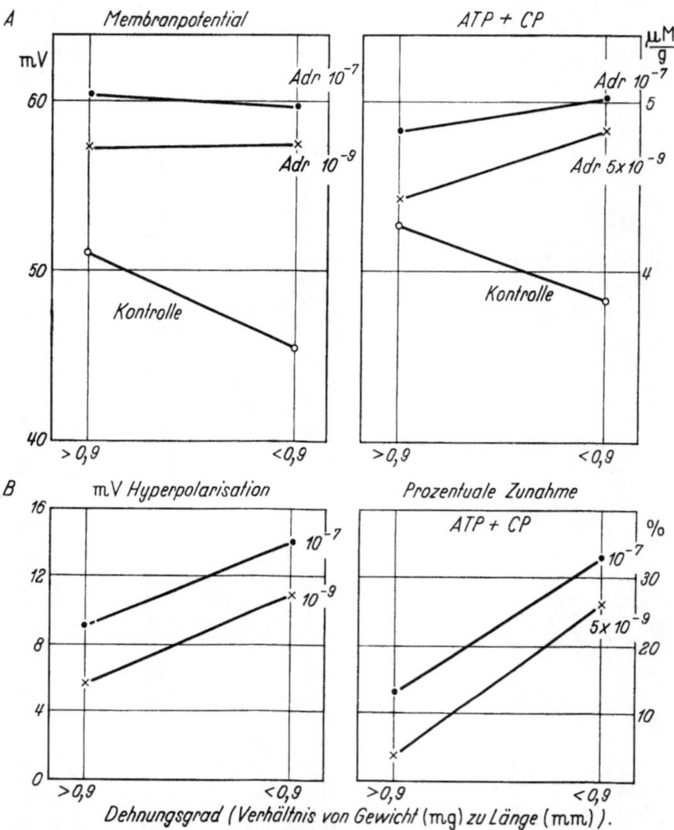

Abb. 20. Einfluß von Adrenalin auf das Membranpotential und den Gehalt an energiereichem Phosphat in Abhängigkeit vom Grad der Vordehnung. Ergebnisse paralleler elektrophysiologischer und biochemischer Untersuchungen an der isolierten Taenia coli des Meerschweinchens. *A* Absolutwerte des Membranpotentials (linke Seite) und des Gewebsgehalts an energiereichen Phosphaten (rechte Seite). *B* Prozentuale Änderung dieser Größen. Stärkere Dehnung (Dehnungsgrad < 0,9) reduziert das Membranpotential und den Gehalt an energiereichem Phosphat. Adrenalin steigert das Membranpotential und die energiereichen Phosphate bei gleichbleibender Dehnung. Der Effekt nimmt mit steigender Dehnung zu. Die adrenalinbedingte Hyperpolarisation und der Anstieg von ATP bzw. CP zeigen ein paralleles Verhalten (nach Bueding u. Bülbring 1964).

Für die Hemmung der Spike-Aktivität, die ohne Hyperpolarisation in Erscheinung tritt, scheint nach diesen neueren Ergebnissen weniger eine Förderung des aktiven Kationentransports als vielmehr eine stoffwechselabhängige Ca^{++}-Wirkung auf die Membran verantwortlich zu sein, die sich in einer Verminderung der Na^+-Permeabilität auswirkt[4]. Jedenfalls ähnelt die beobachtete Adrenalin-Wirkung den Ca^{++}-Effekten auf die Membran der glatten Muskulatur in der Beeinflussung sowohl des Membranpotentials als auch der Aktionspotential-Form[5] und des elektrischen Membran-Widerstandes[4].

[1] Axelsson, Bueding und Bülbring 1961.
[2] Bueding, Bülbring, Kuriyama und Gercken 1962.
[3] Bueding, Bülbring, Gercken und Kuriyama 1963.
[4] Vgl. Bueding und Bülbring 1964.   [5] Bülbring und Kuriyama 1963 b.

II. Muskulatur des Vas deferens.

Es ist schon seit langem bekannt, daß manche Arten von glatter Muskulatur — wie z. B. das Vas deferens — durch den N. sympathicus zu verstärkter Aktivität angestoßen werden. Dank den Arbeiten von BURNSTOCK u. HOLMAN[1] sowie von KURIYAMA[2] am Vas deferens des Meerschweinchens liegt nunmehr auch eine genauere elektrophysiologische Analyse dieser *erregenden Sympathicus-Wirkungen* vor. Im Gegensatz zur Darmmuskulatur zeigt das Vas deferens ohne Einwirkung vegetativer Nerven keine erkennbare Spontanaktivität. Erst rhythmische Reizung des sympathischen N. hypogastricus[3] oder direkte Anwendung der sympathischen Überträgerstoffe löst hier kräftige Kontraktionen aus[4]. Das Vas deferens kann somit als *Beispiel für solche glatte Muskeln* gelten, die — *ohne eigene Spontanaktivität* zu besitzen — *auf dem Wege des Sympathicus zur Erregung gebracht* werden.

a) Das elektrophysiologische Verhalten der Membran ohne Nervenreizung.

Das Fehlen einer erkennbaren mechanischen Spontanaktivität im Vas deferens läßt zunächst auch ein unverändert konstantes Ruhepotential der einzelnen Muskelfasern erwarten. Diese Annahme trifft jedoch — nach dem Ergebnis intracellulärer Mikroelektroden-Ableitungen — nicht ohne Einschränkung zu. In der Tat fehlt bei diesen Muskelzellen die Rhythmik spontaner langsamer Potential-Wellen mit aufgesetzten Spitzenpotentialen vollständig, wie sie für die spontan aktive Muskulatur des Darms charakteristisch ist[5]. Dagegen konnten BURNSTOCK u. HOLMAN[6] sowie — unabhängig von ihnen auch — KURIYAMA (1964) an der Muskulatur des Vas deferens spontane kurzdauernde Depolarisationen ohne fortgeleitete Erregung und ohne begleitende mechanische Reaktion nachweisen. Diese Erscheinungen wurden von BURNSTOCK u. HOLMAN als *„miniature junction potentials"* *(Miniatur-Verbindungspotentiale)* bezeichnet und mit ähnlichen Phänomenen an anderen neuro-muskulären Verbindungsstellen — z. B. den motorischen Endplatten[7] — verglichen. Die Miniatur-Potentiale des Vas deferens treten mit einer Häufigkeit von etwa 0,1—1/sec in jeder Faser auf (vgl. Abb. 21a). Ihre Amplituden schwanken von 1—12 mV und darüber. Kleine Potentiale sind jedoch wesentlich häufiger als große. Die Dauer der einzelnen Schwankung beträgt bei 36° C etwa 100—200 msec (Abb. 21d). Die Autoren nehmen an, daß es sich dabei — wie bei anderen neuro-muskulären Miniatur-Potentialen[7] — um die *Wirkung spontan frei werdender kleiner Quantitäten des erregenden Überträgerstoffes* handelt und daß dieser Überträgerstoff im vor-

---

[1] BURNSTOCK und HOLMAN 1961, 1962a und b, 1963.   [2] KURIYAMA 1963, 1964.
[3] Nach LANGLEY u. ANDERSSON (1894) sowie GRUNDFEST u. GASSER (1938) enthält der N. hypogastricus vor allem marklose postganglionäre Fasern. Neuerdings ist jedoch auch das Vorkommen präganglionärer Fasern nachgewiesen worden (SJÖSTRAND 1962, FERRY 1963, KURIYAMA 1963a). Es wird von verschiedenen Autoren (BURNSTOCK u. HOLMAN 1962b, 1963, KURIYAMA 1963a, HOLMAN 1964) angenommen, daß es sich auch hierbei um sympathische Fasern handelt, die erst in der Nähe des Erfolgsorgans bzw. intramural umgeschaltet werden. Bei Reizung der parasympathischen Nerven des Sacralmarks sahen LANGLEY u. ANDERSSON (1896) bei verschiedenen Säugetieren nie eine Antwort des Vas deferens. Nach dem Ergebnis histologischer Untersuchungen erfahren die versorgenden Nerven beim Eintritt in die Wandung des Organs eine starke Aufzweigung, welche die Muskulatur mit einem dichten Grundplexus (HILLARP 1959) oder Terminalreticulum (STÖHR 1954) durchdringt. Elektronenoptische Befunde lassen vermuten, daß die Endaufzweigungen des vegetativen Grundplexus jeweils mit vielen Muskelfasern Kontakt aufnehmen, wobei eine Muskelzelle auch jeweils von mehreren Nervenverzweigungen aus erreicht wird (vgl. BURNSTOCK u. MERRILLEES 1964).
[4] BURNSTOCK und HOLMAN 1961, 1963.   [5] Vgl. S. 65.
[6] BURNSTOCK und HOLMAN 1961, 1962a und b.
[7] BURKE 1957, GINSBURG 1960, DUDEL und KUFFLER 1961, KATZ 1962.

liegenden Falle *Noradrenalin* ist. Atropin, das die Effekte des parasympathischen Überträgerstoffes blockiert, besitzt dementsprechend am Vas deferens keinen Einfluß auf die Miniatur-Potentiale[1]. Dagegen konnte ihr Auftreten durch Sympathicus-Blocker wie z. B. Yohimbin verhindert werden[1]. Chronische Denervierung reduzierte die Häufigkeit der spontanen Entladungen, weniger ihre Amplitude[2]. Auch Vorbehandlung der Versuchstiere mit Reserpin, welches bekanntlich die natürlichen Vorräte an Catecholaminen in den sympathischen Nervenendigungen erschöpft, setzt die Frequenz (und die Amplitude) der Miniatur-Potentiale herab[2]. Calciumgaben waren praktisch unwirksam[1].

Die unterschiedlichen Amplituden sowie die größere Häufigkeit kleiner Potentiale könnten z. B. dadurch zustande kommen, daß in der punktierten Faser Potentiale von vielen Synapsen elektrisch aufgefangen werden, wobei natürlich

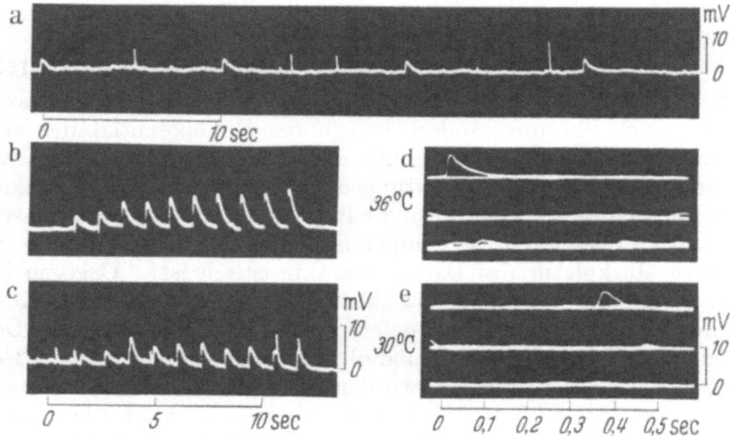

Abb. 21. Intracelluläre Ableitungen aus der glatten Muskulatur des Vas deferens vom Meerschweinchen. a Unterschwellige neuro-muskuläre Verbindungspotentiale (mit steilem Anstieg und flachem Abfall) ausgelöst durch elektrische Reizung des N. hypogastricus mit einer Frequenz von 0,1/sec; dazwischen finden sich spontan auftretende kurzdauernde Miniatur-Verbindungspotentiale von unterschiedlicher Frequenz und Amplitude. b u. c Bahnung unterschwelliger neuro-muskulärer Verbindungspotentiale bei frequenter Nervenreizung (1/sec) ohne (b) bzw. mit (c) aufgesetzten Miniatur-Verbindungspotentialen. d u. e Schnelle Registrierung spontaner Miniatur-Verbindungspotentiale bei 36 und bei 30° C (aus Kuriyama 1964).

weiter entfernte Entladungen, die mit kleiner Amplitude zur Registrierung kommen, zahlenmäßig überwiegen[3]. Eine andere Möglichkeit wäre, daß der Überträgerstoff in ungleichen Quantitäten freigesetzt wird. Eine Entscheidung hierüber ist jedoch bisher am Vas deferens aus technischen Gründen nicht gelungen[4]. Sieht man von diesen ungeklärten Spezialfragen ab, so zeigen die angeführten Ergebnisse, daß die glatte Muskulatur verschiedener Organe sich schon im Ruhezustand elektrophysiologisch uneinheitlich verhält. Die unterschiedliche Neigung zur Spontanaktivität dürfte dabei in Verschiedenheiten der erregbaren Membran der glatten Muskelzellen begründet sein. Dagegen scheint das Auftreten der Miniatur-Potentiale weniger auf Besonderheiten der glatten Muskulatur, sondern eher der sympathischen Innervation bzw. der Noradrenalin-Freisetzung zu beruhen.

b) Bioelektrische Reaktionen bei sympathischer Nervenreizung.

Wird der N. hypogastricus mit einem elektrischen *Einzelimpuls* submaximaler Stärke gereizt, so läßt sich in jeder Einzelfaser des Vas deferens eine kurzdauernde Depolarisation nachweisen. Diese Depolarisation führt jedoch allein

---

[1] Burnstock und Holman 1962a.   [2] Burnstock und Holman 1962b.
[3] Kuriyama 1964.   [4] Holman 1964.

meist noch nicht zur Auslösung eines Aktionspotentials und hat selbst keine Kontraktion zur Folge. BURNSTOCK u. HOLMAN[1] sprechen von einem *„junction potential"*, einem (neuro-muskulären) *Verbindungspotential*. Im Grunde handelt es sich dabei um denselben elektrophysiologischen Vorgang, welchen GILLESPIE (1962b) in der glatten Muskulatur des Colons bei Parasympathicus-Reizung beobachtete und als „slow potential" (langsames Potential) beschrieb. Auch das Endplattenpotential des curarisierten Skeletmuskels stellt eine prinzipiell vergleichbare Erscheinung dar. In jedem Falle führt hierbei ein Nervenimpuls zur Freisetzung eines depolarisierenden Überträgerstoffes, der an der postsynaptischen Membran eine *lokale* Erregung erzeugt, woraus sich gegebenenfalls eine *fortgeleitete* Erregung entwickelt. Die glatte Muskulatur des Darms unterscheidet sich dabei vom Vas deferens nur dadurch, daß sie durch Acetylcholin erregt und durch Adrenalin gehemmt wird, während das Vas deferens auf die gleichen Überträgerstoffe umgekehrt reagiert. Weitere Besonderheiten der glatten Muskelfasern des Vas deferens sind: a) eine relativ *hohe Schwelle* zur Auslösung fortgeleiteter Erregungen und b) eine ausgesprochene Neigung zur *Bahnung* bzw. *Summation* unterschwelliger Depolarisationen. Dadurch werden auch unterschwellige Depolarisationen, die für sich allein nicht zur Auslösung einer fortgeleiteten Erregung führen könnten, über die hohe Schwelle gehoben. Für die Elektrophysiologie ergibt sich hieraus die interessante Möglichkeit, das Verhalten unterschwelliger Depolarisationen unverdeckt von fortgeleiteten Erregungen zu untersuchen und den Mechanismus der Bahnung und Summation zu studieren:

Die Verbindungspotentiale als Folge einzelner Nervenreize besitzen eine Amplitude von wenigen Millivolt und unterscheiden sich von den spontanen Miniaturpotentialen vor allem durch ihren trägeren Verlauf (vgl. Abb. 21). Auf eine schnelle Anstiegsphase (Halbwertzeit 20 msec) folgt ein langsamer Abfall (Halbwertzeit 150 msec)[2]. Dieselbe Antwort wird auch bei der Reizung der intramuralen Nerven gefunden[3]. Zur Vermeidung einer direkten Muskelreizung muß dabei die Reizdauer so kurz gewählt werden, daß sie nur die Nervenfasern mit ihrer kürzeren Chronaxie erfaßt. Die *Latenz* zwischen dem Zeitpunkt der Reizung und dem Auftreten eines Verbindungspotentials beträgt hierbei — im Gegensatz zu den oben erwähnten Befunden am Colon[4] — nur etwa 5—10 msec[2,3]. Sowohl bei Reizung des N. hypogastricus in einiger Entfernung vom Eintritt des Nerven in das Präparat als auch bei intramuraler Nervenreizung nimmt die *Amplitude* der Verbindungspotentiale mit wachsender *Reizstärke* zu[2,3]. Dieser Befund läßt vermuten: a) daß eine einzelne Muskelfaser jeweils von mehreren Nervenfasern versorgt wird, b) daß die Höhe der Verbindungspotentiale mit der Zahl der erregten Nervenfasern in Abhängigkeit von der Stärke der Nervenreizung variiert und c) daß sich deren depolarisierende Wirkung bei entsprechend hoher Reizfrequenz summiert.

Während z. B. Reizfrequenzen von 0,1/sec noch keinen Einfluß auf die Amplituden der aufeinanderfolgenden Verbindungspotentiale erkennen lassen, bewirkt eine Erhöhung auf 1—3/sec schon eine Amplitudenvergrößerung auf das fünf- bis sechsfache des Ausgangswertes bei langsamer Frequenz bzw. Einzelreizen (Bahnungseffekt). Bei weiterer Steigerung der Reizfrequenz über 2—3/sec fällt der Beginn des einzelnen Verbindungspotentials jeweils in die noch unvollständige Repolarisationsphase des vorhergehenden. Das Membranpotential stellt sich dabei infolge *Summation* der Depolarisations-Rückstände auf einen niedrigeren Durchschnittswert ein. Etwa in demselben Maße, wie dabei die Summation zunimmt, sinkt jedoch die Amplitude der einzelnen Verbindungs-Potentiale ab,

---

[1] BURNSTOCK und HOLMAN 1961, 1962a und b. [2] BURNSTOCK und HOLMAN 1961.
[3] KURIYAMA 1963. [4] GILLESPIE 1962b.

so daß eine optimale Bahnungswirkung bei einer Reizfrequenz von 2—3/sec resultiert.

Bedingung für die *Auslösung eines Aktionspotentials* ist, daß die lokalen Depolarisationen die Schwelle überschreiten, welche ziemlich konstant bei einem Potential von etwa —40 mV liegt[1]. Bei einem durchschnittlichen Ruhepotential von ca. —62 mV (50—73 mV[2]) muß also die Membran um rund 22 mV depolarisiert werden, damit ein Aktionspotential entstehen kann. Dabei ist es gleichgültig, auf welchem Wege (Bahnung, Summation, Erhöhung der Reizstärke) die Amplitude des Verbindungspotentials die Schwelle erreicht[3]. Abb. 22 zeigt die Auslösung eines Aktionspotentials im Vas deferens bei Nervenreizung unter verschiedenen Bedingungen: Am frischen Präparat (Abb. 22 A) bleibt nur das

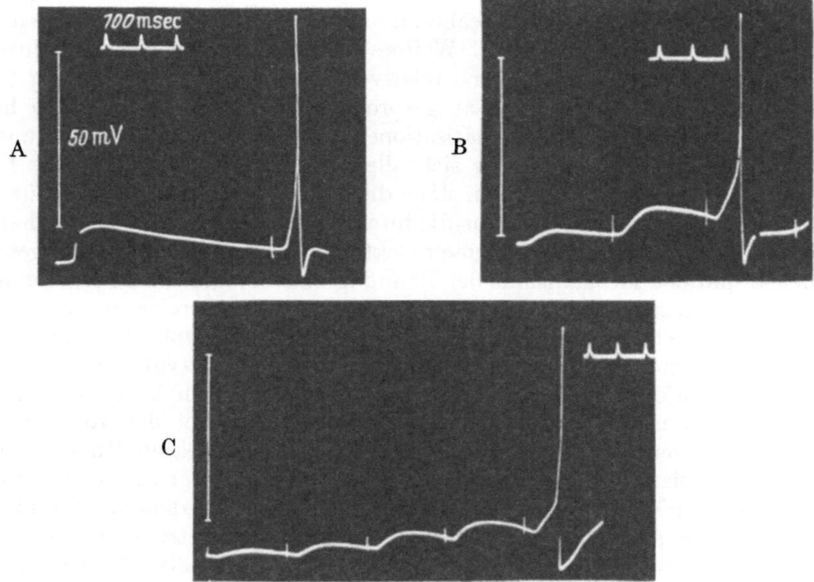

Abb. 22. Intracelluläre Ableitung des Membranpotentials einzelner Muskelfasern des Vas deferens vom Meerschweinchen bei Reizung des N. hypogastricus. A Frisches Präparat am Versuchsbeginn. Ein einzelner Nervenimpuls löst zunächst ein unterschwelliges neuromuskuläres Verbindungspotential aus, das langsam abklingt. Das Verbindungspotential des zweiten Nervenreizes wird sofort überschwellig und löst ein Aktionspotential aus. B Eine andere Muskelfaser desselben Präparats nach einer Stunde. Infolge Austrocknung des Nerven sind die einzelnen Verbindungspotentiale kleiner geworden. Erst der dritte Nervenreiz führt zu einer fortgeleiteten Erregung. C Ableitung 15 min später. Die anfänglich niedrigen neuromuskulären Verbindungspotentiale erreichen durch Summation (Anstieg der Fußpunkte) und Bahnung (Amplitudenzunahme) nach dem 5. Nervenreiz die Schwelle zur Auslösung einer fortgeleiteten Erregung (nach Burnstock u. Holman 1961a).

— durch den ersten Nervenreiz ausgelöste — Verbindungspotential unterschwellig; schon das zweite Potential führt zu einer fortgeleiteten Erregung. Mit zunehmender Schädigung des Nerven werden die einzelnen Verbindungspotentiale jedoch kleiner, so daß immer mehr Reize erforderlich sind, um die Schwelle zu erreichen (Abb. 22 B und C). Man erkennt in Abb. 22 deutlich die schrittweise Amplituden-Zunahme der einzelnen unterschwelligen Depolarisationen (Bahnung) sowie den gleichzeitigen Abfall des Membranpotentials (Summation). Erst die auf diese Weise ausgelösten Aktionspotentiale rufen dann eine Kontraktion hervor. Das Ausmaß der mechanischen Spannungsentwicklung nimmt hierbei mit der Frequenz der Aktionspotentiale zu, so wie dies auch von anderen glatten Muskeln bekannt ist[4]. Möglicherweise kommt es bei sehr frequenter Nervenreizung (mehr

[1] Burnstock und Holman 1963.   [2] Kuriyama 1963.
[3] Burnstock, Holman und Kuriyama 1964.   [4] Holman 1964.

als 20/sec) — ähnlich wie am Colonpräparat[1] — zu einer Dauerdepolarisation mit begleitendem Anstieg der mechanischen Spannungsentwicklung. Diese Frage ist jedoch noch nicht endgültig geklärt.

Auch das *Zustandekommen der Bahnung* bedarf noch weiterer Studien. So wäre es denkbar, daß die Amplituden-Vergrößerung der Verbindungspotentiale bei häufigerer Aufeinanderfolge unterschwelliger Reize durch eine zunehmende Empfindlichkeit der Membran gegenüber dem Überträgerstoff bedingt ist. BURNSTOCK, HOLMAN u. KURIYAMA (1964) denken allerdings mehr an eine *vermehrte Freisetzung von Noradrenalin* bei rascherer Reizfolge. Sie stützen ihre Annahme darauf, daß die Muskulatur des Vas deferens bei direkter Anwendung von Noradrenalin keine Steigerung der Empfindlichkeit erkennen läßt[2] und eine Erschöpfung der präsynaptischen Noradrenalin-Speicher durch chronische Reserpin-Behandlung den Bahnungseffekt verzögert[3]. Außerdem besitzen die — in zufälliger Folge spontan einfallenden — Miniatur-Potentiale keinerlei Abhängigkeit vom herrschenden Bahnungs-Zustand, was bei einer Empfindlichkeits-Steigerung der Membran ebenfalls zu erwarten wäre. Die Bahnung der neuromuskulären Verbindungspotentiale dürfte also — ebenso wie die Entstehung der Miniatur-potentiale — mehr auf einer speziellen *Eigenart der Nervenendigungen* des vegetativen Grundplexus als auf Besonderheiten der erregbaren Membran der glatten Muskelfasern beruhen.

III. Andere glatte Muskeln.

Nach einem Vorschlag von BOZLER (1948) läßt sich die glatte Muskulatur allgemein in Typen mit syncytialem Charakter (sog. „*single unit type*") und solche mit Einzelzell-Charakter (sog. „*multi unit type*") einteilen. Bei der ersten Gruppe, zu der die Darmmuskulatur zu rechnen ist, dominiert die myogene Automatie; sie wird von den vegetativen Nerven in der Hauptsache nur regulierend beeinflußt. Die zweite Gruppe vom Typ des Vas deferens zeigt in der Regel dagegen keine Spontanaktivität; sie wird erst durch die Erregung der versorgenden vegetativen Nerven aktiviert und ähnelt in dieser Hinsicht mehr der Skeletmuskulatur. Ähnlich wie die Darmmuskulatur verhalten sich auch die Uterusmuskulatur und die Muskulatur des Ureters, wogegen die Katzen-Nickhaut, der M. retractor penis des Hundes, die inneren Augenmuskeln und wahrscheinlich auch die Gefäßmuskulatur dem Vas deferens funktionell näher verwandt sind[4]. Bei anderen Arten von glatter Muskulatur ist die Zuordnung zu der einen oder anderen Kategorie jedoch schwierig oder — mangels geeigneter Befunde — bisher noch nicht möglich. Soweit heute schon elektrophysiologische Daten vorliegen, wird darauf im folgenden eingegangen.

a) Die Uterusmuskulatur.

Die glatte Muskulatur der Gebärmutter stellt — obschon elektrophysiologisch mit am besten untersucht — hinsichtlich ihrer vegetativen Beeinflußbarkeit ein wenig ergiebiges Objekt dar. Der Grund hierfür ist einleuchtend: Tatsächlich dominiert an diesem Muskel der *hormonale* Einfluß auf das bioelektrische Verhalten so stark, daß demgegenüber die *vegetativen* Wirkungen erheblich zurücktreten. Außerdem wechseln die Effekte der vegetativen Nerven bzw. ihrer Überträgerstoffe von Species zu Species und sind selbst bei ein und derselben Tierart u. U. stark von gleichzeitigen Hormonwirkungen abhängig[5]. Manche Autoren

---

[1] GILLESPIE 1962b.   [2] JOWETT und HOLMAN (zit. nach[4]).
[3] BURNSTOCK, HOLMAN und KURIYAMA 1964.
[4] Vgl. BURNSTOCK, HOLMAN und PROSSER 1963.   [5] GARRY 1957.

haben daher die Vermutung geäußert, daß die vegetative Innervation des Uterus in erster Linie der Versorgung der Blutgefäße und der Schleimhaut, jedoch weniger der Muskulatur selbst diene[1]. Diese Auffassung ist jedoch sicherlich zu einseitig; denn die muskulären Reaktionen des Uterus auf Reizung vegetativer Nerven bzw. auf deren Überträgerstoffe können nicht nur Ausdruck einer physiologisch unbedeutenden Nebenwirkung sein[2]. Vagusreizung bzw. Acetylcholin wirken z. B. in typischer Weise auf den Uterus der Ratte[3] und des Meerschweinchens[4] erregend, während Sympathicus-Reizung bzw. Adrenalin zur Erschlaffung führen. Dagegen besitzt der Sympathicus einen erregenden Einfluß auf das Myometrium des Kaninchens[5]. Bei der Katze beschrieb Morison (1940) eine erschlaffende Sympathicus-Wirkung auf den oestrogenbehandelten nichtschwangeren Uterus, die am schwangeren Uterus in einen erregenden Effekt umschlug. Bozler (1940) fand am oestrogenbehandelten Uterus der Katze sowohl bei Sympathicus-Reizung als auch bei direkter Anwendung von Adrenalin einen biphasischen Effekt mit anfänglicher Erregung und anschließender Hemmung der Muskelaktivität.

In seinen *elektrophysiologischen Grundeigenschaften* ähnelt das Myometrium weitgehend der Muskulatur des Darms. Eine ausgesprochene Spontanaktivität mit Synchronisation der Erregungsausbreitung findet sich jedoch in der Hauptsache nur unter *Oestrogen*-Einfluß; denn der infantile Uterus bzw. Kastraten-Uterus hat nur wenig Neigung zur Automatie[6]. Auch das Membranpotential der Uterusmuskulatur ist bei virginellen bzw. kastrierten Tieren auffallend niedrig. Oestrogen-Behandlung steigert hier das Ruhepotential und die Automatie-Funktion gleichzeitig[7]. Zusätzliche Anwendung des Gelbkörper-Hormons *Progesteron* kann u. U. das Membranpotential noch weiter erhöhen, wobei jedoch sowohl die Neigung zur Spontan-Aktivität als auch die Synchronisation bis zum Erlöschen der Erregungsfortleitung wieder abnehmen[8].

Der hormonale Einfluß auf die elektrische und mechanische Aktivität des Myometriums kann nach diesen Ergebnissen nicht ausschließlich aus dem Verhalten des Membranpotentials abgeleitet werden. Während die Membranpotential-Zunahme unter Oestrogen-Wirkung wenigstens teilweise die beobachtete Erregbarkeits-Steigerung und die verbesserte Synchronisation erklärt, kann eine solche Annahme keine Deutung der hemmenden Progesteron-Wirkung liefern[9]. Jung[9] konnte z. B. zeigen, daß Progesteron nach Vorbehandlung mit hohen Oestrogen-Dosen keine weitere Steigerung des Membranpotentials mehr bewirkt, aber trotzdem die Erregbarkeit und die Fähigkeit zur Synchronisation reduziert. Das Myometrium ist unter diesen Bedingungen nur noch in der Lage, niedrige Aktionspotentiale mit erheblich verminderter Anstiegssteilheit hervorzubringen und verliert schließlich seine Ansprechbarkeit vollständig. Der Befund spricht für eine primäre Hemmung des Erregungsmechanismus durch Progesteron, möglicherweise infolge einer Blockierung des natriumtransportierenden Systems der Membran[9].

Auch über die bioelektrischen Wirkungen der *vegetativen Überträgerstoffe* liegt bereits ein ziemlich umfangreiches Beobachtungsmaterial vor. *Acetylcholin* führt z. B. in einer Konzentration von 10^{-7} g/ml am oestrogenbehandelten Ratten-Uterus zur Steigerung der Spontan-Aktivität. Bei Ableitung mit intracellulären Mikroelektroden zeigt sich ein Abfall des Membranpotentials und eine Zunahme der Aktionspotential-Frequenz. In Fasern mit primären Schrittmacher-Eigenschaften — kenntlich am spontanen langsamen Abfall des Membranpotentials bis zur Schwelle (Abb. 23) — versteilt Acetylcholin das Präpotential

---

[1] Reynolds 1949, Schofield 1952.   [2] Gruber 1933.   [3] Marshall 1959.
[4] Schmidt und Huber 1960.   [5] Balassa 1940, Schofield 1952.
[6] Reynolds 1949, Csapo 1962.
[7] Goto und Csapo 1958, 1959, Jung 1959, 1960, 1961, Marshall 1959, 1962.
[8] Goto und Csapo 1959, Marshall 1959, 1962, Csapo 1962, Jung 1963, 1964.
[9] Jung 1961, 1963, 1964.

und führt auf diese Weise zur Erhöhung der Frequenz (Abb. 23 B). Im Prinzip entspricht dieser Effekt den eingangs dargestellten Acetylcholin-Wirkungen auf die Darmmuskulatur; er stellt dabei das genaue Gegenteil der Acetylcholin-Wirkung auf den *Sinusknoten* des Herzens dar[1]. Umgekehrt hemmt *Adrenalin* die Automatie der Uterusmuskulatur und wirkt somit wie Acetylcholin am Sinusknoten[2] (Abflachung des Präpotentials bzw. der langsamen diastolischen Depolarisation, vgl. Abb. 23 C).

Daneben lassen die vegetativen Überträgerstoffe auch direkte Effekte auf die Erregbarkeit bei elektrischer Reizung erkennen. Acetylcholin senkt z. B. die Reizschwelle, während Adrenalin sie deutlich erhöht[3]. Zusätzliche Progesteron-Verabreichung an oestrogenbehandelte Versuchstiere (Ratten) verändert dabei die Ansprechbarkeit auf die vegetativen Überträgerstoffe nicht signifikant[3]. Dagegen berichten SCHMIDT u. HUBER (1960) über eine beträchtliche Steigerung der Acetylcholin-Empfindlichkeit des virginellen Meerschweinchen-Uterus durch

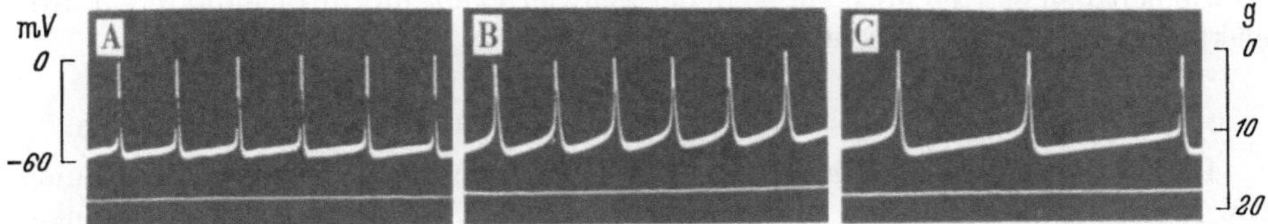

Abb. 23. Einfluß von Acetylcholin bzw. Adrenalin auf eine Einzelfaser des oestrogenbehandelten Rattenuterus mit Schrittmacher-Aktivität. A Kontrollregistrierung ohne Anwendung vegetativer Überträgerstoffe. B Ableitung aus derselben Zelle 2 min nach Applikation von Acetylcholin (10^{-7} g/ml). Versteilung des Präpotentials und Frequenzanstieg; leichte Abnahme des Membranpotentials. C Dieselbe Faser 2 min nach der Anwendung von Adrenalin (10^{-7} g/ml). Abflachung des Präpotentials und Abnahme der Frequenz; Anstieg des Membranpotentials. Die untere Linie zeigt das Ausmaß der mechanischen Spannungsentwicklung des gesamten Präparates (aus MARSHALL 1959).

Oestrogen. Leider liegen — unseres Wissens — keine neueren elektrophysiologischen Untersuchungen über die merkwürdigen Species-Unterschiede und über die manchmal beobachtete Wirkungsumkehr der vegetativen Überträgerstoffe in Abhängigkeit vom jeweiligen Hormon-Einfluß vor. Vergleichende Studien von EDMAN u. SCHILD (1963) am isolierten, mit Kalium depolarisierten Ratten- bzw. Kaninchen-Myometrium ergaben, daß Adrenalin u. U. auch unabhängig vom Membranpotential die Kontraktilität beim Kaninchen fördert bzw. bei der Ratte hemmt. Im ersten Falle ließ sich ein Synergismus mit Ca^{++}-Ionen, im zweiten Falle ein Ca^{++}-antagonistischer Adrenalin-Effekt nachweisen.

b) Die Muskulatur des Verdauungstraktes.

Eine Reihe grundsätzlicher Erkenntnisse über die Elektrophysiologie und die vegetative Steuerung der glatten Muskulatur sind bekanntlich an der *Taenia coli* gewonnen worden[4]. Es ist naheliegend anzunehmen, daß andere Anteile des Gastrointestinal-Traktes im Prinzip nach demselben Schema reagieren. Solange jedoch spezielle Befunde fehlen, sollte man — nach den bisherigen Erfahrungen — mit Verallgemeinerungen zurückhaltend sein. Einige Autoren[5] fanden z. B. an der *Ringmuskulatur* des Katzendarms eine auffallend geringe Empfindlichkeit gegenüber Acetylcholin: Im Gegensatz zu der markanten Reaktion der Taenia coli[6] bewirkte Acetylcholin an der Ringmuskulatur selbst in Konzentrationen bis 10^{-3} g/ml nur vorübergehende langsame Depolarisationswellen ohne fortgeleitete Aktionspotentiale. Adrenalin besaß jedoch den erwarteten hemmenden Effekt.

---

[1] Vgl. S. 33.   [2] Vgl. S. 33.   [3] MARSHALL 1959.   [4] Vgl. Abschnitt B, I.
[5] SPERELAKIS und PROSSER 1959.   [6] Vgl. S. 68 ff.

Die Muskulatur des *Magens* unterscheidet sich von der Darmmuskulatur elektrophysiologisch durch die Dauer ihres Aktionspotentials[1]. Acetylcholin depolarisiert die Membran und steigert die Aktivität[2]. Dagegen besitzt Adrenalin sowohl am Krötenmagen[2] als auch am Magen des Hundes[3] eine biphasische Wirkung: Auf eine initiale Erschlaffung, die von einer Hyperpolarisation begleitet ist, folgt Depolarisation und Erregung. Das Plateau des Aktionspotentials wird durch Adrenalin verkürzt. An der *Muscularis mucosae* des *Oesophagus* besitzen sowohl Adrenalin als auch Acetylcholin erregende Effekte, die von einer Dauerdepolarisation begleitet sind[4]. An ruhenden Präparaten wird durch beide Überträgerstoffe eine Spike-Aktivität ausgelöst. Auch die Beeinflussung der Aktionspotentiale läßt keinen Unterschied zwischen dem Sympathicus- und dem Parasympathicus-Einfluß nachweisen. Über das elektrophysiologische Verhalten der verschiedenen *Sphincteren* des Verdauungstraktes gegenüber den vegetativen Überträgerstoffen ist bisher kaum etwas bekannt. Das Problem liegt hierbei — wie bei allen glatten Muskeln — in der Schwierigkeit, mit intracellulären Mikroelektroden an solche Strukturen heranzukommen.

c) Die Muskulatur der ableitenden Harnwege und andere Muskeltypen.

Die Muskulatur des *Ureters* zeigt im Augenblick der Erregung — ähnlich wie die Magenmuskulatur — ein langdauerndes Aktionspotential mit einem typischen Plateau (vgl. Abb. 14 C 1). Das Ruhe-Membranpotential ist weitgehend konstant. Nur im Bereich des renalen Ureterendes finden sich unter gewöhnlichen Bedingungen Fasern mit inkonstantem Ruhepotential und Schrittmacher-Aktivität[5]. Acetylcholin wirkt erregend auf den Ureter der Ratte, indem es die Membran depolarisiert[6]. Die Zahl der Spikes pro Zeiteinheit nimmt unter Acetylcholin zu, und das Plateau wird verlängert. Bei lokaler Anwendung ist Acetylcholin in der Lage, die ruhende Membran zur Auslösung von fortgeleiteten Erregungen anzustoßen. Adrenalin hemmt die Motorik des Rattenureters und verkürzt die Aktionspotential-Dauer[6]. Im Gegensatz zu diesen Befunden fand Bozler (1940) bei der Katze und beim Meerschweinchen eine Steigerung der Erregbarkeit unter Adrenalin mit Beschleunigung der Peristaltik und Auslösung von Spontanaktivität. Neuere vergleichende Untersuchungen stehen jedoch noch aus.

Auch der *M. detrusor vesicae* wird durch Acetylcholin erregt[7]. Bei Ableitung mit intracellulären Mikroelektroden fand Ursillo (1961) nach elektrischer Reizung der parasympathischen Nerven — ähnlich wie Gillespie (1962 b) am Dickdarm — langsame Depolarisationen und fortgeleitete Erregungen. Einzelne Nervenreize führten dabei zur Auslösung von Aktionspotential-Serien. Die neuromuskuläre Latenz schwankte jedoch beträchtlich. Adrenalin soll nach Gruber (1933) ähnlich wie am Uterus einen biphasischen Effekt auf die Blasenmuskulatur entfalten.

Es liegt wohl vor allem an der technischen Schwierigkeit der intracellulären Meßtechnik, daß bisher vorwiegend die leichter zugängliche glatte Muskulatur der Eingeweide-Organe elektrophysiologisch untersucht wurde. Von einigen organspezifischen Besonderheiten abgesehen ähnelt sie in ihrem elektrophysiologischen Verhalten weitgehend der Muskulatur des Darms. Ein erfolgreicher Vorstoß zu denjenigen Typen von glatter Muskulatur, die nach Bozler (1948) dem „multi unit type" mit Einzelzellcharakter zuzurechnen sind, ist bisher praktisch nur am Vas deferens gelungen. Ein ähnliches Verhalten wie beim Vas

---

[1] Vgl. S. 59.   [2] Sato 1960.   [3] Ichikawa und Bozler 1955.   [4] Burnstock 1960.
[5] Bolzer 1942.   [6] Prosser, Smith und Melton 1955.   [7] Bacq und Monnier 1935.

deferens hat neuerdings ORLOV (1962) am *M. retractor penis* des Hundes nachweisen können. Dieser Muskel wird offenbar sowohl von depolarisierenden
adrenergischen Fasern als auch von hyperpolarisierenden cholinergischen Nervenfasern versorgt. Auch die *Nickhaut der Katze*, ein beliebtes Objekt pharmakologischer Studien über vegetative Wirkstoffe, zeigt in ihrer funktionellen Organisation gewisse Ähnlichkeit mit dem Vas deferens: Ihre glatte Muskulatur wird
durch Adrenalin depolarisiert und zur Auslösung von Aktionspotentialen veranlaßt[1]. Bei Sympathicus-Reizung fanden ECCLES u. MAGLADERY (1937)[2] mit
extracellulären Elektroden nach einer Latenz von ca. 10 msec eine Doppelwelle,
bestehend aus einer initialen schnellen und einer nachfolgenden langsamen
Depolarisation. Eine genauere Untersuchung mit intracellulären Elektroden
wurde bisher offenbar noch nicht durchgeführt. Völliges Dunkel herrscht noch
über die *elektrophysiologischen* Wirkungen der vegetativen Übertragerstoffe auf
die *Gefäßmuskulatur;* denn hier sind bisher alle Versuche mit intracellulären
Mikroelektroden an fast unüberwindlichen technischen Schwierigkeiten ge-
scheitert.

C. Schlußbetrachtungen.

In der vorliegenden Studie wurde versucht, einen Einblick in die bioelektrischen Elementarvorgänge an den Membranen einzelner glatter Muskelfasern
und in die vegetative Beeinflussung dieser Prozesse zu vermitteln. Die vielfältige organspezifische Differenzierung der glatten Muskulatur macht es dabei
schwer, allgemein gültige Gesetze ihres bioelektrischen Verhaltens zu formu-
lieren, die für jeden Typ in gleicher Weise zutreffen. Vielmehr hat gerade die
moderne Elektrophysiologie gezeigt, daß funktionelle Unterschiede zwischen
einzelnen Typen glatter Muskulatur in erster Linie auf dem unterschiedlichen
Verhalten ihrer erregbaren Membranen beruhen. Dieselbe Feststellung gilt auch
für die elektrophysiologischen Reaktionen nach Reizung der vegetativen Nerven
bzw. nach Gabe ihrer Übertragerstoffe. Ob dabei die Erregung einer vegetativen
Nervenfaser die von ihr versorgten glatten Muskelzellen aktiviert oder hemmt,
wird ausschließlich von der speziellen Verhaltensweise der Membran gegenüber
dem Übertragerstoff bzw. von den spezifischen Membran-Receptoren bestimmt,
mit denen der Übertragerstoff reagiert. Über die Natur dieser membranspezi-
fischen Receptoren herrscht jedoch noch völlige Unklarheit. Die Einteilung der
glatten Muskulatur muß sich daher bis auf weiteres noch nach phänomeno-
logischen Kriterien orientieren, wobei vor allem glatte Muskeln *mit* und *ohne*
Spontanaktivität zu unterscheiden sind.

Die elektrophysiologischen Wirkungen der vegetativen Übertragerstoffe lassen
sich z. T. aus einer einfachen Beeinflussung des Membranpotentials erklären,
wobei Depolarisation in der Regel die Aktivität steigert, während Hyperpolarisation sie hemmt oder unterdrückt. Daneben sind jedoch mit Sicherheit auch
Eingriffe in den Mechanismus der Erregungsauslösung und des Erregungsablaufes
selbst anzunehmen, die nicht von der Absoluthöhe des Membranpotentials ab-
hängen. Über die speziellen Wirkungsmechanismen besteht allerdings in den
wenigsten Fällen eine klare Vorstellung. Stärker als bei der Herz- oder Skeletmuskulatur scheint auch der Stoffwechsel des glatten Muskels in die bioelektrischen Prozesse an der Membran einzugreifen. Auch die Ca^{++}-Ionen sind offenbar
neben K^+ und Na^+ am Zustandekommen der bioelektrischen Membran-Phäno-
mene bei vegetativer Nervenreizung beteiligt.

---

[1] BACQ und MONNIER 1935, ECCLES und MAGLADERY 1937a.
[2] ECCLES und MAGLADERY 1937b.

Die Kontraktion der glatten Muskulatur ist in der Regel ein echter Tetanus. Das Ausmaß der mechanischen Spannungsentwicklung wird dementsprechend auch von der Frequenz der Aktionspotentiale stark mitbestimmt. Nur unter extremen Bedingungen sind mitunter auch kontrakturähnliche Verkürzungen zu beobachten, die mit einer Dauerdepolarisation der Membran einhergehen. Die vegetativen Überträgerstoffe vermögen offenbar die Kontraktion sowohl indirekt, d. h. durch eine Veränderung der Erregungs-Frequenz, als auch direkt, d. h. durch eine Ca^{++}-abhängige Modifikation der Kontraktilität selbst zu beeinflussen. Die indirekte Wirkung dürfte dabei allerdings unter gewöhnlichen Bedingungen stark vorherrschen.

Alle diese Befunde zeigen, wie sehr die moderne Elektrophysiologie die morphologischen Ergebnisse über die vegetativ-nervöse Versorgung der glatten Muskulatur objektivieren und differenzieren kann.

Literatur.

ALANIS, J.: Propagation of impulses through the specialized tissues of the mammalian heart. In: The specialized tissues of the heart. Amsterdam: Elsevier Publ. Co. 1961. — ALANIS, J., E. LÓPEZ, and J. PULIDO: The H potential and the conduction velocity of the bundle of His. J. Physiol. (Lond.) 147, 315 (1959). — ANDERSSON-CEDERGREN, E.: Ultrastructure of motor end plate and sarcoplasmic components of mouse skeletal muscle fiber. J. Ultrastruct. Res., Suppl. 1, 1 (1959). — ANDRUS, E. C., and E. P. CARTER: The refractory period of the normally beating dog's auricle; with a note on the occurence of fibrillation following a single stimulus. J. exp. Med. 51, 357 (1930). — ANTONI, H.: Elektrophysiologische Studien zum Problem der Flimmer-Entstehung und Flimmer-Beseitigung. In: Beiträge zur Ersten Hilfe und Behandlung von Unfällen durch elektrischen Strom. Frankfurt a. M.: Verlags- und Wirtschaftsgesellschaft der Elektrizitätswerke mbH 1961. ~ Mechanismus der nomotopen und heterotopen Erregungsbildung im Myokard. In: Beiträge zur Ersten Hilfe und Behandlung von Unfällen durch elektrischen Strom. Frankfurt a. M.: Verlags- und Wirtschaftsgesellschaft der Elektrizitätswerke mbH 1963. — ANTONI, H., u. G. ENGSTFELD: Restitutive Wirkung der sympathischen Überträgerstoffe auf die elektrische und mechanische Aktivität des kaliumgelähmten Myokards. Verh. dtsch. Ges. Kreisl.-Forsch. 27, 232 (1961). — ANTONI, H., G. ENGSTFELD u. A. FLECKENSTEIN: Inotrope Effekte von ATP und Adrenalin am hypodynamen Froschmyokard nach elektro-mechanischer Entkoppelung durch Ca^{++}-Entzug. Pflügers Arch. ges. Physiol. 272, 91 (1960). ~ Die Mg^{++}-Lähmung des isolierten Froschmyokards. Ein Beitrag zur Frage der Beziehung zwischen Aktionspotential und Kontraktion. Pflügers Arch. ges. Physiol. 275, 507 (1962). — ANTONI, H., K. HERKEL u. A. FLECKENSTEIN: Die Restitution der automatischen Erregungsbildung in Kalium-gelähmten Schrittmacher-Geweben durch Adrenalin. Pflügers Arch. ges. Physiol. 277, 633 (1963). — ANTONI, H., u. E. OBERDISSE: Elektrophysiologische Untersuchungen über die Barium-induzierte Schrittmacher-Aktivität im isolierten Säugetiermyokard. Pflügers Arch. ges. Physiol. 284, 259 (1965). — ANTONI, H., u. M. ROTMANN: Zum Mechanismus der negativ inotropen Acetylcholin-Wirkung auf das isolierte Froschmyokard. Pflügers Arch. ges. Physiol. 279, R 15 (1964). — ANTONI, H., u. T. ZERWECK: Besitzen die sympathischen Überträgerstoffe einen unmittelbaren Einfluß auf die Erregungsleitungs-Geschwindigkeit des Säugetier-Myokards? Pflügers Arch. ges. Physiol. 283, R 11 (1965). — ARVANITAKI, A.: Propriétés rythmiques de la matière vivante. II. Etude expérimentale sur le myocarde d'helix. Paris: Hermann 1938. — ASHER, L.: Intrakardiales Nervensystem. In: Handbuch der normalen u. pathologischen Physiologie, Bd. VII, S. 402. Berlin: Springer 1926. — ASHMANN, R., and W. E. GARREY: Excitability of the turtle auricle during vagus stimulation. Amer. J. Physiol. 98, 109 (1931). — AUNAP, E.: Über die Form der glatten Muskelzellen und die Verbindung zwischen ihnen. Z. mikr.-anat. Forsch. 40, 587 (1936). — AXELSSON, J.: Dissociation of electrical and mechanical activity in smooth muscle. J. Physiol. (Lond.) 158, 381 (1961). — AXELSSON, J., E. BUEDING, and E. BÜLBRING: The inhibitory action of adrenaline on intestinal smooth muscle in relation to its action on phosphorylase activity. J. Physiol. (Lond.) 156, 357 (1961).

BACQ, Z. M., et A. M. MONNIER: Recherches sur la physiologie et la pharmacologie du système nerveux autonome. XV. Variation de la polarisation des muscles lissés sous l'influence du système nerveux autonome et des mimétiques. Arch. int. Physiol. 40, 467 (1935). — BALASSA, G.: Uterine action potentials. J. Pharmacol. exp. Ther. 70, 189 (1940). — BARR, L., and W. BERGER: The role of current flow in the propagation of cardiac muscle action potentials. Pflügers Arch. ges. Physiol. 279, 192 (1964). — BAUMANN, F.: Aspects mécaniques et electrophysiologiques de l'action de l'acétylcholine sur le myocarde de rat. Abstr. XXII. Int. Congr. of Physiol. Sciences, vol. II, Nr 65, Leiden 1962. — BAUMANN, F., M. MEISSER et J. M. POSTERNAK: Actions d'ésérine, du DFP et de l'atropine sur l'activité électrique et mécanique de l'oreillette gauche du rat. Helv. physiol. pharmacol. Acta **21**, 95 (1963). — BAY, E. B., C. F. McLEAN, and A. B. HASTINGS: Electrical and mechanical changes in isolated heart following changes in calcium content of perfusion fluid. Proc. Soc. exp. Biol. (N.Y.) **30**, 1346 (1933). — BAYLISS, W. M., and E. H. STARLING: On some points in the innervation of the mammalian heart. J. Physiol. (Lond.) **13**, 407 (1892). ~ The movements and innervation of the small intestine. J. Physiol. (Lond.) **24**, 99 (1899). — BENNETT, H. ST., and K. R. PORTER: An electrone microscope study of sectioned heart muscle of the domestic fowl. Amer. J. Physiol. **93**, 61 (1953). — BERGMANN, R. A.: Intercellular bridges in ureteral smooth muscle. Bull. Johns Hopk. Hosp. **102**, 195 (1958). — BERNSTEIN, J.: Untersuchungen zur Thermodynamik der bioelektrischen Ströme. Pflügers Arch. ges. Physiol. **92**, 521 (1902). ~ Elektrophysiologie. Braunschweig: F. Vieweg & Sohn 1912. — BIANCHI, C. P., and A. M. SHANES: Calcium influx in skeletal muscle at rest, during activity, and during potassium contracture. J. gen. Physiol. **42**, 803 (1959). — BIDDER, F.: Über funktionell verschiedene und räumlich getrennte Nervenzentra im Froschherzen. Müllers Arch. Anat. Physiol. 163 (1852). — BLINKS, J. R., and J. KOCH-WESER: Analysis of the effects of changes in rate and rhythm upon myocardial contractility. J. Pharmacol. **134**, 373 (1961). — BOGUE, J. Y., and R. MENDEZ: The mechanical and electrical response of the frog's heart. J. Physiol. (Lond.) **67**, 31 (1929). — BORN, G. V. R., and E. BÜLBRING: The movement of potassium between smooth muscle and the surrounding fluid. J. Physiol. (Lond.) **131**, 690 (1956). — BOYD, I. A., and C. L. PATHAK: The response of the perfused frog hearts to minute quantities of acetylcholine and the variation in sensitivity with season. J. Physiol. (Lond.) **176**, 191 (1965). — BOZLER, E.: Electrical stimulation and conduction of excitation in smooth muscle. Amer. J. Physiol. **122**, 614 (1938). ~ The action potential of visceral smooth muscle. Amer. J. Physiol. **124**, 502 (1938a). ~ An analysis of the excitatory and inhibitory effects of sympathetic nerve impulses and adrenaline on visceral smooth muscle. Amer. J. Physiol. **130**, 627 (1940). ~ The activity of the pacemaker previous to the discharge of a muscular impulse. Amer. J. Physiol. **136**, 543 (1942). ~ The action potential accompanying conducted responses in visceral smooth muscle. Amer. J. Physiol. **136**, 553 (1942a). ~ The initiation of impulses in cardiac muscle. Amer. J. Physiol. **138**, 273 (1943). ~ The relation of the action potentials to mechanical activity in intestinal muscle. Amer. J. Physiol. **146**, 496 (1946). ~ The response of smooth muscle to stretch. Amer. J. Physiol. **149**, 299 (1947). ~ Conduction, automaticity and tonus of visceral muscles. Experientia (Basel) **4**, 213 (1948). ~ Reflex peristalsis of the intestine. Amer. J. Physiol. **157**, 338 (1949). ~ Initiation of contraction in smooth muscle. Physiol. Rev. **42**, 179 (1962). — BRADY, A. J., and J. W. WOODBURY: The sodium-potassium hypothesis as the basis of electrical activity in frog ventricle. J. Physiol. (Lond.) **154**, 385 (1960). — BRECHT, K., K. BARBEY, W. KUTSCHA u. P. PAUSCHINGER: Tetanus und Kontraktur bei der Verkürzung quergestreifter schneller und langsamer Muskeln in isotonischer KCl-Lösung und ihre Abhängigkeit von der Calciumkonzentration. — Ein Beitrag zur Frage der elektromechanischen Koppelung. Pflügers Arch. ges. Physiol. **273**, 130 (1961). — BRECHT, K., J. A. ESTADA u. A. GÖTZ: Zur Beeinflussung der Gefäßmotorik durch Ca^{++} und K^+-Ionen. Ein Beitrag zum Tonusproblem. Pflügers Arch. ges. Physiol. **279**, 330 (1964). — BRENDEL, W., H. GLADEWITZ, F. HILDEBRANDT u. W. TRAUTWEIN: Elektrophysiologische Untersuchungen am Herz-Lungen-Präparat nach Starling. Cardiologia (Basel) **18**, 345 (1951). — BRIGGS, A. H., and W. C. HOLLAND: Effects of epinephrine and Ca on contractile strength and Ca^{45} exchange in rabbit atria. Amer. J. Physiol. **199**, 609 (1960). — BROOKS, MC. C. CH., B. F. HOFFMAN, E. E. SUCKLING, and O. ORIAS: Excitability of the heart. New York: Grune & Stratton 1955. — BRÜCKE, E. TH. V.: Beiträge zur Physiologie der autonom innervierten Muskulatur. I. Die elektromotorischen Wirkungen des Musculus retractor penis im Zustande tonischer Kontraktion. Pflügers Arch. ges. Physiol. **133**, 313 (1910). ~ Beiträge zur Physiologie der autonom innervierten Muskulatur. VI. Über die Aktionsströme des Kaninchenoesophagus während des Ablaufes einer Schluckwelle. Pflügers Arch. ges. Physiol. **150**, 208 (1913). — BUEDING, E., and E. BÜLBRING: The inhibitory action of adrenaline. Biochemical and biophysical observations. In: Pharmacology of smooth muscle. Proc. II. Internat. Pharmacol. Meeting (Prag), vol. 6, p. 37. London: Pergamon Press 1964. — BUEDING, E., E. BÜLBRING, G. GERCKEN, and H. KURIYAMA: The effect of adrenaline on the adenosine triphosphate (ATP) and creatine phosphate (CP) content of intestinal smooth muscle. J. Physiol. (Lond.) **166**, 8 P (1963). — BUEDING, E., E. BÜLBRING, H. KURIYAMA, and G. GERCKEN: Lack of activation of phosphorylase by adrenaline during its physiological action on smooth muscle. Nature (Lond.) **196**, 944 (1962). — BÜLBRING, E.: Measurements of oxygen comsumption in smooth muscle. J. Physiol. (Lond.) **122**, 111 (1953). ~ Membrane potentials of smooth muscle fibres of the taenia coli of the guinea pig. J. Physiol. (Lond.) **125**, 302 (1954). ~ Correlation between membrane potential, spike discharge and tension in smooth muscle. J. Physiol. (Lond.) **128**, 200

(1955). ~ Properties of intestinal smooth muscle. Gastroenterologia (Basel) **85**, 130 (1956). ~ The action of humoral transmitter on smooth muscle. Brit. med. Bull. **13**, 172 (1957). ~ Physiology and Pharmacology of intestinal smooth muscle. Lect. sci. Basis Med. **7**, 374 (1957/58). ~ Biophysical changes produced by adrenaline and noradrenaline. Ciba Foundation Symp. Adrenergic Mechanism, p. 275. London: Churchill 1960. ~ Die Physiologie des glatten Muskels. Pflügers Arch. ges. Physiol. **273**, 1 (1961). ~ Electrical activity in intestinal smooth muscle. Physiol. Rev. **42**, Suppl. 5, 160 (1962). — Bülbring, E., and J. H. Burn: Action of acetylcholine on rabbit auricles in relation to acetylcholine synthesis. J. Physiol. (Lond.) **108**, 508 (1949). — Bülbring, E., and G. Burnstock: Membrane potential changes associated with tachyphylaxis and potentiations of the response to stimulating drugs in smooth muscle. Brit. J. Pharmacol. **15**, 611 (1960). — Bülbring, E., G. Burnstock, and M. E. Holman: Excitation and conduction in the smooth muscle of the isolated taenia coli of the guinea pig. J. Physiol. (Lond.) **142**, 420 (1958). — Bülbring, E., and P. J. Goodford: The action of adrenaline on the sodium exchange in intestinal smooth muscle. Brit. J. Pharmacol. **18**, Proc. 4 (1962). — Bülbring, E., and H. Kuriyama: Effects of changes in external sodium and calcium concentrations on spontaneous electrical activity in smooth muscle of guinea-pig taenia coli. J. Physiol. (Lond.) **166**, 29 (1963). ~ Effects of changes in ionic environment on the action of acetylcholine and adrenaline on the smooth muscle cells of guinea-pig taenia coli. J. Physiol. (Lond.) **166**, 59 (1963a). ~ The effect of adrenaline on the smooth muscle of guinea-pig taenia coli in relation to the degree of stretch. J. Physiol. (Lond.) **169**, 198 (1963b). Bülbring, E., H. Kuriyama, and B. Twarog: Influence of sodium and calcium on spontaneous spike generation in smooth muscle. J. Physiol. (Lond.) **161**, 48P (1962). — Bülbring, E., and H. Lüllmann: The effect of metabolic inhibitors on the electrical and mechanical activity of the smooth muscle of the guinea-pigs taenia coli. J. Physiol. (Lond.) **136**, 310 (1957). — Burdon-Sanderson, J., and F. J. M. Page: On the electrical phenomena of the excitatory process in the heart of the frog and of the tortoise, as investigated photographically. J. Physiol. (Lond.) **4**, 327 (1883). — Burgen, A. S. V., and K. G. Terroux: The membrane resting and action potentials of the cat's auricle. J. Physiol. (Lond.) **119**, 139 (1953a). ~ On the negativ inotropic effect in the cat's auricle. J. Physiol. (Lond.) **120**, 449 (1953b). — Burke, W.: Spontaneous potentials in slow muscle fibres of the frog. J. Physiol. (Lond.) **135**, 511 (1957). — Burn, J. H., and J. R. Vane: The relation between the motor and inhibitor actions of acetylcholine. J. Physiol. (Lond.) **108**, 104 (1949). — Burnstock, G.: The effects of acetylcholine on membrane potential, spike frequency, conduction velocity and excitability in the taenia coli of the guinea pig. J. Physiol. (Lond.) **143**, 165 (1958). ~ The action of adrenaline on excitability, and membrane potential in the taenia coli of the guinea pig and the effect of DNP on this action and on the action of acetylcholine. J. Physiol. (Lond.) **143**, 183 (1958a). ~ Membrane potential changes associated with stimulation of smooth muscle by adrenaline. Nature (Lond.) **186**, 727 (1960). — Burnstock, G., G. Campbell, M. Bennett, and M. E. Holman: Inhibition of the smooth muscle of the taenia coli. Nature (Lond.) **200**, 581 (1963). — Burnstock, G., and M. E. Holman: The transmission of excitation from autonomic nerve to smooth muscle. J. Physiol. (Lond.) **155**, 115 (1961). ~ Effect of denervation and of reserpine treatment on transmission at sympathetic nerve endings. J. Physiol. (Lond.) **160**, 461 (1962a). ~ Spontaneous potentials at sympathetic nerve endings in smooth muscle. J. Physiol. (Lond.) **160**, 446 (1962b). ~ Smooth muscle: autonomic nerve transmission. Ann. Rev. Physiol. **25**, 25 (1963). — Burnstock, G., M. E. Holman, and H. Kuriyama: Facilitation of transmission from autonomic nerve to smooth muscle of guinea-pig vas deferens. J. Physiol. (Lond.) **172**, 31 (1964). — Burnstock, G., M. E. Holman, and C. L. Prosser: Electrophysiology of smooth muscle. Physiol. Rev. **43**, 482 (1963). — Burnstock, G., and N. C. R. Merrillees: Structural and experimental studies on autonomic nerve endings in smooth muscle. In: Pharmacology of smooth muscle. Proc. II. internat. Pharmacol. Meeting (Prag), vol. 6, p. 1. London: Pergamon Press 1964. — Burnstock, G., and C. L. Prosser: Conduction in smooth muscle. Comparative electrical properties. Amer. J. Physiol. **199**, 553 (1960). — Burnstock, G., and R. W. Straub: A method for studying the effects of ions and drugs on the resting and action potentials of smooth muscle with external electrodes. J. Physiol. (Lond.) **140**, 156 (1958).

Caesar, E., G. A. Edward, and H. Ruska: Architecture and nerve supply of mammalian smooth muscle tissue. J. biophys. biochim. Cytol. **3**, 867 (1957). — Caldwell, P. C., and G. Walster: Studies on the micro-injection of various substances into crab muscle fibres. J. Physiol. (Lond.) **169**, 353 (1963). — Cannon, W. B.: Die Notfallsfunktion des sympathico-adrenalen Systems. Ergebn. Physiol. **27**, 380 (1928). ~ Bodily changes in pain, hunger, fear and rage. New York: Appleton Century Co. 1929. — Carmeliet, E. E.: Chloride and potassium permeability in cardiac purkinje fibres. Brüssel: Presses Academiques Europeennes S.C. 1961. — Castillo, J. del, and B. Katz: The membrane change produced by the neuro-muscular transmitter. J. Physiol. (Lond.) **125**, 546 (1954). ~ The membrane potential changes in the frog's heart produced by inhibitory nerve impulses. Nature (Lond.) **175**, 1035 (1955). —

Coats: Wie ändern sich durch die Erregung des N. vagus die Arbeit und die inneren Reize des Herzens? Ber. sächs. Ges. Wiss. Leipzig **21**, 360 (1869). — Cooms, J. S., J. C. Eccles, and P. Fatt: The specific ionic conductances and the ionic movements across the motoneural membrane that produce the inhibitory postsynaptic potential. J. Physiol. (Lond.) **130**, 326 (1953). — Coraboeuf, E.: Aspects cellulaires de l'électrogenèse cardiaque chez les vertébrés. J. Physiol. (Paris) **52**, 323 (1960). — Coraboeuf, E., et S. Weidmann: Potentiel de repos et potentiel d'action du muscle cardiaque mesurés à l'aide d'électrodes intracellulaires. C.R. Soc. Biol. (Paris) **143**, 1329 (1949). — Coutinho, E. M., and A. Csapo: The effect of oxytocics on the „Ca-deficient" uterus. J. gen. Physiol. **43**, 13 (1959). — Cranefield, P. F., J. A. E. Eyster, and W. E. Gilson: Effect of reduction of external sodium chloride on the injury potentials of cardiac muscle. Amer. J. Physiol. **166**, 269 (1951). — Cranefield, P. F., and B. F. Hoffman: Electrophysiology of single cardiac cells. Physiol. Rev. **38**, 41 (1958). — Cranefield, P. F., B. F. Hoffman, and A. Paes de Carvalho: Effects of acetylcholine on single fibres of the atrio-ventricular node. Circulat. Res. **7**, 19 (1959). — Cremer, M.: Die allgemeine Physiologie des Nerven. In: W. Nagel, Handbuch der Physiologie des Menschen, Bd. 4, 2. Hälfte, S. 793. Braunschweig: Vieweg & Sohn 1909. — Csapo, A. I.: Smooth muscle as a contractile unit. Physiol. Rev. **42**, Supp. 5, 7 (1962). — Csapo, A. I., and T. Suzuki: The effectiveness of the longitudinal field coupled with depolarization in activating frog twitch muscles. J. gen. Physiol. **41**, 1083 (1958). — Curtis, H. J., and K. S. Cole: Membrane resting and action potentials from the squid giant axon. J. cell. comp. Physiol. **19**, 135 (1942). — Cuthbert, A. W.: Electrical activity in nerve-free smooth muscle. Biochem. Pharmacol. **8**, 155 (1961).

Dale, H. H.: On some physiological actions of ergot. J. Physiol. (Lond.) **34**, 163 (1906). ~ Adventures in Physiology. London: Pergamon Press 1953. — Daly, J. de B., and A. J. Clark: The action of ions upon the frog's heart. J. Physiol. (Lond.) **54**, 367 (1921). — Daniel, E. E., and K. Robinson: The secretion of sodium and uptake of potassium by isolated uterine segments made sodium rich. J. Physiol. (Lond.) **154**, 421 (1960). ~ The relation of sodium secretion to metabolism in isolated sodium rich uterine segments. J. Physiol. (Lond.) **154**, 445 (1960a). — Davis jr., L., and R. Lorente de Nó: Contribution to the mathematical theory of the electrotonus. In: R. Lorente de Nó, A study of nerve physiology. Stud. Rockefeller Inst. med. Res. **131**, 442 (1947). — Dawkins, O., and D. F. Bohr: Sodium and potassium movements in the excised rat aorta. Amer. J. Physiol. **199**, 28 (1960). — Deck, K. A., and W. Trautwein: Ionic currents in cardiac excitation. Pflügers Arch. ges. Physiol. **280**, 63 (1964). — Dewey, M. M., and L. Barr: A study of the structure and distribution of the nexus. J. Cell Biol. **23**, 553 (1964). — Di Palma, J. R., and A. V. Mascatello: Analysis of the actions of acetylcholine, atropine, epinephrine and quinidine on heart muscle of cat. J. Pharmacol. exp. Ther. **101**, 243 (1951). — Donders, F. C.: Zur Physiologie des Nervus vagus. Pflügers Arch. ges. Physiol. **1**, 331 (1868). — Draper, M. H., and S. Weidmann: Cardiac resting and action potentials recorded with an intracellular electrode. J. Physiol. (Lond.) **115**, 74 (1951). — Dudel, J., and S. W. Kuffler: The quantal nature of transmission and spontaneous miniature potentials at the crayfish neuro-muscular junction. J. Physiol. (Lond.) **155**, 514 (1961). — Durbin, R. P., and D. H. Jenkinson: The effect of carbachol on the permeability of depolarized smooth muscle to inorganic ions. J. Physiol. (Lond.) **157**, 74 (1961). ~ The calcium-dependence of tension development in depolarized smooth muscle. J. Physiol. (Lond.) **157**, 90 (1961a).

Ebashi, S.: Calcium binding activity of vesicular-relaxing factor. J. Biochem. (Tokyo) **50**, 236 (1961). — Eccles, J. C.: Synaptic potentials and transmission in sympathetic ganglion. J. Physiol. (Lond.) **101**, 465 (1943). — Eccles, J. C., and J. W. Magladery: The excitation and response of smooth muscle. J. Physiol. (Lond.) **90**, 31 (1937a). ~ Rhythmic responses of smooth muscle. J. Physiol. (Lond.) **90**, 68 (1937b). — Eckhard, C.: Erregung des durch Vagusreizung zum Stillstand gebrachten Herzens. Beitr. Anat. Physiol. **10**, 23 (1883). — Edman, K. A. P., and H. O. Schild: Interaction of acetylcholine, adrenaline and magnesium with calcium in the contractions of depolarized rat uterus. J. Physiol. (Lond.) **155**, 10P (1961a). ~ Interaction of acetylcholine, calcium and depolarization in the contraction of smooth muscle. Nature (Lond.) **190**, 350 (1961b). ~ The need for calcium in the contractile responses induced by acetylcholine and potassium in the rat uterus. J. Physiol. (Lond.) **161**, 424 (1962). ~ Calcium and the stimulant and inhibitory effects of adrenaline in depolarized smooth muscle. J. Physiol. (Lond.) **169**, 404 (1963). — Edwards, C., and E. J. Harris: Factors influencing the sodium movement in frog muscle with a discussion of the mechanism of sodium movement. J. Physiol. (Lond.) **135**, 567 (1957). — Edwards, G. A., H. Ruska, P. de Souza Santos, and A. Vallejo-Friere: Comparative cytophysiology of striated muscle with special reference to the role of the endoplasmic reticulum. J. biophys. biochem. Cytol. **2**, Suppl. 143 (1956). — Einthoven, W.: Weiteres über das Elektrokardiogramm. Pflügers Arch. ges. Physiol. **122**, 517 (1908). — Engelmann, Th. W.: Über den Einfluß der Systole auf die motorische Leitung in der Herzkammer, mit Bemerkungen zur Theorie allorhythmischer Herzstörungen. Pflügers Arch. ges. Physiol. 62, 543 (1896). ~ Über die Wirkungen der Nerven auf das Herz. Engelmanns Arch. 1900, 320. — Engstfeld, G., H. Antoni u. A. Fleckenstein: Die Restitution der Erregungsfortleitung und Kontraktionskraft des K^+-gelähmten Frosch- und Säugetiermyokards durch Adrenalin. Pflügers Arch. ges. Physiol. 273, 145 (1961). — Evans, D. H. L., and H. O. Schild: Reactions of chick amnion to stretch and electrical stimulation. J. Physiol. (Lond.) 132, 317 (1956). ~ Mechanism of contraction of smooth muscle by drugs. Nature (Lond.) 180, 341 (1957). — Evans, D. H. L., H. O. Schild, and S. Thesleff: Effects of drugs on depolarized plain muscle. J. Physiol. (Lond.) 143, 474 (1958).

Fatt, P., and B. Katz: An analysis of the endplate potential recorded with an intracellular electrode. J. Physiol. (Lond.) 115, 320 (1951). ~ The effect of inhibitory nerve impulses in a crustacean muscle fibre. J. Physiol. (Lond.) 121, 374 (1953). — Fawaz, G., and B. Tutunji: The effect of adrenaline and noradrenaline on the metabolism and performance of the isolated dog heart. Brit. J. Pharmacol. 15, 389 (1961). — Feldberg, W., and R. C. Y. Lin: The action of local anaesthetics and d-Tubocurarine on the isolated intestine of the rabbit and the guinea pig. Brit. J. Pharmacol. 4, 33 (1949). — Ferry, C. B.: The innervation of the vas deferens of the guinea-pig. J. Physiol. (Lond.) 166, 16P (1963). — Field, H., u. E. Th. v. Brücke: Erregbarkeit und Chronaxie des Herzens während der Vaguswirkung. Pflügers Arch. ges. Physiol. 213, 715 (1926). — Finkleman, B.: On the nature of inhibition in the intestine. J. Physiol. (Lond.) 70, 145 (1930). — Fleckenstein, A.: Beitrag zum Mechanismus der Muskelkontraktion und zur Entstehung der Aktionsströme. Pflügers Arch. ges.Physiol. 246, 411 (1942). ~ Über den primären Energiespeicher der Muskelkontraktion. Pflügers Arch. ges. Physiol. 250, 643 (1947). ~ Über Neuro-Sympathomimetica. Verh. dtsch. Ges. inn. Med. 59. Tagg. 18 (1953). ~ Der Kalium-Natrium-Austausch als Energieprinzip in Muskel und Nerv. Berlin-Göttingen-Heidelberg: Springer 1955. ~ Physiologie und Pathophysiologie des Myokard-Stoffwechsels im Zusammenspiel mit den bioelektrischen und mechanischen Fundamentalprozessen. In: Das Herz des Menschen. Stuttgart: Georg Thieme 1963. ~ Metabolic aspects of the excitation-contraction coupling. Symposium on the Cellular Function of Membrane Transport, 16th Annual Meeting of the Society of General Physiologists, Woods Hole, Mass. Sept. 1963. Englewood Cliffs, N.J.: Prentice-Hall, Inc. — Fleckenstein, A., H. J. Freund u. H. Antoni: Der Schutz des Myokards vor toxischen Kalium-Konzentrationen — eine physiologische Sympathicus-Wirkung. Pflügers Arch. ges. Physiol. 278, 31 (1963). — Fleckenstein, A., u. H. Hertel: Über die Zustandsänderungen des kontraktilen Systems in Abhängigkeit vom extracellulären Kalium und Natrium. Pflügers Arch. ges. Physiol. 250, 577 (1948). — Fleckenstein, A., u. W. Schwoerer: Die Bedeutung der Ca^{++}-Ionen für die Spaltung von ernergiereichem Phosphat während verschiedener reversibler Kontrakturen und irreversibler Starreverkürzungen des Froschrectus. Pflügers Arch. ges. Physiol. 274, 8 (1961). — Fleckenstein, A., W. Schwoerer u. J. Janke: Parallele Beeinflussung der mechanischen Spannungsentwicklung und der Spaltung von energiereichem Phosphat bei der Kaliumkontraktur des Froschrectus in Lösungen mit variiertem K^+- und Ca^{++}-Gehalt. Pflügers Arch. ges. Physiol. 273, 483 (1961). —Frank, G. B.: Inward movement of calcium as a link between electrical and mechanical events in contraction. Nature (Lond.) 182, 1800 (1958). ~ Effects of changes in extracellular calcium concentration on the potassium-induced contracture of frog's skeletal muscle. J. Physiol. (Lond.) 151, 518 (1960). — Freeman-Narrod, M., and P. J. Goodford: Sodium and potassium content of the smooth muscle of the guinea pig taenia coli at different temperatures and tensions. J. Physiol. (Lond.) 163, 399 (1962). — Fredericq, H.: L'action bathmotrope du pneumogastrique cardiaque, appréciée chez le chien, par la mesure de la chronaxie du myocarde ventriculaire. Arch. int. Physiol. 23, 168 (1924). ~ Recherches chronaximetriques relatives au mécanisme humorale de l'action du vagosympathique sur l'excitabilité du coeur des Poikilothermes. Arch. int. Physiol. 24, 294 (1925). ~ La chronaxie du coeur des invertébrés. L'action bathmotrope des nerfs viscéraux du poulpe. Arch. int. Physiol. 30, 306 (1928). — Fredericq, H., et A. Brouha: Action du pneumogastrique sur la chronaxie du coeur des Poissons. C.R. Soc. Biol. (Paris) 99, 1233 (1928). — Fredericq, H., and W. E. Garrey: Action of the vagus nerves on the chronaxie of the auricles and the ventricle of the turtle heart. Amer. J. Physiol. 94, 101 (1930). — Funaki, S.: Spontaneous spike discharges of vascular smooth muscle. Nature (Lond.) 191, 1102 (1961).

Ganter, G., u. A. Zahn: Über die Beziehungen der N. vagi zu Sinusknoten und Atrioventrikularknoten. Pflügers Arch. ges. Physiol. 154, 492 (1913). — Garcia Ramos, J., R. Mendez, and A. Rosenblueth: Propriedades del musculo ventricular. Arch. Inst. Cardiol. Méx. 18, 301 (1948). — Garcia Ramos, J., and A. Rosenblueth: Los effectos de la acetilcolina y del ion potasio sobre el musculo auricular des mamifero. Arch. Inst. Cardiol. Méx. 17, 384 (1947). — Garnier, D., et E. Coraboeuf: Activité électrique et mécanique du coeur isolé de Rat et de Cobaye; action de l'adrenaline en milieu normale et privé de calcium et de magnésium. C.R. Soc. Biol. (Paris) 158, 799 (1964). — Garry, R. C.: Innervation of abdominal viscera. Brit. med. Bull. **13**, 202 (1957). — GARRY, R. C., and J. S. GILLESPIE: The responses of the musculature of the colon of the rabbit to stimulation, in vitro, of the parasympathetic and of the sympathetic outflows. J. Physiol. (Lond.) **128**, 557 (1955). — GASKELL, W. H.: On the rhythm of the heart of the frog and on the nature of the action of the vagus nerve. Phil. Trans B **3**, 993 (1882). ~ The electrical changes in the quiescent cardiac muscle which accompany stimulation of the vagus nerve. J. Physiol. (Lond.) **7**, 451 (1886). ~ On the action of muscarin upon the heart and on the electrical changes in the non-beating cardiac muscle brought about by stimulation of the inhibitory and augmentor nerves. J. Physiol. (Lond.) **8**, 404 (1887). — GILLESPIE, J. S.: Spontaneous electrical and mechanical activity of intestinal smooth muscle cells and their response to stimulation of extrinsic parasympathetic nerves. J. Physiol. (Lond.) **155**, 59P (1960). ~ Spontaneous mechanical and electrical activity of stretched and unstretched intestinal smooth muscle cells and their response to sympathetic nerve stimulation. J. Physiol. (Lond.) **162**, 54 (1962a). ~ The electrical and mechanical responses of intestinal smooth muscle cells to stimulation of their estrinsic parasympathetic nerves. J. Physiol. (Lond.) **162**, 76 (1962b). ~ Cholinergic junction potentials in intestinal smooth muscle. In: Pharmacology of smooth muscle. Proc. II. internat. Pharmacol. Meeting (Prag), vol. 6, p. 81. London: Pergamon Press 1964. — GILLESPIE, J. S., and A. J. MACK: The electrical response of intestinal smooth muscle to stimulation of the extrinsic or intrinsic motor nerves. J. Physiol. (Lond.) **170**, 19P (1963). — GILSON, A. S.: Determinations of refractory periods in the turtle heart. Amer. J. Physiol. **112**, 610 (1935). — GINSBURG, B. L.: Spontaneous activity in muscle fibres of the chick. J. Physiol. (Lond.) **150**, 707 (1960). — GOFFART, M., and W. L. M. PERRY: The action of adrenaline on the rate of loss of K^+ ions from unfatigued striated muscle. J. Physiol. (Lond.) **112**, 95 (1951). — GOLDENBERG, M., u. C. J. ROTHBERGER: Automatie und dauernde Depolarisation einer Membranstelle der spezifischen Herzmuskulatur. Pflügers Arch. ges. Physiol. **235**, 597 (1935). ~ Über das Elektrogramm der spezifischen Herzmuskulatur. Pflügers Arch. ges. Physiol. **237**, 295 (1936). — GOODFORD, P. J., and K. HERMANSEN: Sodium and potassium movements in the unstriated muscle of the guinea pig taenia coli. J. Physiol. (Lond.) **158**, 426 (1961). — GOTO, M., and A. CSAPO: The effect of the ovarian steroids on the membrane potential of the uterus. Biol. Bull. **115**, 335 (1958). ~ The effect of the ovarian steroids on the membrane potential of the uterine muscle. J. gen. Physiol. **43**, 455 (1959). — GOTO, M., H. KURIYAMA, and Y. ABE: Myo-myo-junction potential and transmission of excitation in the uterine smooth muscle. Proc. jap. Acad. **36**, 509 (1960). — GOTO, M., and J. W. WOODBURY: Effects of stretch and NaCl on transmembrane potentials and tension of pregnant rat uterus. Fed. Proc. **17**, 58 (1958). — GREVEN, K.: Über den Mechanismus der Regulierung der Kontraktionsstärke beim glatten Muskel durch tetanische und quantitative (räumliche) Summation. Z. Biol. **106**, 377 (1954). ~ Erregungsbildung und Erregungsleitung am Meerschweinchendünndarm nebst ihrer Beeinflussung durch vegetative Mimetika. Z. Biol. **108**, 65 (1955). ~ Zur Ableitung von Demarkationspotentialen und monophasischen Aktionspotentialen an der Eingeweidemuskulatur. Pflügers Arch. ges. Physiol. **267**, 517 (1958). — GRUBER, C. M.: The autonomic innervation of the genito-urinary system. Physiol. Rev. **13**, 497 (1933). — GRUNDFEST, H., and H. S. GASSER: Properties of mammalian nerve fibers of slowest conduction. Amer. J. Physiol. **123**, 307 (1938).

HARN, G. VAN: Bioelectric effects of vagal and sympathetic impulses on small intestine of cat. Amer. J. Physiol. **204**, 352 (1963). — HARRIS, E. J., and G. P. BURN: Permeability of muscle cells. Nature (Lond.) **162**, 929 (1948). ~ The transfer of sodium and potassium ions between muscle and the surrounding medium. Trans. Faraday Soc. **45**, 508 (1949). — HARRIS, E. J., and O. F. HUTTER: The action of acetylcholine on the movement of potassium ions in the sinus venosus of the heart. J. Physiol. (Lond.) **133**, 58 (1956). — HASSELBACH, W., u. M. MAKINOSE: Die Calciumpumpe der „Erschlaffungsgrana" des Muskels und ihre Abhängigkeit von der ATP-Spaltung. Biochem. Z. **333**, 518 (1961). — HAUPTFIELD, R.: Le changement de chronaxie du muscle cardiaque sous l'influence du nerf sympathique. C.R. Soc. Biol. (Paris) **103**, 769 (1930). — HEIDENHAIN, M.: Plasma und Zelle. In: BARDELEBENs Handbuch der Anatomie des Menschen, Bd. VIII/2. Jena 1911. — HEILBRUNN, L. V., and F. J. WIERCINSKI: The action of various cations on muscle protoplasm. J. cell. comp. Physiol. **29**, 15 (1947). — HERING, H. E.: Über die gegenseitige Abhängigkeit der Reizbarkeit, der Contractilität und des Leitungsvermögens der Herzmuskelfasern und ihre Bedeutung für die Theorie der Herztätigkeit und ihrer Störungen. Pflügers Arch. ges. Physiol. **86**, 533 (1901). ~ Zur Theorie der natürlichen Reizbildung im Herzen und ihre Beziehung zur Reaktionsfähigkeit. Pflügers Arch. ges. Physiol. **148**, 608 (1912). — HERMANN, L.: Allgemeine Muskelphysiologie. In: Hermanns Handbuch der Physiologie. Leipzig: Vogel 1879. ~ Zur Theorie der Erregungsleitung und der elektrischen Erregung. Pflügers Arch. ges. Physiol. **75**, 574 (1899). ~ Beiträge zur Physiologie und Physik des Nerven. Pflügers Arch. ges. Physiol. **109**, 95 (1905). — HESS, W. R.: Funktionsgesetze des vegetativen Nervensystems. Klin. Wschr. **1926**, 1353. ~ Die funktionelle Organisation des vegetativen Nervensystems. Basel: Benno Schwabe & Co. 1948. — HILLARP,

N. A.: The contraction and functional organization of the autonomic innervation apparatus. Acta physiol. scand. **46**, Suppl. 157, 1 (1959). — Hirsch, E. F., and A. M. Borghard-Erdle: The innervation of the human heart. 1. The coronary arteries and the myocardium. Arch. Path. **71**, 384 (1962a). ~ The innervation of the human heart. 2. The papillary muscles. Arch. Path. **73**, 100 (1962b). — Hodgkin, A. L., and A. F. Huxley: Action potentials recorded from inside a nerve fibre. Nature (Lond.) **144**, 710 (1939). ~ Currents carried by sodium and potassium ions through the membrane of the giant axon of loligo. J. Physiol. (Lond.) **116**, 449 (1952a). ~ The components of membrane conductance in the giant axon of loligo. J. Physiol. (Lond.) **116**, 433 (1952b). ~ The dual effect of membrane potential on sodium conductance in the giant axon of loligo. J. Physiol. (Lond.) **116**, 497 (1952c). ~ A quantitative description of membrane current and its application to conduction and excitation in nerve. J. Physiol. (Lond.) **117**, 500 (1952d). — Hodgkin, A. L., A. F. Huxley, and B. Katz: Ionic currents underlying activity in the giant axon of the squid. Arch. Sci. physiol. **3**, 129 (1949). — Hodgkin, A. L., and B. Katz: The effect of sodium ions on the electrical activity of the giant axon of the squid. J. Physiol. (Lond.) **108**, 37 (1949). — Hodgkin, A. L., and R. D. Keynes: Active transport of cations in giant axons from sepia and loligo. J. Physiol. (Lond.) **128**, 28 (1955). — Hodgkin, A. L., and W. A. H. Rushton: The electrical constants of a crustacean nerve fibre. Proc. roy. Soc. B **133**, 444 (1946). — Höber, R.: Über den Einfluß der Salze auf den Ruhestrom des Froschmuskels. Pflügers Arch. ges. Physiol. **106**, 599 (1905). — Hoffman, B. F.: Physiology of atrioventricular transmission. Circulation **24**, 506 (1961). ~ Impulse transmission in the mammalian heart. Circulat. Res., Suppl. **2**, 14/15 (1964). — Hoffman, B. F., A. P. de Carvalho, W. C. Mello, and P. F. Cranefield: Electrical activity of single fibres of the atrioventricular node. Circulat. Res. **7**, 11 (1959). — Hoffman, B. F., P. F. Cranefield, J. H. Stuckey, N. S. Amer, R. Cappelletti, and R. T. Domingo: Direct measurement of conduction velocity in in situ specialized conducting system of mammalian heart. Proc. Soc. exp. Biol. (N.Y.) **102**, 55 (1959). — Hoffman, B. F., A. A. Siebens, and C. Mc. Brooks: Effect of vagal stimulation on cardiac excitability. Amer. J. Physiol. **169**, 377 (1952). — Hoffman, B. F., and E. E. Suckling: Cellular potentials of intact mammalian hearts. Amer. J. Physiol. **170**, 357 (1952). ~ Cardiac cellular potentials: Effect of vagal stimulation and acetylcholine. Amer. J. Physiol. **173**, 312 (1953). ~ Effect of several cations on transmembrane potentials of cardiac muscle. Amer. J. Physiol. **186**, 317 (1956). — Hoffmann, P.: Über die doppelte Innervation der Krebsmuskeln, zugleich ein Beitrag zur Kenntnis nervöser Hemmungen. Z. Biol. **63**, 411 (1914). — Hofmann, F. B.: Allgemeine Physiologie des Herzens. Die Innervation des Herzens und der Blutgefäße. In: Nagels Handbuch der Physiologie. Braunschweig: Vieweg & Sohn 1906. — Holman, M. E.: The effect of changes in sodium chloride concentration on the smooth muscle of the guinea pigs's taenia coli. J. Physiol. (Lond.) **136**, 569 (1957). ~ Membrane potentials recorded with high resistance microelectrodes and the effects of changes in ionic environment on the electrical and mechanical activity of the smooth muscle of the taenia coli of the guinea pig. J. Physiol. (Lond.) **141**, 464 (1958). ~ Electrophysiological effects of adrenergic nerve stimulation. In: Pharmacology of smooth muscle. Proc. II. internat. Pharmacol. Meeting (Prag), vol. 6, p. 19. London: Pergamon Press 1964. — Hukovic, S., u. E. Muscholl: Die Noradrenalin-Abgabe aus dem isolierten Kaninchenherzen bei sympathischer Nervenreizung und ihre pharmakologische Beeinflussung. Naunyn-Schmiedebergs Arch. exp. Path. Pharmak. **244**, 81 (1962). — Hutter, O. F.: Mode of action of autonomic transmitter on the heart. Brit. med. Bull. **13**, 176 (1957). — Hutter, O. F., and D. Noble: Rectifying properties of cardiac muscle. Nature (Lond.) **188**, 495 (1960). — Hutter, O. F., and W. Trautwein: Vagal effects on the sinus venosus of the frog's heart. J. Physiol. (Lond.) **129**, 48P (1955). ~ Vagal and sympathetic effects on the pacemaker fibres in the sinus venosus of the heart. J. gen. Physiol. **39**, 715 (1956). — Huxley, A. F., and R. E. Taylor: Local activation of striated muscle fibres. J. Physiol. (Lond.) **144**, 426 (1958). — Huxley, H. E.: Evidence for continuity between the central elements of the triads and extracellular space in frog sartorius muscle. Nature (Lond.) **202**, 1067 (1964).

Ichikawa, S., and E. Bozler: Monophasic and diphasic action potentials of the stomach. Amer. J. Physiol. **182**, 92 (1955). — Irisawa, H., and M. Kobayashi: Intracellular action potentials of the guinea pig ureter. Proc. Jap. Acad. **38**, 171 (1962).

Jung, H.: Über die Aktionspotentiale am schwangeren und nichtschwangeren Uterus. Pflügers Arch. ges. Physiol. **262**, 13 (1955). ~ Über die Beziehung der Aktionspotentiale des Uterus zur mechanischen Leistung. Pflügers Arch. ges. Physiol. **263**, 419 (1956). ~ Über Membran- und Aktionspotentiale der Uteruseinzelfaser in der Schwangerschaft und unter der Geburt. Pflügers Arch. ges. Physiol. **268**, 60 (1958). ~ Über Ruhepotentiale, Aktionspotentiale und Erregungsbildung der Uteruseinzelfaser zur Zeit des Geburtsbeginns. Pflügers Arch. ges. Physiol. **169**, 107 (1959). ~ Der Einfluß veränderter extracellulärer K-Konzentration auf das Ruhepotential und die Motilität des Uterus. Arch. Gynäk. **192**, 96 (1959a). ~ Erregungsphysiologische Regelwirkungen von 17-β-Oestradiol am Myometrium. Acta endocr. (Kbh.) **35**, 49 (1960). ~ Zur erregungsphysiologischen Steuerung des Uterusmuskels durch

Oestradiol, Oestron und Oestriol. Klin. Wschr. **1961**, 1169. ~ Die Uterusmotilität unter dem Einfluß der Placenta und ihrer Hormone. Arch. Gynäk. **198**, 145 (1963). ~ Die Wirkung der Ovarial- und der Placentar-Hormone. In: Pharmacology of smooth muscle. Proc. II. internat. Pharmacol. Meeting (Prag), vol. 6, p. 113. London: Pergamon Press 1964.

KANNO, T.: Electrical activity of the atrioventricular conducting tissue of the toad, studied by a minute suction electrode. Jap. J. Physiol. **13**, 97 (1963a). ~ Vagal, and sympathetic effects on membrane potential of atrioventricular conducting fibres of toads. Tohoku J. exp. Med. **81**, 85 (1963b). — KAO, C. Y., D. ZAKIM, and F. BRONNER: Sodium influx and excitation in uterine smooth muscle. Nature (Lond.) **192**, 1189 (1961). — KATZ, B.: The electrical properties of the muscle fibre membrane. Proc. roy. Soc. B **135**, 506 (1948). ~ The transmission of impulses from nerve to muscle, and the subcellular unit of synaptic action. Proc. roy. Soc. B **155**, 455 (1962). — KAUFMANN, R., u. A. FLECKENSTEIN: Die Bedeutung der Aktionspotential-Dauer und der Ca^{++}-Ionen beim Zustandekommen der positiv inotropen Kältewirkungen am Warmblütermyokard. Pflügers Arch. ges. Physiol. **285**, 1 (1965). — KAVALER, F.: Membrane depolarization as a cause of tension development in mammalian ventricular muscle. Amer. J. Physiol. **197**, 968 (1959). — KEYNES, R. D.: The ionic movements during nervous activity. J. Physiol. (Lond.) **114**, 119 (1951). — KEYNES, R. D., and G. W. MAISEL: The energy requirement for sodium extrusion from a frog muscle. Proc. roy. Soc. B **142**, 383 (1954). — KEYNES, R. D., and R. C. SWAN: The permeability of frog muscle fibres to lithium ions. J. Physiol. (Lond.) **147**, 626 (1959). — KLINGENBERG, H. G.: Untersuchungen über die Wirkungen elektrisch geladener Stoffe auf die glatte Muskulatur. Z. Biol. **108**, 312 (1955). — KLOOT, W. G. VAN DER, and B. DANE: Conduction of the action potential in the frog ventricle. Science **146**, 74 (1964). — KÖLLIKER, A. V.: Beiträge zur Kenntnis der glatten Muskeln. Z. Zool. 1 (1849). — KOTOWSKI, H., H. ANTONI, H. VAHLENKAMP u. A. FLECKENSTEIN: Effekte von ATP und Kalium auf die Schrittmacher-Automatic bei Frosch- und Warmblüterherzen. Pflügers Arch. ges. Physiol. **273**, 45 (1961). — KRAUSE, H.: Elektronisches Modell für die Bildung lokaler und fortgeleiteter Erregungen an der Myokardfaser auf der Grundlage variabler Strom-Spannungs-Kennlinien für K^+ und Na^+. Pflügers Arch. ges. Physiol. **281**, 104 (1964). — KRAUSE, H., H. ANTONI u. A. FLECKENSTEIN: Ein elektronisches Modell für die Bildung lokaler und fortgeleiteter Erregungen an der Myokardfaser auf der Grundlage variabler Strom-Spannungs-Kennlinien für K^+ und Na^+. Pflügers Arch. ges. Physiol. (im Druck). — KUFFLER, S. W., and C. EYZAGUIRRE: Synaptic inhibition in an isolated nerve cell. J. gen. Physiol. **39**, 155 (1956). — KURIYAMA, H.: The effect of progesteron and oxytocin on the mouse myometrium. J. Physiol. (Lond.) **159**, 26 (1961). ~ The influence of potassium, sodium, and chloride on the membrane potential of the smooth muscle of taenia coli. J. Physiol. (Lond.) **166**, 15 (1963). ~ Electrophysiological observations of the motor innervation of smooth muscle cells in the guinea pig vas deferens. J. Physiol. (Lond.) **169**, 213 (1963a). ~ The transmission of excitation from the hypogastric nerve to the smooth muscle cell of the guinea pig vas deferens. J. Physiol. (Lond.) (1963b). Cit. nach KURIYAMA (1963a). ~ The effect of temperature on neuromuscular transmission in the vas deferens of the guinea pig. J. Physiol. (Lond.) **170**, 561 (1964). — KURIYAMA, H., and A. CSAPO: A study of the parturient uterus with the microelectrode technique. Endocrinology **68**, 1010 (1961).

LANGLEY, J. N., and H. K. ANDERSSON: The constituents of the hypogastric nerves. J. Physiol. (Lond.) **17**, 177 (1894). ~ On the innervation of the pelvic and adjoining viscera. Part I. Lower portion of the intestine. J. Physiol. (Lond.) **18**, 67 (1895). ~ The innervation of the pelvic and adjoining viscera. J. Physiol. (Lond.) **19**, 71 (1896). — LANCZOS, A.: Über die Wirkung des Vagusstoffes und Acetylcholins auf die isolierte Kammer des Froschherzens. Pflügers Arch. ges. Physiol. **225**, 710 (1930). — LAPIQUE, L., et C. VEIL: Modifications de la chronaxie du ventricule et du faisceau auriculo-ventriculaire pendant l'excitation du pneumogastrique. C. R. Soc. Biol. (Paris) **91**, 1207 (1924). — LASZT, L.: Effect of potassium on muscle tension especially on that of vascular muscle. Nature (Lond.) **185**, 696 (1960). — LEMBECK, F., u. R. STROBACH: Kaliumabgabe an glatter Muskulatur. Naunyn-Schmiedebergs Arch. exp. Path. Pharmak. **228**, 130 (1956). — LEVY, H., and H. H. USSING: The exchange of sodium and chloride ions across the fibre membrane of isolated frog sartorius. Acta physiol. scand. **16**, 232 (1948). — LEWIS, T.: The law of cardiac muscle with special reference to conduction in the mammalian heart. Quart. J. Med. **14**, 339 (1921). — LEWIS, T., A. N. DRURY, and H. A. BULGER: Effect of vagus upon the rate of transmission of the excitation wave in the dog's auricle. J. Physiol. (Lond.) **54**, 99P (1921). — LINDNER, E.: Die submikroskopische Morphologie des Herzmuskels. Z. Zellforsch. **45**, 702 (1957). — LING, G., and R. W. GERARD: The normal membrane potential of frog sartorius fibres. J. cell. comp. Physiol. **34**, 383 (1949). — LOEWI, O.: Über den Zusammenhang zwischen Digitalis- und Calciumwirkung. Naunyn-Schmiedebergs Arch. exp. Path. Pharmak. **82**, 131 (1917). ~ Über humorale Übertragbarkeit der Herznervenwirkung. I. Mitt. Pflügers Arch. ges. Physiol. **189**, 239 (1921a). ~ Über humorale Übertragbarkeit der Herznervenwirkung. II. Mitt. Pflügers Arch. ges. Physiol. **193**, 201 (1921b). ~ Über humorale Übertragbarkeit der Herznervenwirkung. III. Mitt.

Pflügers Arch. ges. Physiol. **203**, 408 (1924a). ~ Über humorale Übertragbarkeit der Herznervenwirkung. IV. Mitt. Pflügers Arch. ges. Physiol. **204**, 361 (1924b). ~ Über humorale Übertragbarkeit der Herznervenwirkung. V. Mitt. Über die Übertragbarkeit der negativ chrono- und dromotropen Vaguswirkung. Pflügers Arch. ges. Physiol. **204**, 629 (1924c). ~ Quantitative und qualitative Untersuchungen über den Sympathicusstoff. Pflügers Arch. ges. Physiol. **237**, 504 (1936). — LOEWI, O., u. E. NAVRATIL: Über humorale Übertragbarkeit der Herznervenwirkung. X. Mitt. Über das Schicksal des Vagusstoffes. Pflügers Arch. ges. Physiol. **214**, 678 (1926a). ~ Über humorale Übertragbarkeit der Herznervenwirkung. XI. Mitt. Über den Mechanismus der Vaguswirkung von Physostigmin und Ergotamin. Pflügers Arch. ges. Physiol. **214**, 689 (1926b). — LÜTTGAU, H. C., and R. NIEDERGERKE: The antagonism between Ca and Na ions on the frog's heart. J. Physiol. (Lond.) **143**, 486 (1958).

MACWILLIAM, J. A.: On the structure and rhythm of the heart in fishes with especial reference to the heart of the eel. J. Physiol. (Lond.) **6**, 192 (1885), ~ On the phenomena of inhibition in the mammalian heart. J. Physiol. (Lond.) **9**, 345 (1888). — MARSHALL, J. M.: Effects of low temperature on transmembrane potentials of single fibres of the rabbit atrium. Circulat. Res. **5**, 664 (1957). ~ Effects of oestrogen and progesterone on single uterine muscle fibres in the rat. Amer. J. Physiol. **197**, 935 (1959). ~ Regulation of activity in uterine smooth muscle. Physiol. Rev. **42**, Suppl. 5, 213 (1962). — MARSHALL, J. M., and E. M. VAUGHAN-WILLIAMS: Pacemaker potentials. The excitation of isolated rabbit auricles by acetylcholine at low temperature. J. Physiol. (Lond.) **131**, 186 (1956). — MATSUDA, K., T. HOSHI, and S. KAMEYAMA: Action potential of the atrioventricular node. Tohoku J. exp. Med. **68**, 1 (1958). — MENDEZ, C., D. ERLIJ, and G. K. MOE: Indirect action of epinephrine on intraventricular conduction time. Circulat. Res. **14**, 318 (1964). — MINES, G. R.: On dynamic equilibrium in the heart. J. Physiol. (Lond.) **46**, 349 (1913). ~ Further experiments on the action of the vagus on the electrogram of the frog's heart. J. Physiol. (Lond.) **47**, 419 (1914). — MITCHELL, G. A. G.: Anatomy of the autonomic nervous system. Edinburgh and London: Livingstone 1953. — MOBITZ, W.: Die Überleitungsstörung am menschlichen Herzen. Münch. med. Wschr. **1923**, 1376. — MORISON, R. S.: Effects of adrenaline and of nerve stimulation on mechanical and electrical responses of uterine muscle. Amer. J. Physiol. **128**, 372 (1940). — MUNRO, A. F.: Effect of autonomic drugs on the responses of isolated preparations from the guinea-pig intestine to electrical stimulation. J. Physiol. (Lond.) **120**, 41 (1953).

NAGAI, T., and C. L. PROSSER: Electrical parameters of intestinal smooth muscle. Amer. J. Physiol. **204**, 915 (1963). — NIEDERGERKE, R.: Local muscular shortening by intracellularly applied calcium. J. Physiol. (Lond.) **128**, 12 (1955). ~ The staircase phenomenon and the action of calcium on the heart. J. Physiol. (Lond.) **134**, 569 (1956a). ~ The potassium chloride contracture of the heart and its modification by calcium. J. Physiol. (Lond.) **134**, 584 (1956b). ~ Calcium and the activation of contraction. Experientia (Basel) **15**, 128 (1959). — NOWINSKI, V. W.: Einfluß der Vagusreizung auf die Erregbarkeit der verschiedenen Herzabschnitte. Z. Biol. **91**, 152 (1931). — NUEL, P.: Über den Einfluß der Vagusreizung auf die Herzkontraktion beim Frosch. Pflügers Arch. ges. Physiol. **9**, 83 (1874).

ORLOV, R. S.: On impulse transmission from motor sympathetic nerve to smooth muscle. Sechenow Physiol. J. U.S.S.R. **48**, 342 (1962). — OSTERHOUT, W. J. V., DAMON, E. B., and A. G. JACQUES: Dissimilarity of inner and outer protoplasmic surfaces in Valonia. J. gen. Physiol. **11**, 193 (1928). — OTSUKA, M.: Die Wirkung von Adrenalin auf Purkinjefasern von Säugetierherzen. Pflügers Arch. ges. Physiol. **266**, 512 (1958). — OVERTON, E.: Beiträge zur allgemeinen Muskel- und Nervenphysiologie (über die Unentbehrlichkeit von Na^+- (oder Li^+)-Ionen für den Kontraktionsakt des Muskels). Pflügers Arch. ges. Physiol. **92**, 346 (1902).

PAES DE CARVALHO, A.: Cellular electrophysiology of the atrial specialized tissues. In: The specialized tissues of the heart. Amsterdam: Elesevier Publ. Co. 1961. — PAES DE CARVALHO, A., and B. F. HOFFMAN: Effect of local application of acetylcholine on propagation in A—V node. Federat. Proc. **22**, Nr 2 (1963). — POCHE, R., u. E. LINDNER: Untersuchungen zur Frage der Glanzstreifen des Herzmuskelgewebes beim Warmblüter und beim Kaltblüter. Z. Zellforsch. **43**, 104 (1955). — PORTER, K. R.: The role of the endoplasmic reticulum in muscle cells of Amblystoma larvae. J. biophys. biochem. Cytol. **2**, Suppl. 163 (1956). — PORTER, K. R., and G. E. PALADE: Studies on the endoplasmic reticulum. Its form and distribution in striated muscle cells. J. biophys. biochem. Cytol. **3**, 269 (1957). — PORTZEHL, H., P. C. CALDWELL u. J. C. RÜEGG: Die Einschaltung und die Ausschaltung der Kontraktion durch den Calcium-Ionen-Spiegel im Innern der lebenden Muskelfaser. Pflügers Arch. ges. Physiol. **278**, 9 (1963). — PROSSER, C. L.: Conduction in nonstriated muscle. Physiol. Rev. **42**, Suppl. 5, 193 (1962). — PROSSER, C. L., and N. S. RAFFERTY: Electrical activity in chick amnion. Amer. J. Physiol. **187**, 546 (1956). — PROSSER, C. L., C. E. SMITH, and C. E. MELTON: Conduction of action potentials in the ureter of the rat. Amer. J. Physiol. **181**, 651 (1955). — PROSSER, C. L., and N. SPERELAKIS: Transmission in ganglion free circular muscle from the cat intestine. Amer. J. Physiol. **187**, 536 (1956). — PRUITT, R. D., and H. E. ESSEX: Potential changes attending the excitation process in the atrioventricular conduction system of bovine and canine hearts. Circulat. Res. **8**, 149 (1960). — RAAFLAUB, H.: Über die Hemmungswirkungen am Herzen und die Beziehungen zwischen Muscarinvergiftung und Vaguserregung. Z. Biol. **63**, 477 (1914). — REITER, M., u. H. G. SCHÖBER: Die positiv inotrope Adrenalinwirkung auf den Meerschweinchen-Papillarmuskel bei Variation der äußeren Calcium- und Natriumkonzentration. Naunyn-Schmiedebergs Arch. exp. Path. Pharmak. **250**, 9 (1965). — REUTER, H.: Über den Ca-Umsatz des Meerschweinchen-Vorhofs unter der Einwirkung von Adrenalin. Naunyn-Schmiedebergs Arch. exp. Path. Pharmak. **247**, 330 (1964). — REYNOLDS, S. R. M.: Physiology of the uterus. New York: Hoeber 1949. — RIJLANT, P.: Contribution à l'étude de l'automatisme et de la conduction dans le coeur. III. Action du pneumogastrique et de l'acetylcholine sur la conduction intraauriculaire. Blocs par compression. Arch. int. Physiol. **27**, 304 (1926). ~ La conduction dans l'oreilette droite du coeur du mammifère. C.R. Soc. Biol. (Paris) **103**, 909 (1930). ~ La conduction dans le coeur du mammifère. Arch. int. Physiol. **33**, 325 (1931). — ROBERTSON, P. A.: Calcium and contractility in depolarized smooth muscle. Nature (Lond.) **186**, 316 (1960). — ROBERTSON, W. VAN, and P. PEYSER: Changes in water and electrolytes of cardiac muscle following epinephrine. Amer. J. Physiol. **166**, 277 (1957). — RODDIE, I. C.: The transmembrane potential changes associated with smooth muscle activity in turtle arteries and veins. J. Physiol. (Lond.) **163**, 138 (1962). — RODECK, H.: Über die Wirkung des Calciums auf den Aktionsstrom des Kaltblüterherzens. Pflügers Arch. ges. Physiol. **249**, 470 (1947). — ROTHBERGER, C. J.: Normale und pathologische Physiologie der Rhythmik und Koordination des Herzens. Ergebn. Physiol. **32**, 472 (1931). — ROTHSCHUH, K. E.: Über den Aufbau des Herzmuskels aus „elektrophysiologischen Elementen". Verh. dtsch. Ges. Kreisl.-Forsch. **16**, 226 (1950). ~ Über den funktionellen Aufbau des Herzens aus elektrophysiologischen Elementen und über den Mechanismus der Erregungsleitung im Herzen. Pflügers Arch. ges. Physiol. **253**, 238 (1951). ~ Elektrophysiologie des Herzens. Darmstadt: Steinkopff 1952. — ROTHSCHUH, K. E., u. H. BAMMER: Über positiv dromotrope Wirkungen von Acetylcholin am Froschherzen. Z. ges. exp. Med. **119**, 327 (1952). — RUSKA, H.: Electron microscopy of the heart (with special reference to structures involved in regulation of frequency, formation and conduction of excitation, triggering of contraction and relaxation). In: Electrophysiology of the heart. London: Pergamon Press 1964.

SAMOJLOFF, A.: Die Vagus- und Muscarinwirkung auf die Stromkurve des Froschherzens. Pflügers Arch. ges. Physiol. **155**, 471 (1914). — SANDOW, A.: Excitation-contraction coupling in muscular response. Yale J. Biol. Med. **25**, 176 (1952). — SATO, A.: Electrophysiological studies of the working mechanism of muscle walls of the stomach. Jap. J. Physiol. **10**, 359 (1960). — SCHAEFER, H.: Elektrophysiologie. Bd. 1: Allgemeine Elektrophysiologie. Wien: F. Deuticke 1940. ~ Elektrophysiologie. Bd. 2: Spezielle Elektrophysiologie. Wien: F. Deuticke 1942. ~ Elektrobiologie des Stoffwechsels. In: Handbuch der allgemeinen Pathologie, Bd. IV/2, S. 669. Berlin-Göttingen-Heidelberg: Springer 1957. — SCHATZMANN, H. J.: Calciumaufnahme und -Abgabe am Darmmuskel des Meerschweinchens. Pflügers Arch. ges. Physiol. **274**, 295 (1961). ~ Erregung und Kontraktion glatter Vertebratenmuskeln. Ergebn. Physiol. **55**, 28 (1964). — SCHATZMANN, H. J., u. H. ACKERMANN: Die Strophanthinwirkung am Darmmuskel und ihre Beziehung zum Kationengehalt des Mediums. Helv. physiol. pharmakol. Acta **19**, 196 (1961). — SCHELLONG, F.: Untersuchungen über die Grundeigenschaften des Herzmuskels und ihre Beziehungen zueinander. I. Mitt. Über die „unbeschränkte Auxomerie" der Reizleitung. Z. Biol. **82**, 27 (1925a). ~ Untersuchungen über die Grundeigenschaften des Herzmuskels und ihre Beziehungen zueinander. II. Mitt. Über die Stärke der Erregung und ihre Beziehungen zur Erregbarkeit und zum Fortschreiten der Erregung. Z. Biol. **82**, 174 (1925b). ~ Untersuchungen über die Grundeigenschaften des Herzmuskels und ihre Beziehungen zueinander. III. Mitt. Stromkurve und elektromotorische Kraft der Erregung; ihre Beziehungen zur Erregbarkeit und Erregungsfortpflanzung. Z. Biol. **82**, 435 (1925c). ~ Untersuchungen über die Grundeigenschaften des Herzmuskels und ihre Beziehungen zueinander. IV. Mitt. Über die Erregungsfortpflanzung im ungedehnten und gedehnten Herzmuskel mit Bemerkungen über die Fortpflanzung des Reizes. Z. Biol. **82**, 451 (1925d). ~ Untersuchungen über die Grundeigenschaften des Herzmuskels und ihre Beziehungen zueinander. V. Mitt. Über die Latenz der elektrischen Reaktion und die Stärke des physiologischen Reizes. Z. Biol. **82**, 459 (1925e). — SCHELLONG, F., u. E. SCHÜTZ: Refraktärphase nach optimaler und abgeschwächter Erregung. Z. ges. exp. Med. **61**, 285 (1928). — SCHER, A. M., M. F. RODRIGUEZ, and R. L. HAMLIN: Observation on atrioventricular conduction and on distribution of the impulses in ventricules of ruminants and other mammals. In: The specialized tissues of the heart. Amsterdam: Elsevier Publ. Co. 1961. — SCHIFF, M.: Der Modus der Herzbewegung. Arch. physiol. Heilk. **9**, 22 (1850). — SCHILDBERG, F. W., u. A. FLECKENSTEIN: Die Bedeutung der extracellulären Calciumkonzentration für die Spaltung von energiereichem Phosphat in ruhendem und tätigem Myokardgewebe. Pflügers Arch. ges. Physiol. **283**, 137 (1965). — SCHLIEPHAKE, E.: Ein Beitrag zur Kenntnis der Vaguswirkung auf die Erregungsleitung im

Säugetierherzen. Z. Biol. **82**, 107 (1924). — Schmidt, R. F.: Über die Acetylcholin-Empfindlichkeit verschiedener Herzabschnitte. Naunyn-Schmiedebergs Arch. exp. Path. Pharmak. **233**, 531 (1958). ~ Versuche mit Aconitin zum Problem der spontanen Erregungsbildung im Herzen. Pflügers Arch. ges. Physiol. **271**, 526 (1960). — Schmidt, R. F., u. U. Huber: Der Einfluß von Acetylcholin und Orasthin auf das Ruhe- und Aktionspotential des Uterus. Pflügers Arch. ges. Physiol. **270**, 308 (1960). — Schofield, B. M.: The innervation of the cervix and cornu uteri in the rabbit. J. Physiol. (Lond.) **117**, 317 (1952). — Schreiber, S.: Potassium and sodium exchange in the working frog heart. Effects of overwork, external concentrations of potassium and ouabain. Amer. J. Physiol. **185**, 337 (1956). — Schütz, E.: Einphasische Aktionsströme vom in situ durchbluteten Säugetierherzen. Z. Biol. **92**, 441 (1932). ~ Elektrophysiologie des Herzens bei einphasischer Ableitung. Ergebn. Physiol .**38**, 493 (1936). ~ Physiologie des Herzens. Berlin-Göttingen-Heidelberg: Springer 1958. — Shanes, A. M., and C. P. Bianchi: The distribution and kinetics of release of radiocalcium in tendon and skeletal muscle. J. gen. Physiol. **42**, 1123 (1959). — Shuba, M. F.: Electrotonus in smooth muscle. Biophysics U.S.S.R. **6**, 56 (1961). — Siebens, A. A., B. F. Hoffman, J. E. Ensen, J. E. Farrell, and C. McBrooks: Effects of l-epinephrine and l-norepinephrine on cardiac excitability. Amer. J. Physiol. **175**, 1 (1953). — D'Silva, J. L.: The action of adrenaline on serum potassium. J. Physiol. (Lond.) **82**, 393 (1934). — Singh, J., and A. K. Acharya: Ionic changes in unstriated muscle immersed in sodium free solutions. Proc. Ind. Acad. Sci. **46**, B 47 (1957). — Sjöstrand, F. S., and E. Andersson: Electron microscopy of the intercalated disc of cardiac muscle. Experientia (Basel) **10**, 369 (1954). — Sjöstrand, N. O.: Inhibition by the ganglionic blocking agents of the motor response of the isolated guinea-pig vas deferens to hypogastric nerve stimulation. Acta physiol. scand. **54**, 306 (1962). ~ Effect of reserpin and hypogystric denervation on the noradrenaline content of the vas deferens and the seminal vesicle of the guinea pig. Acta physiol. scand. **56**, 376 (1962). — Sperelakis, N.: Contraction of depolarized smooth muscle by electric fields. Amer. J. Physiol. **202**, 731 (1962). — Sperelakis, N., and C. L. Prosser: Mechanical and electrical activity in intestinal smooth muscle. Amer. J. Physiol. **196**, 850 (1959). — Stöhr, P.: Zusammenfassende Ergebnisse über die Endigungsweise des vegetativen Nervensystems. Acta neuroveget. (Wien) **10**, 21 (1954). — Szekeres, L.: Wirkung von Pharmaka auf die Erregungsleitung am hypoxischen Herzen. Naunyn-Schmiedebergs Arch. exp. Path. Pharmak. **233**, 338 (1958).

Thaemert, J. C.: Further evidence for the presence of intercellular bridges between smooth muscle cells. Anat. Rec. **130**, 465 (1958). — Thomas jr., L. J.: Increase of labeled calcium uptake in heart muscle during potassium lack contracture. J. gen. Physiol. **43**, 1193 (1960). — Trail, W. M.: Intracellular studies on vascular smooth muscle. J. Physiol. (Lond.) **167**, 17 P (1963). — Trautwein, W.: Über die Veränderungen der elementaren Daten der elektrischen Erregungswelle des Herzens bei der Insuffizienz des Myokards. Pflügers Arch. ges. Physiol. **252**, 573 (1950). ~ Physiologie der Herzirregularitäten. In: K. Spang, Rhythmusstörungen des Herzens. Stuttgart: Georg Thieme 1957. ~ Elektrophysiologie der Herzmuskelfaser. Ergebn. Physiol. **51**, 131 (1961). ~ Generation and conduction of impulses in the heart as affected by drugs. Pharmacol. Rev. **15**, 277 (1963). — Trautwein, W., u. J. Dudel: Zum Mechanismus der Membranwirkung des Acetylcholin an der Herzmuskelfaser. Pflügers Arch. ges. Physiol. **266**, 324 (1958a). ~ Hemmende und „erregende" Wirkungen des Acetylcholin am Warmblüterherzen. Zur Frage der spontanen Erregungsbildung. Pflügers Arch. ges. Physiol. **266**, 653 (1958b). — Trautwein, W., S. W. Kuffler, and C. Edwards: Changes in membrane characteristics of heart muscle during inhibition. J. gen. Physiol. **40**, 135 (1956). — Trautwein, W., u. R. F. Schmidt: Zur Membranwirkung des Adrenalin an der Herzmuskelfaser. Pflügers Arch. ges. Physiol. **271**, 715 (1960). — Trautwein, W., u. K. Zink: Über Membran- und Aktionspotentiale einzelner Myokardfasern des Kalt- und Warmblüterherzens. Pflügers Arch. ges. Physiol. **256**, 68 (1952). — Truex, R. C.: Comparative anatomy and functional considerations of the cardiac conduction system. In: The specialized tissues of the heart. Amsterdam: Elsevier Publ. Co. 1961.

Ullrich, K. J., G. Riecker u. K. Kramer: Das Druck-Volumen-Diagramm des Warmblüterherzens. Isometrische Gewichtskurven. Pflügers Arch. ges. Physiol. **259**, 481 (1954). — Ursillo, R. C.: Electrical activity of the isolated nerve-urinary-bladder strip preparation of the rabbit. Amer. J. Physiol. **201**, 408 (1961).

Valentin, G. G.: De functionibus nervorum cerebralium et nervi sympathici. Libri quatuor. Bern: Huber 1839. — Vaughan Williams, E. M.: Simultaneous measurements of contractions and intracellular potentials in isolated rabbit atria exposed to acetylcholine. J. Physiol. (Lond.) **147**, 325 (1959). — Volkmann, A. W.: Von dem Baue und den Verrichtungen der Kopfnerven des Frosches. Müllers Arch. Anat. Physiol. 70 (1838).

Waldvogel, F., F. Baumann et J. M. Posternak: Effects de l'acétylcholine sur la restitution de la contractilité du coeur du rat. Helv. physiol. pharmacol. Acta **22**, 304 (1964). — Ware, F., A. L. Bennett, and A. R. McIntyre: Cellular potentials in frog hearts. Fed. Proc.

14, 158 (1955). — Waugh, W. H.: Role of calcium in contractile excitation of vascular smooth muscle by epinephrine and potassium. Circulat. Res. **11,** 927 (1962). — Webb, J. L., and P. B. Hollander: The action of acetylcholine and epinephrine on the cellular membrane potentials and contractility of rat atrium. Circulat. Res. **4,** 332 (1956). — Weber, E.: Muskelbewegung. In: Wagners Handwörterbuch der Physiologie, Bd. III, S. 42. Braunschweig: Vieweg 1846. — Weber, E. H., et E. Weber: Expériences qui prouvent que les nerfs vagues, stimulés, par l'appareil de rotation galvano-magnétique, peuvent retarder et même arrêter le mouvement du coeur. Arch. gén. Méd., Supp. 12 (1846). Erste Mitteilung in italienischer Sprache: Omodei Ann. univ. med. **116,** 225 (1845). — Weidmann, S.: Effect of current flow on the membrane potential of cardiac muscle. J. Physiol. (Lond.) **115,** 227 (1951). ~ The electrical constants of Purkinje fibres. J. Physiol. (Lond.) **118,** 348 (1952). ~ The effect of the cardiac membrane potential on the rapid availability of the sodium-carrying system. J. Physiol. (Lond.) **127,** 213 (1955a). ~ Effects of calcium ions and local anaesthetics on electrical properties of Purkinje fibres. J. Physiol. (Lond.) **129,** 568 (1955b). ~ Elektrophysiologie der Herzmuskelfaser. Bern u. Stuttgart: Huber 1956. ~ Effect of increasing the calcium concentration during a single heart-beat. Experientia (Basel) **15,** 128 (1959). ~ Die funktionelle Bedeutung der Glanzstreifen im Myokard. Helv. physiol. pharmacol. Acta **19,** C 35 (1961). — West, T. C.: Auricular cellular potentials. Ultramicroelectrode recording of drug effects on nodal and extranodal regions. Fed. Proc. **14,** 393 (1955). — West, T. C., G. Falk, and P. Cervoni: Drug alteration of transmembrane potentials in atrial pacemaker cells. J. Pharmacol. exp. Ther. **117,** 245 (1956). — Winegrad, S., and A. M. Shanes: Calcium flux and contractility in guinea pig atria. J. gen. Physiol. **45,** 371 (1962). — Woodbury, J. W., and A. R. McIntyre: Electrical activity of single muscle cells of pregnant uteri studied with intracellular microelectrodes. Amer. J. Physiol. **177,** 355 (1954). — Woodbury, L. A., H. H. Hecht, and A. R. Christopherson: Membrane resting and action potentials of single cardiac muscle fibres of the frog ventricle. Amer. J. Physiol. **164,** 307 (1951). — Woodbury, L. A., J. W. Woodbury, and H. H. Hecht: Membrane resting and action potentials from single cardiac muscle fibres. Circulation **1,** 264 (1950).

Yamamoto, T.: Electron microscope investigation on the relationship between smooth muscle cell of the *proc. vermiformis* and the autonomic peripheral nerves. Acta neuroveg. (Wien) **21,** 406 (1960).

Die Physiologie der neurovegetativen Regulationen.

Von
Sandro Bürgi, Bern.

Mit 39 Abbildungen.

I. Einleitung.

Regulationen gibt es, längst bevor sich ein Nervensystem entwickelt hat. Schon in der befruchteten Eizelle und erst recht in den folgenden Stadien der Embryogenese muß reguliert werden, soll eine geordnete Entwicklung des künftigen Organismus statthaben. Wenn wir also von neurovegetativen Regulationen sprechen, müssen wir uns darüber im klaren sein, daß wir eine Abstraktion vornehmen und uns auf *einen* Aspekt des regulativen Geschehens beschränken; denn auch im ausgewachsenen Organismus wird nicht nur neural reguliert. Wir können übrigens diese Beschränkung nicht einmal durchgehend einhalten, weil es gar nicht so selten vorkommt, daß ein Teil des Regelkreises durch einen nervösen, der andere aber z. B. durch einen hormonalen Mechanismus gesteuert wird.

Die *vegetativen Regulationen* haben die Aufgabe, die Binnenbedingungen des Organismus den verschiedenen, durch inneres oder äußeres Geschehen verursachten Beanspruchungen anzupassen und dabei eine gewisse Gleichmäßigkeit des „milieu intérieur" (Claude Bernard), bzw. der „Homeostase" (Cannon) zu wahren. *Homeostase* bedeutet, daß sich die Kohlensäurespannung, die Gewebsreaktion, die Innentemperatur oder der osmotische Druck usw. innerhalb einer gewissen Schwankungsbreite um einen Mittelwert bewegen, von dem sie sich ohne Gefahr nicht allzu weit entfernen dürfen. Eine gewisse Abweichungsmöglichkeit vom Ideal- oder Mittelwert ist schon deshalb notwendig, weil es wohl keinen Regler gibt, der jegliche Störung ohne Zeitverlust beseitigen kann.

Da alle vegetativen Regulationen den Zweck zu verfolgen scheinen, die Tätigkeit der einzelnen Organe den verschiedenen Gegebenheiten, so z. B. diejenige der Lungen und des Kreislaufes den durch körperliche Arbeit veränderten Bedingungen unter Wahrung der Homeostase anzupassen, sollte man eigentlich nicht von homeostatischen Regulationen sprechen; denn die Homeostase stellt ein Ziel, nicht aber ein Mittel der Regulationen dar. Reguliert wird die Tätigkeit von Mechanismen und Apparaten, welche im Dienste vegetativer Funktionen stehen, der Atmung, der Nahrungsaufnahme usw., damit deren Anpassung an veränderte Belastungen keine Störung des „milieu intérieur" verursacht. Auch wenn man von einer Regulation der Körpertemperatur, des Flüssigkeitsvolumens u. ä. spricht, meint man eigentlich die Maßnahmen, welche die Apparate des Regelkreises so steuern, daß trotz veränderter Bedingungen die Konstanz der Innentemperatur, des Flüssigkeitsvolumens usw. innerhalb der homeostatischen Schwankungsbreite erhalten wird.

Oft ist es allerdings recht schwer zu verstehen, um was es eigentlich geht, insbesondere wenn wir das Vorhandensein einer Regulation erst aus ihrem Wegfall erahnen und von einem Symptom auf eine Funktion schließen müssen. So wird man vielleicht bei den Folgen eines hypothalamischen Herdes, der zu übermäßiger Gewichtszunahme oder zu Abmagerung führt, zunächst an eine Regulationsstörung des Fetthaushaltes denken. Betrachtet man aber die zahlreichen, recht ungleichartigen Stoffe, die als Lipoide bezeichnet werden, die noch zahlreicheren Reaktionen, die sie bedingen oder denen sie unterworfen sind, so ist es kaum möglich, an eine einheitliche, zusammenfassende Regulation des Lipoidstoffwechsels zu glauben. Oder nehmen wir als konkretes Beispiel die Erhöhung des Blutzuckers bei Stimulierung des Hypothalamus posterior, der dynamogenen Zone von HESS. Sie stellt nur einen Teilmechanismus der den ganzen Organismus betreffenden ergotropen Umstellung dar, keinesfalls den Ausdruck einer Regulation des Kohlenhydratstoffwechsels[1]. Mutatis mutandis gilt dasselbe vom Eiweiß-, Eisen- oder Kupferstoffwechsel, von den chemischen und morphologischen Blutbestandteilen usw. Selbstverständlich kommt es nicht von ungefähr, daß alle diese Werte eine gewisse Regelmäßigkeit aufweisen; aber sie sind als Hilfsmittel im Dienste von Funktionen in so viele Regelkreise eingebaut, daß einheitliche Regulationszentren derselben eine ganze Reihe anderer Vorgänge mitsteuern müßten. Deren Vorhandensein ist auch deshalb unwahrscheinlich, weil die sog. Blutspiegel, bzw. die Konzentrationen, sagen wir der Glucose, des Cholesterins, des Calciums, andererseits z. B. die Leukocytenzahl eine geradezu erstaunlich große physiologische Schwankungsbreite haben. Dies im schroffen Gegensatz etwa zur Kohlensäurespannung, welche eine echte Regelgröße darstellt.

Wir werden uns hier auf die Besprechung der Regulationen uns bekannter Funktionen beschränken, wobei wir möglicherweise wichtige Vorgänge aus Unkenntnis übersehen. Wir kommen eben von außen an die Natur heran und möchten sie mit unserer Begriffswelt erkennen, ja derselben anpassen, während sie im Innern schafft und sich um unsere Vorstellungen und Vorurteile nicht zu kümmern scheint. Begreifen kann man Lebensvorgänge wahrscheinlich nur mit Hilfe einer sich zur Ratio gesellenden Intuition im Sinne von BERGSON.

Doch kommen wir auf das Problem der Fett- und Magersucht zurück. Handelt es sich dabei vielleicht um eine Regulationsstörung des Hunger- oder des Sättigungsgefühles? Das ist schon eher möglich; denn um leistungsfähig zu sein, bedürfen die Gewebe einer genügenden Ernährung, ohne davon überlastet zu werden. Hier aber taucht sofort die Frage auf, wie Hunger und Völlegefühl zustande kommen. Man hat zwar erkannt, daß gewisse hypothalamische Strukturen etwas mit diesen Sensationen zu tun haben und es nach Ausschaltung der einen zu Hyperphagie und Fettsucht, der anderen zu Aphagie, Abmagerung und Tod kommt; wodurch dieselben aber zur Tätigkeit entfacht werden, bleibt vorläufig ein Rätsel. Auf das Vorhandensein diesbezüglicher Regulationen weist schon die Beobachtung hin, daß insbesondere jüngere Individuen, Menschen oder Tiere, auch wenn die Nahrung ad libitum zur Verfügung steht, ihr Körpergewicht fast unverändert erhalten. Später wird diese unbewußt ablaufende Steuerung allerdings oft überlagert durch den (wohl corticalen) Appetit, die Freude am Essen, die Lust an auserlesenen Speisen, und dies nicht nur beim Menschen; auch alternde Ratten neigen zu Fettleibigkeit.

Eine weitere Schwierigkeit für das Verständnis der vegetativen Regulationen entsteht aus der intimen Verquickung all dieser Vorgänge. Wie kann man z. B. die Regulation der Atmung ohne diejenige des Kreislaufs oder beide ohne Berücksichtigung der Homeostase der Körpertemperatur betrachten? Überdies muß man

---

[1] Es mußte dies hier gesagt werden, weil man immer wieder lesen kann, daß z. B. einem im Hypothalamus gelegenen Zentrum die führende Bedeutung für die Steuerung des Kohlenhydratstoffwechsels zukomme (REISS 1950).

sich stets vor Augen halten, daß sich der Körper in ganz unschematischer Weise der Nerven, der Hormone, der Eigenpotenzen der Organe oder rein physikalischer Faktoren bedient, um seine Bedürfnisse zu regeln. Nervöse Elemente werden namentlich dann eingesetzt, wenn es darum geht, rasch und präzise zu handeln oder wenn weit auseinander liegende Organe koordiniert zusammenarbeiten müssen. Die hormonalen Regulationen sind in ihrer Wirkung träger, diffuser, dafür aber anhaltender. Doch kommt es, wie schon erwähnt, auch vor, daß z. B. der afferente Schenkel nervös, der efferente jedoch hormonal betätigt wird, wie bei der Milchsekretion und -ausschüttung. Eigenpotenzen der Organe wie die kältebedingte Kontraktion der Hautgefäße oder physikalische Faktoren wie die Anregung der Darmtätigkeit durch den mechanischen Reiz der Ingesta werden ebenso vorurteilslos in den Regelkreis eingesetzt wie die periphere Autonomie des allerdings von oben her steuerbaren Sinusknotens oder die vom Blutdruck weitgehend unabhängige Nierendurchblutung. Gerade im Kreislauf findet man auf allen Stufen so viele peripher gelegene regulatorische Potenzen (lokale Axonreflexe, kollaterale Vasoconstrictionen usw.), daß man geneigt ist, hier von einer „föderalistischen" Organisation zu sprechen, im Gegensatz zur Atmung, bei der wohl vor allem das Zusammenspiel von vegetativen und cerebrospinalen Mechanismen eine eher „zentralistische Administration" verlangt[1]. Man darf endlich nicht vergessen, daß nach Zerstörung der obersten Leitung in vielen, namentlich den „föderalistischen" Fällen eine untergeordnete Instanz die Führung übernehmen kann, wenn auch nicht mit derselben Wirksamkeit, so die thorakale Vasomotorenorganisation nach Ausfall der Medulla oblongata, oder wenn nach Zerstörung des Hypothalamus, ja nach Halsmarkdurchtrennung sich eine gewisse Thermoregulierung gegen Kälteschäden wieder einstellt[2].

Nach diesen allgemeinen Betrachtungen stellt sich die Frage, wie sich diese Regulationen abwickeln. Lange Zeit herrschte die Meinung vor, es gebe im ZNS wohldefinierte Stellen, sog. Zentren, welche in ganz unabhängiger Weise einen Vorgang steuern, sagen wir die Konzentration des Traubenzuckers im Blute, wobei sie sich zwar einiger Hilfsmechanismen bedienen, im übrigen aber ganz autonom handeln. Diese wenig durchdachten Vorstellungen sind zwar noch nicht ganz verschwunden, aber doch im Verschwinden begriffen. Sie bilden auch den Grund dafür, daß der Zentrenbegriff, zu unrecht, wie wir sehen werden, in Verruf gekommen ist.

Es ist das Verdienst von R. Wagner (1925)[3], schon vor beinahe 40 Jahren den Begriff der Rückkoppelung geprägt und seither immer wieder auf die Bedeutung der *Regelkreise* hingewiesen zu haben, die jeder biologischen Regulation zugrunde liegen. Dies geschah längst bevor die Kybernetik entstand und die moderne Technik Servomotoren oder sich selbst steuernde Raketen und, in Unkenntnis der biologischen Beispiele, die Theorie der Regelungen, der selbsttätig, automatisch funktionierenden Vorgänge entwickelte. Der Unterschied zur alten Auffassung der Lebensvorgänge als Reflexgeschehen besteht darin, daß bei einem Reflex ein Reiz (im Regelkreis nennt man es Störgröße) zwar durch afferente Signalisierung efferent eine Antwort hervorruft, es damit aber sein Bewenden hat, bei einem Regler der Erfolg dieser Antwort aber zurückgemeldet wird (Rückkoppelung oder Reafferenz) und Korrekturen veranlassen kann. Man denke z. B. an die dauernde Orientierung des Zentralnervensystems über Lage und Bewegung der Glieder durch die Proprioceptoren der Tiefensensibilität.

Leider ist die für die Regelungen angewandte Terminologie, vielleicht weil sie zum Teil von der Technik herkommt, zunächst etwas verwirrend. Die

---

[1] Bürgi 1953.   [2] Thauer 1939.   [3] Zit. nach Wagner 1954.

Vorstellung ist ungefähr folgende: Für irgend eine möglichst unverändert einzuhaltende Größe, die sog. „Regelgröße", sagen wir für den Blutdruck oder die CO_2-Spannung gibt es einen „Sollwert" (wer diesen ursprünglich bestimmt, steht allerdings nirgends geschrieben), der dauernd von einem oder mehreren „Fühlern" (man spricht auch von „Meßwerk" oder „Meßsystem") kontrolliert wird; diese melden die Abweichungen des „Istwertes" vom „Sollwert" einem alle diesbezüglichen Kräfte der Verstellung beherrschenden „Zentrum". Von diesem wird meist mit Hilfe eines „Stellmotors" oder „Stellmechanismus", der genügend Energie aufbringen kann, eine Gegenwirkung auf das „Verstellsystem" oder die „Regelstrecke" (sic) ausgeübt, so daß jede Erhöhung des „Istwertes" seine Verminderung, jede Herabsetzung seine Vermehrung zur Folge hat. Auf diese Weise wird das zu erreichende Ziel, die Konstanthaltung der „Regelgröße" — allerdings nicht ohne Oszillationen — erreicht. Die Störungen des ganzen Ablaufes („Störgröße") betreffen meist das „Verstellsystem" (die „Regelstrecke"), können aber auch z. B. im „Stellmotor" auftreten. Endlich ist zu sagen, daß der Sollwert selbst („the input") durch einen „Sollwerteinsteller" auf ein anderes Niveau gebracht werden kann.

Um diese reichlich theoretische Darstellung etwas deutlicher zu gestalten, sei hier der *Regelkreis der Blutdruckregulation* in Anlehnung an R. WAGNER (1954) und an Hand von zwei schematischen Zeichnungen erläutert. Regelgröße ist hier der Blut-

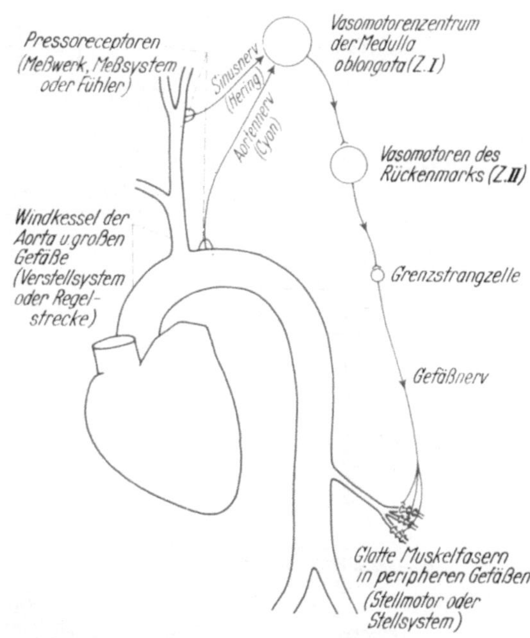

Abb. 1. Schematische Darstellung der Apparate, die für die Regulierung des Blutkreislaufes sorgen (in Anlehnung an WAGNER 1954).

druck. Er wird von den Baroreceptoren (Fühler, Meßwerk) dauernd abgetastet und das Resultat der Vasomotorenorganisation der Medulla oblongata (dem Zentrum erster Ordnung) mitgeteilt, welche nun ihrerseits durch Verstärkung oder Abschwächung ihrer Impulse die periphere Vasoconstriction vermehrt oder vermindert. Die Energie für diese Umstellung liefern die glatten Muskeln der Gefäßwände (Stellsystem oder Stellmotor). Je nach Verengerung oder Erweiterung der kleinen Gefäße wird die Spannung im Windkessel der Aorta und der großen Gefäße (Verstellsystem oder Regelstrecke) zu- oder abnehmen, und der Blutdruck (die Regelgröße) wird erhöht oder erniedrigt. Abb. 2 faßt das Gesagte in noch einfacherer Weise zusammen und kann zugleich als allgemeines Schema für Regulationsvorgänge dienen.

Es ist nun klar, daß jede durch eine Störgröße (Reiz) veranlaßte Korrektur eine gewisse Zeit erfordert, welche sich nach der Distanz, vor allem aber nach dem Tempo des trägsten Regelgliedes richtet, im gewählten Beispiel nach der Geschwindigkeit, mit welcher sich die Gefäßmuskulatur verengt oder erweitert. Die Auswirkung der Korrektur, sagen wir eine Blutdrucksenkung infolge Nachlassens des Constrictorentonus, macht sich daher erst mit einer gewissen Verspätung geltend, während welcher weitere Impulse für eine Vasodilatation abgegeben werden. Das bedingt, daß die Korrektur über das Ziel hinausschießt, was zu Gegenmaßnahmen führt, so daß es im Endeffekt zu einem Pendeln um den Sollwert kommt.

Dieses Oscillieren um einen Mittelpunkt ist ja auch von der Technik her bekannt, z. B. vom einfachen Thermostaten, der bei Absinken der Temperatur ein-, bei Ansteigen ausschaltet, und dessen Effekt immer etwas zu spät kommt. Für diese „Ein-Aus-Regler" (on-off regulators) gilt, daß die Korrektur entweder maximal erfolgt oder ganz ausbleibt. Verfeinerte Regler führen einen Pro-

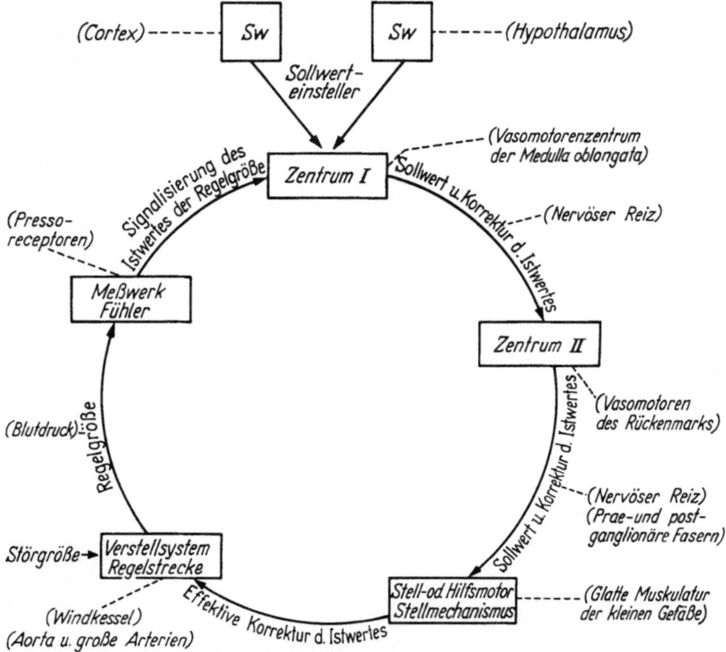

Abb. 2. Allgemeines Schema eines Regelkreises. Zur Verdeutlichung sind die entsprechenden Angaben für die Regulation des Blutdruckes beigefügt.

portionalitätsfaktor ein, so daß das Ausmaß der Korrektur der Abweichung des Ist- vom Sollwert entspricht, oder es wird die Geschwindigkeit dieser Abweichung in Rechnung gestellt (rate control). Es scheint, daß im biologischen Geschehen alle diese Prinzipien zum Teil berücksichtigt werden[1]. Um zu unserem Beispiel zurückzukommen, kann man jedenfalls sagen, daß die Baroreceptoren allem Anschein nach sowohl auf Spannung als auf die Geschwindigkeit der Spannungsänderung empfindlich sind[2], genau wie z. B. die Kältereceptoren auf die absolute Temperatur, aber auch auf die Geschwindigkeit der Abkühlung ansprechen[3].

Es sei hervorgehoben, daß (soweit diesbezügliche Untersuchungen vorliegen) die biologischen Fühler oder Meßwerke im Bereich der physiologischen Regelgrößen auf Abweichungen vom Sollwert am empfindlichsten und daher am erfolgreichsten reagieren. Das zeigt sich z. B., wenn die prozentuale Blutdrucksenkung in Abhängigkeit vom Druck im Carotissinus aufgeschrieben wird, wie dies Koch (1931) getan hat (Abb. 3). Aus der S-förmigen Kurve erhellt, daß im mittleren Gebiete eine fast lineare Beziehung zwischen endo-

---

[1] Hardy 1961.   [2] Wagner 1954.   [3] Hensel 1950.

sinusalem Druck und prozentualer Blutdrucksenkung besteht, und die erste Ableitung (punktiert), eine Streuungskurve nach GAUSS, verdeutlicht, „daß die Dämpfung der Blutdruckwellen in der Gegend des Wendepunktes der Blutdruckcharakteristik optimal ist"[1]. Eine ähnliche Kurve fand WAGNER für die Abhängigkeit des Blutdruckes vom Aortenvolumen, woraus hervorgeht, daß im mittleren Teil der Kurve (insbesondere zwischen 80—130 mm Hg) der Druck mit zunehmender Füllung linear ansteigt (Abb. 4). Auf einem andern Gebiete konnte festgestellt werden, daß die Entladungsfrequenz der Chemoreceptoren

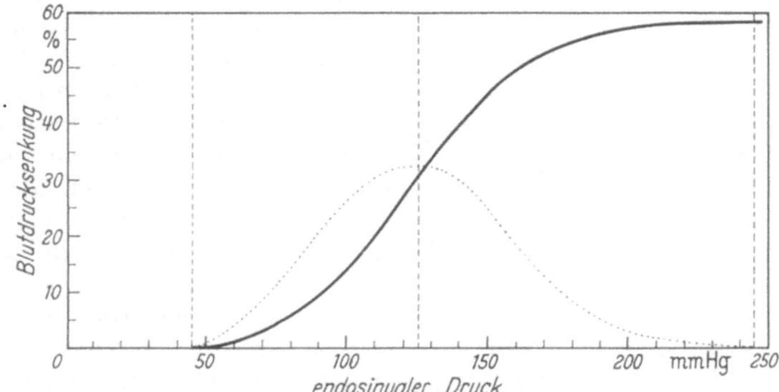

Abb. 3. Darstellung der Abhängigkeit der Blutdrucksenkung von der Druckerhöhung im Sinus caroticus. Man beachte die fast gerade Linie im Normalbereich. Die erste Ableitung (punktierte Linie) ergibt eine Gaußsche Streuungskurve. (Nach E. KOCH 1931.)

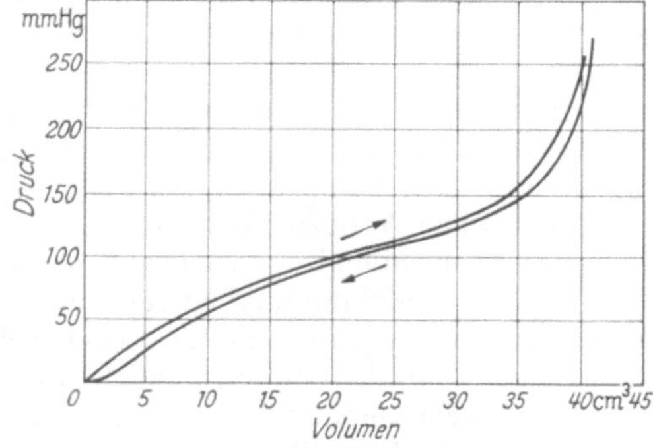

Abb. 4. Druck-Volumendiagramm („Aortencharakteristik") eines 14jährigen Menschen. Auch hier eine S-förmige Kurve mit fast gerader Strecke im Normalbereich. (Nach WAGNER 1954.)

zwischen 110—90 mm Hg O_2-Partialdruck am stärksten zunimmt, also wiederum im Normalbereich[2].

Zu erwähnen ist noch, daß bei diesen Regulationen das Zentrum in Abhängigkeit von den Fühlern, diese von der Regelgröße, letztere vom Stellmotor usw., arbeiten, daß es sich somit immer um einen Regelkreis „à sens unique" (Einbahnstraße) handelt. Das bedeutet aber auch, daß man den Begriff eines Zentrums füglich wieder gebrauchen darf; denn es handelt sich nicht mehr um einen Despoten, der ohne Rücksicht auf den Erfolg eine vitale Funktion dirigiert, sondern um eine mehr oder minder lokalisierbare Instanz, die zwar von den Reafferenzen abhängig ist, jedoch allein die Möglichkeit hat, die Regelstrecke mit Hilfe des Stellmotors adäquat einzustellen. Wahrscheinlich kann ein solches

---

[1] KOCH 1931.   [2] WITZLEB 1955.

Zentrum auch von „oben" her auf einen andern Sollwert eingestellt werden, so wenn das Vasomotorenzentrum thermoregulatorische Erfordernisse zu berücksichtigen hat. Woher der normale Sollwert kommt, ist, wie gesagt, unerfindlich. Wahrscheinlich entspricht er den allgemeinen Bedürfnissen des lebenden Organismus, was natürlich nur eine Umschreibung unserer Unkenntnis bedeutet.

II. Allgemeine Organisation des vegetativen Nervensystems.

Die von GASKELL (1886) entworfene, von LANGLEY (1903) durchgeführte *Zweiteilung des vegetativen Nervensystems* (VNS) in einen sympathischen, thoracolumbalen, und einen parasympathischen, teils cranio-bulbären, teils sacralen Abschnitt von verschiedener funktioneller Bedeutung[1], gilt in großen Zügen heute noch. Von anatomischen Gegebenheiten ausgehend, erkannte LANGLEY bereits die generalisierte Wirkungsweise des Sympathicus im Gegensatz zur spezialisierten des Parasympathicus. Sympathische Nerven gehen praktisch zu allen Organen, jede präganglionäre Faser splittert sich in mehreren Ganglien des Grenzstranges auf und kann in einem einzigen über 30 Synapsen mit postganglionären Fasern bilden. Der Ursprung der letzteren liegt weitab vom Erfolgsorgan mit der bezeichnenden Ausnahme des Nebennierenmarks, welches präganglionäre Fasern erhält[2] und die postganglionären durch Sekretion von Adrenalin und Noradrenalin ersetzt. Im Gegensatz dazu gehen die präganglionären Fasern des Parasympathicus bis nahe ans Erfolgsorgan, und die Innervation ist durchaus spezifisch, oft ähnlich einem cerebro-spinalen Reflex organisiert. Auch die Chronaxiewerte dieses Systems nähern sich zum Teil denjenigen der Skeletmuskelinnervation, zum Teil gleichen sie allerdings denjenigen des Sympathicus[3]. Diese Organisation spricht daher auch gegen die Möglichkeit eines allgemeinen Parasympathicotonus[4].

Über die Afferenzen dieser Systeme sagen die älteren Arbeiten wenig aus. Sicher gibt es eine sympathische Sensibilität, so der Gefäße, auf die LERICHE immer wieder hingewiesen hat. Es kann z. B. geschehen, daß die Spitze einer Spritzennadel die Innenwand einer Vene berührt und einen gut lokalisierbaren Schmerz auslöst. Da dies aber nur einmal auf vielleicht 50 oder 100 Injektionen vorkommt, und da es genügt, die Nadel minimal zu verschieben, um den Schmerz zu beseitigen, möchte man annehmen, daß es in den Venen Schmerzpunkte gibt. Diese und ähnliche Sensationen werden wahrscheinlich über das Rückenmark zentralwärts geleitet[5]. Doch wenn man einem älteren Patienten, der infolge eines Herpes zoster an kausalgiformen Schmerzen leidet, die entsprechenden Hinterwurzeln durchtrennt, wird er von seinen Beschwerden keineswegs befreit. Noch unverständlicher sind Beobachtungen von Urologen, welche feststellen, daß ein Patient mit Querschnittsdurchtrennung, bei dem sich ein Blasenautomatismus entwickelt hat, durch ein Hitzegefühl im Kopf rechtzeitig erfährt, daß die Entleerung bald erfolgen wird[6]. Hier weiß man nicht einmal, um welches System es sich handelt. Was dagegen die normalen Afferenzen des Parasympathicus betrifft,

---

[1] „All the nerve-strands of one system have one effect, and all the nerve-strands of the other system have one and a different effect". Verschieden, „different", heißt nicht antagonistisch.
[2] Vgl. HERMANN 1948.   [3] CHAUCHARD 1939.
[4] Auch klinisch bedingt z. B. ein Bronchialasthma durchaus nicht das gleichzeitige Vorhandensein einer hyperaciden Gastritis usw.
[5] Vielfach wird die Auffassung vertreten, die vegetativen Afferenzen gingen gleich den somatischen zum allerdings geringen Teil via Thalamus zum Cortex, zum größeren zu Tegmentum, Substantia reticularis, Sub- und Hypothalamus usw. (DELL 1952, GASTAUT 1952).
[6] Persönliche Mitteilung von B. v. RÜTTE. WHITTERIDGE (1960) beschreibt einen ganz analogen Fall.

so leiten sie teils bewußt werdende Sensationen (Harn- und Stuhldrang), teils bewirken sie unbewußt ablaufende Anpassungen (Pupillenreflex, Depressornerven usw.). Insgesamt muß man aber feststellen, daß die Mechanismen der vegetativ-nervösen Sensibilität noch recht wenig erforscht sind.

Ein Wort soll noch zur Übertragungsweise der vegetativen Einflüsse auf die Gewebe gesagt werden, weil in den letzten dreißig Jahren vielfach die Ansicht vertreten wurde[1], die postganglionären Fasern würden in der Peripherie von einem syncytialen Netzwerk abgelöst (Grundplexus von BOEKE, nervöses Terminal-reticulum von STÖHR)[2], das exklusiv adrenergisch sei, in welchem sich also sympathische und parasympathische Elemente nicht mehr unterscheiden[3], und dessen Plasma ohne anatomisch feststellbare Grenzen in dasjenige der Gewebe übergehe. Die verfeinerte Technik des letzten Jahrzehntes hat diese Auffassung nicht erhärten können. So fanden WEDDELL u. Mitarb. (1955) u. a. Stammfasern, die längs der Adventitia kleinster Hautgefäße verlaufen, in Intervallen äußerst feine, „nackte" axoplasmatische Filamente abgeben, die aber nie miteinander anastomosieren. Zu ganz ähnlichen Ergebnissen kommt HILLARP (1959), dessen Schlußfolgerungen hier an Hand einer schematischen Zeichnung skizziert werden sollen (Abb. 5):

In einem Netz syncytialer Neurilemmzellen verlaufen nebeneinander jeweils mehrere feine exoplasmatische Endaufsplitterungen, die sich (nach der angewendeten Technik?) als feinste varicöse Fäserchen darstellen, nie

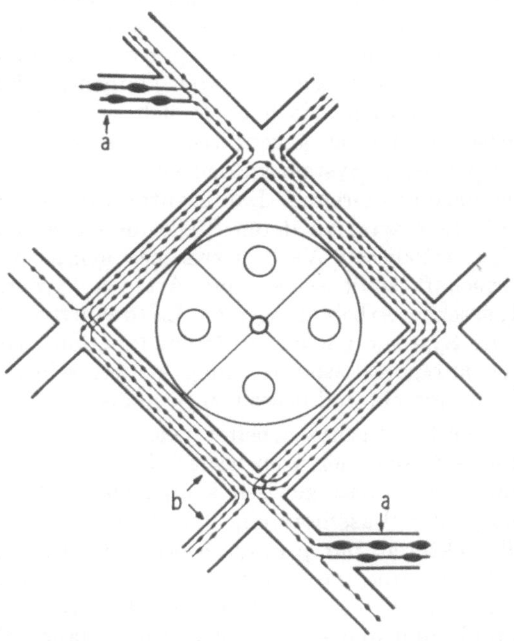

Abb. 5. Schematische Darstellung des Grundplexus. Ein Verband von Begleitzellen umgibt einige Elemente einer Drüse. Bei a sieht man präterminale Nervenfasern, deren Endaufsplitterungen in den Grundplexus b eintreten. Letzterer enthält Axone von verschiedenen Neuronen (Convergenz), die jedoch keine Anastomosen miteinander eingehen (Nach HILLARP 1959).

miteinander anastomosieren, und deren Zusammenhang mit postganglionären Fasern nachgewiesen wurde. Sie umgeben Zellkomplexe, wobei angenommen wird, daß einerseits jede Verästelung mehrere Zellkomplexe versorgt und somit auf relativ langer Strecke die Überträgersubstanz abgeben kann, und andererseits jeder Zellkomplex von verschiedenen Filamenten erregt wird. Diese Anordnung könnte sowohl der von CANNON und ROSENBLUETH (1937) beobachteten Möglichkeit einer räumlichen und zeitlichen Summation vegetativer Effekte, als auch der unterschiedlichen Wirkung adrenergischer und cholinergischer Elemente gerecht werden.

---

[1] Z. B. BOECKE 1943, 1951, STÖHR 1950, MEYLING 1953, JABONERO 1955.

[2] Auf Einzelheiten und Nuancen kann hier nicht eingegangen werden.

[3] Dieses Verschwinden, bzw. diese Vermaschung der beiden Systeme würde bedeuten, daß es bei den Effektoren nur noch auf Förderung oder Hemmung, und damit auf einen *reinen Antagonismus* herauskäme. Damit wäre aber die Existenz eines der beiden Systeme völlig überflüssig geworden.

Die erste eingehendere *funktionelle Interpretation des VNS* findet sich wohl in einem 1915 erschienenen Buche von Cannon[1]. Er schreibt dem cranio-bulbären Abschnitt des Parasympathicus schützende, erhaltende und Reserven aufbauende Funktionen zu, während der sacrale Abschnitt für die Erhaltung der Art und für die Entfernung der Abbaustoffe zu sorgen habe. Demgegenüber wird das sympathische System in allen Notstandsituationen eingesetzt: „Whether it is aroused by pain or excitement, by muscular effort, asphyxia or low blood pressure, by cold or hypoglycemia, the presenting situation is one in which the constancy of the fluid matrix is endangered or is likely to be endangered." Zu ganz ähnlichen Schlußfolgerungen kommt W. R. Hess[2], doch geht er insofern noch weiter, als er sich von streng anatomischen Vorstellungen zu befreien sucht und es vorzieht, von einem ergotropen und einem endophylaktisch-trophotropen System zu sprechen. Dadurch können gewisse „Unstimmigkeiten" (s. u.) überwunden werden. Es handelt sich somit insgesamt um verschiedenartige, nicht notwendigerweise gegensätzliche Wirkungen; insbesondere wendet sich das sympathische System an den Gesamtorganismus, das parasympathische aber an die einzelnen Organe. Damit entfällt die Vorstellung eines reinen Antagonismus, und Hess setzt an deren Stelle diejenige einer „syntelen" Koordination; denn „der periodische Wechsel zwischen sympathischer und parasympathischer Vorherrschaft stellt selbst eine Art von Synergismus dar". In Unkenntnis der Hessschen Arbeiten kommt Langworthy (1943) ebenfalls zur Überzeugung, beide Systeme hätten „different functions which are normally correlated". Für eine antagonistische Wirkung genügt seiner Meinung nach die Förderung oder Hemmung ein und desselben Systems.

Der Organismus arbeitet jedoch niemals in schematischer Weise, und daher gibt es Ausnahmen vom bisher Gesagten, sog. Unstimmigkeiten. Schon Cannon hob hervor, daß gewisse sympathische Innervationen kontinuierlich (so diejenige der Vasomotoren, der Nickhaut u. a. m.), andere, wie diejenige der Piloerektoren, nur periodisch erfolgen. Überdies kann dieses System manchmal protektive und reparatorische Aufgaben übernehmen, so wenn es die Blutungszeit verkürzt, ein verletztes Gefäß zur Kontraktion bringt, den tätigen Muskel besser durchbluten und sich rascher erholen läßt. Es gibt auch Vorgänge, für die ein Wechsel der Vorherrschaft geradezu charakteristisch ist. Die Ernährung scheint parasympathisch eingeleitet zu werden, kommt dann unter sympathischen Einfluß mit Beteiligung des cerebrospinalen Systems (Aufsuchen der Nahrung) und wird parasympathisch beendet. Ähnliches gilt für die vegetative Regelung der Reproduktionsvorgänge. Es können ferner von einer zentralen Stelle, etwa im Hypothalamus, Teile beider Systeme gleichzeitig erregt werden[3], und im weiteren wird z. B. die Sekretion ekkriner Drüsen (Tränen- und Speicheldrüsen, Pankreas) von beiden Systemen gefördert, wobei der Sympathicus offenbar über die Gefäße, der Parasympathicus direkt auf die Zellen wirkt[4].

Endlich sind die sympathischen postganglionär-cholinergischen Systeme zu erwähnen, deren funktionelle Bedeutung heute noch nicht zusammenfassend definiert werden kann (wenn dies überhaupt möglich ist). Lange war in dieser Hinsicht nur die Schweißsekretion bekannt, und sie galt daher als eine Art Ausnahme, bei der sympathische Fasern für einen Schutzmechanismus eingesetzt werden. Seit etwas mehr als 10 Jahren ist aber ein ausgedehntes, ebenfalls

---

[1] Cannon 1929. Vgl. auch Cannon 1932, Cannon und Rosenblueth 1937.
[2] Übersichten bei Hess 1948, 1949, 1954.
[3] Gellhorn 1959.
[4] Kuntz und Richins 1949, Richins 1953a, b, Hilton und Lewis 1956. Für die Tränendrüsen scheint eine Beteiligung des Sympathicus nicht gesichert zu sein.

postganglionär-cholinergisches, sympathisches System von Dilatatoren der Muskel-gefäße bekannt geworden[1], über dessen physiologische Aufgaben zur Zeit noch diskutiert wird[2]. Auch bei den sympathischen Elementen, welche die Sekretion der Drüsen, insbesondere des Pankreas, anregen, soll es sich zum Teil um cholin-ergische Fasern handeln.

Was die zugehörigen Hormone betrifft, so wirkt das vorwiegend parasym-pathische Acetylcholin ebenfalls lokal und wird jeweils rasch abgebaut, während Adrenalin und Noradrenalin dem Sympathicus entsprechend einen generalisierten Effekt aufweisen. Die lange vorherrschende Ansicht, das Ergebnis einer Sympa-thicusreizung sei demjenigen einer Adrenalinausschüttung ungefähr gleichzu-setzen, ist allerdings stark ins Wanken geraten. Im allgemeinen ist das nervös erzielte Resultat viel ausgeprägter als dasjenige einer hormonalen Aktivierung, so für die Herztätigkeit[3] oder für die Kontraktion der Hautgefäße (ca. 100fach im ersten gegen etwa 10fach im zweiten Falle)[4]. Andererseits bewirkt Adrenalin schon in kleinen Dosen eine Mobilisierung des Leberglykogens und einen Abbau der Muskelglucose zu Milchsäure, Vorgänge, die sich in sympathisch nicht direkt innervierten Zellen abspielen[5].

III. Die Regulierung der Atmung.

Atmungs- und Kreislaufregulierung sollen hier im Hinblick auf ihre vornehm-lichsten Aufgaben, die Aufnahme einer genügenden Menge von Sauerstoff und die Entfernung überschüssiger Kohlensäure, besprochen werden. Regelgröße für die Atmung ist in erster Linie die Kohlensäurespannung, auf welche das Zentrum in der Medulla oblongata selbst anspricht; vom „Meßwerk" aus wird aber auch die Verarmung an Sauerstoff signalisiert. Der Einsatz der genannten Systeme für andere Zwecke, so für die Konstanthaltung der Körpertemperatur, wird in den entsprechenden Kapiteln erwähnt werden.

Ein fundamentaler Unterschied zwischen dem Aufgabenkreis der Atmung und demjenigen des Kreislaufs ergibt sich von vornherein aus dem Umstand, daß die erstere für die globalen Bedürfnisse des Organismus, letzterer aber für die Erfordernisse der einzelnen Organe und Gewebe, bzw. für eine zweckmäßige Ver-teilung des sauerstoffbeladenen und Entfernung des kohlensäurereichen Blutes zu sorgen hat. Wenn man dazu bedenkt, daß die Atmung eine koordinierte Tätigkeit der Nasenflügel, der Epiglottis und des Kehlkopfes, des Zwerchfells, der Inter-costal- und Bauchmuskeln usw., also größtenteils willkürlich innervierbarer Effektoren zu steuern hat, deren Motoneurone zudem von der Medulla oblongata bis zum Lumbalmark hinunter zerstreut liegen, versteht man, daß die Organi-sation dieses Systems weitgehend „zentralistisch" erfolgen muß.

Das Atmungszentrum wurde zum ersten Male von LEGALLOIS (1812) annähernd lokalisiert als eine „petite région près de l'entrée du Xe nerf". Heute sind sich wohl alle Forscher darüber einig, daß in der Gegend des Obex und etwas rostral davon ein sog. bulbäres Atmungszentrum liegt. Über die Einzelheiten seiner Ausdehnung und die Lokalisation inspiratorisch und exspiratorisch tätiger Neurone (letztere werden auch als inspirationshemmende bezeichnet) herrscht noch keine Übereinstimmung, und wir möchten es uns ersparen, auf alle Einzel-heiten einzugehen. Es sei nur erwähnt, daß einerseits von einer Vermaschung

---

[1] FOLKOW 1948, ELIASSON et al. 1951.
[2] UVNÄS 1960, FOLKOW 1961.
[3] FOLKOW et al. 1956, RUSHMER et al. 1960.
[4] CELANDER 1954.
[5] FOLKOW et al. 1956.

inspiratorisch und exspiratorisch tätiger Neurone, andererseits von zwei anatomisch getrennten Zentren gesprochen wird[1].

MARCKWALD (1887) hielt das bulbäre Zentrum für eine automatisch (wir würden heute eher sagen: „autonom") wirksame Organisation, welche an sich nur Inspirationsbewegungen hervorbringen würde, aber durch den Vagus reflektorisch gesteuert wird. In einer späteren Arbeit (1890) berichtet er über ein weiteres, in den hinteren Vierhügeln liegendes Zentrum, welches den Ausfall des Vagus ersetzen könne. Wird es von der Brücke abgetrennt, dann führt beiderseitige Vagotomie zu Inspirationskrämpfen, die bis zu zwei Minuten anhalten können. Nach einem Schnitt in der obersten Oblongata kommt es dagegen zu schnellen und tiefen Atemzügen, die allmählich regelmäßig werden. Diese an Kaninchen erhobenen Befunde wurden von LUMSDEN (1923) an Katzen weitgehend bestätigt. Er verlegte das „pneumotaktische Zentrum" in die oberste Ponsgegend, während ein für die Inspirationskrämpfe verantwortliches „apneustisches Zentrum" in der mittleren Brücke liege. Ein Schnitt unterhalb desselben lasse wiederum eine phasische Atmung auftreten, die sich aber durch einen sehr raschen Anstieg und Abfall charakterisiere und deshalb von LUMSDEN als „gasping", als keuchende Atmung bezeichnet wurde. Zu ähnlichen Schlußfolgerungen kommt STELLA (1938).

Über Bedeutung und Vorhandensein dieser Zentren und insbesondere über die „gasping respiration" als grundlegende, bei höheren Formen durch verschiedene Einflüsse modifizierte Atmungsform[2], wird bis heute gestritten. Es sei nur erwähnt, daß der pneumotaktische Mechanismus nach einigen Autoren als Bestandteil des allgemeinen reticulären Hemmungssystems[3], die Apneusis aber als ein Phänomen der Enthirnungsstarre[4] angesehen werden soll. Oder es wird das apneustische als *das* inspiratorische Zentrum angesehen[5], zum Teil in den Bulbus verlegt[6], und endlich wird eine pontobulbäre einheitliche Inspirationsorganisation postuliert[7].

Wenn man sich nun fragt, wie der regelmäßige Wechsel von Ein- und Ausatmung in Abwesenheit der Vaguseinflüsse zustande kommen kann, dann stößt man u. a. auf die nicht näher begründete Annahme, dem Zentrum eigne eine inhärente Rhythmizität[8], es sei „autorhythmisch". Andere Forscher sprechen von reziproker Innervation[9], wobei offenbar die inspiratorisch tätigen die exspira-

---

[1] Erstere Auffassung vertreten z. B. GESELL et al. 1936, AMOROSO et al. 1954, SALMOIRAGHI und BURNS 1960a; letztere TEREGULOW 1929, HABER et al. 1957, NGAI und WANG 1957, NELSON 1959. Einen vermittelnden Standpunkt nimmt v. BAUMGARTEN ein („Prädilektionsgebiete", 1957); ähnlich WOLDRING und DIRKEN 1951.

[2] LUMSDEN (1923a, c) betrachtete das apneustische Atmen als sehr geeignet für amphibisch lebende Tiere, z. B. Schildkröten, die keuchende Atmung aber als ein Überbleibsel davon. Für BARCROFT (1934) stellt letztere die Grundform der Atmung dar, eine neuerdings von BRODIE und BORISON (1957) übernommene Auffassung. Sie sprechen von einem „Schrittmacher" mit autochthonem Rhythmus und verlegen ihn in eine oberflächlich liegende Region am Boden des IV. Ventrikels. Für PITTS et al. (1939a) ist dagegen die keuchende Atmung ein Zeichen des Absterbens des Präparates.

[3] BRECKENRIDGE und HOFF 1953.

[4] HENDERSON und SWEET 1930, MONNIER 1939, BRECKENRIDGE und HOFF 1950, LILJESTRAND 1952. STELLA (1938a) betont demgegenüber, daß die Apneusis keiner propriozeptiven Einflüsse bedürfe, und auch WANG et al. (1957) lehnen diese Interpretation ausdrücklich ab.

[5] STELLA 1938b.

[6] HENDERSON und SWEET 1930, PITTS et al. 1939b.

[7] MONNIER 1963.

[8] TEREGULOW 1929, HOFF und BRECKENRIDGE 1949, 1954, BRODIE und BORISON 1957, v. BAUMGARTEN et al. 1960.

[9] Neuerdings insbesondere v. BAUMGARTEN et al. 1960, SALMOIRAGHI 1960a, BURNS und SALMOIRAGHI 1960, SALMOIRAGHI und v. BAUMGARTEN 1961.

torischen Neurone hemmen sollen und vice versa. Ein solcher Mechanismus, nehmen wir die Hemmung der Strecker bei Aktivierung der Beuger eines Gliedes, kann aber nur erfolgreich eingesetzt werden, falls der betreffende Apparat von höherer Stelle aus gelenkt wird. Wären die Vorderhornzellen der Flexoren nämlich autonom, dann würde ihre Erregung zu einem theoretisch endlosen Beugekrampf führen. Mutatis mutandis müßte das gleiche im bulbären Atmungszentrum erfolgen. Eine plausiblere und überdies klare Intrepretation finden wir bei WYSS (1954, 1963), der in Übereinstimmung mit vielen anderen Autoren[1] davon ausgeht, daß die Inspiration den fundamentalen Vorgang der Atmung darstellt. Er beschreibt ihn als ein tonisches Geschehen, das aus der spontanen Tätigkeit des *autonomen* Inspirationszentrums entspringt. Dieser im caudalen Teil der Substantia reticularis gelegene, auf CO_2 empfindliche[2], aber auch reflek-

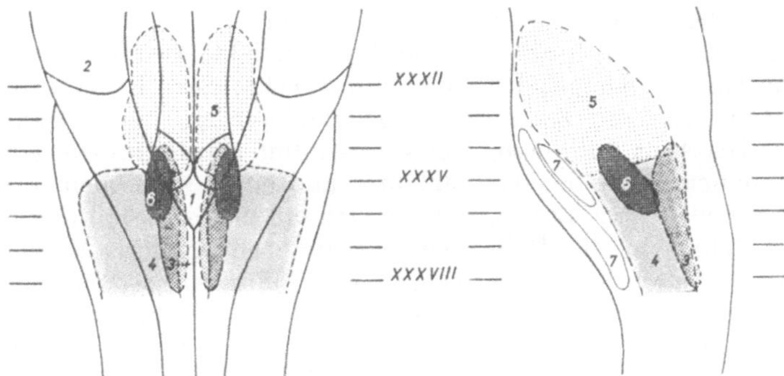

Abb. 6. Aufsicht und Parasagittalschnitt der Medulla oblongata (nach dem Atlas von WINKLER und POTTER). Schwarz das Substrat, dessen Coagulation zu primärem Atemstillstand führt. *1* Promontorium gliosum calami scriptorii, *2* Tuberculum acusticum, *3* Nucleus XII, *4* Subnucleus reticularis ventralis medullae oblongatae, *5* Nucleus reticularis gigantocellularis, *7* Oliva inferior (Nach VASSELLA 1961).

torisch erregbare[3], wahrscheinlich locker angeordnete Zellverband steht einerseits mit bis zum oberen Brückendrittel reichenden, zerstreut liegenden Elementen in Verbindung (apneustischer Mechanismus), welche die einmal in Gang gekommene Einatmungstätigkeit so verstärken, daß mit zunehmender Inspiration die Zahl der Impulse ansteigt[4]. Andererseits muß aber eine Verknüpfung mit inspirationshemmenden Neuronen (pneumotaktisches Zentrum, exspiratorische Elemente der Medulla) vorhanden sein, welch letztere durch Rückwirkung die Tätigkeit des tonisch aktiven Zentrums periodisch unterbrechen. Wie diese notwendigerweise erst mit Verzögerung wirksame Erregung der inhibitorischen Elemente zustandekommt, weiß man nicht, man könnte aber z. B. an einen Summationseffekt unterschwelliger Reize denken. Ein solcher Mechanismus erzeugt natürlich auch eine von allen Afferenzen unabhängige Rhythmizität, wie sie in einer viel zitierten Arbeit von ADRIAN und BUYTENDIJK (1931) für den Goldfisch beschrieben wurde.

Aus der dargestellten Interpretation ergibt sich u. a., daß das tonisch aktive, autonome Inspirationszentrum als die letzte und oberste Instanz angesehen werden und sein Ausfall zu einem sofortigen und endgültigen Atmungsstillstand

---

[1] MARCKWALD 1887, STELLA 1938, PITTS et al. 1939, GESELL 1940, RIJLANT 1942, NGAI und WANG 1957 u. a. m.

[2] COMROE 1948, s. später.

[3] Damit soll nicht gesagt werden, daß ein und dieselben Zellen reflektorisch und durch CO_2 erregt werden können.

[4] GESELL 1940, GESELL et al. 1940a und b, WYSS 1939.

führen müßte. Dieser Nachweis ist einem Schüler von Wyss[1] tatsächlich geglückt, indem er beim Kaninchen durch beidseitige Koagulation eines relativ beschränkten Substrates (Abb. 6) ein augenblickliches Aufhören aller costodiaphragmatischen, aber auch der Nasenflügelbewegungen verursachen konnte. Damit ist nicht nur die Lokalisation des autonomen Atmungszentrums (wenigstens beim Kaninchen) präzisiert, sondern auch der Nachweis erbracht, daß anderswo gelegene Organisationen, wie das chemische Zentrum in der lateralen Substantia reticularis[2] oder das „gasping" Zentrum am Boden des vierten Ventrikels[3], jedenfalls keine ausschlaggebende Rolle spielen.

Im intakten Organismus finden wir neben der bisher geschilderten intrazentralen, die durch den Vagus vermittelte *periphere Selbststeuerung der Atmung*. Den bekanntesten Mechanismus derselben stellen die sog. Schaltreflexe[4] von Hering und Breuer (1868) dar: „Jede Einatmung muß sich selbst durch ihren eigenen Effekt, die Lungenausdehnung, eine Hemmung bereiten, durch welche sie eher abgeschnitten wird, als sie ohne diesen reflektorisch wirkenden Widerstand dauern würde." Umgekehrt sollen mit zunehmender Exspiration inspiratorisch wirkende Impulse zentralwärts geleitet werden. Auf Grund eigener Befunde kam Hess[5] zur Auffassung, der Vaguseinfluß beruhe auf einem tonischen, inspirationshemmenden Reflex bei geblähter und einem tonischen inspirationsfördernden bei kollabierter Lunge. Er beobachtete nämlich, daß das Zwerchfell bei geblähter Lunge in die Höhe geht bis zur vollständigen Enttonisierung, während eine Verminderung der Lungenfüllung sofort eine Tonuszunahme desselben veranlaßt. Dabei handelt es sich allerdings um künstliche Volumenveränderungen der nicht atmenden Lunge, deren reflektorischer Einfluß auf das Zwerchfell als tonisch erscheint, während es sich bei der atmenden Lunge doch eher um ein phasisches Geschehen handeln dürfte. In der Atempause spielt dieses Geschehen aber eine wichtige Rolle, denn es konnte an den Aktionspotentialen des Phrenicus gezeigt werden[6], daß die Atmungsfrequenz von der Tonuslage des Zwerchfells bzw. von der inspiratorischen Ausgangslage abhängt. Wie diese letztere zustande kommt, ist allerdings eine andere Frage. Man darf sich ohnehin nicht vorstellen, es handle sich um eine feste Koppelung, weil die durch den Vagus geleiteten Einflüsse mit dem Eigenrhythmus des Atmungszentrums interferieren. Es ist denn auch gezeigt worden, daß die hemmenden Vagusimpulse mit zunehmender Kohlensäurekonzentration der Atmungsluft an Bedeutung stark abnehmen[7].

Verfeinerte Untersuchungen, nämlich die Ableitung von Aktionspotentialen aus Einzelfasern des peripheren Vagusstumpfes[8], deckten zunächst das Vorhandensein von mindestens zweierlei *Receptoren* auf, langsam adaptierenden[9] mit rasch leitenden und rasch adaptierenden mit langsam leitenden Fasern, wobei nur die ersteren einer normalen physiologischen Funktion zu dienen scheinen (Abb. 7). Diese Fasern stammen aus Dehnungsreceptoren, über deren Lokalisation die Meinungen

---

[1] Vassella 1961.
[2] Liljestrand 1952, 1958.
[3] Brodie und Borison 1957.
[4] Der Ausdruck stammt übrigens nicht von Hering und Breuer.
[5] Hess 1931a, b, 1936, 1941, Hess und Wyss 1936.
[6] Insbesondere Hess und Wyss 1936.
[7] Hodes und Larrabee 1942, Josenhans 1954 u. a. m.
[8] Adrian 1931, Knowlton und Larrabee 1946, Bein und Helmich 1949, Übersicht bei Wyss 1954.
[9] „langsam adaptierend" bedeutet, daß die Tätigkeit des Receptors nach Erreichen der maximalen Frequenz noch einige Zeit im gleichen oder fast gleichen Rhythmus anhält.

auseinander gehen[1]. Sie werden durch jede Volumenzunahme zu progressiv vermehrter Tätigkeit angeregt und unterbrechen so die Einatmung, ehe dies vom Zentrum aus geschehen wäre. Auf der exspiratorischen Seite ist die periphere Steuerung nicht so deutlich, denn man findet höchstens ein leicht verfrühtes Abbrechen der Ausatmung beim intakten gegenüber dem vagotomisierten Tier. RICE (1938) und WYSS (1939, 1940) konnten jedoch unabhängig voneinander zeigen, daß die Stimulierung des Vagus mit hohen Frequenzen eine exspiratori-

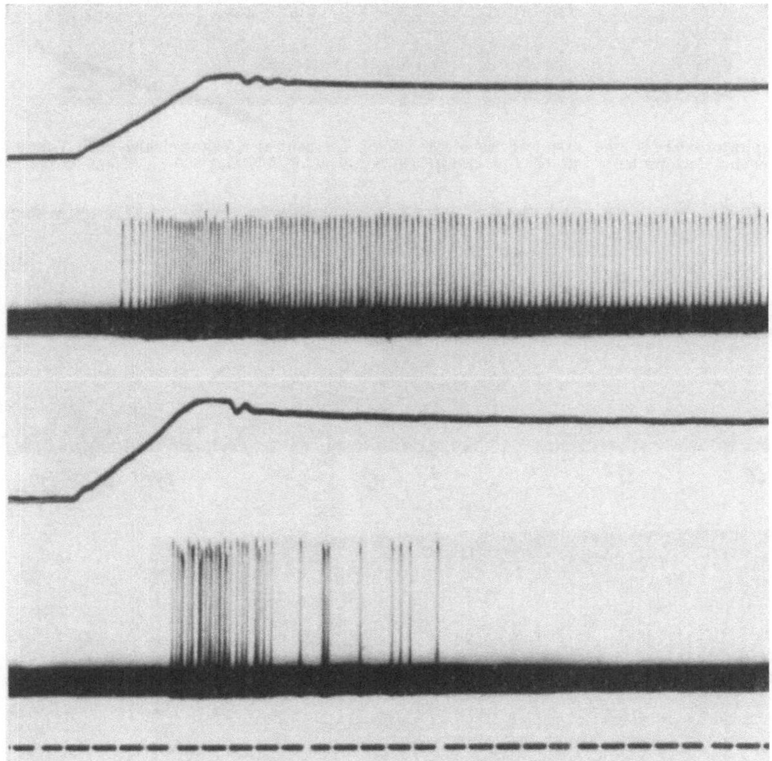

Abb. 7. Antwort zweier afferenter Vagusfasern auf Lungenblähung. Oben ein langsam, unten ein sehr rasch adaptierender Receptor. Thorax eröffnet. Von oben nach unten: Intratrachealer Druck, Entladungen, Zeit in $^1/_2$ und $^1/_{10}$ sec. (Nach KNOWLTON u. LARRABEE 1946).

sche, mit niedrigen aber eine inspiratorische Wirkung hat (Abb. 8). Diesen Resultaten wurde zwar entgegengehalten, bei niedriger Frequenz sei der inhibitorische Effekt einfach zu schwach, um die natürliche Inspirationstendenz des Zentrums zu verhindern[2], es konnte jedoch eine gegensinnige Vaguswirkung auch bei Reizung des Tractus solitarius nachgewiesen und durch selektive Koagulation die inspiratorische oder die exspiratorische Komponente ausgeschaltet

---

[1] WEIDMANN et al. (1949) schließen aus ihren Experimenten, daß sich die Receptoren in oder ganz nahe bei der Pleura visceralis befinden. WIDDICOMBE (1954) vertritt dagegen die Auffassung, die etwas primitiv gestalteten Spindeln der glatten Muskulatur, die man in großer Zahl im Bronchialbaum und namentlich bei dessen Verzweigungen findet, seien als Dehnungsreceptoren anzusprechen. Auch DAVIS et al. (1956) sind der Meinung, daß die Receptoren in den Bronchien und Bronchiolen liegen müssen. DOLIVO et al. (1955) sprechen dagegen von solchen Elementen in den Alveolarwänden.

[2] DIRKEN und WOLDRING 1951.

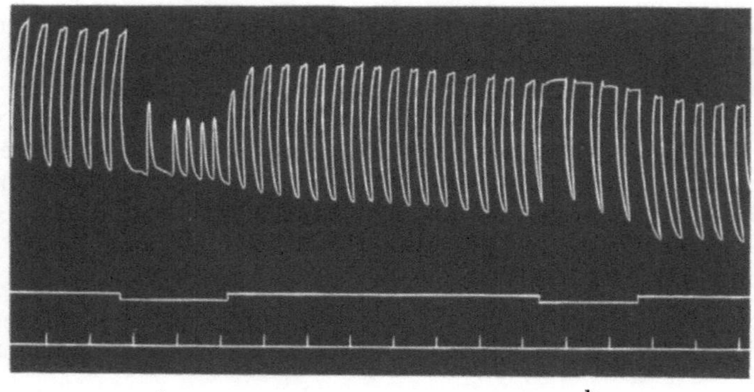

Abb. 8. Inspiratorische (a) und exspiratorische (b) Effekte bei zentraler Vagusreizung nach Vagotomie beim Kaninchen. Reizung bei a mit 12 Volt und 40 c/s, bei b mit 6 Volt und 600 c/s (Nach Wyss 1943).

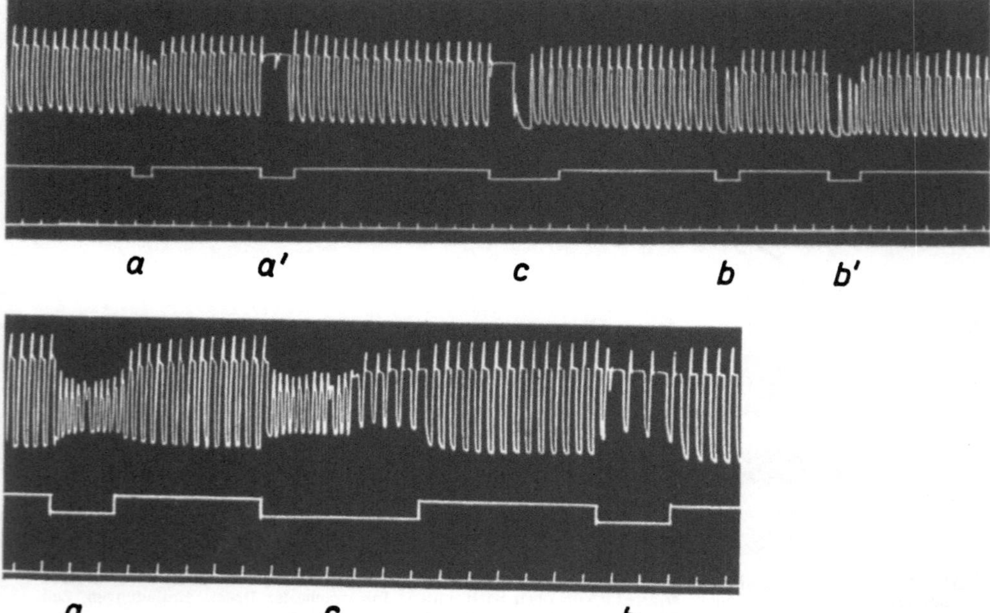

Abb. 9. Selektive Ausschaltung der exspiratorisch (oben) und inspiratorisch (unten) wirksamen Regionen des Tractus solitarius. Oberes Pneumogramm: a, a′ und b, b′, Stimulierung des afferenten Vagus mit 30 bzw. 120 c/s vor und nach Coagulation, während welcher der Vagus mit 120 c/s gereizt wurde (c). Unten: a und b, Stimulierung des afferenten Vagus mit 25 c/s vor, nach und während (c) der Coagulation. Zeit 6 sec. Inspiration nach unten (Nach Wyss 1954).

werden[1] (Abb. 9). Bei den letzteren Befunden handelt es sich allerdings nicht um Einflüsse auf das Atmungszentrum, sondern um solche, die offenbar direkt den Motoneuronen des Rückenmarks übermittelt werden[2].

Man hat lange nach besonderen Receptoren für diesen inspiratorischen Effekt gesucht, konnte aber nur die oben erwähnten, rasch adaptierenden finden, welche

---

[1] Wyss und Croisier 1943, Andereggen et al. 1946, Oberholzer et al. 1946, Wyss et al. 1946, Wyss 1947, Wyss und Rivkine 1950, Fernandez de Molina und Wyss 1950.

[2] Rice (1938) ist der Meinung, daß auch die niederfrequenten Inspirationseffekte im Exspirium via Vagus und Tractus solitarius direkt den spinalen Motoneuronen übermittelt werden. Er schließt dies vorwiegend aus der Tatsache, daß sie etwas asynchron in Erscheinung treten.

nicht der normalen Atmung, sondern einem später zu besprechenden Schutzreflex[1], vielleicht auch den periodisch auftretenden, tiefen Atemzügen dienen[2].
Man muß also annehmen, daß die gleichen Receptoren je nach der Frequenz ihrer
Entladungen in- oder exspiratorisch wirken können. WYSS (1954) ist der Auffassung, diese frequenzbedingte Wirkungsumkehr der von den Dehnungsreceptoren herstammenden Afferenzen genüge vollkommen, um die Hering-Breuerschen
Reflexe zu erklären. Nebenbei gesagt, kann man die oft bezweifelte Berechtigung,
von „Schaltreflexen" zu sprechen, kaum besser begründen als durch die Feststellung dieses frequenzbedingten Wirkungswechsels.

Insgesamt scheint der Vaguseinfluß zu bewirken, daß sich das einzelne
Atemzugsvolumen verkleinert, indem jede Atembewegung um so mehr gehemmt
wird, je weiter sie sich von der Mittellage entfernt. So werden Inspiration und
Exspiration verkürzt und die Frequenz nimmt zu. Dieser kräfteerhaltende
Mechanismus gilt aber nur bei körperlicher Ruhe. Auf Grund seiner Studien über
die frequenzbedingten Vaguseinflüsse bei verschiedener Kohlensäurebelastung
kommt RICE (1938) zur Schlußfolgerung, daß sich dieser konservative schon
bei leichtem Anstieg der CO_2-Spannung in einen rasch einsetzenden „emergency
mechanism" verwandelt.

Damit kommen wir zum Problem der *Atmungsregulierung bei Belastung*. Diese
erfolgt nach zwei Richtungen hin, einer quantitativen, die Ventilationsgröße
betreffenden, und einer qualitativen, welche die Atmungsform bestimmt. Erstere
stellt die vornehmlichste Aufgabe des Atmungszentrums dar und besteht darin,
das Minutenvolumen den veränderlichen Bedürfnissen des Organismus anzupassen, was innerhalb eines Rahmens von 5—8 bis zu 90—120 Litern je Minute
geschehen kann. Dieselbe Größenordnung fand man in Experimenten an Hunden,
wobei festgestellt wurde, daß die Ventilationsgröße einem O_2-Verbrauch von
60 bis 665 ml O_2/min entsprechend linear zunahm bei praktisch unveränderter
CO_2-Spannung im arteriellen Blut[3]. Was letztere betrifft, so genügt eine Steigerung des Partialdruckes von etwa 1,6 mm Hg, um eine Verdoppelung des Minutenvolumens zu bewirken. Ist es aber die Kohlensäure oder die Wasserstoffionen-
konzentration oder der Sauerstoffmangel, welche den adäquaten Reiz für eine
Zunahme der Ventilationsgröße bilden ? Sicher kann man nicht allein auf die (H^+)
abstellen (ursprüngliche Form der sog. Reaktionstheorie[4]), weil es einen Ausgleich
derselben nicht gibt. Insofern gilt der Heßsche Satz zu Recht, die Atmung stelle
einen Regulator der Kohlensäureatmosphäre, jedoch nur einen Moderator der
Blut- und Gewebereaktion dar[5]. Eine einfache Lösung dieser alten Streitfrage
besteht darin, die drei erwähnten Größen als Teilfaktoren anzusehen, deren
algebraische Summe das Ausmaß der Ventilation bestimmt[6].

Heute kann man immerhin sagen, daß der Sauerstoffmangel jedenfalls für
das Atmungszentrum keinen Stimulus darstellt; es wird durch einen solchen im
Gegenteil in seiner Tätigkeit gehemmt. Auf dieser Ebene besteht somit nur noch
die Frage, ob Kohlensäure oder einfach Säure das bulbäre Zentrum anregen.
Während bedeutende Forscher[7] Argumente für die reine Säuretheorie entwickeln,
stellt COMROE (1943) fest, daß lokale Mikroinjektionen von Kohlensäure in einer
durch $NaHCO_3$ auf pH 7,4 gepufferten Lösung die stärkste Wirkung haben,
während reine Säurelösungen, auch CO_2 in physiologischer Kochsalzlösung, sowie

---

[1] ADRIAN (1933) und seither viele andere Autoren.
[2] Es handelt sich hier um den paradoxen inspiratorischen Effekt von HEAD (1889), der bei
starker Lungenblähung auftreten kann, bzw. um eine Art keuchender Atemstöße bei nervös
veranlagten und oft über Atemnot klagenden Menschen, welche periodisch eine übermäßig
tiefe Inspiration einschalten.
[3] MORGAN und GRODINS 1950.   [4] WINTERSTEIN 1949. Dort weitere Literatur.
[5] HESS 1931.   [6] GRAY 1947, 1950.   [7] Zum Beispiel GESELL 1945, HEYMANS 1951.

Acetylcholin (dies im Gegensatz zu gewissen Theorien) keinen Effekt zeigten. Auch Ansäuerung des Ventrikelliquors soll nur wirksam sein, wenn man CO_2, insbesondere mit $NaHCO_3$ gepuffert, anwendet. Es wird daher wohl mit Recht auch die Auffassung vertreten, es handle sich bei der Erregung des Atmungszentrums zwar um eine Säurewirkung, praktisch komme aber nur die Kohlensäure in Frage, und zwar wegen ihrer großen Diffusionsgeschwindigkeit, vor allem in einem bicarbonathaltigen Milieu[1].

Um dem Sauerstoffmangel zu begegnen, hat das Atmungszentrum in den namentlich von Heymans u. Mitarb.[2] untersuchten *Glomera aortica*[3] *et carotica* Fühler oder Meßwerke mit einer exquisiten Empfindlichkeit auf Variationen der O_2-Spannung im Plasma. Die Hämoglobinsättigung spielt höchstens eine untergeordnete Rolle[4]. Was die Sensibilität betrifft, so genügen zwei Einatmungen von reinem Stickstoff, um eine deutliche Ventilationszunahme zu bewirken, auch wenn die Sauerstoffspannung noch 93 mm Hg beträgt[5]. Die Chemoreceptoren reagieren aber auch auf ein Überangebot, indem z. B. die kurzfristige Einatmung eines Gemisches mit 32% O_2 eine Verminderung der Ruheatmung um 8% hervorruft[6]. Man darf daher annehmen, daß die Frischluft an sich schon einen gewissen Reiz darstellt, einen „Restreiz", wie Wagner (1954) sagen würde, der dazu angetan ist, das Zentrum in Tätigkeit zu halten. Wie schon in der Einleitung bemerkt, sind diese Fühler am empfindlichsten im Bereich der physiologischen Regelgröße: Die stärkste Frequenzzunahme ihrer Entladungen findet sich zwischen 120 und 80, insbesondere zwischen 110 und 90 mm Hg Sauerstoffspannung[7].

Die Chemoreceptoren reagieren im übrigen auch auf Hyperkapnie[8], und zwar soll ein und dieselbe Einzelfaser sowohl auf Hypoxie als auf einen CO_2-Anstieg empfindlich sein[9]. Zwischen den Fühlern und dem Zentrum ergibt sich ungefähr folgendes Zusammenspiel: Hypoxämische Hyperpnoe führt zu Alkalose und deprimiert das Zentrum; dauert sie aber längere Zeit an, dann verschiebt sich die Reaktionslage nach der sauren Seite und das Zentrum übernimmt die Führung[10]. Eine weniger optimistische Interpretation behauptet allerdings, daß Hypoxie das Zentrum deprimiere, während die Chemoreceptoren nun maximal arbeiten; umgekehrt werden letztere durch saure Stoffwechsellage gehemmt, das Zentrum aber angeregt. Wenn nun gleichzeitig Hypoxie und Hyperkapnie auftreten, ist der kombinierte Effekt der zentralen und der Chemoreceptorentätigkeit geringer, als es der Summe der einzelnen Reizbeantwortungen entsprechen würde[11]. Von anderer Seite wird allerdings behauptet, die bei Hypoxie auftretende Tätigkeit der Glomera werde durch Hyperkapnie potenziert[12].

Genügt aber die Kontrolle der Blutgase durch Zentrum und Meßwerk, um eine adäquate und namentlich genügend rasch einsetzende Steigerung der Ventilationsgröße bei Arbeit zu bewerkstelligen? Die meisten neueren Autoren ver-

---

[1] Leusen 1954.
[2] D. Cordier und Heymans 1935, Heymans und Bouckaert 1939. Dort weitere Literatur.
[3] Das von Bianconi und Green (1960) beschriebene „Glomus subclavium", am Abgang der rechten A. subclavia gelegen, möchten wir als Bestandteil der Glomera aortica ansehen. Die Gegend entspricht dem vierten rechten, während diejenige, in der die übrigen Aortenkörperchen liegen, auf den vierten linken Kiemengang zurückgeführt werden kann.
[4] Eyzaguirre und Lewin 1961.   [5] Hornbein et al. 1961.
[6] Loeschke (1953), vgl. auch Watt et al. (1942). Loeschke schätzt den Effekt auf 12—14%, weil die durch O_2-Aufsättigung des Hämoglobins hervorgerufene Zunahme des arteriellen CO_2-Druckes der Ventilationsverminderung entgegenwirke. Da er aber nur die Veränderungen in der ersten Minute berücksichtigt, kann sich dieser Mechanismus kaum schon ausgewirkt haben.
[7] Witzleb et al. 1955.   [8] Heymans 1951, Hornbein et al. 1960.
[9] Eyzaguirre und Lewin 1961.   [10] Heymans 1951.   [11] Åström 1952.
[12] Hornbein et al. 1960.

neinen dies, wobei die einen rein humorale, die andern neurogene, die dritten neurohumorale Hilfsmechanismen erwägen. So wird einerseits angenommen, die Milchsäure, vielleicht auch die durch die arbeitenden Muskeln verursachte Temperatursteigerung senke die Reizschwelle für den CO_2-Effekt[1], oder es wird ganz allgemein von Stoffwechselprodukten gesprochen, welche als Extrastimuli wirken sollen[2]. Dieser rein humorale Mechanismus kann jedoch kaum erklären, warum eine Ventilationssteigerung schon durch geringe periphere Reize, welche nur einen monosynaptischen Reflex auslösen, ja durch passive Bewegungen und sogar durch die alleinige wiederholte Stimulierung rasch leitender Fasern hervorgerufen werden kann[3]. Für diese Beobachtungen wird an die Möglichkeit von Receptoren in den Gelenken[4] oder von „Metaboreceptoren" in den Muskeln[5] gedacht; es wird auch die Erregung von Dehnungsreceptoren im rechten Vorhof durch vermehrten venösen Druck ins Felde geführt[6], was allerdings erst nach einer gewissen Latenzzeit zum Erfolge führen könnte. Die Hyperventilation bei passiven Bewegungen oder bei Arbeit eines circulatorisch isolierten Gliedes (s. u.) soll durch Spinalanaesthesie oder Durchschneidung der hinteren Wurzeln verhindert werden[7]. Demgegenüber berichten v. EULER u. LILJESTRAND (1947) über Experimente, in welchen weder die Durchtrennung des Rückenmarks noch die Entfernung der Grenzstränge die durch Muskeltätigkeit veranlaßte Hyperventilation beeinflußten, während Entnervung des Sinus caroticus oder Vagotomie dieselbe nur verringerte. Diese Autoren haben an narkotisierten Katzen gearbeitet, die unterhalb der Rückenmarksdurchtrennung gelegenen Vorderwurzeln elektrisch gereizt, die Ventilation jedoch erst 2 min später zu registrieren begonnen. Eine nervöse Steuerung, komme sie vom Cortex her oder werde sie reflektorisch vom arbeitenden Muskel aus hervorgerufen, müßte aber vor allem zu Beginn der Tätigkeit in ihre Rechte treten. Ganz im Gegensatz zu diesen Befunden berichten andere Autoren[8] über einen anhaltend erhöhten Gasaustausch in den Lungen trotz Abklemmung der Blutzufuhr zum arbeitenden Glied und dadurch bedingter Abnahme des Sauerstoffverbrauches bis zu 50%. Da Chemoreceptoren anatomisch nie eindeutig aufgezeigt werden konnten, wird jetzt auch das Vorhandensein von Mechanoreceptoren, welche auf die Kontraktion der Muskelfasern reagieren, in Erwägung gezogen[9]. Neuerdings wird ferner die Sauerstoffspannung des *venösen* Blutes als Regelgröße sowohl für die Ventilation als auch für das Minutenvolumen angesprochen[10]. Da die zur Ankurbelung von Atmung und Kreislauf führende Verminderung des venösen pO_2 von der Vena cava aus bewerkstelligt wurde, müßten entsprechende Receptoren wohl in der Gegend des rechten Vorhofes oder Ventrikels gesucht werden.

Die Frage ist jedenfalls noch nicht spruchreif, und wir möchten daher auf einen vermittelnden Standpunkt hinweisen, dem man vorläufig weitgehend folgen kann. DEJOURS (1959) macht geltend, daß sich die Atmung zu Beginn einer Muskeltätigkeit sofort umstellen muß, die humorale Atmungssteuerung aber 10—20 sec braucht, um wirksam zu werden. Das würde bedeuten, daß jede körperliche Arbeit zunächst eine Dyspnoe zur Folge hätte. Wir wissen jedoch besonders aus Kreislaufexperimenten, daß eine Umstellung nicht nur sofort, sondern meist anticipatorisch erfolgt. Dies kann nur auf nervösem Wege ge-

---

[1] DOUGLAS und HALDANE 1909, BANNISTER et al. 1954.
[2] MORGAN und GRODINS 1950, GRODINS und MORGAN 1950, DEJOURS et al. 1957b.
[3] BESSOU et al. 1959a und b, KOIZUMI et al. 1961.
[4] COMROE und SCHMIDT 1943, OTIS 1949.
[5] RAMSEY 1959.   [6] SCHROEDER und BLOHMKE 1950.
[7] COMROE und SCHMIDT 1943, BESSOU et al. 1959a und b.
[8] ASMUSSEN et al. 1943a und b, COMROE und SCHMIDT 1943.
[9] ASMUSSEN et al. 1963, ASMUSSEN und NIELSEN 1964.   [10] HILPERT et al. 1964.

schehen, vielleicht vom Cortex oder vom Hypothalamus aus. Ist die Tätigkeit einmal in Gang gebracht, dann mögen die humoralen Einflüsse zur Fortsetzung genügen, ganz ähnlich wie man dies bei der Sekretion des Magensaftes beobachtet. Ob es daneben noch einen von der Peripherie aus reflektorisch-nervös arbeitenden Mechanismus gibt, können wir nicht entscheiden. Im bejahenden Falle dürfte man nach den oben erwähnten Experimenten annehmen, daß er vikariierend für den humoralen eintreten kann und umgekehrt. Dagegen können wir der Annahme Dejours, daß sich nach Beendigung der Arbeit wiederum ein neurogener Einfluß geltend mache, nicht beipflichten. Es scheint dies nicht unerläßlich zu sein, weil die Ventilationssteigerung ja nicht abrupt aufhört.

Was die Regulierung der *Atmungsform* betrifft, so ist sie deshalb notwendig, weil ein gegebenes Minutenvolumen durch Veränderung der Amplituden oder der Frequenz erreicht werden kann, wobei diese beiden Variablen nur teilweise voneinander unabhängig sind. Es ist wohl möglich, eine tiefe Atmung rascher auszuführen, wie dies bei körperlicher Anstrengung normalerweise geschieht, und wodurch sowohl die Amplitude als auch die Frequenz erhöht werden[1]. Das geht aber nur bis zu einer gewissen Grenze, von der an eine weitere Frequenzsteigerung nur auf Kosten der Atemtiefe erfolgen kann und zuletzt zu einer Abnahme des Minutenvolumens führt[2]. Zu beachten ist ferner, daß eine Vertiefung der Atmung zwar eine bessere Auswaschung der Alveolen gewährleistet, aber eine wesentlich größere Muskelarbeit erfordert, während das Ansteigen der Frequenz eine Erhöhung des Strömungswiderstandes und des prozentualen Anteils des schädlichen Raumes verursacht. Es handelt sich somit in letzter Linie um ein Problem der Ökonomie. Das geht auch daraus hervor, daß es für jedes Minutenvolumen mit Rücksicht auf die Sauerstoffabgabe an das Blut eine bestimmte Amplitude gibt, welche günstiger ist als eine größere Atemtiefe oder eine höhere Frequenz[3]. Es soll ferner für jedes Minutenvolumen ein Frequenzoptimum geben, bei welchem die aufzuwendende Muskelspannung ein Minimum erreicht[4]. Eine experimentelle Prüfung dieser Frage am Menschen und Meerschweinchen ergab, daß bei natürlicher Atmung in Ruhe und Belastung dieses Optimum annähernd eingehalten wird[5]. Das kann aber nur geschehen, falls in den Lungen selbst liegende, auf den transpulmonalen Gesamtdruck empfindliche Receptoren vorhanden sind (s. weiter unten). Endlich ist zu erwähnen, daß jedenfalls beim Menschen die Frage nach der Verteilung der Atmungsarbeit auf Zwerchfell und Intercostalmuskulatur sicher eine physiologisch wichtige Rolle spielt. Bei gleichbleibender Ventilationsgröße soll sie u. a. durch den Dehnungszustand der Abdominalorgane reguliert werden[6]. Umgekehrt wird die Motilität der letzteren durch die Zwerchfellatmung eindeutig gefördert[7].

Bei der Regulierung der Atmungsform können somit mehrere Mechanismen in Aktion treten, und wenn wir auch feststellen, daß alle diesbezüglichen Afferenzen durch den Vagus geleitet werden, so ist das Zusammenspiel der verschiedenen Faktoren noch längst nicht klar erkannt. Wie kommt es z. B., daß die Impulse der Dehnungsreceptoren die Einatmung einmal frühzeitig, das andere Mal erst bei starker Lungenblähung abbrechen? Wenn wir mit Hess (1931 usw.) die Frequenz und Amplitude bestimmende inspiratorische Ausgangslage als maßgeblich betrachten, stellt sich sofort die Frage, wie denn diese letztere zustande kommt. Man muß hier an Interferenzen mit zentralen Einflüssen,

---

[1] Boyd und Maaske 1939.   [2] Rohrer 1925.   [3] Liljestrand 1918.
[4] Otis et al. 1950.   [5] Mead 1960.   [6] Paulet 1963.
[7] Man weiß, daß sehr viele Frauen fast rein thorakal atmen. Man kann sich sogar fragen, ob die ebenfalls sehr häufige habituelle Constipation des weiblichen Geschlechtes nicht mit dieser Atmungsform im Zusammenhang steht.

vor allem an die variable Erregbarkeit des Atmungszentrums je nach Kohlensäurebelastung denken. Im weiteren ist aber hervorzuheben, daß die Dehnungsreceptoren nicht nur durch Lungenblähung oder -erschlaffung aktiviert werden. Bei Trachealverschluß und gleichzeitiger Eröffnung der Pleurahöhle erzeugen sie auch ohne Veränderungen des Lungenvolumens atemsynchrone Entladungen[1]. Sie sind ferner, entsprechend andern Mechanoreceptoren wie den Muskelspindeln, den Gelenkreceptoren oder denjenigen des Sinus caroticus, nicht nur auf das erreichte Lungenvolumen, sondern auch auf dessen Zunahmegeschwindigkeit (dV/dt) empfindlich, und endlich reagieren sie auf ein Ansteigen des transpulmonalen Druckes[2] (Abb. 10).

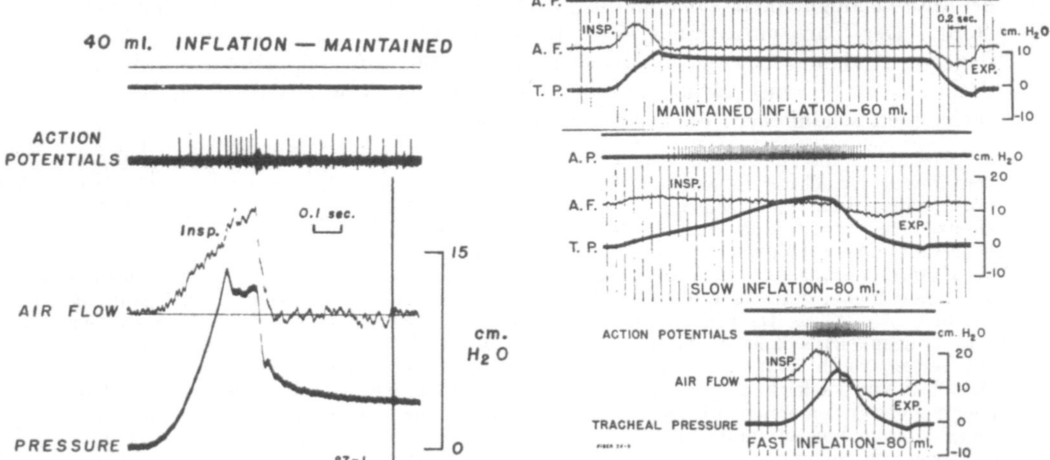

Abb. 10. Links Registrierung der Entladungsfrequenz von Einzelfasern aus langsam adaptierenden Dehnungsreceptoren im afferenten Vagus (oben), des transpulmonalen Druckes (unten), der Geschwindigkeit des Luftstroms (Mitte). Rasche Füllung der Lungen narkotisierter Katzen mit 40 ml bei offenem Thorax. Das Lungenvolumen wurde bis zum Ende der Kurven konstant gehalten. Man sieht, daß die Entladungsfrequenz mit Ansteigen des transpulmonalen Druckes und der Füllungsgeschwindigkeit zunimmt. Die Unregelmäßigkeiten der letzteren Kurve werden als Artefakte interpretiert. Rechts drei Kurven mit verschiedener Füllungsgeschwindigkeit. (Nach Davis et al. 1956.)

Ein Hilfsmittel für die Veränderung sowohl des Minutenvolumens als auch der Atmungsform bildet die *Regulierung des Bronchialquerschnittes*. Man muß sich dabei vor Augen halten, daß eine Kontraktion der Tracheobronchialmuskulatur zwar eine Verkleinerung des schädlichen Raumes, zugleich aber eine Erhöhung des Widerstandes und damit des notwendigen Energieaufwandes erzeugt, eine Erweiterung das Gegenteil. Wir haben es also wiederum mit gegensätzlichen Auswirkungen von zwei diesmal rein antagonistischen Mechanismen zu tun, deren Regulierung für jede Ventilationsgröße zu einem optimalen Kompromiß führen sollte. Bei der Einatmung wird der Bronchialbaum bis zu einem gewissen Grade passiv erweitert. Es fragt sich aber, ob die Einatmung nicht mit einer partiellen, nervös vermittelten Tonisierung der Bronchialmuskulatur gekoppelt ist; denn eine Verengerung insbesondere der Bronchioli würde die Entfaltung des Lungenparenchyms, d. h. der Alveolen und Capillaren begünstigen[3]. Da im weiteren behauptet wird, daß die Dehnungsreceptoren eine bronchoconstrictorische Wirkung entfalten[4], könnte man sich den Vorgang ungefähr folgendermaßen vorstellen: Zu Beginn der Einatmung überwiegt die passive Erweiterung,

---

[1] Weidmann und Bucher 1951.   [2] Davis et al. 1956.   [3] Wyss 1952.
[4] Widdicombe 1954. Dies unter der Voraussetzung, daß es sich dabei um die Spindeln der Bronchialmuskulatur handelt (vgl. Anm. 1 auf S. 109).

welcher durch spärliche Entladungen der Receptoren nur eine geringe Tonisierung der Bronchialmuskulatur entgegengehalten wird. Mit fortschreitender Inspiration und daher zunehmender Entladungsfrequenz überwiegt die Constriction, sodaß im Moment des stärksten Gasaustausches die Entfaltung des Lungenparenchyms maximal werden kann. Dies ist allerdings eine Interpretation, die experimentell u. W. bisher weder bewiesen noch widerlegt worden ist.

Was die vegetative Innervation der Bronchialmuskulatur betrifft, so ist zu erwähnen, daß letztere einen wohl auf intramurale Ganglienzellen zurückzuführenden autonomen Tonus hat, den man z. B. im Herz-Lungenpräparat beobachten kann. Der Einfluß des Sympathicus gilt als ambivalent[1], was vielleicht mit der eben erwähnten Möglichkeit einer endinspiratorischen Tonisierung in Zusammenhang steht. Der Parasympathicus, wie auch Acetylcholin und Histamin, wirken dagegen eindeutig bronchoconstrictorisch im Sinne einer Spartendenz, die den Atmungsbetrieb einschränkt, daneben aber auch als Abwehrmaßnahme bei verschiedenen schädlichen, auch extrapulmonalen Reizen.

Dies führt uns zur summarischen Besprechung einiger *Schutzreflexe*. Asphyxie, Hypoventilation, vermehrter CO_2-Gehalt der Einatmungsluft verursachen eine Bronchoconstriction[2], während ein Ansteigen der Kohlensäurespannung der Alveolarluft in physiologischen Grenzen eine Erweiterung bewirkt[3]. Zu erwähnen sind ferner die propriozeptiven Reflexe von FLEISCH (1928—1933), wonach plötzliche Wegnahme eines Widerstandes die Inspiration oder die Exspiration augenblicklich abkürzt. Das Phänomen ist namentlich gegen Ende der betreffenden Phase, d. h. wenigstens für die Inspiration bei fortgeschrittener Muskelspannung deutlich. Atelektase, Lungenödem u. ä. sollen inspirationshemmend wirken[4]. Wenn es aber zum Lungenkollaps kommt, dann verursachen die früher erwähnten, normalerweise nicht aktivierten, rasch adaptierenden Kollapsreceptoren[5] eine kräftige Inspirationsbewegung. Dieselben sind vielleicht neben der CO_2-Anhäufung und unspezifischen Reizen aus der Peripherie auch für den ersten Atemzug verantwortlich, den energiereichsten des ganzen Lebens[6]. Es gibt ferner musculo-musculäre Reflexe, so wenn bei künstlicher Hemmung der Thoraxentfaltung die Spannung des Zwerchfells noch im selben Atemzug zunimmt und umgekehrt[7]. Hier spielen sicher die proprioceptiven Receptoren der Muskeln (Spindeln, Golgiapparate) auch eine Rolle[8].

Ein Wort muß noch über die durch mechanische und chemische Reize ausgelösten, recht komplizierten Vorgänge des Hustens und Niesens gesagt werden. Da es sich um eine koordinierte, auch zeitlich fein abgestufte Tätigkeit der Bauch- und Brustmuskeln, der Glottis, Epiglottis und des Gaumensegels, sowie der Öffner (Husten) und Schließer (Niesen) des Mundes handelt, muß je eine zentrale Repräsentation der betreffenden Motoneurone vorhanden sein. Für die mechanische Reizung werden subepitheliale, für die chemische (und mechanische) perichondrale Receptoren beschrieben[9], von wo aus die Hustenerregung durch Fasern des Nervus laryngeus superior zentralwärts geleitet wird, während die Afferenzen des Niesens dem zweiten Trigeminusast folgen. Wo die Zentren liegen, weiß man nicht genau, doch sollen bei Stimulierung eines bestimmten Abschnittes des Tractus solitarius krampfartige Atemstöße ausgelöst werden, welche mit Husten, Niesen, Keuchen, Seufzen usw. in Beziehung gebracht werden[10]. Endlich seien Schutzvorrichtungen erwähnt, welche die reflektorische Stillegung der Atmung während des Schluckens oder Erbrechens, bei Einatmung reizender Gase oder beim Eintauchen der Nase ins Wasser bewirken. Eine Modifikation der Atmung erzeugen Schmerzsensationen und die später zu besprechenden Temperatureinflüsse, beim Menschen aber vor allem das Sprechen.

---

[1] WYSS 1952.   [2] LOOFBOURROW et al. 1957, NADEL und WIDDICOMBE 1962.
[3] HESS 1931.   [4] WIDDICOMBE 1961 a.   [5] KNOWLTON und LARRABEE 1946.
[6] SMITH 1963.   [7] CUÉNOD 1961.
[8] YASARGIL 1961, 1962 fand solche Elemente auch im Zwerchfell.
[9] WIDDICOMBE 1954.   [10] BORISON et al. 1948.

IV. Die Regulierung des Kreislaufs.

Beim Kreislauf geht es in erster Linie darum, die von der Atmung global eingebrachte Sauerstoffmenge den einzelnen Organen und Geweben nach ihren wechselnden Bedürfnissen zur Verfügung zu stellen und sie von überschüssiger Kohlensäure zu befreien. Daß das Blut auch Hormone, Nahrungsstoffe, zu eliminierende Schlacken, Wärme usw. transportiert, soll hier nur erwähnt, nicht aber im einzelnen besprochen werden. Wir werden uns in erster Linie fragen, wie der Kreislauf gesteuert wird, damit ein adäquater Gasaustausch in den Geweben stattfinden kann. Voraussetzung dafür ist das Vorhandensein einer Strömung, und diese setzt ein Druckgefälle voraus, für welches im vorliegenden Falle das Herz die Arbeit entsprechend dem zu befördernden Blutvolumen und gegen den Widerstand der Gefäße zu leisten hat. Da diese letzteren Faktoren variable Größen darstellen, würde der Blutdruck, bzw. die vom Herzen aufzubringende Energie dauernd wechseln; es ist daher für die Ökonomie des Transportes wichtig, daß hier eine zentral gesteuerte Regulation eingreift. Mit der Sauerstoffversorgung der Gewebe hat der Blutdruck direkt nur dort etwas zu tun, wo sich elastische Gefäße druckpassiv erweitern, was vor allem die cerebrale Zirkulation betrifft.

Das Sauerstoffbedürfnis der einzelnen Organe ist nicht nur variabel je nach ihrer Tätigkeit, es ist auch unter Ruhebedingungen von Gewebe zu Gewebe verschieden. Wir treffen daher zunächst auf eine, wenn man so sagen darf, morphologisch vorgestaltete Regulation, indem die Vascularisation ganz unterschiedlich ausgebildet ist. Man denke z. B. an die intensive Durchblutung der Nuclei supraoptici et paraventriculares oder an die ebenfalls strukturell festgelegte Bevorzugung des Herzens, der Schilddrüse, der Nieren und Nebennieren.

Der Gasaustausch oder *die Gewebeatmung* findet im Gebiet der Capillaren statt, kleinster Endothelröhrchen, deren Kontraktilität fraglich und regulatorisch sicher unerheblich ist, und die offenbar keinem direkten Nerveneinfluß unterstehen[1]. Auf der arteriellen Seite befindet sich an ihren Abzweigungsstellen ein nervös und/oder hormonal gesteuerter, muskulärer Sphinctermechanismus, der im Ruhezustand zu periodisch abwechselnder Schließung der einzelnen Elemente führt, bei Aktivierung des Gewebes jedoch offen bleibt. Nach Chambers und Zweifach (1944, 1947) sollen die Capillaren vorwiegend von ebenso kleinkalibrigen, aber relativ langen arterio-venösen Zentralkanälchen abzweigen, die ihrerseits aus Arteriolen und Metarteriolen entstehen, in ihrem Anfangsteil mit muskulären Elementen versorgt sind und gegen Ende in kleine Venen übergehen (Abb. 11). Dieses System besorgt somit den eigentlichen Gasaustausch (und auch die Ernährung) der Gewebe, während die Durchblutungsgröße in erster Linie durch den Querschnitt der Widerstandsgefäße, der sehr kontraktilen Arteriolen, bestimmt wird. Die beiden Organisationen sollen getrennt innerviert werden, so daß sich peripherer Widerstand und Umsatz im Gewebe bis zu einem gewissen Grade unabhängig voneinander verändern können[2].

Bevor wir weitergehen und uns fragen, wie die Nutritionsbedürfnisse der Gewebe signalisiert werden, müssen wir kurz auf einige Eigenheiten des Gefäßsystems eingehen, welche ganz im Sinne einer föderalistischen Organisation *peripher geleitete Regulationen* ermöglichen und daher mit der Steuerung des Gasaustausches oder mit derjenigen des Blutdruckes interferieren können. Hier ist erstens zu erwähnen, daß der glatte Muskel die Eigenschaft hat, einer Druckzunahme mit vermehrter Anspannung zu begegnen, worauf schon Bayliss (1902)

---

[1] Zweifach 1938, 1948, Nicoll und Webb 1946, Weddell et al. 1955.
[2] Renkin und Rosell 1962a und b.

hingewiesen hat. Der Gefäßtonus ist somit u. a. Funktion des auf die Wand ausgeübten Druckes, was auch besagt, daß die Durchblutung innerhalb einer gewissen Spanne wechselnden Druckes gleichbleibt, falls keine neuro-hormonalen Mechanismen eingreifen[1]. Die Gefäßwand ist im weiteren temperaturempfindlich, wobei die Kältekontraktion eine thermoregulatorische, die Wärmeeinwirkung[2] überdies bei der aktivitätsbedingten Vasodilatation eine Rolle spielen kann. Es ist ferner bekannt, daß überlebende Arterien Spontankontraktionen zeigen, die u. a. durch Adrenalin oder Druckzunahme ausgelöst oder verstärkt und innerhalb der Gefäßwand weitergeleitet werden[3]. Da diese Phänomene auch bei Arterien beobachtet werden, welche mehrere Tage im Eisschrank aufbewahrt wurden, scheinen sie myogener Natur zu sein[4]. Wahrscheinlich beruht auch die Beobachtung einer Erweiterung der Arteria femoralis bei distal davon erfolgender Muskelarbeit[5] auf dem Vorhandensein dieser „Erregungsleitung" innerhalb der Gefäßwand, denn es konnte gezeigt werden, daß sie auch nach vollständiger Entnervung statthat und ihre Leitungsgeschwindigkeit außerordentlich gering ist[6]. Endlich soll die Gefäßwand auf lokalen Sauerstoffmangel empfindlich sein und ihm mit Erweiterung begegnen[7].

Auf nervöser Übertragung beruhen die sog. Axonreflexe[8], wahrscheinlich nur durch nociceptive Reize wie Kälte oder kleine Verletzungen ausgelöste Gefäßerweiterungen in einem beschränkten Gebiet der Haut und vielleicht der unmittelbar darunter liegenden Muskeln[9]. Sie sind an die Intaktheit des Spinalganglions, jedoch nicht an dessen Zusammenhang mit dem Rückenmark gebunden. Diese sich weitgehend, wo nicht ausschließlich auf die Capillaren beschränkende[10] proximale und kollaterale Dilatation (bzw. Sphincterenöffnung) nimmt der Reizstärke entsprechend zu und soll cholinergisch vermittelt werden[11]. Das alles deutet auf einen nutritiven Schutzreflex gegen Gewebeschädigungen hin, dessen Fehlen vielleicht zu den nach Ausfall sensibler Nerven so häufig beobachteten trophischen Störungen führt[12]. Wie diese Hemmung des Sphincterentonus bewerkstelligt wird, ist allerdings vorläufig ganz unbekannt. — Zum Teil durch das Rückenmark, zum Teil vielleicht noch höher vermittelte Regulationen betreffen die post-

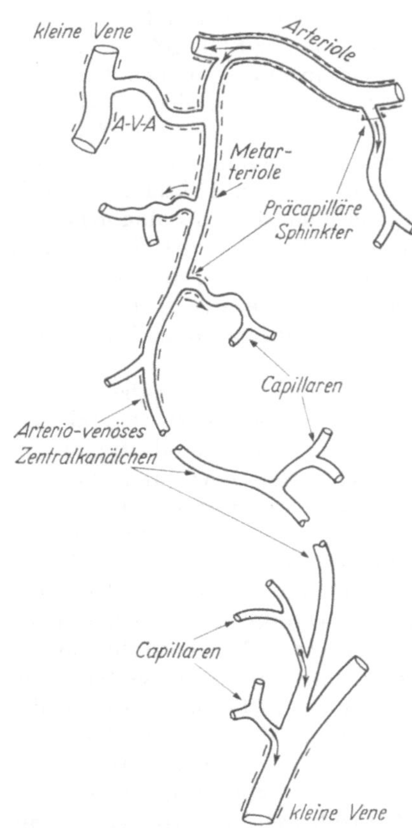

Abb. 11. Schematische Darstellung einer funktionellen Einheit im Capillargebiet. Bei A-V-A eine metarteriovenöse Anastomose; rechts oben eine direkt aus einer Arteriole entspringende präcapilläre Abzweigung (Nach Chambers u. Zweifach 1944).

---

[1] Folkow 1949, Stainsby und Renkin 1961, Stainsby 1962.   [2] Krogh 1929.
[3] Monnier 1943. 1944.   [4] Bürgi 1944.   [5] Schretzenmayr 1933, Fleisch 1935.
[6] Hilton 1959.   [7] Ross 1962, Carrier et al. 1964.
[8] Bayliss 1900/01, 1902, Langley 1923a und b.   [9] Wybauw 1938a—c.
[10] Langley 1923b, Hilton und Holton 1954.   [11] B. und P. Chauchard 1943.
[12] Bürgi 1953.

anämische Hyperämie, d. h. die Vasodilatation in einem vorübergehend von der Zirkulation ausgeschalteten Gebiet bei gleichzeitiger „kollateraler Vasoconstriction", d. h. Verengerung z. B. der Splanchnicusgefäße (Nutritionsreflex von Hess 1931). Eine „konsensuelle Dilatation" entsteht in einer ruhenden Hinterextremität, wenn die andere durch elektrische Reize in Tätigkeit versetzt wird, wobei auch hier eine „kollaterale Vasoconstriction" auftritt[1]. Letztere soll nach zirkulatorischer Ausschaltung des Gehirns noch ausgeprägter sein[2].

Alle diese peripheren und medullären Reflexe im Auge behaltend, wollen wir uns nun der Frage zuwenden, wie *der vermehrte Gasaustausch* z. B. *in einem tätigen Muskel* zustande kommt. Wir wissen, daß die Aktivierung desselben unter der Vorherrschaft des Sympathicus steht, und erfahren als erstes, daß Adrenalin in physiologisch kleinen Dosen die zuführenden Gefäße zumindest des arbeitenden[3], wahrscheinlich aber auch des ruhenden Muskels erweitert[4], wobei es sowohl auf die Arteriolen als auf den präcapillären Abschnitt wirken soll[5], während die jenseits des Austauschgebietes liegenden Venen, die „capacitance vessels", eher verengt werden. Die Vasodilatation wird zum Teil auf Stoffwechselwirkungen des Hormons zurückgeführt[6], wobei die Produktion von Milchsäure und deren Wechselspiel mit der CO_2-Konzentration einerseits in den Vordergrund gestellt[7], andererseits als kausaler Faktor restlos abgelehnt wird[8]. Daneben ist an die schon erwähnte Wirkung einer lokalen Temperatursteigerung zu denken, oder man kann eklektisch eine additive Wirkung von Stoffwechselprodukten, Gefäßmassage durch die Muskelkontraktionen und Axonreflexen ins Auge fassen[9]. Neuerdings wird auch über Receptoren berichtet, welche im Interstitium zwischen parallel verlaufenden Capillaren und Muskelfasern liegen und bei Sauerstoffmangel reflektorisch eine Gefäßerweiterung hervorrufen sollen[10].

Der Möglichkeiten sind somit viele, die Ansichten gehen auseinander, und wir wollen daher, ohne zu diesen Fragen Stellung zu nehmen, auf eine konkrete Organisation hinweisen, welche in den letzten 15 Jahren gründlicher studiert worden ist und mit dem zur Diskussion stehenden Problem in engem Zusammenhang steht, nämlich auf das cortico-hypothalamo-spinale System cholinergisch-sympathischer Dilatatoren der Muskelarterien. Edith Bülbring hatte schon 1935 einen Mechanismus cholinergischer Gefäßerweiterung beim Hund beschrieben, bei der Katze jedoch nur adrenergische Dilatatoren gefunden, deren Existenz von Folkow und Uvnäs (1950) entschieden in Abrede gestellt wird. Durch Reizung einer umschriebenen Gegend oberhalb des Chiasmas gelang es den schwedischen Autoren, eine allgemeine Dilatation der Muskelarterien bei gleichzeitiger Verengerung der Haut- und Splanchnicusgefäße, Adrenalinausschüttung, Herzbeschleunigung, Pupillenerweiterung usw. hervorzurufen[11]. Diese Reaktion wurde später durch Stimulierung einer bestimmten Region der motorischen Rinde ebenfalls erhalten, kann aber auch nach Decortikation nachgewiesen werden[12]. Die Erweiterung der Muskelgefäße wird durch Atropin unterdrückt, beruht also auf einem cholinergischen Mechanismus (Abb. 12). Die absteigenden Fasern dieses Systems scheinen schon teilweise gekreuzt in der Gegend des Colliculus superior eine Synapse einzugehen und dann nach vollständiger Kreuzung ober-

---

[1] Langley 1923a und b.   [2] Binet und Burstein 1948.
[3] Mertens et al. 1936, Binet und Burstein 1949.
[4] Folkow et al. 1948, Bock et al. 1955, Gottstein et al. 1955, Dörner 1956.
[5] Mellander 1960.   [6] Folkow et al. 1956.   [7] Barcroft 1956, Lundholm 1956, 1958.
[8] Gollwitzer-Meier 1950, de la Lande 1962.   [9] Gollwitzer-Meier 1950.
[10] Stegemann 1963.
[11] Eliasson et al. 1951, Folkow und Gernandt 1952, Rosén 1961.
[12] Eliasson et al. 1953, 1954.

halb der Pyramidenbahn und lateral der vasomotorisch aktiven Oblongatastrukturen dem Rückenmark zuzustreben[1].

Auf Grund der ersten Beobachtungen wurde angenommen, die Bereitschaft des Organismus zu Muskeltätigkeit werde durch dieses System gewährleistet, man dachte sogar, den Integrationsmechanismus für die „emergency reactions" gefunden zu haben[2]. Hinterher wurde jedoch festgestellt, daß sich die Widerstandsgefäße, d. h. die eigentlichen Arteriolen der Skeletmuskulatur bei Reizung

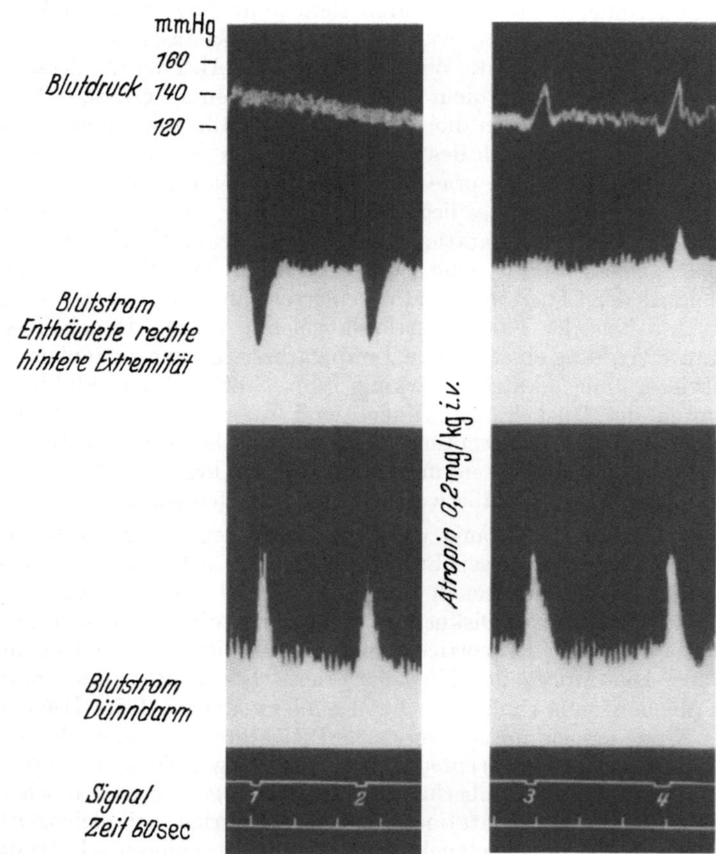

Abb. 12. Gleichzeitige Vasodilatation in einer Hinterextremität und Vasoconstriction in einem Splanchnicusgefäß (Jejunumvene) während der Stimulierung in der lateralen Medulla oblongata, wo das cortico-hypothalamospinale System zum Rückenmark absteigt. Die antagonistischen Effekte kompensieren sich so weit, daß der Blutdruck fast unverändert bleibt. Nach Atropin (Kurven rechts) fällt der gefäßerweiternde Effekt aus, und der Blutdruck steigt an (Nach LINDGREN u. UVNÄS 1953).

der betreffenden Hirnregionen oder der absteigenden Fasern zwar erweitern, die durch Öffnung der präcapillären Sphincteren erzeugte stärkere Durchblutung des Gewebes jedoch ausbleibt[3]. Die erwähnte Interpretation wird daher namentlich von UVNÄS (1960) abgelehnt, während FOLKOW (1961) geltend macht, daß es sich trotzdem um eine zentral bedingte anticipatorische Bereitstellung für die Nutritionsbedürfnisse der Gewebe handeln könnte, die lediglich deshalb unvollständig sei, weil man experimentell nur einen Teil der Gesamtreaktion auslöse. Die fehlende Öffnung der Sphincteren könne z. B. durch die in den betreffenden

---

[1] LINDGREN 1955, ABRAHAMS et al. 1959.   [2] ABRAHAMS et al. 1959.
[3] HYMAN et al. 1959, ROSELL und UVNÄS 1962, RENKIN und ROSELL 1962a.

Versuchen natürlich nicht erzeugte Muskeltätigkeit selbst in Gang gebracht werden. Diese Auffassung ist durchaus vertretbar, denn man kann tatsächlich bei Reizexperimenten gerade im ZNS Effekte erzielen, die einem Teilmechanismus entsprechen und ohne Berücksichtigung des Gesamtgeschehens biologisch unverständlich bleiben[1].

Wir dürfen somit sagen, daß zu Beginn einer körperlichen Tätigkeit von zentraler Stelle aus eine vermehrte Durchblutungsmöglichkeit der Muskeln bewerkstelligt wird. Gleichzeitig erfolgen eine Kontraktion der Haut- und Darmgefäße[2], die Ausschüttung einer geringen, aber für Stoffwechselwirkungen genügenden Menge von Adrenalin[3], Zunahme der Kontraktionskraft und Frequenz des Herzens[4], sowie weitere Sympathicuseffekte wie Pupillenerweiterung usw. Die Reaktion scheint anticipatorisch in Gang gebracht zu werden und entspricht im übrigen den Beobachtungen, die RUSHMER[5] sowohl bei hypothalamischer Reizung als auch besonders durch Verfolgung der spontan bei Tätigkeitsbeginn erfolgenden Kreislaufumstellungen gemacht hat. Sobald die Muskeltätigkeit eingesetzt hat, scheinen die weiter oben erwähnten, lokalen Mechanismen die Nutritionsbedürfnisse des Gewebes im einzelnen zu regeln. Wir müssen somit annehmen, daß diese letzteren — zumindest im Falle von Muskelarbeit — sowohl einer zentralen als auch einer peripheren Regulation unterstehen.

Es sei hier noch einmal darauf hingewiesen, daß die cholinergisch-sympathischen Vasodilatatoren nur die quergestreifte Muskulatur betreffen. In anderen Geweben erfolgen Gefäßerweiterungen durch Nachlassen des Vasomotorentonus, wobei z. B. der Querschnitt der Hautgefäße im Verhältnis von 1:100 (gegenüber 1:10 in den Muskeln) vergrößert werden kann[6], oder es tritt der später zu besprechende Bradykininmechanismus in Aktion. Von den wenigen anders lautenden Berichten über Dilatatoren der Haut- und Splanchnicusgefäße sei nur erwähnt, daß in der immer wieder zitierten, sich auf Patienten mit Morbus Raynaud stützenden Arbeit von LEWIS und PICKERING (1933) u. a. steht, daß die beschriebenen Vasodilatationen beim normalen Individuum nicht demonstriert werden können, und daß ... „the accession of vasodilator impulses has little chance, perhaps none, of displaying itself ...“

Die vermehrte Durchblutung der Muskulatur bedingt nun auch das Vorhandensein eines entsprechenden Blutvolumens. Dieses wird einerseits durch die „kollaterale Vasoconstriction“ im Haut- und Splanchnicusgebiet bereitgestellt. Andererseits bewirkt der Sympathicuseinfluß schon bei geringfügiger Aktivierung die Entleerung der Blutdepots[7], zu denen beim Menschen, abgesehen von den Lungen, vor allem die Venen, insbesondere die cutanen Venenplexus gehören[8]. Dadurch erhält das Herz ein größeres Blutangebot, was nach der älteren Auffassung zur Auslösung des *Bainbridge-Reflexes*, d. h. zu einer Frequenzzunahme führen müßte. Die Existenz dieses „Reflexes“ konnte jedoch schon früher nicht regelmäßig bestätigt, in neuerer Zeit nie mehr eindeutig nachgewiesen werden[9]. Er ist auch gar nicht notwendig im Moment, wo das den Kreislauf auf

---

[1] Wenn man z. B. das Brachium conjunctivum oder den Lemniscus medialis reizt, erhält man motorische Effekte, die zunächst sinnlos erscheinen, jedoch verständlich werden, wenn man sich vergegenwärtigt, daß man damit Korrekturimpulse, die normalerweise in die Gesamtbewegung eingebaut sind, also einen Teilmechanismus isoliert zur Darstellung gebracht hat.

[2] ELIASSON et al. 1951, LINDGREN 1955, ABRAHAMS et al. 1959.   [3] GRANT et al. 1958.

[4] ROSÉN 1961.   [5] RUSHMER 1959, RUSHMER et al. 1959, SMITH und RUSHMER 1960.

[6] CELANDER und FOLKOW 1953.   [7] MELLANDER 1960.   [8] SJÖSTRAND 1952.

[9] BALLIN und KATZ 1941, JARISCH und ZOTTERMAN 1949, AVIADO et al. 1951, PATHAK 1959, NEIL 1961 u. a. m. Vermittelnde, hier nicht im einzelnen zu besprechende Standpunkte nehmen ein: SCHROEDER 1952, SCHAEFER 1960, JONES 1962.

Muskeltätigkeit bereitstellende cortico-hypothalamo-spinale System ohnehin eine Zunahme der Herzfrequenz hervorruft. Überdies kommt nach einmal erfolgter Verengerung der Venen und Entleerung der andern Blutdepots keine weitere Steigerung des Blutangebotes zustande, sondern nur eine Verkürzung der Strömungszeit im venösen mit Akzentverlegung auf den arteriellen Abschnitt.

Eine letzte Frage der Kreislaufumstellung bei Tätigkeit der Organe betrifft den zentralen Motor, *das Herz*. Dieses hat nicht nur einen autonomen Rhythmus, sondern eine ebensolche Regulierungsmöglichkeit, die es ihm gestattet, ohne Intervention des Nervensystems ein vermehrtes Blutangebot in weitgehendem Maße zu bewältigen und einen erhöhten Widerstand zu überwinden. Diese Tätigkeit wird durch extrakardiale Nervenimpulse ergänzt, gesteigert und verfeinert. Es handelt sich dabei einerseits um die aus dem Thorakalmark stammenden sympathischen Nervi accelerantes, deren Einfluß die Herzleistung nach jeder Richtung hin vermehrt: er steigert die Frequenz, die Anspannungskraft, die Erregbarkeit, die Kontraktions- und Leitungsgeschwindigkeit. Der Vaguseinfluß ist entgegengesetzt, insofern jedoch differenzierter, als der rechte Vagus vor allem auf den Sinusknoten und damit auf die Frequenz, der linke auf den Atrioventriculärknoten und damit auf die Überleitungszeit wirkt. Bei körperlicher Arbeit muß sich das Herz den vermehrten Sauerstoffbedürfnissen der tätigen Organe anpassen und sein Minutenvolumen erhöhen, was prinzipiell durch Steigerung der Frequenz oder durch Zunahme des Schlagvolumens geschehen kann. Neuere Untersuchungen haben unter Zuhilfenahme moderner Techniken, vor allem des Herzkatheterismus und fortlaufender Röntgenkontrolle gezeigt, daß sich diese Umstellung ganz anders vollzieht, als man es nach den Beobachtungen am Starlingschen Herz-Lungen-Präparat erwartet hätte. Im Gegensatz zu diesen Versuchen erfährt die Zunahme des Minutenvolumens keine Verzögerung, sie erfolgt sogar anticipatorisch, was auf eine nervöse, insbesondere cortico-hypothalamische Steuerung hinweist[1]. Gleichzeitig erfolgt eine Steigerung der isometrischen Spannung und ein beschleunigter Druckanstieg im Ventrikel, was eine ebenfalls schnellere und zugleich vollständigere Austreibung und damit eine gewisse Vergrößerung des Schlagvolumens bedingt. In Ruhe ist nämlich das Restvolumen viel größer als man früher gedacht hatte. Dazu gehört, daß die ehemals postulierte Vermehrung der diastolischen Füllung nicht nachweisbar ist[2]. Vielmehr ist der linke Ventrikel beim ruhenden und besonders beim liegenden Menschen maximal erweitert[3]. Im übrigen wird die Zunahme des Minutenvolumens fast restlos durch Frequenzsteigerung erreicht. Eine Ausnahme bilden nur sehr gut trainierte Athleten[4].

Eine analoge Umstellung der Herztätigkeit kann man wie gesagt durch experimentelle Reizung des Hypothalamus, aber auch der Accelerantes erreichen, nicht dagegen durch Adrenalin oder durch ein vermehrtes venöses Angebot. Im Gegenteil, *Vorhöfe und Ventrikel* enthalten *Receptoren*, die auf Druck oder Volumenzunahme reagieren und zum Teil eine Herabsetzung der Herzleistung und des peripheren Widerstandes hervorrufen. Entladungen entsprechender Fasern wurden zuerst von Amann und Schaefer (1943) bei Untersuchungen des rechten Herznerven gefunden. Paintal (1953) unterschied dann die von anderen Autoren schon beschriebenen A-Fasern[5], welche zur Zeit der Vorhofsystole, d. h. des größten venösen Druckes feuern[6] (sog. a-Welle zwischen P und Q des EKG, vgl. Abb. 13),

<hr>

[1] Hoff 1949, Rushmer 1959, Rushmer et al. 1960, Smith et al. 1960.
[2] Kjellberg et al. 1951, Rushmer 1959b.   [3] Rushmer 1959.
[4] Rushmer 1959, Rushmer und Smith 1959, Rushmer et al. 1959.
[5] Amann und Schaefer 1943, Schaefer 1944, Whitteridge 1948, Jarisch und Zotterman 1949, Dickinson 1950, Aviado et al. 1951, Neil 1960.
[6] Die Receptoren wurden früher in die kleinen Lungengefäße verlegt. Vgl. Whitteridge 1948.

von B-Fasern, welche von langsam adaptierenden Elementen herkommen, auf die Füllung der Atrien gegen Ende des Herzcyclus reagieren und daher als Volumenreceptoren angesprochen werden. Von anderer Seite wurde allerdings behauptet, es gebe überhaupt nur langsam adaptierende Receptoren, und jeder derselben könne zu verschiedenen Momenten des Herzcyclus eine Salve auslösen[1], eine Ansicht, die sich jedoch nicht durchzusetzen scheint. Alle diesbezüglichen Fragen sind zwar zur Zeit noch im Fluß; man kann aber doch schon mit großer Wahrscheinlichkeit sagen, daß die A-Receptoren der Vorhöfe auf Wandspannung und deren Zunahmegeschwindigkeit reagieren (Abb. 14). Diese werden durch Druckerhöhung bedingt, weshalb die Hauptentladung der a-Welle entsprechend verläuft, während der Druckanstieg der v-Welle im allgemeinen unter-schwellig zu bleiben scheint. Die meist subendokardial liegenden B-Receptoren sind dagegen eindeutig auf Volumen und Füllungsgeschwindigkeit empfindlich und feuern daher maximal gegen Ende der Systole, wenn neues Blut in den Vor-hof fließt (Abb. 15)[2]. Demgegenüber ent-hält der Ventrikel selbst auf Veratrum empfindliche, reine Baroreceptoren (Abb.16). Diese und vielleicht einige Ele-mente im linken Vorhof[3] könnten für den BEZOLD-JARISCH-Effekt verant-wortlich sein, einen Schutzreflex des Herzens, der zu Abnahme der Frequenz und des peripheren Widerstandes führt[4]. Es wird aber neuerdings berichtet[5], daß es im Ventrikel zweierlei Recep-toren gebe. Die einen, auf Dehnung empfindlichen, entladen im Rhythmus des Herzens und liegen im Endo- oder Myokard. Die andern findet man nahe des Epikards. Sie feuern unregelmäßig, eher selten, sind aber sehr empfindlich auf Nicotin und Veratridin, weshalb man sie auch mit dem Bezold-Jarisch-Effekt

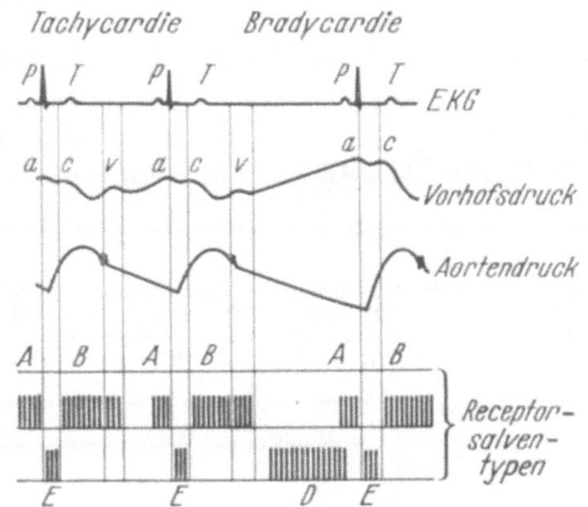

Abb. 13. Schema der zeitlichen Zuordnung der ver-schiedenen Salventypen von Vorhofreceptoren zu EKG, Vorhofsdruck und Aortendruck. a, c, v: Druckwellen des Vorhofs, Bezeichnung nach WHITTERIDGE (1948) A: A-Salven, die gleichzeitig mit der a-Welle des zentra-len Venendrucks im P-Q-Intervall des EKG auftreten (PAINTALs A-Receptoren). B: B-Salven, welche entspre-chend der c-Welle gegen Ende der T-Zacke erscheinen (PAINTALs B-Receptoren). D: D-Salven bei Brady-kardie und daher langer Diastolendauer. Man registriert sie zwischen T und P des EKG und sie gehen oft un-mittelbar in die A-Salven über. E: E-Salven, welche den Entladungen aus Ventrikelreceptoren entsprechen und zwischen QRS und T liegen. (Nach LANGREHR 1960.)

in Beziehung bringt. Ihr physiologischer Stimulus ist vorläufig noch unbekannt. Endlich sollen auf den Pulsdruck, aber auch auf Veratrin sehr empfindliche Mechanoreceptoren der Coronararterien am Zustandekommen der durch diesen Effekt veranlaßten Bradykardie und Hypotension beteiligt sein[6]. Vielfach wird angenommen, die Volumenreceptoren hätten mit der Regulation des Was-serhaushaltes und/oder der Blutverteilung zu tun, und es werden manchmal auch verschiedene Aufgaben für die Elemente des linken und diejenigen des rechten Vorhofes postuliert. So wird bei unterschiedlicher Lokalisation über Förderung der Diurese[7], Hemmung der Aldosteronsekretion[8], aber auch über

---

[1] LANGREHR 1960, z. T. auch NEIL 1962; dagegen PAINTAL 1963b.

[2] PAINTAL 1963.   [3] PAINTAL 1955.

[4] AMMAN und SCHAEFER 1943, SCHAEFER 1944, JARISCH und ZOTTERMAN 1949, NEIL und ZOTTERMAN 1950, DAWES et al. 1951, PAINTAL 1955, AVIADO und SCHMIDT 1959, DONTHEIL und KRAMER 1959, NEIL 1960, 1962.

[5] COLEDRIDGE et al. 1964, SLEIGHT u. WIDDICOMBE 1963, SLEIGHT 1964.   [6] BROWN 1965.

[7] HENRY und PEARCE 1956, HENRY et al. 1956, NEIL 1960, ARNDT et al. 1963: linker Vorhof.

[8] ANDERSON et al. 1959: rechter Vorhof.

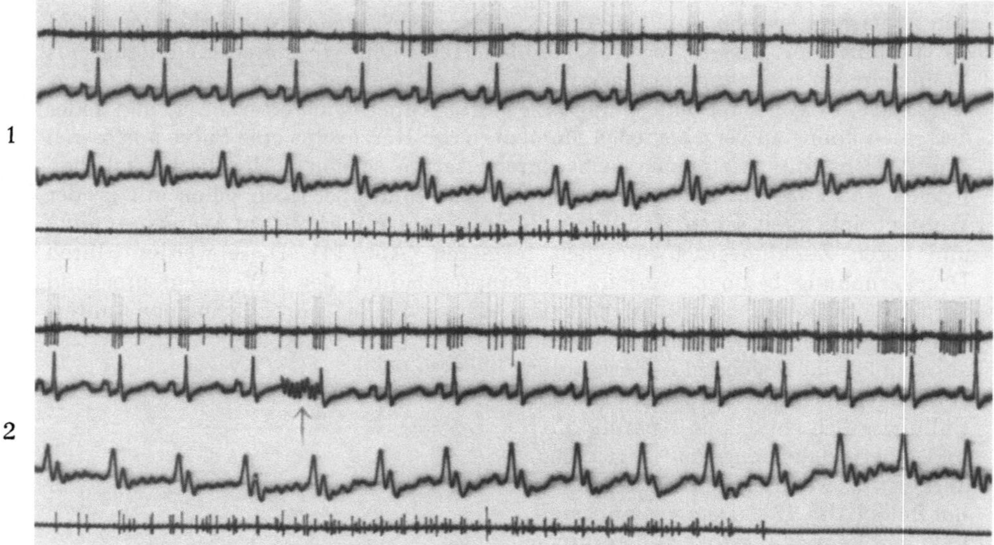

Abb. 14. Entladungen eines sog. A-Receptors im rechten Vorhof bei spontaner Atmung. Darunter EKG, Druck im rechten Vorhof, EMG des Zwerchfells. Oben (1): Entladung vor, während und nach spontaner Einatmung. Unten (2): Zunahme der Entladungen nach venöser Druckerhöhung (bzw. Volumenzunahme) durch Injektion von 5 ml physiologischer Kochsalzlösung in die Femoralvene (Pfeil) (Nach NEIL u. JOELS 1961).

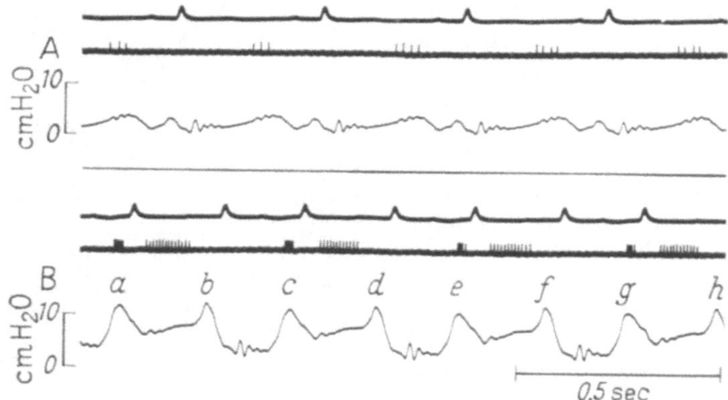

Abb. 15. Impulse in einer Faser aus einem Typus B-Receptor des linken Vorhofes bei normaler Herztätigkeit (A) und während einer Arrhythmie (B). In a, c, e und g hat die Kontraktion den Vorhof nur ungenügend entleert, was aus dem relativ hohen postsystolischen Vorhofdruck (mit relativ hoher v-Welle) ersichtlich ist, während bei b, d und f das Gegenteil der Fall ist. Die kurzen, hochfrequenten Entladungen sind durch die erhöhte a-Welle entstanden. Thorax eröffnet. Von oben nach unten: EKG, Impulse, Druck im linken Vorhof (Nach PAINTAL 1963).

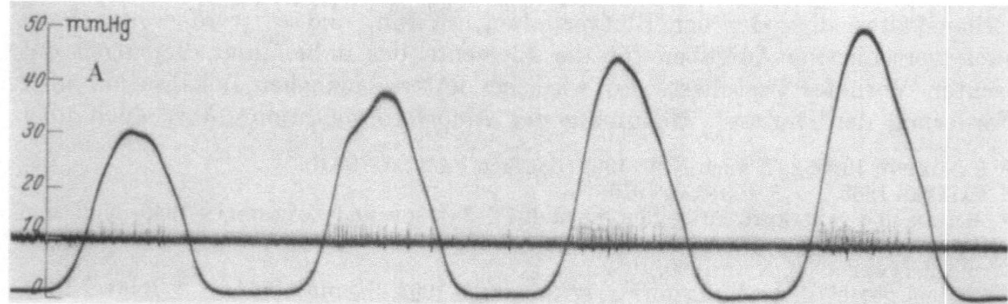

Abb. 16. Impulse von Ventrikelfasern aus einem Froschherzen. Man sieht, wie der durch Verschluß des Ductus arteriosus erhöhte Druck im Ventrikel die Tätigkeit des Receptors steigert (Nach KOLATAT et al. 1957).

Blutverschiebung durch Dilatation der peripheren Venen berichtet[1], während von anderer Seite der Anstieg der Diurese ganz allgemein auf eine Zunahme der respiratorischen Volumveränderungen und damit des intrathorakalen Druckes zurückgeführt wird[2]. Die Receptoren des rechten Vorhofes sollen überdies bei venösem Überangebot durch Bradykardie, Hypotension und wahrscheinlich Venenerweiterung eine Verminderung der ankommenden Blutmenge bewirken können[3] (Abb. 17). Neuerdings wird wiederum behauptet, eine Bradykardie trete

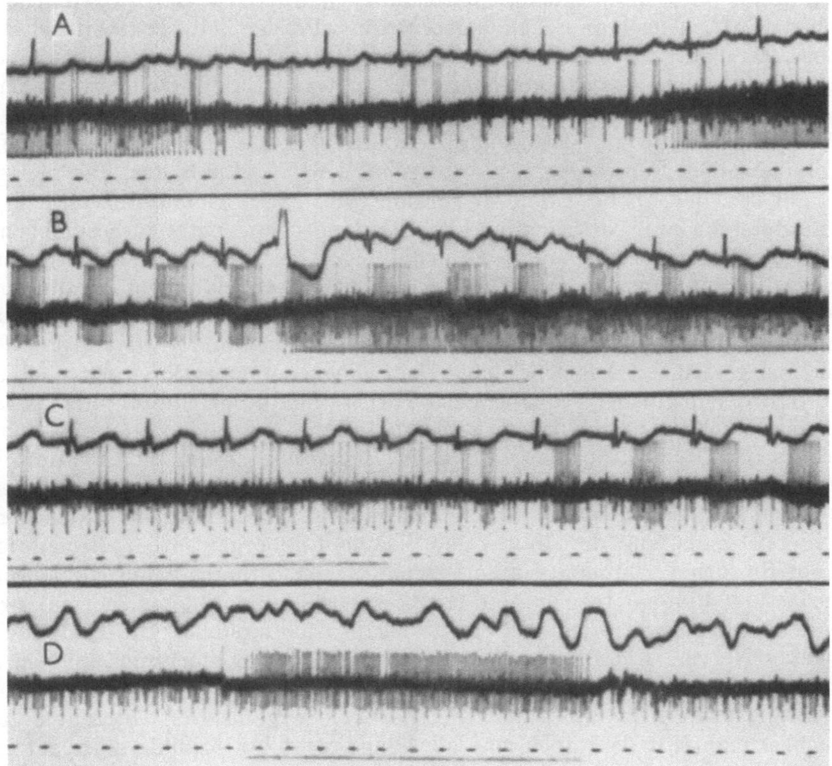

Abb. 17. Impulse in einer Faser aus dem rechten Ventrikel (hohe Ausschläge oberhalb der Basislinie, während die unterhalb sichtbaren von einem Dehnungsreceptor der Lungen herstammen). A normale Tätigkeit bei offenem Thorax und künstlicher Beatmung. B Effekt des Verschlusses der A. pulmonalis. C Effekt des Verschlusses der atrio-ventrikulären Verbindung. D Nach atrio-ventrikulärer und pulmonaler Abklemmung wurde der rechte Ventrikel während des Signals gepreßt. Nach transversaler Incision der Kammer sofortiges Aufhören der Entladungen. Von oben nach unten: EKG, Entladungen, Zeit in $^1/_{10}$ sec, Signal (Nach PAINTAL 1955).

nur nach Dehnung des linken Ventrikels auf, während eine solche des linken Vorhofes zu Tachykardie und Blutdruckanstieg führe[4].

Mit der Besprechung dieser proprioceptiven, im allgemeinen depressorisch wirkenden Herzreflexe sind wir unmerklich zur Frage der *Regulierung des Blutdrucks* übergegangen, von der wir eingangs sagten, sie müsse zentral erfolgen, um zu verhüten, daß die ständig mit der Aktivität der einzelnen Organe wechselnden Strömungswiderstände den Druck dauernd stoßweise verändern. Wir finden denn auch in der Medulla oblongata eine etwas unterschiedlich lokalisierte Organisation, die in einigen Belangen mit dem Atmungszentrum verglichen werden

---

[1] SALISBURY et al. 1959.   [2] NEIL 1960.   [3] CURRIE und ULLMANN 1961.
[4] LEDSOME und LINDEN 1964; zum Teil auch LYDTIN und HAMILTON (1964), welche eine homeostatische Volumenkontrolle durch diese Receptoren in Abrede stellen.

kann. Es scheint sich wiederum um einen lockeren Zellverband zu handeln[1], der im allgemeinen in die oberen und etwas lateralen Abschnitte der Substantia reticularis des verlängerten Rückenmarks verlegt wird[2]. Dieses Vasomotorenzentrum stellt eine *autonom* tätige Organisation dar[3], welche den Tonus insbesondere der präcapillären und venösen Gefäße aufrecht erhält, Kontraktionskraft und Frequenz des Herzens erhöht und ungehemmt zu einer maximalen Blutdrucksteigerung führen würde, weshalb sie denn von einigen „terribles simplificateurs" als Bestandteil des reticulären, allgemein aktivierenden Systems angesprochen wird[4]. Gleich dem Atmungszentrum wird der Zellverband durch Kohlensäure stark aktiviert, seine Mäßigungsimpulse erhält er jedoch nicht aus dem Hirnstamm, sondern aus der Peripherie. Es gibt zwar in der Oblongata auch ein etwas mediocaudaler liegendes und offenbar recht ausgedehntes Depressorareal[5], welches jedoch nicht als selbständig, sondern eher als eine Umschaltstelle für Impulse aus den Baroreceptoren angesehen wird, wodurch der Vasomotorentonus auf spinaler Ebene gedämpft werden soll. Das Vasomotorenzentrum dagegen untersteht zwar corticalen und hypothalamischen, später zu besprechenden Einflüssen, die für die notwendigen Umstellungen bei verschiedenen Tätigkeiten, für Koordination mit den Bedürfnissen der Thermoregulation, auch für Kreislaufveränderungen z. B. auf emotioneller Basis sorgen; im übrigen ist es aber autonom, reagiert wie schon erwähnt auf Kohlensäure und wird von der Peripherie aus gesteuert. Die Unabhängigkeit dieser Organisation zeigt sich u. a. darin, daß der Tonus der Gefäße nach Hirnstammdurchtrennung am caudalen Ende der Brücke ganz unverändert bleibt[6]. Führt man dagegen einen Schnitt unterhalb der Oblongata, dann bricht der Blutdruck zusammen. Er kann sich allerdings nach einiger Zeit, bei sehr vorsichtiger Durchtrennung sogar sehr rasch[7] bis zu einem gewissen, auf 40—50% geschätzten Grade erholen[8]. Das beruht auf einer Eigenpotenz der thorakalen Vasomotorenorganisation, die übrigens auch auf Blutdruckerhöhung, Hämorrhagien, Sauerstoffmangel und Kohlensäureüberbelastung adäquat reagiert und somit einen untergeordneten, normalerweise nicht in Erscheinung tretenden Regulationsapparat darstellt. Die Einflüsse der peripheren Nerven, wie Blutdruckanstieg durch einen Schmerzreiz, können sich allerdings auf dieser Ebene nicht mehr geltend machen. Wird nun auch der Grenzstrang exstirpiert und damit die thorakale Organisation vernichtet, dann beobachtet man trotzdem noch eine allerdings recht beschränkte Aufrechterhaltung des Blutdruckes, was auf den Einfluß peripherer Ganglien bezogen wird und einmal mehr auf die „föderalistische" Anordnung der Kreislaufregulierung hinweist.

Wir haben gesehen, daß das Vasomotorenzentrum autonom nur im Sinne einer Zunahme des Blutdruckes und der Herztätigkeit wirkt und daher dauernd in Zaum gehalten werden muß. Dies besorgen die Meßwerke, die somit die eigentlichen Regulatoren des Blutdruckes darstellen. Es handelt sich dabei in erster

---

[1] Man vergleiche z. B., wie zerstreut die pressorischen Punkte der Formatio reticularis auf den schematischen Zeichnungen von Monnier (1938) liegen.

[2] Ranson und Billingsley 1916, Alexander 1946, Amoroso et al. 1954, Bard 1960, Oberholzer 1960, Wang und Chai 1962.

[3] Bard 1960, Oberholzer 1960, Wang und Chai 1962.

[4] In einer viel zitierten Arbeit glaubte Bach (1946), festgestellt zu haben, daß von ein und demselben Punkte aus Kreislauf, Atmung und Eigenreflexe aktiviert werden können. Er hat sich später aber selbst widerlegt (Bach 1952).

[5] Ranson und Billingsley 1916, Scott und Roberts 1923, Alexander 1946, Lindgren und Uvnäs 1953a, 1954, 1955, Bard 1960, Oberholzer 1960, Hellner und v. Baumgarten 1961.

[6] Bard 1960, Oberholzer 1960.   [7] Hermann et al. 1942.

[8] Alexander 1945, Duchêne-Marullaz und Arnould 1955, Bard 1960.

Linie um die klassischen *Pressoreceptoren* des Aortenbogens[1] und des Carotis-
sinus, deren Erregungen durch Vagus-(Rami aortici, bzw. Nervus depressor von
LUDWIG und CYON) und Glossopharyngeusfasern (Sinusnerven von HERING)
zentralwärts geleitet werden und eine jedem Druckanstieg streng proportionale
Verminderung des Blutdrucks und eine ebensolche Vaguswirkung auf das Herz
hervorrufen (Entlastungsreflex, Abb. 18). Umgekehrt führt eine Abnahme des
Druckes in den sensiblen Gefäßregionen zu einer entsprechenden Steigerung des
Blutdrucks, der Herzfrequenz und der Kontraktilität des Myokards[2]. Den
adäquaten Reiz für die Erregung dieser Fühler bildet die Wandspannung der
Gefäße, wobei schon der normale Tonus zu einer kontinuierlichen Aussendung
inhibitorischer Impulse führt. Die manchmal gestellte Frage, ob die Barorecep-

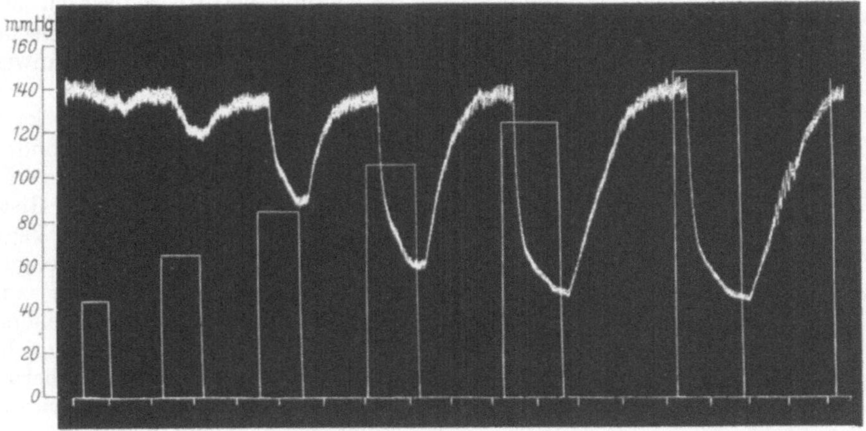

Abb. 18. Korrelation zwischen Druckerhöhung im Sinus caroticus und Blutdrucksenkung. Die Rechtecke entsprechen der Druckerhöhung, während die obere Kurve dem Blutdruck in der A. femoralis entspricht (Nach
KOCH 1931).

toren auch hormonal erregt werden können, ist dahin zu beantworten, daß
Adrenalin und Noradrenalin nur durch lokale Veränderung der Wandspannung,
also unspezifisch wirken[3].

Die Pressoreceptoren des Sinus caroticus und des Aortenbogens, zu welchen
wir auch die beim Abgang der rechten A. subclavia liegenden zählen möchten[4],
sind sicher die weitaus wichtigsten, jedoch nicht die einzigen Meßsysteme des
Blutdrucks. Das geht schon daraus hervor, daß der letztere nach vollständiger
sino-aortaler Entnervung zwar stark ansteigt, durch eine nachfolgende cervicale
Vagotomie aber noch höher hinaufgetrieben wird[5]. Entsprechende Receptoren
findet man vor allem in der A. pulmonalis, insbesondere in ihren beiden Haupt-
ästen[6], während ähnliche Elemente in der Aorta thoracica zwar manchmal postuliert werden, jedoch nicht mit Sicherheit nachgewiesen sind. Dagegen ist daran
zu erinnern, daß der Ventrikel selbst auch Pressoreceptoren enthält. Überdies
wird neuerdings angegeben, daß die Coronargefäße nicht nur einen barorecep-
torischen Mechanismus enthalten, sondern im Sinus coronarius einen Sollwert-
versteller für den Blutdruck beherbergen[7]. Endlich sind hier noch die Receptoren

---

[1] Nach DOUGLAS und SCHAUMANN (1956) soll der Aortennerv dem Kaliber nach verschiedene
Fasern führen, wobei einige derselben auch pressorische Effekte zeitigen können.
[2] SARNOFF et al. 1960.   [3] WITZLEB 1953.   [4] Vgl. Anmerkung 3 auf S. 112.
[5] GUAZZI et al. 1962.
[6] SWAN und WHITTERIDGE 1956, BIANCONI und GREEN 1959, COLERIDGE und KIDD 1960.
[7] SZENTIVÁNYI und JUHÁSZ-NAGY 1962. Siehe auch OKINAKA et al. 1963.

zu erwähnen, welche in den Pacinischen Körperchen des Mesenteriums liegen. Sie reagieren auf Dehnung und sollen nach Ansicht der meisten Autoren die lokale Blutverteilung kontrollieren, den Blutdruck aber nicht beeinflussen[1].

Zum Schluß sei noch kurz auf zwei Gebiete mit etwas speziellen Verhältnissen hingewiesen, dasjenige der cerebralen und dasjenige der renalen Zirkulation. Schon ROY u. SHERRINGTON (1890) berichteten über die Feststellung, daß die *Hirndurchblutung* durch allerhand Reize gesteigert wird, die mit einer Zunahme des Blutdruckes Hand in Hand gehen. Es war ihnen auch bekannt, daß die Vasodilatation bei Asphyxie den Blutdruckanstieg überdauert, was sie auf die Wirkung chemischer Produkte zurückführten. Wir wissen heute, daß es sich dabei vor allem um die Kohlensäurekonzentration handelt[2]. Was dagegen die neurale Steuerung betrifft, so werden zwar alle Hirnarterien von sympathischen Fasern begleitet[3]; aber die Anwendung von Ganglienblockern beeinflußt die cerebrale Zirkulation kaum und jedenfalls nicht direkt[4], sondern höchstens über die dadurch veranlaßten Blutdruckänderungen. Histologisch wurde ferner eine vom Vagus ausgehende, über Medulla oblongata und Wrisbergschen Nerven zum Plexus carotis internae ziehende „vasodilatatorische" Verbindung beschrieben[5], aber deren Stimulierung zeitigte eindeutig nur eine Erweiterung der Piagefäße. Klinisch ist das Vorkommen recht lange anhaltender Spasmen einzelner Hirnarterien öfters angiographisch festgestellt

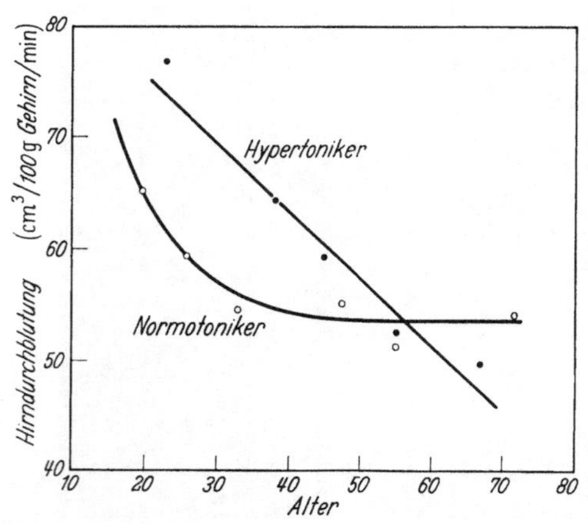

Abb. 19. Entwicklung der Größe der Gehirndurchblutung mit zunehmendem Alter bei Normotonikern (Ringe) und Hypertonikern (schwarze Kreise). (Nach AIZAWA et al. 1961.)

worden, was auf einen nervösen Mechanismus hinweisen könnte. Jeder praktisch tätige Arzt weiß jedoch, daß man trotz aller Propaganda der pharmazeutischen Industrie kein Mittel kennt, welches in zuverlässiger Weise eine Vasodilatation bewirken würde[6].

Als gefäßaktiv bleiben somit nur Blutdruck und Kohlensäure, und darüber ist in den letzten Jahren viel gearbeitet worden. Der Einfluß des ersteren ist lange Zeit überschätzt worden, wohl weil man nur die anfängliche Zunahme der Durchblutung, nicht aber die dadurch bedingte Vermehrung des Gefäßwiderstandes berücksichtigte. Wenn man nämlich mit modernen Methoden alle einschlägigen Faktoren mißt, kommt man zum Schluß, daß die Gehirndurchblutung

---

[1] GAMMON und BRONK 1935, NEIL 1960. Demgegenüber sind SARNOFF und YAMADA (1959) der Auffasung, daß es sich hierbei um ein System handelt, das an der Blutdruckregulierung wesentlich beteiligt ist.

[2] Zum Beispiel LAMBERTSEN et al. 1961.   [3] SOKOLOFF und KETY 1960.

[4] CARLYLE und GRAYSON 1956.

[5] CHOROBSKI und PENFIELD 1932, COBB und FINESINGER 1932.

[6] Nicotinsäure, die in dieser Beziehung wohl am meisten verwendete Substanz, ruft zwar eine Dilatation im Gebiete der Carotis externa hervor, die Patienten werden unmittelbar nach einer Injektion im Gesicht krebsrot; eine gesicherte Wirkung auf die Hirngefäße konnte jedoch nicht nachgewiesen werden. Einen sicheren Effekt auf dieselben scheint nur Papaverin zu haben, muß aber in sehr hohen Dosen gegeben werden, weil sich seine Wirkung auf die glatte Muskulatur des ganzen Körpers erstreckt, und ist zudem wegen der allfälligen Blutdrucksenkung nicht ungefährlich.

beim Hypertoniker nicht viel besser ist als diejenige des Gefäßgesunden[1]. Zieht man nun weiterhin noch das Alter in Betracht, dann ändert sich das Bild etwas (Abb. 19). Beim Normotoniker sinkt die Durchblutung bis etwa zum 40. Jahre stark ab, um dann fast unverändert zu bleiben; beim Hypertoniker ist sie zuerst besser, vermindert sich aber im Alter durch zunehmenden Gefäßwiderstand in markanter Weise[2]. Zu erwähnen ist hier endlich eine auch lokal erfolgende „hämodynamische Homeostase" bei kleinen Blutdruckschwankungen, die nur schematisch angeführt werden soll: Blutdruckanstieg (oder Vasodilatation) — vermehrte Durchblutung — Sauerstoffanstieg und Kohlensäureverminderung — Vasoconstriction — verminderte Durchblutung — Sauerstoffabnahme und Kohlensäurezunahme — Vasodilatation usw.[3]. Dieser Mechanismus führt natürlich zu einer weitgehenden Konstanz der Gehirndurchblutung.

Was die *renale Zirkulation* betrifft, so soll sie nach vielen Berichten eine weitgehend autonome Regulierung besitzen. REIN und RÖSSLER (1929) haben zunächst festgestellt, daß die Nierendurchblutung bei der Temperaturregulierung nicht mitmacht, sie glaubten aber noch an deren Abhängigkeit vom Blutdruck. GLASER (1932a und b) fand danach, daß die relativ große Nierenzirkulation zwar sehr schwankend, aber vom Blutdruck ganz unabhängig ist. Er brachte sie in Beziehung zum Energieumsatz, zu Sauerstoffverbrauch und CO_2-Bildung. Die relative Autonomie des Nierenkreislaufs wurde hierauf von UNNA (1935), von HARTMANN et al. (1937) und von WINTON (1937) bestätigt; letzterer wies jedoch darauf hin, und das steht wahrscheinlich mit der Volumenregulation im Zusammenhang, daß ein Druckabfall durch Hämorrhagien die renale Zirkulation herabsetzt. In der Folge wurde der Befund einer Selbstregulierung vielfach bestätigt und dahin präzisiert, daß Durchblutung, Glomerulusfiltration und Clearance zwischen etwa 80 und 180 mm Hg arteriellen Druckes konstant bleiben, ja daß sogar bis etwa 40 mm Hg herab eine gewisse autonome Anpassung nachzuweisen ist[4]. Dagegen soll die Ausscheidung von Wasser und Elektrolyten dem Blutdruck entsprechend variieren, was u. a. auf eine Diffusionshemmung durch den interstitiellen Druck zurückgeführt wird[5]. Da man weder nervöse noch hormonale Einflüsse zur Erklärung dieser Selbstregulierung heranziehen konnte, wurde dieselbe auf Viscositätsvermehrung[6], auf eine Abzweigung der cellulären Elemente in den interlobulären Arterien („Abschäumen des Plasmas")[7], neuerdings eher auf die Differenz zwischen dem Druck innerhalb und außerhalb der Nierengefäße bezogen[8]. Letztere Auffassung scheint sich durchzusetzen und ist auch experimentell gut begründet, weshalb dieser Mechanismus kurz beschrieben werden soll[9]. Bei einem Ansteigen des arteriellen Blutdruckes nimmt der präcapilläre Widerstand entsprechend den klassischen Arbeiten von BAYLISS (1903) zu, während der Gewebedruck gleich bleibt und die transmurale Druckdifferenz sich daher ebenfalls erhöht. Bei Ureterenabklemmung oder osmotischer Diurese steigert sich der Gewebedruck, die Druckdifferenz nimmt ab, und die renalen Widerstandsgefäße öffnen sich und dies sogar stärker, als es dem fast parallel verlaufenden Ansteigen des venösen Widerstandes entspricht. Die

---

[1] KETY et al. 1948a und b.   [2] GOTOH 1959, AIZWAWA et al. 1961, EBIHARA 1962.
[3] MEYER und GOTOH 1961.
[4] SHIPLEY und STUDY 1951, SELKURT 1951, RITTER 1952, MILES et al. 1954, HADDY et al. 1958, GRUPP et al. 1959, THURAU und KRAMER 1959a und b.
[5] SELKURT 1951.   [6] SELKURT 1946.
[7] PAPPENHEIMER und KINTER 1956. Dagegen vor allem THURAU und KRAMER (1959b), die mit kolloidalen Lösungen dieselben Resultate erzielten.
[8] WIRZ 1955, OCHWADT 1956, HINSHAW et al. 1959, SEMPLE und DE WARDENER 1959, WAUGH und SHANKS 1960.
[9] Wir folgen hier vor allem der Darstellung von THURAU und HENNE 1964.

Dilatation der präcapillären Gefäße steht somit in Korrelation mit der transmuralen Druckdifferenz[1], und im Endeffekt bleibt der Blutstrom gleich oder nimmt sogar etwas zu. Der Vollständigkeit halber sei noch erwähnt, daß das Vorhandensein einer Selbstregulierung des renalen Kreislaufes von einigen Autoren[2] in Abrede gestellt wird. Es wird sogar behauptet, nur ein geschädigtes Organ könne diese Eigenpotenz erlangen! Allerdings soll die Autoregulation durch einen sehr starken Sympathicusstimulus ausgeschaltet werden können[3].

V. Korrelationen zwischen Atmungs- und Kreislaufregulation.

Da sowohl Atmung als auch Kreislauf im Dienste der Sauerstoffaufnahme und der Kohlensäureentfernung stehen, sind regulatorische Verbindungen zwischen beiden Systemen von vornherein zu erwarten. Dies ist namentlich der Fall bei der Umstellung auf körperliche Tätigkeit und braucht hier nicht mehr näher erläutert zu werden. Erfolgt dieselbe jedoch in einem beschränkten Gebiet, dann genügt es für den Kreislauf, eine lokale, allfällig noch konsensuelle Vasodilatation mit kollateraler Konstriktion zu veranlassen, was ohne wesentlichen Einfluß auf Blutdruck und Herztätigkeit bleibt (förderalistisches Prinzip); die Atmung muß dagegen auf den geringsten CO_2-Anstieg im Blut als Gesamtmechanismus antworten (zentralistisches Prinzip). Steigt die CO_2-Konzentration jedoch in der Einatmungsluft, dann kommt es nicht nur zur Vermehrung der Ventilationsgröße, sondern bei praktisch unverändertem Minutenvolumen zu einem beträchtlichen Blutdruckanstieg. Letzteres wohl, um die Sauerstoffversorgung des Gehirns nach Möglichkeit zu gewährleisten. Die Reaktion wird wahrscheinlich durch die Glomera vermittelt, denn eine Reizung derselben durch Sauerstoffmangel oder Kohlensäureanstieg führt zu denselben Umstellungen[4]. Die Hyperventilation kann dann allerdings sekundär auch Tachykardie und Zunahme des Minutenvolumens bewirken[5]. Eine weitere Wirkung des pulmonalen Verhaltens auf die Herztätigkeit findet man in der altbekannten Tatsache, daß Zunahme der Inspirationsgröße oder ganz einfach die Inspiration zur Tachykardie führt, was man u. a. an der üblichen respiratorischen Arrhythmie jüngerer Individuen feststellen kann.

Der kleine Kreislauf verfügt über eine gewisse Selbständigkeit, welche zum Teil darauf beruht, daß die Lungengefäße exquisit auf Sauerstoffmangel, aber kaum auf Kohlensäureanstieg empfindlich sind[6]. Es handelt sich offenbar um eine direkte Wirkung, denn Sauerstoffzufuhr wirkt unmittelbar vasodilatatorisch, während ein Mangel an diesem Gas zu starkem Blutdruckanstieg im kleinen Kreislauf führt, z. B. von 22/6 auf 35/13 mm Hg, den Systemdruck jedoch kaum beeinflußt[7]. Man möchte somit eine gewisse Unabhängigkeit in der Regulierung des kleinen Kreislaufes annehmen. Histologisch kennt man seit langem das Vorhandensein von Pressoreceptoren in den Pulmonalarterien[8], deren Afferenzen durch den Vagus geleitet werden (Abb. 20). In bezug auf ihre Bedeutung sei daran erinnert, daß schon SCHWIEGK (1936) von einem Lungenentlastungsreflex sprach, der zu einer Verminderung des Druckes auch im großen Kreislauf führen soll, d. h. sie würden analog den sino-aortalen Baroreceptoren wirken[9]. Von anderer

---

[1] Nach unten allerdings nur bis zu einem arteriellen Blutdruck von 80—90 mm Hg.
[2] LANGSTON et al. 1959, 1960, 1961.   [3] FOLKOW und LANGSTON 1964.
[4] CORDIER und HEYMANS 1935, HEYMANS und BOUCKAERT 1939, DALY und SCHWEITZER 1951, NEIL 1960.
[5] DALY und HAZZLEDINE 1962, DALY und SCOTT 1963.
[6] v. EULER und LILJESTRAND 1948.   [7] MOTLEY et al. 1947, LOGARAS 1947, DUKE 1957.
[8] LARSELL und DOW 1933.
[9] AVIADO et al. 1951, DAWES et al. 1951, BIANCONI und GREEN 1959, NEIL 1960.

Seite wird allerdings verneint, daß eine experimentell eindeutige Klarstellung ihrer Funktion bisher erfolgt sei. Für erstere Auffassung spricht jedoch auch der Umstand, daß sie wie die sino-aortalen Elemente auf pulsierenden Druck reagieren und schon im Normalbereich aktiv sind[1].

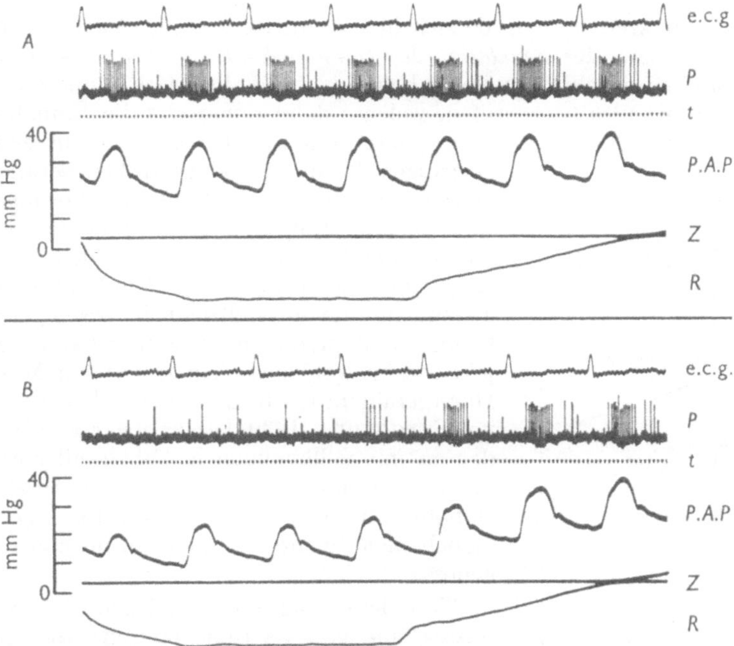

Abb. 20. Bestimmung des Schwellenwertes für die Entladung pulmonaler Baroreceptoren (große Zacken). A Vor Abbindung der V. cava inferior. Zwischen A und B wurde das Gefäß knapp oberhalb des Zwerchfells abgebunden. Während B langsame Lösung der Ligatur. Im Anfang von B sieht man jeweils eine bis zwei Zacken synchron mit der P-Welle des EKG. Registrierung von einem in der rechten A. pulmonalis liegenden Receptor aus (Nach COLERIDGE u. KIDD 1961).

VI. Die Regulation des Flüssigkeitsvolumens und der Ausscheidung.

Die Regulation des Wasserhaushaltes hat einerseits dafür zu sorgen, daß der osmotische Druck der extracellulären Flüssigkeit, insbesondere des Blutes, und die Hydratation der Zellen innerhalb der homeostatischen Schranken bleiben. Das bedingt natürlich auch eine quantitative Anpassung der die Osmose verursachenden, gelösten Bestandteile, vor allem des Kochsalzes. Andererseits besteht die Notwendigkeit, ein adäquates Flüssigkeitsvolumen aufrecht zu erhalten; denn es ist nicht dasselbe, ob jemand bei gleichbleibender Osmolarität fünf oder nur drei Liter Blut hat. Die Volumenfrage spielt eine besonders akute Rolle bei starkem Wasserverlust durch Schwitzen, aber auch bei der täglich erfolgenden Abgabe von mehreren Litern an den Verdauungstrakt und deren teilweiser Rückgewinnung. Hierbei scheint auch ein osmotischer Faktor beteiligt zu sein; denn man hat an normal ernährten und an Ratten im Durstversuch festgestellt, daß der prozentuale Wasseranteil im Magen- und Darminhalt (etwa 49 bzw. 76%) unverändert bleibt, „als ob es sich um einen Teil des ‚milieu intérieur' handeln würde"[2]. Es sei ferner erwähnt, daß selbst bei ungenügendem Volumen und vermehrtem osmotischen Druck eine minimale Ausscheidung zur Entfernung

---

[1] COLERIDGE und KIDD 1960, COLERIDGE et al. 1961.
[2] LEPKOWSKY et al. 1957.

schädlicher Stoffe statthaben muß. Das sind nur einige Hinweise; in Wirklichkeit spielt das Wasser in jedem Gewebe und bei jeder Tätigkeit eine Rolle; denn corpora non agunt nisi soluta, und die Komplexität der entsprechenden Regulationen scheint daher nach einer zentralen Organisation zu rufen, deren Fühler fast ubiquitär sein müßten.

Die erste konkrete Frage, die sich hier stellt, ist diejenige nach der Flüssigkeitsaufnahme, bzw. der *Regulation des Durstes*. CANNON (1932) nahm an, daß die Mund- und Speicheldrüsen einem Hygrometer ähnlich wirken und das Gefühl des trockenen Mundes hervorrufen, welches dann seinerseits die Einnahme von Wasser veranlaßt. Es ist aber nicht gesagt, daß die Dehydrierung dieser Drüsen derjenigen der übrigen Körperzellen parallel läuft. Durch Injektion hypertonischer Lösungen soll wohl die Sekretion der Parotis vermindert werden, die Submandibulardrüsen bleiben jedoch normal tätig[1], und wie die kleinen Schleimhautdrüsen reagieren, auf die es vielleicht in erster Linie ankommt, weiß man nicht. Überdies kann man subjektiv sehr wohl zwischen trockenem Mund und Durstgefühl unterscheiden[2], in welcher Hinsicht der von STEGGERDA (1939) beschriebene Fall eines Studenten mit vollkommenem Fehlen aller Speicheldrüsen aufschlußreich ist: Um den Mund feucht zu halten, trank er 12—18mal pro Tag, quantitativ jedoch nicht mehr als irgendein normaler Altersgenosse.

Trotzdem mag das Versiegen des Speichelflusses eine gewisse Rolle spielen; aber es kann sich dabei nur um einen von vielen Faktoren handeln. Ein weiterer Fühler für Flüssigkeitsmangel scheint im Magen zu liegen. In Experimenten an Ratten, die daran gewöhnt waren, einen Hebel herabzudrücken, um Wasser zu erhalten, konnte festgestellt werden, daß nach längerem Durstversuch das Drücken des Hebels bei vorangehender Flüssigkeitszufuhr durch eine Magenfistel deutlich, nach normalem Trinken jedoch noch viel mehr herabgesetzt wurde (Abb. 21). Der Erfolg der Flüssigkeitszufuhr war augenblicklich, so daß es sich nicht um eine verzögerte Reaktion via Gewebehydrierung handeln konnte[3]. In anderen Versuchen wurde nachgewiesen, daß durch intravenöse Kochsalzgabe verursachtes Trinken durch Wasserzufuhr direkt in den Magen oder ins Rectum verhindert werden kann, allerdings mit einem Verzug von 20—40 min[4]. Den gleichen Erfolg zeitigte merkwürdigerweise auch das Aufblähen eines Ballons im Magen. Verständlicher sind Berichte über Flüssigkeitsaufnahme nach Blutverlusten oder Peritonealdialyse[5], wobei der osmotische Druck sogar vermindert sein kann. Es wird dies allerdings auch bestritten[6]. Daß überdies die Dehydrierung der Zellen zu Durst führen muß, wird öfters erwähnt, und man hat gemessen, daß ein Wasserverlust von 1,23% genügt, um Trinken zu provozieren[7]. Über den zugrundeliegenden Mechanismus weiß man jedoch noch gar nichts.

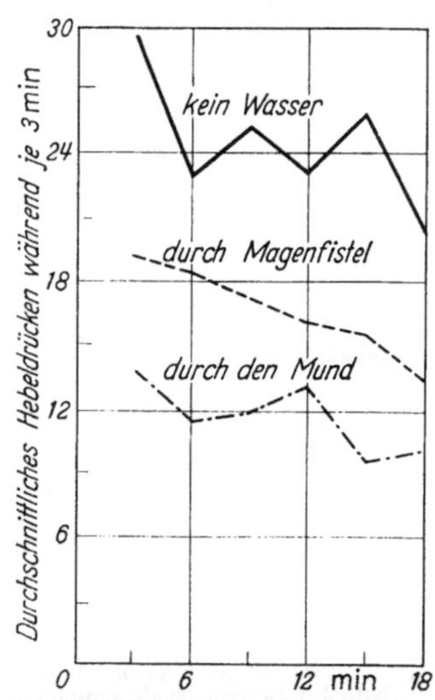

Abb. 21. Häufigkeit des Herabdrückens eines Hebels, um Wasser zu erhalten (trainierte Ratten) nach 14 ml Flüssigkeitszufuhr durch den Mund (unterste Kurve), durch eine Magenfistel, oder ohne solche (oberste Kurve). (Nach MILLER et al. 1957).

---

[1] CIZEK und GREGERSEN 1949.   [2] HARE 1940.   [3] MILLER et al. 1957.
[4] MONTGOMERY und HOLMES 1955.   [5] FITZSIMONS 1961, GILBERT und GLASER 1961.
[6] HOLMES und MONTGOMERY 1951.   [7] WOLF 1950.

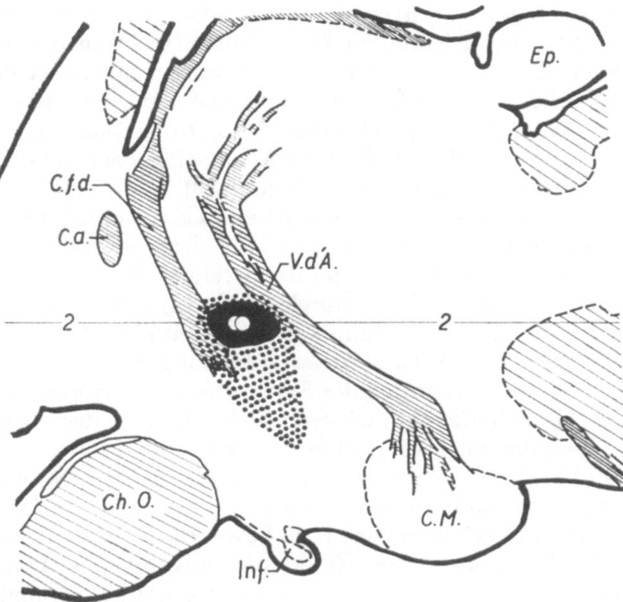

Abb. 22. Sagittalschnitt durch den Hypothalamus der Ziege. Punktiert die Gegend, wo Mikroinjektionen von hypertonischer NaCl-Lösung Polydipsie erzeugten. Schwarz: dasselbe als Folge elektrischer Reizung. Weiße Kreise: maximaler Effekt. *2* Niveau des Horizontalschnittes (Nach ANDERSSON u. MCCANN 1955).

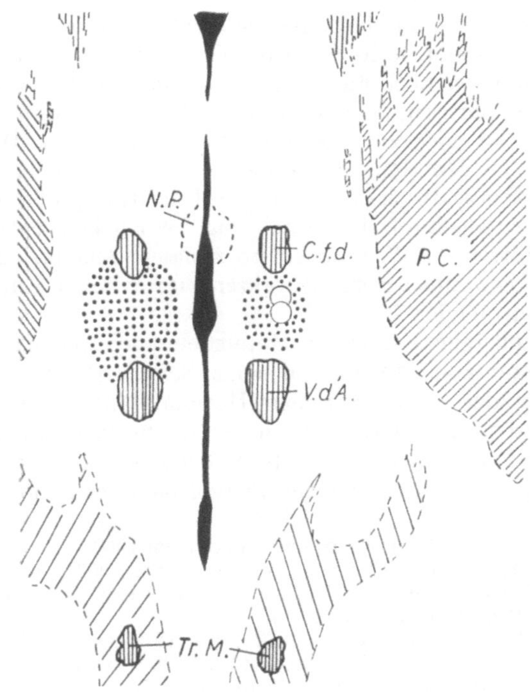

Abb. 23. Horizontalschnitt. Links die durch Mikroinjektionen zu Durst führende Gegend. Rechts diejenige, in welcher elektrische Stimulierung Polydipsie hervorrief. Weiße Kreise: maximaler Effekt. *NP* Nucleus paraventricularis (Nach ANDERSSON u. MCCANN 1955).

Besser orientiert sind wir über die Durstentstehung durch Zunahme des osmotischen Druckes, insbesondere im ZNS[1], wobei Injektionen z. B. von hypertonischen Sucroselösungen in die Carotis einen ebenso großen oder noch größeren Effekt zeigen als solche von NaCl[2]. Derartige Maßnahmen führen einerseits zur Aktivierung des später zu besprechenden Adiuretinmechanismus, andererseits zur Erregung der namentlich von B. Andersson eingehend studierten „Durstgegend" in der Area supraoptica (Abb. 22 und 23). Man wußte schon vorher, daß Tiere, welche nach bilateraler Zerstörung eines kleinen Substrates nahe beim Nucl. hypothalami ventromedialis gefräßig und fett geworden sind, zugleich relativ wenig Flüssigkeit einnehmen, und daß letzteres ohne ersteres vorkommen kann[3]. Andersson[4] gelang es dann, durch lokale Injektion von hypertonischer Kochsalzlösung bei der Ziege innerhalb kürzester Zeit eine Wasseraufnahme von 2—8 Litern hervorzurufen. Auch elektrische Reizung dieser selben Gegend war erfolgreich[5], während die Zerstörung des Substrates (beim Hund) zu tagelang anhaltender Hypo- bis Adipsie und schwerer Dehydrierung des Körpers führte[6]. Analoge Befunde wurden auch an Ratten erhoben[7].

Ob diese „Durstgegend", abgesehen vom osmotischen Druck, auch durch die andern oben erwähnten Faktoren erregt wird, wissen wir nicht. Dagegen scheint sie auf Temperatureinflüsse zu reagieren, und zwar durch eine offenbar enge Verbindung mit einem thermoregulatorisch aktiven Substrat, das Wärmeverlust bei Überhitzung verursacht. Durch abwechselnde lokale Abkühlung und Erwärmung dieser letzteren Region konnte, wiederum bei der Ziege, gezeigt werden, daß erstere zu Fressen, letztere zu Trinken führt, wobei eine reziproke Inhibition nachzuweisen ist[8] (Abb. 24). Bei genügend lange (bis zu 50 Std) durchgeführter lokaler Abkühlung wird allerdings doch wieder Flüssigkeit aufgenommen, offenbar auf Grund der osmotischen Bedürfnisse[9].

Die *Wasserausscheidung* durch die Nieren sorgt in erster Linie für Elimination des Überschusses und somit indirekt für die *Homeostase des osmotischen Druckes;* schädliche Stoffe müssen aber auch ohne Rücksicht auf den letzteren ausgeschieden werden. Da der Urin dem Blute gegenüber sowohl hyper- als auch hypotonisch sein kann, ist hier zugleich die Möglichkeit einer Wassereinsparung gegeben. Dies soll bei den Reptilien, teilweise bei den Vögeln, aber auch beim Jungtier, noch vollständig durch Drosselung der Filtrationsgröße geschehen[10], beim erwachsenen Säuger jedoch durch Vermehrung der Rückresorption. Wir wissen, daß etwa $^4/_5$ des filtrierten Wassers im proximalen Schenkel der Nierentubuli automatisch zurückgewonnen werden, während im distalen Teil eine sog. fakultative Reabsorption möglich ist.

Wie aus vielen übereinstimmenden Untersuchungen und namentlich aus den ausgedehnten Arbeiten von Verney und seinen Schülern[11] hervorgeht, untersteht letztere der Aktion des antidiuretischen Hormones der Neurohypophyse. Es wirkt wassersparend und fördert zugleich die Kochsalzausscheidung. Dies und die Feststellung, daß die Injektion hypertonischer Lösungen in die Carotis interna die Hormonsekretion vermehrt, legt den Schluß nahe, es handle sich bei diesem

---

[1] Verney 1947/48, Gilman 1937, Holmes und Gregersen 1950.
[2] Holmes und Gregersen 1947, 1950a und b, Zuidema et al. 1956b. Schwer verständlich ist die Beobachtung, daß Verarmung an NaCl bei Hunden ebenfalls zu vermehrter Wasseraufnahme führen soll (Holmes und Cizek 1951).
[3] Stevenson et al. 1950.   [4] Andersson 1952, 1953, Andersson und McCann 1955a.
[5] Andersson und McCann 1955b, Andersson et al. 1960, Greer 1955.
[6] Andersson und McCann 1955b und c.   [7] Miller 1957.
[8] Andersson und Larsson 1961.   [9] Andersson et al. 1962.
[10] Burgess et al. 1933, Collin und Stutinsky 1949, Heller 1949.
[11] Starling und Verney 1925, Verney 1947/48, O'Connor 1948.

Mechanismus um eine Regulierung des osmotischen Druckes, was denn auch durch zahlreiche Arbeiten bestätigt worden ist[1]. Wie wir noch sehen werden, stellt der osmotische Druck jedoch nur eine von mehreren, vielleicht aber die wichtigste Regelgröße des Flüssigkeitshaushaltes dar. Wir wissen heute, daß die Veränderungen der Osmose nicht direkt auf die Neurohypophyse, sondern auf die Nuclei supraoptici et paraventriculares[2] und auf deren Umgebung[3] wirken, woselbst sie eine Neurocrinie veranlassen. Die Ganglienzellen der erwähnten Kerne bilden nämlich selbst Hormone, welche längs des Tractus supraoptico-hypophyseus den Hinterlappen erreichen[4], dort gestapelt und nach Bedarf (durch nervöse Impulse längs desselben Faserzuges?) ans Blut abgegeben werden.

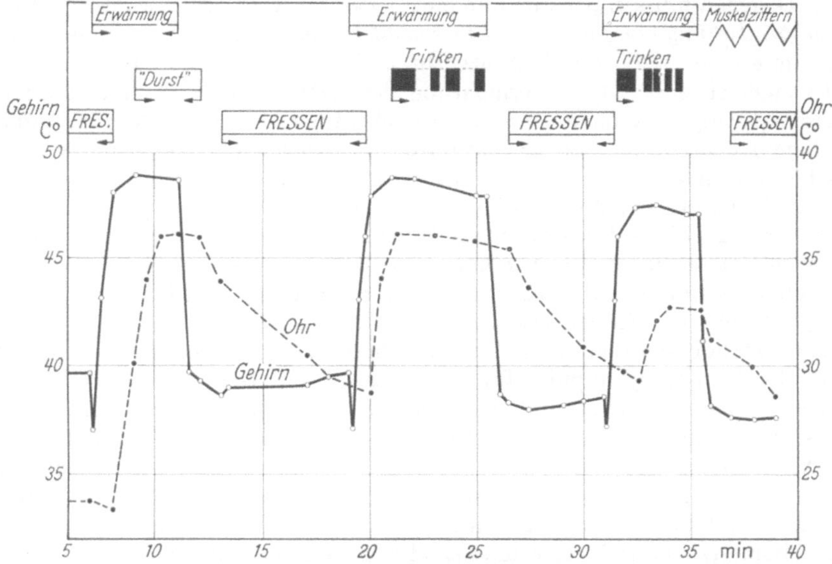

Abb. 24. Erwärmung und Abkühlung der Area praeoptica und des vorderen Hypothalamus bei einem hungrigen Tier. Die Ziege konnte nach Lust Heu fressen oder Wasser trinken. Spontanes Aufhören des Fressens gleichzeitig mit cutaner Vasodilatation (Ohrtemperatur). Wird die Thermode mit warmem Wasser gefüllt, dann trinkt das Tier, gibt man kaltes Wasser, dann frißt es (Nach ANDERSSON u. LARSSON 1961).

Angeregt zu dieser Hormonbildung werden die Zellen offenbar durch Osmoreceptoren, die als Meßwerk wirken und die VERNEY in kleinen Bläschen des Nucl. supraopticus gefunden zu haben glaubte. In teilweiser Bestätigung dieser Ansicht wird eine reversible Vacuolisierung der Ganglienzellen im retrochiasmatischen Anteil dieses Kernes beschrieben, welche in kritischen Momenten zunimmt[5]. Nach einer anderen Version sollen sich im vorderen Hypothalamus einige Ganglienzellen eng an die Gefäße anschmiegen und so als Receptoren wirken[6], und endlich spricht man auch hier von der Area postrema[7]. Der eben

<hr>

[1] Zum Beispiel ZUIDEMA et al. 1956b, DICKER und NUNN 1957, CROSS und GREEN 1959.

[2] Die Funktion der letzteren ist nicht ganz eindeutig; denn es gibt Beobachtungen, nach welchen sie wie Aldosteron wirken (KEELER 1959), ja bei Zunahme der Osmose wird eine Verminderung ihrer elektrischen Aktivität festgestellt (CROSS und GREEN 1959).

[3] KOELLA 1949, 1951, CROSS und GREEN 1959.

[4] TRENDELENBURG 1928, GAUPP jr. 1941, 1944, BARGMANN und HILD 1949.

[5] HILD und ZETLER 1953.   [6] SPENGLER und HUBER 1959.

[7] CLEMENTE 1957. Die Area postrema wird allmählich zu einem „Mädchen für alles". Von da aus soll Drucksenkung erfolgen (RANSON und BILLINGSLEY 1916, SCOTT und ROBERTS 1923), sie wird mit der Auslösung des Brechaktes (BORISON 1959) oder der Zunahme des Harnvolumens (WISE und GANONG 1960) in Verbindung gebracht, sie soll zentrale Chemoreceptoren für die Atmung (MASLAND und YAMAMOTO 1962) oder, wie wir eben sahen, Osmoreceptoren enthalten.

erwähnte neuro-hormonale Weg stellt sicher den wesentlichsten Mechanismus für die Wassereinsparung dar; es muß jedoch angenommen werden, daß daneben auch eine nervöse supraoptico-renale Verbindung vorhanden ist. Elektrische Reizung des Nucleus supraopticus erzeugt nämlich eine augenblicklich erscheinende Harnverlangsamung, während nach Entnervung der Niere dieser Erfolg nur noch verspätet eintritt[1]. Es ist ferner zu erwähnen, daß die emotionell bedingte Harnverhaltung selbst bei Tieren mit Hypophysenstieldurchtrennung festgestellt werden kann[2].

Diese letztere Form von Diuresehemmung ist allerdings eher als eine Störgröße zu bewerten, die sicher nicht zur normalen Regulation des Wasserhaushaltes gehört. Dagegen müssen wir uns nun einem zweiten wichtigen Problem, nämlich der *Konstanthaltung eines gewissen Flüssigkeitsvolumens* zuwenden. Eine Verminderung desselben, z. B. durch Blutverlust, erzeugt nicht nur Durst, sondern bewirkt zugleich eine starke Vermehrung der ADH-Sekretion[3] und damit eine Wassereinsparung, die nicht nur die Ausscheidung durch die Nieren, sondern auch diejenige betreffen soll, welche durch den Darm, die Haut und vielleicht durch die Lungen stattfindet, und die sich trotz verminderten osmotischen Druckes durchsetzt[4]. Letzteres geht auch daraus hervor, daß eine durch Injektion in die Carotis hervorgerufene Wasserdiurese durch einen Aderlaß aufgehoben werden kann, nach Retransfusion des entnommenen Blutes aber wieder in Gang kommt[5]. Eine Volumenzunahme ruft dagegen eine vermehrte Diurese hervor[6], wobei als Fühler vielleicht die früher beschriebenen dehnungsempfindlichen Receptoren im linken Vorhof in Frage kommen, was allerdings auch bestritten wird[7]. Die betreffenden Hemmungsimpulse für die Adiuretinsekretion werden nach einigen Angaben[8] durch den Vagus und vielleicht den Glossopharyngeus zunächst zum Nucleus tractus solitarii, von da aber rostralwärts geleitet. Den genauen Verlauf dieser Nervenbahn kennt man nicht, doch soll sie nach gewissen Beobachtungen über das reticuläre Aktivierungssystem des Mittelhirns und über das zentrale Höhlengrau verlaufen[9]. Was dagegen die Anregung der Adiuretinsekretion durch Flüssigkeitsmangel betrifft, so könnte sie durch Verminderung oder Wegfall dieser hemmenden Impulse in Gang gebracht werden. Schließlich ist zu erwähnen, daß die supraoptico-hypophysäre Organisation natürlich auch in enger Beziehung zu thermoregulatorischen Strukturen steht. So wird z. B. das Ausmaß einer durch Wasserzufuhr provozierten Diurese von der Außentemperatur mitbestimmt, folgt derselben jedoch nicht mehr nach Ausschaltung der Neurohypophyse[10].

Von den adiuretinproduzierenden Kernen geht der Weg wie schon erwähnt zum Hypophysenhinterlappen, und es scheint daher logisch, daß eine Unterbrechung dieses Systems zu Harnflut, zum sog. Diabetes insipidus, führen muß. Aus gelegentlichen klinisch-anatomischen Beobachtungen[11] wußte man schon früher, daß ein solcher durch hypothalamische Herde bei völlig intakter Hypophyse entstehen kann. Das führte zu einer eingehenden experimentellen Ab-

---

[1] Koella 1949, 1951.   [2] Hare 1940.
[3] Lemaire et al. 1959, Baratz und Ingraham 1960, Fitzsimons 1961.
[4] Mahoney und Sheehan 1935, Dicker und Nunn 1957. Die Beteiligung der Lungen ist fraglich.
[5] Arndt 1965.
[6] Gauer et al. 1954, Henry und Pearce 1956, Henry et al. 1956, Zuidema et al. 1956a, Currie und Ullman 1961, Ledsome et al. 1961.
[7] Lydtin und Hamilton 1964.
[8] Lemaire et al. 1959, Ledsome et al. 1961, Share und Levy 1962.
[9] Hayward und Smith 1964. Sie sprechen von einem „atrio-vago-reticulo-neurohypophysären" Reflex.
[10] Bonvallet und Dell 1946, Bonvallet et al. 1948, Stutinsky 1949.
[11] Fink 1928, Lhermitte 1933 u. a. m.

klärung dieser Fragen, wobei es RANSON und seiner Schule[1] gelang, das Syndrom des Diabetes insipidus durch bilaterale Unterbrechung des Fasc. supraoptico-hypophyseus hervorzurufen. Damit schien erwiesen, daß die Regulierung der Wassereinsparung durch vermehrte Rückresorption vom Nucleus supraopticus ausgeht. Eine Ausschaltung der Neurohypophyse sollte nach alledem ebenfalls einen Diabetes insipidus zur Folge haben. Hier ist die Sache aber nicht so einfach; denn eine Totalexstirpation des Hirnanhangs zeitigt diesen Erfolg nicht. Um zustande zu kommen, bedingt er das Vorhandensein von etwa einem Drittel funktionstüchtigen Vorderlappengewebes, weshalb in erster Annäherung angenommen wurde, die Adenohypophyse enthalte ein diuretisch wirksames Hormon. Diese Hypothese ließ sich zwar nicht erhärten; aber die Drüse sezerniert u. a. thyreotropes Hormon und ACTH. Was das erstere betrifft, so wurde festgestellt, daß Schilddrüsenentfernung einen Diabetes insipidus zum Verschwinden bringt, Fütterung von Thyreoidea ihn wieder aufleben läßt, obschon die direkte Wirkung dieser Drüse auf die Harnausscheidung recht gering ist und offenbar nur die Filtrationsgröße betrifft[2]. Die Nebennierenrindenhormone wirken dagegen direkt auf die Elektrolyt- und damit indirekt auf die Wasserausscheidung, weshalb man eine Beteiligung derselben an der Regulierung schon postulierte, ehe man das Aldosteron kennenlernte[3].

Über die Steuerung der *Aldosteronsekretion* gehen die Ansichten noch weit auseinander. Sicher wird seine Ausscheidung durch ungenügende Elektrolytaufnahme und durch Blutverlust stark angeregt, bzw. es werden die hemmenden Einflüsse zurückgedrängt. Dasselbe ruft eine Constriction der Vena cava inferior oder der Carotis communis hervor[4]. Umgekehrt sollen Volumreceptoren im Herzen, vor allem im rechten Vorhof, und nervöse Fühler in der Gegend des Abganges der A. thyreoidea von der Carotis via Vagus und Glossopharyngeus inhibitorisch auf ein sekretionsförderndes Hormon („Adrenoglomerulotropin") wirken[5], dessen Entstehungsort zuerst in die Glans pinealis, dann ins hintere Diencephalon oder ins vordere Mittelhirn (Subcommissuralorgan?) verlegt wurde[6], und das nicht via Hypophyse ans Blut abgegeben werde. Diese Interpretation wird neuerdings energisch angefochten, weil aus vielen Experimenten hervorgeht, daß die Regulierung der Sekretion von der Niere aus erfolgt und Renin oder Hypertensin als aldosteronstimulierende Hormone („ASH") zu wirken scheinen[7]. Diese Beobachtungen sind von verschiedenen Forschern bestätigt worden[8], so daß heute die renale Steuerung des Aldosteronmechanismus wohl von den meisten Forschern als erwiesen betrachtet wird. Das schließt natürlich nicht aus, daß Meßwerke für die Volumenregulation anderswo, z. B. in den Vorhöfen liegen. Erwähnt sei noch, daß ein kleiner Teil der Ausscheidung durch das adenohypophysäre ACTH in Gang gebracht werden soll. Über Receptoren, welche auf die Konzentration der einzelnen Elektrolyte empfindlich wären, und deren Vorhandensein man eigentlich erwarten müßte, weiß man zur Zeit noch nichts.

Die *eigentliche Ausscheidung* wird in der *Niere* eingeleitet, die weitgehend selbständig zu arbeiten scheint. Parasympathische Nerven soll sie keine erhalten[9],

---

[1] FISHER et al. 1935, INGRAM et al. 1936.   [2] MAHONEY und SHEEHAN 1935, HARE 1940.
[3] GERSH 1940, ELKINTON 1950.
[4] MILLS et al. 1958, GANN et al. 1960, GILBERT und GLASER 1961.
[5] BAÏSSET et al. 1959, BARTTER et al. 1960, GANN und BARTTER 1960, FARRELL und TAYLOR 1962.
[6] FARRELL 1959, a und b, 1960, GILBERT und GLASER 1961, FARRELL und TAYLOR 1962.
[7] DAVIS 1961, DAVIS et al. 1961.
[8] Zum Beispiel GANONG und MURLOW 1962, MARX et al. 1963, URQUHART et al. 1963.
[9] v. NIEDERHÄUSERN 1953.

und die vom Splanchnicus herkommenden sympathischen Fasern werden im allgemeinen als rein vasomotorisch betrachtet. Immerhin haben wir gesehen, daß die hypothalamisch ausgelöste Adiuretinwirkung auf nervösem Wege eingeleitet wird, und die im akuten Entnervungsexperiment augenblicklich auftretende Vermehrung der Natriumexkretion wird ebenfalls auf eine neurale Beeinflussung der Rückresorption zurückgeführt[1]. Es werden ferner Beobachtungen mitgeteilt, wonach Stimulierung blutdruckaktiver Stellen der Medulla oblongata die Harnausscheidung vermindert, während Reizung der Gegend der Area postrema sie vermehrt, Effekte, die nach Entnervung der Niere nicht mehr nachzuweisen sind[2]. Im übrigen führt eine Denervation der Niere, bzw. die Durchtrennung des Splanchnicus zu vorübergehender Steigerung der Filtration, der Natrium-, Chlor-, Wasserausscheidung usw., was als Folge der veränderten Druckverhältnisse angesehen wird. Es ist dies eine altbekannte Tatsache, die neuerdings auch an nicht narkotisierten Tieren bestätigt werden konnte[3].

Die *Harnleiter* scheinen vorwiegend unter sympathischem Einfluß zu stehen. Dagegen kann eine Reizung der Schleimhaut zu einem viscero-visceralen Schutzreflex führen, der ipsilateral über den Splanchnicus eine Verminderung des Plasmastromes und der Filtration hervorruft[4].

Die *Blase* hat zunächst insofern eine autochthone Regulation, als die Anordnung der Muskulatur es ihr gestattet, sich einem zunehmenden Volumen mit relativ geringer Spannungszunahme anzupassen, so daß die Dehnungsreceptoren in Mucosa und Muscularis erst bei einem gewissen Füllungsgrad in stärkere Erregung geraten[5]. Diese Organisation gewährleistet die Periodizität der Blasenentleerung. Peripher steht die Miktion wohl ausschließlich unter parasympathischer Steuerung[6], wozu allerdings noch der cerebrospinal innervierte Sphincter externus kommt, der es ermöglicht, die Entleerung willkürlich zu fördern, zu hemmen, selbst zu unterbrechen. Die aus dem thorako-lumbalen Mark und dem Plexus hypogastricus stammenden sympathischen Fasern scheinen nur die Blutgefäße zu innervieren, daneben aber auch beim Sexualakt eine Rolle zu spielen, indem sie durch Kontraktion des Trigonum vesicae einen Rückfluß des Spermas verhüten sollen.

Das parasympathische Miktionszentrum liegt im Sacralmark (S 2—S 4), woher auch der N. pudendus kommt, erhält afferent neben taktilen vor allem Dehnungsimpulse, die efferent durch die gleichen Nervi pelvici eine Kontraktion des Detrusors und eine Erschlaffung des inneren Schließmuskels veranlassen können. Dieser Mechanismus untersteht jedoch höher gelegenen Instanzen. Man weiß, daß die Impulse aus den Dehnungsreceptoren bis in den Cortex gelangen und als Harndrang bewußt werden, wobei die psychische Situation den Sollwert der dazu notwendigen Blasenfüllung weitgehend verstellen kann. In der Rinde und im vorderen Mittelhirn sollen vorwiegend hemmende, in Septum, Area praeoptica und im caudalen Mesencephalon miktionsfördernde Organisationen vorhanden sein[7].

Die pathologischen Befunde entsprechen weitgehend dem eben Geschilderten. Zerstörung des spinalen Miktionszentrums führt zur „autonomen Rückenmarksblase", bei welcher durch Nervenplexus in der Blasenwand unkoordinierte Teilkontraktionen zustande kommen, die zu ganz ungenügenden Entleerungen führen. Ist das Rückenmark oberhalb von S 2 durchtrennt, dann kommt es zur „automatischen Rückenmarksblase", bei welcher alle 3—4 Std eine recht gute Miktion erfolgt, die oft durch eigenartige Prodromalsymptome vorausgesehen werden kann (s. S. 102). Die sog. Überlaufinkontinenz wird bei peripheren, mit Detrusorschwäche einhergehenden Läsionen gefunden.

VII. Nahrungsaufnahme, Verdauung und Exkretion.

Über die Entstehung des *Hungergefühles* ist man sich bis heute nicht einig, obschon die diesbezügliche Literatur stark angewachsen ist und uns eine Reihe von Theorien darbietet, von denen jedoch keine restlos befriedigen kann. Mit Cannon sei zunächst festgehalten, daß eine scharfe Trennung zwischen Hunger und Appetit gemacht werden sollte, weil letzterer eher in das Gebiet der bedingten Reflexe gehört. Cannon selbst hielt die Hungerkontraktionen des Magens für

---

[1] Sartorius und Burlington 1956.   [2] Wise und Ganong 1960.
[3] Kaplan 1953, Page et al. 1954, Surtshin und Schmandt 1956.   [4] Hix 1958.
[5] Zahlenmäßige Darstellung bei Langley 1951.   [6] Evans 1936, Langworthy 1940, 1943.
[7] Grossman 1955, Tang 1955.

das auslösende Moment; doch könnten dieselben höchstens den Schlußstein einer ganzen Reihe von Regulationen bilden. Überdies wird das Hungergefühl durch eine Gastrektomie oder eine vollständige Entnervung des Magens[1] nicht beeinträchtigt. Umgekehrt können kleine Dosen von Amphetamin die Nahrungsaufnahme herabsetzen, ohne die Hungerkontraktionen zu hemmen[2]. Eindeutiger und experimentell gesichert ist eine negative Rolle des Magens, indem nämlich eine Dehnung dieses Organes durch vorwiegend in der Pylorusgegend liegende Receptoren via Vagus ein Sattheitsgefühl hervorruft. Im „Sättigungszentrum" beobachtet man dabei eine vermehrte Aktivität[3].

Da der Hunger in letzter Linie auf das Ernährungsbedürfnis aller Zellen zurückgeführt werden muß, ist von vornherein anzunehmen, daß hierfür eine zentrale Regulation vorhanden sein sollte. Die Schule RANSONs[4] hatte zunächst beobachtet, daß bilaterale Herde in der Gegend des Nucl. ventromedialis hypothalami bei Ratten zu Gefräßigkeit und Fettsucht führen können, zu denen sich

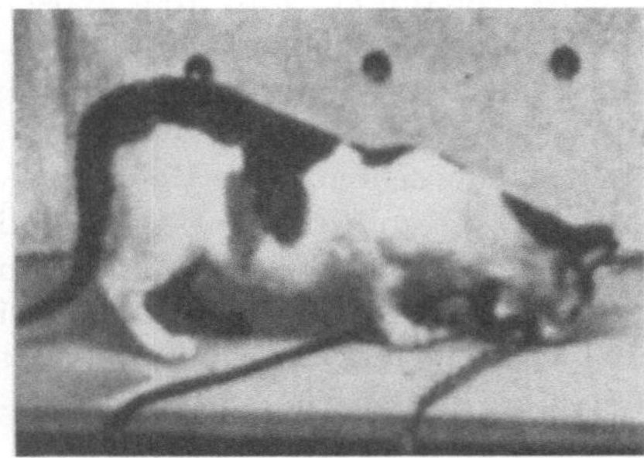
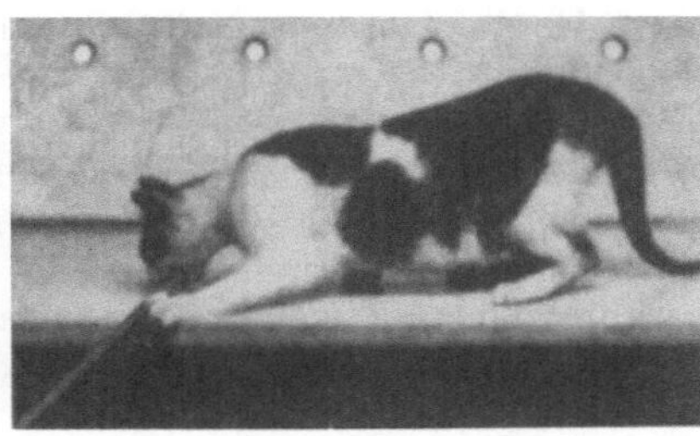

a   b

Abb. 25. Elektrisch ausgelöste Bulimie durch Reizung im Hypothalamus. Die Katze beißt selbst in ungenießbare Gegenstände (Nach HESS 1954).

später Degenerationserscheinungen an Haaren und Hoden gesellen. Diese Befunde können jedoch nur als eine Störung des Sättigungsgefühles gedeutet werden. Im Laboratorium von HESS[5] konnte dagegen nachgewiesen werden, daß durch Reizung eines wenig ausgedehnten Areals im Hypothalamus zwischen Columna fornicis descendens und Fasc. mamillo-thalamicus eine wahre Bulimie ausgelöst wird, welche die Versuchstiere (Katzen) veranlaßt, ihre Freßlust sogar an Holzstücken und Schlüsseln zu versuchen (Abb. 25). In der Folge gelang es ANAND u. BROBECK (1951), durch beidseitige Zerstörung eines lateral des später zu besprechenden „Sättigungszentrums" liegenden Substrates eine Aphagie zu erzeugen, die bis zum Tode durch Inanition führt, während Reizung des gleichen Substrates übermäßige Nahrungsaufnahme verursacht[6]. Das Areal überschneidet sich zum Teil mit der Durstregion von ANDERSSON, und es ist in dieser Beziehung aufschlußreich zu erfahren, daß aphagisch gewordene Ratten u. U. gerettet werden können, wenn man ihnen täglich Flüssigkeit durch Sondenernährung beibringt; sie beginnen dann allmählich wieder, spontan zu trinken und endlich auch zu fressen[7].

---

[1] QUIGLEY 1955.   [2] SANGSTER et al. 1949.
[3] PAINTAL 1954, MILLER 1957, SHARMA et al. 1961. Nach JANOWITZ und GROSSMAN (1949) soll dies nur während der Nahrungsaufnahme der Fall sein.
[4] HETHERINGTON und RANSON 1940, 1942, HETHERINGTON 1943. Vgl. auch BROOKS et al. 1946.
[5] BRÜGGER 1943.
[6] ANAND und BROBECK 1951/52 (Ratten und Katzen), DELGADO und ANAND 1953 (Katzen), LARSSON 1954 (Schafe und Ziegen), ANAND et al. 1955 (Katzen und Affen), MORRISON und MAYER 1957, MORRISON et al. 1958 (Ratten), MORGANE 1961a und b (Ratten), WIRTH 1961 (Ratten), SMITH und McCANN 1962 (Ratten).
[7] TEITELBAUM und STELLAR 1954, MORRISON und MAYER 1957.

Bei aphagisch gemachten Affen genügt es dagegen, die Nahrung in den Mund zu legen, um sie zum Schlucken zu veranlassen, was bei niedereren Tieren nicht der Fall ist[1].

Über die das Hungergefühl veranlassenden Faktoren soll erst im Zusammenhang mit der Besprechung des Sättigungsmechanismus eingegangen werden. Vorerst sei darauf hingewiesen, daß der wohl eher parasympathisch erzeugte Hunger ein typisch sympathisch gesteuertes Verhalten induziert, dem sich auch das cerebro-spinale System zu fügen hat; denn in natürlichen Verhältnissen handelt es sich für den Herbivoren darum, die Nahrung aufzusuchen und dabei fluchtbereit zu sein, für den Carnivoren, die Beute zu erlegen, vielleicht vorher einen Kampf auszufechten, was alles eine ergotrope Umstellung bedingt. Selbst die Stechmücke scheint mit ihrem lauten Summen eine solche anzuzeigen. Die freßlustigen Katzen von MELITTA BRÜGGER wiesen denn auch gleichzeitig einen ausgesprochenen Bewegungsdrang und Zeichen sympathischer Erregung wie Pupillenerweiterung usw. auf. Umgekehrt wird behauptet, daß die experimentelle Aphagie nicht auf einem Mangel an Freßlust, sondern einer motorischen Unfähigkeit der Nahrungsaufnahme beruhe[2]. Daß die Sinnesorgane, insbesondere Gesicht und Geruch, beim Aufsuchen der Nahrung eine maßgebende Rolle spielen, sei nebenbei erwähnt. Beim Menschen wie bei den hochentwickelten Insekten ist dies alles etwas verwischt durch die Tatsache, daß beide vorsorgen und der Hunger daher nicht zu einem oft dramatischen Aufsuchen der Nahrung führt. Immerhin bleibt die sympathische Prädominanz auch bei uns während der Mahlzeit bestehen, man genießt sie gerne in Gesellschaft, man ist gesprächig und extrovertiert; erst nach dem Kaffee stellt sich die parasympathische Dösigkeit ein.

Auf den ersten Blick scheint es durchaus banal, wenn man feststellt, daß durch die Nahrungsaufnahme ein *Sättigungsgefühl* entsteht. Und doch ist es gar nicht selbstverständlich, daß Hunde bei einer gut zusammengestellten Diät zuerst alles fressen, bis sie ein gewisses Gewicht erlangen, dasselbe dann aber unverändert beibehalten, selbst wenn ihnen eine calorienreichere Nahrung vorgesetzt wird[3]. Bei der Frage nach dem Zustandekommen des Sättigungsgefühles wollen wir uns zuerst wiederum mit den peripheren Einflüssen beschäftigen. Abgesehen von der schon erwähnten Ausweitung des Magens scheint auch der Akt der Nahrungsaufnahme selbst ein Genügen einzuleiten, wobei oro-pharyngeale Faktoren offenbar stärker wirken als das Vorhandensein der Speisen im Magen[4]. Bei letzterem scheint überdies ein osmotisches Moment mitzuspielen, weshalb ungenügende Flüssigkeitszufuhr hemmend wirkt[5]. Es sei hier daran erinnert, daß der Magen- und Darminhalt einen ziemlich konstanten Prozentsatz von Wasser aufweist.

Wichtiger als diese peripheren Einflüsse scheint das ziemlich median in und neben dem Nucl. ventromedialis hypothalami gelegene „*Sättigungszentrum*" zu sein, das wir schon kurz erwähnt haben. Bilaterale Zerstörung desselben führt zu ungehemmter Gefräßigkeit, sekundärer Fettsucht und veränderten Freßgewohnheiten[6]. Nach einer gewissen Zeit nimmt jedoch das Gewicht nicht weiter

---

[1] ANAND et al. 1955.

[2] BAILLIE und MORRISON 1963. Ähnlich MORGANE (1961a und b), der Zentren für Freßlust und Nahrungsaufnahme unterscheidet und letzteres mit den pallidofugalen Fasern in Zusammenhang bringt.

[3] COWGILL 1928: „kalorische Anpassung".

[4] JANOWITZ und GROSSMAN 1949, GROSSMAN 1955.

[5] SCHWARTZBAUM und WARD 1958, LEPKOWSKY et al. 1957.

[6] BROOKS et al. 1946. Die Hyperphagie wird neuerdings von REYNOLDS (1963) nicht auf eine Zerstörung des medianen, sondern auf einen Reiz des lateralen (Hunger-) Substrates zurückgeführt, einen Reiz, der bei elektrolytisch gesetzten Herden durch kleinste Metalleinlagerungen bewirkt werden soll.

zu, die Tiere werden, genau wie spontan dick gewordene Ratten und in schroffem Gegensatz zu Jungtieren, heikel und wählerisch[1], zeigen dann aber auch Degenerationserscheinungen wie schlecht heilende Hautgeschwüre, struppige Haare, endlich Nierenschädigungen und Genitalatrophie[2]. Im übrigen findet man auch hier eine so frappante Einschränkung der spontanen Motilität, daß dieselbe sogar als Ursache der Fettleibigkeit angesehen wurde[3].

Man nimmt vielfach an, das Sättigungszentrum kontrolliere das lateraler liegende Hungersubstrat[4], die Frage stellt sich aber vorerst für beide, wodurch sie in Tätigkeit gebracht werden. Eine schon alte Auffassung möchte hierfür den Glucosegehalt der extracellulären Flüssigkeit verantwortlich machen. Sie wird heute namentlich von J. MAYER (1955, 1959) vertreten, der an hypothalamische Glucosereceptoren für die kurzfristige und an einen lipostatischen Faktor für die Regulation auf längere Zeit denkt[5]. Jeder Arzt weiß, daß Insulin appetitanregend wirken kann, daß es Fälle von spontaner Hypoglykämie mit einem ausgesprochenen Verlangen nach Zucker gibt, daß aber andererseits der Altersdiabetes meist mit Fettleibigkeit einhergeht. Experimentell konnte beim Menschen festgestellt werden, daß künstlich erzeugte Hypoglykämie (bis zu 20 bis 30 mg-%) erst nach Wiederanstieg und nur vorübergehend (zwischen 42 bis 61 mg-%) Hunger erzeugt[6]. Im weiteren soll Glucagon das Sättigungszentrum aktivieren und die Hungerkontraktionen stillegen[7]. Dem stehen aber sehr viele Beobachtungen entgegen, die nachweisen, daß intravenöse Glucosegaben die Nahrungsaufnahme keineswegs schmälern, daß der Blutzucker des fastenden Menschen durchaus normal ist u. a. m.[8]. In diesem Zusammenhang sei noch kurz erwähnt, daß von anderer Seite das Sättigungsgefühl mit dem Ansteigen nicht des Zuckers, sondern der im Blut kreisenden Aminosäuren in Zusammenhang gebracht wird[9], was den Erfahrungen mit den verschiedenen eiweißreichen „Hollywood-Diäten" für Abmagerungskuren entsprechen könnte. Proteine haben aber gleichzeitig eine erhöhte spezifisch-dynamische Wirkung (s. u.).

Eine weitere, namentlich von BROBECK (1948) vertretene Theorie möchte die durch Verdauung und Assimilation erzeugte Temperatursteigerung für das Sättigungsgefühl verantwortlich machen. Eine diese Ansicht unterstützende Untersuchung zeigte beim Menschen, daß die Hauttemperatur bei Normalgewichtigen nach einer reichlichen Mahlzeit ziemlich rasch bis zu 2° C, bei fettleibigen Individuen jedoch weniger stark und erst mit Verzögerung ansteigt, was im ersten Falle ein frühzeitiges, im letzteren ein verspätetes Einsetzen des Sättigungsgefühles verursachen soll[10]. Daß auch kalte Außentemperatur den Appetit anregt und umgekehrt, ist eine Erfahrung des Alltags, und wir haben weiter oben gesehen, daß zentrale Abkühlung ebenfalls zu Nahrungsaufnahme führt (Abb. 24). Trotzdem kann die Temperaturerhöhung höchstens als Teilfaktor für das Zustandekommen des Völlegefühls betrachtet werden: Hyperphagisch gemachte Tiere fressen trotz dauernd erhöhter Innentemperatur[11]. Ratten in heißer Umgebung verlieren mehr Gewicht, als dem Temperatureinfluß

---

[1] KENNEDY 1950, 1951, 1953, MAYER et al. 1955.
[2] HETHERINGTON und RANSON 1940, HETHERINGTON 1943, MAYER et al. 1955, ANAND 1961.
[3] MILLER 1957, KENNEDY und MITRA 1963.   [4] ANAND und BROBECK 1951.
[5] Die Unterscheidung einer kurzfristigen von einer Regulation auf längere Zeit wird auch von anderer Seite gemacht (vgl. BROBECK 1955, DURNIN 1961).
[6] JANOWITZ und IVY 1949.   [7] MAYER und SUDSANEH 1959, SHARMA et al. 1961.
[8] JANOWITZ und GROSSMAN 1948, 1949, JANOWITZ et al. 1949, HANSON und GROSSMAN 1948, DELGADO und ANAND 1953, LARSSON 1954, MELLINKOFF et al. 1955, QUIGLEY 1955, SOULAIRAC 1958.
[9] SMYTH et al. 1947, MELLINKOFF et al. 1955.   [10] BOOTH und STRANG 1936.
[11] MAYER und GREENBERG 1953, HAN und BROBECK 1961 a und b.

entsprechen würde, und auch an Kälte akklimatisierte Tiere können ihr Gewicht nicht halten[1]. Weiter wird geltend gemacht, daß eine Temperaturerhöhung gleichzeitig zu einer Steigerung des Grundumsatzes führt, und es fehlt nicht an Stimmen, welche die letztere und die spezifisch dynamische Wirkung der Nährstoffe als kausale Faktoren ansprechen[2]. In diesem Sinne wird auch die Beobachtung gedeutet, daß im Moment, wo eine von zwei parabiotisch lebenden Ratten durch hypothalamische Herde hyperphagisch gemacht wird, die andere stark an Gewicht abnimmt. Man führt diese Abmagerung auf einen Feedback-Mechanismus humoraler Art zurück, weil vom gefräßigen Tier eine große Zahl von Metaboliten in den Kreislauf abgegeben werden[3].

Da keine der erwähnten Theorien restlos befriedigen kann, ist es wohl richtig, einstweilen eine Multiplizität der ursächlichen Faktoren anzunehmen[4] und einzugestehen, daß wir über die intimeren Mechanismen, welche zu Hunger und Sättigungsgefühl führen, zur Zeit nichts genaues wissen. Ergänzend sei endlich noch darauf hingewiesen, daß die hypothalamische Organisation offenbar noch unter höherer Kontrolle steht. Jedenfalls wurde oft darüber berichtet, daß Herde im Frontalhirn (durch Enthemmung?) zu Bulimie führen. Merkwürdigerweise magern solche Tiere trotz ihrer Freßlust ab und gehen schließlich zugrunde[5]. Auch der Mandelkern soll bei diesen Regulationen eine allerdings noch ganz undurchsichtige Rolle spielen[6].

Die *Nahrungsaufnahme* erfolgt noch unter Beiziehung des cerebro-spinalen Systems: Einführung der Nahrung, Kauakt und Einleitung des Schluckens können willkürlich geschehen, zum Teil aber handelt es sich um subcortical organisierte, unbewußte Reflexe. Das gilt für den Saugreflex des Neugeborenen und die proprioceptive Steuerung der Eßbewegungen durch die mesencephale Trigeminuswurzel. Das Kauen selbst kann u. U. automatisch erfolgen, wobei der spezifische Eigenrhythmus durch denjenigen künstlicher Reizimpulse nicht zu verändern ist[7]. Im ganzen findet hier ein allmähliches Gleiten von willkürlich beherrschten zu unwillkürlich ablaufenden Vorgängen statt, und gleichzeitig geht die Vorherrschaft des Sympathicus unmerklich an diejenige des Parasympathicus über.

Während des ersten Aktes kommt die *Speichelsekretion* in Gang, die sich in Ausmaß und Zusammensetzung weitgehend nach der Konsistenz und Qualität der eingeführten Speisen richtet. Angeregt wird sie durch Afferenzen aus der Mundhöhle (Geschmacksknospen, Berührungs- und Schmerzreceptoren der Schleimhaut), aber auch durch olfaktorische, visuelle, akustische Reize, ja durch rein psychische Vorstellungen. Demgemäß gibt es eine corticale Organisation der Salivation (bedingte Reflexe), letztere kann aber auch diencephal ausgelöst werden (Hess), und endlich ist in der Oblongata ein anatomisch nicht einheitlich angegebenes „parasympathisches Zentrum" vorhanden[8]. Von seinem oberen Abschnitt aus werden die Submandibular- und Sublingualdrüsen via Facialis und Chorda tympani innerviert, von caudaleren Gegenden via Glossopharyngeus die Parotis. Die sekretorische Innervation ist jedoch nicht rein parasympathisch: Reizung sympathischer Fasern, welche vom Ganglion cervicale

---

[1] Kennedy 1953.   [2] Strominger und Brobeck 1952/53, Janowitz und Hollander 1955.
[3] Hervey 1959. Dieses Resultat konnte allerdings bei einer Nachprüfung nicht bestätigt werden (Han et al. 1963).
[4] Strominger und Brobeck 1952/53, Brobeck 1955, Janowitz 1955, Anand 1961.
[5] Schaltenbrand und Cobb 1930 (Katzen), Fulton et al. 1932 (Affen), Richter und Hawkes 1939 (Ratten), Beach 1941 (Ratten), Mosinger 1941 (Meerschweinchen).
[6] Morgane und Kosman 1959.   [7] Übersicht bei Magnus 1945.
[8] Chatfield 1941, Magoun und Beaton 1942, Wang 1943.

superius stammen, reichert den schon fließenden Speichel an organischem Material an. Wir treffen hier also nicht auf eine syntele, sondern geradezu auf eine synergistische Tätigkeit der beiden Systeme. Bei der Beurteilung experimenteller Befunde ist allerdings eine gewisse Vorsicht am Platz, weil die Innervation je nach Tierart, aber auch von Drüse zu Drüse große Unterschiede aufweist.

Da der Speichel dem Blut gegenüber hypotonisch ist, muß er entgegen einem osmotischen Druckgefälle sezerniert werden, und da er eine wesentlich andere Zusammensetzung als das Plasma hat, z. B. ungefähr doppelt soviel Kalium wie Natrium, kann seine Bildung nur durch aktive Zellarbeit der Drüsen erklärt werden. Man hat jedoch festgestellt, daß er bei länger dauernder Stimulierung immer weniger Eiweiß, Phosphor und Kalium, dafür aber mehr Natrium, Chlor und Wasser enthält, weshalb neuerdings die Ansicht vertreten wird, bei allmählicher Erschöpfung des Vorrates in den Drüsen werde die notwendige Quantität durch einen vikariierend einspringenden Filtrationsmechanismus ergänzt, der von den Gefäßen des Speichelgangsystems ausgehe[1]. Nach einer andern Version entstünde der Speichel immer durch einen solchen Vorgang, würde aber durch Rückresorption in seiner Zusammensetzung verändert.

Die Tätigkeit der Speicheldrüsen geht mit einer Gefäßerweiterung einher, welche oft auf das Vorhandensein parasympathischer, vasodilatatorischer Fasern zurückgeführt wurde, obschon man histologisch eindeutig nur sympathische, constrictorische Elemente nachweisen konnte. In Wirklichkeit handelt es sich um den Bradykininmechanismus, der uns bei der Besprechung der Thermoregulation wieder begegnen wird. HILTON u. LEWIS (1955a und b, 1956) ist nämlich der Nachweis gelungen, daß die Speicheldrüsen u. a. ein Enzym fabrizieren, das in Gegenwart von Eiweiß (Plasma) ein Bradykinin genanntes Polypeptid bildet, und dieses letztere hat einen ausgesprochenen, lokal wirkenden, vasodilatatorischen Effekt. Die Fermentsekretion wird durch Reizung der Chorda tympani, aber auch des Sympathicus (wobei die Gefäßerweiterung allerdings erst als Nacheffekt erscheint), durch Acetylcholin, Adrenalin und Noradrenalin gefördert. Wir finden demnach auch hier eine synergistische Wirkung der beiden Systeme.

Der *Schluckakt* wird willkürlich eingeleitet, indem der mit Speichel durchsetzte Speisebrei mittels der Zungenmuskulatur nach hinten geschoben wird, wo er einen von Rachenwand, Gaumenbögen, Tonsillen und Zäpfchen ausgehenden, durch Glossopharyngeus und Vagus übermittelten Reflex auslöst, der eine Schließung der Choanen durch Heben des weichen Gaumens, des Mundes durch Anlegen der Zunge an den harten Gaumen und eine Aufwärtsbewegung des Larynx gegen Epiglottis und Zungengrund bewirkt. Gleichzeitig werden falsche und echte Stimmbänder geschlossen. Innerhalb weniger als 1 sec folgt dann die unwillkürliche Konstriktion des Pharynx als Beginn der primären peristaltischen Welle, welche die Nahrung nach unten befördert. Dort setzt ein ebenfalls etwas komplizierter und innervatorisch nicht restlos abgeklärter Mechanismus des sog. Bulbus epiphrenicus und der Kardia ein, um den Eintritt in den Magen zu ermöglichen.

Die in den *Magen* beförderten Speisen werden fest umschlossen. Kurz darauf setzen die peristaltischen Wellen ein, für deren Zustandekommen das Vorhandensein der intramuralen Plexus an sich genügt. Normalerweise scheint jedoch die zunehmende Füllung des Organs seine vorwiegend in der Gegend des Pylorus und des Eingangs liegenden Dehnungsreceptoren in Erregung zu versetzen, welche

---

[1] RAUCH 1958.

via Vagus die Motilität in Gang bringen (Abb. 26). Auf höherer Stufe untersteht letztere auch diencephalen und corticalen Einflüssen, und es ist ferner darauf hinzuweisen, daß die Bewegungen des ganzen Magen-Darmtractus durch die Zwerchfellatmung gefördert werden, was man am Röntgenschirm eindeutig beobachten kann. Die Regulationen im Gebiete der Verdauungsorgane sind somit recht verstrickt. Corticale, diencephale, ja selbst vagale Steuerungen können ausbleiben, und die Tätigkeit schreitet doch fort, wenn auch mit etwas geringerer Präzision; denn die ausgedehnten intramuralen Nervenplexus sind offenbar zu einer weitgehenden Autonomie befähigt, was sich u. a. durch viscero-viscerale,

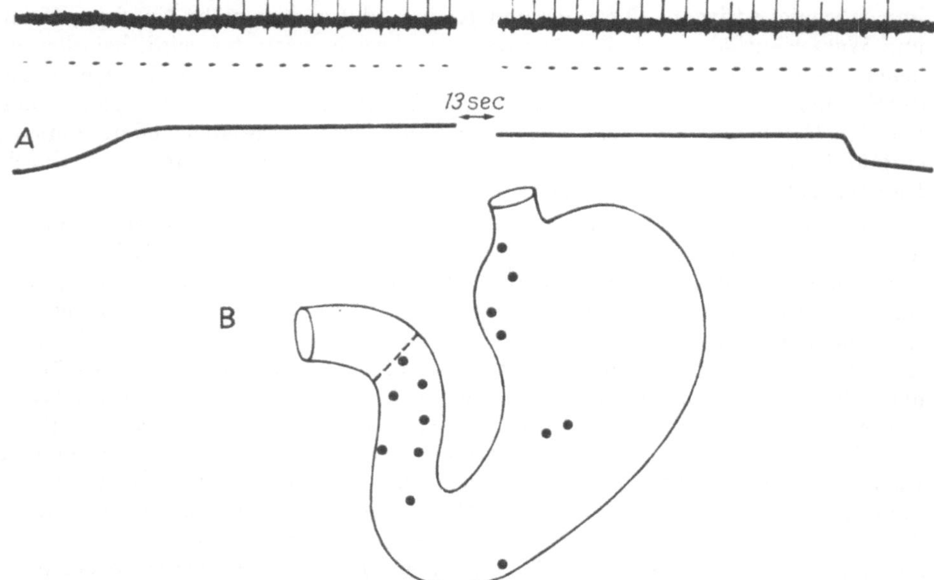

Abb. 26. A Antwort einer Faser aus einem Dehnungsreceptor des Magens auf anhaltende Distension. Man beachte, daß die Frequenz konstant bleibt. Von oben nach unten: Impulse, Zeit in $^1/_{10}$ sec, intragastrischer Druck. (Nach PAINTAL 1953b.) B Lokalisation von Dehnungsreceptoren im Magen (Nach PAINTAL 1954).

rein peripher organisierte Reflexe kundtut. Überdies gibt es hormonale, nur zum Teil neural gesteuerte, lokal einschreitende Mechanismen und endlich chemische und physikalische, ebenfalls lokal wirkende Faktoren. Die Regulation des Magen-Darmtraktus ist somit weitgehend förderalistisch organisiert und daher in vielen Einzelheiten recht undurchsichtig.

Doch kehren wir zum Magen und dem dort angelangten Speisebrei zurück. Dieser wird durch die vagal geförderte Motilität bei gleichzeitiger Tonusverminderung des Organs[1] nicht nur geknetet, sondern mit Säften vermischt. Die *Sekretion* wird durch die genau gleichen Afferenzen eingeleitet, welche zur Salivation führen, weshalb der Durchgang der Speisen durch die Mundhöhle auch für die weitere Verdauung von Wichtigkeit ist[2]. Die durch den Vagus vermittelte Absonderung des ersten oder „Zündsaftes" bzw. der psychischen Sekretion, paßt sich der Menge und Zusammensetzung der Speisen viel genauer an, als die erst mit etwa 25 min Verspätung einsetzende, sog. chemische Sekretion. Man darf sich die Regulierung insgesamt so vorstellen, daß der Anstoß zur ersten, genauer adaptierten Absonderung auf vegetativ-nervösem Wege erfolgt, die Unterhaltung des einmal in Gang gebrachten Prozesses aber vorwiegend peripheren,

[1] HARPER et al. 1959.   [2] MAUNG PE THEIN und SCHOFIELD 1959.

lokal-chemischen und -hormonalen Mechanismen überlassen wird. Emotionelle Momente[1] gleichwie Reizung des Hypothalamus postero-lateralis[2] legen die gastrointestinale Motilität und Sekretion still. Diese Inhibition ist der Ausdruck eines Konfliktes, der dazu führt, daß die Verdauungsvorgänge vorübergehend ausgeschaltet werden, um die ergotrope Umstellung in einer Notstandssituation zu ermöglichen.

Die Sekretion der Magensäfte während der chemischen Phase ist in recht differenzierter Weise geregelt. Die Ausscheidung des wichtigsten der hier hergestellten Fermente, des Pepsins, scheint direkt durch den Vagus oder andere cholinergisch vermittelte Einflüsse hervorgerufen zu werden[3]. Verwickelter ist die Säureabsonderung, welche auf dem 1906 von EDKINS[4] beschriebenen, dann aber lange in Vergessenheit geratenen Gastrinmechanismus beruht. Dieses im Antrum elaborierte, über den Blutweg auf den Fundus wirkende Hormon wird durch Kontaktnahme der Ingesta mit der Schleimhaut freigesetzt, wobei verdünnter Alkohol, Leberextrakte, aber auch Acetylcholin besonders wirksam sein sollen.[5] Da nicht nur Atropin, sondern auch Lokalanaesthetica diesen Mechanismus hemmen, wird vielfach eine Beteiligung des Nervensystems angenommen, wobei die einen an die intramuralen Plexus, die andern an den Vagus denken[6]. Es könnte sich dabei allerdings nur um einen Teilmechanismus handeln, weil das ins Colon verpflanzte Antrum ebenfalls Gastrin produziert[7]. Es wird denn auch angegeben, daß die Gastrinsekretion nach Vagotomie etwa auf die Hälfte absinkt, während von anderer Seite der Einfluß dieses Nerven auf eine Sensibilisierung der Säure absondernden Zellen zurückgeführt wird[8]. Kommt jedoch Säure mit der Schleimhaut der Pylorusgegend in Berührung, dann wird die Sekretion eingestellt, und zwar offenbar einfach durch Wegfall des Gastrinreizes, nicht durch ein spezifisches Hormon[9]. Nach einigen Autoren ist dieser Wegfall an die normale Innervation des Magenausgangs gebunden[10], was aber im Widerspruch zu den eben erwähnten Verpflanzungsexperimenten steht; denn es genügt, dem Transplantat einen Streifen säureproduzierender Schleimhaut beizufügen, um die Freisetzung von Gastrin zu verhindern[7]. Dagegen scheint die Antwort des Fundus auf den Gastrinreiz an eine normale Nervenversorgung gebunden zu sein[11]. Auch die durch spontane oder insulinbedingte Hypoglykämie hervorgerufene Säuresekretion soll durch Vagotomie ausgeschaltet werden[12]. Demgegenüber beruht der Histamineffekt offenbar auf einem ganz andern Mechanismus: Er ist weder durch Fehlen von Gastrin noch durch Secretin zu beeinflussen und scheint auch von Nervenimpulsen weitgehend wenn nicht gar vollständig unabhängig zu

---

[1] CANNON 1929, 1932.

[2] BEATTIE und SHEEHAN 1934, KABAT et al. 1935, HESLOP 1938, SHEEHAN 1940. Umgekehrt wirkt eine Reizung gewisser Substrate im vorderen Hypothalamus fördernd auf die gastrointestinale Tätigkeit.

[3] LINDE 1954 HARPER et al. 1959.   [4] EDKINS 1906, EDKINS und TWEEDY 1909.

[5] WILHELMJ et al. 1937, EVANS et al. 1953, WOODWARD und DRAGSTEDT 1960, GREGORY und TRACY 1961.

[6] ROBERTSON et al. 1950, LINDE 1954 MAUNG PE THEIN und SCHOFIELD 1959, WOODWARD und DRAGSTEDT 1960, GREGORY und TRACY 1961.

[7] OBERHELMAN et al. 1952, EVANS et al. 1953.

[8] Nach neueren Untersuchungen handelt es sich um zwei relativ einfache Polypeptide, Gastrin I und II, die sich nur durch Vorhandensein oder Fehlen einer Aminosäure voneinander unterscheiden und deren Synthese gelungen ist.

[9] LONGHI et al. 1957, SHIMIZU et al. 1958, ANDERSSON 1960a—c, WOODWARD und DRAGSTEDT 1960.

[10] OBERHELMAN et al. 1957, MAUNG PE THEIN und SCHOFIELD 1959. Gegenteiliger Meinung: SHIMIZU et al. 1958.

[11] ANDERSSON und OLBE 1964.

[12] ANTIA et al. 1951, CODE und WATKINSON 1955, OBERHELMAN et al. 1957.

sein[1]. Alle diese Vorgänge sollen überdies unter einer dauernd wirksamen Hemmung durch den Sympathicus stehen; denn nach Sympathektomie wird die Säuresekretion selbst bei vagotomisierten Tieren stark vermehrt, gleichgültig ob sie durch Hypoglykämie oder durch Histamin veranlaßt ist[2].

Was die von Iggo (1957) beschriebenen, entweder auf Säure oder auf Alkali empfindlichen Chemoreceptoren der Magenschleimhaut bei diesen Vorgängen für eine Rolle spielen, ist zur Zeit noch undurchsichtig. Sie sollen in der Mucosa *aller* Abschnitte des Magens liegen, was an sich gegen ihre Beteiligung am Gastrinmechanismus spricht. Experimentell (Ableitung von Fasern des Halsvagus) wurde bisher nur

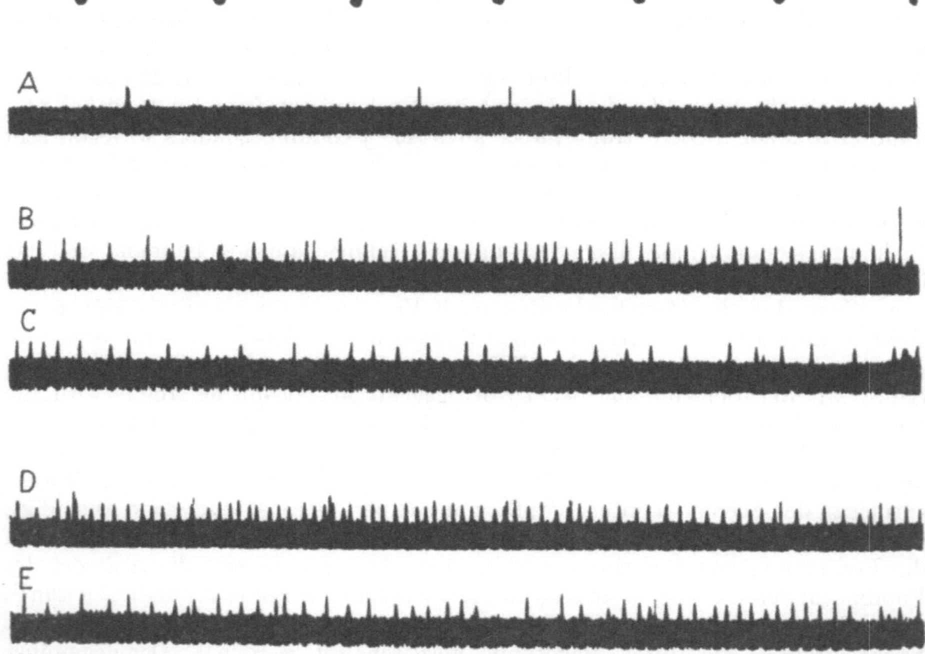

Abb. 27. Antwort einer säureempfindlichen Faser im intakten Magen auf Lösungen, welche durch die Kardia ins Lumen gebracht wurden. A 0,03n HCl, pH 1,5; B 0,1nHCl; C dasselbe, jedoch 30 sec später; D 0,2 n HCl und E gleiches Experiment 30 sec später. Zeit 1sec (Nach Iggo 1957b).

festgestellt, daß von den entsprechenden, unmyelinisierten Afferenzen die einen nur durch alkalische, die anderen durch saure Lösungen in Tätigkeit versetzt werden (Abb. 27). Dagegen weiß man zur Zeit noch nicht, was diese zentralwärts geleiteten Signale efferent als Reizbeantwortung im Magen verursachen. Man kann nur ganz unverbindlich von einer Kontrolle des pH sprechen.

Eine weitere Steuerung der Magensaftausscheidung erfolgt vom Duodenum her, weiß man doch seit mehr als 50 Jahren, daß in diesen Darmabschnitt übertretende Säure die Sekretion hemmt. Es handelt sich hierbei wiederum in erster Linie um einen hormonalen Mechanismus, um das eben erwähnte Secretin, welches nach den einen die Gastrinfreisetzung hemmt, nach den andern direkt auf die Funduszellen wirkt und vom Vaguseinfluß unabhängig sein soll[3]. Ein

---

[1] Wilhelmj et al. 1937, Heslop 1937/38, Woodward et al. 1950, Oberhelman et al. 1957, Greenlee et al. 1957, Andersson 1960c).

[2] Oberhelman et al. 1951.

[3] Robertson et al. 1950, Code und Watkinson 1955, Schapiro und Woodward 1955, Andersson 1960b.

weiteres Hormon, das Enterogastron scheint sogar den Histamineffekt aufzuheben[1].

Damit kommen wir auf die Frage der Magenentleerung, die durch den Vagus, aber auch durch den osmotischen Druck des Inhaltes verzögert, durch starke Füllung jedoch initial gefördert wird, im übrigen aber einer exponentiellen Kurve folgen soll[2]. Eine andere Entleerungsform stellt der *Brechakt* dar, der als Schutzreflex durch Afferenzen aus dem Magen (schwere, unverdauliche Speisen), der Mund- und Rachenschleimhaut, von Geschmacks- und Geruchsreceptoren her, durch zentrale Reizzustände (cerebrales Erbrechen) und durch psychische Vorstellungen (Ekelgefühle) ausgelöst werden kann. Die Koordination von Pylorusverschluß, Antiperistaltik, Öffnen des Mundes, Stillstand der Atmung, Heben des Gaumensegels und Kontraktion der Bauchmuskeln bedingt eine zentrale Repräsentation der Effektoren. Dieses Brechzentrum soll in der Formatio reticularis lateralis der Medulla oblongata, in nächster Nähe von salivatorisch aktiven und krampfartige Atmung auslösenden Strukturen liegen[3], dürfte aber wiederum einem lockeren und relativ ausgedehnten Zellverband entsprechen; denn umschriebene Läsionen verhindern höchstens die Antwort auf gewisse Reize, nicht aber die Koordination der Effektoren[4].

Einmal im Zwölffingerdarm angekommen, wird der schon angedaute Inhalt der Wirkung der Galle und der Fermente der Bauchspeicheldrüse unterworfen. Die äußere Sekretion des *Pankreas* beginnt ebenfalls reflektorisch und wird durch die gleichen Afferenzen ausgelöst, welche die Absonderung des Speichels und des Magensaftes bedingen. Vagusreiz soll namentlich den Gehalt an Enzymen steigern[5]. Nach der Auffassung einiger Autoren[6] wirkt aber auch der Sympathicus durch cholinergische Fasern fördernd auf die Durchblutung und daher indirekt auf die Ausscheidung. Es scheint jedoch noch weitere aktivierende Mechanismen zu geben. So produziert ein Hund, dessen ZNS in gekreuzter Zirkulation hyperglykämisch gemacht wird, eine Menge von fermentreichem Pankreassaft[7]. Weiter wird berichtet, dasselbe geschehe durch einen vagal vermittelten, gastro-pankreatischen Reflex, der durch Dehnung der Magenwand ausgelöst wird[8]. Das alles betrifft den „Zündsaft", während die weitere Sekretion durch zwei im Duodenum und/oder oberen Jejunum hergestellte Hormone aufrechterhalten wird. Es sind dies das schon erwähnte Secretin, welches nur Flüssigkeit- und Bicarbonatausscheidung hervorruft, und das Pancreozymin, das den Gehalt an Amylase, Trypsinogen und Lipase vermehrt, während der Mechanismus, der zur Sekretion von alkalischer Phosphatase führt, noch unbekannt zu sein scheint[9].

Die Absonderung der *Galle* erfolgt mehr minder kontinuierlich, wird aber durch Vaguseinfluß, vielleicht auch hormonal (Secretin?) gefördert, durch den Sympathicus gehemmt. Diese Effekte betreffen jedoch nicht etwa sekretorische Nerven, sondern die Blutgefäße; denn der Gallenfluß ist in erster Linie vom vasculären Geschehen abhängig. Zunahme des Druckes im arteriellen oder venösen Abschnitt vermindert ihn, während stärkere Durchblutung ihn anschwellen läßt[10]. Die Kontraktion der Gallenblase[11] mit koordinierter Peristaltik des Choledochus

---

[1] GREENLEE et al. 1957.
[2] SANGSTER et al. 1949, ANTIA et al. 1951, HUNT et al. 1951, HUNT und MacDONALD 1954, HUNT 1956.
[3] BORISON und WANG 1949a und b.   [4] BORISON 1959.
[5] WANG et al. 1948, LIN und IVY 1957, HARPER et al. 1959.
[6] KUNTZ und RICHINS 1949, RICHINS und KUNTZ 1953.   [7] LA BARRE und DESTRÉE 1928.
[8] WHITE et al. 1960.   [9] WANG et al. 1948, LIN und GROSSMAN 1956.
[10] TANTURI und IVY 1938, PALLIN und SKOGLUND 1961.
[11] Wenn HABERICH und WITTKE (1960) behaupten, die Gallenblase könne sich überhaupt nicht kontrahieren, stehen dem die täglich bei Cholecystographien gemachten Erfahrungen entgegen.

und Inhibition des Tonus des Oddischen Sphincters wird wahrscheinlich hormonal gesteuert (Cholecystokinin), überdies parasympathisch erleichtert[1], es können aber auch duodeno-vesiculäre, chemisch ausgelöste Reflexe (via Cholecystokinin ?) dazu führen (man denke an die Wirkung von Eigelb, $MgSO_4$ oder Pituitrin).

Im Gegensatz zur duodenalen wird die Sekretion des *Dünndarms* parasympathisch kaum beeinflußt[2]. Die sympathisch oder diencephal bedingte Hemmung ist gleich zu beurteilen wie diejenige des Magens. Die Hauptrolle spielen lokalchemische und -hormonale Vorgänge, was wohl darauf zurückzuführen ist, daß

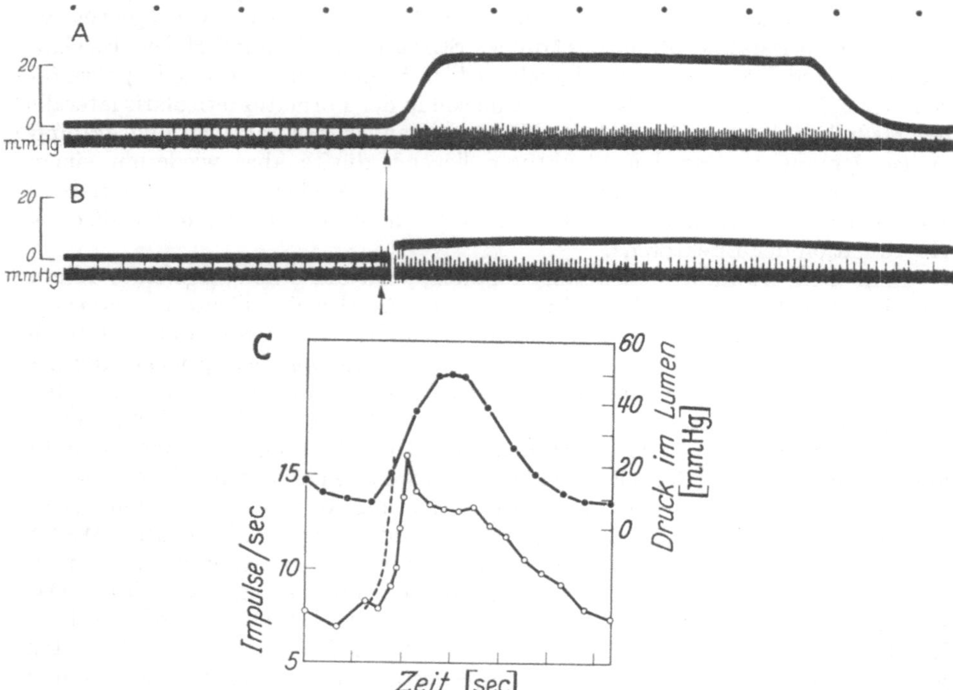

Abb. 28. Dehnungsempfindliche Darmreceptoren. A und B zeigen die Antwort eines Receptors im Duodenum auf Dehnung und Kontraktion. Obere Kurve Druck in einem 2 cm langen Stück Zwölffingerdarm, unten die aus dem Halsvagus abgeleiteten Entladungen. A Rasche Injektion von 5 ml Kochsalzlösung. Der Pfeil zeigt den Moment an, wo der erste Impuls das Duodenum verläßt (nach der Leitungsgeschwindigkeit berechnet). B Faradische Reizung der Serosa beim Pfeil, 10 sec Registrierung ausgelassen. Die reizbedingte Kontraktion brachte den Receptor ebenfalls in Tätigkeit. Zeit 1 sec. C Entladungen aus einem Receptor im Jejunum (2 cm langes Stück abgebunden) während einer isometrischen Kontraktion im Vergleich zum intraluminalen Druck. Die gestrichelte Linie zeigt den Moment, wo die Impulse den Darm zu verlassen begannen (Nach Iggo 1957a).

hier nicht mehr eine spezialisierte Drüse mit eigenem Ausführungsgang angeregt werden muß, sondern die Wand des den Chymus selbst enthaltenden Darms. Die peristaltischen und pendulären Darmbewegungen werden durch den Vagus gefördert, durch den Splanchnicus gehemmt. Zentral bewirkt der Sympathicus jedoch nur eine Vasoconstriction, die Verminderung der Darmbewegungen erfolgt erst nach der gleichzeitig in Gang gesetzten Ausschüttung der Nebennierenmarkhormone[3]. Eine Steigerung der Motilität soll auch nach Reizung des afferenten Nervus laryngeus superior auftreten, was auf ein Zusammenspiel mit den Schluckreflexen zurückgeführt wird[4]. Die Knet- und Pendelbewegungen können aber auch nach vollständiger Entnervung auftreten (myogen ?); doch zeigt sich der

---

[1] Pallin und Skoglund 1964.   [2] Wright et al. 1940.   [3] Celander 1959, Kock 1959.
[4] Andersson et al. 1950.

Einfluß des Plexus myentericus darin, daß sie nach dessen Entfernung übermäßig lang andauern. Die nur cöcalwärts verlaufende Peristaltik ist dagegen an das Vorhandensein dieser Nerven gebunden. Sie wird u. a. durch Steigerung des Innendrucks ausgelöst (Abb. 28), wobei ein lokal in der Schleimhaut gebildeter und lokal wirkender Stoff, das 5-Hydroxytryptamin(Serotonin), eine allerdings nicht ganz durchsichtige Rolle zu spielen scheint[1]. Bei stärkerem Druckanstieg tritt jedoch proximal und distal eine Hemmung der Motilität auf, was zum Teil auf einen durch den Splanchnicus vermittelten viscero-visceralen Reflex zurückgeführt wird[2], zum Teil aber auch der Serotoninwirkung entspricht[3]. Ein weiterer viscero-visceraler Reflex soll die Magenentleerung hemmen, falls sich der Darm zu stark ausweitet oder Fett, hyperosmotischen Inhalt u. a. m. enthält[4]. Endlich sei erwähnt, daß die Frequenz der Dünndarmkontraktionen offenbar von einem in der Nähe des Oddischen Sphincters liegenden Schrittmacher bestimmt wird, wobei anzunehmen ist, daß ähnliche, aber untergeordnete Instanzen auch im Jejunum vorhanden sind[5]. Die für die Resorption so wichtige *Gefäßdilatation* scheint keiner nervösen Regulation zu unterstehen, sondern vorwiegend durch den mechanischen Reiz der Zottenbewegungen, sowie durch lokal-chemische Mechanismen hervorgerufen zu werden. Es könnte hier höchstens an eine stufenweise Herabsetzung des sympathischen Tonus gedacht werden.

Im *Dickdarm* ist die eigentliche Verdauung beendigt, die Bewegungen sind unregelmäßig, neben der normalen Peristaltik treten auch antiperistaltische Wellen auf. Im übrigen findet hier eine ausgiebige Wasserrückresorption statt, über deren Regulation wir schlecht orientiert sind. Entgegen früherer Ansichten kann selbst der Wassergehalt der Faeces abnehmen, wenn Gefahr einer Dehydrierung des Organismus besteht[6], und es gibt Anhaltspunkte dafür, daß auch hier das Adiuretin eine Rolle spielt[7]. Klinische Erfahrungen lassen darauf schließen, daß abgesehen von Wasser auch Elektrolyte rückresorbiert werden können; denn die Implantation eines oder beider Uretheren in das Sigma führt nicht zu einem Harnabgang durch das Rectum. Die Motorik wird parasympathisch gefördert, wobei darauf hinzuweisen ist, daß die höhere Führung zwischen Transversum und Colon descendens vom Vagus auf die sacrale Organisation übergeht.

Die *Exkretion* scheint ausschließlich parasympathisch geregelt zu sein[8]. Auf Dehnungsreize empfindliche Receptoren im Sigma und im Rectum erregen das sacrale Dispositiv, einige Afferenzen erreichen jedoch die Hirnrinde (Gefühl des Stuhldranges). Eine weitere Kontrolle, insbesondere des Sphincter internus, soll vom Mittelhirn ausgehen[9], während HESS Defäkation in adäquater Stellung durch diencephalen Reiz hervorrufen konnte[10]. Effektorisch handelt es sich um eine Hemmung des Sphincterentonus, koordiniert mit Peristaltik des Enddarms und Anspannung der Bauchmuskeln. Querschnittsläsionen oberhalb des sacralen Zentrums führen zu erhöhtem Tonus der Schließmuskeln und daher zur Retentio alvi, in selteneren Fällen ähnlich dem Automatismus der Blase zu periodischen Entleerungen (sog. reflektorisch intermittierende Defäkation). Eine Zerstörung des Centrum ano-spinale bewirkt dagegen eine vollkommene Inkontinenz.

---

[1] BÜLBRING und LIN 1958, BÜLBRING und CREMA 1959a und b.
[2] HERMANN und MORIN 1934, KOCK 1959.
[3] BÜLBRING und CREMA 1959b.
[4] HUNT und MACDONALD 1954.
[5] MILTON und SMITH 1956, HASSELBROCK 1961.
[6] DICKER und NUNN 1957.
[7] MAHONEY und SHEEHAN 1935.
[8] LANGWORTHY 1940.
[9] LANGWORTHY und ROSENBERG 1939.
[10] HESS 1948, 1949.

VIII. Die Konstanthaltung der Körpertemperatur und die ihr dienenden Regulationen.

Es sei vorausgeschickt, daß ein gewisser Temperaturausgleich automatisch durch den Blutkreislauf erfolgt und keiner besonderen Regulation bedarf. Dabei fördert eine lokal vermehrte Gewebsdurchblutung nicht nur den Gasaustausch, sie sorgt gleichzeitig für den Abtransport der durch die Tätigkeit entstehenden Wärme. Deren Produktion ist je nach Arbeitsintensität und Organ sehr unterschiedlich, sie wirkt sich global auf die Innentemperatur aus und muß, falls letztere stark ansteigt, kompensiert werden. Andererseits verliert der Körper in ebenfalls wechselnder Weise Wärme durch die ausgeatmete Luft, die Exkretion, durch Konvektion, Strahlung und Verdunstung auf der Haut. Diesen inneren Variablen stehen äußere entgegen; denn die Wärmeabgabe gestaltet sich verschieden je nach Temperatur, Druck, Bewegung und Feuchtigkeit der Außenluft. Für die Homoiothermen stellt sich somit das Problem, diese Faktoren in ein Gleichgewicht zu bringen, einen nie ganz erreichten Temperaturausgleich im Innern zu bewerkstelligen, bei Abkühlung die Wärmeproduktion zu steigern, deren Abgabe aber zu vermindern und umgekehrt.

Da zum Schutz gegen Wärme und gegen Kälte recht unterschiedliche Maßnahmen getroffen werden, kann man in etwas schematischer, insgesamt aber doch zutreffender Weise die Regulationen gegen Überhitzung denjenigen gegen Unterkühlung gegenüberstellen, was um so berechtigter erscheint, als die ersteren vorwiegend zentral, die letzteren weitgehend peripher gesteuert werden. Allerdings wird gerade über diese Frage weiterhin gestritten, wie denn überhaupt die schon längst ins Uferlose angewachsene einschlägige Literatur voll von Widersprüchen ist. So lehnt z. B. der um die Erforschung der Thermoregulation hochverdiente R. Thauer (1958, 1959) heute noch die Beteiligung von Zentren, insbesondere des Hypothalamus, an diesem Geschehen weitgehend ab. Umgekehrt wurden in den letzten Jahren Arbeiten von Benzinger (1959, 1960), die alles auf eine zentrale Steuerung zurückzuführen suchten, viel zitiert und zum Teil mit besonderer Zustimmung aufgenommen. Der Autor mußte allerdings seinen einseitigen Standpunkt später (1961) selbst revidieren und teilweise aufgeben. Um in diesem Gewirr sich widerstreitender Ansichten etwas Klarheit zu behalten, sei hier der Versuch gemacht, zuerst die einzelnen Mechanismen zu besprechen, welche zum Schutz gegen Abkühlung und Erwärmung eingesetzt werden, und erst danach auf ihr Zusammenspiel und die Gesamtsteuerung einzugehen.

Bei allgemeiner *Abkühlung* tritt eine progressive und generalisierte *Vasoconstriction* der Hautgefäße auf, wobei Finger, Ohren und Nase als erste reagieren[1], während nach andern Angaben[2] Ohren, Wangen, Stirn und Brust von diesem Vorgang ausgeschaltet sein sollen. Nach Lewis (1941) wird diese Verengerung durch die Gefäße selbst bewerkstelligt, es folge dann eine vorübergehende, bei Absinken der Bluttemperatur jedoch eine persistierende, zentral bedingte Kontraktion. Die direkte Reaktion der Gefäße wird allgemein anerkannt[3], sie erfolgt auch nach Entnervung[4] und soll vor allem die Widerstands-, weniger die Füllgefäße (capacitance vessels) betreffen[5]. Da sich auch isoliert überlebende Arterien in der Kälte zusammenziehen[6], dürfte es sich bei diesem Vorgang, genau wie bei der Wandspannung durch Druckerhöhung, um ein myogenes Geschehen handeln.

---

[1] Lewis 1941.
[2] Blair et al. 1961.
[3] Bazett 1949.
[4] Perkins et al. 1948.
[5] Greenfield und Shepherd 1950.
[6] Bürgi 1944.

Bei nur lokaler Abkühlung beobachtet man überdies reflektorische Vasoconstriction in andern Gebieten, wie dies François-Franck (1876) wohl als erster beschrieben hat. Die entsprechenden Effekte sollen durch sympathische Fasern vermittelt, vielleicht aber durch das gekühlte Blut aufrechterhalten werden[1].

Was die von Lewis erwähnte, aber nicht näher lokalisierte, zentral bedingte Vasoconstriction betrifft, so sind viele Autoren der Auffassung, daß zumindest Hypothalamus und Area praeoptica keine kältesensiblen Strukturen enthalten[2]. Wenn bei Stimulierung dieser Gegend trotzdem cutane Gefäßverengerungen auftreten, wird dies auf eine Hemmung der Wärmeabgabemechanismen zurückgeführt[3], oder man spricht einfach von einer engen Koppelung zwischen Hypothalamus und Hautdurchblutung, hält aber den Einfluß peripherer Afferenzen für den maßgebenden Faktor[4]. Einige Autoren lehnen dagegen jede Beziehung des Hypothalamus zum Vasomotorentonus ab[5], während wieder andere sowohl bei Erwärmung als auch bei Abkühlung der supraoptischen Gegend adäquate Gefäßreaktionen sahen, namentlich in chronischen Experimenten[6]. Endlich wird über kälteempfindliche Strukturen nicht im Hypothalamus, sondern in der Gegend des Septum pellucidum berichtet[7], oder es wird sehr allgemein das Vorhandensein von Kältereceptoren im Gebiete der Carotis interna postuliert und experimentell gestützt[8]. Bei dieser Sachlage ist es schwer, sich ein Bild über die wirklichen Verhältnisse zu machen. Immerhin scheint uns eine gewisse, wenn auch nicht maßgebliche Beteiligung des Hypothalamus am Kälteschutz wahrscheinlich zu sein, und man fand denn auch bei Ableitungen aus einzelnen Neuronen wenige Elemente, welche auf Kältereize antworteten[9]. In der Hauptsache mag es sich darum handeln, die Mechanismen gegen Überhitzung stillzulegen, was von der Peripherie oder anderen kälteempfindlichen Substraten aus in Gang gebracht werden könnte. Jedenfalls wird berichtet, die „hypothalamische Vasoconstriction" sei weitgehend von der Umgebungstemperatur abhängig[10].

Falls die Abkühlung längere Zeit anhielte, würde die dadurch hervorgerufene Vasoconstriction allmählich zu Gewebsschädigungen führen, wenn hier nicht ein von Lewis (1930) beschriebener Mechanismus einsetzte, nämlich eine periodisch immer wieder auftretende Gefäßerweiterung, welche lokale Temperaturunterschiede bis zu 25° C erzeugen kann. Sie wird im allgemeinen auf Axonreflexe zurückgeführt[11], von anderer Seite aber als Ausdruck einer Anaesthesie der Thermoreceptoren aufgefaßt[12]. Die Reaktion konnte an 34 verschiedenen Körperregionen nachgewiesen werden, scheint jedoch an exponierten Stellen und ganz allgemein bei höherer Körpertemperatur und daher auch im Sommer leichter auslösbar zu sein[13].

Eine weitere Maßnahme zur Verhütung von Wärmeabgabe bildet die *Piloerektion* oder das Aufplustern. Sie spielt für den Menschen keine Rolle und wird vielleicht deshalb von den meisten Autoren übergangen. Die Reaktion soll vom Hypothalamus posterior aus in Gang gebracht werden[14]; man darf aber nicht vergessen, daß wir hier in der dynamogenen Zone von Hess sind, und daß Haarsträuben ein Begleitsymptom ergotroper Umstellung darstellt, so z. B. bei der

---

[1] Stewart 1911, Stürup et al. 1935, Kerslake und Cooper 1950.
[2] Teague und Ranson 1936, Ström 1950a, Brendel 1960a, Han und Brobeck 1961.
[3] Ström 1950a, Andersen et al. 1962.   [4] Kundt et al. 1957a und b, Krüger et al. 1959.
[5] Foster und Ferguson 1952.   [6] Freeman und Davis 1959, Hammel et al. 1960.
[7] Akert und Kesselring 1951, Andersson 1957, Bond et al. 1957.
[8] Downey et al. 1964.   [9] Hardy et al. 1964.
[10] Ström 1950b, Kundt et al. 1957b, Krüger et al. 1959, Andersen et al. 1962.
[11] Lewis 1941, Kramer und Schulze 1948.   [12] Dodt und Walther 1957.
[13] Fox und Wyatt 1962, Keatinge 1957, Kramer und Schulze 1948.
[14] Nach Walker (1940) erzeugt ein Reiz meistens einen bilateralen, nach Ectors (1941) nur einen gleichseitigen Effekt.

„affektiven Abwehrreaktion"[1]. So wurden auch bei einem Mann, der seine Piloerektion willkürlich betätigen konnte, gleichzeitig Symptome einer Aktivierung des Sympathicus beobachtet. Elektroencephalographisch fand man bei ihm Potentialveränderung über der prämotorischen Rinde[2]. Wie die Piloerektion im Dienste der Thermoregulation organisiert ist, weiß man nicht. Immerhin sei erwähnt, daß durch Septumreizung bei Ziegen neben Vasoconstriction und Muskelzittern gelegentlich Piloerektion beobachtet wurde[3].

Vasoconstriction und Piloerektion sind für den Kälteschutz insofern passive Phänomene, als sie nur den *Wärmeverlust* herabsetzen; sie sind rein „thermophylaktisch" und schaffen keinen Ersatz für denselben. Eine weitere Maßnahme mit gleichartigem Effekt besteht in einer Art Bluteindickung, einer Steigerung des osmotischen Druckes, die offenbar vornehmlich auf Wasserverschiebungen beruht und unter der Vorherrschaft des Sympathicus und der Nebennierenmarkhormone steht[4]. Das dem Blut entzogene Wasser soll vorwiegend in die Leber gehen und gleichzeitig soll eine Blutverschiebung in dieses Organ und in die Lungen stattfinden[5]. Der osmotische Druck steigt aber auch in den Zellen selbst durch katabolische Vorgänge, wovon der bekannteste die kältebedingte Glykogenolyse ist[6]. Hier handelt es sich bereits um thermogene Vorgänge, was uns zur Besprechung der aktiveren Schutzmaßnahmen überführt.

Von einer gewissen, kritischen Temperatur an — sie variiert stark nach Tierart und Adaptationsverhältnissen, für den Menschen beträgt sie etwa 26° C[7] — genügt die Verminderung des Wärmeverlustes nicht mehr, und es muß zu aktiver *Wärmeproduktion* übergegangen werden. Die bekannteste diesbezügliche Maßnahme ist das *Kälte- oder Muskelzittern*, das natürlich mit vermehrtem Sauerstoffverbrauch, mit Ankurbelung des bisher stillgehaltenen Kreislaufs, damit aber auch mit vermehrter Wärmeabgabe einhergeht und nicht allzu wirtschaftlich sein soll (Nutzeffekt etwa 26%)[8]. Trotzdem scheint es wenigstens für den Menschen eine wichtige Schutzmaßnahme darzustellen; denn kälteadaptierte Individuen (Eskimos) halten sich relativ warm durch vermehrtes Muskelzittern, das sogar im Schlaf auftreten kann[9]. Andererseits zeigen fette Menschen eine verminderte Reaktion, offenbar wegen ihrer allgemein kühleren Haut und besseren Isolierung des Körperinnern[10]. Daß das Muskelzittern durch die Hauttemperatur hervorgerufen wird, zeigt sich u. a. durch das sofortige Sistieren bei Wiedererwärmung eines abgekühlten Hundes im warmen Wasserbad, wo der äußere Reiz wegfällt. Aber auch intravasal oder durch den Magen, ja mittels kalter Luft in der Trachea herbeigeführte Abkühlungen rufen Kältezittern hervor[11], was u. a. die Frage nach dem Vorhandensein von Kältereceptoren im Innern des Körpers aufwerfen läßt.

Da es sich um eine motorische Tätigkeit handelt, müssen die Afferenzen zuerst ins Zentralnervensystem gelangen, und es ist daher nicht verwunderlich, wenn die Reaktion von dort aus beeinflußt werden kann. Leider sind die diesbezüglichen Angaben wiederum recht widersprechend, doch scheint festzustehen, daß Erwärmung der supraoptischen Gegend das Muskelzittern verhindern kann[12].

---

[1] Hess und Brügger 1943.   [2] Lindsley und Sassaman 1938.   [3] Andersson 1957.
[4] Barbour 1940.   [5] Glaser et al. 1950.
[6] Barbour 1940, Morin et al. 1942, Hsieh et al. 1957.   [7] Erikson et al. 1956.
[8] Carlson et al. 1954, Behmann 1956.   [9] Meehan 1954, Scholander et al. 1958.
[10] Daniels und Baker 1961.
[11] Cort und McCance 1953, Behmann 1956, Hallwachs et al. 1961, Rautenberg et al. 1963a und b, Simon et al. 1964
[12] Hemingway et al. 1940, 1954, Andersson und Persson 1957, Freeman und Davis 1959, Fusco et al. 1961.

Schwieriger ist die Frage des Hervorrufens durch zentrale Abkühlung, was offenbar nur bei nicht narkotisierten Tieren manchmal gelingt und von der Temperatur in der Peripherie abhängig zu sein scheint, so daß eine Wechselwirkung angenommen werden muß[1].

Die Frage nach einer vom Kältezittern unabhängigen *Stoffwechselsteigerung* bei Abkühlung muß bejaht werden. THAUER (1955) macht mit Recht darauf aufmerksam, daß schon in der sog. metabolisch indifferenten Zone Umstellungen erfolgen müssen; denn wenn Temperatur und Sauerstoffverbrauch der Haut abnehmen, muß bei gleichem Gesamtumsatz der Stoffwechsel im Innern ansteigen. Am Menschen wurde gezeigt, daß im ruhenden Muskel bei Abkühlung Aktionspotentiale auftreten, vorübergehend verschwinden, sich dann aber ganz allmählich eine Dauerreaktion entwickelt[2]. Andere Experimente wiesen eine Stoffwechselsteigerung nach, welche bei Unterschreitung von 25° C Umgebungstemperatur, im Bade für magere Individuen schon bei 33° C beginnt[3]. Ähnliche Resultate wurden tierexperimentell erhoben[4], wobei namentlich interessant ist, daß Kleintiere, meist Ratten, ihren Ruheumsatz ohne Muskelzittern sehr stark heraufsetzen können, bis zum sechsfachen Betrag bei natürlich an Kälte adaptierten Tieren (norwegische Ratten[5]). Auch beim kälteadaptierten Menschen fand man eine Zunahme des Grundumsatzes von gut 50%[6]. Wie diese Effekte zustande kommen, weiß man nicht. Zum Teil wird an eine Wärmeproduktion der Leber und des Darmes gedacht[7], bei Neugeborenen und Jungtieren auch an die Verbrennung des sog. braunen Fettes, während russische Autoren vor allem auf eine Beteiligung der Lungen hinweisen, welche bei Hypoxie durch direkte Sauerstoffaufnahme aus der Luft exotherme Fettspaltungen vornehmen[8]. Weshalb allerdings Abkühlung mit Hypoxie einhergehen soll, ist abgesehen vom Integument nicht ganz erfindlich. Auch über die Steuerung dieser Vorgänge ist man sich nicht im klaren. Nebennierenmarkhormone sind mit ziemlicher Sicherheit daran beteiligt, während Thyroxin wahrscheinlich nur eine geringe Rolle spielt[9]. Es wird aber auch über Stoffwechselsteigerung durch Kühlung des Hypothalamus im positiven und negativen Sinne berichtet[10].

Abschließend ist hier zu bemerken, daß alle diese Maßnahmen nicht entfernt zu einer vollkommenen Kompensation des Wärmeverlustes führen. Die Regulationen sind durchaus ungenügend und nicht sehr genau angepaßt, was wohl damit zusammenhängen dürfte, daß Abkühlung keine unmittelbare Gefahr für das Leben darstellt. Das haben wir ja in den letzten Jahren durch die Hibernations- und anderen Wärmeentziehungsmaßnahmen bei Herzoperationen usw. bis zum Staunen erfahren können. Man darf überdies nicht vergessen, daß es neben den automatisch funktionierenden peripheren und Hirnstammechanismen noch eine Regulation höherer Instanz gibt, welche uns beim Frieren veranlaßt, wärmere Kleider anzuziehen, ein Feuer anzufachen, den Schutz eines Hauses aufzusuchen usw.

---

[1] BIRZIS und HEMINGWAY 1957b, KUNDT et al. 1959, HAMMEL et al. 1960, LIM 1960, FUSCO et al. 1961, ANDERSEN et al. 1962.

[2] GÖPFERT und STUFLER 1952.

[3] ANDERSEN und HELLSTRÖM 1960, CANNON und KEATINGE 1960.

[4] Zum Beispiel WEISS 1959, HALLWACHS 1960.

[5] KROG et al. 1954/55, COTTLE und CARLSON 1956, HART et al. 1956.

[6] SCHOLANDER et al. 1958.

[7] ISENSCHMID 1926, GRAYSON und MENDEL 1956, DONHOFFER et al. 1957.

[8] DEPOCAS (1958) weist jedenfalls nach, daß die Eingeweide für diese Stoffwechselsteigerung entbehrlich sind. Die russischen Arbeiten sind mir nicht zugänglich.

[9] ISENSCHMID 1926, THAUER 1939, GRAYSON und MENDEL 1956.

[10] Positiv: HAMMEL et al. 1960, ANDERSEN et al. 1962. Negativ: BRENDEL 1960a und b.

Wir werden sehen, daß die Vorrichtungen gegen die viel gefährlichere *Überwärmung* viel präziser arbeiten und wollen hier wiederum mit dem Kreislaufverhalten, in erster Linie mit der *Vasodilatation* der Hautgefäße beginnen. Daß sich dieselben bei Erhitzung durch Strahlung oder warmes Wasser erweitern, ist eine alltägliche Erfahrung; doch soll die Reflexdilatation nicht so eindeutig nachweisbar sein wie die Reflexconstriction[1]. Auch folge sie der Hauttemperatur nicht so genau wie die Gefäßverengerung, was auf die Mitwirkung anderer Faktoren hinweist. Eine oft festgestellte Ausdehnung der Dilatation auf benachbarte Areale wird auf einen myogenen Mechanismus zurückgeführt[2]. Das Überspringen z. B. von Hand zu Hand, von Unterextremität zu den Fingern usw. wird indessen zum Teil durch die erhöhte Bluttemperatur erklärt, zum Teil aber sicher nervös vermittelt, wobei Fasern der Sensibilität eine Inhibition des sympathisch unterhaltenen Tonus zu veranlassen scheinen[3]. Je nach Art und Ort der Erwärmung werden recht verschiedene Reflexerfolge beobachtet, die u. a. sowohl mit der Innen- als auch mit der Hauttemperatur variieren sollen[4]. Für eine allgemeine Steuerung dürften diese peripheren Einrichtungen jedenfalls nicht genügen.

Die Wärmedilatation betrifft nur die Hautgefäße, während die Muskeldurchblutung gleichzeitig bis auf 55% absinken kann[5]. Sie erfolgt in erster Linie durch Verminderung des Vasomotorentonus; es konnte jedoch nachgewiesen werden, daß nach Ausschaltung des letzteren bei weiterer Erwärmung an gewissen Stellen (z. B. Arme und Beine, nicht dagegen Hände und Füße) eine zusätzliche Gefäßerweiterung auftritt, weshalb man auf das Vorhandensein von histologisch nie nachgewiesenen Dilatatoren schloß[6]. Dieses Phänomen erscheint aber immer erst kurz vor, meist sogar nach Schweißausbruch, und es wurde daher schon früher ein möglicher Zusammenhang mit dieser Sekretion erwogen[7]. Fox und Hilton (1958) konnten dann nachweisen, daß die Schweißdrüsen, genau wie die Speicheldrüsen, ein Bradykinin freisetzendes Ferment produzieren, und dieser Mechanismus wird von den meisten neueren Autoren als Grund der zusätzlichen Dilatation angesehen[8]. Dem Einwand von Thauer (1958), die Korrelation mit der Schweißsekretion sei mangelhaft, konnte durch die Feststellung begegnet werden, daß emotionelles, auf Hände, Fußsohlen, Axillae und Teile des Gesichtes beschränktes Schwitzen durch Sensibilisierung irgendeiner Hautstelle mit cholinergischen oder adrenergischen Stoffen dort ebenfalls zur Sekretion führt[9]. Die Schweißdrüsen erhalten somit Nervenimpulse, ehe sie zu sezernieren beginnen.

Was nun die generelle Vasodilatation bei Erwärmung betrifft, so scheint sie in erster Linie durch ein auf die Bluttemperatur empfindliches Substrat in Gang gebracht zu werden, dessen ungefähre Lokalisation schon in den dreißiger Jahren gelang, neuerdings aber genauer präzisiert werden konnte (Abb. 29 und 30). Dieses Zentrum ruft nicht nur Gefäßerweiterung, sondern auch Schweißsekretion, bei den Tieren überdies Hecheln hervor und wirkt somit als allgemeines Kontrollorgan für die Wärmeabgabe[10], während seine Zerstörung eine sehr mangelhafte Regulation gegen Überhitzung im Gefolge hat[11]. Elektrophysiologisch kann man

---

[1] Bazett 1949.   [2] Crockford et al. 1962.
[3] Stewart 1911, Duthie und Mackay 1940, Kerslake und Cooper 1953, Cooper und
Kerslake 1953, Hemingway und French 1953, Cooper et al. 1957.
[4] Cooper et al. 1964.   [5] Barcroft et al. 1955, Edholm et al. 1956.
[6] Neuerdings noch Roddie und Shepherd 1956, Roddie et al. 1956a—c, 1957.
[7] Grant und Holling 1937/38.
[8] Zum Beispiel Blair et al. 1961, Love und Shanks 1962.   [9] Kennard 1963.
[10] Magoun et al. 1938, Hemingway et al. 1940, Folkow et al. 1949a und b, Andersson et al.
1956, Andersson und Persson 1957, Benzinger 1959, Fusco et al. 1961.
[11] Teague und Ranson 1936, Clark et al. 1939, Han und Brobeck 1961b.

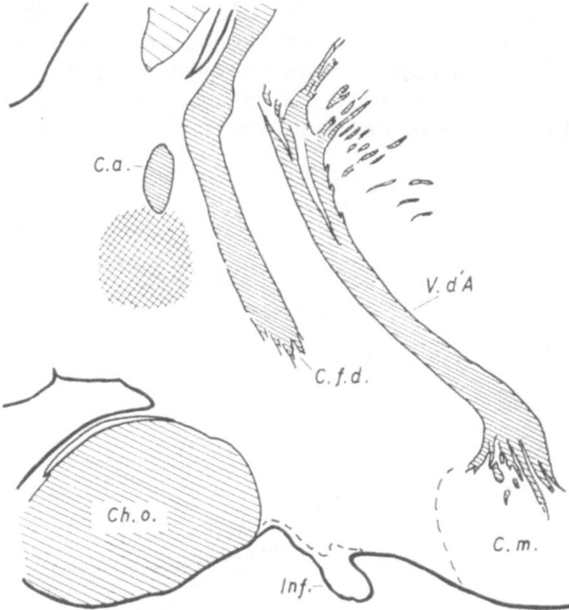

Abb. 29. Parasagittalschnitt durch Area praeoptica und Hypothalamus. Schraffiert die Gegend, in welcher elektrische Reizung Polypnoe, Vasodilatation und Inhibition von Muskelzittern bewirkte (Nach ANDERSSON et al. 1956). *C.a.* Commissura anterior, *C.f.d.* Columna fornicis descendens, *Ch.o.* Chiasma opticum, *C.m.* Corpus mamillare, *Inf.* Infundibulum, *V.d'A* Fasc. Vicq d'Azyr.

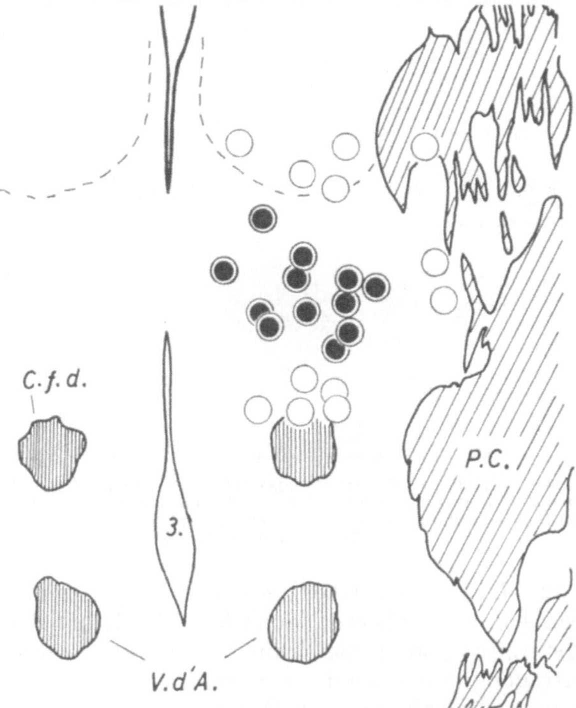

Abb. 30. Horizontalschnitt 2 mm unterhalb der Commissura anterior. Schwarze Kreise zeigen die Region, in welcher der elektrische Reiz zu Polypnoe, Vasodilatation und Aufhören von Muskelzittern führte. Weiße Kreise: Stimulierung in dieser Beziehung ohne Effekt (Nach ANDERSSON et al. 1956). *C.f.d.* und *V.d'A.* siehe Abb. 29; *P.C.* Pendunculus cerebri, *3.* III. Ventrikel.

bei Durchströmung des Substrates mit künstlich erwärmtem Blut das Auftreten von langsamen, ausschließlich aus dieser Gegend ableitbaren Potentialen feststellen, die weitgehend den Temperaturänderungen entsprechen (Abb. 31)[1].

Von der gleichen Stelle aus wird, wie gesagt, die *Schweißsekretion* hervorgerufen, deren Ausmaß genau der zentralen, nicht aber der Hauttemperatur

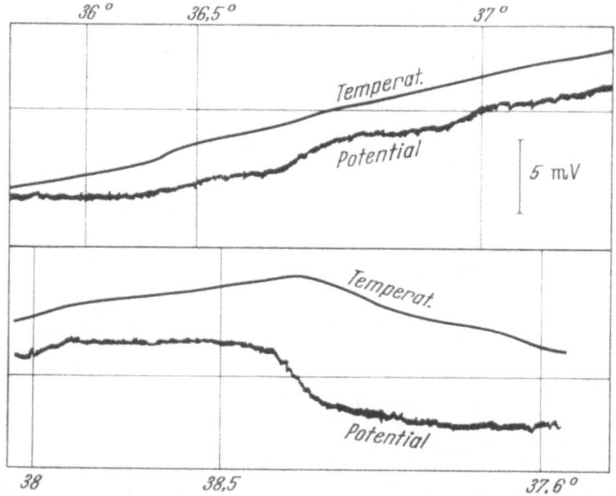

Abb. 31. Temperatur des Hirnstammes und Temperaturpotential von einer Stelle 0,3 mm rostral des Chiasmas 0,5 mm lateral des III. Ventrikels und 1,5 mm dorsal der Hirnbasis. Die untere Kurve bildet die direkte Fortsetzung der oberen. Blutdruck- oder Atmungsänderungen erzeugten hier keine Potentiale. Das Temperaturpotential folgt der Temperatur, allerdings nur in einem beschränkten Bereiche (Nach C. v. EULER 1950).

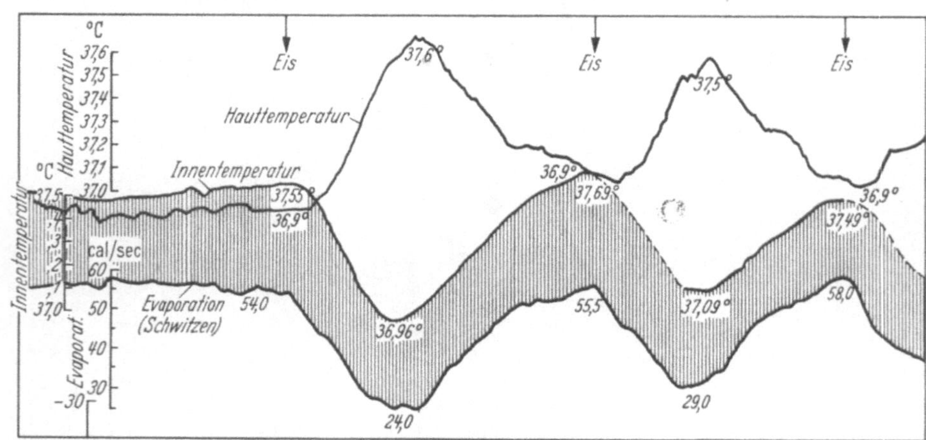

Abb. 32. Effekt periodischer Veränderung der Innentemperatur durch enterale Eisapplikation in heißer Umgebung (45° C). Gleichzeitige Registrierung auch von Schweißsekretion und Hauttemperatur. Die Schraffierung zwischen den Kurven der Innentemperatur und der Schweißsekretion soll den parallelen Verlauf derselben hervorheben (Nach BENZINGER 1959.)

entspricht (Abb. 32). Daß es sich dabei um einen Temperaturreiz handeln muß, geht u. a. aus der Beobachtung hervor, wonach bei Erhitzung der abgebundenen Beine Schweiß erst auftritt, wenn die Zirkulation wieder freigegeben wird[2], was bei nervöser Übertragung wohl nicht der Fall wäre. Ob es neben diesem Zentrum noch untergeordnete, insbesondere spinale Organisationen gibt, ist noch nicht restlos abgeklärt, doch spricht vieles in diesem Sinne. So wird von Paraplegikern mit

---

[1] C. v. EULER 1950.   [2] LADELL 1945, BREBNER und KERSLAKE 1961.

vollständiger Querschnittsläsion berichtet, welche in den gelähmten Bezirken noch eine hitzebedingte, allerdings geringe Sekretion aufwiesen[1]. Vereinzelt wird auch reflektorisch, z. B. von Arm zu Arm ausgelöstes Schwitzen beschrieben[2]. Endlich wird darauf aufmerksam gemacht, daß der Schweißausbruch nicht generell, sondern in einer ganz bestimmten Sequenz erfolgt, was ebenfalls auf das Vorhandensein untergeordneter Zentren schließen läßt. Die Sequenz scheint übrigens individuell und regional verschieden ausgebildet zu sein. So soll die Sekretion bei den Amerikanern auf dem Fußrücken beginnen, um dann auf Unter- und Oberschenkel, Rumpf und Arme und erst zuletzt auf die Stirne überzugreifen[3]. In Europa ist offenbar das gerade Gegenteil der Fall; denn hier folgt die Sekretion der subjektiven Wärmeempfindung und beginnt an der Stirne oder zumindest im Gesicht[4].

Was den peripheren Mechanismus, die neurohumorale Übertragung betrifft, so wird die Schweißsekretion zwar vorwiegend durch cholinergische Fasern des sympathischen Systems ausgelöst, lokal können jedoch nicht nur Injektionen von Acetylcholin, sondern in vermindertem Maße auch solche von Adrenalin erfolgreich sein, weshalb auch schon von sympathischem und parasympathischem Schweiß gesprochen worden ist[5]. Es scheint sich somit wiederum um einen Synergismus der beiden Systeme zu handeln, wie wir ihn bei der Sekretion der Speicheldrüsen und des Pankreas angetroffen haben.

Thermoregulatorisch führt die Sekretion natürlich nur zu einem vollen Erfolg, wenn der Schweiß verdunsten kann, was aber weitgehend von äußeren Faktoren abhängt, vor allem von Luftbewegung und -feuchtigkeit. Ist letztere gering, dann wird die Wärmeabgabe durch Verdunstung in hohem Maße von der Sekretionsmenge bestimmt. Nimmt die Feuchtigkeit zu, dann steigt auch die Schweißproduktion bis zu einem bestimmten kritischen Punkt, wo nun praktisch die ganze Körperoberfläche naß ist. Von diesem Moment an wird die Verdunstung nur noch von Bewegung und Feuchtigkeit der Luft bestimmt[6]. Auch die sog. Perspiratio insensibilis ist von solchen Faktoren abhängig, sie steigt mit der Temperatur, sinkt aber bei zunehmendem Wasserdampfdruck[7]. Regulatorisch scheint sie keine Rolle zu spielen.

Zum Schluß soll darauf hingewiesen werden, daß die Sudomotorik nicht ausschließlich im Dienste der Thermoregulation steht. Erwähnt sei der emotionelle Schweiß, der vorwiegend Teile des Gesichtes, die Axillae, Palmae und Plantae betrifft, dieselben Stellen, an welchen die arbeitsbedingte Sekretion beginnt und an welchen auch bei Kälte, zu Beginn des Muskelzitterns, eine kleine Absonderung festzustellen sei[8]. Es handelt sich hier offenbar um eine von der thermoregulatorischen verschiedene Organisation. Der Axillarschweiß vermittelt zugleich Körpergerüche und steht daher wohl im Zusammenhang mit sexuellem Geschehen, während eine gewisse Befeuchtung der Handflächen und Fußsohlen dem Greifen und Haften dient[9].

Die Regulierung der *Atmung* im Dienste der Homoiothermie scheint beim Menschen keine große Rolle zu spielen; insbesondere sollen der Feuchtigkeitsgehalt der Ausatmungsluft und damit die Verdunstung unbeeinflußt bleiben. Sowohl bei Überhitzung als auch bei Unterkühlung nimmt das Minutenvolumen zu, was im letzteren Falle eine unökonomische Vermehrung der Wärmeabgabe bedeutet,

---

[1] SECKENDORF und RANDALL 1961. [2] RANDALL et al. 1948, BREBNER und KERSLAKE 1961.
[3] RANDALL et al. 1958, SECKENDORF und RANDALL 1961.
[4] MARÉCHAUX und SCHÄFER 1949. Damit stimmen zahlreiche Selbstbeobachtungen überein.
[5] HASAMA 1929, WADA 1950, MANUILA 1952, COLLINS et al. 1959, KENNARD 1963.
[6] BREBNER et al. 1958. [7] THAUER et al. 1954.
[8] GLASER und LEE 1953, [9] DARROW 1937.

aber wegen der gleichzeitig erfolgenden Steigerung der Wärmeproduktion notwendig ist. Bei Kälte erfolgt der Anstieg vorwiegend durch Vertiefung der Atmung, bei Erwärmung durch Frequenzerhöhung. In vereinzelten Fällen wurde ein Anflug von Polypnoe mit Verminderung der Sauerstoffausnützung auch beim Menschen beobachtet[1]. Bei verschiedenen Tierarten steht diese Form der Atmung, das sog. *Hecheln*, eindeutig im Dienste der Wärmeabgabe. Die Umstellung erfolgt zweizeitig, indem die Frequenz zuerst auf etwa 70, dann auf 200—300 Hz ansteigt, wobei die erste Phase von der Oblongata (dem Atmungszentrum?) aus gesteuert werden soll[2]. Die Zunge wird herausgestreckt, rhythmisch bewegt, und es setzt starke Salivation ein, was eine ausgiebige Verdunstung ermöglicht. Dabei handelt es sich weitgehend um Totraumatmung, weshalb die Ventilationsgröße nur wenig zunimmt[3].

Über die Regulation des Hechelns finden wir leider wiederum diametral entgegengesetzte Angaben. Eine Reihe von Autoren konnte das Phänomen durch Erwärmung der supraoptischen Gegend auslösen, was bei wachen Tieren offenbar leichter gelingt als in Narkose[4], während Zerstörung dieses Gebietes Hecheln verhindere[5] oder zumindest verändere[6]. Einigen Forschern gelang dieser Nachweis nicht[7], andere behaupten, der Hypothalamus habe mit diesem Phänomen überhaupt nichts zu tun, es handle sich um einen rein peripher ausgelösten Vorgang[8]. Es wurde ferner festgestellt, daß Dekortizierung oder ein Frontalschnitt 1 mm rostral des Chiasmas zu Polypnoe führt, die auch ohne Wärmebelastung auftritt und daher als Enthemmungsphänomen anzusehen ist[9]. Wir möchten insgesamt glauben, daß Hecheln vom supraoptischen Zentrum für Wärmeabgabe in Gang gebracht wird, daß aber periphere Receptoren einen Einfluß ausüben können, der vielleicht auf das Atmungszentrum wirkt, wo ja die erste Phase der Polypnoe organisiert werden soll.

Als letzte Maßnahme gegen Überhitzung ist noch kurz der sog. *zweiten chemischen Regulation* zu gedenken[10]. Sie soll darin bestehen, daß zwei spezielle Schilddrüsenhormone bei Anstieg der Körpertemperatur den Umsatz drosseln, wodurch die innere Wärmeproduktion vermindert wird[11]. Vor den Augen des überaus kritischen R. Thauer[12] hat diese Regulation Zustimmung gefunden, er bringt sie in Zusammenhang mit einem kleinen Abfall des Sauerstoffverbrauches bei 35° C (wo die Wärmestauung beginnt), hält sie für theoretisch interessant, jedoch praktisch wenig bedeutsam.

Bevor wir auf das Gesamtbild des thermoregulatorischen Geschehens eingehen ist noch etwas über die *Thermoreceptoren* zu sagen, die bei diesen Vorgängen eine wesentliche Rolle spielen sollten. Die Kenntnis ihres Verhaltens hat durch elektrophysiologische Untersuchungen große Fortschritte gemacht und mit dazu beigetragen, daß man heute die überlieferte Physiologie von Wärme- und Kaltpunkten mit darunter liegenden spezifischen Strukturen, aber auch die Weber-sche Theorie von den Temperaturgradienten als Ursache der Erregungen ablehnen muß. Bei diesen Receptoren handelt es sich um frei endigende Nervenfasern,

---

[1] Thauer und Wezler 1943.   [2] Bonvallet und Dell 1949.   [3] Albers 1961a und b.
[4] Magoun et al. 1938, Ranson 1940, Hess 1949, Foster und Ferguson 1952, Lim und Grodins 1955, Andersson et al. 1956, Åkerman et al. 1960, Costal et al. 1964.
[5] Clark et al. 1939.   [6] Bonvallet et al. 1947.
[7] Hemingway et al. 1940, Freeman und Davis 1959.   [8] Keller 1938, Bligh 1957, 1959.
[9] Das Gupta 1956. Ich habe während längerer Zeit eine Patientin mit motorischer Aphasie und Hemiplegie beobachtet, bei welcher die geringste körperliche oder intellektuelle Anstrengung eine kurzdauernde Polypnoe im Rhythmus von 60—70 pro Minute auslöste, was wohl ebenfalls als Enthemmungsphänomen zu deuten ist.
[10] Plaut und Wilbrand 1921.   [11] Mansfeld 1940a und b, v. Berde 1947
[12] Thauer und Wezler 1943.

die zum großen Teil nicht nur thermo-, sondern z. B. mechanosensibel sind[1], auf die absolute Temperatur und — vorübergehend — auch auf die Geschwindigkeit der Temperaturänderung ansprechen[2]. Das gesamte Erregungsbild ist überdies abhängig von der Ausdehnung der einem thermischen Reiz unterworfenen Fläche, wobei die sog. Sinnespunkte nur besonders empfindliche Gebiete eines Ganzen darstellen[3]. Überdies ist hervorzuheben, daß intravasale oder intragastrische Kältereize genau gleich wie cutane wirken, obschon hier der Gradient umgekehrt verläuft[4].

Kältefasern feuern bei Abkühlung zwischen etwa 40 bis 10⁰ C, bei Erwärmung zwischen 10 und 22⁰ C für Elemente der Zunge[5], während von Hautreceptoren aus auch bei 30⁰ C bis über 1 Std anhaltende Dauerentladungen beobachtet worden sind[6]. Dies entspricht der namentlich von THAUER hervorgehobenen Tatsache, daß die Thermoregulation auch bei konstanten äußeren Bedingungen funktionieren muß. Die Frequenz der sehr unregelmäßigen Impulse steigt für die Einzelfaser mit zunehmender Temperatur bis zu einem Maximum an, um dann etwas rascher gegen Null hin abzufallen (Abb. 33). Dies könnte an sich bedeuten,

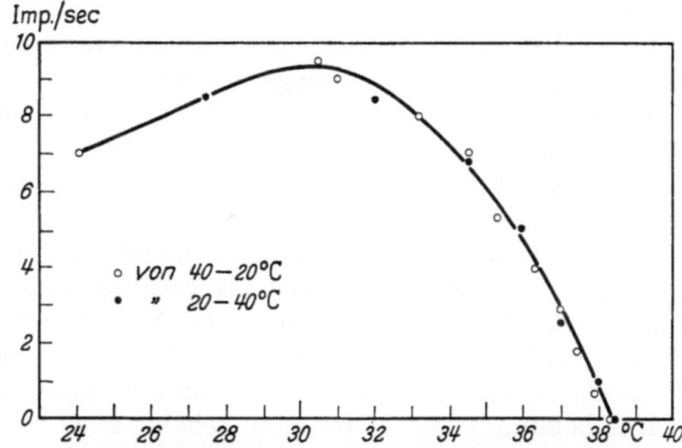

Abb. 33. Konstante Endfrequenz der Entladungen einer einzelnen Kaltfaser des Nervus lingualis als Funktion der Zungentemperatur. Bestimmung von 40—20⁰ C und rückwärts von 20—40⁰ C (Nach HENSEL u. ZOTTERMAN 1951).

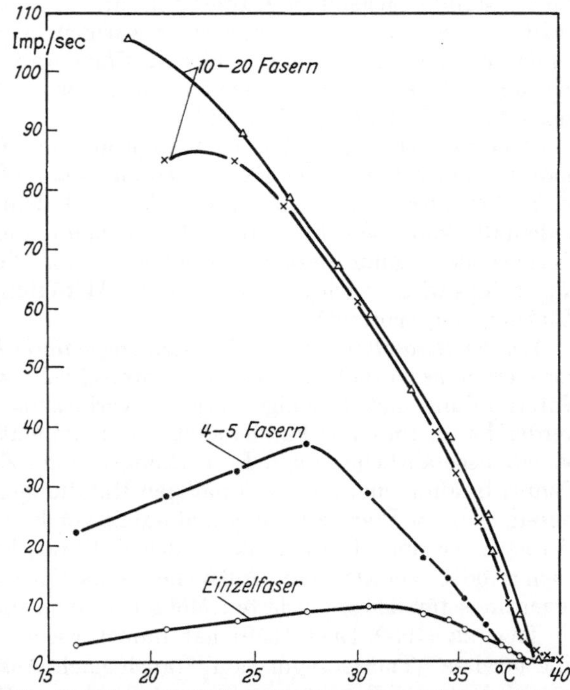

Abb. 34. Konstante Endentladung von einer und von mehreren Kältefasern zusammengefaßt als Funktion der Zungentemperatur. Man sieht, je mehr Fasern berücksichtigt werden, desto geradliniger verläuft die Kurve (Nach HENSEL u. ZOTTERMAN 1951).

daß jede Faser bei zwei ganz verschiedenen Temperaturen gleichartig antwortet[7]; aber erstens fehlen Angaben darüber, ob das Entladungsbild in beiden Fällen

---

[1] DODT 1953b, DOUGLAS et al. 1960, WITT und HENSEL 1959.
[2] HENSEL 1950, 1952, 1953, 1959, HENSEL und ZOTTERMAN 1951, THAUER 1952 und passim, SPURR et al. 1957.
[3] HENSEL 1950.
[4] HENSEL 1950, BEHMANN 1956, ANDERSSON et al. 1960, HALLWACHS et al. 1961.
[5] HENSEL und ZOTTERMAN 1951b, DODT und WALTHER 1957, DODT 1963a.
[6] HENSEL 1952.   [7] THAUER 1952.

gleich oder verschieden ist. Zweitens ist darauf hinzuweisen, daß die einzelnen Fasern sehr unterschiedliche Maxima haben und daß man bei Betrachtung von nur 10 bis 20 Elementen zwischen 20 und 40° C eine fast geradlinige Thermometerfunktion erhält (Abb. 34). Bei Temperatursprüngen weist die Frequenz vorübergehend einen Überschuß auf, der sich jedoch bald ausgleicht[1].

Während Kaltfasern unterhalb 10° C nicht mehr entladen, gilt dasselbe für die Warmfasern oberhalb 45—47° C[2]. Isolierbare Warmfasern fand man bisher jedoch nur in der Zunge, also einem inneren Organ, während alle Versuche, solche Elemente im Integument nachzuweisen, bisher fehlgeschlagen sind[3]. Es wurde daher sogar ihr Vorhandensein in Frage gestellt[4]. Für unsere Interpretation der thermoregulatorischen Vorgänge ist dies nicht unerheblich, spricht doch diese Feststellung allein schon recht deutlich gegen eine periphere Steuerung der Wärmebekämpfung. Im weiteren scheint auch für die Kalt- oder Warmfasern zu gelten, was wir bei der Besprechung der Baro- und Chemoreceptoren des Sinus caroticus gesehen haben, nämlich daß ihre Empfindlichkeit auf Temperaturreize im Bereich der physiologischen Innenwärme am größten ist. Im übrigen nimmt die Sensibilität gegenüber Kältereizen mit steigender Temperatur ab, man friert nicht so rasch, wenn man von einer warmen in eine kalte Umgebung geht, obschon der Temperaturgradient hier maximal wäre. Dagegen soll die Wärmeempfindung solchen Schwankungen kaum unterworfen sein, was wiederum auf ihre viel vitalere Bedeutung hinweist[5].

Was die extracerebralen Kaltreceptoren im Körperinnern betrifft, so kann man aus einer Reihe von Experimenten zwar auf ihr Vorhandensein schließen, weiß aber noch nichts von ihrem Sitz und dem Mechanismus ihres Wirkens. Jedenfalls kann sowohl in den Magen gebrachtes Eis, als auch Abkühlung der Trachea oder des nur für den Rumpf bestimmten Blutes Kältezittern hervorrufen[6]. Neuerdings wird berichtet, daß selbst die Abkühlung des Wirbelkanals eine solche Wirkung hervorbringt[7].

Bei der *Gesamtbetrachtung der thermoregulatorischen Vorgänge* möchten wir von vornherein hervorheben, daß der Unterschied zwischen der Regulation gegen Unterkühlung und derjenigen gegen Überhitzung nicht scharf genug formuliert werden kann. Im einen Fall handelt es sich um Maßnahmen gegen nicht unmittelbar lebensgefährliche, äußere Einwirkungen, deren Zunahme recht bald zu bewußter Kenntnisnahme und zu zweckmäßigen Handlungen führt[8], während die Möglichkeiten, sich vor Wärmestauung und damit vor Eiweißdenaturierung zu bewahren, viel geringer sind: Einschränkung der Motilität, künstliche Luftbewegung durch Fächer oder Ventilatoren, Aufsuchen schattiger Stellen, falls es sie gibt, erst neuerdings für den zivilisierten Menschen auch die „air conditioned rooms".

Thauer (1939, 1958, 1959) hat immer wieder darauf hingewiesen, daß sich eine gewisse „Thermoregulation"[9] auch nach Ausschaltung des Hypothalamus, ja nach Halsmarkdurchtrennung einstellen kann. Wenn man jedoch seine Kurven

---

[1] Hensel 1953.   [2] Dodt 1953a, Dodt und Zotterman 1952a.
[3] Dodt und Zotterman 1952, Bomann 1958, Witt und Hensel 1959, Douglas et al. 1960.
[4] Boman 1958.   [5] Thauer und Ebaugh 1952, Thauer 1958; dagegen Lele 1954.
[6] Andersson et al. 1960, Hallwachs et al. 1961a und b, Rautenberg et al. 1963a und b; vgl. auch Keller 1932.
[7] Rautenberg und Simon 1964, Simon et al. 1964.
[8] Hensel und Zotterman 1951c., die eine „zentrale Schwelle" für bewußte Temperaturempfindungen postulieren.
[9] Der Ausdruck wird hier in Anführungszeichen gesetzt, weil eigentlich für die Regulationen gegen Unterkühlung und diejenigen gegen Überwärmung unterschiedliche Begriffe gebraucht werden sollten; denn es handelt sich um grundsätzlich verschiedene Maßnahmen. Man könnte z. B. einerseits von thermolytischen, andererseits aber von thermophylaktischen und thermogenen Regulationen bzw. Maßnahmen sprechen.

und Tabellen anschaut, sieht man, daß der höchste thermische Reiz in diesen Versuchen 30° C nie überschreitet, und es wird auch ausdrücklich gesagt, das Mittelhirntier habe regulatorische Potenzen zwischen 14 und 30° C. Das ist aber keine Regulation gegen Überhitzung, eine solche ist u. W. nie nachgewiesen worden, man hat im Gegenteil festgestellt, daß bei Halsmarktieren jede Fütterung durch restlose Verbrennung zu einem ganz regellosen Temperaturanstieg führt[1]. Die Fähigkeit der Peripherie, selbst nach Abtrennung vom ZNS gegen Abkühlung zu reagieren, möchten wir keineswegs bestreiten, sie ergibt sich schon aus dem Zusammenschnurren überlebender Gefäße in kalter Umgebung. Eine gewisse thermoregulatorische Restpotenz nach Ausschaltung des Gehirnes wird übrigens auch von anderen Autoren voll anerkannt[2]. Wir möchten THAUER (1959) weiterhin beipflichten, wenn er ausführt, daß die Hauttemperatur schon wegen ihrer

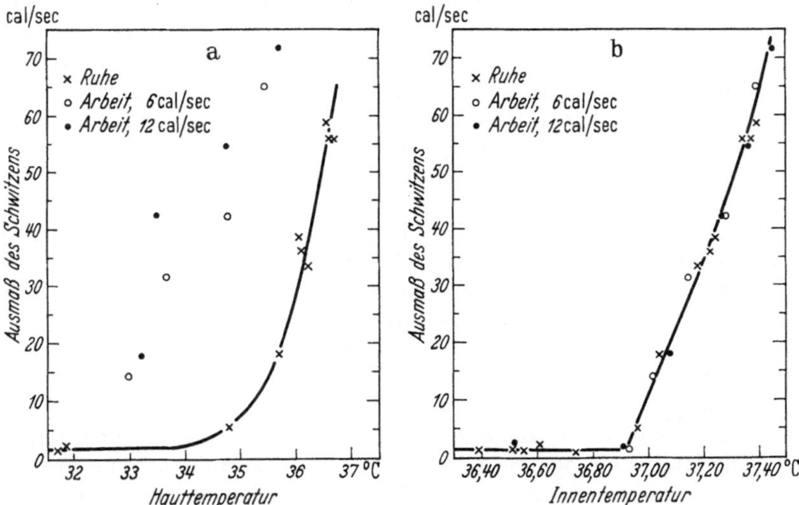

Abb. 35 a u. b. a Intensität der Schweißsekretion im Vergleich zur Hauttemperatur in Ruhe, bei mittlerer und schwerer Belastung. Eine gute Übereinstimmung findet sich nur in Ruhe. b Vergleich zur Innentemperatur unter den selben Umständen. Gute Korrelation in allen Fällen (Nach BENZINGER 1959).

Konstanz während des Schweißausbruches keine Regelgröße darstellen könne, obschon das eigentlich ein Truismus ist, da es wohl niemandem in den Sinn käme, dieselbe als Endziel der thermoregulatorischen Maßnahmen zu betrachten. Zutreffend scheint auch seine weitere Folgerung, die Hauttemperatur komme als Meßwerk in Frage, jedoch unter der Voraussetzung, daß dies nur für die Regulationen gegen Unterkühlung gilt. Mit alle dem stimmt das Vorhandensein und Verhalten der aus dem Integument stammenden Kältefasern und das wahrscheinlich gewordene Fehlen entsprechender Wärmeelemente überein[3]. Auch der Befund, daß man im vorderen Hypothalamus, bzw. der präoptischen Region nur ganz vereinzelt kältesensible, dagegen eine stattliche Anzahl auf Wärme reagierender Neuronen findet, spricht durchaus in diesem Sinne[4]. Insgesamt scheint es

[1] MANSFELD und MÉSZÁROS 1940.   [2] Zum Beispiel RANSON 1940, HERMANN et al. 1942.

[3] Gemeint sind regulatorisch unbewußt aktive „Warmfasern". Daß es nervöse Elemente gibt, welche das Wärmegefühl übermitteln, wird wohl niemand bestreiten. Ihre Signale müssen aber offenbar die „zentrale Schwelle" für bewußte Temperaturempfindungen (HENSEL und ZOTTERMAN 1951 c) überschreiten.

[4] HARDY et al. 1964; NAKAYAMA et al. (1963) fanden überhaupt keine. Andererseits sollen wenige, in den Hypothalamus anterior injizierte Mikrogramme von 5-Hydroxytryptamin (Serotonin) eine durch Kältezittern, Vasoconstriction und Atembeschleunigung eingeleitete, stundenlang anhaltende Steigerung der Körpertemperatur hervorrufen, während Adrenalin an der gleichen Stelle das Gegenteil bewirkt (FELDBERG und MYERS 1965).

uns durchaus sinngemäß, daß die Regulationen gegen Abkühlung vorwiegend von der Peripherie aus, wenn auch in wenig exakter Weise, diejenigen gegenüber einer Wärmestauung jedoch durch zentral gesteuerte Mechanismen in Gang gebracht werden, deren unvergleichlich höhere Präzision schon von Winslow (1937) nachgewiesen worden ist. Wie genau diese Anpassung erfolgt, soll Abb. 35 darstellen, welche die Schweißsekretion in Ruhe und bei Tätigkeit einerseits der peripheren, andererseits der zentralen Temperatur gegenüberstellt.

Der Versuch, eine scharfe Trennung zwischen thermolytischen einerseits, thermophylaktischen und thermogenen Vorgängen andererseits zu vollziehen, soll keineswegs bedeuten, daß es keine Wechselwirkungen zwischen den beiden Systemen gebe. Dies erhellt schon aus der Tatsache, daß sich die Effekte der beiden Regulationen im Normalbereich dauernd überschneiden. Wir haben gesehen, daß Muskelzittern experimentell durch zentrale Erwärmung gehemmt werden kann. Ähnliches soll für die Freisetzung von Thyroxin in kalter Umgebung gelten[1]. Umgekehrt wird die reizbedingte Wärmeabgabe durch periphere, insbesondere intragastrische Abkühlung vermindert oder verhindert. Dieses Zusammenspiel bedeutet jedoch längst noch nicht, daß es sich um eine und dieselbe Organisation handelt, genau so wenig wie Atmung und Kreislauf als Einheit zu betrachten sind, weil sie beide für Sauerstoffzufuhr und Entfernung eines Übermaßes an Kohlensäure sorgen.[2]

Zum Schluß sei jedoch noch eine Arbeit erwähnt (v. Euler u. Söderberg 1958), welche im Gegensatz zum eben Gesagten eine etwas allgemeinere und in einem höheren Sinne vereinheitlichende Betrachtungsweise des thermoregulatorischen Geschehens vermittelt. Die Autoren gehen davon aus, daß künstlich hervorgerufene oder natürlich entstandene Wärmestauung zugleich die corticale Aktivität vermindert und umgekehrt. Schlaf und Wachsein, Emotionen und körperliche Tätigkeit usw. verändern die Innentemperatur nicht im Sinne einer Regulation auf einen Normalzustand hin, sondern in demjenigen einer neuen oder anderen Sollwerteinstellung. So gibt es eigentlich überhaupt keine unveränderliche, stabile, sondern nur eine für jeden Fall bestimmte, optimale Höhe der Innentemperatur.

IX. Die Regulationen im Dienste des Geschlechtstriebes und der Fortpflanzung.

Das Geschlechtsleben ist weitgehend einer recht komplizierten hormonalen Steuerung unterworfen; doch mußte man sich immer schon fragen, wie eine innersekretorische Drüse wissen kann, wann sie einen Stoff aufbauen, wann sie ihn ausschütten soll. Man hat daher nach nervösen Einflüssen geforscht, hat sie auch gefunden und weiß heute, daß dieses endokrine Geschehen einer womöglich noch komplizierteren neurohumoralen Organisation des Hirnstammes untersteht. Das geht schon daraus hervor, daß Durchtrennung des Hypophysenstiels das Geschlechtsleben stillegt[3]. Die Verhaltensforschung hat ferner gezeigt, daß äußere Reize (bei den Vögeln vorwiegend visuelle und akustische), z. B. die Gegenwart eines Partners, selbst wenn er sich hinter einer Glaswand befindet, die Hormonsekretion in Gang bringen können, während umgekehrt diese letztere das weitere Gebaren beeinflußt. Solche Vorgänge bedürfen selbstverständlich der Mithilfe des Zentralnervensystems.

---

[1] Andersson et al. 1962b.
[2] Solche Unterscheidungen werden natürlich letzten Endes nur aus didaktischen Gründen, bzw. zum besseren Verständnis für unser analytisches Denken gemacht.
[3] Clegg und Ganong 1960.

Mit dieser Verlegung der Regulation ins Gehirn sind allerdings die Grundfragen nach dem Beginn der Geschlechtsreife, nach dem Zustandekommen der Menstruationscyclen, der Menopause usw. ebensowenig gelöst wie etwa das Problem der Gravitation. Man muß sie als Tatsachen hinnehmen und froh sein, wenn man etwas über die Mechanismen erfahren kann, welche diese Erscheinungen begleiten. Auch die Pathologie führt uns hier nicht weiter; denn die Pubertas praecox z. B. kann konstitutionell bedingt sein („kryptogenetisch" oder „essentiell", wie man sich auszudrücken pflegt), sie kann als Folge von peripheren oder zentralen Tumoren und endlich von recht verschiedenartigen Hirnschädigungen auftreten[1]. Die uns hier beschäftigenden Fragen sind auch deshalb nicht einfach, weil es für alle Vorgänge im Hypothalamus Strukturen mit fördernder und solche mit hemmender Wirkung gibt. Auf die Lokalisation derselben können wir

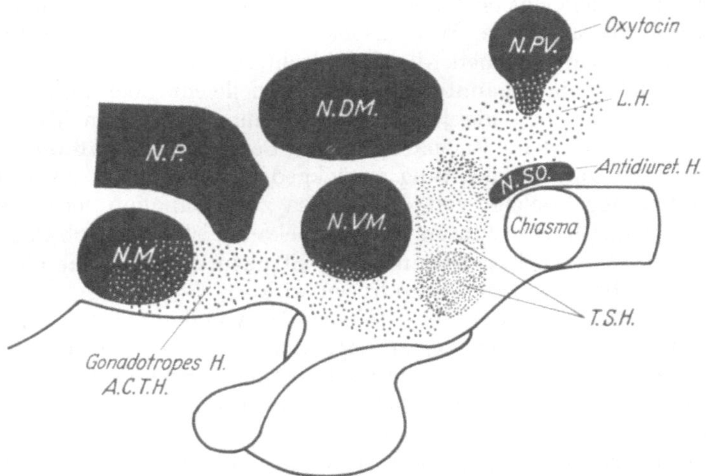

Abb. 36. Schematischer Sagittalschnitt durch den Hypothalamus mit Bezeichnung der Gegenden, in welchen die verschiedenen Hormone elaboriert zu werden scheinen (Nach HARRIS 1955). *L.H.* Luteinisierungshormon, *N.DM.* Nucl. dorsomedialis, *N.M.* Nuclei mamillares, *N.P.* Nucl. posterior, *N.PV.* Nucl. paraventricularis, *N.SO.* Nucl. supraopticus, *N.VM.* Nucl. ventromedialis, *TSH.* Thyreotropes Hormon.

nur in großen Zügen eingehen (Abb. 36); denn die Angaben sind oft widersprechend, was u. a. darauf beruhen mag, daß viele Versuche an Ratten gemacht wurden, deren Hypothalamus außerordentlich klein ist. Endlich ist zu sagen, daß weibliche Tiere auf Reiz- und Ausschaltungsexperimente im allgemeinen viel eindeutiger reagieren als die männlichen[2], weshalb man über diese noch viel weniger weiß.

Zu Beginn der *Geschlechtsreife* wären die Erfolgsorgane an sich funktionstüchtig, die Hypophyse enthält genügend Gonadotropine, aber es geschieht nichts, bis die Bahn von oben her freigegeben wird. Es scheint nämlich, daß die Ausschüttung der an sich vorhandenen Hormone vom Hypothalamus aus verhindert werden kann. Der Mechanismus, welcher die Freisetzung von FSH steuert, wird bei im einzelnen etwas verschiedener Lokalisierung allgemein in den vorderen Hypothalamus verlegt. Wird diese Gegend bei Jungtieren zerstört, dann kommt es zu einer teilweisen frühzeitigen Geschlechtsreife, insbesondere zu überschießendem Follikelwachstum ohne Luteinisierung[3]. Die Kontrolle der Freisetzung von

---

[1] GAGEL (1953) macht aber darauf aufmerksam, daß der gemeinsame Faktor in allen diesen Fällen eine Druckvermehrung am Boden des III. Ventrikels sein könnte.

[2] Zum Beispiel SMITH und ENGLE 1927.

[3] DEY 1941, VAN DYKE et al. 1957, BOGDANOVE und SCHOEN 1959, FLERKÓ 1957, FLERKÓ und BÁRDOS 1959, DONOVAN und VAN DER WERFT TEN BOSCH 1959, ELWERS und CRITCHLOW 1960.

LH[1] soll von einer andern Gegend des Hypothalamus anterior aus erfolgen[2]. Umgekehrt scheinen im mittleren bis hinteren Hypothalamus (erwähnt werden Tuber cinereum, hinterer Teil der Eminentia mediana oder das ganze zwischen Nucleus ventro-medialis und Corpus mamillare liegende Gebiet) Mechanismen vorhanden zu sein, welche die Freilassung der für die Geschlechtsreife notwendigen Hormone in Gang setzen können, wobei nach einigen Beobachtungen das Oxytocin als Zwischenglied wirkt, um die Adenohypophyse zur Ausschüttung der Wirkstoffe zu veranlassen[3]. Wird dieses Substrat zerstört, dann entwickelt sich auch beim Tier ein der menschlichen Dystrophia adiposogenitalis entsprechendes Bild[4]

Wie aber die Koordination dieser Mechanismen statthat und wodurch der Zeitpunkt der Geschlechtsreife bestimmt wird, weiß man nicht und das Verständnis wird kaum gefördert, wenn man erfährt, daß wahrscheinlich auch der Mandelkern[5] und vielleicht noch andere Strukturen an diesem Geschehen beteiligt sind, vor allem die Epiphyse. Was das letztere Organ betrifft, so soll eine seiner Hauptaufgaben darin bestehen, die Geschlechtsreife hinzuhalten[6]. Das scheint mittels eines Melatonin genannten Hormones, vielleicht noch anderer ähnlicher Substanzen zu geschehen, die jedoch auch beim erwachsenen Tier in kleinen Mengen sezerniert werden. Eigenartig ist die Beobachtung, daß die Produktion dieses Wirkstoffes durch Belichtung zurückgedrängt wird und zwar durch eine nervöse Verbindung, welche von der Retina zum Ganglion cervicale superius und von da zur Zirbeldrüse führen soll[7]. Unbekannt ist ferner, ob das Melatonin auf die oben erwähnten hypothalamischen Strukturen oder, was eher der Fall zu sein scheint, direkt auf die Keimdrüsen wirkt.

Für die *Ovulation* des erwachsenen Tieres wird von den meisten Autoren ebenfalls eine Aktivierung der Tuberregion angenommen, da es oft gelingt, eine solche durch elektrische Reizung dieses Gebildes künstlich hervorzurufen[8]. Von anderer Seite wird allerdings das verantwortliche Substrat in den vorderen Hypothalamus[9] oder gar in die Gegend des Pedunculus mamillaris verlegt[10].

Was den *Menstruationscyclus* betrifft, so kennen wir grosso modo die hormonalen Grundlagen desselben: Die Hypophyse sezerniert FSH, welches Wachstum und Reifung des Graafschen Follikels bewirkt, während LH die Oestrogenausscheidung des Ovars hervorruft. Die Zunahme der Oestrogene und ihrer Oxydationsprodukte veranlaßt eine weitere Absonderung von LH, und wenn dieses letztere das Verhältnis von etwa 1:100 gegenüber dem FSH erreicht, ist die Reifung des Follikels vollendet, und die Ovulation tritt ein. Die Entwicklung des Corpus luteum wird auch vom LH in Gang gesetzt, aber seine Progesteronbildung hängt vom LTH ab. Das Anschwellen der Sekretion dieses zweiten Ovarialhormones nach dem Follikelsprung setzt nun allmählich die Freilassung von LH und LTH herab, was eine Involution des Corpus luteum und einen Abfall der Hormonproduktion durch den Eierstock hervorruft. Dieses Versiegen der Sekretion führt

---

[1] Das dritte Gonadotropin, LTH (luteotropic hormone), scheint von diesen Einflüssen ziemlich unabhängig zu sein. In die Nieren oder den Glaskörper verpflanzte Hypophysen sezernieren es in unveränderter oder gar vermehrter Menge (EVERETT 1956, NIKITOVITSCH-WINER und EVERETT 1958).

[2] HILLARP 1949, VAN DYKE et al. 1957, FLERKÓ und BÁRDOS 1959.

[3] BUSTAMANTE 1943, GAUPP 1950, CORBIN und SCHOTTELIUS 1960, 1961, DAVIDSON et al. 1960, BARRACLOUGH und GORSKI 1961.

[4] CORBIN und SCHOTTELIUS 1960.   [5] ELWERS und CRITCHLOW 1960.

[6] Die Pinealome, welche zu Pubertas praecox führen, sollen nicht aus Zirbeldrüsengewebe bestehen (s. auch GAGEL, Anmerkung 1 auf S. 163).

[7] WURTMAN und AXELROD 1965.

[8] NOWAKOWSKI 1950, SAUL und SAWYER 1957, SAWYER und MARKEE 1959, SAWYER al. 1963.

[9] FLERKÓ und BÁRDOS 1959, RALPH und FRAPS 1959, BARRACLOUGH und GORSKI 1961.

[10] CRITCHLOW 1958, SLUSHER und CRITCHLOW 1959.

zur Menstruation, und der gleichzeitige Wegfall der hemmenden Wirkung auf die Hypophyse erlaubt eine neuerliche Freisetzung von FSH und LH und damit den Beginn des nächsten Cyclus. Man muß sich nun nur noch vorstellen, daß in Wirklichkeit die hemmenden „feedback" Mechanismen der Ovarialhormone nicht auf die Hypophyse, sondern auf Strukturen des Hirnstammes wirken. Dadurch wird es auch viel begreiflicher, daß ein Klima-, ein Milieuwechsel oder die Angst vor einer Schwangerschaft einen Ausfall der Menses bewirken können, was bei einem rein hormonalen Geschehen schwerer verständlich wäre. Das gleiche gilt von der recht konstanten Abhängigkeit der Innentemperatur vom Ovarialcyclus; auch sie ist auf Grund eines neuralen Geschehens besser zu erklären.

Wie aber der definitive Ausfall der Regel, die *Menopause*, zustande kommt, weiß man regulatorisch gesehen nicht. Man kann wohl sagen, es gebe von einem gewissen, familiär und rassenmäßig recht verschiedenen Alter an keine zur Reifung fähigen Graafschen Follikel mehr, was nicht erklärt, warum es nach längerem Aussetzen oft doch wieder zu Menstruationen kommt, und womit man einfach eine Tatsache umschreibt, deren Ursache man nicht kennt.

Dem Liebesspiel geht das *Aufsuchen des Partners* voraus, was je nach Tierart und Verhältnissen mit Gefahren verbunden sein kann, und unter der Herrschaft des Sympathicus, aber in weitem Maße von den Sinnesorganen, bei vielen Gattungen vorzugsweise vom Geruch geleitet wird[1]. Letzteres zeigt sich in besonders schöner Weise bei Schmetterlingen, welche auf mehrere Kilometer Entfernung die Anwesenheit eines Weibchens spüren. Oft handelt es sich jedoch um einen Konkurrenzkampf der vorhandenen Männchen in Anwesenheit der begehrten Weibchen, was zum sog. Imponiergehaben (LORENZ), aber auch zum Kampf führen kann, und wofür bei primitiven Völkern rituelle Tänze und periodische Feste Gelegenheit geben können. Dies leitet ganz unmerklich zum eigentlichen Liebesspiel über, wozu das „Radschlagen" des Männchens und die Pseudoflucht des Weibchens gehören und wodurch die *Bereitschaft zur Kopulation* hervorgerufen wird. Dieses „mating behavior" scheint einer besonderen Regulation zu unterstehen, was u. a. daraus hervorgeht, daß es ausgeschaltet werden kann durch Herde, welche den Menstruationscyclus nicht im geringsten beeinträchtigen. Die betreffenden Lokalisationen werden allerdings sehr unterschiedlich angegeben, von der präoptischen Gegend bis zu derjenigen der Corpora mamillaria[2]. Höher gelegene Substrate, insbesondere im Gebiete des Gyrus pyriformis, sollen dieses Verhalten unter Kontrolle halten[3], was vielleicht auf die Bedeutung des Geruchsinnes für die Sexualität zurückzuführen ist. Auch beim Menschen sind Imponiergehaben des Männchens und herausfordernde Abweisung („des agaceries") oder Pseudoflucht des Weibchens eine alltägliche Erscheinung. Doch ist bei uns das instinktive Verhalten in sexuellen Fragen weitgehend durch bedingte Reflexe und angelernte Befangenheiten überlagert; denn seit der Zeit der Minnesänger ist die Liebe eine Sache der Erziehung, der Lyrik, der schönen Literatur und der Künste, infolge sozialer Notwendigkeiten auch ethischer Vorurteile geworden[4]. Dieses Abgleiten in ein nicht mehr durch den Hirnstamm reguliertes Verhalten wurde wahrscheinlich noch dadurch gefördert, daß die Wissenschaft des letzten und namentlich des Anfanges unseres Jahrhunderts die Bedeutung der Sexualität stark über-

---

[1] Über die Bedeutung des Geruchsinnes für die Sexualität vgl. z. B. LE MAGNEN 1953.

[2] BROOKHART et al. 1940, SAWYER und MARKEE 1959, CLEGG und GANONG 1960, LISK 1962, KENNEDY und MITRA 1963.

[3] GREEN et al. 1957.

[4] In den letzten Jahren zeichnet sich allerdings eine Gegenströmung ab, vornehmlich in den Vereinigten Staaten, wo ein um die Zeitschrift „Playboy" gruppierter, kollektiver Versuch gemacht wird, die Sexualität vom Moralkodex zu befreien. Dadurch könnten die natürlichen Regulationen auch beim Menschen wieder größere Bedeutung gewinnen.

schätzte und die entsprechenden Triebe einer rationalen Kontrolle zu unterwerfen suchte. Erst die verfeinerte Tierpsychologie unserer heutigen Zeit hat nämlich gezeigt, daß der Instinkt für den Besitz eines Jagdreviers (Raubtiere so gut wie z. B. Eisvögel), einer schön ausgestatteten Behausung (australische „bowerbirds", Ptilonorhynchus) oder eines gesicherten Baus (Füchse, Dachse, Maulwürfe usw.) tiefer sitzt als die Libido. Über die Regulierung dieser Instinkte wissen wir allerdings noch gar nichts.

Was den *Geschlechtsakt* selbst betrifft, so steht er zuerst unter der Vorherrschaft des Parasympathicus. In der ersten Phase führen Afferenzen aus der Glans bzw. der Clitoris und einem weiteren cutanen Reflexgebiet, aber auch aus Geruchs- und Gesichtsreizen, psychischen Vorstellungen usw. über das Sakralmark und den efferenten Nervus pelvicus zur Erektion. Die Kontraktion der Samenblasen und des Ductus deferens wird sowohl cholinergisch wie adrenergisch gefördert, was offenbar auf den Übergang zur Vorherrschaft des Sympathicus hinweist. Dieses System soll auch den sog. Sphincter internus vesicae verschließen, um einen Rückfluß des Spermas in die Blase zu verhindern[1]. Das Ende des Geschlechtsaktes, Ejaculation und Sekretion der Bartholinischen Drüsen, wie überhaupt der ganze Orgasmus mit Blutdruckanstieg, Puls- und Atembeschleunigung, sowie Erweiterung der Pupillen stehen eindeutig unter der Leitung des Sympathicus.

Über die nervöse *Steuerung des Gebärens* ist wenig bekannt, man weiß jedoch, daß beim Tier, vielleicht auch beim Menschen, eine normale Entbindung in Abwesenheit jeglicher Innervation statthaben kann[2]. Die Sensibilität des Uterus auf Adrenalin und Acetylcholin ist sehr unterschiedlich je nach Tierart und je nachdem, ob es sich um ein jungfräuliches oder ein gravides Weibchen handelt. Pituitrin ist stark wehenfördernd, aber man kann dieses Hinterlappenhormon weder als sympathico- noch als parasympathicomimetisch bezeichnen. In der Klinik gebraucht man vor allem hydrierte Derivate des Mutterkorns, die auch nur zum Teil sympathicolytische Eigenschaften aufweisen.

Etwas besser orientiert sind wir über die Regulationen der *Sekretion und Austreibung der Milch*, obschon die Literatur auch hier noch etliche Widersprüche enthält. Die Vorgänge scheinen übrigens recht kompliziert zu sein, da einerseits zwei neurohormonale Prozesse daran beteiligt sind, die sich zudem gegenseitig beeinflussen, andererseits Bildung und Ausschüttung eines Wirkstoffes unterschiedlich oder sogar gegensätzlich geregelt sein können.

Die *Produktion* der Milch wird durch lactogene, in der Adenohypophyse elaborierte Hormone hervorgerufen, vor allem durch das Prolactin, das aber wahrscheinlich erst in Verbindung mit ACTH und vielleicht dem thyreostimulierenden Hormon wirksam werden kann[3]. Von der caudalen Gegend des Tuber cinereum aus soll die Freisetzung von Gonadotropin gefördert, diejenige von Prolactin dagegen gehemmt werden, was auf einen Antagonismus zwischen Ovulation und Milchsekretion deutet, während in die gleichen Strukturen injizierte Oestrogene die Synthese, in die Hypophyse gebrachte aber die Ausschüttung von Prolactin veranlassen sollen[4]. Überdies scheint der Oxytocinmechanismus dessen Freisetzung zu kontrollieren, denn Läsionen des Tractus supraopticohypophyseus bzw. der Eminentia mediana verhindern auch die Milchproduktion[5]. Elektrische Reizung der supraoptischen Gegend oder des Nucleus paraventricularis bringt bei laktierenden Tieren das Myoepithel der Brustdrüse durch Ausschüttung

---

[1] LEARMONTH 1931.   [2] CANNON 1932.   [3] HARRIS 1958, GALE 1963.
[4] HAUN und SAWYER 1960, KANEMATSU und SAWYER 1963, KANETMATSU et al. 1963, SAWYER et al. 1963.
[5] McCANN et al. 1959, GALE 1963.

von Oxytocin aus der Neurohypophyse zur Kontraktion und bewirkt daher eine *Austreibung* der Milch[1]. Die anderen Hormone dieses Systemes, ADH und Pitressin, scheinen einen ähnlichen, aber viel geringeren Effekt zu haben[2]. Es wird zudem behauptet, daß weitere Strukturen, vor allem die Gegend des Tuberculum olfactorium, an diesen Vorgängen beteiligt sind[3].

Normalerweise geht der Anstoß für Sekretion und Ausschüttung der Milch jedoch von der Peripherie aus, indem das Saugen an der Brustwarze Impulse auslöst, welche auf nervösem Wege zentralwärts geleitet werden. Dies geht u. a. daraus hervor, daß nach Anaesthesie der Mamma keine oder fast keine Milch mehr abgesondert wird und daß andererseits eine Ausschüttung auch durch Stimulierung des Lemniscus medialis hervorgerufen werden konnte[4].

X. Vegetative Beeinflussung der Sinnesorgane und insbesondere Regulation des Pupillenspiels.

1. Wenn man sich zu einem Mittagsschlaf hinlegt, kann man immer wieder feststellen, daß bei noch vollkommen klarem Bewußtsein ein Moment eintritt, wo man sich über die Lage der eigenen Glieder nicht mehr Rechenschaft geben kann, man bewege sie denn. Liegen die Beine nebeneinander oder sind sie gekreuzt? Man weiß es nicht. Bei einer derartigen Beobachtung wird man sich u. a. die Frage stellen, ob dieses Erlöschen der proprioceptiven Empfindungen auf einer Blockierung der Afferenzen oder einer zentrifugal veranlaßten Schwellenerhöhung für die Sinnesreize beruht. Daß letzteres an sich möglich ist, werden wir gleich sehen; insgesamt sind aber die diesbezüglichen Regulationen und ihre Mechanismen noch weitgehend unbekannt. Wir möchten hier nicht auf die im folgenden Kapitel zu erwähnenden, allgemeinen und daher unspezifischen Aktivierungs- und Hemmungssysteme eingehen, welche alle Sinnesorgane, aber auch die Motorik betreffen, sondern uns die Frage vorlegen, ob es abgesehen von der generellen Einstellung auf Aufmerksamkeit oder Abschließen von der Außenwelt eine vegetative Steuerung der Sinneseindrücke gibt, die zum Teil vielleicht im Dienste jener Systeme stehen mag.

Ähnlich wie die Empfindlichkeit der Muskelspindeln durch das System der γ-Fasern gesteigert wird[5], soll negativ durch antidrome Impulse über die Hinterwurzeln die Schwelle für sensible Afferenzen erhöht werden können, wobei wiederum nicht feststeht, ob es sich um eine Blockierung dieser letzteren oder um eine zentrifugal hervorgerufene Abstumpfung der Receptoren handelt[6]. Es wird allerdings betont, daß diese Effekte recht selten, regelmäßig erst nach Verminderung der Rückenmarkstemperatur festzustellen sind und daher keine große funktionelle Bedeutung haben können[7]. Einen weiteren Hinweis auf die Möglichkeit einer Beeinflussung der cutanen Sensibilität gibt die Beobachtung, daß ein an sich unterschwelliger taktiler Reiz durch Setzen eines zweiten ebensolchen innerhalb einer Zehntelsekunde bewußt gemacht werden kann; d. h. man empfindet dann beide[8].

Im visuellen System wurden zuerst centrifugale Einflüsse, zum Teil unbestimmter Herkunft, zum Teil von den vorderen Vierhügeln ausgehend nachgewiesen, welche die Tätigkeit der Retina verstärken, manchmal aber auch vermindern können[9]. Bei Reizung des Tractus opticus wurde aus der Retina ein

[1] ANDERSSON 1951a.   [2] ANDERSSON 1951a, HARRIS 1958.   [3] HOLLAND et al. 1959.
[4] ANDERSSON 1951b, HARRIS 1958, THEOBALD 1959.
[5] LEKSELL 1945, GRANIT und KAADA 1952.   [6] TOENNIS 1939.
[7] BARRON und MATTHEWS 1938.   [8] PIÉRON und SEGAL 1939.
[9] MOTOKAWA und EBE 1954, GRANIT 1955, WAGMAN und BATTERSBY 1959.

spät auftretendes Potential abgeleitet, das nur bei Einhaltung relativ langer Pausen (mehr als 1 sec) und schwacher Beleuchtung erscheint und dessen funktionelle Bedeutung unbekannt ist[1]. Endlich konnten im visuellen Cortex Impulse ausgelöst werden, welche die Tätigkeit des durch Stroboskop aktivierten Corpus geniculatum laterale vorwiegend hemmen, manchmal aber auch fördern. Sie werden ausdrücklich als extrareticulär angesprochen[2].

Etwas präziser sind gewisse Angaben aus dem Gebiete des Geruchssinnes, wo vom präpyriformen Cortex aus mäßigende Einflüsse auf den Bulbus olfactorius ausgeübt werden sollen, welche entweder dessen Erregbarkeit vermindern oder die Ankunft der entsprechenden Impulse verhindern[3]. Diese Regulierung der olfaktorischen und auch gustatorischen Eindrücke scheint u. a. mit der Nahrungsaufnahme in Zusammenhang zu stehen; denn mit zunehmender Zeit seit der letzten Mahlzeit soll sich die Schärfe des Geruchs- und Geschmackssinnes auf entsprechende Reize zuspitzen, während die Einnahme von Speisen die Schwelle sofort erhöht[4] (Abb. 37). Eigenartig ist in diesem Gebiet ein offenbar geschlechts- und hormongebundener Unterschied der Geruchssensibilität. Das sog. Exaltolid soll

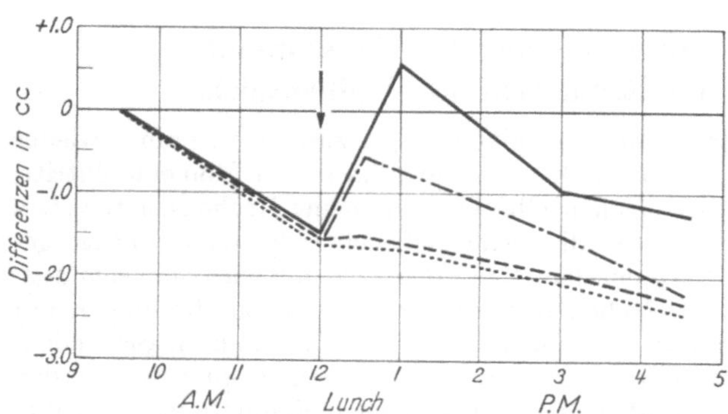

Abb. 37. Zunahme der Geruchsempfindlichkeit während des Fastens. Einnahme einer Mahlzeit bewirkt eine dem Außmaß entsprechende Schwellenerhöhung der olfaktorischen Wahrnehmungen (Nach Goetzl et al. 1951).

bei Männern keine oder nur eine kaum merkbare, bei Frauen jedoch eine ausgesprochene, aber vom Moment des Menstruationscyclus abhängige olfaktorische Empfindung auslösen[5].

Am besten orientiert sind wir über die Regulationen der Sinnesempfindungen bislang im Gebiete der akustischen Afferenzen. Rasmussen (1946) hat ein Bündel beschrieben, das von der Gegend der accessorischen Oliva superior aus gekreuzt bis zum Cortischen Organ und wahrscheinlich bis zu den Haarzellen verläuft. Wegen der schwachen Myelinisierung dachte er an eine vegetative Verbindung, und es konnte später gezeigt werden, daß Reizung dieses zentrifugalen Faszikels die akustisch bedingten Impulse tatsächlich herabsetzt oder gar aufhebt, und zwar sowohl in der Peripherie als auch an zentraler gelegenen Stellen[6]. Diese empfindlichkeitssteuernde Verbindung soll von der Hörrinde ausgehen und die Peripherie nach mindestens zwei Synapsen erreichen[7].

2. Etwas einfacher steht es mit den Apparaten, welche die *Pupillenweite* je nach Stärke des Lichteinfalls im Sinne eines Schutzmechanismus, andererseits aber gemäß dem allgemeinen Bereitschaftsgrad, bzw. der Aufmerksamkeit beeinflussen. Nach der klassischen Vorstellung bewirkt die Aktivierung des parasympathischen Oculomotoriusanteils („Binnenmuskelkerne") eine Verengerung,

---

[1] Dodt 1955, 1956.   [2] Widén und Ajmone Marsan 1961.   [3] Kerr und Hagbarth 1955.
[4] Goldschmidt et al. 1948, Goetzl und Stone 1947, Goetzl et al. 1951.
[5] Le Magnen 1953. Das bei Frauen ebenfalls festzustellende, schärfere Unterscheidungsvermögen für Farbnuancen wurde mir von Prof. Goldmann bestätigt; doch hatte der bekannte Ophthalmologe dafür auch keine Erklärung.
[6] Galambos 1956, Desmedt 1963.   [7] Rasmussen 1955.

diejenige des Sympathicus über das Centrum cilio-spinale eine Erweiterung der Pupille, wobei eine schon von SHERRINGTON nachgewiesene zentral organisierte, reziproke Innervation zur Geltung kommt. Die sympathische Bahn ist sehr lang und kann vom Cortex, vom Hypothalamus und wahrscheinlich vom Thalamus (Erweiterung auf Schmerzreize) aus aktiviert werden. Sie zieht dann im dorso-lateralen Teil der Formatio reticularis durch Pons, Oblongata und Cervicalmark bis zu den obersten Thorakalsegmenten, wo sie austritt, um nach Umschaltung im Ganglion cervicale superius als Nervi ciliares longi den Dilatator pupillae zu innervieren. Soweit es nicht Adaptationsphänomene betrifft, entspricht die Erweiterung der Pupillen einer allgemeinen Zunahme der Aktivität, welche u. a. durch Furcht, Schreck, Schmerz ausgelöst werden kann, während sich deren Verengerung im Schlaf vorwiegend durch ein Nachlassen des sympathischen Tonus erklärt. Um etwas ganz anderes handelt es sich bei der Pupilloconstriction bei Lichteinfall, nämlich um einen Schutzreflex, der bei Blenden bis auf den Facialis übergreifen und zum Schließen der Augen führen kann. Die diesbezüglichen Impulse gehen mit der Sehnervenbahn bis in die Area praetectalis[1], wo sie wahrscheinlich umgeschaltet werden, teilweise in der Commissura posterior und vielleicht in der Commissura posterior ventralis[2] kreuzen, um die sog. Binnenkerne des Oculomotorius zu erreichen. Von hier aus erreicht die efferente Bahn nach Umschaltung im Ganglion ciliare den Sphincter iridis. Das Zusammenspiel dieser beiden Mechanismen zeigt sich sehr schön, wenn man einem schlafenden Kind die Augen öffnet und sie belichtet: Zuerst erfolgt eine Dilatation als Zeichen der gesteigerten Aufmerksamkeit, des erwachenden Sympathicotonus, kurz darauf sieht man eine Verengerung als Schutzreflex gegen das einfallende Licht[3].

Die eben geschilderten Verhältnisse gelten für den Menschen und allem nach auch für den Affen[4], während Kaninchen, Katzen und wahrscheinlich Hunde offenbar selbst die aktivitätsbedingte Dilatation vorwiegend durch den Oculomotorius bewerkstelligen, so daß man zur Annahme von adrenergischen Fasern des Ganglion ciliare bei diesen Tieren gekommen ist[5]. Die gattungsbedingten Unterschiede mögen im übrigen mit der verschiedenen Lebensweise im Zusammenhang stehen[6].

Was die Akkommodation betrifft, so wird die Naheeinstellung mit Pupillenverengerung und Anspannung der Ciliarmuskeln vom Parasympathicus in Verbindung mit einer besonderen, die Konvergenz herbeiführenden und wahrscheinlich im Colliculus superior lokalisierten Innervation der äußeren Augenmuskelnerven bewerkstelligt. Die Einstellung auf „unendlich" könnte durch bloße Erschlaffung dieser Muskeln zustande kommen, doch wird hier manchmal auch eine aktive Beteiligung des Sympathicus angenommen[7].

Die *Tränensekretion* soll hier nur als Schutzmechanismus gegen Austrocknung oder anderweitige Gefährdung des Auges, nicht aber als emotionelles Ausdrucksmittel erwähnt werden. Eine regelmäßige Befeuchtung des Auges kommt durch den Lidschlag zustande, der automatisch zu funktionieren scheint. Mit dem Ophthalmicus laufende Fasern sollen dabei ein bulbäres Zentrum erregen, von wo aus efferent parasympathische, zunächst mit dem Facialis, dann über den Nervus

---

[1] RANSON und MAGOUN 1931.   [2] BUCHER und BÜRGI 1952.
[3] HESS, persönliche Mitteilung.
[4] WEINSTEIN und BENDER 1941, WARD und REED 1946. Daß ein Nachlassen des Sphinctertonus nicht zu einer vollständigen Pupillendilatation führt, sieht man eindeutig beim Hornerschen Syndrom.
[5] URYA und GELLHORN 1939, KUNTZ und RICHINS 1946, KUNTZ et al. 1946.
[6] HESS et al. 1949, HESS und KOELLA 1950.   [7] KUNTZ et al. 1946.

petrosus superficialis major zum Ganglion sphenopalatinum laufende Elemente die Sekretion anregen. Es ist jedoch möglich daß wie bei den meisten ekkrinen Drüsen auch hier sympathische Fasern ein Mitspracherecht haben. Eine Regulation der Tränensekretion macht sich vor allem als Schutzreflex dann geltend, wenn das Auge durch Alkalien, Säuren oder Fremdkörper gefährdet wird.

XI. Regulationen in höheren Abschnitten des ZNS.

1. Das mesodia- und anschließende telencephale Gebiet, insbesondere der Hypothalamus.

Geraume Zeit hat es so ausgesehen, als ob sich zwischen den klinischen Beobachtungen und den experimentellen Erfahrungen eine ständig größer werdende Kluft öffne, welche ein echtes Verständnis für die im Hypothalamus und den angrenzenden Gebieten organisierten Regulationen unmöglich machen würde. Die immer zahlreicheren Tierversuche sowie eine etwas vorsichtigere und kritischere Bewertung der Resultate, vielleicht auch genauere pathologisch-anatomische Kontrollen der Erkrankungsfälle, lassen jedoch heute eine Übereinstimmung aus den Erkenntnissen der beiden Forschungsgebiete zumindest voraussehen. Dies sei an einem kleinen Beispiel gezeigt.

Im Jahre 1900 veröffentlichte BABINSKI die Krankengeschichte eines an einem Hypophysentumor leidenden 17jährigen Mädchens, dessen genitalen Infantilismus er auf eine Schädigung dieser Drüse bezog. Eine gleichzeitig vorhandene Adipositas wurde zwar vermerkt, aber offenbar nicht als pathologisch betrachtet. Ein Jahr später berichtete FRÖHLICH (1901) über einen ebenfalls an einem Hypophysentumor erkrankten Jungen, bei welchem ihm eine namentlich den Stamm betreffende Fettsucht, daneben Sprödigkeit der Haare und ein Anflug von Myxödem aufgefallen waren. Daß die Hoden noch infantil waren, wurde bei dem 14jährigen Knaben offensichtlich nicht als krankhaft angesehen. Beide Autoren hielten die Symptome für Folgen einer Erkrankung des Hirnanhangs, während ERDHEIM (1904) auf Grund von Literaturangaben und eigenen Befunden darauf hinwies, daß nicht die Schädigung der Drüse, sondern diejenige der Basis cerebri, insbesondere der Umgebung des Infundibulums, wenigstens für die Fettsucht verantwortlich zu machen sei. Dieses später als adiposo-genitales Syndrom bezeichnete Zustandsbild gilt seither in der klinischen Literatur als Ausdruck einer teilweisen Zerstörung des Hypothalamus. Experimentell konnte ein dem Babinski-Fröhlichschen Syndrom analoger Zustand erst in den letzten Jahren hervorgerufen werden[1]. Solange man nämlich glaubte, die Reifung der Reproduktionsorgane und der periodische Wechsel ihrer Aktivität beruhten auf einem rein hormonalen Geschehen, solange man ferner die Adipositas nach Zerstörung der Gegend des Nucl. ventromedialis hypothalami nicht kannte, waren diese klinischen Beobachtungen nur schwer mit den Ergebnissen der experimentellen Forschung in Einklang zu bringen.

Umgekehrt weiß man heute, daß Läsionen dieses Gebietes auch beim Menschen zu mannigfachen Ausfällen führen können, die man früher zum Teil nicht einmal als organisch bedingt angesehen hätte, zu psychischen Veränderungen, Erregungszuständen bis zum maniakalischen Anfall, zu Orientierungsstörungen, aber auch zu Antriebsmangel und Schlafsucht, zu Diabetes insipidus, Wachstumsstörungen, ungenügender Thermoregulation, insbesondere Hyperthermie durch Mangel an Wärmeabgabe, zu Pubertas praecox, zu zirkulatorischen, respiratorischen, sekretorischen Veränderungen usw., alles Zeichen, die mit den

---

[1] CORBIN und SCHOTTELIUS 1960.

experimentellen Befunden durchaus in Einklang zu bringen sind[1]. Allerdings darf man bei diesem pathologischen Geschehen nie vergessen, daß die Geschwindigkeit, mit welcher sich ein Prozeß entwickelt, seine Natur und auch das Alter des Patienten das klinische Bild weitgehend beeinflussen[2]. Es ist aber jedenfalls bemerkenswert, wie vielfältige Erscheinungen durch eine kleine, umschriebene Schädigung dieser an sich winzigen Gehirngegend (etwa 1 cm³ Substanz, nicht einmal 4°/₀₀ des Gesamtgewichtes!) hervorgerufen werden können, selbst wenn wir die anschließenden Gebiete des Meso-dia-telencephalons miteinbeziehen, und dies gilt für die Klinik ebensogut wie für die experimentelle Forschung. Wegen der Bedeutung dieser Hirngegend für das vegetative Nervensystem scheint es uns zweckmäßig, eine gedrängte, vielfach auf Ausführungen meines Lehrers W. R. Hess beruhende Übersicht über die hier in Gang gesetzten Regulationen zu geben.

Die Steuerung der Atmung, des Kreislaufes, der Verdauung usw. wird auch nach Ausschaltung des Hypothalamus aufrechterhalten, es handelt sich also nicht um eine Regulierung der betreffenden Apparate, sondern um eine Einflußnahme auf ein an sich schon geordnetes Geschehen, zum Teil vielleicht im Sinne von Sollwertverstellungen. Dies scheint damit im Zusammenhang zu stehen, daß die diencephalen Organisationen mit komplexeren Vorgängen zu tun haben, mit Reproduktion und Wachstum, mit Schutz vor Überhitzung, mit Ernährung, Wasserhaushalt oder Umstellung auf Tätigkeit usw., d. h. mit Vorgängen, die sich gegenseitig beeinflussen und überdies die in der Oblongata und weiter peripherwärts gelegenen Mechanismen in sehr wechselvoller Weise lenken müssen. Dieses Zusammenspiel führt denn auch manchmal zu schwer verständlichen Resultaten, weil man im Tierversuch natürlich nicht das eine System, sagen wir die Nahrungsaufnahme, unter gleichzeitiger Ausschaltung der Wirkungen auf Wasserhaushalt, Homoiothermie, Reproduktion usw. erregen kann. Immerhin hat sich namentlich auf Grund der Arbeiten von Hess (1948, 1949, 1954) eine gewisse Klarheit in der Disposition dieser Maßnahmen ergeben.

Experimentell wurde schon von Karplus und Kreidl[3] festgestellt, daß Stimulierung des caudalen Hypothalamus, der „dynamogenen Zone" von Hess, eine allgemeine Erregung des sympathischen Systems hervorruft: Pupillendilatation, Piloerektion, Zunahme des Blutdrucks, der Herzfrequenz und der Atmung, Steigerung der motorischen Erregbarkeit, Glykogenolyse sowie Hemmung der gastrointestinalen Motilität und Sekretion. Hess (1954) betont ausdrücklich, daß diesen einzelnen Symptomen keine Foci entsprechen, daß es sich um eine „kollektive Vertretung" handelt, welche den Äußerungen des vegetativen Systems entspricht, wie sie unter physiologischen Verhältnissen bei körperlichen Leistungen als assoziierte Mechanismen wirksam werden. Auf Grund von ganz anderen Untersuchungen kommen Rushmer et al. (1960) zur Feststellung, daß ähnlich der Reizung des Sympathicus eine Stimulierung des Hypothalamus Umstellungen in der Atmung und im Kreislauf hervorruft, welche denjenigen bei normaler Tätigkeit entsprechen. Das Gebiet dieser Aktivierungssymptome erstreckt sich vom mittleren Hypothalamus bis zum zentralen Höhlengrau. (Abb. 38). Dieses Grundverhalten läßt sich jedoch an gewissen Stellen nicht rein darstellen, indem es sich mit Bewegungsdrang, Fluchtversuchen des Versuchstieres, mit maßloser Freßlust[4] vergesellschaftet oder zu Wutausbrüchen, zur „affektiven Abwehrreaktion"[5] (Abb. 39) führen kann, bei welcher die Katze mit maximal erweiterten

---

[1] Eine klare und ausführliche Zusammenstellung dieser Symptome mit sehr interessanten kasuistischen Mitteilungen findet sich bei Gagel 1953.
[2] Brouwer 1950.　　[3] Karplus 1928 (Übersichtsreferat), dazu Ranson und Magoun 1939.
[4] Brügger 1943.　　[5] Hess und Brügger 1943.

Pupillen und gesträubten Haaren faucht und zischt, die Ohren hin- und herschleudert und jeden sich ihr unvorsichtig Nähernden angreift.

Im vordern Hypothalamus, einerseits über die Area praeoptica bis zur Septumgegend, andererseits gegen den Thalamus ansteigend, ruft der elektrische Reiz Symptome hervor, die peripher vom Parasympathicus ausgelöst werden und die

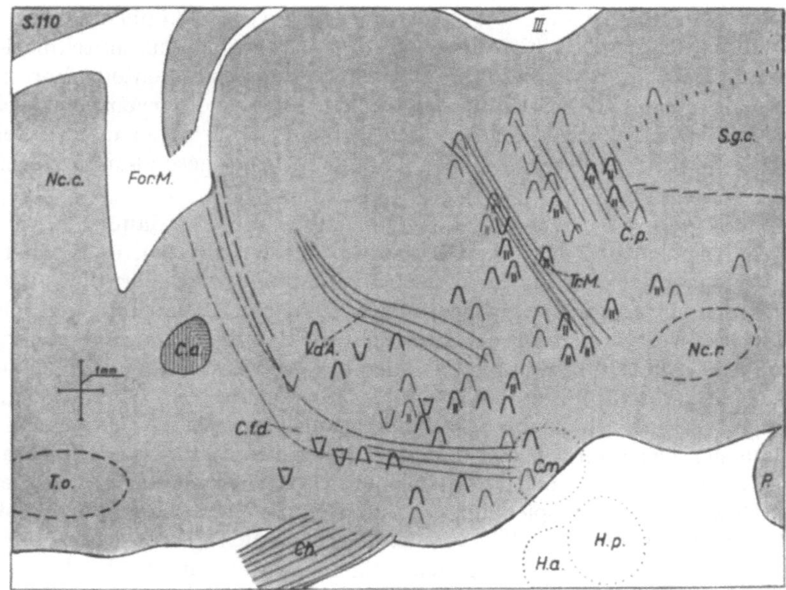

Abb. 38. Schematischer Parasagittalschnitt durch den vorderen Hirnstamm. Blutdruckanstieg (Bogen nach oben) und -abfall (Bogen nach unten). Häufung der ersteren in der dynamogenen Zone (Nach Hess 1954).

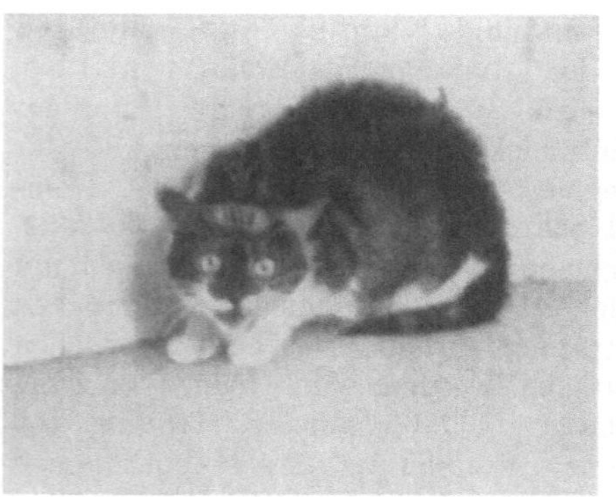
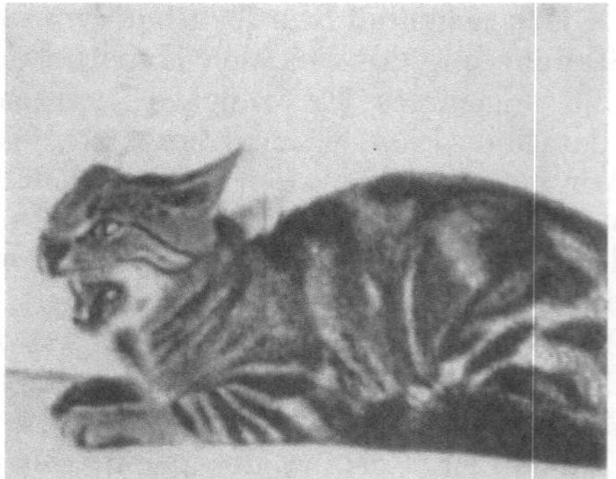

Abb. 39. Affektive Abwehrreaktion einer Katze durch hypothalamischen Reiz (Nach Hess 1954).

zum Teil als Stimulierung zentraler Repräsentanten von sensiblen Nerven angesehen werden mögen: Blutdruckabfall, Verlangsamung der Atmung, Harn- und Kotentleerung, Speichelfluß, Schnuppern, Leckautomatismen usw. Hier ruft jedoch die einzelne Reizstelle immer nur einen bestimmten Effekt hervor, es gibt keine „Kollektivvertretung", was durchaus mit unserer Überzeugung im Einklang steht, daß es einen allgemeinen Parasympathicotonus gar nicht geben kann. Herde in dieser Gegend können beim Menschen zu Geschäftigkeit, zu Überaktivität, zu maniakalischen Anfällen führen.

Eine Schwierigkeit für das Verständnis der hypothalamischen Organisation bietet nun allerdings der Umstand, daß gewisse Effekte gleicherweise oder fast gleicherweise durch Stimulierung anderer Hirngebiete erhalten werden können, was hier am Beispiel der affektiven Abwehrreaktionen aufgezeigt werden soll. Reizung des zentralen Höhlengraus ruft eine ganz analoge Reaktion hervor, was noch begreiflich wäre, wenn dieser Effekt nicht nach Ausschaltung des Hypothalamus unverändert erzielt werden könnte[1]. Damit aber nicht genug, man soll die affektive Abwehrreaktion mit nur geringfügigen Abweichungen in einzelnen Begleitsymptomen auch durch Reizung des Mandelkerns, der von ihm ausgehenden Stria terminalis bis zu ihrem „Bett", von da über die Area praeoptica bis zum Hypothalamus auslösen können[2]. Anatomisch gesehen stehen die beteiligten Strukturen zwar miteinander in Verbindung, aber man mag zunächst doch etwas verwundert sein, wenn man erfährt, daß der Komplex der Amygdala mit seinen 29 Symptomen[3] in die scheinbar viel eindeutigere hypothalamische Organisation miteinbezogen werden muß. Solche Beobachtungen deuten wahrscheinlich darauf hin, daß zumindest die höheren Regulationen nicht von einer Stelle, sondern von einem weit verzweigten System aus, das morphologisch gesehen aus verschiedenen, unter sich verbundenen Strukturen besteht, geleitet werden. Sie zeigen aber auch, wie weit wir von einem wahren Verständnis der zentralen Vorgänge noch entfernt sind.

Auch die Frage nach der allgemeinen Dämpfung und nach dem *Schlaf* ist nicht sehr einfach. HESS hat eine hypnogene Zone in die ventraleren Kerne der Massa intermedia verlegt, wo sehr fein myelinisierte Fasern, wahrscheinlich Kollateralen aus verschiedenen aszendierenden Systemen ankommen[4], über deren funktionelle Bedeutung wir nichts wissen. Mit besonderer Technik erzeugt ein Reiz in dieser Gegend bei der Katze Schlaf. HESS (1954) sagt aber selbst, daß zur Erreichung dieses Zieles eine ruhige Umgebung, eine geringe Spannung (0,5—2 Volt), eine niedrige Reizfrequenz (2—6 Hz) und periodisch unterbrochene Reizserien von 30—60 sec Vorbedingung sind. Man könnte nun einwenden, daß ein ausgesprochen schwacher, gleichförmig wiederholter Reiz an sich schon Schlaf induzieren kann, zumal bei einem Tier, das ohnehin den größeren Teil seines Lebens in diesem Zustande verbringt. Dann müßte man jedoch mit dieser Reizform an sehr unterschiedlichen Stellen Schlaf erzeugen können. Das ist nun tatsächlich der Fall, aber nur sehr bedingt. HESS (1944) hat selbst schlafähnliche Zustände, bzw. Symptome, wie man sie beim Einschlafen einer Katze feststellt, bei Reizung verschiedener Substrate beobachtet, des Nucleus caudatus vor allem, aber auch der Area praeoptica, der Gegend des Aquaeducteingangs usw. Neuerdings wird neben Massa intermedia und Schwanzkern auch der Hippocampus als Mitorganisator der Schlaffunktion angesprochen; ja man fand ähnliche Symptome bei Reizung des Subthalamus, der Capsula interna, der Substantia nigra[5].

Das alles deutet wohl darauf hin, daß die ventrale Massa intermedia keinesfalls ein autonomes Schlafzentrum darstellt, sondern höchstens als ein wichtiges Glied in einem weitverzweigten System betrachtet werden darf, welches überdies in engster Verbindung mit demjenigen des Wachseins stehen muß, so daß für den Schlaf sowohl Hemmung aktivitätssteigernder Afferenzen als auch direkt hypnogene Mechanismen ins Auge zu fassen wären und umgekehrt. Für das Vorhandensein der letzteren spricht eindrücklich der Umstand, daß es MONNIER[6] kürzlich gelungen ist, durch Injektion des Dialysates von Hirnblut eines schlafenden

---

[1] HUNSPERGER 1956. [2] FERNANDEZ DE MOLINA und HUNSPERGER 1959.
[3] GREEN et al. 1957. [4] BÜRGI und BUCHER 1960. [5] PARMEGGIANI 1962.
[6] MONNIER und HÖSLI 1965.

Kaninchens ein waches Tier zum Schlafen zu bringen, womit der früher immer wieder postulierte humorale Faktor konkrete Formen annimmt. Kornmüller u. Mitarb. (1961) hatten schon vorher in Experimenten mit gekreuztem Kreislauf gezeigt, daß von einem nach EEG-Kriterien schlafenden Spendertier aus beim Empfänger nach einer ziemlichen Latenzzeit (20—30 sec) ebenfals EEG-Schlafpotentiale erzeugt werden. Sie denken dabei an die Elaboration eines entsprechenden Stoffes durch die Neuroglia („Nebenzellen"). Ein „synteles" Zusammenspiel der an sich gegensätzlichen Weck- und Dämpfungsmechanismen würde auch der Beobachtung gerecht, daß das Bewußtsein dauernden Schwankungen unterworfen ist. Für Monnier und seine Schüler[1] handelt es sich bei der hypnogenen Zone von Hess um einen Teil der von ihm als „dämpfendes, intralaminäres Projektionssystem" bezeichneten und experimentell begründeten Organisation, welche er dem reticulo-thalamo-corticalen Projektionssystem, das die „arousal reaction" von Moruzzi u. Magoun (1949) hervorruft, gegenüberstellt.

Darf man aber einfach von Schlaf und Wachsein sprechen? Die alten Inder unterschieden die Zustände des Wachseins, des Schlafes mit Träumen und des tiefen traumlosen Schlafes als drei grundsätzlich verschiedene Vorgänge (so z. B. in der etwa 3000jährigen Mandukya Upanishad). Die neueste Forschung scheint diesen fernen Weisen insofern recht zu geben, als man elektroencephalo- und -myographisch sowie verhaltensmäßig bei den Säugetieren, in sehr geringem Maße auch bei Vögeln, nicht aber bei Reptilien, zwei ganz verschiedene Formen des Schlafes feststellen konnte[2]. Im sog. langsamen, von Jouvet auch telencephal genannten Schlaf leitet man von den Hirnstrukturen Spindeln und langsame Wellen ab und der Muskeltonus bleibt weitgehend erhalten, während im sog. paradoxen oder rhombencephalen Schlaf der Cortex eine dem Wachzustand ähnliche, desynchronisierte Tätigkeit aufweist, die Muskeln des Halses vollständig erschlaffen, dafür aber zahlreiche rasche Augenbewegungen auftreten. Letztere Form erscheint periodisch in ziemlich regelmäßigen Abständen und wird wahrscheinlich von der Substantia reticularis pontis in Gang gebracht. Die Interpretation des Phänomens ist allerdings noch sehr unsicher. Wegen der Augenbewegungen und anderer Verhaltenserscheinungen wird es vielfach auf das Träumen bezogen. Wenn man aber erfährt, daß diese Perioden regelmäßig erst nach dem Auftreten einer solchen mit langsamen Wellen einsetzen und praktisch nie das Wachsein ablösen, dabei jedoch täglich beobachten kann, wie man beim Einschlafen über die sog. hypnagogen Bilder zuerst in einen Traumzustand verfällt, kann man dieser Auffassung schwerlich folgen[3]. Da überdies Säuglinge und Jungtiere die zahlreichsten Perioden paradoxen Schlafes aufweisen, müßte man annehmen, daß das eben geborene, noch blinde Kätzchen mehr träumt als das erwachsene Tier. Jouvet sucht denn auch noch nach anderen Erklärungen, wobei er u. a. an biochemische, wahrscheinlich neurohumorale Prozesse denkt, die vielleicht mit dem Gedächtnis in Zusammenhang stehen. Sicher ist zur Zeit nur, daß dieses Phänomen existiert und Ausdruck einer besonderen Regulation sein muß.

Was das System der „arousal reaction" betrifft, das von der bulbo-mesencephalen Substantia reticularis, von Sub- und Hypothalamus zum Teil über die intralaminären Thalamuskerne zum Cortex aufsteigt, so scheint es den Grad des

---

[1] Tissot und Monnier 1958, 1959, Monnier 1963.

[2] Dement und Kleitman 1957, Dement 1958, Jouvet 1961, 1965.

[3] Kleitman behauptet zwar, beim Einschlafen träume man nie, wogegen jedoch zahlreiche Selbstbeobachtungen sprechen. — Für diese recht komplexen Fragen verweisen wir auf „The nature of sleep". Ciba foundation symposium 37 (1961) und „The physiological basis of mental activity". Electroenceph. clin. Neurophysiol., Suppl. 24 (1963).

Wachseins, bzw. der Aufmerksamkeit zu regulieren. In die diesbezüglich aktive Zone der Formatio reticularis convergieren sowohl somatische wie vegetative Afferenzen aus praktisch allen Gebieten, wobei sich die klassische Unterscheidung dieser beiden Systeme verflüchtigt. Es handelt sich übrigens nicht um eine Organisation, welche eine bestimmte Tätigkeit regelt, sei diese auf die Auseinandersetzung mit der Außenwelt oder auf die Homeostase der Binnenbedingungen gerichtet, sondern um ein ganz unspezifisches „sensorium commune", welches die Bereitschaft des Organismus ganz allgemein steuert. Hier verlieren somit die didaktisch so wertvollen Begriffe eines cerebrospinalen und eines vegetativ-autonomen Systems ihren Sinn.

Allerdings soll dieses Wecksystem auch im Stande sein, die sensorischen Afferenzen zu hemmen, was jeweils an der ersten Synapse geschieht, wo das Potential des ankommenden Impulses zwar unverändert bleibt, das dort entstehende jedoch verringert oder sogar ausgelöscht wird[1]. Es wird angenommen, daß dies einerseits Ausdruck einer Gewöhnung sein kann: Ein gleichförmig wiederholter Reiz vermindert die Aufmerksamkeit, obschon die von ihm in den primären corticalen Receptorgegenden erzeugten Potentiale unverändert bleiben[2]. Wie letztere trotz weitgehender Inhibition der Afferenzen zustande kommen, wird uns allerdings nicht gesagt. Andererseits soll z. B. ein akustischer Reiz keinen Aktivierungseffekt mehr aufweisen, wenn sich das Interesse auf einen visuellen, olfaktorischen oder sagen wir taktilen Reiz konzentriert. Diese Hemmung der Aufmerksamkeit für afferente Impulse, welche mit denjenigen in Konkurrenz treten könnten, denen sich der Organismus momentan zuwendet, soll ebenfalls durch das reticulo-thalamo-corticale Wecksystem bewerkstelligt werden[3]. Wie dieses an sich unspezifische Gebilde so spezialisierte Aufgaben bewältigt, wie es im weiteren mit den vom Cortex aus gesteuerten, im vorigen Kapitel erwähnten Förderungs- und Hemmungsmechanismen zusammenspielt, kann zur Zeit nicht gesagt werden.

2. Die „viscerale Rinde" und das limbische System.

Vegetative Effekte bei Reizung oder auch spontaner Aktivierung von Rindenanteilen wurden schon vor langer Zeit gesehen. Eine der ersten Stellungnahmen zu diesem Problem verdanken wir BECHTEREW (1887), der Beobachtungen von FERRIER über Reizeffekte aus der zweiten Temporalwindung kommentierte. Für den russischen Forscher handelte es sich dabei eindeutig um das corticale Geschehen begleitende, mimische Ausdrucksbewegungen. Es sei übrigens, fährt er fort, durchaus alltäglich, bei Stimulierung nicht motorischer Rindenanteile Veränderungen im Gebiet der Vasomotoren, der Herztätigkeit, der Atmung usw. zu sehen, die als angeborene Begleiterscheinungen der Affekte zu bewerten sind. SPENCER (1894) hat dann gezeigt, daß die Reizung insbesondere rhinencephaler Strukturen zu Atmungsstillstand und Blutdruckanstieg führen kann, eine regulatorisch gesehen schwer verständliche Situation, die aber bis heute dann und wann festgestellt wird. Im Beginn unseres Jahrhunderts tauchte dann die Idee einer visceralen Rinde auf, welche zunächst auf den ältesten neocorticalen Anteil, den Gyrus fornicatus sive cinguli, beschränkt war[4]. Dieses Gebilde wurde auch von PAPEZ (1937) zur Endstation des „stream of feeling" erkoren, welch letzterer im übrigen Hippocampus, Fornix, Hypothalamus, vordere Thalamuskerne und ihre gegenseitigen Verbindungen enthält. Diese Strukturen sollen einen harmo-

---

[1] HERNÁNDEZ-PEÓN und HAGBARTH 1955, HERNÁNDEZ-PEÓN et al. 1957.
[2] SHARPLESS und JASPER 1956.   [3] HERNÁNDEZ-PEÓN 1955.
[4] JACOB und ONELLI, zit. nach KARPLUS 1928.

nischen Mechanismus darstellen, welcher die bewußten Gefühlsempfindungen und deren Ausdrucksmittel organisiert. Dem eigentlichen limbischen System wurden später noch Teile des orbitofrontalen Cortex, die Insula, der Temporalpol und der Mandelkernkomplex als viscerale Rinde beigefügt[1].

Die Zahl der diesbezüglichen experimentellen Arbeiten ist Legion, aber die erhaltenen Resultate sind nach wie vor enttäuschend. Sie sind nicht nur widersprechend[2], sie sind äußerst inkonstant und oft nicht wiederholbar[3]. Es wird denn auch von „höchst variablen Reizeffekten[4], von „zugegebenermaßen inkonstanten Resultaten"[5], von der Unmöglichkeit einer Korrelation mit den anatomischen Daten[6] gesprochen. Am schlimmsten scheint es diesbezüglich mit Reizversuchen am wachen Menschen anläßlich von Hirnoperationen zu stehen: Bei 92 doppelseitigen Stimulierungen des vorderen Cingulum erhielt man insgesamt acht verschiedene und nicht wiederholbare Effekte[7]. Andererseits wurde festgestellt, daß Stimulierung und Zerstörung des Mandelkernes 18 verschiedene Reizsymptome und 11 verschiedene Ausfallserscheinungen hervorrufen könne, und dasselbe sei zu sagen vom Hippocampus, vom Cingulum, von der Stria terminalis, der Septumgegend und der Area entorhinalis[8]. Bei dieser Sachlage ist es außerordentlich schwer, sich ein Bild über den wahren Sachverhalt zu machen. Es soll jedoch trotzdem versucht werden, wenigstens eine vorläufige Gruppierung der vegetativen Rindeneffekte vorzunehmen.

Kommen wir zuerst auf die Bemerkung von Bechterew zurück, es könne sich um Begleiterscheinungen angeborener Ausdrucksbewegungen handeln. Dies scheint der Fall zu sein bei psychisch bedingtem Erröten und Erblassen, beim Herzklopfen in Erwartung eines freudigen oder beim Tränenvergießen über ein trauriges Ereignis. Ähnlich steht es, wenn aus Angst ein Schweißausbruch oder eine unwillkürliche Miktion eintritt, wenn ein Schreck den Atem verschlägt oder die Haare sich sträuben läßt, wenn einem aus Erregung „die Spucke wegbleibt" oder der Blutdruck ansteigt. Man braucht sich jedoch diese Situationen nur vorzustellen, um sofort einzusehen, daß es sich hierbei nicht um regulatorische Phänomene, sondern im Gegenteil um Störungen der normalen Regulationen handelt.

Eine zweite Gruppe cortical ausgelöster vegetativer Effekte steht im Zusammenhang mit den bedingten Reflexen. Die Abgrenzung gegen die eben erwähnten ist allerdings insofern nicht einfach, als man vielfach nicht weiß, was angeboren, was angelernt ist. Wir meinen hier übrigens nur die natürlich gewachsenen Reflexe, wie z. B. die Auslösung von Speichel- und Magensaftsekretion durch die Wahrnehmung der Nahrung, nicht dagegen die künstlich-experimentell erzeugten, wo ein Gongschlag die Saftabsonderung hervorrufen kann. Diese letzteren Befunde von Pawlow zeigen uns allerdings, wie leicht die corticale Ein-

---

[1] Es wird auch über viscerale Effekte bei Kleinhirnstimulierungen berichtet, auf die wir hier nicht eingehen möchten. Es sei nur an die kleinhirnlosen Hunde Rademakers erinnert, welche nie irgendwelche diesbezügliche Störung aufwiesen. Ein Widerhall im vegetativen Sektor bedeutet eben noch lange nicht einen regulatorischen Vorgang.

[2] So wird z. B. über Hypersexualität der männlichen Versuchstiere nach Zerstörung des Mandelkernes berichtet (Schreiner und Kling 1956, Green et al. 1957), während andere Forscher dieses Symptom ausdrücklich vermißten (Shealy und Peele 1957, Morgane und Kosman 1959).

[3] Zum Beispiel gastrointestinale Effekte bei 9 von 24 Versuchstieren (Ström und Uvnäs 1950), Atmungsbeschleunigung viermal, -verlangsamung 16mal, kein Effekt 18mal (Anand und Dua 1956), oder Atmungsstillstand, aber nur in etwa einem Drittel der Fälle (Dunsmore und Lennox 1950); Blutdruckanstieg, -abfall oder kein Effekt (Newman und Wolstencroft 1960) u. a. m.

[4] Landau 1953.   [5] Frontera 1956.   [6] Bond et al. 1957.   [7] Lewin und Whitty 1960.

[8] Green et al./1957.

flußnahme auf vegetatives Geschehen zu Entgleisungen führt. Die verschiedenen Geräusche der Zubereitung, Duft und Anblick der Speisen rufen auch beim Menschen Sekretionen hervor und das Gefühl des Appetites, der im Gegensatz zum Hunger auch als bedingter Reflex anzusehen ist und, nebenbei gesagt, ebenfalls zu Entgleisungen führen kann. Übrigens soll eine Reizung des Bulbus und Tractus olfactorius die Magentätigkeit ebenfalls anspornen[1], wobei man nicht weiß, ob dieses Phänomen angeboren oder erworben ist. Ähnlich verhält es sich mit einer leichten Vermehrung der Schweißsekretion in den Handballen, kurz bevor man ein Objekt erfaßt[2], erleichtert sie doch das Greifen. All diesen natürlich gewachsenen, bedingten Reflexen ist gemein, daß sie eine Reaktion anbahnen, ehe der periphere Reiz afferente Impulse aussendet.

Den bedingten Reflexen insofern verwandt, als sie ebenfalls erworben werden muß, ist die Fähigkeit, gewisse Vorgänge für kurze Zeit zu unterbrechen oder im Gegenteil zu beschleunigen. Wir meinen z. B. die Modifikation der Atmung im Dienste der Lautgebung und der Sprache, die Möglichkeit, eine Stuhlentleerung oder eine Miktion zurückzuhalten oder allenfalls vorsorglich zu provozieren. Auffallend ist, daß bei diesen Vorgängen stets quergestreifte Muskeln mit im Spiele sind. Als regulatorisch können sie jedoch höchstens im Sinne einer Anpassung an das soziale Leben betrachtet werden.

Eine weitere Reihe cortical ausgelöster vegetativer Effekte betrifft die vermehrte Durchblutung eines tätigen Muskels, deren Gegenteil, nämlich die Vasomotorenlähmung in paretischen Bezirken jedem Arzt bekannt ist. Experimentell kann man sie durch Reizung der motorischen Rinde im Gebiete des betreffenden Muskels selbst dann nachweisen, wenn letzterer infolge von Curarisierung nicht in Aktion treten kann[3]. Hier handelt es sich um eine hochspezialisierte Leistung, die in einem gewissen Sinne sicher als regulatorisch bezeichnet werden muß. Dazu gehören auch gewisse Beobachtungen bei Reizung rhinencephaler Strukturen, welche in zeitlich richtiger Folge die Symptome der Nahrungsaufnahme sich abwickeln lassen: Kaubewegungen, Speichelfluß, Schlucken mit gleichzeitigem, vorübergehenden Atemstillstand, Peristaltik des Oesophagus und Öffnung der Kardia[4].

Eine fünfte und letzte Gruppe stellen Effekte dar, welche durch Reizung einerseits der Orbitalfläche (vorwiegend Area 13 und 14 nach WALKER), andererseits des vordern Teils des Cingulums (Area 24) hervorgerufen werden. Sie sind aber uneinheitlich und können bei Änderung der Spannung, ja selbst ohne solche leicht in ihr Gegenteil umschlagen oder verschwinden. Man findet z. B. inspiratorischen Atemstillstand, verbunden mit Blutdruckanstieg und manchmal Herzverlangsamung[5]. Der Blutdruck kann aber auch fallen und die Ventilation zunehmen[6]. Man beschreibt ferner gastrointestinale Hemmung oder Förderung[7], Blasenkontraktion[8], Pupillendilatation[9], Piloerektion[10] u. a. Reizung verschiedener limbischer und rhinencephaler Strukturen führt zu Kau-, Schluck- und Leckbewegungen, zu

---

[1] ELIASSON 1952.   [2] DARROW 1937.
[3] GREEN und HOFF 1937, HOFF 1949, HOFF et al. 1951. Dagegen STÜRUP et al. 1935.
[4] GASTAUT 1952.
[5] SPENCER 1894, DELGADO und LIVINGSTON 1948, SACHS et al. 1949, KAADA 1951.
[6] SMITH 1945, KREMER 1947, WARD 1948, POOL und RANSOHOFF 1949, SPEAKMAN und BABKIN 1949, HOFFMAN und RASMUSSEN 1953, ANAND und DUA 1956, NEWMAN und WOLSTENCROFT 1960.
[7] BAILEY und SWEET 1940, BABKIN und KITE 1950, BABKIN und SPEAKMAN 1954, STRÖM und UVNÄS 1950, ELIASSON 1952, 1954.
[8] KREMER 1947, GELLHORN 1959.
[9] SMITH 1945, WARD 1948, KAADA et al. 1949, SACHS et al. 1949.
[10] SMITH 1945, WARD 1948.

Vokalisationen, tonischen und wurmförmigen Bewegungen des Stammes und der Extremitäten[1], während vom Gyrus cinguli her eher eine Hemmung der Motorik und sogar der Reflexe erzielt wird. Die Interpretation dieser Symptome ist zur Zeit noch schwierig, doch dürfen wir vielleicht mit HESS[2] ins Auge fassen, es könne sich bei Reizung der Orbitalgegend um Stimulierung corticaler Repräsentanten der Haut und Schleimhäute der Oralgegend handeln, worauf ja die Kau-, Leck- und Schluckbewegungen hinzuweisen scheinen. Von anderer Seite wird für viele Symptome auch eine sogar zweifache corticale Vertretung des Vagus in Betracht gezogen[3]. Doch, wie dem auch sei, man kann sich bei den erwähnten Befunden schwerlich mit der Vorstellung einer regulatorischen Tätigkeit befreunden. Was die im Cingulum erhaltenen Effekte betrifft, d. h. vorwiegend Blutdruckanstieg mit Stillegung der Atmung und der Motorik, so mag man hier auch an eine Schmerz- oder Schreckreaktion denken (es verschlägt einem den Atem, man ist starr vor Schreck), weshalb man diese Befunde auch den in der ersten Gruppe beschriebenen Symptomen zur Seite stellen könnte.

Zusammenfassend ist zu sagen, daß die Rinde, im Gegensatz zur Auffassung von FULTON (1949), u. E. nicht als oberste Instanz der vegetativen Regulation angesehen werden darf. Gewisse regulatorische Aktivitäten sind zwar zu erkennen, so bei den allerdings leicht zu Entgleisungen führenden bedingten Reflexen und bei der klaviaturartigen, vielleicht schon als effektorisch zu betrachtenden Aufteilung der Durchblutung für tätige Muskeln. Viel häufiger trifft man jedoch auf Irradiationen, ja geradezu auf cortical bedingte Störungen des vegetativen Geschehens.

Literatur.

ABRAHAMS, V. C., S. M. HILTON, and A. ZBROZYNA: Active muscle vasodilatation produced by stimulation of the brain stem: its significance in the defence reaction. J. Physiol. (Lond.) **154**, 491—513 (1960). — ADRIAN, E. D.: Afferent impulses in the vagus and their effect on respiration. J. Physiol. (Lond.) **79**, 332—358 (1933). — ADRIAN, E. D., and F. J. J. BUYTENDIJK: Potential changes in the isolated brain stem of the goldfish. J. Physiol. (Lond.) **71**, 121—135 (1931). — AIZAWA, T., Y. TAZAKI, and G. GOTOH: Cerebral circulation in cerebrovascular disease. Wld. Neurol. **2**, 635—648 (1961). — ÅKERMAN, B., B. ANDERSSON, E. FABRICIUS, and L. SVENSSON: Observations on central regulation of body temperature and of food and water intake in the pigeon (Columba livia). Acta physiol. scand. **50**, 328—336 (1960). — AKERT, K., u. F. KESSELRING: Kältezittern als zentraler Reizeffekt. Helv. physiol. pharmacol. Acta **9**, 290—295 (1951). — ALBERS, C.: Der Mechanismus des Wärmehechelns beim Hund. I. Die Ventilation und die arteriellen Blutgase während des Wärmehechelns. Pflügers Arch. ges. Physiol. **274**, 125—147 (1961a). ~ Der respiratorische Stoffwechsel während des Wärmehechelns. Pflügers Arch. ges. Physiol. **274**, 148—165 (1961b). ~ Die CO_2 Empfindlichkeit des Atemzentrums während des Wärmehechelns. Pflügers Arch. ges. Physiol. **274**, 166—183 (1961c). — ALEXANDER, R. S.: The effects of blood flow and anoxia on spinal cardiovascular centers. Amer. J. Physiol. **143**, 698—708 (1945). ~ Tonic and reflex functions of medullary sympathetic cardiovascular centers. J. Neurophysiol. **9**, 205—217 (1946). — AMANN, A., u. H. SCHAEFER: Über sensible Impulse im Herznerven. Pflügers Arch. ges. Physiol. **246**, 757—789 (1943). — AMOROSO, E. C., F. R. BELL, and H. ROSENBERG: The relationship of the vasomotor and respiratory regions in the medulla oblongata of the sheep. J. Physiol. (Lond.) **126**, 86—95 (1954). — ANAND, B. K.: Nervous regulation of food intake. Physiol. Rev. **41**, 677—708 (1961). — ANAND, B. K., and J. R. BROBECK: Localization of a "feeding center" in the hypothalamus of the rat. Proc. Soc. exp. Biol. (N.Y.) **77**, 323—324 (1951). ~ Hypothalamic control of food intake in rats and cats. Yale J. Biol. Med. **24**, 123—140 (1951/52). ~ Food intake and spontaneous activity of rats with lesions in the amygdaloid nuclei. J. Neurophysiol. **15**, 412—430 (1952). — ANAND, B. K., and S. DUA: Circulatory and respiratory changes induced by electrical stimulation of limbic system (visceral brain). J. Neurophysiol. **19**, 393—400 (1956). — ANAND, B. K., S. DUA, and KATE SCHOENBERG: Hypothalamic control of food intake in cats and monkeys. J. Physiol. (Lond.) **127**, 143—152 (1955). — ANDEREGGEN, PH., R. J. H. OBERHOLZER, et O. A. M. WYSS: Le mécanisme central des réflexes respiratoires d'origine vagale. II La

---

[1] KAADA 1951.   [2] HESS et al. 1951. Siehe auch ELIASSON 1952.
[3] KAADA 1951, HOFFMAN und RASMUSSEN 1953.

localisation du centre expirateur. Helv. physiol. pharmacol. Acta 4, 213—232 (1946). — ANDERSEN, H. T., B. ANDERSSON, and CH. GALE: Central control of cold defense mechanisms and the release of "endopyrogen" in the goat. Acta physiol. scand. 54, 159—174 (1962). — ANDERSEN, K. L., and B. HELLSTRÖM: Oxygen intake and thermal balance in naked young men during rest and sleep at various ambient temperatures. Acta physiol. scand. 50, 88—94 (1960). — ANDERSON, CH. H., M. McCALLY, and G. L. FARRELL: The effect of atrial stretch on aldosterone secretion. Endocrinology 64, 202—207 (1959). — ANDERSSON, B.: Some observations of the neuro-hormonal regulation of milkejection. Acta physiol. scand. 23, 1—7 (1951). ~ The effect and localisation of electric stimulation of certain parts of the brain stem in sheep and goats. Acta physiol. scand. 23, 8—23 (1951b). ~ Polydipsia caused by intrahpothalamic injections of hypertonic NaCl-solutions. Experientia (Basel) 8, 157—158 (1952). ~ The effect of injections of hypertonic NaCl-solutions into different parts of the hypothalamus of goats. Acta physiol. scand. 28, 188—201 (1953). ~ Cold defense reactions elicited by electrical stimulation within the septal area of the brain in goats. Acta physiol. scand. 41, 90—100 (1957). — ANDERSSON, B., C. C. GALE, and J. W. SUNDSTEN: Effect of chronic central cooling on alimentation and thermoregulation. Acta physiol. scand. 55, 177—188 (1962). — ANDERSSON, B., R. GRANT, and S. LARSSON: Central control of heat loss mechanisms in the goat. Acta physiol. scand. 37, 261—280 (1956). — ANDERSSON, B., S. LANDGREN, E. NEIL, and Y. ZOTTERMAN: Reflex augmentation of intestinal motility caused by stimulation of the superior laryngeal nerve. Acta physiol. scand. 20, 253—257 (1950). — ANDERSSON, B., and B. LARSSON: Influence of local temperature changes in the preoptic area and rostral hypothalamus on the regulation of food and water intake. Acta physiol. scand. 52, 75—89 (1961). — ANDERSSON, B., S. LARSSON, and N. PERSSON: Some characteristics of the hypothalamic "drinking centre" in the goat as shown by use of permanent electrodes. Acta physiol. scand. 50, 140—152 (1960). — ANDERSSON, B., and S. M. McCANN: A further study of polydipsia evoked by hypothalamic stimulation in the goat. Acta physiol. scand. 33, 333—346 (1955a). ~ Drinking, antidiuresis and milk ejection from electrical stimulation within the hypothalamus of the goat. Acta physiol. scand. 35, 191—201 (1955b). ~ The effect of hypothalamic lesions on water intake of the dog. Acta physiol. scand. 35, 312—320 (1955c). — ANDERSSON, B., and N. PERSSON: Pronounced hypothermia elicited by prolonged stimulation of the "heat loss centre" in unanesthetized goats. Acta physiol.scand. 41, 277—282 (1957). — ANDERSSON, B., N. PERSSON, and L. STRÖM: Post-stimulatory activity in the preoptic "heat loss centre" concomitant with persistent thermoregulatory responses. Acta physiol. scand. 50, 54—61 (1960). — ANDERSSON, S.: Inhibitory effects of hydrochloric acid in antrum and duodenum on gastric secretory responses to test meal in Pavlov and Heidenhain pouch dogs. Acta physiol. scand. 49, 231—241 (1960a). ~ Inhibitory effects of hydrochloric acid in the duodenum on gastrin stimulated gastric secretion in Heidenhain pouch dogs. Acta physiol. scand. 50, 105—112 (1960b). ~ Inhibitory effects of hydrochloric acid in antrum and duodenum on histamine-stimulated gastric secretion in Pavlov and Heidenhain pouch dogs. Acta physiol. scand. 50, 186—196 (1960c). — ANDERSSON, S., and L. OLBE: Gastric acid secretory responses to gastrin and histamine in dogs before and after vagal denervation of the gastric pouch. Acta physiol. scand. 60, 51—56 (1964). — ANTIA, F., C. E. ROSIERE, CHARLOTTE ROBERTSON, and M. I. GROSSMAN: Effect of vagotomy on gastric secretion and emptying time in dogs. Amer. J. Physiol. 166, 470—479 (1951). — ARNDT, J. O.: Diuresis induced by water infusion into the carotid loop and its inhibition by small hemorrhage. The competition of volume- and osmocontrol. Pflügers Arch. ges. Physiol. 282, 313—322 (1965). — ARNDT, J. O., H. REINECK u. O. H. GAUER: Ausscheidungsfunktion und Hämodynamik der Nieren bei Dehnung des linken Vorhofes am narkotisierten Hund. Pflügers Arch. ges. Physiol. 277, 1—15 (1963). — ASMUSSEN, E., E. H. CHRISTENSEN, and M. NIELSEN: Humoral or nervous control of respiration during muscular work. Acta physiol. scand. 6, 160—167 (1943). — ASMUSSEN, E., S. H. JOHANSEN, M. JØRGENSEN, and M. NIELSEN: The neurogenic factors in the regulation of respiration and circulation during muscular exercise. Acta physiol. scand., Suppl. 213, 19—20 (1963). — ASMUSSEN, E., and M. NIELSEN: Experiments on nervous factors controlling respiration and circulation during exercise employing blocking of the blood flow. Acta physiol. scand. 60, 103—111 (1964). — ÅSTRÖM, A.: On the action of combined carbon dioxide excess and oxygen deficiency on the regulation of breathing. Acta physiol. scand. 27, Suppl. 98 (1952). — AVIADO jr., D. M., and C. F. SCHMIDT: Cardiovascular and respiratory reflexes from the left side of the heart. Amer. J. Physiol. 196, 726—730 (1959). — AVIADO jr., D. M., T. H. LI, W. KALOW, C. F. SCHMIDT, G. L. TURNBULL, G. W. PERKIN, MARILYN E. HESS, and A. J. WEISS: Respiratory and circulatory reflexes from the perfused heart and pulmonary circulation in the dog. Amer. J. Physiol. 165, 261—277 (1951).

BABINSKI, J.: Tumeur du corps pituitaire sans acromégalie et avec arrêt de développement des organes génitaux. Rev. neurol. 8, 531—533 (1900). — BABKIN, B. P., and W. C. KITE jr.: Central and reflex regulation of motility of pyloric antrum. J. Neurophysiol. 13, 321—334 (1950). — BABKIN, B. P., and T. J. SPEAKMAN: Cortical inhibition of gastric motility. J.

Neurophysiol. 13, 55—63 (1950). — Bach, L. M. N.: The role of the bulbar facilitatory and inhibitory systems in vasomotor and respiratory activity. Fed. Proc. 7, 4 (1948). ~ Relationship between bulbar respiratory, vasomotor and somatic facilitatory and inhibitory areas. Amer. J. Physiol. 171, 417—435 (1952). — Bailey, P., and W. H. Sweet: Effects on respiration, blood pressure and gastric motility of stimulation of orbital surface and frontal lobe. J. Neurophysiol. 3, 276—281 (1940). — Baillie, P., and S. D. Morrison: The nature of the suppression of food intake by lateral hypothalamic lesions in rats. J. Physiol. (Lond.) 165, 227—245 (1963). — Baïsset, A., H. Demonte, L. Douste-Blazy et P. Montastruc: Effet de la distension de l'oreillette droite sur la sécrétion d'aldostérone du chien normal, vagotomisé ou hypophysectomisé. C. R. Soc. Biol. (Paris) 153, 1069—1071 (1959). — Ballin, R., and L. N. Katz: Observations on the localization of the receptor area of the Bainbridge reflex. Amer. J. Physiol. 135, 202—213 (1941/42). — Bannister, R. G., D. J. C. Cunningham, and D. G. Douglas: The carbon dioxide stimulus to breathing in severe exercise. J. Physiol. (Lond.) 125, 90—117 (1954). — Baratz, R. A., and R. C. Ingraham: Renal hemodynamics and antidiuretic release associated with volume regulation. J. Amer. Physiol. 198, 565—570 (1960). — Barbour, E. G.: Hypothalamic control of water movement in response to environmental temperature. Res. Publ. Ass. nerv. ment. Dis. 20, 449—485 (1940). — Barcroft, J.: Features in the architecture of physiological function. Cambridge: Cambridge University Press 1934. — Barcroft, H., K. D. Bock, H. Hensel u. A. H. Kitchin: Die Muskeldurchblutung des Menschen bei indirekter Erwärmung und Abkühlung. Pflügers Arch. ges. Physiol. 261, 199—210 (1955). — Barcroft, H., and A. F. Cobbold: The action of adrenaline on muscle blood flow and blood lactate in man. J. Physiol. (Lond.) 132, 372—378 (1956). — Bard, Ph.: Anatomical organization of the central nervous system in relation to control of the heart and blood vessels. Physiol. Rev. 40, Suppl. 4, 3—26 (1960). — Bargmann, W.: Über die neurosekretorische Verknüpfung von Hypothalamus und Hypophyse. Klin. Wschr. 27, 617—622 (1949). — Bargmann, W., u. W. Hild: Über die Morphologie der neurosekretorischen Verknüpfung von Hypothalamus und Neurohypophyse. Acta anat. (Basel) 8, 264—280 (1949). — Barraclough, Ch. A., and R. A. Gorski: Evidence that the hypothalamus is responsible for androgen-induced sterility in the female rat. Endocrinology 68, 68—79 (1961). — Barron, D. H., and B. H. C. Matthews: Dorsal root reflexes. J. Physiol. (Lond.) 94, 26P—27P (1938). — Bartter, F. C., I. H. Mills, and D. S. Gann: Increase in aldosterone secretion by carotid artery constriction in the dog and its prevention by thyro-carotid junction denervation. J. clin. Invest. 39, 1330—1336 (1960). — Baumgarten, R. v., K. Balthasar u. H. P. Koepchen: Über ein Substrat atmungsrhythmischer Erregungsbildung im Rautenhirn der Katze. Pflügers Arch. ges. Physiol. 270, 504—528 (1960). — Baumgarten, R. v., A. v. Baumgarten u. K.-P. Schaefer: Beitrag zur Lokalisationsfrage bulboreticulärer Neurone der Katze. Pflügers Arch. ges. Physiol. 264, 217—227 (1957). — Baumgarten, R. v., u. S. Nakayama: Spontane und reizbedingte Änderungen der antidromen Erregbarkeit von bulbären respiratorischen Nervenzellen der Katze. Pflügers Arch. ges. Physiol. 281, 245—258 (1964). — Bayliss, W. M.: On the origin from the spinal cord of the vaso-dilator fibres of the hind-limb, and on the nature of these fibres. J. Physiol. (Lond.) 26, 173—209 (1900/01). — Bazett, H. C.: Blood temperature and its control. Amer. J. med. Sci. 218, 483—492 (1949). — Beach, F. A.: Effects of brain lesions upon running activity in male rats. J. comp. Psychol. 31, 145—179 (1941). — Beattie, J., and D. Sheehan: The effects of hypothalamic stimulation on gastric motility. J. Physiol. (Lond.) 81, 218—227 (1934). — Bechterew, W.: Die Bedeutung der Sehhügel auf Grund von experimentellen und pathologischen Daten. Virchows Arch. path. Anat. 110, 322—365 (1887). — Behmann, F. W.: Wärmebilanz bei künstlicher Hyperthermie. Ein Beitrag zum Problem der Ökonomie des Kältezitterns. Pflügers Arch. ges. Physiol. 263, 166—187 (1956). — Bein, H. J., and H. Helmich: Über afferente Vagusfasern. Helv. physiol. pharmacol. Acta 7, C40 (1949). — Benzinger, T. H.: On physical heat regulation and the sense of temperature in man. Proc. nat. Acad. Sci. (Wash.) 45, 645—659 (1959). ~ The sensory receptor organ and quantitative mechanism of human temperature control in warm environment. Fed. Proc., Suppl. 5, 32—41 (1960). ~ The diminution of thermoregulatory sweating during cold-reception at the skin. Proc. nat. Acad. Sci. (Wash.) 47, 1683—1688 (1961). ~ The human thermostat. Sci. Amer. 204, 134—147 (1961). — Benzinger, T. H., A. W. Pratt, and Charlotte Kitzinger: The thermostatic control of human metabolic heat production. Proc. nat. Acad. Sci. (Wash.) 47, 730—739 (1961). — Berde, B. v.: Über die Bedeutung der hormonalen Wärmeregulation. Schweiz. med. Wschr. 77, 1367—1369 (1947). — Bessou, P., P. Dejours et Y. Laporte: Effets ventilatoires réflexes de la stimulation de fibres afférentes de grand diamètre, d'origine musculaire, chez le chat. C. R. Soc. Biol. (Paris) 153, 477—481 (1959) und (gleichlautend) J. Physiol. (Paris) 51, 400—401 (1959). — Bianconi, R., and J. H. Green: Pulmonary baroreceptors in the cat. Arch. ital. Biol. 97, 305—315 (1959). ~ The right subclavian body. Arch. ital. Biol. 98, 1—9 (1960). — Binet, L., et M. Burstein: Sur l'innervation vasomotrice de la patte postérieure chez le chien. C.R. Soc. Biol. (Paris) 142, 283—286

(1948a). ∼ Sur l'action vasoconstrictrice périphérique de l'adrénaline. C. R. Soc. Biol. (Paris) **142**, 476—479 (1948b). — BIRZIS, LUCY, and A. HEMINGWAY: Shivering as a result of brain stimulation. J. Neurophysiol. **20**, 91—99 (1957a). ∼ Efferent brain discharge during shivering. J. Neurophysiol. **20**, 156—160 (1957b). — BLAIR, D. A., W. E. GLOVER, and I. C. RODDIE: Cutaneous vasomotor nerves to the head and trunk. J. appl. Physiol. **16**, 119—122 (1961). — BLIGH, J.: A comparison of the temperature of the blood in the pulmonary artery and in the bicarotid trunk of the calf during thermal polypnoea. J. Physiol. (Lond.) **136**, 404—412 (1957). ∼ The receptors concerned in the thermal stimulus to panting in sheep. J. Physiol. (Lond.) **146**, 142—151 (1959). — BOCK, K. D., H. HENSEL u. J. RUEF: Die Wirkung von Adrenalin und Noradrenalin auf die Muskel- und Hautdurchblutung des Menschen. Pflügers Arch. ges. Physiol. **261**, 322—333 (1955). — BOEKE, J.: Innervations-studien. XII. Das Problem der interstitiellen Zellen in der nervösen Endformation. Acta neerl. Morph. **5**, 131—179 (1943). ∼ Sympathischer Grundplexus contra Terminalreticulum. Acta neuroveg. (Wien) **2**, 31—40 (1951). — BOGDANOVE, E.-M., and H. C. SCHOEN: Precocious sexual development in female rats with hypothalamic lesions. Proc. Soc. exp. Biol. (N.Y.) **100**, 664—669 (1959). — BOMAN, K. K. A.: Elektrophysiologische Untersuchungen über die Thermoreceptoren der Gesichtshaut. Acta physiol. scand. **44**, Suppl. 149 (1958). — BOND, D. D., C. T. RANDT, T. G. BIDDER, and V. ROWLAND: Posterior septal, fornical and thalamic lesions in the cat. Arch. Neurol. Psychiat. (Chic.) **78**, 143—162 (1957). — BONVALLET, MARTHE et P. DELL: Recherches sur la diurèse provoquée chez l'animal normal et hypophysectomisé. Influence de la température. Arch. int. Physiol. **54**, 273—291 (1946). ∼ Activité du centre respiratoire bulbaire pendant l'installation de la polypnée thermique. C. R. Soc. Biol. (Paris) **142**, 132—135 (1948). — BONVALLET, MARTHE, P. DELL, F. S. STUTINSKY et M. BEAUVALLET: Rôle du système supraoptico-hypophysaire dans le contrôle du métabolisme de l'eau au cours de réactions de régulation thermique. C. R. Soc. Biol. (Paris) **142**, 937—941 (1948). — BOOTH, G., and J. M. STRANG: Changes in temperature of the skin following the ingestion of food. Arch. intern. Med. **57**, 533—537 (1936). — BORISON, H. L.: Electrical stimulation of the neural mechanism regulating spasmodic respiratory acts in the cat. Amer. J. Physiol. **154**, 55—62 (1948). ∼ Effect of ablation of medullary emetic chemoreceptor trigger zone on vomiting responses to cerebral intraventricular injection of adrenaline, apomorphine and pilocarpine in the cat. J. Physiol. (Lond.) **147**, 172—177 (1959). — BORISON, H. L., and S. C. WANG: Localization of the central mechanism of emesis. Fed. Proc. **8**, 13 (1949a). ∼ Functional localization of central coordinating mechanism for emesis in cat. J. Neurophysiol. **12**, 305—324 (1949b). — BOYD, T. E., and C. A. MAASKE: Vagal inhibition of inspiration, and accompanying changes of respiratory rhythm. J. Neurophysiol. **2**, 533—542 (1939). — BREBNER, D. F., and D. McK. KERSLAKE: The effect of cyclical heating of the front of the trunk on the forearm sweat. J. Physiol. (Lond.) **158**, 144—153 (1961). — BREBNER, D. F., D. McK. KERSLAKE, and J. L. WADDELL: The effect of atmospheric humidity on the skin temperatures and sweat rates of resting men at two ambient temperatures. J. Physiol. (Lond.) **144**, 299—306 (1958). — BRECKENRIDGE, C. G., and H. E. HOFF: Pontine and medullary regulation of respiration in the cat. Amer. J. Physiol. **160**, 385—394 (1950). ∼ Ischemic and anoxic dissolution of the supramedullary control of respiration. Amer. J. Physiol. **175**, 449—457 (1953). — BRENDEL, W.: Die Bedeutung der Hirntemperatur für die Kältegegenregulation. I. Der Einfluß der Hirntemperatur auf den respiratorischen Stoffwechsel des Hundes in thermoindifferenter Umgebung. Pflügers Arch. ges. Physiol. **270**, 607—627 (1960a). ∼ Die Bedeutung der Hirntemperatur für die Kältegegenregulation. II. Der Einfluß der Hirntemperatur auf den respiratorischen Stoffwechsel des Hundes unter Kältebelastung. Pflügers Arch. ges. Physiol. **270**, 628—647 (1960b). ∼ Die Bedeutung der Hirntemperatur für die Kältegegenregulation. III. Der Einfluß der Hirntemperatur auf den Kreislauf des Hundes. Pflügers Arch. ges. Physiol. **270**, 648—656 (1960c). BROBECK, J. R.: Neural regulation of food intake. Ann. N.Y. Ac. Sci. **63**, 44—55 (1955). — BRODIE, D. A., and H. L. BORISON: Evidence for a medullary inspiratory pacemaker. Functional concept of central regulation of respiration. Amer. J. Physiol. **188**, 347—354 (1957). — BROOKHART, J. M., F. L. DEY, and S. W. RANSON: Failure of ovarian hormones to cause mating reactions in spayed guinea pigs with hypothalamic lesions. Proc. Soc. exp. Biol. (N.Y.) **44**, 61—64 (1940). — BROOKS, C. McC.: Activity and the development of obesity. Fed. Proc. **5**, 12 (1946). — BROOKS, C. McC., R. A. LOCKWOOD, and M. L. WIGGINS: A study of the effect of hypothalamic lesions on the eating habits of the albino rat. Amer. J. Physiol. **147**, 735—741 (1946). — BROUWER, B.: Positive and negative aspects of hypothalamic disorders. J. Neurol. Neurosurg. Psychiat. **13**, 16—23 (1950). — BROWN, A. M.: Mechanoreceptors in or near the coronary arteries. J. Physiol. (Lond.) **177**, 203—214 (1965). — BRÜGGER, MELITTA: Freßtrieb als hypothalamisches Syndrom. Helv. physiol. pharmacol. Acta **1**, 183—198 (1943). — BUCHER, VERENA M., and S. BÜRGI: Some observations on the fiber connections of the di- and mesencephalon in the cat. II. Fiber connections of the pretectal region and the posterior commissure. J. comp. Neurol. **96**, 139—178 (1952). — BÜLBRING, EDITH, and J. H. BURN:

The sympathetic dilator fibres in the muscles of the cat and dog. J. Physiol. (Lond.) **83**, 483—501 (1935). — Bülbring, Edith, and A. Crema: The release of 5-hydroxytryptamine in relation to pressure exerted on the intestinal mucosa. J. Physiol. (Lond.) **146**, 18—28 (1959a). ~ The action of 5-hydroxytryptamine, 5-hydroxytryptophan and reserpine on the intestinal peristalsis in anaesthetized guinea-pigs. J. Physiol. (Lond.) **146**, 29—53 (1959b). — Bülbring, Edith, and R. C. Y. Lin: The effect of intraluminal application of 5-hydroxytryptamine and 5-hydroxytryptophan on peristalsis; the local production of 5-hydroxytryptamine and its release in relation to intraluminal pressure and propulsive activity. J. Physiol. (Lond.) **140**, 381—407 (1958). — Bürgi, S.: Zur Physiologie und Pharmakologie der überlebenden Arterie. Helv. physiol. pharmacol. Acta **2**, 345—365 (1944). ~ Les régulations neuro-végétatives. Paris: G. Doin & Cie. 1953. — Bürgi, S., u. Verena M. Bucher: Markhaltige Fasern des zentralen Höhlengraus bei der Katze. Arch. Psychiat. Nervenkr. **201**, 218—238 (1960). — Burgess, W. W. A., A. M. Harway, and E. K. Marshall jr.: The site of the antidiuretic action of pituitary extract. J. Pharmacol. exp. Ther. **49**, 237—249 (1933). — Burns, B. D., and G. C. Salmoiraghi: Repetitive firing of respiratory neurones during their burst activity. J. Neurophysiol. **23**, 27—46 (1960). — Bustamante, M.: Experimentelle Untersuchungen über die Leistungen des Hypothalamus, besonders bezüglich der Geschlechtsreifung. Arch. Psychiat. Nervenkr. **115**, 419—468 (1943).

Cannon, P., and W. R. Keatinge: The metabolic rate and heat loss of fat and thin men in heat balance in cold and warm water. J. Physiol. (Lond.) **154**, 329—344 (1960). — Cannon, W. B.: The acid control of the pylorus. Amer. J. Physiol. **20**, 283—322 (1907). ~ Bodily changes in pain, hunger, fear and rage, 2nd edit. New York and London: D. Appleton & Co. 1929. ~ The wisdom of the body. London: Kegan Paul, Trench, Trubner & Co. Ltd. 1932. — Cannon, W. B., and A. Rosenblueth: Autonomic neuro-effector systems. New York: Macmillan Co. 1937. — Carlson, L. D., D. Pearl, and W. Scheyer: Effects of temperature and work on metabolism and heat loss in man. Amer. J. Physiol. **179**, 625 (Proc.) (1954). — Carlyle, A., and J. Grayson: Factors involved in the control of cerebral blood flow. J. Physiol. (Lond.) **133**, 10—30 (1956). — Carrier jr., O., J. R. Walker, and A. C. Guyton: Role of oxygen in autoregulation of blood flow in isolated vessels. Amer. J. Physiol. **206**, 951—954 (1964). — Celander, O.: The range of control exercised by the "sympathico-adrenal system." Acta physiol. scand. **32**, Suppl. 116 (1954). ~ Are there any centrally controlled sympathetic inhibitory fibres to the musculature of the intestine? Acta physiol. scand. **47**, 299—309 (1959). — Celander, O., and B. Folkow: A comparison of the sympathetic vasomotor fibre control of the vessels within the skin and the muscles. Acta physiol. scand. **29**, 241—250 (1953). — Chambers, R., and B. W. Zweifach: Topography and function of the mesenteric capillary circulation. Amer. J. Anat. **75**, 173—206 (1944). ~ Functional activity of the blood capillary bed, with special reference to visceral tissue. Ann. N.Y. Acad. Sci. **46**, 683—695 (1946). — Chambers, W. W., and W. F. Windles: Site of action of bacterial pyrogen in cats with central nervous system lesions. Fed. Proc. **6**, 89 (1947). — Chatfield, P. O.: Salivation in response to localized stimulation of the medulla. Amer. J. Physiol. **133**, 637—641 (1941). — Chauchard, B., et P.: Contribution chronaximétrique à l'étude de la vasodilatation "antidromique". C. R. Soc. Biol. (Paris) **137**, 329—330 (1943). — Chauchard P.: Les mécanismes de la régulation nerveuse des organes végétatifs. Thèse méd. Paris No 664, Vigot frères. 1939. — Chorobski, J., and W. Penfield: Cerebral vasodilator nerves and their pathway from the medulla oblongata. Arch. Neurol. Psychiat. (Chic.) **28**, 1257—1289 (1932). — Cizek, L. J., and M. J. Gregersen: Effect of intravenous injection of hypertonic saline on salivary secretion in dogs. Fed. Proc. **9**, 25—26 (1949). — Clark, G., H. W. Magoun, and S. W. Ranson: Hypothalamic regulation of body temperature. J. Neurophysiol. **2**, 61—80 (1939). — Clegg, M. T., and W. F. Ganong: The effect of hypothalamic lesions on the ovarian function in the ewe. Endocrinology **67**, 179—186 (1960). — Clemente, C. D., J. Sutin, and J. T. Silverstone: Changes in the electrical activity of the medulla on the intravenous injection of hypertonic solutions. Amer. J. Physiol. **188**, 193—198 (1957). — Cobb, St., and J. E. Finesinger: Cerebral circulation. XIX The vagal pathway of the vasodilator impulses. Arch. Neurol. Psychiat. (Chic.) **28**, 1243—1256 (1932). — Code, Ch. F., and G. Watkinson: Importance of vagal innervation in the regulatory effect of acid in the duodenum on gastric secretion of acid. J. Physiol. (Lond.) **130**, 233—252 (1955). — Coleridge, H. M., J. C. G. Coleridge, and C. Kidd: Cardiac receptors in the dog, with particular reference to 2 types of afferent endings in the ventricular wall. J. Physiol. (Lond.) **174**, 323—339 (1964). — Coleridge, J. C. G., and C. Kidd: Electrophysiological evidence of baroreceptors in the pulmonary artery. J. Physiol. (Lond.) **150**, 319—331 (1960). — Coleridge, J. C. G., C. Kidd, and J. A. Sharp: The distribution and histology of baroreceptors in the pulmonary artery, with some observations on the sensory innervation of the ductus arteriosus. J. Physiol. (Lond.) **156**, 591—602 (1961). — Collin, R., et F. Stutinsky: Les problèmes posés par la neurohypophyse. J. Physiol. (Paris) **41**, 7—118 (1949). — Collins, K. J., F. Sargent, and J. S. Weiner: Excitation and depression of eccrine sweat glands by acetylcholine, acetyl-β-methylcholine and adrenaline. J. Physiol. (Lond.) 148, 592—614 (1959). — COMROE jr., J. H.: The effects of direct chemical and electrical stimulation of the respiratory center in the cat. Amer. J. Physiol. 139, 490—498 (1943). — COMROE jr., J. H., and C. F. SCHMIDT: Reflexes from the limbs as a factor in the hyperpnea of muscular exercise. Amer. J. Physiol. 138, 536—547 (1943). — COOPER, K. E., R. H. JOHNSON, and J. M. K. SPALDING: The effects of central body and trunk skin temperatures on reflex vasodilatation in the hand. J. Physiol. (Lond.) 174, 46—54 (1964). — COOPER, K. E., HELEN M. FERRES, and L. GUTTMANN: Vasomotor responses in the foot to raising body temperature in the paraplegic patient. J. Physiol. (Lond.) 136, 547—555 (1957). — COOPER, K. E., and D. McK. KERSLAKE: Abolition of nervous reflex vasodilatation by sympathectomy of the heated area. J. Physiol. (Lond.) 118, 18—29 (1953). — CORBIN, A., and B. A. SCHOTTELIUS: Effect of posterior hypothalamic lesions on sexual maturation of immature female albino rats. Proc. Soc. exp. Biol. (N.Y.) 103, 208—210 (1960). ~ Hypothalamic neurohormonal agents and sexual maturation of immature female rats. Amer. J. Physiol. 201, 1176—1180 (1961). — CORDIER, D., et C. HEYMANS: Le centre respiratoire. Ann. Physiol. 11, 535—757 (1935). — CORT, J. H., and R. A. McCANCE: The neural control of shivering in the pig. J. Physiol. (Lond.) 120, 115—121 (1953). — COSTAL, M., J. AUSMAN, S. WOLDRING, and G. OWENS: Selective brain cooling produced by cerebral ventricular perfusion. Neurology (Minneap.) 14, 244—246 (1964). — COTTLE, W. H., and L. D. CARLSON: Regulation of heat production in cold-adapted rats. Proc. Soc. exp. Biol. (N.Y.) 92, 845—849 (1956). — COWGILL, G. R.: The energy factor in relation to food intake: experiments on the dog. Amer. J. Physiol. 85, 45—64 (1928). — CRITCHLOW, V.: Blockade of ovulation in the rat by mesencephalic lesions. Endocrinology 63, 596—610 (1958). — CROCKFORD, G. W., R. F. HELLON, and J. PARKHOUSE: Thermal vasomotor responses in human skin mediated by local mechanisms. J. Physiol. (Lond.) 161, 10—20 (1962). — CROSS, B. A., and J. D. GREEN: Activity of single neurones in the hypothalamus: effect of osmotic and other stimuli. J. Physiol. (Lond.) 148, 559—569 (1959). — CUÉNOD, M.: Réflexes proprioceptifs du diaphragme chez le lapin. Helv. physiol. pharmacol. Acta 19, 360—372 (1961). — CURRIE, J. C. M., and ELISABETZ ULLMANN: Polyuria during experimental modifications of breathing. J. Physiol. (Lond.) 155, 438—455 (1961).

DALY, M. DE BURGH, and JULIE L. HAZZLEDINE: The effects of artificially induced hyperventilation on the primary cardiac reflex response to stimulation of the carotid body chemoreceptors. J. Physiol. (Lond.) 163, 32—33P. (1962). — DALY, M. DE BURGH, and A. SCHWEITZER: Reflex bronchomotor responses to stimulation of receptors in the regions of the carotid sinus and arch of the aorta in the dog and cat. J. Physiol. (Lond.) 113, 442—462 (1951). ~ The contribution of the vasosensory areas to the reflex control of bronchomotor tone. J. Physiol. (Lond.) 116, 35—58 (1952). ~ The effects of stimulation of the carotid sinus baroreceptors upon the pulmonary arterial blood pressure in the dog. J. Physiol. (Lond.) 131, 220—242 (1956). — DALY, M. DE BURGH, and MARY J. SCOTT: The cardiovascular responses to stimulation of the carotid body chemoreceptors in the dog. J. Physiol. (Lond.) 165, 179—197 (1963). — DANIELS jr., F., and P. T. BAKER: Relationship between body fat and shivering in air at 15⁰ C. J. appl. Physiol. 16, 421—425 (1961). — DARROW, C. W.: Neural mechanism controlling the palmar galvanic skin reflex and palmar sweating: a consideration of available literature. Arch. Neurol. Psychiat. (Chic.) 37, 641—663 (1937). — DASGUPTA, S. R.: Effect of frontal section through the hypothalamus on respiration in diencephalic cats. Amer. J. Physiol. 186, 139—141 (1956). — DAVIDSON, J. M., A. N. CONTOPOULOS, and W. F. GANONG: Decreased gonadotrophic hormone content of the anterior pituitary gland in dogs with hypothalamic lesions. Endocrinology 66, 735—740 (1960). — DAVIS, H. L., W. S. FOWLER, and E. H. LAMBERT: Effect of volume and rate of inflation and deflation on transpulmonary pressure and response of the pulmonary stretch receptors. Amer. J. Physiol. 187, 558—566 (1956). — DAVIS, J. O.: Mechanisms regulating the secretion and metabolism of aldosterone in experimental secondary hyperaldosteronism. Recent Progr. Hormone Res. 17, 293—331 (1961). — DAVIS, J. O., CH. C. J. CARPENTER, C. R. AYERS, J. E. HOLMAN, and R. C. BAHN: Evidence for secretion of aldosterone-stimulating hormone by the kidney. J. clin. Invest. 40 (I), 684—696 (1961). — DAVIS, T. R. A., D. R. JOHNSTON, F. C. BELL, and B. J. CREMER: Regulation of shivering and non-shivering heat production during acclimation of rats. Amer. J. Physiol. 198, 471—475 (1960). — DAWES, G. S., J. C. MOTT, and J. G. WIDDICOMBE: Respiratory and cardiovascular reflexes from the heart and lungs. J. Physiol. (Lond.) 115, 258—291 (1951). — DEJOURS, P.: La régulation de la ventilation au cours de l'exercice musculaire chez l'homme. J. Physiol. (Paris) 51, 163—261 (1959). — DEJOURS, P., J. C. MITHOEFER, and JEANNE RAYNAUD: Evidence against the existence of specific ventilatory chemoreceptors in the legs. J. appl. Physiol. 10, 367—371 (1957). — DELGADO, J. M. R., and B. K. ANAND: Increase of food intake by electrical stimulation of the lateral hypothalamus. Amer. J. Physiol. 172, 162—168 (1953). — DELGADO, J. M. R., and R. LIVINGSTON: Some respiratory, vascular and thermal responses to stimulation of orbital surface of frontal lobe. J. Neurophysiol. 11, 39—55 (1948). — DELL, P.: Corrélations entre le système végétatif et le système de la vie de relation. Mésencéphale, diencéphale et cortex cérébral. J. Physiol. (Paris) 44, 471—557 (1952). — DEMENT, W. C.: The occurrence of low voltage, fast electroencephalogram patterns during behavioral sleep in the cat. Electroenceph. clin. Neurophysiol. 10, 291—296 (1958). — DEMENT, .W. C, and N. KLEITMAN: The relation of eye movements during sleep to dream activity: an objective method for the study of dreaming. J. exp. Psychol. 53, 339—346 (1957). — DEPOCAS, F.: Chemical thermogenesis in the functionally eviscerated cold-acclimated rat. Canad. J. Biochem. 36, 691—699 (1958). — DESMEDT, J. E.: Efferent olivo-cochlear gating of acoustic input and the resultant changes in auditory cortex potentials. J. Physiol. (Lond.) 165, 33—34 P (1963). — DEY, K. L.: Changes in ovaries and uteri in guinea-pigs with hypothalamic lesions. Amer. J. Anat. 69, 61—87 (1941). — DICKER, S. E., and JOAN NUNN: The role of the antidiuretic hormone during water deprivation in rats. J. Physiol. (Lond.) 136, 235—248 (1957). — DICKINSON, C. J.: Afferent nerves from the heart region. J. Physiol. (Lond.) 111, 399—407 (1950). — DIRKEN, M. N. L., and S. WOLDRING: Unit activity in bulbar respiratory center. J. Neurophysiol. 14, 211—225 (1951). — DODT, E.: The behavior of thermoceptors at low and high temperatures with special reference to Ebbecke's temperature phenomena. Acta physiol. scand. 27, 295—314 (1953a). ~ Differential thermosensitivity of mammalian A-fibres. Acta physiol. scand. 29, 91—108 (1953b). ~ Centrifugal spikes in the rabbit's retina. J. Physiol. (Lond.) 129, 12 P (1955). — Die Aktivität der Thermoreceptoren bei nicht-thermischen Reizen bekannter thermoregulatorischer Wirkung. Pflügers Arch. ges. Physiol. 263, 188—200 (1956). ~ Centrifugal impulses in rabbit's retina. J. Neurophysiol. 19, 301—307 (1956). — DODT, E., u. J. B. WALTHER: Wirkungen zentrifugaler Nervenreizung auf Thermoreceptoren. Pflügers Arch. ges. Physiol. 265, 355—364 (1957). — DODT, E., and Y. ZOTTERMAN: Mode of action of warm receptors. Acta physiol. scand. 26, 345—357 (1952). — DÖRNER, J.: Zum Vorhandensein einer auf nervösem Wege hervorgerufenen Gefäßdilatation nach Adrenalin und Noradrenalin. Pflügers Arch. ges. Physiol. 262, 265—271 (1956). — DOLIVO, M., D. MEGIVIAN et A. FLEISCH: Les réflexes toniques respiratoires de Hess durant l'apnée. Helv. physiol. pharmacol. Acta 13, 257—263 (1955). — DONHOFFER, SZ., MARIA FARKAS, AGNES HAUG-LÁZLÓ, I. JÁRAI u. GY. SZEGVÁRI: Verhalten der Wärmeproduktion und der Körpertemperatur der Ratte bei lokaler Erwärmung und Kühlung des Gehirns. Pflügers Arch. ges. Physiol. 268, 273—280 (1959). — DONHOFFER, SZ., GY. SZEGVÁRI, I. VARGA-NAGY u. I. JÁRAI: Über die Lokalisation der erhöhten Wärmeproduktion bei der chemischen Wärmeregulation. Pflügers Arch. ges. Physiol. 265, 104—111 (1957). — DONOVAN, B. T., and J. J. VAN DER WERFT TEN BOSCH: The hypothalamus and sexual maturation in the rat. J. Physiol. (Lond.) 147, 78—92 (1959). — DONTHEIL, U., u. K. KRAMER: Über die Differenzierung kreislaufregulierender Reflexe aus dem linken Herzen. Pflügers Arch. ges. Physiol. 269, 114—129 (1959). — DOUGLAS, C. G., and J. S. HALDANE: The regulation of normal breathing. J. Physiol. (Lond.) 38, 420—440 (1909). — DOUGLAS, W. W., J. M. RITCHIE, and R. W. STAUB: The role of non-myelinated fibres in signalling cooling of the skin. J. Physiol. (Lond.) 150, 266—283 (1960). — DOUGLAS, W. W., and W. SCHAUMANN: A study of the depressor and pressor components of the cat's carotid sinus and aortic nerves using electrical stimuli of different intensities and frequencies. J. Physiol. (Lond.) 132, 173—186 (1956). — DOWNEY, J. A., R. F. MOTTRAM, and G. W. PICKERING: The location by regional cooling of central temperature receptors in the conscious rabbit. J. Physiol. (Lond.) 170, 415—441 (1964). — DUCHÊNE-MARULLAZ, P., et P. ARNOULD: La localisation des centres cardioaccélérateurs. J. Physiol. (Paris) 47, 368—372 (1955). — DUNSMORE, R. H., and M. A. LENNOX: Stimulation and strychninization of supracallosal anterior cingulate gyrus. J. Neurophysiol. 13, 207—214 (1950). — DURNIN, J. V. G. A.: 'Appetite' and the relationships between expenditure and intake of calories in man. J. Physiol. (Lond.) 156, 294—306 (1961). — DUTHIE, J. J. R., and R. M. I. MACKAY: Vasomotor reflexes in the control of body temperature in man. Brain 63, 295—320 (1940). — DYKE, D. C. VAN, M. E. SIMPSON, S. LEPKOWSKY, A. A. KONEFF, and J. R. BROBECK: Hypothalamic control of pituitary function and corpus luteum formation in the rat. Proc. Soc. exp. Biol. (N.Y.) 95, 1—5 (1957).

EBIHARA, SH.-I.: Cerebral circulation and metabolism in juvenile hypertension. Jap. Circulat. J. 26, 510—518 (1962). — ECTORS, L.: Contribution à l'étude des réactions pilomotrices. Arch. int. Physiol. 51, 443—455 (1941). — EDHOLM, O. G., R. H. FOX, and R. K. MACPHERSEN: The effect of body heating on the circulation in skin and muscle. J. Physiol. (Lond.) 134, 612—619 (1956). ~ Vasomotor control of the cutaneous blood vessels in the human forearm. J. Physiol. (Lond.) 139, 455—465 (1957). — EDKINS, J. S.: The chemical mechanism of gastric secretion. J. Physiol. (Lond.) 34, 133—144 (1906). — EDKINS, J. S., and M. TWEEDY: The natural channels of absorption evoking the chemical mechanism of gastric secretion. J. Physiol. (Lond.) 38, 263—267 (1909). — ELIASSON, S.: Cerebral influence on gastric motility in the cat. Acta physiol. scand 26, Suppl. 95 (1952). ~ Activation of gastric motility from the brainstem of the cat. Acta physiol. scand. 30, 199—214 (1954). —

ELIASSON, S., B. FOLKOW, P. LINDGREN, and B. UVNÄS: Activation of sympathetic vaso-dilator nerves to the skeletal muscles in the cat by hypothalamic stimulation. Acta physiol. scand. **23**, 333—351 (1951). — ELIASSON, S., P. LINDGREN, and B. UVNÄS: Representation in the hypothalamus and the motor cortex in the dog of the sympathetic vasodilator outflow to the skeletal muscles. Acta physiol. scand. **27**, 18—37 (1953). ~ The hypothalamus, a relay station of the sympathetic vasodilator tract. Acta physiol. scand. **31**, 290—300 (1954). — ELKINTON, J. R.: Water metabolism. Ann. Rev. Physiol. **12**, 145—177 (1950). — ELWERS, M., and V. CRITCHLOW: Precocious ovarian stimulation following hypothalamic and amygdaloid lesions in rats. Amer. J. Physiol. **198**, 381—385 (1960). — ERDHEIM, J.: Über Hypophysen-gangsgeschwülste und Hirncholesteatome. S.-B. Akad. Wiss. Wien **113** (III), 537—726 (1904). — ERICKSON, H., J. KROG, K. L. ANDERSEN, and P. F. SCHOLANDER: The critical temperature in naked man. Acta physiol. scand. **37**, 35—39 (1956). — EULER, C. V.: Slow "temperature potentials" in the hypothalamus. J. cell. comp. Physiol. **36**, 333—350 (1950). — EULER, C. V., and U. SÖDERBERG: Medullary chemosensitive receptors. J. Physiol. (Lond.) **118**, 545—554 (1952). ~ Co-ordinate changes in temperature thresholds for thermoregulatory reflexes. Acta physiol. scand. **42**, 112—129 (1958). — EULER, U. S. V., and G. LILJESTRAND: The regulation of respiration during muscular work. Acta physiol. scand. **12**, 268—278 (1947). ~ Studies in the pulmonary arterial blood pressure. Acta physiol. scand. **16**, Suppl. 53 (1948). — EVANS, J. P.: Observations on the nerves of supply to the bladder and urethra of the cat, with a study of their action potentials. J. Physiol. (Lond.) **86**, 396—414 (1936). — EVANS jr., S. O., J. M. ZUBIRAN, J. D. MCCARTHY, H. RAGINS, E. R. WOODWARD, and L. R. DRAGSTEDT: Stimulating effect of vagotomy on gastric secretion in Heidenhain pouch dogs. Amer. J. Physiol. **174**, 219—225 (1953). — EVERETT, J. W.: Functional corpora lutea main-tained for months by autografts of rat hypophyses. Endocrinology **58**, 785—796 (1956). — EYZAGUIRRE, C., and J. LEWIN: Chemoreceptor activity of the carotid body of the cat. J. Physiol. (Lond.) **159**, 222—237 (1961).

FARRELL, G.: Steroidogenic properties of extracts of beef diencephalon. Endocrinology **65**, 29—33 (1959). ~ Glomerulotropic activity of an acetone extract of pineal tissue. Endo-crinology **65**, 239—241 (1959). ~ Epiphysis in the control of steroid secretion. Fed. Proc. **19**, 601—604 (1960). — FARRELL, G., and ANNA NEWMAN-TAYLOR: Neuroendocrine aspects of blood volume regulation. Ann. Rev. Physiol. **24**, 471—490 (1962). — FELDBERG, W., and R. D. MYERS: Changes in temperature produced by micro-injections of amines into the an-terior hypothalamus of cats. J. Physiol. (Lond.) **177**, 239—245 (1965). — FERNANDEZ DE MO-LINA, A., and R. W. HUNSPERGER: Central representation of affective reactions in forebrain and brainstem: electrical stimulation of amygdala, stria terminalis, and adjacent structures. J. Physiol. (Lond.) **145**, 251—265 (1959). — FERNANDEZ DE MOLINA, A., u. O. A. M. WYSS: Selektive Reizung des afferenten Lungenvagus. Helv. physiol. pharmacol. Acta **8**, 464—474 (1950). — FINK, E. B.: Diabetes insipidus. A clinical review and analysis of necropsy records. Arch. Path. **6**, 102—120 (1928). — FISHER, C., W. R. INGRAM, and S. W. RANSON: Relation of hypothalamico-hypophyseal system to diabetes insipidus. Arch. Neurol. Psychiat. (Chic.) **34**, 124—163 (1935). — FITZSIMONS, J. T.: Drinking by rats depleted of body fluid without inc-rease in osmotic pressure. J. Physiol. (Lond.) **159**, 297—309 (1961). — FLEISCH, A.: Propriocep-tive Atmungsreflexe. Pflügers Arch. ges. Physiol. **219**, 706—725 (1928). ~ Neue Ergebnisse über Mechanik und proprioceptive Steuerung der Atmungsbewegung. Ergebn. Physiol. **36**, 249—299 (1933). ~ Les réflexes nutritifs ascendants producteurs de dilatation artérielle. Arch. int. Physiol. **41**, 141—177 (1935). — FLERKÓ, B.: Einfluß experimenteller Hypothalamusläsion auf die durch Follikelhormon indirekt hervorgerufene Hemmung der Luteinisation. Endokrinologie **34**, 202—208 (1957). — FLERKÓ, B., u. VERA BÁRDOS: Zwei verschiedene Effekte experimenteller Läsion des Hypothalamus auf die Gonaden. Acta neuroveg. (Wien) **20**, 248—262 (1959). — FOLKOW, B.: Intravascular pressure as a factor regulating the tone of the small vessels. Acta physiol. scand. **17**, 289—310 (1949). ~ Range of control of the cardiovascular system by the central nervous system. Physiol. Rev. **40**, Suppl. 4, 93—99 (1960). — FOLKOW, B., J. FROST, K. HAEGER, and B. UVNÄS: Cholinergic fibres in the sympathetic outflow to the heart in the dog and cat. Acta physiol. scand. **15**, 421—426 (1948). — FOLKOW, B., and B. E. GERNANDT: An electrophysiological study of the sympathetic vasodilator fibers of the limb. Amer. J. Physiol. **169**, 622—628 (1952). — FOLKOW, B., K. HAEGER, and B. UVNÄS: Cholinergic vasodilator nerves in the sympathetic outflow to the muscles of the hind limbs. Acta physiol. scand. **15**, 401—411 (1948). — FOLKOW, B., B. JOHANSSON, and B. OEBERG: Hypothalamic structure with a marked inhibitory effect on tonic sympathetic activity. Acta physiol. scand. **47**, 262—270 (1959). — FOLKOW, B., and J. LANGSTON: The interrelationship of some factors influencing renal blood flow autoregulation. Acta physiol. scand. **61**, 165—176 (1964). — FOLKOW, B., B. LÖFRING, and ST. MELLANDER: Quantitative aspects of the sympathetic neuro-hormonal control of the heart rate. Acta physiol. scand. **37**, 363—369 (1956). — FOLKOW, B., ST. MELLANDER, and B. OEBERG: The range of effect of the sympathetic vasodilator fibres with regard to consecutive sections of muscle vessels. Acta physiol. scand. **53**, 7—22 (1961). —

Folkow, B., G. Ström, and B. Uvnäs: Cutaneous vasodilatation elicited by local heating of the anterior hypothalamus in cats and dogs. Acta physiol. scand. 17, 317—326 (1949a). ~ Efferent nervous pathways involved in cutaneous vasodilatation induced by activation of hypothalamic heat loss mechanisms. Acta physiol. scand. 17, 327—338 (1949b). — Folkow, B., and B. Uvnäs: The distribution and functional significance of sympathetic vasodilators to the hind limbs of the cat. Acta physiol. scand. 15, 389—400 (1948). ~ Do adrenergic vasodilator nerves exist? Acta physiol. scand. 20, 329—337 (1950). — Foster I, R. E., and T. B. Ferguson: Relationship between hypothalamic temperature and thermoregulatory effectors in unanesthetized cat. Amer. J. Physiol. 169, 255—269 (1952). — Fox, R. H., and S. M. Hilton: Bradykinin formation in human skin as a factor in heat vasodilatation. J. Physiol. (Lond.) 142, 219—232 (1958). — Fox, R. H., and H. T. Wyatt: Cold-induced vasodilatation in various areas of the body surface of man. J. Physiol. (Lond.) 162, 289—297 (1962). — François-Franck: Du volume des organes dans ses rapports avec la circulation du sang. Physiol. exp., Trav. Lab. Marey 2, 1—62 (1876). — Freeman, W. J., and D. D. Davis: Effects on cats of conductive hypothalamic cooling. Amer. J. Physiol. 197, 145—148 (1959). — Fröhlich, A.: Ein Fall von Tumor der Hypophysis cerebri ohne Akromegalie. Wien. klin. Rdsch. 15, 883—886, 906—908 (1901). — Frontera, J. G.: Some results obtained by electrical stimulation of the cortex of the island of Reil in the brain of the monkey (Macaca mulatta). J. comp. Neurol. 105, 365—394 (1956). — Fulton, J. F.: Physiology of the nervous system. New York: Oxford Univ. Press 1949. — Fulton, J. F., C. F. Jacobsen, and A. M. Kennard: A note concerning the relation of the frontal lobes to posture and forced grasping in monkeys. Brain 55, 524—536 (1932). — Fusco, M. M., J. D. Hardy, and H. T. Hammel: Interaction of central and peripheral factors in physiological temperature regulation. Amer. J. Physiol. 200, 572—580 (1961).

Gagel, O.: Hypothalamus. In: Handbuch der inneren Medizin, V: Neurologie, Bd. 1, S. 590—664. Berlin-Göttingen-Heidelberg: Springer 1953. — Galambos, R.: Suppression of auditory nerve activity by stimulation of efferent fibers to cochlea. J. Neurophysiol. 19, 424—437 (1956). — Gale, Ch. C.: Non-essential role of prolactine in the hormonal restoration of lactation in goats with radio frequency hypothalamic lesions. Acta physiol. scand. 59, 269—283 (1963). — Gammon, G. D., and D. W. Bronk: The discharge of impulses from pacinian corpuscles in the mesentery and its relation to vascular changes. Amer. J. Physiol. 114, 77—84 (1935). — Gann, D. S., and F. C. Bartter: Increase in aldosterone secretion by acute denervation of the thyrocarotid arterial junction. Amer. J. Physiol. 199, 193—194 (1960). — Gann, D. S., I. H. Mills, and F. C. Bartter: On the hemodynamic parameter mediating increase in aldosterone secretion in the dog. Fed. Proc. 19, 605—610 (1960). — Ganong, W. F., and P. J. Murlow: Role of the kidney in adrenocortical response to hemorrhage in hypophysectomized dogs. Endocrinology 70, 182—188 (1962). — Gaskel, W. H.: On the structure, distribution and function of the nerves which innervate the visceral and vascular systems. J. Physiol. (Lond.) 7, 1—80 (1886). — Gastaut, H.: Corrélations entre le système nerveux végétatif et le système de la vie de relation dans le rhinencéphale. J. Physiol. (Paris) 44, 431—470 (1952). — Gauer, O. H., J. P. Henry, H. O. Sietzer, and U. E. Wendt: The effect of negative pressure breathing on urine flow. J. clin. Invest. 33, 287—296 (1954). — Gaupp jr., R.: Über den Diabetes insipidus. Z. ges. Neurol. Psychiat. 171, 514—546 (1941). ~ Ein weiterer Beitrag zur pathologischen Anatomie des Diabetes insipidus. Z. ges. Neurol. Psychiat. 177, 50—73 (1944). — Gaupp, Vera: Experimentelle Untersuchungen am Kaninchen zur Frage der Geschlechtsreifung. Mschr. Kinderheilk. 98, 207—209 (1950). — Gellhorn, E.: Hypothalamus, sino-aortic reflexes and activity of the gut. Acta neuroveg. (Wien) 19, 221—234 (1959). — Gersh, J.: Water metabolism: endocrine factors. Res. Publ. Ass. nerv. ment. Dis. 20, 436—448 (1940). — Gesell, R.: Individuality of breathing. Amer. J. Physiol. 115, 168—180 (1936a). ~ Fusillade patterns of inspiratory and expiratory muscles and their effect on the respiratory act. Amer. J. Physiol. 116, 228—238 (1936b). ~ A neurophysiological interpretation of the respiratory act. Ergebn. Physiol. 43, 477—452 (1940). — Gesell, R., A. K. Atkinson, and R. C. Brown: The origin of respiratory patterns. Amer. J. Physiol. 128, 629—634 (1940a). — Gesell, R., J. W. Bricker, and C. Magee: Structural and functional organisation of the central mechanism controlling breathing. Amer. J. Physiol. 117, 423—452 (1936). — Gesell, R., and E. T. Hansen: Anticholinesterase activity of acid as a biological instrument of nervous integration. Amer. J. Physiol. 144, 126—163 (1945). — Gesell, R., C. S. Magee, and J. W. Bricker: Activity patterns of the respiratory neurones and muscles. Amer. J. Physiol. 128, 615—628 (1940b). — Gilbert, G. J.: The subcommissural organ: a regulator of thirst. Amer. J. Physiol. 191, 243—247 (1957). — Gilbert, G.J., and G. H. Glaser: On the nervous system integration of water and salt metabolism. Arch. Neurol. (Chic.) 5, 179—196 (1961). — Gilman, A.: The relation between blood osmotic pressure, fluid distribution and voluntary water intake. Amer. J. Physiol. 120, 323—328 (1937). — Gilmore, J. P.: Influence of tissue pressure on renal blood flow autoregulation. Amer. J. Physiol. 206, 707—713 (1964). — Glaser, E. M., and T. S. Lee: Activity of human sweat glands during exposure to cold. J. Physiol. (Lond.) 122, 59—65 (1953). — Glaser, E. M., F. R. Berridge, and K. M. Prior: Effects of heat and cold in the distribution of blood within the human body (radiological investigations on the liver, lungs and heart). Clin. Sci. 9, 181—187 (1950). — Göpfert, H., u. R. Stufler: Die Vorstadien des Kältezitterns bei geringer Abkühlung des Menschen. Pflügers Arch. ges. Physiol. 256, 161—180 (1952). — Goetzl, F. R., and Freya Stone: Diurnal variations in acuity of olfaction and food intake. Gastroenterology 9, 444—453 (1947). — Goetzl, F. R., Ann J. Akokas, and Margaret Goldschmidt: Influence of sucrose in various concentrations upon olfactory acuity and sensations associated with food intake. J. appl. Physiol. 4, 30—36 (1951). — Goldschmidt, Margaret, Th. J. Raimondi, and F. R. Goetzl: Olfactory acuity and the sensation complex of appetite and satiety: The influence upon olfactory acuity of defatted, dehydrated duodenum in hog (viobin). Amer. J. Physiol. 155, 439 P (1948). — Gollwitzer-Meier, Klothilde: Blood pH and blood-flow during muscular activity. Lancet 1950 I, 381—386. — Gotoh, F.: Effects of blood pressure on cerebral circulation. Keio J. Med. 8, 13—29 (1959). — Gottstein, U., H. Hille u. A. Oberdorf: Die Wirkung von Adrenalin und Noradrenalin auf die Durchblutung der Skeletmuskulatur und der Haut. Pflügers Arch. ges. Physiol. 261, 78—98 (1955). — Granit, R.: Centrifugal and antidromic effects on ganglion cells of retina. J. Neurophysiol. 18, 388—411 (1955). — Granit, R., and B. R. Kaada: Influence of stimulation of central nervous structures on muscle spindles in cat. Acta physiol. scand. 27, 130—160 (1952). — Grant, R., P. Lindgren, A. Rosén, and B. Uvnäs: The release of catechols from the adrenal medulla on activation of the sympathetic vasodilator nerves to the skeletal muscles in the cat by hypothalamic stimulation. Acta physiol. scand. 43, 135—156 (1958). — Grant, R. T., and H. E. Holling: Further observations on the vascular response of the human limbs to body warming; evidence for sympathetic vasodilator nerves in the normal subject. Clin. Sci. 3, 273—285 (1937/38). — Grant, R. T., and R. S. B. Pearson: The blood circulation in the human limb: Observations on the differences between the proximal and distal parts and remarks on the regulation of body temperature. Clin. Sci. 3, 119—139 (1938). — Gray, J. S.: Reply to Krueger's criticism of multiple factor theory. Science 105, 466—468 (1947). ~ Pulmonary ventilation and its physiological regulation. Springfield (Ill.): Ch. C. Thomas 1950. — Grayson, J., and D. Mendel: The distribution and regulation of temperature in the rat. J. Physiol. (Lond.) 133, 334—346 (1956). — Green, H. D., and E. C. Hoff: Effects of faradic stimulation of the cerebral cortex on limb and renal volumes in the cat and monkey. Amer. J. Physiol. 11, 641—658 (1937). — Green, J. D·, C. D. Clemente, and J. de Groot: Rhinencephalic lesions and behavior in cats. (An analysis of the Klüver-Bucy syndrome with particular reference to normal and abnormal sexual behavior.) J. comp. Neurol. 108, 505—545 (1957). — Greenfield, A. D. M., and J. T. Shepherd: A quantitative study of the response to cold of the circulation through the fingers of normal subjects. Clin. Sci. 9, 323—347 (1950). — Greenlee, H. B., E. H. Longhi, J. Delgadillo Guerrero, Th. S. Nelson, A. L. El-Bedri, and L. R. Dragstedt: Inhibitory effect of pancreatic secretion on gastric secretion. Amer. J. Physiol. 190, 396—402 (1957). — Greer, M. A.: Suggestive evidence of a primary "drinking center" in hypothalamus of the rat. Proc. Soc. exp. Biol. (N.Y.) 89, 59—62 (1955). — Gregory, R. A., and Hilda J. Tracy: The preparation and properties of gastrin. J. Physiol. (Lond.) 156, 523—543 (1961). — Grodins, F. S., and D. P. Morgan: Regulation of breathing during electrically-induced work in anesthetized dogs following transection of spinal cord. Amer. J. Physiol. 162, 64—73 (1950). — Grossman, M. I.: Integration of current views on the regulation of hunger and appetite. Ann. N.Y. Acad. Sci. 63, 76—89 (1955). — Grossman, R. G., and S. C. Wang: Diencephalic mechanism of control of the urinary bladder of the cat. Yale J. Biol. Med. 28, 285—297 (1955). — Grupp, G., H. Heimpel u. K. Hierholzer: Über die Autoregulation der Nierendurchblutung. Pflügers Arch. ges. Physiol. 269, 149—156 (1959). — Guazzi, M., A. Libretti, and A. Zanchetti: Tonic reflex regulation of the cat's blood pressure through vagal afferents from the cardiopulmonary region. Circulat. Res. 10 (II), 7—16 (1962).

Haber, E., K. W. Kohn, S. H. Ngai, D. A. Holaday, and S. C. Wang: Localization of spontaneous respiratory neuronal activities in the medulla oblongata of the cat: a new location of the expiratory center. Amer. J. Physiol. 190, 350—355 (1957). — Haberich, F. J., u. G. Wittke: Messende Beobachtungen über den Gallenabfluß beim Kaninchen. Pflügers Arch. ges. Physiol. 270, 547—559 (1960). — Haddy, F. J., J. Scott, M. Fleishman, and D. Emanuel: Effect of change in renal venous pressure upon renal vascular resistance, urine and lymph flow. Amer. J. Physiol. 195, 97—110 (1958). — Hallwachs, O.: Sauerstoffverbrauch und Temperaturverhalten des narkotisierten Hundes bei Lufttemperaturen von — 10 bis + 35⁰ C. Pflügers Arch. ges. Physiol. 271, 748—760 (1960). — Hallwachs, O., H. Hupfer u. R. Thauer: Die Bedeutung der tiefen Körpertemperatur für die Auslösung der chemischen Temperaturregulation. I. Kältezittern durch Senkung der tiefen Körpertemperatur bei konstanter, erhöhter Hauttemperatur. Pflügers Arch. ges. Physiol. 274, 97—114 (1961). — Hammel, H. T., J. D. Hardy, and M. M. Fusco: Thermoregulatory responses to hypothalamic cooling in unanesthetized dogs. Amer. J. Physiol. **198**, 481—486 (1960). — Han, P. W., and J. R. Brobeck: Temperature regulation of rats with hypothalamic hyperphagia. Amer. J. Physiol. **200**, 703—706 (1961 a). ~ Deficits of temperatur regulation in rats with hypothalamic lesions. Amer. J. Physiol. **200**, 707—710 (1961 b). — Han, P. W., J.-Y. Mu, and S. Lepkowsky: Food intake of parabiotic rats. Amer. J. Physiol. **205**, 1139—1143 (1963). — Hanson, M. E., and M. J. Grossman: The failure of intravenous glucose to inhibit food intake in dogs. Fed. Proc. **7**, 50 (1948). — Hardy, J. D.: Physiology of temperature regulation. Physiol. Rev. **41**, 521—606 (1961). — Hardy, J. D., R. P. Hellon, and K. Sutherland: Temperature-sensitive neurones in the dog's hypothalamus. J. Physiol. (Lond.) **175**, 242—253 (1964). — Hare, K.: Water metabolism: neurogenic factors. Res. Publ. Ass. nerv. ment. Dis. **20**, 416—435 (1940). — Harper, A. A., C. Kidd, and T. Scratcherd: Vago-vagal reflex effects on gastric and pancreatic secretion and gastro-intestinal motility. J. Physiol. (Lond.) **148**, 417—436 (1959). — Harris, G. W.: The function of the pituitary stalk. Bull. Johns Hopk. Hosp. **97**, 358—375 (1955). ~ The central nervous system, neurohypophysis and milk ejection. Proc. roy. Soc. B **149**, 336—353 (1958). — Hart, J. S., O. Heroux, and F. Depocas: Cold acclimation and the electromyogram of unanesthetized rats. J. appl. Physiol. **9**, 404—408 (1956). — Hartmann, H., S. L. Ørskow u. H. Rein: Die Gefäßreaktionen der Niere im Verlaufe allgemeiner Kreislaufvorgänge. Pflügers Arch. ges. Physiol. **238**, 239—250 (1937). — Hasama, B.: Pharmakologische und physiologische Studien über die Schweißzentren. II. Mitt.: Über den Einfluß der direkten mechanischen, thermischen und elektrischen Reizung auf die Schweiß- sowie Wärmezentren. Naunyn-Schmiedebergs Arch. exp. Path. Pharmakol. **146**, 129—161 (1929). — Hasselbrock, R., and J. E. Thomas: Control of intestinal rhythmic contractions by a duodenal pacemaker. Amer. J. Physiol. **201**, 955—960 (1961). — Haun, Ch. K., and Ch. H. Sawyer: Initiation of lactation in rabbits following placement of hypothalamic lesions. Endocrinology **67**, 270—272 (1960). — Hayward, J. N., and W. K. Smith: Antidiuretic response to electrical stimulation in brain stem of the monkey. Amer. J. Physiol. **206**, 15—20 (1964). — Head, H.: On the regulation of respiration. J. Physiol. (Lond.) **10**, 279—290 (1889). — Heller, H.: Effects of dehydration on adult and newborn rats. J. Physiol. (Lond.) **108**, 304—314 (1949). — Hellner, K., u. R. v. Baumgarten: Über ein Endigungsgebiet afferenter, kardiovaskulärer Fasern des Nervus vagus im Rautenhirn der Katze. Pflügers Arch. ges. Physiol. **273**, 223—234 (1961). — Hemingway, A., P. Forgrave, and Lucy Birzis: Shivering suppression by hypothalamic stimulation. J. Neurophysiol. **17**, 375—386 (1954). — Hemingway, A., and L. A. French: Effect of denervation of thermal cutaneous receptors on rectal temperature response to limb immersion. Amer. J. Physiol. **174**, 264—268 (1953). — Hemingway, A., Th. Rasmussen, H. Wikoft, and A. T. Rasmussen: Effects of heating hypothalamus of dogs by diathermy. J. Neurophysiol. **3**, 329—338 (1940). — Henderson, V. E., and T. A. Sweet: On the respiratory center. Amer. J. Physiol. **91**, 94—102 (1930). — Henry, J. P., and J. W. Pearce: The possible role of cardiac atrial receptors in the induction of changes in urine flow. J. Physiol. (Lond.) **131**, 572—585 (1956). — Henry, J. P., O. H. Gauer, and J. L. Reeves: Evidence of the atrial location of receptors influencing urine flow. Circulat. Res. **4**, 85—90 (1956). — Hensel, H.: Temperaturempfindung und intracutane Wärmebewegung. Pflügers Arch. ges. Physiol. **252**, 165—215 (1950). ~ Afferente Impulse aus den Kältereceptoren der äußeren Haut. Pflügers Arch. ges. Physiol. **256**, 195—211 (1952). ~ The time factor in thermoreceptor excitation. Acta physiol. scand. **29**, 109—116 (1953). — Hensel, H., and Ingrid Witt: Spatial temperature gradient and thermoreceptor stimulation. J. Physiol. (Lond.) **148**, 180—187 (1959). — Hensel, H., and Y. Zotterman: The response of the cold receptors to constant cooling. Acta physiol. scand. **22**, 96—105 (1951a). ~ The persisting cold sensation. Acta physiol. scand. **22**, 106—113 (1951 b). ~ Quantitative Beziehungen zwischen der Entladung einzelner Kältefasern und der Temperatur. Acta physiol. scand. **23**, 291—319 (1951 c). — Hering, E., u. J. Breuer: Die Selbststeuerung der Athmung durch den Nervus vagus. S.-B. Akad. Wiss. Wien **57** (II), 672—677 (1868). — Hermann, H.: Quelques acquisitions récentes relatives à la physiologie de l'adrénalino-sécrétion. Schweiz. med. Wschr. **78**, 10—13 (1948). — Hermann, H., et G. Morin: Mise en évidence d'un réflexe inhibiteur intestino-intestinal. C. R. Soc. Biol. (Paris) **115**, 529—531 (1934). — Hermann, H., G. Morin et J. Vial: Equilibre thermique et thermorégulation dans les premiers jours consécutifs à la destruction médullaire chez le chien. C. R. Soc. Biol. (Paris) **136**, 228—230 (1942). — Hernández-Peón, R.: Central mechanisms controlling conduction along central sensory pathways. Acta neurol. lat.-amer. **1**, 256—264 (1955). — Hernández-Peón, R., C. Guzmán-Flores, M. Alcaraz, and A. Fernández-Gurdiola: Sensory transmission in visual pathway during "attention" in unanesthetuzed cats. Acta neurol. lat.-amer. **3**, 1—8 (1957). — Hernández-Peón, R., and K.-E. Hagbarth: Interaction between afferent and cortically induced reticular responses. J. Neurophysiol. **18**, 44—55 (1955). — Hervey, G. R.: The effect of lesions in the hypothalamus in parabiotic rats. J. Physiol. (Lond.) **145**, 336—352 (1959). — Heslop, F. S.: The nervous control of gastric secretion. An experimental study. Brit. J. Surg. **25**, 884—899 (1937/38). ~ The hypothalamus and gastric motility. Quart. J. exp. Physiol. **28**, 335—339 (1938). —

HESS, W. R.: Die Regulierung des Blutkreislaufes und der Atmung. Leipzig: Georg Thieme 1931 a. ~ Kritik der Hering-Breuerschen Lehre von der Selbststeuerung der Atmung. Pflügers Arch. ges. Physiol. 226, 198—211 (1931 b). ~ Die Rolle des Vagus in der Selbststeuerung der Atmung. Pflügers Arch. ges. Physiol. 237, 24—39 (1936). ~ Weitere Beobachtungen über den tonischen Vaguseinfluß bei verschiedenem konstantem Lungenvolumen. Pflügers Arch. ges. Physiol. 244, 360—364 (1941). ~ Die funktionelle Organisation des vegetativen Nervensystems. Basel: Benno Schwabe & Co. 1948. ~ Das Zwischenhirn. Syndrome, Lokalisationen und Funktionen, zweite, erweiterte Aufl. Basel: Benno Schwabe & Co. 1954. — HESS, W. R., K. AKERT u. D. A. McDONALD: Beziehungen des Stirnhirns zum vegetativen System. Helv. physiol. pharmacol. Acta 9, 101—124 (1951). — HESS, W. R., u. MELITTA BRÜGGER: Das subkortikale Zentrum der affektiven Abwehrreaktion. Helv. physiol. pharmacol. Acta 1, 33—52 (1943). — HESS, W. R., u. W. KOELLA: Experimentelle Studien über die antagonistische Innervation. II. Mitteilung. Z. ges. exp. Med. 116, 431—443 (1950). — HESS, W. R., W. KOELLA u. T. SZABO: Experimentelle Studien über die antagonistische Innervation. Z. ges. exp. Med. 115, 481—490 (1949). — HESS, W. R., u. O. A. M. WYSS: Die Analyse der physikalischen Atmungsregulierung an Hand der Aktionsstrombilder des Phrenicus. Pflügers Arch. ges. Physiol. 237, 761—770 (1936). — HETHERINGTON, A. W.: The production of hypothalamic obesity in rats already displaying chronic hypopituitarism. Amer. J. Physiol. 140, 89—92 (1943). — HETHERINGTON, A. W., and S. W. RANSON: Hypothalamic lesions and adiposity in the rat. Anat. Rec. 78, 149—172 (1940). ~ The relation of various hypothalamic lesions to adiposity in the rat. J. comp. Neurol. 76, 475—499 (1942). — HEYMANS, C.: Chemoreceptors and regulation of respiration. Acta physiol. scand. 22, 4—13 (1951). — HEYMANS, C., et J. J. BOUCKAERT: Les chémorécepteurs du sinus carotidien. Ergebn. Physiol. 41, 28—55 (1939). — HILD, W., u. G. ZETLER: Experimenteller Beweis für die Entstehung der sogenannten Hypophysenhinterlappenwirkstoffe im Hypothalamus. Pflügers Arch. ges. Physiol. 257, 169—201 (1953). — HILLARP, N.-Å.: Cell reactions in the hypothalamus following loading of the antidiuretic function. Acta endocr. (Kbh.) 2, 33—43 (1949). ~ The construction and functional organisation of the autonomic innervation apparatus. Acta physiol. scand. 46, Suppl. 157 (1959). — HILPERT, P., D. SCHLOSSER, K. BARBEY u. H. BARTELS: Regulation von Atmung und Kreislauf durch den O_2-Druck im venösen Mischblut. Pflügers Arch. ges. Physiol. 279, 1—16 (1964). — HILTON, S. M.: A peripheral arterial conducting mechanism underlying dilatation of the femoral artery and concerned in functional vasodilatation in skeletal muscle. J. Physiol. (Lond.) 149, 93—111 (1959). — HILTON, S. M., and PAMELA HOLTON: Antidromic vasodilatation and blood flow in the rabbit's ear. J. Physiol. (Lond.) 125, 138—147 (1954). — HILTON, S., and G. P. LEWIS: The cause of the vasodilatation accompanying activity in the submandibular salivary gland. J. Physiol. (Lond.) 128, 235—248 (1955a). ~ The mechanism of the functional hyperaemia in the submandibular salivary gland. J. Physiol. (Lond.) 129, 253—271 (1955b). ~ The relationship between glandular activity, bradykinin formation and functional vasodilatation in the submandibular salivary gland. J. Physiol. (Lond.) 134, 471—483 (1956). — HINSHAW, L. B., ST. B. DAY, and C. H. CARLSON: Tissue pressure as a cause in the autoregulation of blood flow in the isolated perfused kidney. Amer. J. Physiol. 197, 309—312 (1959). — HIX, E. L.: Uretero-renal reflex facilitating renal vasoconstrictor responses to emotional stress. Amer. J. Physiol. 192, 191—197 (1958). — HODES, R., and M. G. LARRABEE: Single fiber analysis of inhibition of respiration. Fed. Proc. 1, 40—41 (1942). — HOFF, E. C.: The role of the cerebral cortex in the central nervous regulation of cardiovascular function. Confin. neurol. (Basel) 9, 166—176 (1949). — HOFF, E. C., J. F. KELL jr., N. HASTINGS, D. M. SHOLES, and E. H. GRAY: Vasomotor, cellular and functional changes produced in kidney by brain stimulation. J. Neurophysiol. 14, 317—332 (1951). — HOFF, H. E., and C. G. BRECKENRIDGE: The medullary origin of respiratory periodicity in the dog. Amer. J. Physiol. 158, 157—172 (1949). ~ Intrinsic mechanisms in periodic breathing. Arch. Neurol. Psychiat. (Chic.) 72, 11—42 (1954). — HOFFMAN, B. L., and TH. RASMUSSEN: Stimulation studies of insular cortex of macaca mulatta. J. Neurophysiol. 16, 343—351 (1953). — HOLLAND, R. C., B. A. CROSS, and CH. H. SAWYER: EEG correlates of osmotic activation of the neuro-hypophyseal milk-ejection mechanism. Amer. J. Physiol. 196, 796—802 (1959). — HOLMES, J. H., and L. J. CIZEK: Observations on sodium chloride depletion in the dog. Amer. J. Physiol. 164, 407—414 (1951). — HOLMES, J. H., and M. J. GREGERSEN: Relation of the salivatory flow to the thirst produced in man by intravenous injection of hypertonic salt solution. Amer. J. Physiol. 151, 252—257 (1947). ~ Observations on drinking induced by hypertonic solutions. Amer. J. Physiol. 162, 326—337 (1950a). ~ Role of sodium and chloride in thirst. Amer. J. Physiol. 162, 338—347 (1950b). — HOLMES, J. H., and A. V. MONTGOMERY: Observations on relation of hemorrhage to thirst. Amer. J. Physiol. 164, 796 (P) (1951). — HORNBEIN, TH. F., ZORA J. GRIFFO, and A. ROOS: Quantitation of chemoreceptor activity: Interrelation of hypoxia and hypercapnia. J. Neurophysiol. 24, 561—568 (1960). — HORNBEIN, TH. F., A. ROOS, and ZORA J. GRIFFO: Transient effect of sudden mild hypoxia on respiration. J. appl. Physiol. 16, 11—14 (1961). — HSIEH, A. C. L.,

L. D. Carlson, and G. Gray: Role of the sympathetic nervous system in the role of chemical regulation of heat production. Amer. J. Physiol. 190, 247—251 (1957). — Hunsperger, R. W.: Affektreaktionen auf elektrische Reizung im Hirnstamm der Katze. Helv. physiol. pharmacol. Acta 14, 70—92 (1956). — Hunt, J. N.: Some properties of an alimentary osmoreceptor mechanism. J. Physiol. (Lond.) 132, 267—288 (1956). — Hunt, J. N., and I. Macdonald: The influence of volume on gastric emptying. J. Physiol. (Lond.) 126, 459—474 (1954). — Hunt, J. N., I. Macdonald, and W. R. Spurrell: The gastric response to pectin meals of high osmotic pressure. J. Physiol. (Lond.) 115, 185—195 (1951). — Hyman, Ch., S. Rosell, A. Rosén, R. R. Sonnenschein, and B. Uvnäs: Effects of alterations of total muscular blood flow on local tissue clearance of radio-iodide in the cat. Acta physiol. scand. 46, 358—374 (1959).

Iggo, A.: Gastro-intestinal tension receptors with unmyelinated afferent fibres in the vagus of the cat. Quart. J. exp. Physiol. 42, 130—143 (1957a). ~ Gastric mucosal chemo-receptors with vagal afferent fibres in the cat. Quart. J. exp. Physiol. 42, 398—409 (1957b). — Ingram, W. R., C. Fisher, and S. W. Ranson: Experimental diabetes insipidus in the monkey. Arch. intern. Med. 57, 1067—1080 (1936). — Isenschmid, R.: Die Wärmeregulation. In: Handbuch der normalen und pathologischen Physiologie (Bethe), Bd. 17, S. 3—85. Berlin: Springer 1926.

Jabonero, V.: Die anatomischen Grundlagen der peripheren Neurosekretion. Acta neuroveg. (Wien) 10, Suppl. VI, 159—302 (1955). — Janowitz, H. D., and M. J. Grossman: Effect of parenteral administration of glucose and protein hydrolysate on food intake in the rat. Amer. J. Physiol. 155, 28—32 (1948). ~ Some factors affecting the food intake of normal dogs and dogs with esophagostomy and gastric fistula. Amer. J. Physiol. 159, 143—148 (1949). — Janowitz, H. D., M. E. Hanson, and M. J. Grossman: Effect of intravenously adminstered glucose on food intake in the dog. Amer. J. Physiol. 156, 87—91 (1949). — Janowitz, H. D., and F. Hollander: The time factor in the adjustment of food intake to varied caloric requirements in the dog: a study of the precision of appetite regulation. Ann. N. Y. Acad. Sci. 63, 56—67 (1955). — Janowitz, H. D., and A. C. Ivy: Rôle of blood sugar levels in spontaneous and insulin-induced hunger in man. J. appl. Physiol. 1, 643—645 (1949). — Jarisch, A., and Y. Zotterman: Depressor reflexes from the heart. Acta physiol. scand. 16, 31—51 (1949). — Jones, J. J.: The Bainbridge reflex. J. Physiol. (Lond.) 160, 298—305 (1962). — Josenhans, W.: Vagusreflexe der Atmung bei Variation der Reizbedingungen. Pflügers Arch. ges. Physiol. 258, 287—295 (1954). — Jouvet, M.: Telencephalic and rhombencephalic sleep in the cat. Ciba Found. Symp. 37, 188—206 (1961). ~ Paradoxical sleep. A study of its nature and mechanisms. Porgr. Brain Res. 18, 20—57 (1965).

Kaada, B. R.: Somato-motor, autonomic and electrocorticographic responses to electrical stimulation of 'rhinencephalic' and other structures in primates, cat and dog. Acta physiol. scand. 24, Suppl. 83 (1951). — Kaada, B. R., K. H. Pribram, and J. A. Epstein: Respiratory and vascular responses in monkeys from temporal pole, orbital surface and cingular gyrus. J. Neurophysiol. 12, 347—356 (1949). — Kabat, H., B. J. Anson, H. W. Magoun, and S. W. Ranson: Stimulation of the hypothalamus with special reference to its effect on gastro-intestinal motility. Amer. J. Physiol. 112, 214—226 (1935). — Kanematsu, Sh., J. Hilliard, and Ch. H. Sawyer: Effect of hypothalamic lesions on pituitary prolactin content in the rabbit. Endocrinology 73, 345—348 (1963). — Kanematsu, Sh., and Ch. H. Sawyer: Effects of intrahypothalamic and intrahypophyseal estrogen inplants on pituitary proclatin and lactation in the rabbit. Endocrinology 72, 243—252 (1963). — Kaplan, S. E., C. D. West, and S. J. Jomon: Effects of unilateral division of splanchnic nerve on the renal excretion of electrolytes in unanesthetized and anesthetized dogs: the mechanism of 'crossed stimulation'. Amer. J. Physiol. 175, 363—374 (1953). — Karplus, J. P.: Die Physiologie der vegetativen Zentren. Dtsch. Z. Nervenheilk. 106, 213—238 (1928). — Keatinge, W. R.: The effect of general chilling on the vasodilator response to cold. J. Physiol. (Lond.) 139, 497—507 (1957). — Keeler, R.: Effect of hypothalamic lesions on renal excretion of sodium. Amer. J. Physiol. 197, 847—849 (1959). — Keller, A. D.: Separation in the brain stem of the mechanisms of heat loss from those of heat production. J. Neurophysiol. 1, 543—557 (1938). — Kennard, J. W.: The nervous regulation of the sweating apparatus of the human skin, and emotive sweating in thermal sweating areas. J. Physiol. (Lond.) 165, 457—467 (1963). — Kennedy, G. C.: The hypothalamic control of food intake in rats. Proc. roy. Soc. B 137, 535—549 (1950). ~ Experimental hypothalamic obesity. Proc. roy. Soc. Med. 44, 899—902 (1951). ~ The role of depot fat in the hypothalamic control of food intake in the rat. Proc. Roy. Soc. B 140, 578—592 (1953). — Kennedy, G. C., and J. Mitra: Hypothalamic control of energy balance and the reproductive cycle in the rat. J. Physiol. (Lond.) 166, 395—407 (1963). — Kerr, D. I. B., and K.-E. Hagbarth: An investigation of olfactory centrifugal fiber system. J. Neurophysiol. 18, 362—374 (1955). — Kerslake, D. McK., and K. E. Cooper: Vasodilatation in the hand in response to heating the skin elsewhere. Clin. Sci. 9, 31—47 (1950). — KETY, S. S., J. H. HAFKENSCHIEL, W. A. JEFFERS, I. H. LEOPOLD, and H. A. SHENKIN: The blood flow, vascular resistance, and oxygen consumption of the brain in essential hypertension. J. clin. Invest. 27, 511—514 (1948b). — KETY, S. S., H. A. SHENKIN, and C. F. SCHMIDT: The effects of increased intracranial pressure on cerebral circulatory functions in man. J. clin. Invest. 27, 493—499 (1948a). — KINTER, W. B., and J. R. PAPPENHEIMER: Renal extraction of PAH and Diodrast-I^{131} as a function of arterial red cell concentration. Amer. J. Physiol. 185, 391—398 (1956a). ~ Role of red blood corpuscles in regulation of renal blood flow and glomerular filtration rate. Amer. J. Physiol. 185, 399—406 (1956b). — KJELLBERG, S. R., U. RUDKE, and T. SJÖSTRAND: The influence of the autonomic nervous system on the contraction of the human heart under normal circulatory conditions. Acta physiol. scand. 24, 350—360 (1951). — KNOWLTON, G. C., and M. C. LARRABEE: A unitary analysis of pulmonary volume receptors. Amer. J. Physiol. 147, 100—114 (1946). — KOCH, E.: Die reflektorische Selbststeuerung des Kreislaufes. Dresden u. Leipzig: Steinkopff 1931. — KOCK, N. G.: An experimental analysis of mechanisms engaged in reflex inhibition of intestinal motility. Acta physiol. scand. 47, Suppl. 164 (1959). — KOELLA, W.: Die Beeinflussung der Harnsekretion durch hypothalamische Reizung. Helv. physiol. pharmacol. Acta 7, 498—514 (1949). ~ Die Bedeutung des Hypophysen-Zwischenhirn-Systems für die Wasserausscheidung. Schweiz. med. Wschr. 81, 785—789, 819—822 (1951). — KOIZUMI, K., J. USHIYAMA, and C. McC. BROOKS: Muscle afferents and activity of respiratory neurones. Amer. J. Physiol. 200, 679—684 (1961). — KOLATAT, T., K. KRAMER u. N. MÜHL: Über die Aktivität sensibler Herznerven des Frosches und ihre Beziehung zur Herzdynamik. Pflügers Arch. ges. Physiol. 264, 127—144 (1957). — KORNMÜLLER, A. E., H. D. LUX, M. KLEE u. KÄTHE WINKEL: Neurohumoral ausgelöste Schlafzustände an Tieren mit gekreuztem Kreislauf unter der Kontrolle von EEG-Ableitungen. Naturwissenschaften 48, 503—505 (1961).— KRAMER, K., u. W. SCHULZE: Die Kältedilatation der Hautgefäße. Pflügers Arch. ges. Physiol. 250, 141—170 (1948). — KREMER, W. F.: Autonomic and somatic reactions induced by stimulation of the cingular gyrus in dogs. J. Neurophysiol. 10, 371—379 (1947). — KROG, H., M. MOUSON, and L. IRVING: Influence of cold upon the metabolism and body temperature of wild rats, albino rats and albino rats conditioned to cold. J. appl. Physiol. 7, 349—354 (1954/55). — KROGH, A.: The anatomy and physiology of the capillaries. New Haven: Yale University Press 1929. — KRÜGER, F. J., H. W. KUNDT, H. HENSEL u. K. BRÜCK: Das Verhalten der Hautdurchblutung bei Hypothalamuskühlung an der wachen Katze. Pflügers Arch. ges. Physiol. 269, 240—247 (1959). — KUNDT, H. W., K. BRÜCK u. H. HENSEL: Hypothalamustemperatur und Hautdurchblutung der nichtnarkotisierten Katze. Pflügers Arch. ges. Physiol. 264, 97—106 (1957a). ~ Das Verhalten der Hautdurchblutung bei Kühlung des vordern Hypothalamus. Naturwissenschaften 44, 496 (1957b). — KUNTZ, A., and C. A. RICHINS: Reflex pupillodilator mechanisms. An experimental analysis. J. Neurophysiol. 9, 1—7 (1946). ~ Effects of direct and reflex nerve stimulation on the exocrine secretory activity of pancreas. J. Neurophysiol. 12, 29—35 (1949). — KUNTZ, A., C. A. RICHINS, and E. J. CASEY: Reflex control of the ciliary muscle. J. Neurophysiol. 9, 445—451 (1946).

LA BARRE, J., et P. DESTRÉE: Influence de l'hyperglycémie et de l'hypoglycémie des centres nerveux supérieurs sur la sécrétion externe du pancréas. C. R. Soc. Biol. (Paris) 99, 1056—1057 (1928). — LADELL, W. S. S.: Thermal sweating. Brit. med. Bull. 3, 175—179 (1945). — LAMBERTSEN, C. J., S. J. G. SEMPLE, M. G. SMYTH, and G. GELFAND: H^+ and $pCO2$ as chemical factors in respiratory and cerebral circulatory control. J. appl. Physiol. 16, 473—484 (1961). — LANDAU, W. M.: Autonomic responses mediated via the corticospinal tract. J. Neurophysiol. 16, 299—311 (1953). — LANDE, I. S. DE LA, and R. F. WHELAN: The role of lactic acid in the vasodilator action of adrenaline in the human limb. J. Physiol. (Lond.) 162, 151—154 (1962). — LANGLEY, J. W.: The autonomic nervous system. Brain 26, 1—26 (1903). ~ Antidromic action. Part I. J. Physiol. (Lond.) 57, 428—446 (1923a). ~ Antidromic action. Part II. Stimulation of the peripheral nerves of the cat's hind foot. J. Physiol. (Lond.) 58, 46—69 (1923b). — LANGLEY, L. L., and J. A. WHITESIDE: Mechanism of accommodation and tone of urinary bladder. J. Neurophysiol. 14, 147—152 (1951). — LANGREHR, D.: Entladungsmuster und allgemeine Reizbedingungen von Vorhofsreceptoren bei Hund und Katze. Pflügers Arch. ges. Physiol. 271, 257—269 (1960). — LANGREHR, D., u. K. KRAMER: Beziehungen der mittleren Impulsfrequenz von Vorhofsreceptoren zum thorakalen Blutvolumen. Pflügers Arch. ges. Physiol. 271, 797—807 (1960). — LANGSTON, J. B., A. C. GUYTON, and W. J. GILLESPIL jr.: Acute effect of changes in renal arterial pressure and sympathetic blockade on kidney function. Amer. J. Physiol. 197, 595—600 (1959). ~ Autoregulation absent in normal kidney but present after renal damage. Amer. J. Physiol. 199, 495—498 (1960). — LANGSTON, J. B., A. C. GUYTON, C. C. HULL, and G. G. ARMSTRONG: Further evidence for the unimportance of renal autoregulation. Amer. J. Physiol. 201, 495—498 (1961). — LANGWORTHY, O. R.: The influence of suprasegmental levels on vesical activity. Res. Publ. Ass. nerv. ment. Dis. 20, 617—623 (1940). — LANGWORTHY,

O. R., and S. J. Rosenberg: Control by the central nervous system of rectal smooth muscle. J. Neurophysiol. **2**, 356—360 (1939). — Larsell, O., and R. S. Dow: The innervation of the human lung. Amer. J. Anat. **52**, 125—161 (1933). — Larsson, St.: On the hypothalamic organisation of the nervous mechanism regulating food intake. Acta physiol. scand. **32**, Suppl. 115 (1954). — Learmonth, J. R.: A contribution to the neurophysiology of the urinary bladder in man. Brain **54**, 147—176 (1931). — Ledsome, J. R., and R. J. Linden: A reflex increase in heat rate from distension of the pulmonary-vein-atrial junctions. J. Physiol. (Lond.) **170**, 456—473 (1964). — Ledsome, J. R., R. J. Linden, and W. J. O'Connor: The mechanisms by which distension of the left atrium produces diuresis in anaesthetized dogs. J. Physiol. (Lond.) **159**, 87—100 (1961). — Legallois, C. J.-J.: Expériences sur le principe de la vie. Paris: D'Hautel 1812. — Leksell, L.: The action potentials and excitatory effects of the small ventral root fibres to skeletal muscle. Acta physiol. scand. **10**, Suppl. 31 (1945). — Lele, P. P.: Relationship between cutaneous thermal thresholds, skin temperature and cross-sectional area of the stimulus. J. Physiol. (Lond.) **126**, 191—205 (1954). — Le Magnen, J.: Etude des phénomènes olfacto-sexuels chez le rat blanc. Méthode de détermination de la réponse de l'animal aux odeurs biologiques du mâle et de la femelle. C. R. Soc. Biol. (Paris) **145**, 851—854 (1951). ~ L'olfaction. Le fonctionnement olfactif et son intervention dans les régulations psycho-physiologiques. J. Physiol. (Paris) **45**, 285—326 (1953). — Lemaire, R., M. Boura, M. Dupont, H. Deiss et J. Allegrini: Influences des variations de volume extracellulaire sur la sécrétion d'hormone antidiurétique. J. Physiol. (Paris) **51**, 787—794 (1959). — Lepkowsky, S., R. Lyman, D. Fleming, M. Nagumo, and M. M. Dimick: Gastrointestinal regulation of water and its effect on food intake and rate of digestion. Amer. J. Physiol. **188**, 327—331 (1957). — Leusen, I. R.: Chemosensitivity of the respiratory center. Influence of CO_2 in the cerebral ventricles on respiration. Amer. J. Physiol. **176**, 39—44 (1954). — Lewin, W., and C. W. M. Whitty: Effects of anterior cingulate stimulation in conscious human subjects. J. Neurophysiol. **23**, 445—447 (1960). — Lewis, Th.: Observations upon the reactions of the vessels of the human skin to cold. Heart **15**, 177—208 (1930). ~ Observations on some normal and injurious effects of cold upon the skin and underlying tissues. Brit. med. J. **1941 II**, 795—797. — Lewis, Th., and G. W. Pickering: Vasodilatation in the limbs in response to warming the body; with evidence for sympathetic vasodilator nerves in man. Heart **16**, 33—51 (1933). — Lhermitte, J.: La syphilis diencéphalique et les syndromes végétatifs qu'elle conditionne. Etude clinique. Ann. Méd. **33**, 272—291 (1933). — Liljestrand, Å.: Respiratory reactions elicited from the medulla oblongata of the cat. Acta physiol. scand. **29**, Suppl. 106, 321—393 (1952). ~ Neural control of respiration. Physiol. Rev. **38**, 691—708 (1958). — Lilijestrand, G.: Untersuchungen über die Atmungsarbeit. Skand. Arch. Physiol. **35**, 199 (1918). — Lim, T. P. K.: Central and peripheral control mechanisms of shivering and its effects on respiration. J. appl. Physiol. **15**, 567—574 (1960). — Lim, T. P. K., and F. S. Grodins: Control of thermal panting. Amer. J. Physiol. **180**, 445—449 (1955). — Lin, T. M., and M. I. Grossman: Dose response relationship of pancreatic enzyme stimulans: pancreozymin and methacholin. Amer. J. Physiol. **186**, 52—56 (1956). — Lin, T. M., and A. C. Ivy: Relation of secretion to the parasympathetic mechanism for pancreatic secretion. Amer. J. Physiol. **189**, 361—368 (1957). — Linde, S.: The rôle played by the pyloric region in the cephalic phase of gastric secretion. Acta physiol. scand. **32**, 238—244 (1954). — Lindgren, P.: The mesencephalon and the vasomotor system. Acta physiol. scand. **35**, Suppl. 121 (1955). — Lindgren, P., and B. Uvnäs: Vasodilator responses in the skeletal muscles of the dog to electrical stimulation in the medulla oblongata. Acta physiol. scand. **29**, 137—144 (1953a). ~ Activation of sympathetic vasodilator and vasoconstrictor neurones by electric stimulation in the medulla of the dog and cat. Circulat. Res. **1**, 479—485 (1953b). ~ Postulated vasodilator center in the medulla oblongata. Amer. J. Physiol. **176**, 68—76 (1954). ~ Vasoconstrictor inhibition and vasodilator activation — two functionally separate vasodilator mechanisms in the skeletal muscle. Acta physiol. scand. **33**, 108—119 (1955). — Lindsley, D. B., and W. H. Sassaman: Autonomic activity and brain potentials associated with 'voluntary' control of the pilomotors (mm. arrectores pilorum). J. Neurophysiol. **1**, 342—349 (1938). — Lisk, R. D.: Diencephalic placement of estradiol and sexual receptivity in the female rat. Amer. J. Physiol. **203**, 493—496 (1962). — Loeschke, G. C.: Spielen für die Ruheatmung des Menschen vom O_2-Druck abhängige Erregungen der Chemoreceptoren eine Rolle? Pflügers Arch. ges. Physiol. **257**, 349—362 (1953).— Loeschke, H. H.: Über Reiz und Erregbarkeit der zentralen Atmungsregulation. Klin. Wschr. **27**, 761—766 (1949). — Logaras, G.: Further studies of the pulmonary arterial blood pressure. Acta physiol. scand. **14**, 120—135 (1947). — Longhi, E. H., H. B. Greenlee, J. L. Bravo, J. Delgadillo Guerrero, and L. R. Dragstedt: Question of an inhibitory hormone from the gastric antrum. Amer. J. Physiol. **191**, 64—70 (1957). — Loofbourrow, G. N., W. B. Wood, and I. L. Baird: Tracheal constriction in the dog. Amer. J. Physiol. **191**, 411—415 (1957). — Love, A. H. G., and R. G. Shanks: The relationship between the onset of sweating and vasodilatation in the forearm during body heating. J. Physiol. (Lond.) **162**, 121—128

(1962). — LUMSDEN, TH.: Observations on the respiratory centres in the cat. J. Physiol. (Lond.) 57, 153—160, 354—367 (1923a). ~ The regulation of respiration. Part I. J. Physiol. (Lond.) 58, 111—126 (1923b). ~ Chelonian respiration (tortoise). J. Physiol. (Lond.) 58, 259—266 (1923c). — LUNDHOLM, L.: The mechanism of the vasodilator effect of adrenaline. Acta physiol. scand. 39, Suppl. 133 (1956). ~ The mechanism of the vasodilator effect of adrenaline. III. Influence of adrenaline, noradrenaline, lactic acid and sodium lactate on the blood pressure and cardiac output in unanesthetized rabbits. Acta physiol. scand. 43, 27—50 (1958). — LYDTIN, H., and W. F. HAMILTON: Effect of acute changes in left atrial pressure on urine flow in unanesthetized dogs. Amer. J. Physiol. 207, 530—536 (1964).

MAGNUS, W. O. C.: Über die Zentren für das Lecken und Kauen. Mschr. Psychiat. Neurol. 110, 193—235 (1945). — MAGOUN, H. W., and L. E. BEATON: The salivatory motor nuclei in the monkey. Amer. J. Physiol. 136, 720—725 (1942). — MAGOUN, H. W., F. HARRISON, J. R. BROBECK, and S. W. RANSON: Activation of heat loss mechanism by local heating of the brain. J. Neurophysiol. 1, 101—114 (1938). — MAHONEY, W., and D. SHEEHAN: The effect of total thyroidectomy upon experimental diabetes insipidus in dogs. Amer. J. Physiol. 112, 250—255 (1935). — MANSFELD, G.: Humorale Übertragbarkeit der chemischen Wärmeregulation. Naunyn-Schmiedebergs Arch. exp. Path. Pharmak. 196, 573—589 (1940a). ~ Das wirksame Prinzip der oxydationshemmenden Schilddrüsentätigkeit. Naunyn-Schmiedebergs Arch. exp. Path. Pharmak. 196, 598—608 (1940b). — MANSFELD, G., u. ESZTER MÉSZÁROS: Über das Nichtvorhandensein einer zentrenlosen Wärmeregulation. Naunyn-Schmiedebergs Arch. exp. Path. Pharmak. 196, 609—622 (1940). — MANUILA, L.: Effet pharmacodynamique de quelques substances sur la glande sudoripare. Schweiz. med. Wschr. 82, 104—106 (1952). — MARCKWALD, M.: Die Atembewegungen und deren Innervation beim Kaninchen. Z. Biol. 23, 149—283 (1887). ~ Die Bedeutung des Mittelhirns für die Atmung. Z. Biol. 26, 259—289 (1890). — MARÉCHAUX, E.-W., u. K.-E. SCHÄFER: Über Temperaturempfindungen bei Einwirkung von Temperaturreizen verschiedener Steilheit auf den ganzen Körper. Pflügers Arch. ges. Physiol. 251, 765—784 (1949). — MARX, A. J., HELEN WENDLEN DEANE, TH. F. MOWLES, and H. SHEPPARD: Chronic administration of angiotensin in rats: changes in blood pressure, renal and adrenal histophysiology and aldosterone production. Endocrinology 73, 329—337 (1963). — MASLAND, W. S., and W. S. YAMAMOTO: Abolition of ventilatory response to inhaled CO_2 by neurological lesions. Amer. J. Physiol. 203, 789—795 (1962). — MAUNG PE THEIN, and B. SCHOFIELD: Release of gastrin from the pyloric antrum following vagal stimulation by sham feeding in dogs. J. Physiol. (Lond.) 148, 291—305 (1959). — MAYER, J.: Regulation of energy intake and the body weight: the glucostatic theory and the lipostatic hypothesis. Ann. N.Y. Acad. Sci. 63, 15—43 (1955). — MAYER, J., ROSALIE G. FRENCH, CLAUDINE F. ZIGHERA, and R. J. BARRNET: Hypothalamic obesity in the mouse. Production, description and metabolic characteristics. Amer. J. Physiol. 182, 75—82 (1955). — MAYER, J., and R. M. GREENBERG: Hyperthermia in hypothalamic hyperphagia. Amer. J. Physiol. 173, 523—525 (1953). — MAYER, J., and S. SUDSANEH: Mechanism of hypothalamic control of gastric contractions in the rat. Amer. J. Physiol. 197, 274—280 (1959). — McCANN, S. M., R. MACK, and C. GALE: The possible role of oxytocin in stimulating the release of prolactin. Endocrinology 64, 870—889 (1959). — MEAD, J.: Control of respiratory frequency. J. appl. Physiol. 15, 325—336 (1960). — MEEHAN, J. P.: Body heat production and surface temperatures in response to a cold stimulus. J. appl. Physiol. 7, 537—541 (1954/55). — MELLANDER, ST: Comparative studies on the adrenergic neuro-hormonal control of resistance and capacitance blood vessels in the cat. Acta physiol. scand. 50, Suppl. 176 (1960). — MELLINKOFF, SH. M., MARJORIE FRANKLAND, D. BOYLE, and MARGARET GREIPEL: Relationship between serum amino acid concentration and fluctuations in appetite. J. appl. Physiol. 8, 535—538 (1955). — MERTENS, O., H. REIN u. F. G. VALDECASSAS: Gefäßwirkungen des Adrenalins im ruhenden und arbeitenden Muskel. Pflügers Arch. ges. Physiol. 237, 454—475 (1936). — MEYER, J. S., and F. GOTOH: Interaction of cerebral hemodynamics and metabolism. Neurology (Minneap.), 11 46—65 (1961). — MEYLING, H. A.: Structure and significance of the peripheral extension of the autonomic nervous system. J. comp. Neurol. 99, 495—535 (1953). — MILES, B. E., M. C. VENTOM, and H. E. DE WARDENER: Observations on the mechanism of circulatory autoregulation in the perfused dog's kidney. J. Physiol. (Lond.) 123, 143—147 (1954). — MILLER, N. E.: Experiments on motivation (Studies combining psychological, physiological and pharmacological techniques). Science 126, 1271—1278 (1957). — MILLER, N. E., R. I. SAMPLINER, and P. WOODROW: Thirst-reducing effects of water by stomach fistula vs water by mouth measured by both a consummatory and an instrumental response. J. comp. physiol. Psychol. 50, 1—5 (1957). — MILLS, I. H., A. CASPER, and F. C. BARTTER: On the role of the vagus in the control of aldosterone secretion. Science 128, 1140—1141 (1958). — MILTON, G. W., and A. W. M. SMITH: The pacemaker area of the duodenum. J. Physiol. (Lond.) 132, 100—114 (1956). — MONNIER, M.: Physiologie des formations réticulées. II. Respiration. Effect de l'excitation faradique du bulbe chez le chat. Rev. neurol. 69, 517—523 (1938a). ~ Physiologie des formations réticulées. IV. Réactions vaso-

194   S. Bürgi: Die Physiologie der neurovegetativen Regulationen.

motrices consécutives à l'excitation faradique du bulbe chez le chat. Rev. neurol. **70**, 521—527 (1938b). ~ Erregungsleitung in der Arterienwand. Helv. physiol. pharmacol. Acta **1**, 249—264 (1943). ~ Reizbildung in der Arterienwand. Helv. Physiol. Acta **2**, 279—303 (1944). ~ Physiologie des vegetativen Nervensystems. In: Physiologie und Pathophysiologie des vegetativen Nervensystems, Bd. I: Physiologie. Stuttgart: Hippokrates-Verlag 1963. — Monnier, M., and L. Hösli: Humoral transmission of sleep and wakefulness. II. Hemodialysis of a sleep inducing humor during stimulation of the thalamic somnogenic area. Pflügers Arch. ges. Physiol. **282**, 60—75 (1965). — Montgomery, A. V., and J. H. Holmes: Gastric inhibition of the drinking response. Amer. J. Physiol. **182**, 227—231 (1955). — Morgan, D. P., and F. S. Grodins: Regulation of breathing during electrically-induced work in the intact anesthetized dog. Amer. J. Physiol. **162**, 54—63 (1950). — Morgane, P. J.: Alterations in feeding and drinking behavior of rats with lesions in globi pallidi. Amer. J. Physiol. **201**, 420—428 (1961a). ~ Electrophysiological studies of feeding and satiety centers in the rat. Amer. J. Physiol. **201**, 838—844 (1961b). — Morgane, P. J., and A. J. Kosman: A rhinencephalic feeding center in the cat. Amer. J. Physiol. **197**, 158—162 (1959). — Morin, G., J. Vial et J. Guyotat: Action du froid surl'adrénalino-sécrétion chez le chien. C. R. Soc. Biol. (Paris) **136**, 593—595 (1942). — Morrison, S. D., R. J. Barrnet, and J. Mayer: Localisation of lesions in the lateral hypothalamus of rats with induced adipsia and aphagia. Amer. J. Physiol. **193**, 230—234 (1958). — Morrison, S. D., and J. Majer: Adipsia and aphagia in rats after lateral subthalamic lesions. Amer. J. Physiol. **191**, 248—254 (1957). — Moruzzi, G., and H. W. Magoun: Brain stem reticular formation and activation of the EEG. Electroenceph. clin. Neurophysiol. **1**, 455—473 (1949). — Mosinger, M.: Sur les modifications du comportement et les troubles viscéraux neurovégétatifs chez le cobaye à cortex préfrontal lésé. C. R. Soc. Biol. (Paris) **135**, 1446—1448 (1941). — Motley, H. L., A Cournand, L. Werko, A. Himmelstein, and D. Dresdale: The influence of short periods of acute anoxia upon pulmonary artery pressure in man. Amer. J. Physiol. **150**, 315—320 (1947). — Motokawa, K., and M. Ebe: Antidromic stimulation of optic nerve and photosensitivity of cat retina. J. Neurophysiol. **17**, 364—374 (1954).

Nadel, J. A., and J. G. Widdicombe: Effect of changes in blood gas tension and carotid sinus pressure on tracheal volume and total lung resistance to airflow. J. Physiol. (Lond.) **163**, 13—33 (1962). — Nakayama, T., H. T. Hammel, J. D. Hardy, and J. S. Eisenman: Thermal stimulation of electrical activity of single units of the preoptic region. Amer. J. Physiol. **204**, 1122—1126 (1963). — Neil, E.: Afferent impulse activity in cardiovascular receptor fibers. Physiol. Rev. **40**, Suppl. No. 4, 201—208 (1960). ~ Neural factors responsible for cardiovascular regulation. Circulat. Res. **10** (II), 137—143 (1962). — Neil, E., and N. Joels: The impulse activity in cardiac afferent vagal fibres. Naunyn-Schmiedebergs Arch. exp. Path. Pharmak. **240**, 453—460 (1961). — Neil, E., and Y. Zotterman: Cardiac vagal afferent fibres in the cat and the frog. Acta physiol. scand. **20**, 160—165 (1950). — Nelson, J. R.: Single unit activity in medullary respiratory centers of cat. J. Neurophysiol. **22**, 590—598 (1959). — Newman, P. P., and J. H. Wolstencroft: Influence of orbital cortex on blood pressure responses in cat. J. Neurophysiol. **23**, 211—217 (1960). — Ngai, S. H., and S. C. Wang: Organization of central respiratory mechanism in the brain stem of the cat: localization by stimulation and destruction. Amer. J. Physiol. **190**, 343—349 (1957). — Nicoll, P. A., and R. L. Webb: Blood circulation in the subcutaneous tissue of the living bat's wing. Ann. N.Y. Acad. Sci. **46**, 697—711 (1946). — Niederhäusern, W. v.: La question du parasympathique rénal. Recherches sur la limite inférieure du domaine du nerf vague. J. d'Urol. **59**, 565—577 (1953). — Nikitovitch-Winer, Miroslava, and J. W. Everett: Comparative study of luteotropin secretion by hypophyseal autotransplants in the rat. Effects of site and stages of the estrus cycle. Endocrinology **62**, 522—532 (1958). ~ Functional restitution of pituitary grafts retransplanted from kidney to median eminence. Endocrinology **63**, 916—7 (1959). — Nowakowski, H.: Zur Auslösung der Ovulation durch elektrische Reizung des Hypothalamus beim Kaninchen und ihre Beeinflussung durch Rückenmarksdurchschneidung. Acta neuroveg. (Wien) **1**, 13—39 (1950).

Oberhelman jr., H. A., St. P. Rigler, and L.-R. Dragstedt: Significance of innervation in the function of the gastric antrum. Amer. J. Physiol. **190**, 391—395 (1957). — Oberhelman jr., H. A., E. R. Woodward, C. A. Smith, and L. R. Dragstedt: Effect of sympathectomy on gastric secretion in total pouch dogs. Amer. J. Physiol. **166**, 679—685 (1951). — Oberhelman jr., H. A., E. R. Woodward, J. M. Zubiran, and L. R. Dragstedt: Physiology of the gastric antrum. Amer. J. Physiol. **169**, 738—748 (1952). — Oberholzer, R. J. H.: Circulatory centers in medulla and midbrain. Physiol. Rev. **40**, Suppl. No 4, 179—195 (1960). — Oberholzer, R. J. H., Ph. Andereggen et O. A. M. Wyss: Le mécanisme central des réflexes respiratoires d'origine vagale. IV. Localisation précise du centre réflexe inspirateur. Helv. physiol. pharmacol. Acta **4**, 495—512 (1946). — Ochwadt, B.: Zur Selbststeuerung des Nierenkreislaufs. Pflügers Arch. ges. Physiol. **262**; 207—218 (1956). —

O'Connor, W. J.: The hypothalamus and urine secretion. Proc. roy. Soc. Med. 41, 666—670 (1948). — Okinaka, S., M. Ikedo, K. Hashiba, J. Fujii, K. Kuramoto, F. Terasawa, T. Ozawa, J. Kaneko, and K. Murata: Pressoreflex arising from the left coronary artery. Jap. Circulat. J. 27, 575—584 (1963). — Otis, A. B.: Application of Gray's theory of respiratory control of the hyperpnea produced by passive movements of the limbs. J. appl. Physiol. 1, 743—751 (1949). — Otis, A. B., W. O. Fenn, and H. Rahn: Mechanics of breathing in man. J. appl. Physiol. 2, 592—607 (1950).

Page, L. B., C. F. Baxter, Gabrielle H. Reem, J. C. Scott-Baker, and H. W. Smith: Effect of unilateral splanchnic nerve resection on the renal excretion of sodium. Amer. J. Physiol. 177, 194—200 (1954). — Paintal, A. S.: A study of right and left atrial receptors. J. Physiol. (Lond.) 120, 596—610 (1953a). ~ Impulses in vagal afferent fibres from stretch receptors in the stomach and their role in the peripheral mechanism of hunger. Nature (Lond.) 172, 1194—1195 (1953b). ~ A study of gastric stretch receptors, their role in the peripheral mechanism of satiation of hunger and thirst. J. Physiol. (Lond.) 126, 255—270 (1954). ~ A study of ventricular pressure receptors and their role in the Bezold reflex. Quart. J. exp. Physiol. 40, 348—363 (1955). ~ Vagal afferent fibres. Ergebn. Physiol. 52, 73—156 (1963a). ~ Natural stimulation of type B atrial receptors. J. Physiol. (Lond.) 169, 116—136 (1963b). — Pallin, B., and St. Skoglund: On the nervous regulation of the biliary system in the cat. Acta physiol. scand. 51, 187—192 (1961). ~ Neural and humoral control of the gallbladder-emptying mechanism in the cat. Acta physiol. scand. 60, 358—362 (1964). — Papez, J. W.: A proposed mechanism of emotion. Arch. Neurol. Psychiat. (Chic.) 38, 725—743 (1937). Passaro jr., E., and M. I. Grossman: Effect of vagal innervation on acid and pepsin response to histamine and gastrin. Amer. J. Physiol. 206, 1068—1076 (1964). — Pappenheimer, J. R., and W. B. Kinter: Hematocrit ratio of blood within mammalian kidney and its significance for renal hemodynamics. Amer. J. Physiol. 185, 377—390 (1956). — Parmeggiani, P. L.: Sleep behavior elicited by electrical stimulation of cortical and subcortical structures in the cat. Helv. physiol. pharmacol. Acta 20, 347—367 (1962). — Pathak, C. L.: Alternative mechanism of cardiac acceleration in Bainbridge's infusion experiments. Amer. J. Physiol. 197, 441—444 (1959). — Paulet, G.: Le contrôle nerveux du mouvement respiratoire: sur l'existence d'une régulation viscérale de la respiration. J. Physiol. (Paris) 55, 611—624 (1963). — Perkins jr., J. F., L. Mao-Chin, F. Hoffman, and E. Hoffman: Sudden vasoconstriction in denervated or sympathectomized paws to cold. Amer. J. Physiol. 155, 165—178 (1948). — Piéron, H., et J. Segal: Sur un phénomène de facilitation rétroactive dans l'excitation électrique de branches nerveuses cutanées (sensibilité tactile). J. Neurophysiol. 2, 178—191 (1939). — Pitts, R. R., H. W. Magoun, and S. W. Ranson: Localization of the medullary respiratory centers in the cat. Amer. J. Physiol. 126, 673—688 (1939a). ~ Interrelations of the respiratory centers in the cat. Amer. J. Physiol. 126, 689—707 (1939b). — Plaut, R., u. E. Wilbrand: Zur Physiologie des Schwitzens. Z. Biol. 74, 191—216 (1921). — Pool, J. L., and J. Ransohoff: Autonomic effects on stimulating rostral portions of cingulate gyri in man. J. Neurophysiol. 12, 285—392 (1949).

Quigley, J. P.: Untoward reactions to weight reduction among certain obese persons. Ann. N.Y. Acad. Sci. 63, 6—14 (1955).

Ralph, C. L., and R. M. Fraps: Effect of hypothalamic lesions on progesterone-induced ovulation in the hen. Endocrinology 65, 819—824 (1959). — Ramsay, A. G.: Effects of metabolism and anesthesia on pulmonary ventilation. J. appl. Physiol. 14, 102—104 (1959). — Randall, W. C., Clarence N. Peiss, and R. O. Rawson: Simultaneous recruitment of sweating and perception of warmth in man. J. appl. Physiol. 12, 385—389 (1958). — Randall, W. C., R. Deering, and I. Dougherty: Reflex sweating and the inhibition of sweating by prolonged arterial occlusion. J. appl. Physiol. 1, 53—59 (1948). — Ranson, S. W.: Regulation of body temperatur. Res. Publ. Ass. nerv. ment. Dis. 20, 342—399 (1940). — Ranson, S. W., and P. R. Billingsley: Vasomotor reactions from stimulation of the floor of the fourth ventricle. Amer. J. Physiol. 41, 85—90 (1916). — Ranson, S. W., and W. R. Ingram: Hypothalamus and regulation of body temperature. Proc. Soc. exp. Biol. (N.Y.) 32, 1439—1441 (1935). — Ranson, S. W., and H. W. Magoun: The central path of the pupillo-constrictor reflex in response to light. Arch. Neurol. Psychiat. (Chic.) 30, 1193—1202 (1933). ~ The hypothalamus. Ergebn. Physiol. 41, 56—163 (1939). — Rasmussen, G. L.: The olivary peduncle and other fiber projections of the superior olivary complex. J. comp. Neurol. 84, 114—220 (1946). ~ Descending or 'feed-back' connections of auditory system of the cat. Amer. J. Physiol. 183, 653 (1955) (abstract). — Rauch, S.: Die Entstehung des menschlichen Speichels. Schweiz. med. Wschr. 88, 941—946 (1958). — Rautenberg, W., E. Simon u. R. Thauer: Kältezittern unter äußerer und innerer Kältebelastung beim Hund in leichter Narkose. Pflügers Arch. ges. Physiol. 277, 214—230 (1963a). ~ Die Bedeutung der Kerntemperatur für die chemische Temperaturregulierung beim Hund in leichter Narkose. I. Isolierte Senkung der Rumpfkerntemperatur. Pflügers Arch. ges. Physiol. 278, 337—349 (1963b). — Rautenberg, W., u. E. Simon: Die Beeinflussung des Kältezitterns durch lokale

Temperaturänderung im Wirbelkanal. Pflügers Arch. ges. Physiol. **281**, 332—345 (1964). — REIN, H., u. R. RÖSSLER: Die Abhängigkeit der vasomotorischen Blutdruckregulation bei akuten Blutverlusten von den thermoregulatorischen Blutverschiebungen im Gesamtkreislauf. Z. Biol. **89**, 237—248 (1929). — REISS, E.: Experimenteller Beitrag zur Frage der zentralnervösen Steuerung des Kohlehydratstoffwechsels. Acta neuroveg. (Wien) **1**, 40—50 (1950). — RENKIN, E. M., and S. ROSELL: Effects of different types of vasodilator mechanisms on vascular tonus and on transcapillary exchange of diffusible material in skeletal muscle. Acta physiol. scand. **54**, 241—251 (1962a). ~ Independent vasoconstrictior innervation of arterioles and precapillary sphincters. Acta physiol. scand. **54**, 381—384 (1962b). — REYNOLDS, R. W.: Ventromedial hypothalamic lesions without hyperphagia. Amer. J. Physiol. **204**, 60—62 (1963). — RICE, H. V.: Respiratory vagal reflexes and carbon dioxide. Amer. J. Physiol. **124**, 535—545 (1938). — RICHINS, C. A.: Effect of sympathetic nerve stimulation on blood flow and secretion in the pancreas of the cat. Amer. J. Physiol. **173**, 467—470 (1953). — RICHINS, C. A., and A. KUNTZ: Role of sympathetic nerves in the regulation of salivary secretion. Amer. J. Physiol. **173**, 471—473 (1953). — RICHTER, C. P., and C. D. HAWKES: Increased spontaneous activity and food intake produced in rats by removal of frontal poles of brain. J. Neurol. Psychiat. **2**, 231—242 (1939). — RIJLANT, P.: Contribution à l'étude du contrôle réflexe de la respiration. Bull. Acad. roy. Méd. Belg., VI. sér. **7**, 58—107 (1942). ~ Les centres respiratoires. Bull. Acad. roy. Méd. Belg., VI. sér. **12**, 33—51 (1947). — RITTER, E. R.: Pressure/flow relations in the kidney. Alleged effects of pulse pressure. Amer. J. Physiol. **168**, 480—489 (1952). — ROBERTSON, C. R., K. LANGLOIS, C. G. MARTIN, G. SLEZAK, and M. I. GROSSMAN: Release of gastrin in response to bathing the pyloric mucosa with acetylcholin. Amer. J. Physiol. **163**, 27—37 (1950). — RODDIE, I. C., and J. T. SHEPHERD: The blood flow through the hand during local heating, release of sympathetic vasomotor tone by indirect heating, and a combination of both. J. Physiol. (Lond.) **131**, 657—664 (1956). — RODDIE, I. C., J. T. SHEPHERD, and R. F. WHELAN: The effect of heating the legs and of posture on the blood flow through the muscle and skin of the human forearm. J. Physiol. (Lond.) **132**, 470, (1956a). ~ The effect on the blood flow through the muscle and skin of the forearm of infiltration of the motor nerves with local anaesthetic solution. J. Physiol. (Lond.) **132**, 65P (1956b). ~ The similarity of the vasomotor and sudomotor effects in the skin of the forearm of infiltrating the cutaneous or the motor nerves with local anaesthetic solution. J. Physiol. (Lond.) **132**, 66P (1956c). ~ The contribution of constrictor and dilator nerves to the skin vasodilatation during body heating. J. Physiol. (Lond.) **136**, 489—497 (1957). — ROHRER, F.: Physiologie der Atembewegungen. In: Handbuch der normalen und pathologischen Physiologie (BETHE), Bd. 2, S. 70—127. Berlin: Springer 1925. — ROSELL, S., and B. UVNÄS: Vasomotor nerve activity and oxygen uptake in skeletal muscle of the anesthetized cat. Acta physiol. scand. **54**, 209—222 (1962). — ROSÉN, A.: Augmented cardiac contraction, heart acceleration and skeletal muscle vasodilatation produced by hypothalamic stimulation in cats. Acta physiol. scand. **52**, 291—308 (1961). — ROSS, J. M., H. M. FAIRCHILD, J. WEEDY, and A. C. GUYTON: Autoregulation of blood flow by oxygen lack. Amer. J. Physiol. **202**, 21—24 (1962). — ROY, C. S., and C. S. SHERRINGTON: On the regulation of the blood-supply of the brain. J. Physiol. (Lond.) **11**, 85—108 (1890). — RUSHMER, R. F.: Constancy of stroke volume in ventricular responses to exertion. Amer. J. Physiol. **196**, 745—750 (1959). — RUSHMER, R. F., and O. A. SMITH jr.: Cardiac control. Physiol. Rev. **39**, 41—68 (1959). — RUSHMER, R. F., O. A. SMITH, jr., and D. FRANKLIN: Mechanism of cardiac control in exercise. Circulat. Res. **7**, 602—627 (1959). — RUSHMER R. F., O. A. SMITH jr., and E. P. LASHER: Neural mechanisms of cardiac control during exertion. Physiol. Rev. **40**, Suppl. 4, 27—34 (1960).

SACHS jr., E., E. J. BRENDLER, and J. F. FULTON: The orbital gyri. Brain **72**, 227—240 (1949). — SALISBURY, P. F., P.-M. GALLETTI, R. J. LEWIN, and P. A. RIEBEN: Stretch reflexes from the dog's lung to the systemic circulation. Circulat. Res. **7**, 62—67 (1959). — SALMOIRAGHI, G. C., and B. D. BURNS: Localization and patterns of respiratory neurones in brain-stem of cat. J. Neurophysiol. **23**, 2—13 (1960a). ~ Notes on mechanism of rhythmic respiration. J. Neurophysiol. **23**, 14—26 (1960b). — SALMOIRAGHI, G. C., and R. VON BAUMGARTEN: Intracellular potentials from respiratory neurones in brain-stem of cat and mechanism of rhythmic respiration. J. Neurophysiol. **24**, 203—218 (1961). — SANGSTER, W., M. I. GROSSMAN, and A. C. IVY: Relation of rate of gastric evacuation to time of onset of gastric hunger contractions. J. appl. Physiol. **1**, 637—642 (1949). — SARNOFF, ST. J., J. P. GILMORE, S. K. BROCKMAN, J. H. MITCHELL, and R. J. LINDEN: Regulation of ventricular contraction by the carotid sinus. Circulat. Res. **8**, 1123—1136 (1960). — SARNOFF, ST. J., and S. I. YAMADA: Evidence for reflex control of arterial pressure from abdominal receptors with special reference to the pancreas. Circulat. Res. **7**, 325—335 (1959). — SARTORIUS, O. W., and H. BURLINGTON: Acute effects of denervation on kidney function in the dog. Amer. J. Physiol. **185**, 407—412 (1956). — SAUL, G. D., and CH. H. SAWYER: Atropine blockade of electrically induced hypothalamic activation of the rabbit adenohypophysis. Fed. Proc.

16, 112 (1957). — Sawyer, Ch. H., Ch. E. Haun, J. Hilliard, H. H. Badford, and Sh. Kanematsu: Further evidence for the identity of hypothalamic areas controling ovulation and lactation in the rabbit. Endocrinology 73, 338—344 (1963). — Sawyer, Ch. H., and M. Kawakami: Characteristics of behavioral and electroencephalographic after-reactions to copulation and vaginal stimulation in the female rabbit. Endocrinology 65, 622—630 (1959). — Sawyer, Ch. H., and J. E. Markee: Estrogen facilitation of release of pituitary ovulating hormone in the rabbit in response to vaginal stimulation. Endocrinology 65, 614—621 (1959).— Schaefer, H.: Das Verhalten der Herzsensibilität unter verschiedenen Bedingungen, vor allem unter O_2-Mangel und Erstickung. Pflügers Arch. ges. Physiol. 248, 527—550 (1944). ~ Central control of cardiac function. Physiol. Rev. 40, Suppl. No 4, 213—231 (1960). — Schaltenbrand, G., and St. Cobb: Clinical and anatomical studies on two cats without neocortex. Brain 53, 449—488 (1930). — Schapiro, H., and E. R. Woodward: Inhibition of gastric motility by acid in the duodenum. J. appl. Physiol. 8, 121—127 (1955). —Scholander, P. F., H. T. Hammel, K. L. Andersen, and Y. Loyning: Metabolic acclimation to cold in man. J. appl. Physiol. 12, 1—8 (1958). — Schreiner, L., and A. Kling: Rhinencephalon and behavior. Amer. J. Physiol. 184, 486—490 (1956). — Schretzenmayr, A.: Über kreislaufregulatorische Vorgänge an den großen Arterien bei der Muskelarbeit. Pflügers Arch. ges. Physiol. 232, 743—748 (1933). — Schroeder, W., u. Maria Blohmke: Untersuchungen über die reflektorische Atemsteuerung durch den Nervus vagus am arbeitenden Hund. Pflügers Arch. ges. Physiol. 252, 250—263 (1950). — Schroeder, W., u. H. Brehm: Untersuchungen über den adäquaten Reiz des Bainbridge-Reflexes. Pflügers Arch. ges. Physiol. 255, 114—129 (1952). — Schwartzbaum, J. S., and H. P. Ward: An osmotic factor in the regulation of food intake in the rat. J. comp. physiol. Psychol. 51, 555—560 (1958). — Schwiegk, H.: Der Lungenentlastungsreflex. Pflügers Arch. ges. Physiol. 236, 206—219 (1935). — Scott, A.: The distribution and behaviour of cutaneous nerves in normal and abnormal skin. Brit. J. Derm. 70, 1—21 (1958). — Scott, J. M. D., and F. Roberts: Localisation of the vaso-motor centre. J. Physiol. (Lond.) 58, 168—174 (1923). — Seckendorf, R., and W. C. Randall: Thermal reflex sweating in normal and paraplegic man. J. appl. Physiol. 16, 796—800 (1961). — Selkurt, E. E.: The relation of renal blood flow to effective arterial pressure in the intact kidney of the dog. Amer. J. Physiol. 147, 537—549 (1946). ~ Effect of pulse pressure and mean arterial pressure modification on renal hemodynamics and electrolyte and water excretion. Circulation 4, 541—551 (1951). — Semple, S. J. G., and H. E. de Wardener: Effect of increased renal venous pressure on circulatory "autoregulation" of isolated kidneys. Circulat. Res. 7, 643—648 (1959). — Share, L.: Acute reduction in extracellular fluid volume and the concentration of the antidiuretic hormone in blood. Endocrinology 69, 925—933 (1961). — Sharma, K. N., B. K. Anand, S. Dua, and B. Singh: Role of stomach in regulation of activities of hypothalamic feeding centers. Amer. J. Physiol. 201, 593—598 (1961). — Sharpless, S., and H. Jasper: Habituation of the arousal reaction. Brain 79, 655—680 (1956). — Shealy, C. N., and T. L. Peele: Studies on amygdaloid nucleus of cat. J. Neurophysiol. 20, 125—139 (1957). — Sheehan, D.: The hypothalamus and gastro-intestinal regulation. Res. Publ. Ass. nerv. ment. Dis. 20, 589—616 (1940). — Shimizu, H. J., R. T. Morrison, and R. C. Harrison: Inhibition of vagally stimulated gastric acid by the pyloric antrum. Amer. J. Physiol. 194, 531—534 (1958). — Shipley, R. E., and R. S. Study: Changes in renal blood flow, extraction of inulin, glomerular filtration rate and urine flow with acute alterations of renal artery blood pressure. Amer. J. Physiol. 167, 676—688 (1951). — Simon, E., W. Rautenberg, R. Thauer u. M. Iriki: Die Auslösung von Kältezittern durch lokale Kühlung im Wirbelkanal. Pflügers Arch. ges. Physiol. 281, 309—331 (1964). — Sjöstrand, T.: The regulation of blood distribution in man. Acta physiol. scand. 26, 312—327 (1952). — Sleight, P.: A cardiovascular depressor reflex from the epicardium of the left ventricle in the dog. J. Physiol. (Lond.) 173, 321—343 (1964). — Sleight, P., and J. G. Widdicombe: Action potentials in nerve fibres from left ventricular receptors in the dog. J. Physiol. (Lond.) 171, 34P—35P (1963). — Slusher, Margaret A., and V. Critchlow: Effect of midbrain lesions on ovulation and adrenal response to stress in female rats. Proc. soc. exp. Biol. (N.Y.) 101, 497—499 (1959). — Smith, C. A.: The first breath. Sci. Amer. 209, 27—35 (1963). — Smith, jr.. O. A., R. F. Rushmer, and E. P. Lasher: Similarity of cardiovascular responses to exercise and to diencephalic stimulation. Amer. J. Physiol. 198, 1139—1142 (1960). — Smith, Ph. E., and E. T. Engle: Experimental evidence regarding the rôle of the anterior pituitary in the development and regulation of the genital system. Amer. J. Anat. 40, 159—217 (1927). — Smith, R. W., and S. M. McCann: Alterations in water and food intake after hypothalamic lesions in the rat. Amer. J. Physiol. 203, 366—370 (1962). — Smith, W. K.: The functional signification of the rostral cingular cortex as revealed by its responses to electrical excitation. J. Neurophysiol. 8, 241—255 (1945). — Smyth, Ch. J., A. G. Lasichah, and St. Levey: The effect of orally and intravenously administered amino acid mixtures on voluntary food consumption in normal men. J. clin. Invest. 26, 439—445 (1947). — Sokoloff,

L., and S. S. Kety: Regulation of cerebral circulation. Physiol. Rev. 40, Suppl. No 4, 38—44 (1960). — Soulairac, A.: Les régulations psycho-physiologiques de la faim. J. Physiol. (Paris) 50, 663—783 (1958). — Speakman, T. J., and B. P. Babkin: Effect of cortical stimulation on respiratory rate. Amer. J. Physiol. 159, 239—246 (1949). — Spencer, W. G.: The effect produced upon respiration by faradic excitation of the cerebrum in the monkey, dog, cat and rabbit. Phil. Trans. B 185, 609—657 (1894). — Spengler, J., u. P. Huber: Topographische Beziehungen zwischen Ganglienzellen und arteriellen Gefäßen im Rattenhypothalamus. Pflügers Arch. ges. Physiol. 269, 31—37 (1959). — Spurr, G. B., B. K. Hutt, and St. M. Horvath: Shivering, oxygen consumption and body temperature in acute exposure of men to two different cold environments. J. appl. Physiol. 11, 58—64 (1957). — Stainsby, W. N.: Autoregulation of blood flow in skeletal muscle during increased metabolic activity. Amer. J. Physiol. 202, 273—276 (1962). — Stainsby, W. N., and E. M. Renkin: Autoregulation of blood flow in resting skeletal muscle. Amer. J. Physiol. 201, 117—122 (1961). — Starling, E. H., and E. B. Verney: The secretion of urine as studied on the isolated kidney. Proc. roy. Soc. B 97, 321—363 (1925). — Stegemann, J.: Zum Mechanismus der Pulsfrequenzeinstellung durch den Stoffwechsel. I. Der Einfluß des Stoffwechsels in einer vom Kreislauf isolierten Muskelgruppe auf das Verhalten der Pulsfrequenz. Pflügers Arch. ges. Physiol. 276, 481—492 (1963a). ~ Zum Mechanismus der Pulsfrequenzeinstellung durch den Stoffwechsel. IV. Zur Frage der Lokalisation der stoffwechselempfindlichen Muskelreceptoren. Pflügers Arch. ges. Physiol. 276, 511—522 (1963b). — Steggerda, F. R.: The relation of dry mouth to thirst in the human. Amer. J. Physiol. 126, 635P (1939). — Stella, G.: On the mechanism of production, and the physiological significance of "apneusis". J. Physiol. (Lond.) 93, 10—23 (1938a). ~ The dependence of the activity of the "apneustic centre" on the carbon dioxide of the arterial blood. J. Physiol. (Lond.) 93, 263—275 (1938b). — Stevenson, J. A. F., L. G. Welt, and J. Orloff: Abnormalities of water and electrolyte metabolism in rats with hypothalamic lesions. Amer. J. Physiol. 161, 35—39 (1950). — Stewart, G. N.: Studies on the circulation in man. Heart 3, 33—88 (1911). — Stöhr jr., Ph.: Bemerkungen über die Endigungsweise des vegetativen Nervensystems und über den Aufbau des Organismus. Acta neuroveg. (Wien) 1, 74—86 (1950). — Ström, G.: Influence of local thermal stimulation of the hypothalamus of the cat on cutaneous blood flow and respiratory rate. Acta physiol. scand. 20, Suppl. 70, 47—76 (1950). ~ Influence of skin temperature on vasodilator response to hypothalamic heating in the cat. Acta physiol. scand. 20, Suppl. 70, 77—81 (1950). ~ Vasomotor responses to thermal and electrical stimulation of frontal lobe and hypothalamus. Acta physiol. scand. 20, Suppl. 70, 83—112 (1950). — Ström, G., and B. Uvnäs: Motor responses of gastro-intestinal tract and bladder to topical stimulation of the frontal lobe, basal ganglia and hypothalamus in the cat. Acta physiol. scand. 21, 90—104 (1950). — Strominger, J. L., and J. R. Brobeck: A mechanism of regulation of food intake. Yale J. Biol. Med. 25, 383—390 (1952/53). — Stürup, G., B. Bolton, D. J. Williams, and E. A. Carmichael: Vasomotor responses in hemiplegic patients. Brain 58, 456—469 (1935). — Stutinsky, F.: Action de la température sur la diurèse provoquée chez le rat normal et hypophysectomisé. C. R. Soc. Biol. (Paris) 143, 195—198 (1949). — Surtshin, A., and W. P. Schmandt: Comparison of continuously collected urines from the two normal kidneys and some effects of unilateral denervation. Amer. J. Physiol. 185, 418—425 (1956). — Swan, A. A. B., and D. Whitteridge: Baroreceptor fibres from the pulmonary artery. Abstr. XX. intern-physiol. congr. 1956, p. 867—868. — Szentivány, M., and A. Juhász-Nagy: Two types of coronary vasomotor reflexes. Quart. J. exp. Physiol. 47, 289—298 (1962).

Tang, P. Ch.: Localization of the pneumotactic center in the cat. Amer. J. Physiol. 172, 645—652 (1953). ~ Levels of brain stem and diencephalon controlling micturition reflex. J. Neurophysiol. 18, 583—595 (1955). — Tanturi, C. A., and A. C. Ivy: On the existence of secretory nerves in the vagi for, and the reflex excitation and inhibition of, bile secretion. Amer. J. Physiol. 121, 270—283 (1938). — Teague, R. S., and A. W. Ranson: The rôle of the anterior hypothalamus in temperature regulation. Amer. J. Physiol. 117, 562—570 (1936). — Teitelbaum, Ph., and E. Stellar: Recovery from failure to eat produced by hypothalamic lesions. Science 120, 894—895 (1954). — Teregulow, A. G.: Zur Frage der Existenz von Atmungszentren in den vorderen Abschnitten der Medulla oblongata. Pflügers Arch. ges. Physiol. 221, 486—498 (1929). — Thauer, R.: Der Mechanismus der Wärmeregulation. Ergebn. Physiol. 41, 607—805 (1939). ~ Physiologie der Wärmeregulation. Acta neuroveg. (Wien) 11, 12—37 (1955). ~ Probleme der Thermoregulation. Klin. Wschr. 36, 989—997 (1958). ~ Thermoregulation. Pflügers Arch. ges. Physiol. 268, 5—7 (1959). — Thauer, R., u. F. G. Ebaugh: Die Unterschiedsschwelle der Kalt- und Warmempfindung in Abhängigkeit von der absoluten Luft- bzw. Hauttemperatur. Pflügers Arch. ges. Physiol. 255, 27—45 (1952). — Thauer, R., u. K. Wezler: Der Stoffwechsel im Dienste der Wärmeregulation (Erste und zweite chemische Wärmeregulation). Z. ges. exp. Med. 112, 95—126 (1943). — Thauer, R., u. G. Zöllner: Der insensible Gewichtsverlust als Funktion der Umweltbedingungen. Seine Abhängigkeit von dem Wasserdampfdruck der Luft im indifferenten Temperaturbereich. Pflügers Arch. ges. Physiol. **258**, 58—71 (1953). — THAUER, R., G. ZÖLLNER u. W. KAUFMANN: Der insensible Gewichtsverlust als Funktion der Umweltbedingungen. Der Anteil von Atmung und Haut an der Gesamtperspiratio. Pflügers Arch. ges. Physiol. **260**, 1—23 (1954). — THEOBALD, G. W.: The separate release of oxytocin and antidiuretic hormone. J. Physiol. (Lond.) **149**, 443—461 (1959). — THURAU, K., u. G. HENNE: Die transmurale Druckdifferenz der Widerstandsgefäße als Parameter der Widerstandsregulation der Niere. Pflügers Arch. ges. Physiol. **279**, 156—177 (1964). — THURAU, K., u. K. KRAMER: Die Reaktionsweise der glatten Muskulatur der Nierengefäße auf Dehnungsreize und ihre Bedeutung für die Autoregulation des Nierenkreislaufes. Pflügers Arch. ges. Physiol. **268**, 188—203 (1959a). ~ Weitere Untersuchungen zur myogenen Natur der Autoregulation des Nierenkreislaufes. Pflügers Arch. ges. Physiol. **269**, 77—93 (1959b). — TISSOT, R., et M. MONNIER: Dualité du système thalamique de projections diffuses et antagonisme du système thalamique recrutant avec le système réticulaire ascendant. Helv. physiol. pharmacol. Acta **16**, C33—C35 (1958). ~ Dualité du système thalamique de projection diffuse. Electroenceph. clin. Neurophysiol. **11**, 675—686 (1959). — TOENNIES, J. F.: Conditioning of afferent impulses by reflex discharges over dorsal roots. J. Neurophysiol. **2**, 513—525 (1939). — TRENDELENBURG, P.: Anteil der Hypophyse und des Hypothalamus am experimentellen Diabetes insipidus. Klin. Wschr. **7**, 1679—1680 (1928).

UNNA, K.: Arterieller Druck und Nierendurchblutung. Pflügers Arch. ges. Physiol. **235**, 515—519 (1935). — URQUHART, J., J. O. DAVIS, and J. T. HISPINS jr.: Effects of prolonged infusion of angiotension II in normal dogs. Amer. J. Physiol. **205**, 1241—1246 (1963). — URYA, B., and E. GELLHORN: Rôle of the sympathetic system in reflex dilatation of pupil. J. Neurophysiol. **2**, 268—275 (1939). — UVNÄS, B.: Sympathetic vasodilator system and blood flow. Physiol. Rev. **40**, Suppl. No 4, 69—76 (1960).

VASSELLA, F.: Lokalisation eines inspiratorischen Zentrums in der Medulla oblongata des Kaninchens. Helv. physiol. pharmacol. Acta **19**, 166—182 (1961). — VERNEY, E. B.: The antidiuretic hormone and the factors which determine its release. Proc. roy. Soc. B **135**, 25—106 (1947/48).

WADA, M.: Sudorific action of adrenaline on the human sweat glands and determination of their excitability. Science **111**, 376—377 (1950). — WAGMAN, I. H., and W. S. BATTERSBY: Neural limitations of visual excitability. II. Retrochiasmal interaction. Amer. J. Physiol. **197**, 1237—1242 (1959). — WAGNER, R.: Probleme und Beispiele biologischer Regelung. Stuttgart: Georg Thieme 1954. — WALKER, A. E.: The hypothalamus and pilomotor regulation. Res. Publ. Ass. nerv. ment. Dis. **20**, 400—415 (1940). — WANG, S. C.: Localization of the salivatory center in the medulla of the cat. J. Neurophysiol. **6**, 195—202 (1943). — WANG, S. C., and C. Y. CHAI: Central control of sympathetic cardioacceleration in medulla oblongata of the cat. Amer. J. Physiol. **202**, 31—34 (1962). — WANG, S. C., M. I. GROSSMAN, and A. C. IVY: Effect of secretin and pancreozymin on amylase and alkaline phosphatase secretion by the pancreas in the dogs. Amer. J. Physiol. **154**, 358—368 (1948). — WANG, S. C., S. H. NGAI, and M. J. FRUMIN: Organization of central respiratory mechanism in the brain stem of the cat: genesis of normal respiratory rhythmicity. Amer. J. Physiol. **190**, 333—342 (1957). — WARD jr., A. A.: The cingular gyrus: area 25. J. Neurophysiol. **11**, 13—23 (1948). — WARD jr., A. A., and H. L. REED: Mechanism of pupillary dilatation elicited by cortical stimulation. J. Neurophysiol. **9**, 329—335 (1946). — WATT, J. G., P. R. DUMKE, and J. H. COMROE: The part played by carotid and aortic body reflexes in respiratory control in unanaesthetized dogs. Fed. Proc. **1**, 90 (1942). — WAUGH, H. W., and R. G. SHANKS: Cause of genuine autoregulation of the renal circulation. Circulat. Res. **8**, 871—879 (1960). — WEDELL, G., W. PALLIE, and ELIZABETH PALMER: The morphology of peripheral nerve terminations in the skin. Quart. J. micr. Sci. **95**, 483—501 (1954). — WEDELL, G., ELIZABETH PALMER, and W. PALLIE: Nerve endings in mammalian skin. Biol. Rev. Cambridge phil. Soc. **30**, 159—195 (1955). — WEIDMANN, H., B. BERDE u. K. BUCHER: Die Lage der vagalen Dehnungsreceptoren in der Lunge. Helv. physiol. pharmacol. Acta **7**, 476—481 (1949). — WEIDMANN, H., u. K. BUCHER: Zur Frage der Spezifizität der vagalen Dehnungsreceptoren in der Lunge. Helv. physiol. pharmacol. Acta **9**, 94—100 (1951). — WEINSTEIN, E. A., and M. R. BENDER: Pupillodilator reactions to sciatic and diencephalic stimulation. J. Neurophysiol. **4**, 44—50 (1941). — WEISS, K.: An analysis of the metabolic response of rats exposed to cold. Amer. J. Physiol. **196**, 913—916 (1959). — WHITE, TH. T., G. LUNDH, and D. F. MAGEE: Evidence for the existence of a gastropancreatic reflex. Amer. J. Physiol. **198**, 725—728 (1960). — WHITTERIDGE, D.: Afferent nerve fibres from the heart and lungs in the cervical vagus. J. Physiol. (Lond.) **107**, 496—512 (1948). ~ Cardiovascular reflexes initiated from afferent sites other than the cardiovascular system itself. Physiol. Rev. **40**, Suppl. No 4, 198—200 (1960). — WIDDICOMBE, J. G.: Respiratory reflexes from the trachea and bronchi of the cat. J. Physiol. (Lond.) **123**, 55—70 (1954a). ~ Receptors in the trachea. Bronchial reflexes and bronchi of the cat. J. Physiol. (Lond.) **123**, 71—104 (1954b). ~ The activity of pulmonary stretch receptors during bronchoconstriction, pulmonary oedema, atelectasis and breathing against a resistance. J. Physiol. (Lond.) **159**, 436—450 (1961a). ~ Respiratory reflexes in man and other mammalian species. Clin. Sci. **21**, 163—170 (1961b). — WIDÉN, L., and C. AJMONE MARSAN: Action of afferent and corticofugal impulses on single elements of the dorsal lateral geniculate nucleus. In: Neurophysiologie und Psychophysik des visuellen Systems, S. 125—132. Berlin-Göttingen-Heidelberg: Springer 1961. — WIDÉN, L., u. J. B. WALTHER: Wirkung zentrifugaler Nervenreizung auf Thermoreceptoren. Pflügers Arch. ges. Physiol. **265**, 355—364 (1957). — WILHELMJ, CH. W., H. H. McCARTHY, and F. C. HILL: Acid inhibition of the intestinal and intragastric chemical phases of gastric secretion. Amer. J. Physiol. **118**, 766—774 (1937). — WINSLOW, C.-E. A., L. P. HERRINGTON, and A. P. GAGGE: Physiological reaction of the human body to varying environmental temperature. Amer. J. Physiol. **120**, 1—22 (1937). — WINTERSTEIN, H.: The 'reaction theory' of respiratory regulation. Experientia (Basel) **5**, 221—226 (1949). — WINTON, F. R.: Physical factors involved in the activities of the mammalian kidney. Physiol. Rev. **17**, 408—435 (1937). — WIRTH, K. E.: Nahrungsaufnahme der Ratte nach Ausschaltungen und elektrischer Reizung im Hypothalamus. Pflügers Arch. ges. Physiol. **272**, 602—611 (1961). — WIRZ, H.: Druckmessung in Kapillaren und Tubuli der Niere durch Mikropunktion. Helv. physiol. pharmacol. Acta **13**, 42—49 (1955). — WISE, B. L., and W. F. GANONG: Effect of brainstem stimulation on renal function. Amer. J. Physiol. **198**, 1291—1295 (1960).—WITT, INGRID, u. H. HENSEL: Afferente Impulse aus der Extremitätenhaut der Katze bei thermischer und mechanischer Reizung. Pflügers Arch. ges. Physiol. **268**, 582—596 (1959). — WITZLEB, E.: Über die Erregung der Presso- und Chemoreceptoren in der Carotissinusregion durch 1-Adrenalin und 1-Noradrenalin. Pflügers Arch. ges. Physiol. **257**, 244—254 (1953). — WITZLEB, E., H. BARTELS, H. BUDDE u. M. MOCHIZUCKI: Der Einfluß des arteriellen O_2-Druckes auf die chemoreceptorischen Aktionspotentiale im Carotissinusnerven. Pflügers Arch. ges. Physiol. **261**, 211—218 (1955). — WOLDRING, S., and M. N. J. DIRKEN: Site and extension of bulbar respiratory center. J. Neurophysiol. **14**, 227—241 (1951). — WOLF, A. V.: Osmometric analysis of thirst in man and dog. Amer. J. Physiol. **161**, 75—86 (1950). — WOODWARD, E. R., and L. R. DRAGSTEDT: Role of the pyloric antrum in regulation of gastric secretion. Physiol. Rev. **40**, 490—504 (1960). — WOODWARD, E. R., R. R. BIGELOW, and L. R. DRAGSTEDT: Effect of resection of antrum of stomach on gastric secretion in Pavlov pouch dogs. Amer. J. Physiol. **162**, 99—109 (1950). — WRIGHT, R. D., M. A. JENNINGS, H. W. FLOREY, and R. LIUM: The influence of nerves and drugs on secretion by the small intestine, and an investigation of the enzymes in intestinal juice. Quart. J. exp. Physiol. **30**, 73—120 (1940). — WURTMAN, R. J., and J. AXELROD: The pineal gland. Sci. Amer. **213**, 50—60 (1965). — WYBAUW, K.: Contribution à l'étude du rôle vasomoteur et trophique des nerfs sensitifs. 1. Les vasodilatateurs "antidromiques" et le mécanisme de leur action. Arch. int. Physiol. **46**, 293—323 (1938a). ~ Contribution à l'étude du rôle vasomoteur et trophique des nerfs sensitifs. 2. Mécanisme périphérique de la vasodilatation antidromique. Sa médiation chimique. Arch. int. Physiol. **46**, 324—344 (1938b). ~ Contribution à l'étude du rôle vasomoteur et trophique des nerfs sensitifs. 3. Les réflexes axoniques vasodilatateurs. Leur signification fonctionnelle. Arch. int. Physiol. **46**, 345—388 (1938c). — WYSS, O. A. M.: Reizphysiologische Analyse des afferenten Lungenvagus. Pflügers Arch. ges. Physiol. **242**, 215—233 (1939). ~ Ein weiterer Beitrag zur Kenntnis vom Mechanismus der vagalen Atmungssteuerung. Pflügers Arch. ges. Physiol. **243**, 457—467 (1940). ~ Respiratory effects from stimulation of the afferent vagus nerve in the monkey. J. Neurophysiol. **10**, 315—320 (1947). ~ Prinzipielle Betrachtungen über die Funktionsweise der Bronchialmuskulatur. Schweiz. med. Wschr. **82**, 988—990 (1952). ~ Respiratory centre and reflex control of breathing. Helv. physiol. pharmacol. Acta **12**, Suppl. X, 5—25 (1954a). ~ The part played by the lungs in the reflex control of breathing. Helv. physiol. pharamacol. Acta **12**, Suppl. X, 26—35 (1954b). ~ Respiration. Ann. Rev. Physiol. **25**, 143—164 (1963). — WYSS, O. A. M., PH. ANDEREGGEN, and R. J. H. OBERHOLZER: Le mécanisme central des réflexes respiratoires d'origine vagale. III. La "vagotomie centrale". Helv. physiol. pharmacol. Acta **4**, 443—458 (1946). — WYSS, O. A. M., et M. CROISIER: Le mécanisme central des réflexes respiratoires d'origine vagale. I. La localisation du centre inspirateur. Helv. physiol. pharmacol. Acta **1**, 89—104 (1943). — WYSS, O. A. M., et ANNA RIVKINE: Les fibres afférentes du nerf vague participant aux réflexes respiratoires. Helv. physiol. pharmacol. Acta **8**, 87—108 (1950).

YASARGIL, G. M.: Afferente Impulse im Nervus phrenicus der Katze. Helv. physiol. pharmacol. Acta **19**, C 36 (1961). ~ Proprioceptive Afferenzen im Nervus phrenicus der Katze. Helv. physiol. pharmacol. Acta **20**, 39—58 (1962).

ZUIDEMA, G. D., N. P. CLARKE, and MARY F. MINTON: Osmotic regulation of body fluids. Amer. J. Physiol. **187**, 85—88 (1956a). — ZUIDEMA, G. D., N. P. CLARKE, J. L. REEVES, O. H. GAUER, and J. P. HENRY: Influence of moderate changes in blood volume on urine flow. Amer. J. Physiol. **187**, 89—91 (1956b). — ZWEIFACH, B. W.: A note on the distribution of nerves to the small blood vessels in the mesentery of the frog. Anat. Rec. **70**, Suppl., 104, D 65 (1938). ~ Peripheral circulation. Ann. Rev. Physiol. **10**, 225—258 (1948).

Allgemeine Morphologie der neurovegetativen Regulationen.

Von

Adolf Hopf, Neustadt/Schwarzwald.

Mit 27 Abbildungen.

I. Einleitung.

Die Lebensfunktionen sind auf zwei Fronten, eine „innere" und eine „äußere", ausgerichtet[1]. Die Aufrechterhaltung der inneren Ordnung obliegt dem vegetativen System. Es regelt das harmonische Zusammenspiel der Vielzahl von Zellen, Geweben und Organen. Es bewirkt eine Anpassung der Binnenbedingungen des Organismus an die stetig wechselnden Erfordernisse der Außenwelt und schafft damit die Grundlage für die durch das animalische Nervensystem gesteuerte Auseinandersetzung mit der Umwelt.

Das vegetative System pflegt man zu gliedern in einen nervösen Anteil, das vegetative oder autonome Nervensystem, und einen humoralen Anteil, der das System der inkretorischen Drüsen umfaßt. Das vegetative oder Lebensnervensystem wird einem animalen oder Umweltnervensystem gegenübergestellt.

Eine so scharfe Trennung zwischen diesen Systemen besteht indessen nicht. Die lange Zeit vorherrschende Theorie, daß die inkretorischen Drüsen ein geschlossenes System darstellen und sich gegenseitig ausschließlich auf Grund von Rückkopplungsmechanismen regulieren, muß als überholt gelten. Wenn unter der Einwirkung glandotropher Hypophysenhormone eine inkretorische Drüse zu vermehrter Hormonausschüttung angeregt wird, so wirkt diese im allgemeinen nicht unmittelbar hemmend auf die entsprechende Partialfunktion der Hypophyse, vielmehr schaltet sich oft das Zentralnervensystem dazwischen. Zahlreiche Experimente haben zu dem zwingenden Schluß geführt, daß besonders der Hypothalamus sich in dieses System als ein receptorisches und übergeordnetes regulatorisches Areal einschaltet. Die Einwirkung des Hypothalamus auf die inkretorischen Drüsen erfolgt vorzugsweise auf dem Wege über das neurosekretorische System, das damit das wesentliche Bindeglied zwischen nervösem und inkretorischem System darstellt. Die nervöse Innervation inkretorischer Drüsen scheint demgegenüber eine geringere Rolle zu spielen. Die lange Zeit undurchsichtige Stellung der Zellen des neurosekretorischen Systems beim Menschen und bei höheren Tieren dürfte damit weitgehend geklärt sein. Stammesgeschichtlich gesehen, stellt die neurohormonale Regulation die primäre Form hormonaler Regulation im Tierreich dar[2]. Der Unterschied zwischen „gewöhnlichen" und neurosekretorischen Nervenzellen ist keineswegs so groß, wie man zunächst anzunehmen geneigt war. Beide wirken auf ihre Erfolgsorgane auf chemischem Wege durch Transmittersubstanzen. Bei den einen sind es das Acetylcholin und Noradrenalin und bei den anderen die Neurosekrete. Die ersteren sind in den elektronenoptisch nachweisbaren

---

[1] Hess 1954. [2] Gersch 1957.

Synapsenbläschen enthalten und die letzteren in den Elementargranula des Neurosekretes, deren Zusammenballungen lichtmikroskopisch bei Färbung mit Chromalaunhämatoxylin als Neurosekretkörnchen zur Darstellung kommen. Die Synapsenbläschen haben einen mittleren Durchmesser von 200—400 Å[1], die Elementargranula des Neurosekretes von 1200—1800 Å bei Säugetieren und von 1500—3000 Å bei niederen Vertebraten[2].

Nervöse und inkretorische Regulationen zeigen in ihren Wirkungen Unterschiede, deren Studium weniger unter dem Gesichtspunkt einer dadurch möglichen Trennung als vielmehr unter dem einer sinnvollen Ergänzung wertvolle Einblicke ermöglicht. Die Neurone sind zu raschen Reaktionen befähigt. Sie übertragen die Erregung auf elektrischem Wege mit hoher Geschwindigkeit; die Freisetzung chemischer Wirkstoffe am Erfolgsorgan geschieht rasch. Die Überträgerstoffe, von denen bisher nur Acetylcholin und Noradrenalin sicher und neuerdings auch Dopamin und Serotonin (5-Hydroxytryptamin) mit hoher Wahrscheinlichkeit nachgewiesen sind, bestehen aus verhältnismäßig kleinen Molekülen, die rasch abgebaut werden und daher nur kurz, außerdem meist nur auf geringe Distanz wirksam sind. Die inkretorischen Drüsen geben dagegen ihre Wirkstoffe unmittelbar von dem Perikaryon an das Blut ab. Es handelt sich vorwiegend[3] um größere Moleküle, die sehr viel langsamer abgebaut, dafür aber auf große Distanz und für längere Zeit wirksam sind.

Zur Erzielung eines besseren Verständnisses der beim Menschen überaus komplizierten neurovegetativen und inkretorischen Regulationen sowie zu der ebenso schwierigen und nur teilweise möglichen Abgrenzung eines vegetativen von einem animalen Nervensystem liegt es nahe, phylogenetische Tatbestände mit heranzuziehen. Am nächsten liegen die Fragen, welche der beiden Regulationen und welches der beiden Nervensysteme in der Phylogenese zuerst auftritt. Es sei an die elementare Tatsache erinnert, daß Reizbarkeit, Reizleitungsfähigkeit und Reizverknüpfungsmöglichkeit zwar im Nervensystem besonders ausgeprägt, aber auch in anderen Zellen möglich sind, z. B. schon beim Einzeller[4]. Eine Trennung zwischen vegetativem und animalischem Nervensystem ist bei den niederen Stämmen der Wirbellosen nicht möglich. Vor allem kann man nicht behaupten, wie es oft geschieht, daß das vegetative Nervensystem das primitivere und phylogenetisch ältere sei.

Während die Schwämme kein Nervensystem, sondern nur unmittelbar erregbare Muskelfasern (Vorläufer des NS?) besitzen, findet man bei den Cölenteraten einen subepithelialen Plexus von Nervenzellen, der Fortsätze einerseits zu Muskelfasern entsendet und andererseits zu Sinneszellen im Epithel. Da es sich wahrscheinlich um Sinneszellen für Licht- und Schwereempfindung handelt und die Muskeln der Fortbewegung dienen, könnte man sehr viel eher von einem animalen als von einem vegetativen Nervensystem sprechen. Andererseits findet sich der subepitheliale Ganglienzellplexus aber nicht nur unter dem Ektoderm, sondern bisweilen auch unter dem Entoderm des Magens. „Eigentliche" Nervenzellen und Sinneszellen können dort unterschieden werden. Sie haben wahrscheinlich etwas mit der Regulation der Verdauung zu tun, so daß man sie dem vegetativen Nervensystem zurechnen könnte. Eine solche Spezialisierung ist morphologisch jedoch erst bei dem Stamm der Vermes zu erkennen. Beim Leberegel sind beispielsweise Pharynx und Oesophagus von Ganglienzellgruppen umgeben, die ein diffuses, vermutungsweise sympathisches Nervensystem bilden. Bei den Mollusken, insbesondere den Gastropoden, sind deutliche Visceralganglien zu erkennen, die Nerven zum Genitale, Rectum, Perikard und den Kiemen senden.

Während schon bei den niederen Wirbellosen ein Nervensystem vorhanden ist, das sich nicht eindeutig in einen vegetativen und animalen Abschnitt trennen läßt, sind humorale Regulationen i.e.S. im wesentlichen erst bei den Wirbel-

---

[1] DE ROBERTIS und BENNET 1954, PALADE und PALAY 1954, PALAY 1956, HAGER 1959 u. a.
[2] BARGMANN 1958.
[3] Ausnahmen: z. B. Adrenalin und Noradrenalin im Nebennierenmark.   [4] KAPPERS 1920.

tieren sowie bei einigen höheren Wirbellosen, besonders bei Arthropoden wirksam. „Die morphologischen Feststellungen über das Vorkommen neurosekretorischer Zellen im Tierreich lehren trotz der im einzelnen noch vorhandenen großen Lücken, daß mit dem Auftreten eines zentralisierten Nervensystems zugleich auch mit neurosekretorischer Tätigkeit zu rechnen ist. Neurosekretorische Zellen treten also im Nervensystem innerhalb des Tierreiches auf, ehe Ansätze eines sonstigen hormonalen Regulationsmechanismus bemerkbar sind[1]." Neurosekretorische Zellen finden sich nicht nur im Cerebralganglion, sondern auch in den Bauchganglien. Besonders eingehend untersucht wurden die Corpora cardiaca und allata bei Insekten. GERSCH vertritt die Hypothese, daß das Hormonsystem der höheren Tiere aus dem Nervensystem entstanden ist.

Vegetatives und animales Nervensystem sind weder anatomisch noch funktionell scharf voneinander getrennt. Früher nannte man das erste auch das sympathische Nervensystem[2]. Solange nur der Grenzstrang und seine Nerven bekannt waren, durfte man es dem cerebrospinalen Nervensystem gegenüberstellen. Heute weiß man, daß das vegetative System ausgeprägte Vertretungen im Zentralnervensystem besitzt. Während die vegetativen Kerngruppen im Rückenmark gut und im Rhomb- und Mesencephalon einigermaßen zu umgrenzen sind, bereitet die Abgrenzung der vegetativen Areale im Diencephalon größere Schwierigkeiten. Sie wird beim Telencephalon höchst problematisch. Es wurde immer wieder versucht, morphologische Merkmale aufzufinden, die allen zentralen vegetativen Arealen gemeinsam sind. Cytologische Merkmale solcher Art, die zugleich eine sichere Abgrenzung vegetativer Nervenzellen von anderen ermöglichen könnten, sind bei den üblichen Färbemethoden nicht gefunden worden. Wohl zeigen die Zellen des Seitenhorns im Rückenmark, des dorsalen Vaguskerns und bestimmte Zellgruppen des vegetativen Hypothalamus Gemeinsamkeiten; andere Zellgruppen fallen aber ganz aus diesem Rahmen. Auch der Nachweis „gomoripositiver Substanz" ist keineswegs auf die als vegetativ angesehenen Areale beschränkt[3].

Dagegen ergibt die Betrachtung des Markscheidenbildes ein wichtiges Kriterium für die Abgrenzung vegetativer Areale. Alle zentralen vegetativen Kerngebiete weisen nämlich eine Markarmut auf[4]. Die von ihnen ausgehenden Faserzüge zeigen ebenfalls dieses Merkmal. Sie stimmen darin überein mit dem peripheren vegetativen Nervensystem, dessen Fasern bekanntlich durch fehlende bzw. sehr dünne Markhüllen gekennzeichnet sind. Die markarmen vegetativen Gebiete haben zudem im Di-, Mes- und Rhombencephalon die Eigenschaft, daß sie in Ventrikelnähe liegen und teilweise ein besonders dichtes Capillarnetz aufweisen. Man kann sie daher zum „Höhlengrau im eigentlichen Sinne"[4] zusammenfassen. Die Ventrikelnähe begünstigt einen Stoffaustausch über den Liquor, das dichte Capillarnetz einen solchen auf dem Blutwege. Die Markarmut zeigt eine niedrige Differenzierungsstufe an. Das Nervensystem der Wirbellosen ist bekanntlich weitgehend marklos. Das markarme Höhlengrau läßt sich in der ganzen Wirbeltierreihe nachweisen und kann phylogenetisch als ein verhältnismäßig altes Gebiet angesehen werden.

Autoradiographisch zeigen die Nervenzellen vegetativer Kerngruppen einen hohen Eiweißumsatz. Er ist schätzungsweise vier bis sechsmal größer als der von Ganglienzellen rein sensorischer Gebiete, aber gleichgroß wie bei den motorischen Nervenzellen[5]. Ein eindeutiges Merkmal vegetativer Zellen stellt der hohe Eiweißumsatz somit nicht dar. Eine vergleichbare Silberkorndichte wie die

---

[1] GERSCH 1959.   [2] WINSLOW 1732.   [3] GOSLAR und TISCHENDORF 1953.
[4] SPATZ und PACHE 1935, PACHE 1936.
[5] OEHLERT, SCHULTZE und MAURER 1958, SCHULTZE, OEHLERT und MAURER 1959.

zentralen vegetativen Nervenzellen im Autoradiogramm zeigen auch die peripheren vegetativen Ganglienzellen im Plexus myentericus[1].

Auf Grund der jüngsten histochemischen Forschungsergebnisse kann erstmals die Feststellung getroffen werden, daß sich die zentralen vegetativen Gebiete durch eine geringe Aktivität der in den Mitochondrien lokalisierten oxydativen Enzyme Succinodehydrogenase und Cytochromoxydase auszeichnen. Die Allgemeingültigkeit dieses Merkmals bedarf noch weiterer Bestätigung, da bisher nur wenige Tierarten untersucht und bei diesen auch nicht alle vegetativen Gebiete im Detail studiert worden sind. Die systematischen Untersuchungen von FRIEDE (1959—1962) verleihen der generellen Annahme einer Armut zentraler vegetativer Gebiete an den genannten oxydativen Enzymen jedoch eine hohe Wahrscheinlichkeit. Alle bisher studierten Säugetiere zeigten nämlich ein gleichartiges Verhalten. Auch im menschlichen Gehirn findet sich die gleiche Enzymverteilung[2].

Die folgende Darstellung beschränkt sich auf die Morphologie der zentralen neurovegetativen Regulationsstätten und Kerngebiete. Die Histologie des peripheren vegetativen Nervensystems ist in dem Beitrag von HERZOG eingehend erörtert. Es soll — entgegen dem meist geübten Verfahren — das höchste Regulationsareal im Diencephalon zuerst besprochen werden, dann absteigend Mesencephalon, Rhombencephalon und Medulla spinalis. Die Begründung liegt in der Tatsache, daß der Hypothalamus in den letzten Jahrzehnten eine intensive Bearbeitung erfahren hat und die dabei gewonnenen Ergebnisse das Verständnis des ganzen Systems am meisten gefördert haben. Die Problematik der Beziehungen von Hirnrinde und neurovegetativen Regulationen soll am Schluß diskutiert werden.

II. Neurovegetative Regulationsstätten im Diencephalon.

Nur von einem kleinen Teil des Diencephalons, nämlich dem markarmen Hypothalamus, ist mit genügender Sicherheit bekannt, daß er mit neurovegetativen Regulationen betraut ist. Er ist neurochemisch durch einen hohen Noradrenalingehalt ausgezeichnet[3]. Der größte Kern des Diencephalons, der Thalamus, hat ganz andere Funktionen. Er ist das große Sammelgebiet für alle sensorischen Afferenzen, hat vielfältige Beziehungen zum sog. extrapyramidal motorischen System und zu fast allen Abschnitten der Hirnrinde. Lediglich vom thalamischen Höhlengrau (Substantia grisea centralis thalamica), das ebenfalls durch eine Markfaserarmut ausgezeichnet ist, darf man eine Verbindung mit der vegetativen Sphäre annehmen. Es gibt Fasern zu dem periventrikulären System ab, steht dadurch mit dem Hypothalamus in Verbindung und entsendet Fasern in den Fasciculus longitudinalis dorsalis Schütz. Aber auch andere rindenunabhängige Thalamuskerne schicken Fasern in das periventrikuläre System, z. B. der Nucl. commissuralis der Massa intermedia[4]. Vegetative Störungen sind dem Kliniker als mediales Thalamussyndrom wohlbekannt[5].

Nachdem die Projektion bestimmter Abschnitte des hinteren Ventralkerns des Thalamus (VPMpc und VPI) zur Insel durch Rindenabtragungen bei Macaca mulatta[6] endgültig gesichert ist, wird man jetzt auch diese Kerngebiete als wahrscheinlich dem vegetativen Nervensystem zugehörig betrachten dürfen. „Es ist denkbar, daß VPMpc und VPI viscerale Sensibilitäten repräsentieren, und zwar getrennt nach cerebralen bzw. spinalen Ursprungssegmenten"[6]. Für diese Annahme sprechen morphologisch vor allem die Kleinzelligkeit und Markarmut

---

[1] OEHLERT, SCHULTZE und MAURER 1958.   [2] FRIEDE 1962.   [3] MARTHE VOGT 1954.
[4] HASSLER 1959.
[5] HOFF und Mitarbeiter 1953, SPIEGEL und Mitarbeiter 1956, WALKER 1959 u. a.
[6] ROBERTS und AKERT 1963.

des VPMpc. Die Zellen des VPI sind etwas größer, blaß und wenig dicht gelagert. Das Gebiet ist nicht mehr als markarm zu bezeichnen. Meist handelt es sich aber um durchziehende Markfaserbündel. An physiologischen Daten sind die Repräsentation der abdominalen Viscera des Menschen in der Insel[1], die Lokalisation von Vagusafferenzen im ventromedialen Thalamus der Katze[2] und „evoked responses" von den Nervi splanchnici im VPL[3] anzuführen.

Über die Bedeutung des Epithalamus für neurovegetative und neuroendokrine Regulationen ist wenig Gesichertes bekannt. Auf Grund seiner Faserverbindungen ist an engen funktionellen Beziehungen zum Hypothalamus sowie zum limbischen und reticulären System nicht zu zweifeln. Die Nuclei habenulae sollen auch einen Einfluß auf die Schilddrüsentätigkeit ausüben[4]. Es wurde eine zeitlang diskutiert, ob der Epithalamus nicht zur Epiphyse eine ähnliche Beziehung haben könne wie der Hypothalamus zur Hypophyse. Das scheint nicht der Fall zu sein, da Faserverbindungen zwischen der Habenularregion und der Zirbeldrüse bei Säugetieren fehlen[5]. Die Epiphyse wird im wesentlichen von sympathischen Nervenfasern versorgt, die aus dem Ganglion cervicale superius stammen[5, 6]. Auch kombinierte elektronenoptische und pharmakologische Untersuchungen[6] sprechen für sympathische (adrenergische) Nervenendigungen. Über die Zuordnung bestimmter elektronenoptisch beschriebener Typen von *vesicles* zu bestimmten Überträgersubstanzen herrscht allerdings noch keine Übereinstimmung[7]. Man kann elektronenoptisch agranuläre und granuläre Bläschen verschiedener Größenordnung beobachten, die möglicherweise verschiedenen Stadien eines Cyclus von Aufnahme, Stapelung und Freisetzung biogener Amine entsprechen[8]. An einer inkretorischen Wirksamkeit der Epiphyse besteht heute kein Zweifel mehr. Am längsten bekannt sind Wirkungen auf die Gonaden, die durch viele neue Untersuchungen[9] bestätigt werden konnten. Diese Einwirkungen sind im wesentlichen hemmender Natur, so daß ein gewisser Antagonismus zum Hypophysenvorderlappen besteht[10]. Auch für die Beeinflussung der Schilddrüse durch die Epiphyse bestehen Anhaltspunkte[11]. Nach karyometrischen Untersuchungen ist zu vermuten, daß dieser Effekt wenigstens teilweise auf dem Weg über den Hypothalamus erfolgt[12]. Auch über eine Beeinflussung der Nebennierenrinde wird von mehreren Autoren berichtet[13].

Die markreichen Kerne des Subthalamus, nämlich das Pallidum, die Zona incerta und das Corpus subthalamicum Luysi bilden Glieder des extrapyramidalmotorischen Systems. Ihre Nachbarschaft zum Hypothalamus weist jedoch gleichzeitig auf eine enge funktionelle Verbindung hin. Durch Reizungen des Hypothalamus wird das extrapyramidale System häufig in Erregung versetzt, die „somatomotorischen Hilfsfunktionen der vegetativen Sphäre" (HESS) treten in Tätigkeit.

Von dem markarmen „vegetativen Hypothalamus" ist auch das Corpus mamillare abzugrenzen. Den markarmen vegetativen Hypothalamus im engeren Sinne kann man mit den obengenannten Gebilden des Subthalamus und den Corpora mamillaria zum Hypothalamus in weiterem Sinne vereinigen. Diese Gliederung

---

[1] PENFIELD und RASMUSSEN 1950.   [2] DELL 1952.
[3] AIDAR, GEOHEGAN und UNGEWITTER 1955.
[4] SZENTÁGOTHAI und MESS 1958, MESS 1964.   [5] ARIËNS KAPPERS 1960, 1965.
[6] PELLEGRINO DE JRALDI, ZIEHER und DE ROBERTIS 1965.
[7] FUXE, HÖKFELT und NILSON 1965.   [8] BONDAREFF 1965.
[9] Eine umfassende Übersicht über die neue Literatur über die Epiphyse findet sich in: Structure and Function of the Epiphysis cerebri. Progress in Brain Research, Vol. 10. Elsevier 1965.
[10] MOSZKOWSKA 1963.   [11] MILINE 1963, SCEPOVIC 1963.
[12] CARNICELLI, SABA, CELLA und MARESCOTTI 1963.
[13] u. a. MILINE 1965, QUAY 1965, VAN DER WAL, MOLL und DE WIED 1965.

wird auch durch ontogenetische Tatbestände gestützt. KAHLE[1] konnte bei seinen Studien über den Matrixaufbrauch während der Ontogenese eine Gliederung des Zwischenhirns in fünf Längszonen (Epithalamus, dorsaler und ventraler Thalamus, Subthalamus und Hypothalamus) erkennen. Am frühesten beginnt die Entwicklung in der hypothalamischen Längszone. Bereits am Ende des ersten Monats setzt hier eine Migration von Zellen ein, die die erste primitive Anlage des Hypothalamus ("hypothalamic cell cord"[2]) bilden. Um so auffallender

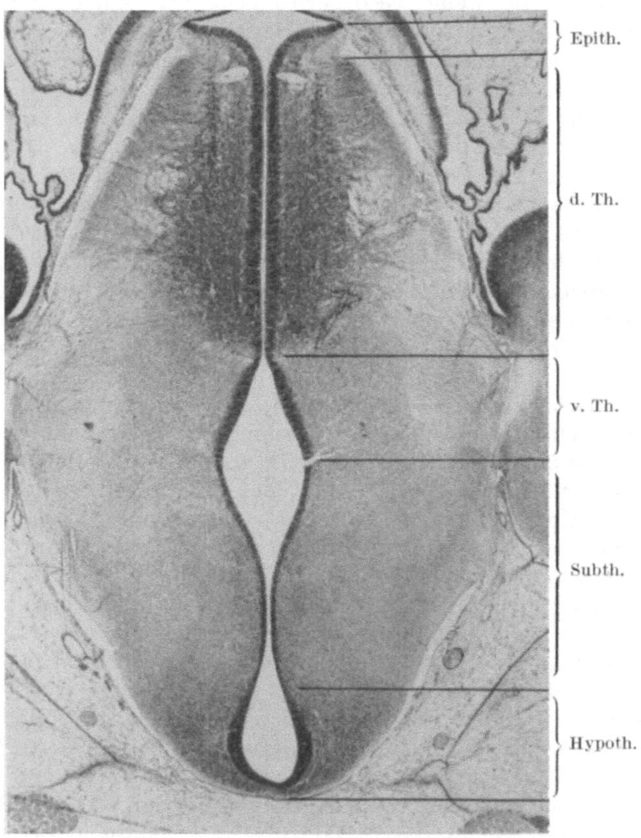

Abb. 1. Zwischenhirn eines menschlichen Embryos von 37 mm Scheitel-Steiß-Länge. (Mitte 3. Monat.) Längszonale Gliederung. Hypothalamusmatrix breit, Subthalamusmatrix dagegen sehr schmal infolge „Aufbrauches" durch frühe Migration. (Nach KAHLE 1958.)

ist, daß in der weiteren Entwicklung eine „volle Migration" ausbleibt. Es kommt zu keinem ausgesprochenen Aufbrauch der Matrix, vielmehr findet nur eine mäßige Zellauswanderung statt, das Zellmaterial bleibt in der Nähe des 3. Ventrikels liegen (Abb. 1). „Die hypothalamische Etage bleibt offenbar auf einem relativ primitiven Differenzierungszustand stehen, den wir im basalen Bereich des Hypothalamus (Nucleus infundibularis) sogar noch im reifen Zwischenhirn antreffen[3]." Lediglich im mittleren Hypothalamusbereich findet während der ersten Hälfte des 3. Monats eine starke Migration statt. Daraus entstehen der Nucl. ventromedialis und dorsomedialis, der Nucl. paraventricularis und der Nucl. supraopticus, der oralwärts der Ausstülpung der Augenblase folgt[4].

<hr>

[1] KAHLE 1951, 1956, 1958.   [2] GILBERT 1935.   [3] KAHLE 1958.
[4] LE GROS CLARK 1938, PAPEZ 1940, DIEPEN 1941.

Makroskopisch tritt der markarme Hypothalamus an der Hirnbasis zwischen dem Hinterrand des Chiasma fasciculorum opticorum und dem Vorderrand der Corpora mamillaria an die Oberfläche. Die seitliche Grenze nach vorn bilden die Tractus optici. Der hier sichtbare Abschnitt des Hypothalamus wird als Tuber cinereum bezeichnet. Die Graufärbung ist durch die Markarmut und teilweise durch den Gefäßreichtum bedingt, wie sie für vegetative Areale kennzeichnend ist. Die weißliche Tönung des Corpus mamillare — früher auch Corpus albicans genannt — läßt schon makroskopisch erkennen, daß man es hier nicht mit einem vegetativen Gebiet zu tun hat. Dorsal grenzt sich der Hypothalamus durch eine Einsenkung in der Seitenwand des dritten Ventrikels, den Sulcus hypothalamicus Monroi vom Thalamus ab (Abb. 2). Morphologisch und wahrscheinlich auch funktionell mit dem Hypothalamus verbunden ist das oral von ihm gelegene markarme Gebiet, das als Regio praeoptica, teilweise auch als Prothalamus bezeichnet wird.

Der gesamte Hypothalamus wiegt beim erwachsenen Menschen nur etwa 4 g, das sind rund 0,3% des Gesamthirngewichts. Dies ist recht erstaunlich, wenn man bedenkt, zu welcher Vielzahl von vegetativen Regulationen und klinischen Krankheitsbildern der Hypothalamus in Beziehung gebracht wird[1].

Der Hypothalamus besitzt in seinen einzelnen Abschnitten einen recht verschiedenartigen Bau. Dies betrifft sowohl die dort vorkommenden Zellarten als auch ihre Anordnung. Zahlreiche Forscher haben Gliederungen des Hypothalamus ausgearbeitet und kamen dabei zu recht verschiedenen Ergebnissen. Die Nomenklatur ist verwirrend. „Die Divergenz der Ergebnisse ist nicht Folge der verschiedenen individuellen Ausprägungsgrade dieser Gegend oder differenter lebensgeschichtlicher und funktioneller Zustandsformen ihrer Zellen, sondern beruht auf Unterschieden derjenigen Kriterien, denen bei der Aussonderung von Zellarealen ein besonderer Wert beigemessen wird. Beim Vergleich der Aussonderungsmethode der verschiedenen Autoren zeigen sich im Komplex der cytoarchitektonischen Methode verschiedene Prinzipien verborgen, deren wechselnde Betonung die Unterschiede der Ergebnisse bewirkt[2].“ Man kann ein topographisches, ein quantitatives und ein qualitatives (cytologisches) Prinzip unterscheiden[2].

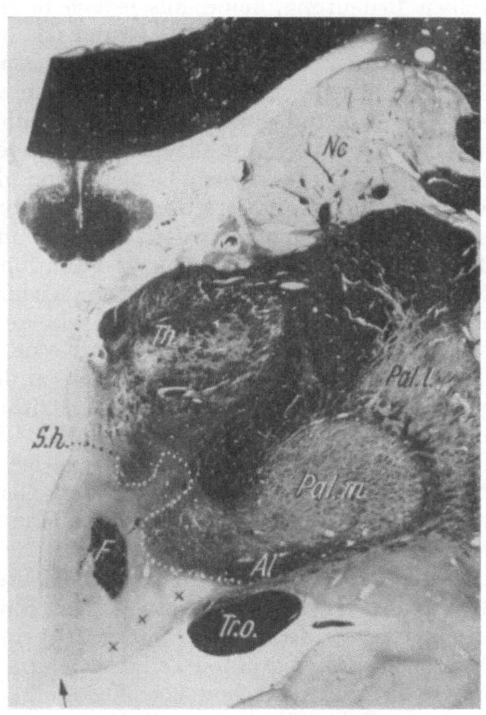

Abb. 2. Frontalschnitt durch den Hypothalamus und seine Nachbarstrukturen. Paraffin, 20 μ, Markscheidenfärbung nach HEIDENHAIN-WOELCKE, Vergrößerung 3:1. *Al* Ansa lenticularis; *Ci* Capsula interna; *F* Fornix; *Nc* Nucleus caudatus; *Pal.l.* Pallidum laterale; *Pal.m.* Pallidum mediale; *S.h.* Sulcus hypothalamicus; *Th* Thalamus; *Tr.o.* Tractus opticus; × × × Nuclei tuberis laterales; ↑ Ende der Lamina limitans gliae externa im Sulcus infundibularis; ---- Grenzen des Hypothalamus.

Die Topographie allein sollte nicht zur Abgrenzung von Grisea verwertet werden, sondern nur in Verbindung mit anderen Strukturmerkmalen. Das quantitative Prinzip stützt sich meist nur auf die Zelldichte und gibt bei dieser Handhabung ebenfalls nur einen unsicheren Hinweis auf eine differente funktionelle Wertigkeit. Statistische Untersuchungen fehlen noch weitgehend. Eine interessante Verbindung einer quantitativen mit einer feinen qualitativen Methode stellt der Versuch von BACHMANN u. Mitarb. dar, eine Karyoarchitektonik zu

---

[1] Vgl. WEDLER 1953, TEUBER 1955.   [2] WAHREN 1959.

entwickeln. Gegenwärtig erscheint das qualitative Prinzip am ehesten geeignet, eine sinnvolle Gliederung zu schaffen, denn nicht nur die differente äußere Gestalt, sondern vor allem die verschiedene Innenstruktur der Nervenzellen weist auf tiefgreifende funktionelle Unterschiede hin. Man denke etwa an die „gomoripositiven" neurosekretorisch tätigen Zellen. Ob solche Zellen als Kerngruppe überall scharf umgrenzt sind, ob ihre Dichte sehr hoch ist oder einzelne Zellen in die Umgebung verstreut sind, ist wahrscheinlich funktionell nicht von derselben Bedeutung, keinesfalls jedoch bedeutungslos. Eine befriedigende Gliederung des Hypothalamus auf Grund des cytologischen Prinzips allein ist jedoch nicht möglich. Nur im Fall der „isomorphen" Kerne finden sich ausschließlich Nervenzellen der gleichen Art zu einem abgrenzbaren Griseum zusammen. In anderen Fällen aber kommt es zur Bildung von „allomorphen" Kernen, die aus verschiedenen Nervenzelltypen zusammengesetzt sind. Die Durchmischung braucht in einem solchen Gebiet keine gleichmäßige zu sein. Man beobachtet vielmehr, daß bestimmte Nervenzellen, von einem dichteren Zentrum ausgehend, sich in die Umgebung verstreuen und mit anderen Nervenzelltypen mischen. Dabei kann es zu geringfügigen Variationen ihrer äußeren Gestalt und inneren Struktur kommen. Bei solchen ungleichmäßig durchmischten Gebieten könnte man eher von Zonen und Feldern als von Kernen sprechen. Gerade beim Menschen kommen scharf abgegrenzte Kerne im Hypothalamus weniger vor als bei Tieren. So stellte GRÜNTHAL 9 Kernen des Hypothalamus (im weiteren Sinne) beim Menschen 12 Kerne beim Cercopithecus, 15 beim Hund, 32 bei der Maus und 30 bei der Fledermaus gegenüber. Dies führte ihn zu dem irrtümlichen Schluß, der Hypothalamus nähme in der absteigenden Reihe der Säugetiere an Differenzierung zu und sei beim Menschen am einfachsten gebaut; es bestünde eine Entdifferenzierung des Hypothalamus beim Menschen[1]. Genauere Studien des Hypothalamus, insbesondere durch die Vogtsche und Spatzsche Schule haben ergeben, daß bedeutend mehr Kerngebiete beim Menschen abgrenzbar sind, als GRÜNTHAL angenommen hatte[2]. Das Phänomen der schlechteren Abgrenzbarkeit cerebraler Grisea (Areae der Hirnrinde[3], Nuclei des Subcortex) gilt beim Menschen für den größten Teil des Gehirns und nicht nur für den Hypothalamus. Es ist dies auf die schon von NISSL erkannte Zunahme des „zwischenzelligen" Graus zurückzuführen und wurde von diesem Autor zu Recht schon mit einer höheren Entwicklungsstufe in Beziehung gebracht[4]. Neuere Untersuchungen haben ein genaues Maß für diese Beziehungen aufstellen lassen („Grauzellkoeffizient")[5]. Die elektronenoptischen Untersuchungen haben ergeben, daß das sog. zwischenzellige Grau im wesentlichen aus Zellfortsätzen besteht. Die Vielzahl der Fortsätze oder, physiologisch gesehen, der möglichen Verbindungen ist als Ausdruck einer hohen Organisationsstufe anzusehen. Sie bedingt ein „Auseinanderrücken" der Nervenzellen. Das geringere Vorkommen geschlossener und dichter Nervenzellansammlungen im Hypothalamus des Menschen kann daher nicht überraschen und sicher nicht als Entdifferenzierung angesehen werden. Diese Erscheinung erschwert eine Homologisierung von Kernen der einzelnen Tierarten mit denen des Menschen. Eine solche Klärung ist aber erforderlich, wenn man Rückschlüsse aus dem Tierexperiment auf die menschliche Physiologie und Pathologie ziehen will. Hinzu kommen erhebliche Lageverschiebungen infolge einer Überflügelung des Zwischenhirns durch das stärker wachsende Endhirn während der Entwicklung[6].

Während der embryonalen Entwicklung entsteht aus dem ursprünglichen „Hintereinander" von Endhirn und Zwischenhirn ein „Ineinander". Es kommt zu einer „Intus-

---

[1] GRÜNTHAL 1930.   [2] BROCKHAUS 1942, CHRIST 1951, WAHREN 1959.
[3] HOPF 1954.   [4] NISSL 1898, 1913.   [5] HAUG 1953, 1956.   [6] SPATZ 1949.

suszeption des Zwischenhirns"[1]. Die Rotation der Hemisphären infolge des besonders starken Wachstums der basalen Anteile von Stirnhirn und Schläfenhirn („basale Rinde" von SPATZ) um eine durch die Insel gedachte horizontale Achse führt in der menschlichen Ontogenese zu einer Retraktion des Hypothalamus von der Schädelbasis. Da der Hypophysenkörper in der Sella fixiert ist, wird das Infundibulum zu einem langen Hypophysenstiel ausgezogen. Gleichzeitig kommt es zu einer Verkürzung des orocaudalen Durchmessers des Hypothalamus. Die infundibulare Längsachse erfährt bei diesen Vorgängen eine Drehung aus der ursprünglich ventrocaudalen Richtung in eine ventroorale Richtung[2]. Parallelerscheinungen zu diesen ontogenetischen Wandlungen finden sich auch in der Phylogenese. In der aufsteigenden Tierreihe, besonders deutlich bei den Affen, sind ebenfalls eine relative Verkürzung des Hypothalamus, eine Retraktion von der Basis mit Ausziehung des Infundibulum und eine Drehung der Achse des Infundibulum von caudal über ventrocaudal nach ventral und schließlich ventrooral zu konstatieren. Da die relative Verkürzung des Hypothalamus, die durch den Hypothalamusindex[3] (Hypothalamuslänge/Großhirnlänge) oder durch den Index der Schädelbasismitte[4] bestimmt werden kann, vorwiegend durch die stärkere Entwicklung anderer Hirnteile bedingt wird, kann sie nicht als Ausdruck einer Vereinfachung, einer Entdifferenzierung oder einer Rückbildung des Hypothalamus angesehen werden.

Viele bisher übersehene Beziehungen zwischen Hypothalamus und Hypophyse, genauer zwischen Tuber cinereum und Infundibulum, traten erst zutage, als man die Schnitte nicht wie üblich frontal, sondern in einer dem Hypophysenstiel angepaßten Ebene legte[5]. Über die ungefähren Entsprechungen der von den verschiedenen Autoren bei Tieren und Menschen im Hypothalamus abgegrenzten Kerne sei auf die Literatur verwiesen[6]. Man verwendet für solche im Endzustand ähnlichen feinbaulichen Strukturen nach einem Vorschlag von STARCK (1950) am besten den von C. u. O. VOGT (1928) eingeführten Begriff der anatomischen Äquivalenz. Er stellt einen Sonderfall der Analogie dar. Auf die schwierige Homologiefrage kann in diesem Zusammenhang nicht eingegangen werden.

Die meisten Unterteilungen sind für die inzwischen weiter fortgeschrittene experimentelle Physiologie und für die menschliche Pathophysiologie als zu grob anzusehen. Die feinste Gliederung des Hypothalamus beim Menschen wurde von BROCKHAUS (1942) gegeben. Gewisse individuelle Besonderheiten gingen jedoch in seine Beschreibung mit ein. An einigen Stellen waren größere Zusammenfassungen wünschenswert, die dann Anspruch auf Allgemeingültigkeit erheben konnten. BROCKHAUS verwertete in erster Linie die Zellgestalt und die innere Struktur, danach erst die Größenveränderungen, sofern sie sprunghaft erfolgten und eine gewisse Strecke konstant blieben, und schließlich an dritter Stelle die Lagerung der Nervenzellen. Bei diesem Vorgehen wird man am ehesten eine physiologisch sinnvolle Gliederung erwarten können. In Anlehnung an BROCKHAUS hat WAHREN (1959) eine Beschreibung des Hypothalamus beim Menschen gegeben, die alle zugänglichen morphologischen Zeichen berücksichtigt, jedoch besonders die Nervenzellarten verwertet. Er kam dabei im Bereich des Hypothalamus unter Einschluß des Corpus mamillare zu 17 Kerngebieten, einer Zahl, die unseren heutigen physiologischen und klinischen Bedürfnissen angemessen erscheint. BROCKHAUS hatte insgesamt 48 Kerne abgegrenzt; manche Autoren kamen nur auf neun.

Die nachfolgende Beschreibung übernimmt die cytoarchitektonische Einteilung von WAHREN. Er unterscheidet im Hypothalamus (inklusiv Corpus mamillare) neun Zelltypen und stellt dar, aus welchen Nervenzellarten sich die einzelnen Kerne zusammensetzen. Abb. 3 läßt erkennen, wie verschiedenartig die Nervenzellen des Hypothalamus sind. Von *einer* „vegetativen Nervenzellart" kann man sicherlich nicht sprechen. Man ersieht aus diesem Schema weiter die

---

[1] SPATZ 1949.   [2] DIEPEN 1962.   [3] GRÜNTHAL 1933, 1948.
[4] SPATZ 1949, SCHUCHARDT 1951, 1952.   [5] CHRIST 1951.
[6] KOIKEGAMI 1938, WAHREN 1959, DIEPEN 1962.

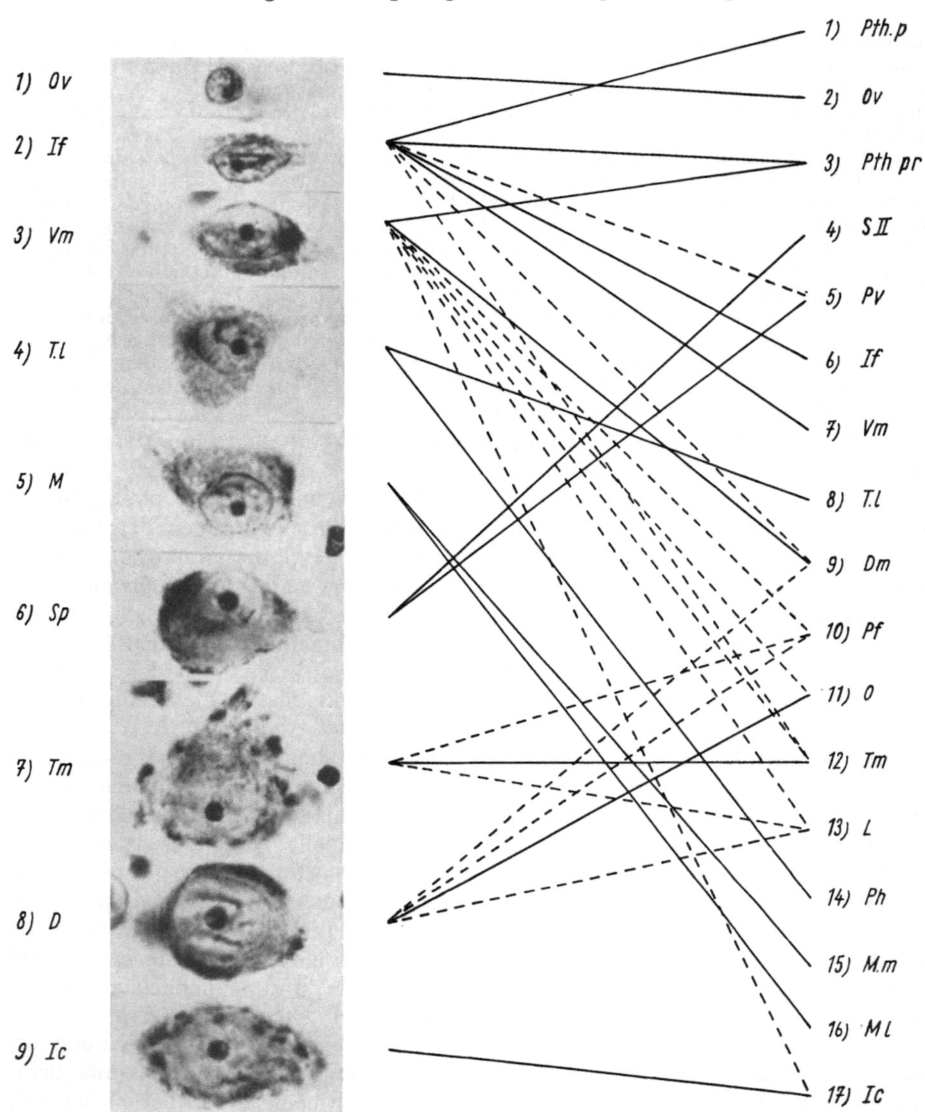

Abb. 3. Zellarten des Hypothalamus und ihr Vorkommen in den einzelnen Hypothalamuskernen. (Nach WAHREN 1959.) Zellen: 1. *Ov* Ovoideus; 2. *If* Infundibularis; 3. *Vm* Ventromedialis; 4. *T.l.* Tuberis lateralis; 5. *M* Mamillaris; 6. *Sp* Supraopticus-Paraventricularis; 7. *Tm* Tuberomamillaris; 8. *D* Dorsalis; 9. *Ic* Intercalatus. Kerne: 1. *Pth.p* N. prothalamicus periventricularis; 3. *Pth.pr.* N. prothalamicus principalis; 4. *S II* N. supraopticus; 5. *Pv* N. paraventricularis; 9. N. dorsomedialis; 10. N. perifornicalis; 11. N. dorsalis hypothalami; 13. *L* N. lateralis hypothalami; 14. *Ph* N. pallido-hypothalamicus; 15. *Mm* N. mamillaris medialis; 16 *Ml* N. mam. lateralis. (Korrektur: Der Kern 3. *Vm* wird von Zellart 7. *Vm* aufgebaut.)

verschiedene Durchmischung der einzelnen Nervenzellarten in den Hypothalamuskernen. Nur die wenigsten Kerne bestehen aus einer Nervenzellart, sind also isomorph; alle anderen stellen Mischfelder dar, sind also allomorph. Man kann zwei kleinzellige, drei mittelzellige und vier großzellige Nervenzelltypen unterscheiden. Die kleinsten Elemente kommen ausschließlich im Nucleus ovoideus der Regio praeoptica (Prothalamus nach WAHREN) vor. Sie sind karyochrom und den Körnerzellen vergleichbar. Durch gelegentlich zu beobachtende Kernfalten und einen echten feulgennegativen Nucleolus unterscheiden sie sich von Glia-

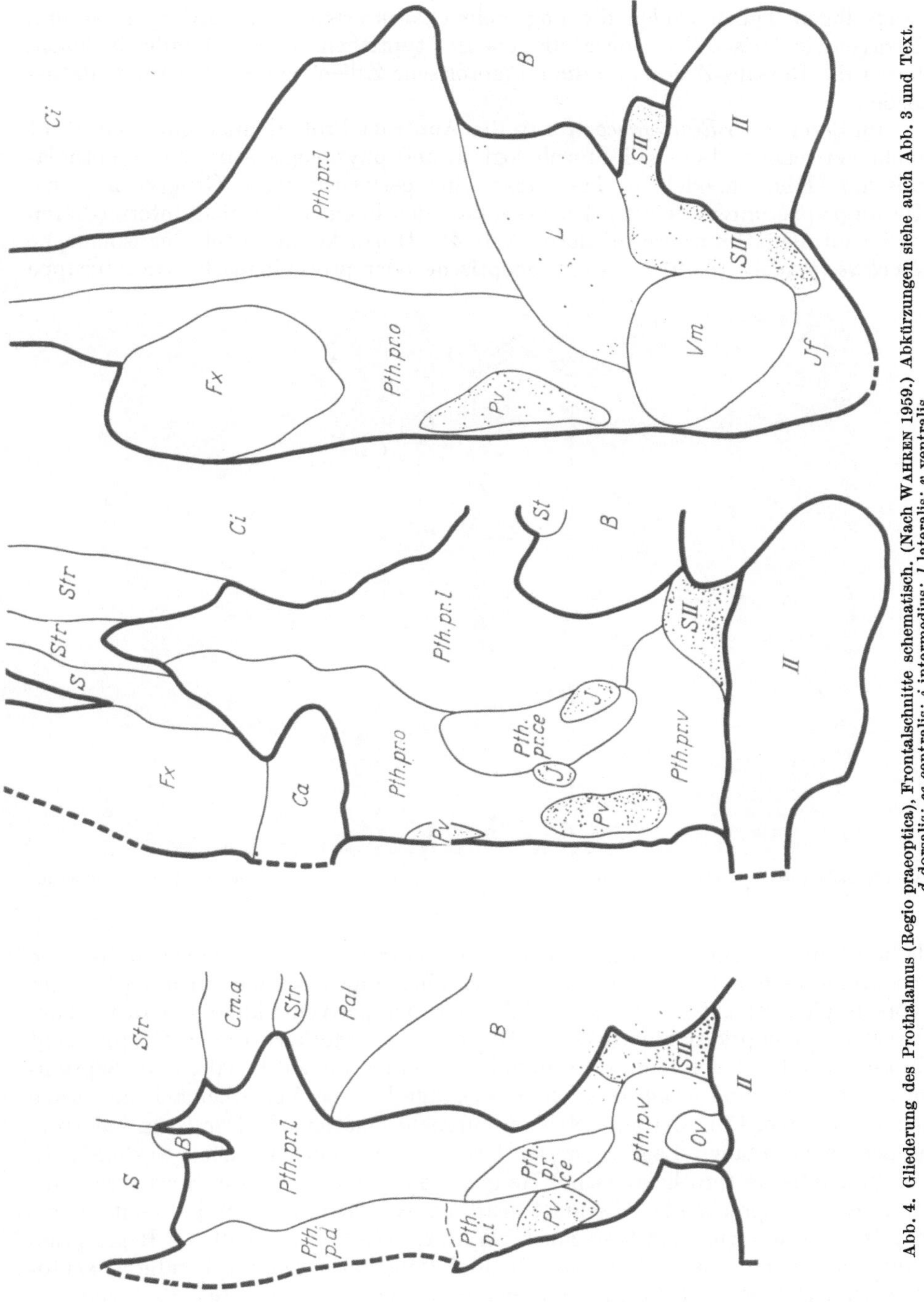

Abb. 4. Gliederung des Prothalamus (Regio praeoptica), Frontalschnitte schematisch. (Nach WAHREN 1959.) Abkürzungen siehe auch Abb. 3 und Text. *d* dorsalis; *ce* centralis; *i* intermedius; *l* lateralis; *v* ventralis.

zellen. Die zweite Zellart stellen die kleinen Grundgrauzellen dar. Sie finden sich im Nucleus infundibularis, Nucleus dorsomedialis, in der prothalamischen Gruppe (Regio praeoptica) und sind einigen ventrikelnahen Kernen beigemischt. Zu den mittelzelligen Typen gehören die Ventromedialis- oder mittleren Grundgrauzellen, die Tuberis lateralis-Zellen und die Mamillaris-Zellen. Zu den großzelligen Typen zählen die ungemein charakteristischen Supraopticus- und Paraventricularis-Zellen sowie die ebenso typischen Tuberomamillaris-Zellen, ferner die Dorsalis-Zellen und die an motorische Zellen erinnernden Intercalatus-Zellen.

Im Bereich der *Regio praeoptica* — den Ausdruck Prothalamus sollte man nicht mehr verwenden, da es sich morphologisch und physiologisch um ein hypothalamisches Gebiet handelt — kann man eine periventrikuläre Gruppe und eine Hauptgruppe unterscheiden. Die erste läßt sich in einen dorsalen, intermediären und ventralen Unterkern gliedern (Abb. 4). Hinzu kommt noch der isomorphe *Nucleus ovoideus* (Abb. 5). Die praeoptische oder prothalamische Hauptgruppe

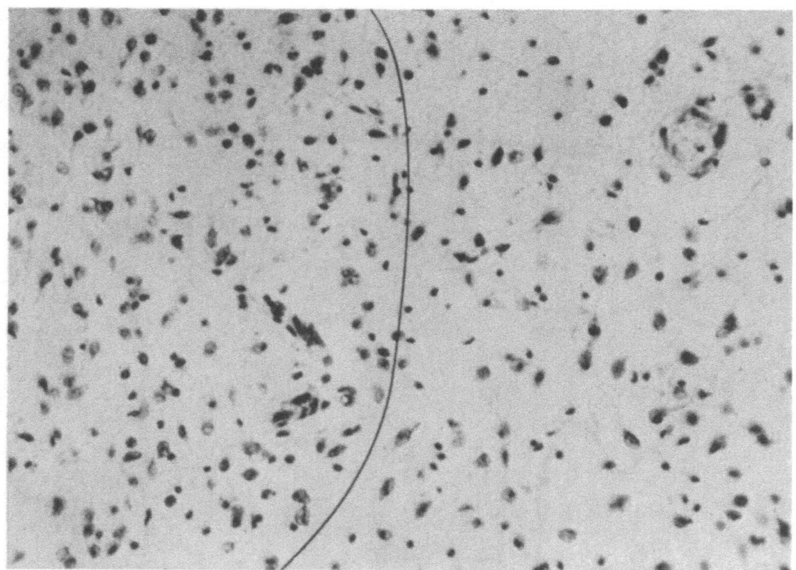

Abb. 5. Zellen des Nucleus ovoideus links und des Nucleus prothalamicus periventricularis ventralis rechts. Frontalschnitt, Paraffin, 20 μ, Nissl-Färbung, Vergrößerung 200:1.

läßt sich in vier Unterkerne aufteilen (oralis, centralis, ventralis und caudalis). Die architektonischen Feinheiten können hier übergangen werden. Hinsichtlich der Topographie sei auf die engen Beziehungen der periventrikulären Gruppe zum Recessus praeopticus hingewiesen. Der dorsale Unterkern dieser Gruppe liegt in der Mittellinie der Lamina terminalis ("midline nuclei"[1]) nahe dem Septumgrau. Der *Nucleus ovoideus* zeichnet sich durch seine Ventrikelnähe und seine Lage über dem Chiasma aus (Nucleus suprachiasmaticus)[2]. Der Kern hat trotz seiner chiasmanahen Lage keinerlei Beziehungen zum optischen System[3]. In die praeoptische (prothalamische) Hauptgruppe strahlt u. a. die Stria terminalis ein. Der entsprechende Abschnitt wird im Schrifttum daher gelegentlich als Nucleus striae terminalis bezeichnet. Weitere Afferenzen erhält die Regio praeoptica über das basale Vorderhirnbündel ("medial forebrain bundle"), septohypothalamische und kurze amygdalopräoptische Fasern. Bei Läsionen des vorderen Hypothalamus wurden hauptsächlich eine Hyperthermie und ein hämorrhagisches Lungenödem beschrieben[4].

---

[1] Kuhlenbeck 1954.   [2] Spiegel und Zweig 1919, Kuhlenbeck 1954.
[3] Frey 1937, 1955, Pate 1937, le Gros Clark 1938, Roussy und Mosinger 1946.
[4] Akert 1959, Literatur.

Die großzelligen hypophysären Zellgruppen, der *Nucleus supraopticus* und der *Nucleus paraventricularis*, reichen oralwärts weit in die Regio praeoptica hinein (Abb. 6 und 7). Die beiden Kerne werden auch als „besondere Kerngruppe" zusammengefaßt und sind durch ihre neurosekretorische Tätigkeit ausgezeichnet. Der Nucleus supraopticus und der Nucleus paraventricularis der höheren Säuger sind aus dem Nucleus praeopticus der niederen Säuger hervorgegangen. Beiden Kernen gemeinsam ist die dichte Lagerung eigenartiger großer Zellen, wodurch die Kerngruppen im Nissl-Bild schon makroskopisch hervortreten. Gemeinsam sind beiden auch der Capillarreichtum und die Markarmut (Abb. 8). Die Nissl-Substanz der Nervenzellen ist vorwiegend in der Peripherie des Perikaryon

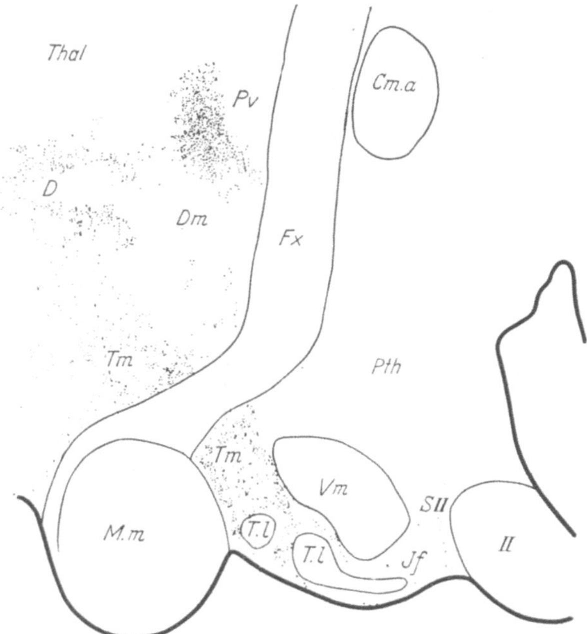

Abb. 6. Gliederung des Hypothalamus. Parasagittalschnitt schematisch. (Nach Wahren 1959.)

angeordnet. Nicht selten sieht man Vacuolen im Zelleib. Manchmal findet man mehrkernige Zellen und Nebennucleoli. Die Nervenzellen liegen gelegentlich den Capillaren dicht an und können diese sogar völlig umschließen, so daß der Eindruck „intracellulärer" Capillaren entsteht. Der *Nucleus supraopticus* liegt mit seiner größten Ausdehnung über dem Chiasma, begleitet caudalwärts aber noch ein kleines Stück den Tractus opticus. Seine Nervenzellen sind etwas dichter und im Durchschnitt ein wenig gröber als die des Nucleus paraventricularis. Der Nucleus supraopticus zeigt nur geringe individuelle Variationen seiner äußeren Gestalt[1]. Topographisch kann man meist eine Pars dorsolateralis, dorsomedialis und ventromedialis erkennen (Abb. 10). Cytologisch unterscheiden sich diese jedoch nicht. Es handelt sich um einen isomorphen Kern. Er ist anatomisch äquivalent dem Nucleus tangentialis bei der Ratte, dem Hund, der Katze und dem Affen[2]. Der *Nucleus paraventricularis* (auch Nucleus filiformis genannt) liegt in der Wand des dritten Ventrikels. Caudalwärts steigt er etwas nach oben an und kommt in Höhe des Foramen Monroi zu liegen. Auf dem Frontalschnitt hat er teils eine keulen-

[1] Feremutsch 1948.   [2] Gurdijan 1927, Rioch 1930, Crouch 1934, Ingram 1940.

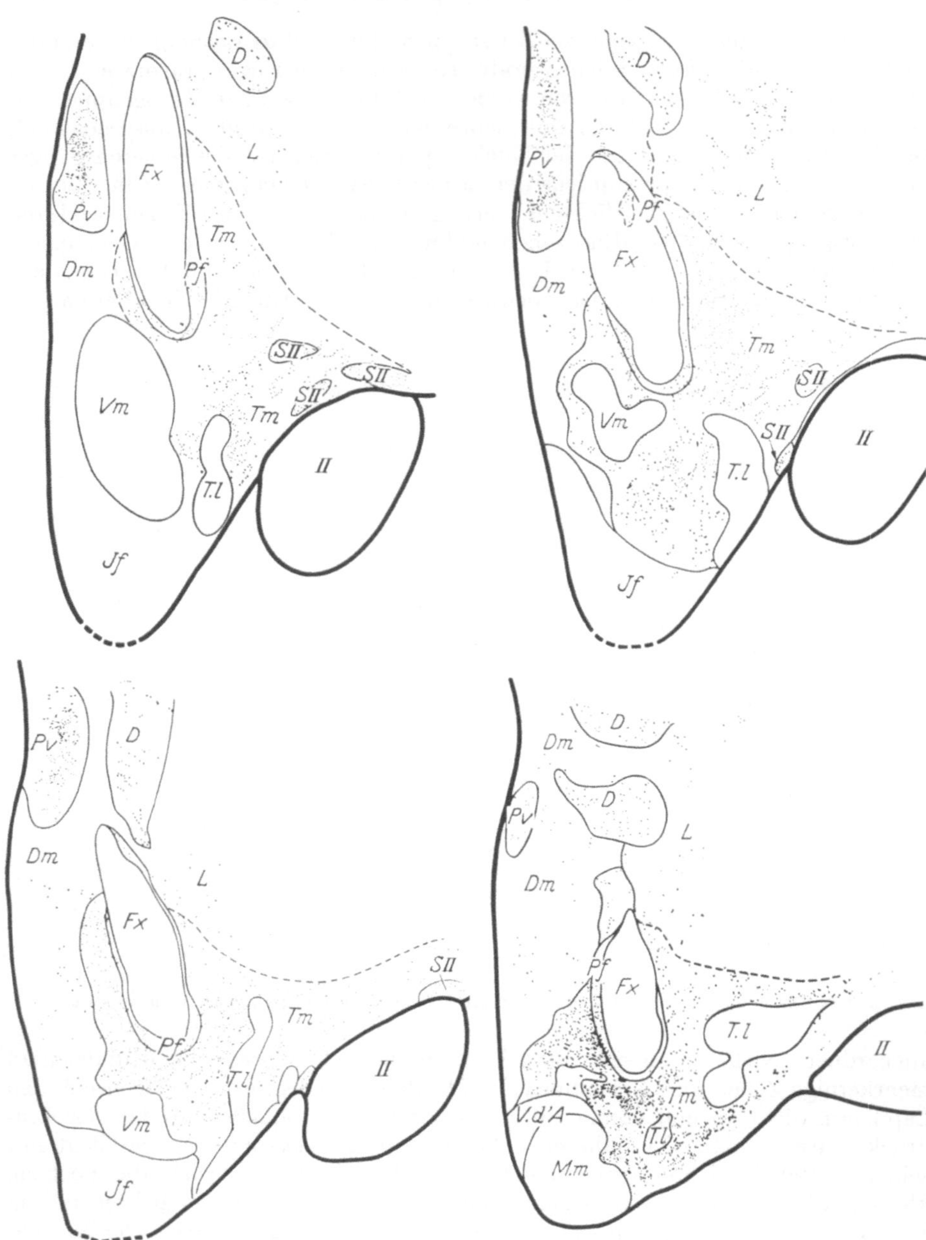

Abb. 7. Gliederung des Hypothalamus. Frontalschnitte schematisch. (Nach WAHREN 1959.)

förmige Gestalt mit dichterer Zellagerung basal, teils ist er mehr plattenförmig und zeigt eine gleichmäßigere Zelldichte[1]. Von medial her wandern Grundgrauelemente der *Zellart 2* in den Kern ein[2]. Versprengte Zellgruppen des Supraopticus und Paraventricularis werden als Nuclei accessorii oder intermedii[3] bezeichnet (Abb. 9). Die großzelligen Nuclei supraoptici und paraventriculares heben sich zusammen mit dem Nucleus tuberomamillaris im Autoradiogramm bei dem Einbau

<hr>

[1] FEREMUTSCH 1948.   [2] WAHREN 1959.   [3] BROCKHAUS 1942.

markierter Aminosäuren ebenso deutlich ab wie im Nissl-Präparat[1]. Die Supra-
opticus- und Paraventricularis-Zellen zeigen eine geringe Anfälligkeit gegenüber
Krankheitsprozessen und eine geringe Neigung zum Altern. Nervenzellausfälle
und Lipofuscinspeicherung im Alter werden kaum beobachtet[2]. Der hohe Capillar-
gehalt und die dazu in auffälligem Gegensatz stehende Armut an Succinodehydrogenase[3], die als Hinweis für einen geringen oxydativen Stoffwechsel angesehen
werden kann, erklären wahrscheinlich die Resistenz dieser Kerngebiete gegenüber
Kreislaufstörungen[4]. Eine Zerstörung des Nucleus supraopticus und paraventricularis führt zu einem Diabetes
insipidus.

Zu den Kernen des kleinzelligen
medialen Feldes des Tuber cinereum

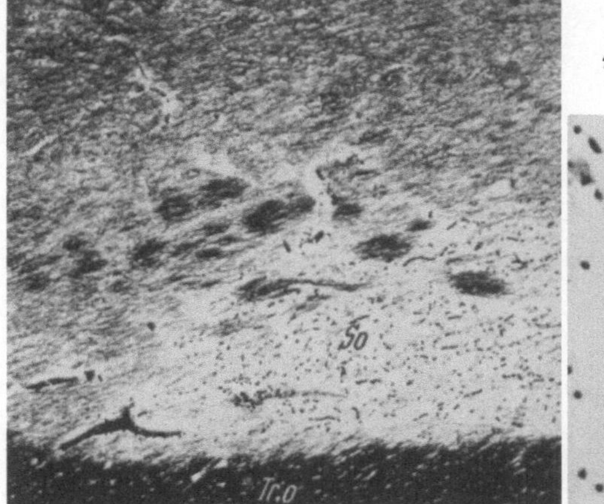
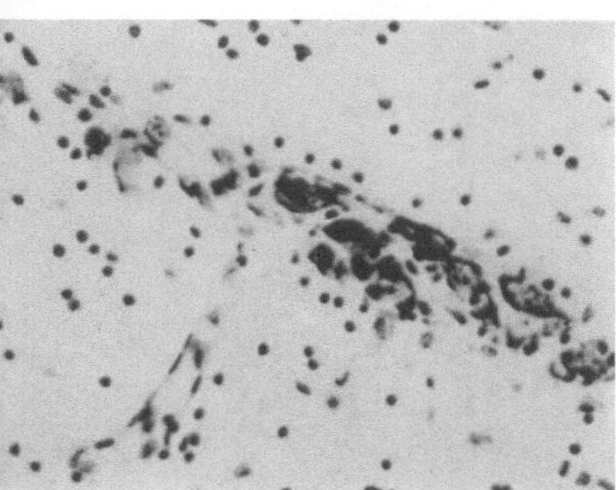

Abb. 8.   Abb. 9.

Abb. 8. Markarmut und Capillarreichtum im Nucleus supraopticus. Frontalschnitt, Paraffin, 20 μ, Markscheidenfärbung nach HEIDENHAIN-WOELCKE, Vergrößerung 50:1. *So* Nucleus supraopticus; *Tr.o* Tractus opticus.

Abb. 9. Versprengte Paraventricularis-Zellen mit dichter Lagerung um eine Capillare. Paraffin, 20 μ,
Nissl-Färbung, Vergrößerung 200:1.

zählen der Nucleus infundibularis, Nucleus ventromedialis und Nucleus dorsomedialis. Ihre Topographie ist den Abb. 6, 7 und 10 zu entnehmen. Im Gegensatz
zu den zuvor beschriebenen großzelligen Kerngruppen zeigen die kleinzelligen
Gebiete des Tuber eine verhältnismäßig spärliche Vascularisierung[5].

Der *Nucleus infundibularis* verdient wegen seiner engen Beziehungen zum Ventrikel und zur Hypophyse besonderes Interesse[6]. Er entspricht dem kleinzelligen
Anteil des Ventromedialkernes von BROCKHAUS. Er umfaßt den großzelligen
Anteil schalenförmig (Abb. 10) und wurde deshalb auch Nucleus arcuatus genannt[7]. Er besteht aus dicht gelagerten kleinen, vorwiegend bipolaren Nervenzellen (Abb. 11). Die Nissl-Substanz ist staubförmig und diffus über den Zelleib
verteilt. Die Mehrzahl der Zellen zeigt eine Anordnung entsprechend der Längsachse des Infundibulum und damit des Hypophysenstiels. Da die Nervenzellen
ein Stück weit in das Infundibulum hinabreichen, kann man von einer *Ver-
zahnung* mit dem proximalen Abschnitt der Neurohypophyse sprechen[8]. Dies

---

[1] Siehe Abb. 4 bei OEHLERT, SCHULTZE und MAURER 1958, SCHULTZE, OEHLERT und MAURER
1959.
[2] v. BUTTLAR-BRENTANO 1954.   [3] SHIMIZU, MORIKAWA und ISHI 1957, FRIEDE 1959.
[4] GRENELL und KABAT 1947.
[5] LE GROS CLARK 1938, FINLEY 1940, CRAIGIE 1940, CHRIST 1951, NOWAKOWSKI 1951.
[6] CHRIST 1951, DIEPEN 1941, 1943, 1948, SPATZ, DIEPEN und GAUPP 1948, SPATZ 1951, 1958.
[7] MONACHOV 1927.   [8] CHRIST 1951.

ist nicht nur beim Menschen, sondern auch bei verschiedenen Säugetieren ein charakteristisches Merkmal dieses Kernes. Das gleiche gilt für das unmittelbare Herantreten der Nervenzellen an das Ependym des Recessus infundibularis des dritten Ventrikels. Im Bereich des genannten Recessus fehlt die „innere Gliafaserdeckschicht"[1] (Abb. 12). Dieses Merkmal läßt sich zur Abgrenzung des Recessus

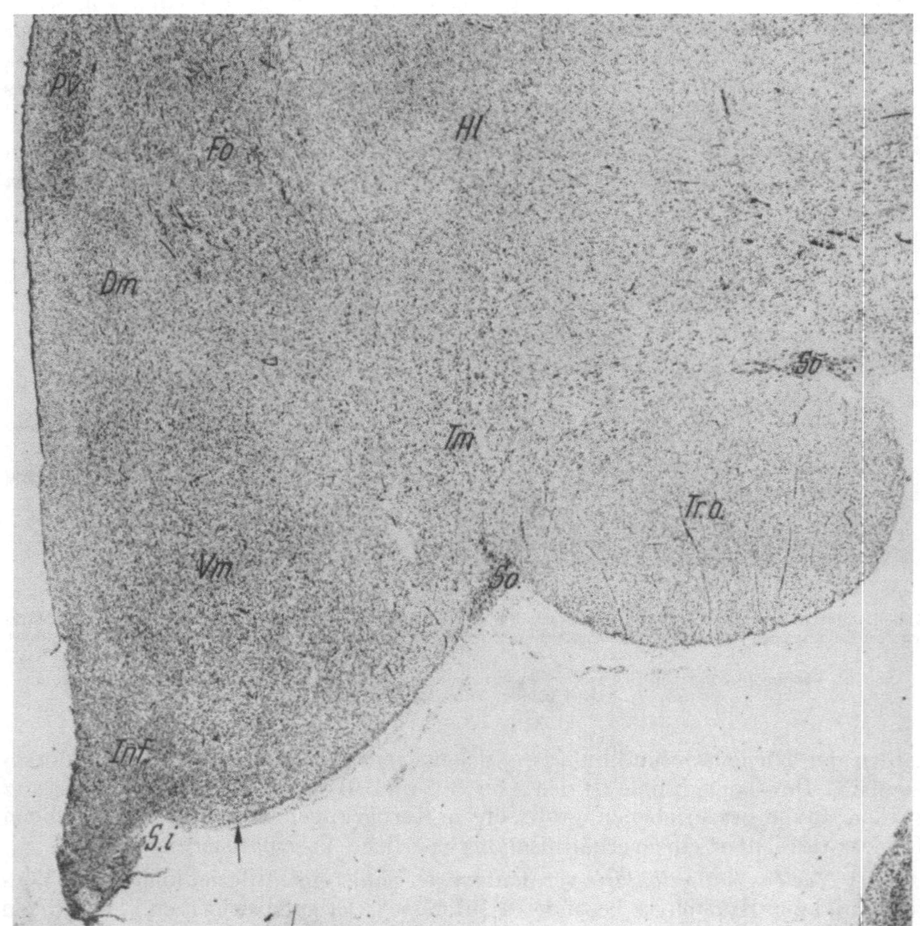

Abb. 10. Frontalschnitt durch den Hypothalamus. Paraffin, 20 μ, Nissl-Färbung. Vergrößerung 15:1. *Hl* Area hypothalamica lateralis; *Inf* N. infundibularis; *I* Infundibulum; *Tr.o.* Tractus opticus; *Si* Sulcus infundibularis; ↑ Ende der Lamina limitans gliae externa.

infundibularis von dem übrigen dritten Ventrikel verwerten. Das Ependym ist an dieser Stelle flach, lückenhaft und besitzt keine Flimmerhaare. Das Verhalten ist bei den einzelnen Tierarten etwas unterschiedlich. Beim Menschen wird zwischen einem zweischichtigen Wandbau ohne subependymale Gliafaserschicht in der lateralen Wand und einem einschichtigen Wandbau ohne Gliafaser- und Gliazellschicht am Boden des Recessus infundibularis unterschieden[2]. Von der Basis der Ependymzellen gehen kräftige Fortsätze ab. Sie ziehen bogenförmig durch den Nucleus infundibularis hindurch zur adeno-neurohypophysären Kontaktfläche im Sulcus tubero-infundibularis, wo sie mit Endfüßchen ansetzen.

---

[1] NOWAKOWSKI 1951, CHRIST 1951.   [2] SCHIMRIGK 1966.

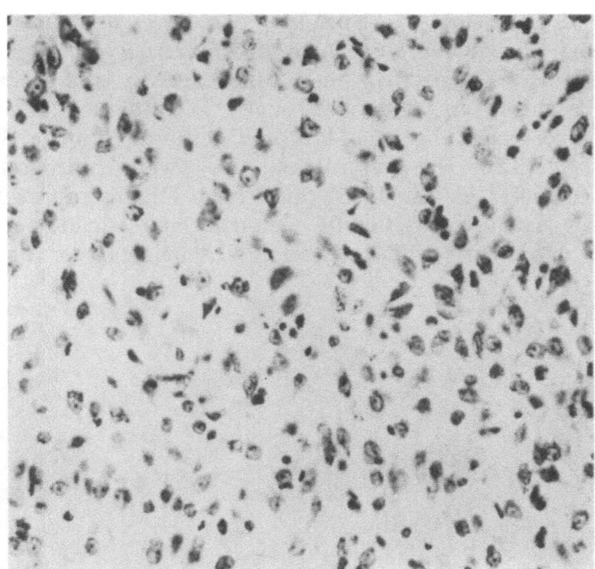

Abb. 11. Zellen des Nucleus infundibularis. Frontalschnitt, Paraffin, 20 μ, Nissl-Färbung, Vergrößerung 200:1.

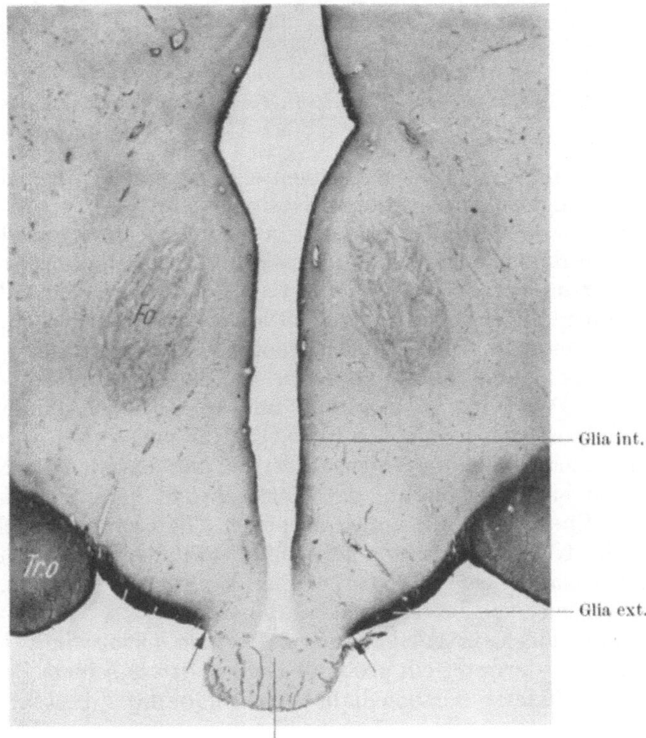

Abb. 12. Frontalschnitt durch das Tuber cinereum. Celloidin, 15 μ. Gliafaserfärbung nach HOLZER. Vergrößerung 5:1. (Nach CHRIST 1951.) ↑ Ende der äußeren Gliafaserdeckschicht im Sulcus infundibularis. *Fo* Fornix;
Tr.o Tractus opticus.

Histochemisch zeichnet sich das Ependym des Recessus infundibularis durch einen Mangel bzw. eine hochgradige Armut an oxydativen Enzymen aus[1]. Alle anderen Abschnitte des Ependyms — mit Ausnahme der Area postrema — zeigen dagegen einen Reichtum an diesen Enzymen[1]. Die äußere Gliafaserdeckschicht endet an der Grenze von Tuber cinereum und Infundibulum im Sulcus infundibularis (Abb. 2, 10, 12). Die Ausstülpung des Zwischenhirnbodens, die man Neurohypophyse nennt, ist also nicht durch eine Gliafaserdeckschicht von der Adenohypophyse getrennt; es besteht vielmehr eine adeno-neurohypophysäre Kontaktfläche[2]. Im ventralen Tuberbereich, anscheinend vor allem im Nucleus

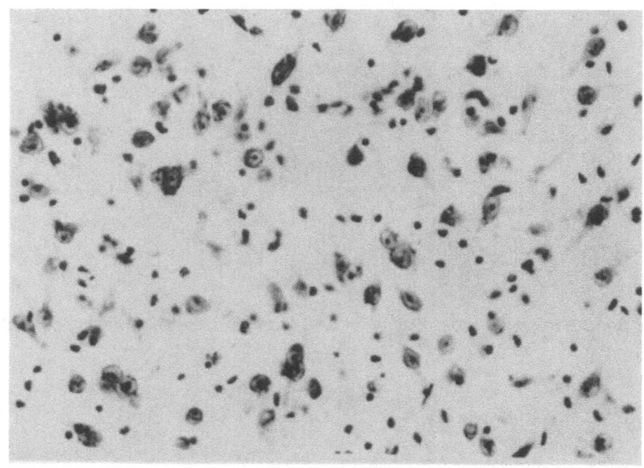

Abb. 13. Zellen aus dem Nucleus ventromedialis. Frontalschnitt, Paraffin, 20 μ, Nissl-Färbung, Vergrößerung 200:1.

infundibularis führen sowohl experimentelle Läsionen[3] als auch Krankheitsprozesse[4] bevorzugt zu einer genitalen Dystrophie.

Der *Nucleus ventromedialis* bildet eine große und ziemlich gut abgrenzbare Zellgruppe. Er liegt dorsolateral vom Nucleus infundibularis und ist von diesem durch eine zellarme Zone getrennt (Abb. 10). CAJAL betrachtete ihn als „noyau principal" des Tuber. Leichter noch als beim erwachsenen Menschen läßt er sich bei menschlichen Feten und bei Wirbeltieren, von den Reptilien[5] an, abgrenzen. Er besitzt sowohl auf Frontal- als auch auf Sagittalschnitten eine annähernd ovale Gestalt. Der Kern ist isomorph und besteht aus spindelförmigen, vorwiegend mittelgroßen Nervenzellen (Abb. 13), die meist zwei Fortsätze im Nissl-Präparat erkennen lassen. Im Gegensatz zu den Nervenzellen des Nucleus infundibularis reichen sie nicht bis an die Ventrikelwand heran, die hier die übliche einschichtige Ependymauskleidung und eine Gliafaserdeckschicht zeigt. Eine Zerstörung des Nucleus ventromedialis führt, wie aus zahlreichen Experimenten an Ratten[6] bekannt ist, zu einer Hyperphagie und Obesitas. Die gleichen Symptome werden auch bei Affen beschrieben[7].

Dorsal schließt sich ein Areal an, das als *Nucleus dorsomedialis* bezeichnet wird. WAHREN versteht darunter ein größeres Gebiet, das in seinem Zentrum aus dem Nucleus parvocellularis dorsomedialis von BROCKHAUS besteht (Abb. 14), im

---

[1] FRIEDE 1961.   [2] SPATZ 1951, 1956.
[3] BUSTAMANTE, SPATZ und WEISSCHEDEL 1942, DEY 1943, BOGDANOVE und HALMI 1953.
[4] BAUER 1954.   [5] SUTKOWAJA 1928, CROSBY und WOODBURNE 1940, DIEPEN 1943.
[6] HETHERINGTON 1940, 1944, ANAND und BROBECK 1951, MASSOPUST 1955.
[7] HAMILTON und BROBECK 1964.

übrigen aber auch dessen Nucleus parvocellularis oralis, Nucleus parafornicalis ventromedialis und intermedius umfaßt. Der Wahrensche Nucleus dorsomedialis ist zutreffender als Areal denn als Kern zu bezeichnen. Seine Abgrenzungen sind wenig scharf. Von der Peripherie her treten Durchmischungen mit großen Zellen des Nucleus tuberomamillaris und dorsalis hypothalami auf. Das Areal reicht nicht so weit oralwärts wie der Nucleus ventromedialis, aber weiter caudalwärts als dieser. Die Nervenzellen stehen in keinem unmittelbaren Kontakt mit dem Ventrikelependym.

Als caudaler Ausläufer des medialen Tuberfeldes ist die kleinzellige *Area periventricularis posterior* von SPATZ, DIEPEN und GAUPP sowie von CHRIST anzusehen.

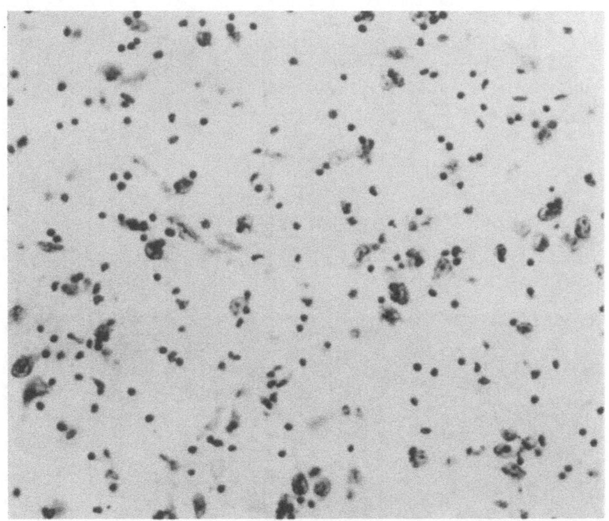

Abb. 14. Zellen aus dem Nucleus dorsomedialis, Pars parvocellularis. Frontalschnitt, Paraffin, 20 μ, Nissl-Färbung, Vergrößerung 200:1.

Sie umsäumt als schmales Feld den caudalen Abschnitt des dritten Ventrikels und geht caudalwärts in das Höhlengrau des Mittelhirns über. Dorsalwärts reicht sie bis zum medialen Thalamus. Sie deckt sich etwa mit dem Gebiet der *substance grise périventriculaire de l'hypothalamus postérieur* von ROUSSY u. MOSINGER (1946).

Zu dem *lateralen Tuberfeld* sind zu rechnen der Nucleus tuberomamillaris, der Nucleus perifornicalis und der Nucleus tuberis lateralis. Das laterale Feld ist markfaserreicher als das mediale (Abb. 15).

Der *Nucleus tuberomamillaris* stellt keinen umschriebenen Kern, sondern ein ausgedehntes Areal dar, das alle anderen Hypothalamuskerne an Größe übertrifft. Es handelt sich um ein allomorphes Griseum. Es ist charakterisiert durch große Nervenzellen, die mit keiner anderen Nervenzellart verwechselt werden können (Abb. 3 u. 16).

Das stete Vorhandensein einer großen Vacuole und die geringere Besetzung mit Randkörpern unterscheiden den Nucleolus deutlich von jenem der Supraopticus- und Paraventricularis-Zellen. Das Perikaryon zeigt oft einen eigentümlich ausgefransten Rand, wie man ihn bei keiner anderen Zellart beobachten kann. Die Nissl-Schollen liegen vorwiegend peripher, vor allem auch in den zackigen Ausstülpungen des Perikaryon. Ob die merkwürdige Gestalt der Nervenzellen schon intra vitam vorhanden ist, erscheint zweifelhaft. Wahrscheinlich entsteht sie bei der Fixierung, weist aber auch in diesem Falle auf eine besondere

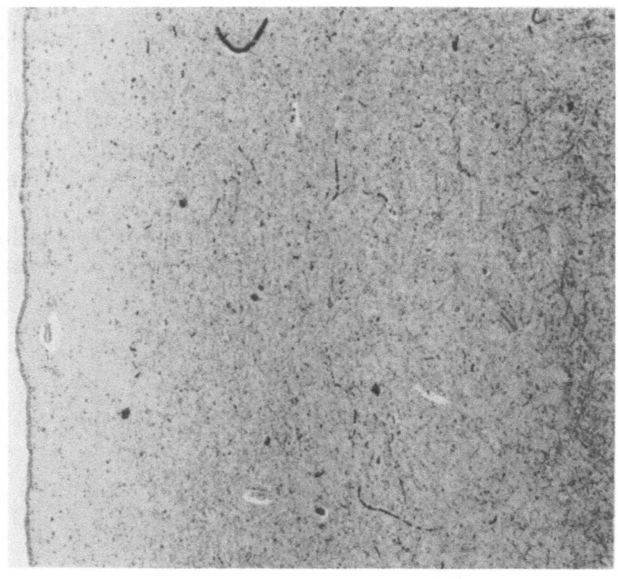

a

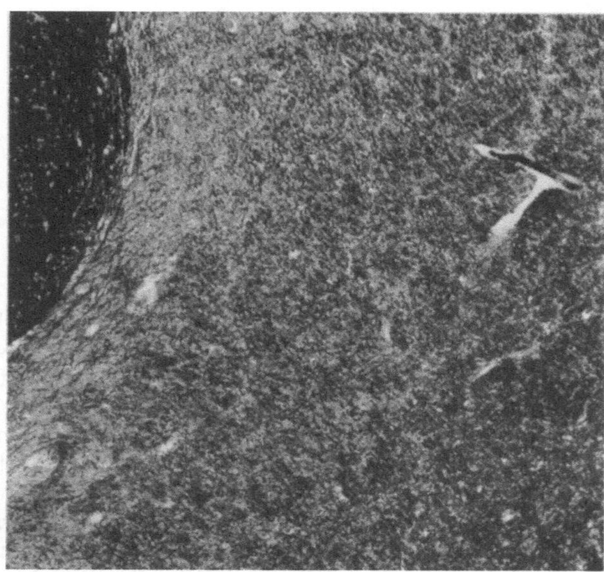

b

Abb. 15a u. b. a Mediales Feld. b Laterales Feld des Hypothalamus. Zunahme des Markfasergehaltes von medial nach lateral. Frontalschnitt, Paraffin, 20 μ, Markscheidenfärbung nach HEIDENHAIN-WOELCKE, Vergrößerung 40:1.

physiko-chemische Struktur des Perikaryon hin. Das beschriebene Merkmal findet sich bei den oberflächennahen, also basal gelegenen Zellen etwas ausgeprägter als bei denjenigen, die weiter innen liegen. Die großen Nervenzellen nehmen von oral nach caudal an Dichte zu. Sie reichen von einzelnen Verdichtungs-zonen, teilweise in Form von „Zügen" weit in die Umgebung und durchmischen sich mit kleinen und mittelgroßen Grundgrauelementen. Die einzelnen Ver-dichtungszonen und die verschiedenen Durchmischungsgebiete wurden von manchen Autoren als besondere Kerne abgegrenzt. Wie der Name besagt, ist der Nucleus tuberomamillaris nicht nur im Bereich des Tuber cinereum, sondern auch im Bereich des Corpus mamillare gelegen. Er umgreift letzteres von dorsal und lateral, ein wenig auch von ventral. Diese *Pars caudalis* oder *paramamillaris* täuscht gelegentlich auf Frontalschnitten einen selbständigen Kern vor, wogegen ihr Zusammenhang mit den oralen Kernabschnitten auf Horizontalschnitten unverkennbar ist. Sie wurde auch von einigen Autoren mit dem Nucleus mamillaris lateralis bzw. dem Nucleus intercalatus verwechselt[1]. Einen unmittelbaren Kontakt zum Ependym des dritten Ventrikels weisen die Tuberomamillaris-Zellen nicht auf. Ganz verfehlt ist die Bezeichnung Nucleus infundibulomamillaris, da der

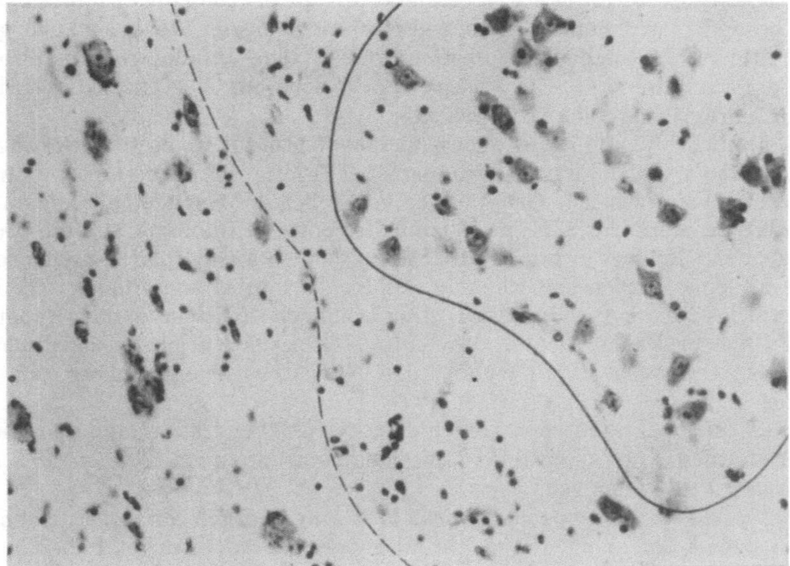

Abb. 16. Zellen aus dem Nucleus tubero-mamillaris (links) und Nucleus tuberis lateralis (rechts), getrennt durch eine nervenzellfreie Zone. Frontalschnitt, Paraffin, 20 μ, Nissl-Färbung, Vergrößerung 200:1.

Kern mit dem Infundibulum nichts zu tun hat. In der aufsteigenden Tierreihe kommt der Nucleus tuberomamillaris erst bei höheren Vertebraten vor. Seine stärkste Ausprägung findet er beim Menschen.

Lediglich eine topographische, aber keine architektonische Einheit stellt der *Nucleus perifornicalis* dar. Seine Nervenzellen liegen im Gegensatz zu der meist regellosen Lagerung in den übrigen Hypothalamusabschnitten schalenförmig um den Fornix herum. Diese Lagerung ist nur auf Frontal- und Sagittalschnitten deutlich. Gelegentlich reichen diese Bildungen sogar in den Fornix hinein (Nucleus interfornicatus[2]). In caudalen Abschnitten sind Tuberomamillaris-Zellen stärker an dem Aufbau dieser Formation beteiligt. Der Nucleus perifornicalis soll Erregungen über den Fornix aus dem Hippocampus erhalten[3].

Der *Nucleus tuberis lateralis* tritt in Form meist mehrerer geschlossener Zellinseln in dem Areal des Nucleus tuberomamillaris auf. Im Gegensatz zu letzterem erfüllt er in idealer Weise die Voraussetzungen, die für die Bezeichnung *Nucleus* gefordert werden können. Er besteht ausschließlich aus einer Zellart, ist also isomorph (Abb. 16). Die einzelnen Zellgruppen haben auf dem Frontalschnitt eine

---

[1] Eine übersichtliche tabellarische Darstellung der verschiedenen, oft verwirrenden Beziehungen findet sich bei DIEPEN 1962.
[2] GREVING 1925.   [3] SPRAGUE und MEYER 1950, LUNDBERG 1960.

mehr oder weniger rundliche Gestalt und heben sich sehr scharf von ihrer Umgebung ab. Wegen dieser Aufteilung in mehrere Gruppen spricht man auch im Plural von Nuclei tuberis laterales. Es handelt sich aber lediglich um eine topographische Aufteilung eines architektonisch einheitlichen Griseum. Im Markscheidenpräparat ist der Nucleus tuberis lateralis schon makroskopisch erkennbar. Er hebt sich durch seine Marklosigkeit deutlich gegenüber dem etwas markreicheren lateralen Feld ab. Der Kern erfährt beim Menschen seine stärkste Ausprägung. Die Tuberis lateralis-Zellen besitzen im Verhältnis zum Perikaryon einen kleinen Kern. Sie sind dreizipflig bis polygonal gestaltet. Der Zelleib weist meist eine körnig-wabige Struktur im Nissl-Bild auf. Gliazellen finden sich ziemlich spärlich. Die sog. Grundsubstanz ist mitunter etwas vermehrt angefärbt. Die Tuberis lateralis-Zellen zeigen besonders früh einsetzende Altersveränderungen. Auch sind sie gegenüber den verschiedensten Krankheitsprozessen sehr anfällig, weisen also eine generelle Pathoklise auf. Ein kompletter Verlust der Nervenzellen wurde bei der Huntingtonschen Chorea beobachtet[1].

Aus ähnlichen, lediglich etwas größeren Nervenzellen besteht der *Nucleus pallidohypothalamicus*. Seine Zuordnung ist schwierig. DIEPEN (1962) nimmt an, daß es sich um eine seitliche Gruppierung von Zellen des Nucleus tuberomamillaris handelt. Zum markarmen Hypothalamus im engeren Sinne kann man ihn aber nicht rechnen. Er liegt zwischen den Fasern der Ansa lenticularis, grenzt medioventral an eine seitliche Ausziehung des Nucleus tuberomamillaris und dorsolateral an das innere Pallidumglied. Der isomorphe Nucleus pallido-hypothalamicus ist kleiner als das Gebiet, das KUHLENBECK als Nucleus entopeduncularis bezeichnet. ORTHNER (1955) rechnet den Nucleus entopeduncularis zum Subthalamus.

Von einem topographischen Gesichtspunkt ausgehend kann man den Nucleus dorsalis und den Nucleus lateralis hypothalamicus zu einem *dorsolateralen hypothalamischen Feld* vereinigen.

Der *Nucleus dorsalis hypothalamicus* läßt sehr deutlich ein Zentrum und ein Diffusionsgebiet erkennen. Nicht sehr ausgeprägte Verdichtungen haben manche Autoren weitere Unterteilungen treffen lassen, z. B. BROCKHAUS. Der Kern besteht aus großen Zellen und kleinen Grundgrauelementen (Abb. 17). Die großen Nervenzellen (Art 8, Abb. 3) weisen im Gegensatz zu den Tuberomamillaris-Zellen eine glatte Oberfläche auf, besitzen wie diese aber eine große Nucleolusvacuole, wodurch sie sich von den benachbarten Paraventricularis-Zellen unterscheiden. Eine Trennung dieser großen dorsalen Zellen als *Parafornicatus* von den ventralen Tuberomamillaris-Zellen im engeren Sinne wurde erstmals von KOIKEGAMI (1937) durchgeführt. Der Nucleus dorsalis liegt in oralen Hypothalamusabschnitten suprafornical, caudal mehr paraventrikulär, ohne jedoch unmittelbar an den dritten Ventrikel zu grenzen. Insbesondere wird er durch den Nucleus dorsomedialis von diesem abgetrennt.

Der *Nucleus lateralis hypothalamicus* nimmt ein großes laterales Areal des Hypothalamus ein. Oral grenzt er an die Regio praeoptica, caudal an den Nucleus tuberomamillaris und die Zona incerta. Lateral dehnt er sich nach der inneren Kapsel, dem unteren Thalamusstiel und der Lamella limitans pallidi aus. Mit BROCKHAUS kann man einen oralen und einen caudalen Abschnitt unterscheiden. Er stellt ein wenig scharf begrenztes allomorphes Griseum dar, das charakterisiert ist durch die lockere Anordnung der Zellen und die zahlreich durchziehenden Faserbündel (Abb. 18). Dies hat ihm auch die Bezeichnungen Substantia reticularis[2] und Area lateralis hypothalamica reticularis[3] eingetragen. Er setzt sich zusammen aus Tuberomamillaris-, Dorsalis- und Grundgrauelementen.

[1] WAHREN 1952.   [2] MALONE 1910, GREVING 1925.   [3] FEREMUTSCH 1955.

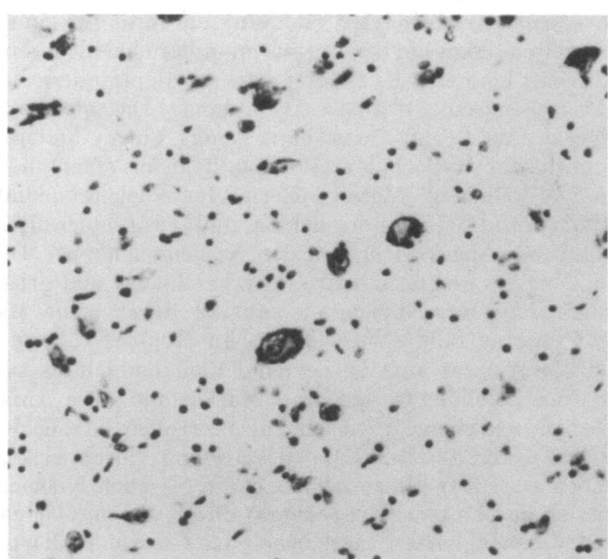

Abb. 17. Zellen aus dem Nucleus dorsalis hypothalami. Frontalschnitt, Paraffin, 20 μ, Nissl-Färbung, Vergrößerung 200:1.

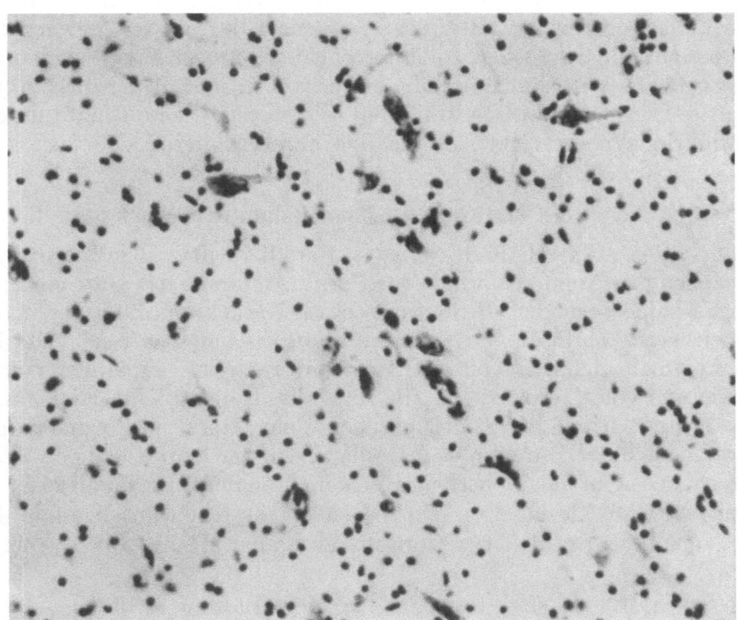

Abb. 18. Zellen aus der Area hypothalamica lateralis. Frontalschnitt, Paraffin, 20 μ, Nissl-Färbung, Vergrößerung 200:1.

Von dem markarmen Hypothalamus läßt sich das *markfaserreiche Corpus mamillare* leicht abgrenzen. Die von SPATZ u. Mitarb. wiederholt empfohlene scharfe Trennung von markarmem und markreichem Hypothalamus ist nicht nur im Markscheidenpräparat schon makroskopisch auffällig, sondern sie ist auch aus entwicklungsgeschichtlichen, fasersystematischen und funktionellen Gesichtspunkten höchst sinnvoll. Der Markreichtum, der übrigens auch mit einer späten

Markreifung (Myelogenese) verbunden ist, kann als Indiz für ein später entwikkeltes Hirngebiet gelten. Man hat das Corpus mamillare bei niederen Tieren bisher nicht sicher auffinden können. Es ist erst bei den Mammaliern vorhanden und erreicht beim Menschen seine stärkste Ausbildung. Das gleiche gilt für seine Faserverbindungen. Das Corpus mamillare gehört einem anderen Funktionskreis an als der markarme Hypothalamus. Es besteht aus einem medialen Hauptkern und einem viel kleineren lateralen Kern. Im Nucleus medialis kann man mit DIEPEN (1962) drei Teile unterscheiden und zwar einen Hauptabschnitt, einen kleinen anterolateralen Sektor und den Nucleus cinereus. Diese drei Teile entsprechen dem Nucleus magnocellularis, parvocellularis und griseus von VOGT (1941). Die Graufärbung des Nucleus cinereus ist durch seine Markarmut bedingt. Im Nissl-Präparat fällt ebenso wie beim Nucleus tuberis lateralis eine Anfärbung des Untergrundes auf. In beiden Fällen handelt es sich um Kerne mit einer hohen Nervenzelldichte und einer Markarmut. Die Anfärbung dürfte daher wahrscheinlich, wie eigene Beobachtungen ergeben haben, durch die dicht liegenden Dendriten bedingt sein. Eine Bestätigung durch elektronenoptische Befunde steht noch aus. Der kleine laterale Kern — auch Nucleus intercalatus genannt — hebt sich im Markscheidenpräparat durch seinen relativen Faserreichtum gegenüber der benachbarten markarmen pars paramamillaris des Nucleus tuberomamillaris gut ab. Im Nissl-Präparat ist er dagegen nicht immer ganz leicht auffindbar. Bei genauerer cytologischer Analyse sind seine Zellen aber durch ihre groben und über den ganzen Zelleib verteilten Nissl-Schollen von den durchschnittlich größeren, mitunter etwas unscharf begrenzten Nervenzellen des Nucleus tuberomamillaris sicher zu unterscheiden, dessen Nissl-Schollen in der Peripherie angeordnet und oft miteinander verbacken sind. Über die funktionelle Bedeutung des Corpus mamillare weiß man sehr wenig. Seine Einordnung in bestimmte Funktionskreise ergibt sich aus den Faserverbindungen.

Faserverbindungen des markreichen Hypothalamus (Corpus mamillare).

Die Hauptafferenzen erhält das Corpus mamillare über den Fornix aus den Pyramidenzellen des Ammonshorns. Das Cornu Ammonis hat entgegen früheren Vorstellungen keine besondere Bedeutung für die Geruchsempfindung[1] und erhält keine nennenswerte Zuflüsse von anderen olfaktorischen Zentren[2]. Die Hauptafferenzen kommen vielmehr von der Regio entorhinalis[3], außerdem vom Induseum griseum und vom Gyrus cinguli, die ebenfalls als nichtolfaktorisch anzusehen sind. Die Fornixfasern enden beim Menschen mehr lateral im Corpus mamillare. Lateral strahlt auch der Pedunculus mamillaris ein, der hauptsächlich, aber nicht ausschließlich aus dem Guddenschen Kern im Tegmentum hervorgeht, jedoch auch absteigende Anteile besitzen soll[4]. Beim Menschen wurden afferente Verbindungen von der Area 6 (Area frontalis agranularis) zum Corpus mamillare beschrieben[5].

Die *efferenten* Fasern sind besonders an der Bildung medialer Anteile der Kapsel des Corpus mamillare beteiligt, das sie dorsomedial zunächst gemeinsam als Fasciculus mamillaris princeps verlassen. Sie teilen sich dann aber auf in den Tractus mamillo-thalamicus und den Tractus mamillo-tegmentalis. Der erstere geht aus dem Hauptkern des Corpus mamillare hervor und zieht zu allen Abschnitten des Nucleus anterior thalami. Der Tractus mamillo-tegmentalis

---

[1] ULE 1954.   [2] BRODAL 1947.   [3] RAMON Y CAJAL 1903, LORENTE DE NO 1933.
[4] u. a. ROUSSY und MOSINGER 1946, MORIN 1950, BÜRGI und BUCHER 1955, BUCHER und BÜRGI 1960.
[5] MEYER 1949.

(Guddensches Haubenbündel) gelangt zum Nucleus dorsalis und wahrscheinlich auch zum Nucleus ventralis tegmenti von Gudden im Mittelhirn.

Durch seine Faserverbindungen ist das Corpus mamillare in den Funktionskreis des limbischen Systems eingeschlossen. Es erhält Zuflüsse aus dem Ammonshorn über den Fornix und leitet die Erregungen über den Fasciculus mamillothalamicus weiter zum Nucleus anterior thalami; von dort gelangen sie zum Gyrus cinguli. Dieser hat über das Cingulum Verbindung zum Ammonshorn, womit der Kreis geschlossen wird. Das Corpus mamillare gehört somit zu einem System, das auch als „visceral brain" bezeichnet wird und nach PAPEZ (1937, 1938) bei affektiven und emotionalen Vorgängen eine Rolle spielt. Im Kapitel über die Hirnrinde wird davon noch zu sprechen sein. Die Mamillarkörper haben also andere Funktionen als der markarme Hypothalamus, mit dem keine sicheren direkten Verbindungen bestehen. Zahlreiche Experimente, vor allem bei Nagetieren, sprechen für eine präzise topische Projektion sowohl vom Ammonshorn zum Corpus mamillare als auch von diesem zum Nucleus anterior thalami und von dort zum Gyrus cinguli. Sie ergeben sich aus Abb. 19. Beim Rhesusaffen projizieren vordere Abschnitte des Ammonshorns zu oroventralen Anteilen des medialen Mamillarkerns, hintere Hippocampusabschnitte zu caudodorsalen Anteilen des Corpus mamillare, während jeweils intermediäre Abschnitte der beiden Grisea miteinander verbunden sind[1].

Als Effekte direkter Reizungen des Corpus mamillare sind Erektionen beschrieben worden[2]. Als Ausfallseffekt ist seit GAMPER (1928) das Korsakow-Syndrom bekannt. Störungen der Merkfähigkeit wurden den Läsionen im Corpus mamillare zugeordnet. Das Korsakow-Syndrom tritt aber auch auf,

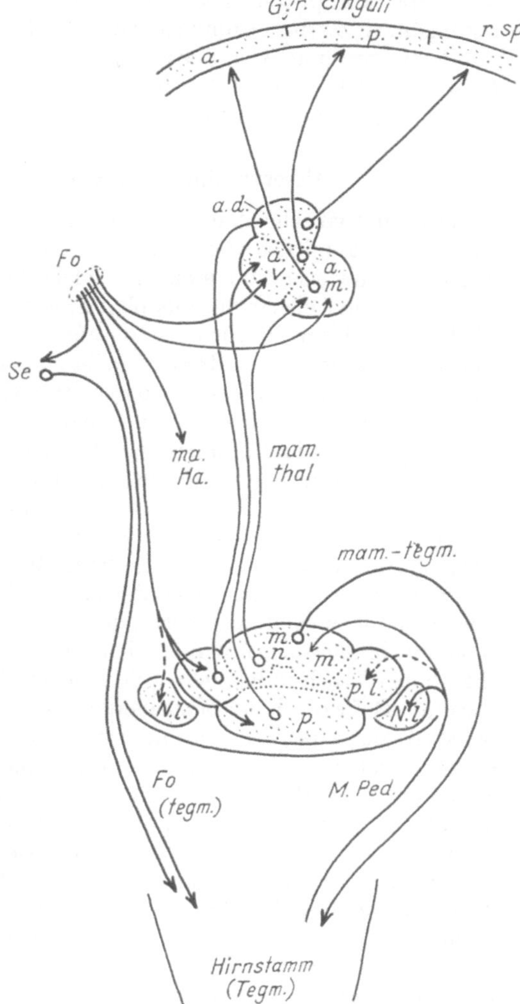

Abb. 19. Verbindungen zwischen dem Corpus mamillare, dem vorderen Thalamuskernkomplex und dem Gyrus cinguli in einem Nagetiergehirn. *mn.* Mediankern des Corpus mamillare; *m.* und *p. l.* Pars medialis und Pars lateralis des medialen mamillaren Kerns; N. l. Nucleus mamillaris lateralis; *a.d., a.v., a.m.* anterodorsaler, anteroventraler, anteromedialer Kern des Thalamus; *a.* vorderer Teil des Gyr. cinguli; *p.* hinterer Teil des Gyr. cinguli; *r.sp.* Regio retrosplenialis; *Fo.* Fornix; *Se.* Septum; *ma. Ha.* markarmer Hypothalamus; *M. Ped.* Pedunculus mamillaris. (Nach Angaben von POWELL und COWAN 1955, POWELL 1958, GUILLERY 1956, NAUTA 1956. Schema nach POWELL, Rec. Progr. Psychiat. 3, 58, 1958; modifiziert; aus DIEPEN, Handbuch der mikroskopischen Anatomie, 1962.)

---

[1] SIMPSON 1952.
[2] McLEAN und PLOOG 1961, beim Totenkopfäffchen (Saimiri sciureus).

wenn die Hauptursprungsstätte der dem Corpus mamillare zufließenden Erregungen, d. h. das Ammonshorn doppelseitig zerstört ist[1].

Reizungen und Koagulationen des Fornix anläßlich stereotaktischer Fornicotomien bei Patienten mit temporalen Epilepsien führten zu einer Fülle verschiedenartiger vegetativer Reaktionen[2].

Faserverbindungen des markarmen Hypothalamus.

Der anatomische Nachweis von Faserverbindungen des vegetativen Hypothalamus ist infolge der Marklosigkeit oder Markarmut der entsprechenden Systeme schwierig und steht für viele Verbindungen noch aus. Manche Verbindungen sind bisher nur aus physiologischen Experimenten erschlossen worden. Sie können hier nicht alle einzeln aufgezählt werden. Detaillierte Angaben finden sich unter anderen bei Roussy u. Mosinger sowie bei Diepen. Wesentlich für ein Verständnis der Physiologie des Hypothalamus sind seine Verbindungen zum olfactorischen, limbischen und optischen System, Thalamus, Neocortex sowie zum extrapyramidal-motorischen System und zu tieferen Hirnteilen. Am bedeutendsten ist zweifellos die nervöse und humorale Verknüpfung mit der Hypophyse; sie wird wegen ihrer Sonderstellung in einem eigenen Abschnitt besprochen. Nur ein kleiner Teil des entwicklungsgeschichtlich als Rhinencephalon bezeichneten Hirnteiles ist bekanntlich beim Menschen noch mit olfactorischen Funktionen betraut. Das basale Vorderhirnbündel (medial forebrain bundle, Fasciculus telencephalicus medialis) verbindet das Paläopallium mit lateralen und in geringerem Maße auch mit medialen Anteilen der Area praeoptica und des Hypothalamus. Das Bündel zieht weiter bis ins Mesencephalon. Es vermittelt olfactoviscerale Reflexe. Beim Menschen ist besonders der Tractus septohypothalamicus bekannt, der von den Septumkernen und dem Basalkernkomplex (Brockhaus) ausgeht und sich als Fasciculus supraopticus (Röthig) bis in das Tuber cinereum erstreckt. Der *Fornix* verbindet nicht nur das Ammonshorn mit dem Corpus mamillare, sondern gibt einen großen Teil seiner Fasern an den markarmen Hypothalamus ab. Beim Affen ziehen von etwa 500000 Fasern des Fornixkörpers nur 110000 zum Corpus mamillare[3]. Daitz (1953) zählte beim Menschen im subcallösen Fornix etwa 2—2,7 Millionen Fasern. Unmittelbar über dem Corpus mamillare enthält die Pars tecta des Fornix nur noch etwa 912000 Fasern, die anderen ziehen zum Epithalamus, zur Septalregion und vor allem zum markarmen Hypothalamus. Unter anderen ist beim Menschen ein Faseraustausch mit dem Nucleus perifornicalis zu beobachten[4]. Endigungen im vorderen Hypothalamus wurden unter anderem beim Hund[5] und Affen[3] beschrieben. Während seines Verlaufes unterhalb des Balkens gibt der Fornix Fasern ab, die den Balken durchbohren und das Cingulum erreichen, wodurch letzteres Fasern aus dem Hypothalamus und dem Ammonshorn erhält. Über die Stria terminalis gelangen Fasern aus dem Nucleus amygdalae zur Area praeoptica. Nach Adey und Meyer (1952) sollen beim Affen Fasern auch zum Nucleus ventromedialis hypothalami ziehen. Dieser Befund wurde aber nicht allgemein akzeptiert[6] und konnte von Nauta (1961) nicht bestätigt werden. Krieg (1932) sowie Roussy u. Mosinger (1946) beschrieben einen Tractus amygdalo-hypothalamicus directus. Über die Bedeutung der Zuleitungen aus dem Ammonshorn und dem Nucleus amygdalae sind wir nur unvollständig orientiert. Sie gehören zum limbischen System, also dem Anteil des „Rhinencephalon", der nichts mit olfaktorischen Funktionen zu tun hat. Die beschriebenen Faserverbindungen zwischen Hypothalamus und limbischem

---

[1] Ule 1954, Orthner 1955.   [2] Umbach 1961.   [3] Simpson 1952.   [4] Wahren 1959.
[5] Becker 1952.   [6] Cowan und Powell 1956.

System dürften eine der anatomischen Grundlagen für die engen Beziehungen zwischen vegetativen und emotionalen Vorgängen sein. Die Verbindungen zum eigentlichen olfactorischen System lassen an die oft intensive Einwirkung von Geruchsempfindungen auf die vegetativ-emotionale Sphäre denken. In der Stria medullaris (Tractus hypothalamo-habenularis)[1] verlaufen Fasern vom oralen Hypothalamus zu den Habenulae und in umgekehrter Richtung. Von den Habenulae werden die Erregungen u. a. zur Formatio reticularis weitergeleitet.

Die hypothalamische Opticuswurzel überträgt nicht nur Lichtimpulse auf den Hypothalamus, sondern vermittelt auch efferente Impulse vom Hypothalamus zur Retina und möglicherweise auch zur Pupillarmuskulatur. Das genaue Ausmaß dieser Faserverbindungen beim Menschen ist noch nicht geklärt. Es wird bezweifelt[2], daß dieses Bündel so mächtig entwickelt ist, wie es von manchen Autoren[3] behauptet worden ist. Kritisch gegenüber der Existenz einer diencephalo-retinalen Bahn haben sich BODIAN und SZENTÁGOTHAI geäußert. Die dorsale hypothalamische Opticuswurzel endet nach FREY im Nucleus med. ant., der wahrscheinlich dem Nucleus prothalamicus periventricularis dorsalis[4] entspricht. MOSINGER (1950) beschrieb Faserzüge zum Nucleus supraopticus[5] und Nucleus ovoideus sowie eine Atrophie des letzteren nach Enucleation des kontralateralen Auges. KNOCHE (1956, 1958) hat nach Durchtrennung des Fasciculus opticus und nach Schädigung der Retina bei Kaninchen und Hunden degenerierte retinohypothalamische Fasern vom oberen vorderen Rand des Chiasma über die Lamina terminalis, die Wandungen des 3. Ventrikels und das Infundibulum bis in den Hypophysenhinterlappen verfolgt. Er sieht diese Fasern als wahrscheinliche Fortsätze der von BECHER (1953, 1954) in der Retina beschriebenen vegetativen Nervenzellen an. Die auf diesen Bahnen dem Hypothalamus vermittelten Lichtreize haben möglicherweise Einfluß auf den rhythmischen Tagesablauf der vegetativen Funktionen[6], das Wachstum[7] und zumindest in Tierversuchen auch auf die Entwicklung der Keimdrüsen[8]. In der dorsalen (GANSER) und ventralen (MEYNERT) supraoptischen Commissur kreuzen Fasern aus verschiedenen Abschnitten des Hypothalamus, Subthalamus und Mesencephalon. Subthalamus und Hypothalamus sind innig miteinander verknüpft durch die doppelläufigen Fibrae subthalamo-hypothalamicae. Besonders kräftig sind die vom Pallidum kommenden Faserzüge (Vidal), die hauptsächlich zum Nucleus ventromed. hypothal. ziehen[9]. Auf diesen Verbindungen beruht teilweise das leichte Ansprechen der extrapyramidal gesteuerten somatomotorischen Hilfsfunktionen (i. S. von HESS) bei Reizung des markarmen Hypothalamus.

Vielfältige Beziehungen bestehen auch mit dem Thalamus. Die Fasern verlaufen vor allem im vorderen und unteren Thalamusstiel, in letzterem z. B. Fasern aus dem Nucleus supraopticus[10]; außerdem aber in speziellen Faserbündeln (Fasciculus thalamo-infundibularis[11], Fasciculus thalamo-hypothalamicus ventralis, Fasciculus lamello-hypothalamicus externus[12], Fasciculus reticulo-hypothalamicus[12, 13], Fasciculus filiformis lateralis[14]). Weitere Verbindungen zum dorsomedialen Thalamus verlaufen über das periventrikuläre System[15]. Die Verbin-

---

[1] CLARA 1942.   [2] ORTHNER 1953.   [3] FREY 1937, SCHARRER 1937, CLARA 1942.
[4] BROCKHAUS 1942, WAHREN 1959.   [5] Vgl. auch BENOIT und ASSENMACHER 1954.
[6] Unter anderen JORES 1949.   [7] BOVIE 1926.
[8] CENI 1922, COLE 1923, LE GROS 1925, ROWAN 1926, BAKER und RANSON 1932, BISSONETTE 1932—1936, BENOIT und Mitarbeiter 1934—1953, HILL und PARKES 1934, ROIZIN 1938.
[9] RANSON 1943.   [10] GREVING 1925.   [11] GREVING 1928, NICOLESCO 1929.
[12] MOSINGER 1950.   [13] PAPEZ und ARONSON 1934.   [14] KRIEG 1932.
[15] LE GROS CLARK und BOGGON 1933, KUHLENBECK und MILLER 1942, MURPHY und GELLHORN 1945.

dungen zum Thalamus spielen vielleicht eine Rolle als eine der anatomischen Grundlagen für die vegetativen Begleiterscheinungen sensorischer Reize.

Reichliche Afferenzen erhalten laterale und mediale Anteile des Hypothalamus von der Formatio reticularis und dem zentralen Höhlengrau des Mittelhirns[1]. SZENTÁGOTHAI hält sie für die stärkste der bisher gesicherten Afferenzen. Sie nehmen ihren Weg teilweise über das periventrikuläre System, das somit auch aufsteigende Fasern enthält.

Die Fasern vom Neocortex zum Hypothalamus bilden meist keine eigenen Bündel, sondern verlaufen auf den vorgezeichneten Wegen der Thalamusstiele. Diese direkten Verbindungen sind anscheinend geringer ausgeprägt als die indirekten Verbindungen der Rinde mit dem Hypothalamus über die Großhirnrindenanteile des Thalamus und über das Mesencephalon. Projektionen aus neocorticalen Gebieten wurden von der prämotorischen Region und der Orbitalregion beschrieben[2]. Manche Autoren bezweifeln aber die Existenz direkter Faserverbindungen mit dem Neocortex, da Studien mit der Nauta-Methode zu negativen Ergebnissen führten[3]. Bereits erwähnt wurden die Verbindungen mit dem Gyrus cinguli und dem palaeencephalen Ammonshorn.

Über die Faserverbindungen der Hypothalamuskerne und die Synaptologie weiß man ziemlich wenig. Golgi-Studien wurden nur bei einzelnen Tierarten[4] unternommen. Merkwürdigerweise gelingt im allgemeinen keine Imprägnation der Nervenzellen des Nucleus supraopticus und paraventricularis.

Die *efferenten* Bahnen des Hypothalamus zu tieferen Hirnabschnitten verlaufen über das periventrikuläre System. Die Fasern sind teils diffus, teils in Bündeln angeordnet. Die diffusen, sehr markarmen Fasern verbinden nicht näher abgrenzbare Abschnitte des Höhlengraus des Hypothalamus mit dem Höhlengrau des Mesencephalon. CROSBY und WOODBURNE (1940) unterscheiden darüber hinaus vier Faserbündel zum Mesencephalon. Der vordere und hintere Tractus hypothalamo-tegmentalis zieht zum subrubralen Grau, der dorsale Anteil dieses Tractus zu Haubenbereichen dorsolateral vom Nucleus ruber.

Der *Fasciculus longitudinalis dorsalis* SCHÜTZ (Fasciculus periependymalis, CAJAL, MARBURG) gibt einen tectalen Anteil zu dem unterhalb der oberen Vierhügel liegenden Grau des Aquäduktes ab. Hier erfolgt möglicherweise eine Koordination von olfacto-visceralen mit optisch-akustischen Engrammen. Das dorsale Längsbündel zieht dann mit seinem Hauptteil weiter zu den visceromotorischen Hirnnervenkernen im Rhombencephalon. Es wird fortgesetzt durch den Fasciculus parependymalis[5], der bis zu unteren Rückenmarksabschnitten gelangt. Ein Teil des Schützschen Bündels entspringt aus dem Tuber cinereum, von dem regulatorische Einflüsse auf die Sexualsphäre bekannt sind. Seine Fortsetzung, der Fasc. parependymalis erreicht offenbar Kerngebiete im Lumbal- und Sakralmark, von denen die Innervation der Sexualorgane erfolgt. Es liegt daher die Vermutung nahe, daß dieser Faserzug mit Sexualfunktionen in Zusammenhang steht. Nach den Katzenexperimenten von SKULTETY (1959) scheinen Fasersysteme, die eine vom Hypothalamus ausgelöste Hemmung der Magenmotilität übertragen, über das Grau längs des Aquäduktes (periaqueductal gray matter) zu verlaufen. Vom Hypothalamus ausgelöste Blasenkontraktionen werden dagegen anscheinend durch ziemlich diffuse Systeme übertragen, die

---

[1] KUYPERS 1956, SZENTÁGOTHAI 1962.
[2] Beim Affen: LE GROS CLARK und MEYER 1950, v. BONIN und GREEN 1949, WALL, GLEES und FULTON 1951; beim Menschen: BECK, MEYER und BEAU 1951.
[3] WITHLOCK und NAUTA 1956, Ratte und Affe, LUNDBERG 1960, Kaninchen, SZENTÁGOTHAI 1962, Ratte und Katze.
[4] Hauptsächlich bei der Ratte, KRIEG 1932, SZENTÁGOTHAI 1962.
[5] LARUELLE 1948, KRÜCKE 1949.

vorwiegend im lateralen Bereich des Tegmentum verlaufen. Wenig Beachtung gefunden haben bisher die im Fasc. long. dors. (im weiteren Sinne) verlaufenden ascendierenden Fasern[1].

Weitere Einblicke in die Verknüpfung der hypothalamischen Neurone ermöglichen moderne histochemische Methoden. Diese lassen bestimmte Neuronensysteme von den Nervenzelleibern bis zu den Endigungen der Axone deutlich heraustreten. Von großer Bedeutung vor allem für die Neuropharmakologie dürfte die Darstellung monoaminerger Neurone durch eine hochempfindliche Fluorescenzmethode sein, wie sie von dem Stockholmer Arbeitskreis entwickelt worden ist[2]. Mit dieser Methode lassen sich noch Konzentrationen von etwa 0,003% oder Mengen von weniger als einem Picogramm (10^{-6} µg) in einem Perikaryon nachweisen.

Nervenzellen vom Catecholamintyp findet man im Hypothalamus nur wenige. Sie liegen vor allem in der unmittelbaren Umgebung des III. Ventrikels[3]. Über den Verlauf ihrer Axone ist noch nichts genügend sicheres bekannt. Einige catecholaminhaltige Nervenzellen liegen im Nucleus infundibularis. Ihre Axone endigen im Bereich des Infundibulum, besonders an den Capillaren[4]. Zahlreiche afferente Systeme des Hypothalamus stammen von monoaminhaltigen Neuronen. Catecholaminhaltige Endigungen finden sich in großer Dichte im Bereich des Nucleus supraopticus, paraventricularis und dorsomedialis sowie in dem periventrikulären und retrochiasmatischen Gebiet. Meist handelt es sich um noradrenalinhaltige Endigungen. Etwas geringer ist die Dichte im Bereich des Nucleus infundibularis und hypothalamicus posterior. Aber auch fast alle anderen Abschnitte des Hypothalamus enthalten einige solcher Endigungen. Sie fehlen jedoch im Bereich des Nucleus suprachiasmaticus (ovoideus), der dafür zahlreiche serotoninhaltige Endigungen besitzt. Die letzteren finden sich in geringerer Dichte ebenfalls in den meisten Hypothalamuskernen[3]. Die catecholaminhaltigen Endigungen stammen im wesentlichen aus Kerngruppen des Mesencephalon, zum kleineren Teil aus Nervenzellen des unteren Hirnstammes. Sie steigen größtenteils im medialen Vorderhirnbündel auf. Auch die serotoninhaltigen Endigungen im Nucleus suprachiasmaticus (ovoideus) gehen mit großer Wahrscheinlichkeit aus Nervenzellen des Mesencephalon hervor und verlaufen ebenfalls im medialen Vorderhirnbündel[3].

Verknüpfung zwischen Hypothalamus und Hypophyse, Neurosekretion.

Hypothalamus und Hypophyse sind durch Nervenfaserzüge und insbesondere durch das Phänomen der Neurosekretion so innig miteinander verknüpft, daß man von einem „Hypothalamus-Hypophysensystem" sprechen kann. Es ist ein funktionelles System im Sinne von BRAUS und BENNINGHOFF, dessen Verständnis nur bei zusammenfassender Betrachtung erschlossen werden kann. Der enge Zusammenhang zwischen nervösen und inkretorischen Regulationen ist hier besonders deutlich. Während die Forschungen über die Verbindung von Hypothalamus und Neurohypophyse zu gesicherten Ergebnissen geführt haben, befinden sich unsere Kenntnisse über die Verbindungen zur Adenohypophyse teilweise noch im Stadium von Hypothesen. Den Ausdruck Zwischenhirn sollte man in diesem Zusammenhang nicht verwenden, da der markarme Hypothalamus nur einen ganz kleinen Teil des Zwischenhirns darstellt[5]; der größte Teil des Zwischenhirns hat nichts mit neurovegetativen Funktionen zu tun und steht nicht mit der

---

[1] BÜRGI und BUCHER 1960.
[2] FALCK 1962, FALCK, HILLARP, THIEME, TORP 1962, CARLSSON, FALCK, HILLARP 1962.
[3] DAHLSTRÖM und FUXE 1965.   [4] FUXE 1964.   [5] Vgl. Abb. 2.

Hypophyse in Verbindung. Eine zweckmäßige Gliederung des Hypothalamus in bezug auf seine Verbindungen zur Hypophyse geschaffen und eine einwandfreie Nomenklatur eingeführt zu haben, ist das Verdienst der Spatzschen Schule. SPATZ unterscheidet zwischen den hypophysennahen kleinzelligen Kernen im medialen Feld des Tuber cinereum (Nucleus infundibularis, Nucleus ventromed. hypothal. und Regio periventricularis post.), die als Ursprungsstätte des Tractus tuberohypophyseus angesehen werden, und den hypophysenfernen großzelligen Kernen (Nucleus supraopticus und paraventricularis) mit nachgewiesenen Faserverbindungen zur Hypophyse (Tractus paraventriculo-supraoptico-hypophyseus). Als dritte Gruppe werden die übrigen Gebiete des Hypothalamus angeführt, deren Faserbeziehungen zur Hypophyse noch nicht ausreichend geklärt sind.

Auch die Einteilung der Hypophyse ist in diesem Zusammenhang erwähnenswert.

Tabelle 1. *Einteilung der Hypophyse* (nach SPATZ 1958).

a) Adenohypophyse (Drüsenhypophyse)				b) Neurohypophyse (Nervenhypophyse)
	1. Proximale (supraselläre) Hypophyse (Hypophysenstiel)			
	Trichterbelag oder Trichterlappen = Pars infundibularis adenohypophyseos = Pars proximalis adenohypophyseos	←→ konstant	Trichter = Infundibulum = Pars proximalis neurohypophyseos	
	2. Distale (intraselläre) Hypophyse			
	Vorderlappen = Pars distalis adenohypophyseos. Hauptlappen			
	Zwischenlappen = Pars intermedia adenohypophyseos	←→ inkonstant	Hinterlappen = Pars distalis neurohypophyseos	

←→ bedeutet: Adeno-neurohypophysärer Kontakt.

Besondere Aufmerksamkeit wurde der proximalen Hypophyse geschenkt, da hier konstant ein Kontakt zwischen „Nerventeil" und „Drüsenteil" der Hypophyse besteht. Die Bezeichnung Pars tuberalis[1] an Stelle von Pars infundibularis für den proximalen Teil der Adenohypophyse ist ungenau[2], da dieser Abschnitt das Infundibulum, also den proximalen Anteil der Neurohypophyse, begleitet und nicht das Tuber cinereum[2]. Die Grenze zwischen Tuber und Infundibulum bildet der Sulcus tubero-infundibularis oder hypothalamo-hypophyseus[3]. In diesem Sulcus endet die äußere Gliafaserdeckschicht[4] (Abb. 12). Sie setzt sich nicht auf das Infundibulum fort. Dadurch wird ein inniger Kontakt der proximalen Neurohypophyse (Infundibulum) mit der proximalen Adenohypophyse (Pars infundibularis) hergestellt und damit auch ein Einfluß auf den Vorderlappen (auf dem Wege über die sog. „Pfortadergefäße) ermöglicht. Aus der Nomenklatur sollte ferner die Bezeichnung „median eminence" gestrichen werden[5], da sie unpräzis ist und die Deutung vieler Versuchsergebnisse erschwert hat. „Man muß sich im klaren darüber sein, daß hiermit höchstens eine unscharf definierte topographische Region, die Stücke von verschiedenen wohl charakterisierten anatomischen Bestandteilen enthält, gemeint werden kann[6]." Die heutige Auf-

---

[1] TILNEY 1936.
[2] ROMEIS 1940, HOCHSTETTER 1943, SPATZ, DIEPEN und GAUPP 1948, NOWAKOWSKI 1951.
[3] KUHLENBECK und HAYMAKER 1949.   [4] NOWAKOWSKI 1951, CHRIST 1951.
[5] Siehe auch ROMEIS 1940.   [6] SPATZ 1958.

fassung über die Verknüpfung von Hypothalamus und Hypophyse kann ohne Rückblick auf die zeitliche Reihenfolge der erzielten Ergebnisse schwer verstanden werden. 1922 beschrieb GREVING den *Tractus supraopticus inferior*, den er bis in die Gegend der „Tuberkerne" verfolgen konnte. 1925 traf er die Feststellung „die Faserzüge treten durch den Stiel in den Hinterlappen der Hypophyse ein, den sie mit dichtem Nervengeflecht erfüllen". Diese Beobachtung war von grundlegender Bedeutung und entspricht ganz den heutigen Anschauungen. Er nannte den Faserzug *Tractus supraoptico-hypophyseus*. Zwei Monate später wurde dieses Bündel von PINES beschrieben. 1928 beobachtete E. SCHARRER die neurosekretorische Aktivität von Nervenzellen im Hypothalamus bei einem Knochenfisch und 1933 erstmals beim Menschen. Eine Verbindung dieser Forschungsergebnisse kommt in den Bezeichnungen des Tractus supraoptico-hypophyseus als „neurosecretory pathway"[1], „neurosekretorische Bahn"[2] und „via neurosecretoria"[3] zum Ausdruck. Die eindrucksvollen Darstellungen der neurosekretorischen Bahn durch BARGMANN u. Mitarb. mittels der ursprünglich für andere Zwecke entwickelten Chromalaunhämatoxylin-Phloxinfärbung von GOMORI beherrscht weitgehend unsere Vorstellungen über die Verknüpfungen von Hypothalamus und Hypophyse. Sie gaben der experimentellen Forschung einen starken Auftrieb. Die nachgewiesene Entstehung von Neurosekret in den Perikaryen der Supraopticus- und Paraventriculariszellen, die Ansammlung von Neurosekretmassen im proximalen Stumpf nach Durchtrennung des Hypophysenstiels („Stauung"[4]) ließen die Ansicht einer Neurosekretbildung in den Nervenzellen und ihre Abwanderung über den Tractus supraoptico-hypophyseus in die Neurohypophyse, die nur noch als Stapelorgan[5] angesehen wurde, ganz in den Vordergrund treten.

Es wurde eine Fülle wertvoller Forschungsergebnisse erzielt, so daß der übrige Hypothalamus und andere Möglichkeiten seiner Verknüpfung demgegenüber in den Hintergrund traten. Mit SPATZ[6] muß man aber grundsätzlich vier Verknüpfungsmöglichkeiten in Betracht ziehen, die offenbar alle realisiert sind: 1. einen humoral-zentrifugalen Weg (Neurosekretion), 2. einen humoral-zentripetalen Weg (Neurocrinie oder Hydrencephalocrinie), 3. einen nervös-zentrifugalen Weg (Innervation) und 4. einen nervös-zentripetalen Weg (Chemorezeption). Beschäftigen wir uns zunächst mit dem ersten, der am besten erforscht ist. Neurosekretorische Zellen gibt es anscheinend bei allen Tiergruppen, die über ein zentralisiertes Nervensystem verfügen. Es wurde aber auch bei einigen Formen beschrieben, die lediglich ein Markstrangsystem besitzen, z. B. Plathelminthen, Nemathelminthen und Nemertinen. Hinsichtlich der bei den wirbellosen Tieren erzielten Forschungsergebnisse sei auf die Übersichten von E. und B. SCHARRER (1954), GABE (1954), HANSTRÖM (1956), GERSCH (1959, 1964), GIERSBERG und HANKE (1960) verwiesen. An physiologischen Wirkungen von Neurohormonen konnten besonders solche auf Bewegungsvorgänge (Oesophagus- und Darmperistaltik, Herztätigkeit), auf den Farbwechsel, auf Wachstum und Metamorphose sowie auf die verschiedensten, auch für die menschliche Physiologie und Pathologie wichtigen Stoffwechselvorgänge nachgewiesen werden.

Bei den Wirbeltieren finden sich als konstante neurosekretorische Zellkomplexe nur der *Nucleus praeopticus* (Selachier, Teleostier, Amphibien) bzw. die diesem Kern homologen *Nuclei supraoptici* und *paraventriculares* (Reptilien, Vögel, Mammalier). Mit Hilfe der Chromalaunhämatoxylin-Phloxinfärbung von GOMORI konnte BARGMANN (1949) die Neurone des Nucleus supraopticus und paraventricularis von den Perikaryen bis zu den Endingungen in der Neurohypophyse beim

---

[1] PALAY 1943, SCHARRER 1944.   [2] BARGMANN 1949.   [3] MAZZI 1953.
[4] HILD und ZETLER 1953.   [5] BARGMANN 1954.   [6] SPATZ 1951.

Hund und bei der Katze so prägnant darstellen, daß man zunächst an eine elektive Färbung der neurosekretorischen Neurone denken mußte. Die mit der Gomori-Methode färbbare Substanz findet sich in Form von Granula besonders an den Rändern des Perikaryon. Die Fortsätze sind in allen Abschnitten mehr oder weniger stark von dieser Substanz erfüllt, zeigen teils das Aussehen von „Perlschnurfasern" und lassen einen Zusammenhang mit den schon länger bekannten Herring-Körpern erkennen. Im Hypophysenhinterlappen findet sich eine Anreicherung besonders an der Grenze zur Pars intermedia und in den „Verdichtungszonen" um die Gefäße. Auf Grund der Forschungsergebnisse von RANSON und MAGOUN (1931), VERNEY (1946) und PICKFORD (1947) dachte BARGMANN (1949) an eine Beziehung dieses „gomoripositiven" Systems zur Absonderung des antidiuretischen Hormons. Diese Vermutung konnte kurz darauf von der Bargmannschen Schule experimentell bestätigt werden[1]. Eine Belastung des Systems bei Hunden durch Dursten oder Zufuhr von Kochsalz führte zu einer Entleerung des Hypophysenhinterlappens an Neurosekret. Die Zellen des Nucleus supraopticus und paraventricularis zeigten als Ausdruck einer Funktionssteigerung eine Vergrößerung von Zelleib, Kern und Nucleolus. Infolge eines funktionellen Kernödems (BENNINGHOFF) wurden Vergrößerungen der Kerne bis zu 49% nach 14 Tagen gemessen. Diese Veränderungen waren reversibel, sie verschwanden nach reichlicher Zufuhr von Flüssigkeit. Auch der Hinterlappen füllte sich wieder mit Neurosekret. Bei schwerer und anhaltender Belastung kam es jedoch zu einer Degeneration der Nervenzellen[2]. Entsprechende Beziehungen zwischen Neurosekretbestand und Belastung des Wasserhaushaltes wurden auch bei anderen Tieren gefunden[3]. Gleichzeitig mit der Vermehrung des Neurosekretes wurde bei Durstversuchen eine Vermehrung der sauren Phosphatase in den Zellen des Nucleus supraopticus und paraventricularis der Ratte festgestellt[4]. Andere Autoren[5] fanden eine signifikante Zunahme der sauren Phosphatase dagegen nur im Hypophysenhinterlappen. Nachdem bereits das Vorkommen von Adiuretin im Nucleus supraopticus bzw. ganz allgemein im Hypothalamus und der Neurohypophyse bekannt war[6], gingen HILD und ZETLER (1951) systematisch den Beziehungen zwischen dem im Gomori-Präparat färbbaren Neurosekret und den Hinterlappenhormonen nach. Es zeigte sich, daß nur die Gewebspartien nach Extraktion eine antidiuretische Wirksamkeit aufwiesen, die mit Chromalaunhämatoxylin-Phloxin färbbares Neurosekret enthielten. Adiuretin war immer vergesellschaftet mit Oxytocin und Vasopressin[7]. Unter experimentellen Bedingungen wiesen diese Hormone ein gleichsinniges Verhalten auf[8]. Entsprechend ihrem auffallend großen Bestand an färbbarem Neurosekret zeigten die Hunde bei vergleichenden Untersuchungen auch den höchsten Adiuretingehalt. Die Hormonmenge nimmt ebenso wie das Neurosekret in dem System distalwärts vom Nucleus paraventricularis über den Nucleus supraopticus und das Tuber cinereum zu und erreicht im Hypophysenhinterlappen ein Maximum. Bei Belastungen des Wasserhaushaltes zeigte das Adiuretin gleichsinnige Veränderungen wie der Neurosekretgehalt. Eine Durchtrennung des Hypophysenstiels bei Tieren, die 14 Tage gedurstet hatten und anschließend reichlich trinken durften, führte bei Untersuchung am 4. Trinktage zu einer Vermehrung des gomorifärbbaren Neurosekretes proximal der Unterbrechungsstelle

---

[1] ORTMANN 1951, EICHNER 1952, 1954, MACHER 1952.   [2] Siehe auch LEVEQUE 1953.
[3] KRATZSCH 1951 alloxandiabetische Ratte, BARKER und ADOLPH 1955 Ratte, CAMPANACCI 1959 Ratte, HILD 1951 Amphibien, MAZZI 1953 Molch.
[4] RINNE und KIVALO 1958.   [5] KOBAYASHI, OOTA und HIRANO 1962, Ratte.
[6] MELVILLE und HARE 1945, KÓVACZ und BACHRACH 1951, M. VOGT 1953.
[7] Die Strukturgleichheit von Adiuretin und Vasopressin war damals noch nicht bekannt.
[8] Zum Beispiel Verminderung beim Dursttier: SIMON 1934, SIMON und KARDOS 1934, ZETLER 1952, HILD und ZETLER 1953.

und zu einer Verminderung distal davon[1]. Entsprechend verhielt sich der Adiuretingehalt. Dieser Befund wird als eine Bestätigung der Bargmannschen Transporthypothese des Neurosekretes von den großzelligen Hypothalamuskernen zur Neurohypophyse angesehen. Das mit der Gomori-Methode darstellbare Neurosekret wird von der Bargmannschen Schule als die Trägersubstanz der Hinterlappenhormone betrachtet. Mit organischen Lösungsmitteln läßt sich das Neurosekret extrahieren. Nach Abdampfen des Lösungsmittels ist der Rückstand mit Chromalaunhämatoxylin färbbar. Die wasserlöslichen Hormone selbst bleiben dagegen bei der Extraktion im Gewebe zurück und sind mit der Gomori-Methode nicht färbbar. Der Nucleus supraopticus enthält relativ mehr Vasopressin als Oxytocin und der Nucleus paraventricularis relativ mehr Oxytocin[2].

Die Gliederung des neurosekretorischen Systems durch BARGMANN in Bildungsort (Nucleus supraopticus und paraventricularis), Transportweg (Tractus supra-

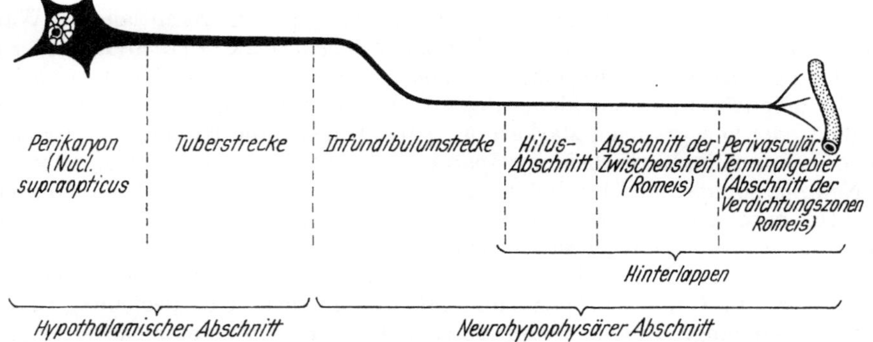

Abb. 20. Streckeneinteilung des supraoptico-hypophysären Systems. (Nach DIEPEN und ENGELHARDT 1958.)

opticohypophyseus) und Stapelorgan (Hinterlappen) sowie die Behauptung einer elektiven Darstellung dieses Systems durch die Gomori-Methode sind nicht unwidersprochen geblieben. Mit der Transporthypothese von PALAY, SCHARRER und BARGMANN haben sich besonders SPATZ und seine Mitarbeiter auseinandergesetzt. Ein Einwand ergab sich bei Anwendung der Gomori-Methode selbst. Bei Hunden, die 3—5 Tage vor der Geburt getötet wurden, konnte keine Spur von gomoripositiven Granula in den Nervenzellen des Nucleus supraopticus, dagegen eine deutliche Blaufärbung im Hypophysenhinterlappen festgestellt werden[3]. Bei neugeborenen Hunden sah man eine stärkere Blaufärbung nur distal im Hinterlappen, kaum im „Zwischenstück", nicht im Hilus, vereinzelte dunkle Gebilde in der Infundibulumstrecke, nichts in der Tuberstrecke und nur vereinzelte Spuren von blauen Körnern in den Ursprungszellen im Nucleus supraopticus (Streckeneinteilung s. Abb. 20). Im Durstversuch verschwindet das gomoripositive Neurosekret; wenn es nach Abbruch des Versuches wieder auftritt, findet man es nicht zuerst in den Ursprungszellen des Systems, wie man nach der Transporthypothese erwarten würde, sondern im Bereich der Endigungen der Nervenfasern im Hinterlappen. Es wird ferner eingewandt, daß das Neurosekret, abweichend von den Befunden bei Hund und Katze, bei vielen anderen Tieren in den Ursprungszellen überhaupt nicht oder nur in außerordentlich geringen Mengen (so ist es beim Menschen) nachweisbar ist, während es auch hier immer mehr oder weniger reichlich im Hinterlappen auftritt. Schon BODIAN[4] hat in diesem Zusammenhang auf

---

[1] HILD und ZETLER 1953.   [2] LEDERIS 1961, Kamel, Schaf, Hund, Elefant.
[3] DIEPEN, ENGELHARDT und SMITH-AGREDA 1954.   [4] BODIAN 1951.

die allgemeine Bedeutung der Terminalgebiete für die Stoffproduktion (Adrenalin, Acetylcholin) hingewiesen. Diese Befunde stellen gewichtige Einwände gegen die Transporthypothese dar, ohne indessen ein schlüssiger Gegenbeweis zu sein. BARGMANN selbst hat darauf aufmerksam gemacht, daß durchaus mit dem Auftreten färberisch noch nicht faßbaren Materials im proximalen Systemabschnitt zu rechnen sei. WINGSTRAND konnte 1953 beim Hühnerembryo das antidiuretische Hormon bereits 3—4 Tage vor der färberisch möglichen Darstellung des Neurosekretes mit der Gomori-Methode nachweisen. Die Nervenendigungen im Hinterlappen scheinen jedenfalls nicht nur der Hauptabgabeort, sondern möglicherweise auch der Bildungsort des *fertigen Neurosekretes*[1] zu sein. Weitere Aufschlüsse brachte die Anwendung von Silberimprägnationsmethoden. Der erste Nachweis des Tractus supraopticus sowie des vom Nucleus paraventricularis zum Nucleus supraopticus ziehenden Tractus paraventricularis cinereus war ja GREVING auf diese Weise gelungen. Nach LARUELLE (1934) sind sowohl der letztgenannte Faserzug als auch direkte Faserbündel vom Nucleus paraventricularis entlang der Wand des 3. Ventrikels bis in das Infundibulum zu verfolgen. CHRIST (1950) fand hier jedoch kein geschlossenes Faserbündel, sondern nur lockere und ungeordnete Fibrillen, die möglicherweise aus kleinzelligen Gebieten stammen. Infolge ihrer Marklosigkeit oder hochgradigen Markarmut[2] entziehen sich die Faserzüge weitgehend einem Nachweis im Markscheidenpräparat. Bekannte Erscheinungen im Silberbild der Neurohypophyse sind Endkolben und Kugeln[3], die teilweise noch eine fibrilläre Struktur erkennen lassen. Die Endkolben gehen aus spindelförmigen Axonauftreibungen der neurosekretorischen Fasern hervor und sind nach ihrer Ablösung als freiliegende Kugeln anzutreffen. Sie entsprechen weitgehend den Herring-Körpern im Gomori-Präparat und haben somit sicher eine Beziehung zu dem Sekretionsvorgang. Besonders im Bereich der Infundibulumstrecke sieht man im Silberbild Verdickungen und spindelige Auftreibungen. Diese Erscheinungen werden als reversible reaktive Veränderungen aufgefaßt, die bei weiterem Fortschreiten jedoch zur Bildung von Endkolben und Kugeln führen können[4]. Im Gebiet der Endaufsplitterung des supraoptico-hypophysären Systems in den perivasculären Verdichtungszonen und an der Grenze von Hinter- und Zwischenlappen sind neben verdickten und unregelmäßig gekrümmten Axonfragmenten auch perlschnurartig veränderte Endabschnitte zu sehen[5], wobei es zum Zerfall kommen kann. Bemerkenswert sind hierbei zwei Tatsachengruppen. Erstens entsprechen die Veränderungen im Silberbild nach Topik, Form und Ausmaß weitgehend den Befunden im Gomori-Präparat. Entsprechend den geringeren Erscheinungen im Gomori-Präparat sind die Veränderungen im Silberpräparat beim Menschen viel schwächer ausgeprägt als beim Hund. Eine topische Übereinstimmung konnte SANO (1958) durch kombinierte Anwendung der Gros-Schultzeschen Silberimprägnationsmethode und der Aldehyd-Fuchsinfärbung von GOMORI bestätigen. LISS (1959) unterschied bei dem gomorifärbbaren Material mit Hilfe von Modifikationen der Hortegaschen Silbercarbonatmethode zwischen „argentophilen" und „aurophilen" Granula. Die zweite Tatsachengruppe betrifft die Übereinstimmung der gefundenen Phänomene mit den besonders aus den experimentellen Untersuchungen von CAJAL (1913) und von SPATZ (1921) bekannten neuronalen Veränderungen nach Läsion des Axons[6] (Abb. 21). Diese Verände-

---

[1] SPATZ 1954.

[2] SPULER 1951 Meerschweinchen, BECKER 1955 weiße Maus.

[3] TELLO 1912, BUCY 1932, TROSSARELLI 1935, HAIR 1938, ROMEIS 1940, HANSTRÖM 1946 bis 1953, HAGEN 1950, 1952, CHRIST 1951, BRETTSCHNEIDER 1955 u. a.

[4] CHRIST, ENGELHARDT und DIEPEN 1958, DELLMANN 1960.

[5] CHRIST, ENGELHARDT und DIEPEN 1958.

[6] CHRIST 1951, DIEPEN und ENGELHARDT 1958, CHRIST, ENGELHARDT und DIEPEN 1958.

rungen entziehen sich jedoch bei den nichtneurosekretorischen Neuronen der gleichzeitigen Darstellung durch die Gomori-Färbung. Bei experimenteller Läsion des Axons kommt es im Zelleib zu dem Bild der „primären Reizung" (NISSL 1892), im proximalen Abschnitt der Nervenfasern zu Verdickungen, Auftreibungen, Bildung von Endkolben und Fibrillenkugeln, und im distalen, vom Zelleib getrennten Abschnitt zur sekundären Degeneration mit Fragmentation und granulärem Zerfall. Die Ausprägung der Erscheinungen hängt von der Schwere und

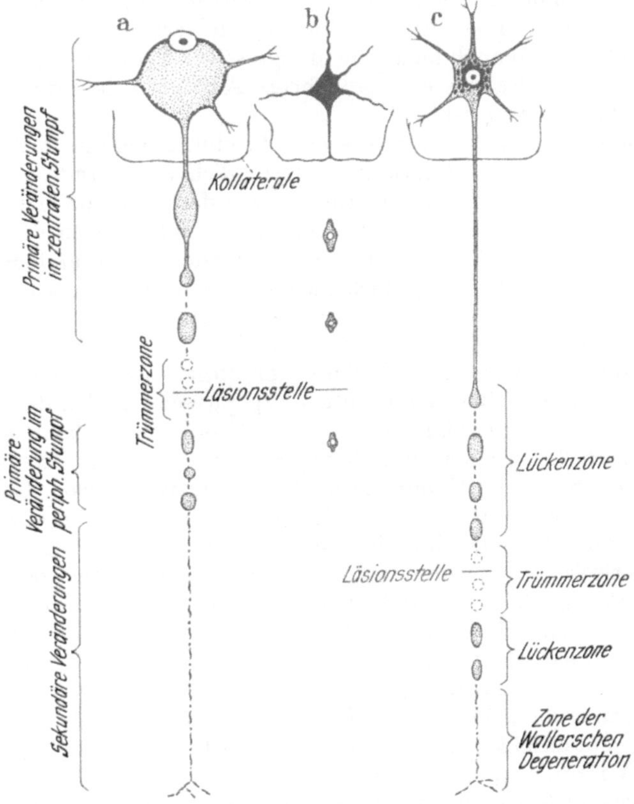

Abb. 21a—c. Schema der Veränderungen am Neuron nach axonaler Läsion. a Läsion nahe der Ursprungsstelle; b derselbe Fall im späteren Stadium; c Läsion in größerer Entfernung von der Zelle. (Nach SPATZ 1921.)

dem Ort der Läsion sowie von der individuellen Reaktionsweise ab. Die Zellen des offenbar sehr aktiven paraventriculo-supraoptico-hypophysären Systems ähneln normalerweise schon etwas dem Reaktionstyp der primären Reizung. Die Zellkerne liegen oft exzentrisch, die Nisslschollen sind peripher angeordnet. Diese Erscheinungen verstärken sich bei funktioneller Belastung im Durstversuch [1]. Der an Nissl-Schollen freie Hof um den Kern vergrößert sich, die Schollen verschwinden schließlich auch in der Peripherie, der Kern gerät zunehmend in eine exzentrische Lage [1]. Die Erscheinungen im Silberbild werden von CHRIST, ENGELHARDT u. DIEPEN [2] als neuronale Begleiterscheinungen der Neurosekretbildung angesehen. Es wird die Auffassung vertreten, daß die Hormonbildung mit einem Verbrauch nervöser Substanz verbunden ist. Das Neuron ist hierbei als Ganzes beteiligt.

---

[1] HILLARP 1949, ORTMANN 1951, HILD und ZETLER 1953, CAMPANACCI 1959 u. a.
[2] CHRIST, ENGELHARDT und DIEPEN 1957, DIEPEN und ENGELHARDT 1958.

Das Neurosekret tritt am stärksten und in der Ontogenese am frühesten am nucleodistalen Pol auf. Nach Durchschneidung des Tractus bildet die Durchtrennungsstelle den neuen nucleodistalen Pol. Hierdurch erklärt sich die Ansammlung großer Mengen von Neurosekret im proximalen Stumpf nach experimenteller Durchtrennung des Hypophysenstiels[1]. Die im Bereich des Nucleus supraopticus vorkommenden Perlschnurfasern und Herring-Körper werden als Endstreckenphänomene von Fasern aus dem Nucleus paraventricularis angesehen[2]. Der Nachweis von Hormonen im Nucleus supraopticus[3] berechtigt daher nicht zu der Annahme, daß diese Hormone ausschließlich in den Nervenzellen gebildet werden. Es sei hier angefügt, daß auch im Rahmen regressiver Veränderungen nach Jugularisunterbindung bei Ratten ein vermehrtes Auftreten gomorifärbbarer Substanzen beobachtet worden ist[4].

Eine Färbung der neurosekretorischen Produkte gelingt mit zahlreichen Methoden. Außer der von Scharrer ursprünglich angewandten van Gieson-Färbung haben sich die Massonsche Bindegewebsfärbung und die Heidenhain-Azan-Färbung besonders bewährt. An der Spitze steht jedoch die Gomorische Chromalaunhämatoxylin-Phloxin-Färbung, die mehr als alle anderen Methoden zur Darstellung bringt. Sie ist jedoch nicht so spezifisch, wie anfänglich angenommen wurde. Nach den Befunden von zahlreichen Autoren[5] umfaßt der Kreis der mit der Gomori-Methode blau-schwarz tingierbaren Substanzen „Zellen aus dem Nucleus praeopticus bzw. dem Nucleus supraopticus-paraventricularis-Gebiet, Fasern des Tractus prae- bzw. supraoptico-hypophyseus, Zellen der Tuberkerne, Neurohypophyse, Pituicytenpigment, basophile Zellen bzw. Zelleinlagerungen des Vorderlappens, Purkinjezellen und deren Fasern, van Gehuchtensche Zellen, Zellen im Bereich mes- und rhombencephaler vegetativer Areale, Ganglienzellen des peripheren vegetativen Systems, Ependym- und Hypendymzellen, interstitielles, im Ventrikel oder im Gefäßlumen vorkommendes Kolloid, Gefäßadventitia, elastische Fasern und Mucine"[6]. Da die Gomori-Methode keine histochemische Reaktion darstellt und verschiedenartige Elemente färbt, wurde empfohlen, die Ausdrücke „spezifisch" und „gomoripositiv" durch weniger präjudizierende Ausdrücke wie „gomoriphil", „gomorifärbbar" oder ähnliche zu ersetzen. Immerhin erlaubt die Methode die beste und im Hypothalamus sogar eine elektive Darstellung des neurosekretorischen Systems. Im Sonderfall des Hypothalamus entspricht dem Auftreten gomorifärbbaren Sekretes auch ein gleichzeitiges Vorkommen der Hormone Adiuretin-Vasopressin und Oxytocin. In anderen Hirngebieten ist das Auftreten von gomoriphiler Substanz nicht gleichbedeutend mit Neurosekretion oder auch nur mit der Zugehörigkeit der betreffenden Neurone zu vegetativen Zellgruppen[6]. Ein gesteigertes und besonderes Stoffwechselgeschehen dürfte jedoch allen gomoriphilen Neuronen zukommen. Das gomorifärbbare Sekret des supraoptico-hypophysären Systems läßt sich nach Formalinfixation nicht mehr mit organischen Lösungsmitteln extrahieren. Die Perjodsäure-Schiff-Reaktion ist meistens, aber nicht immer *positiv. Die Millon-Reaktion* ist positiv. Von Trypsin wird es nach 12stündiger Verdauung angegriffen, dagegen nicht von Pepsin und Ribonuclease. Nach Hild und Zetler (1952) kann es sich bei dem färbbaren Neurosekret um ein Phosphatid handeln und nach Schiebler (1952) um einen Glykolipoproteinkomplex. Nach Kitajima

---

[1] Hild 1951, Hild und Zetler 1953, Stutinsky 1951, Scharrer und Wittenstein 1952, Benoit und Assenmacher 1952, 1953.

[2] Hanström 1955, Diepen und Engelhardt 1958.

[3] Hild und Zetler 1953.   [4] Müller und Mortillaro 1958.

[5] Bargmann und Schiebler 1952, Diepen 1952, Hagen 1952, Hild 1952, Mosinger 1951, Smith 1951, Stutinsky 1951.

[6] Goslar und Tischendorf 1953.

(1959) beinhalten die Extraktionsverfahren unter Säurebehandlung oder mit organischen Lösungsmitteln jedoch die Möglichkeit von Artefakten. Der Autor konnte aus dem Hinterlappen zwei CHP[1]- und AF[2]-positive Substanzen mit Phosphatpuffer extrahieren. Es handelte sich um hochmolekulare Proteine mit positiver SS- bzw. SH-Gruppe, die jedoch weder Glykoprotein noch Lipoprotein waren, keine Phosphorsäure enthielten und mit der Schiffschen Methode negativ reagierten. Auch Untersuchungen anderer Autoren[3] sprechen für einen Reichtum an Disulfid- und Sulfhydrilgruppen. Die Anfärbbarkeit des Neurosekrets mit Chromalaunhämatoxylin soll auf das leicht oxydierbare Cystin zurückzuführen sein, das sich übrigens auch in den Hormonen findet.

LUNDBERG (1958) unterscheidet zwischen rotgefärbten Substanzen im van Gieson-Präparat, die dem „Kolloid" der Autoren[4] entsprechen und im wesentlichen auf das Perikaryon beschränkt bleiben, allenfalls noch im Beginn des Neuriten liegen, und gomorifärbbaren Substanzen, die er nach ihrem weiteren färberischen Verhalten in drei Gruppen unterteilt (Tabelle 2).

Tabelle 2.

Types	Presence in	Chrome hematoxyline phloxine (Gomori)	Paraldehyde-fuchsin		Alcian blue		PAS	Scharlach-R	Acid fast	Red. cap.	After alcohol fixation
			non ox.	ox.	non ox.	ox.					
one	n.so., n.pv.	black-blue	—	+	—	+	—	—	—	—	no reaction
two	n.inf., n.mam.inf., n.tub.lat. (n.pv.)	black-blue	+	+	(+)	+	+	+	+	+	slight reaction
three	n.so.	black-blue	+	+	—	—	+	+	+	—	no reaction
v. Gieson „colloid"	n.so., n.pv.	red	—	—	—	—	—	—	—	—	strong reaction
azocarmine granules	n.mam.inf.	red	—	—	—	—	—	—	—	—	same as after Bouin

Hochempfindlich ist die Pseudoisozyaninmethode[5], mit der sich feinste Neurosekretansammlungen im Fluorescenzmikroskop nachweisen lassen[6].

Nucleus supraopticus und paraventricularis zeichnen sich durch einen geringen Gehalt an Succinodehydrogenase und Cytochromoxydase aus, wie übrigens mehr oder weniger alle Abschnitte des Hypothalamus[6]. Bei der anzunehmenden hohen Stoffwechselaktivität ist dies zunächst verwunderlich, kann aber wahrscheinlich im Zusammenhang mit einem hohen Gehalt an Glykogen[7] auf einen vorwiegend anaeroben Stoffwechsel zurückgeführt werden[8]. Die genannten Kerne sind reich

---

[1] CHP = Chromalaunhämatoxylin-Phloxin.   [2] AF = Aldehyd-Fuchsin.
[3] MÜLLER 1954, 1955, 1956, BARRNETT 1954, BARRNETT und SELIGMAN 1954, SLOPER 1958, RODECK 1959, RINNE 1960.
[4] DIVRY 1934, GAUPP und SCHARRER 1935, PETERS 1936.
[5] SCHIEBLER 1958, ADAM 1960.   [6] STERBA 1961, 1964.
[6] LEDUC und WISLOCKI 1952, Ratte; SHIMIZU, MORIKAWA und ISHI 1957, Kaninchen; FRIEDE 1960, Meerschweinchen.
[7] SHIMIZU und KUMAMOTO 1952, SHIMIZU 1955.
[8] SHIMIZU, MORIKAWA und ISHI 1957, Kaninchen.

an alkalischen[1] und sauren[2] Phosphatasen. Auch der Reichtum an Vitamin C ist zu erwähnen[3]. Cholinesterase findet sich im markarmen Hypothalamus besonders reichlich in den Nuclei supraoptici und paraventriculares[4], danach im Nucleus tuberomamillaris, d. h. in den großzelligen Kerngebieten. Einen viel höheren Gehalt weist der markreiche Hypothalamus, d. h. das Corpus mamillare auf. Chlorpromazin vermindert die Acetylcholinesterase-Aktivität und führt zur Freisetzung von antidiuretischem Hormon[5]. Ebenso wie Cholinesterase und saure Phosphomonoesterase ist auch Leucyl-β-Naphthylamidase längs des gesamten Tractus supraopticohypophyseus nachweisbar[6].

Nachdem aus histochemischen Untersuchungen bekannt war, daß die neurosekretorischen Substanzen reich an proteingebundenem Cystin und Cystein sind, verabreichte Sloper (1958) Ratten eine Cysteinlösung, die mit dem Isotop S^{35} markiert war. Bei intraperitonealer Applikation wurde es von keinem Hirnabschnitt selektiv aufgenommen. Bei intracisternaler Injektion dagegen zeigten die Nuclei supraoptici und etwas geringer die Nuclei paraventriculares gegenüber dem übrigen Hypothalamus eine selektive Aufnahme, die 30 min nach der Injektion am deutlichsten war. Lediglich nach 17 Std war im Hypophysenstiel mehr von dieser Substanz nachweisbar als im umgebenden Hypothalamus. Vielleicht war ein hoher Prozentsatz des mit S^{35} markierten Cysteins in Protein gebunden ebenso wie bei den Experimenten von Gaitonde u. Richter (1955, 1956) mit S^{35}-markiertem Methionin. Möglicherweise deutet der späte Nachweis im Hypophysenstiel die Ankunft von neurosekretorischem Material an, das dann „einige Millimeter" am Tag zurücklegen dürfte.

Eine elektive Hervorhebung durch starke Schwärzung im Autoradiogramm zeigten der Nucleus supraopticus und paraventricularis beim Kaninchen und bei der Ratte nach Sondenfütterung von Hefe-Eiweiß, das mit S^{35} markiert war[7]. Die S^{35}-Aktivität lag überwiegend als S^{35}-Cystin und S^{35}-Methionin vor. Die Tiere wurden nach 3 bzw. 8 Std getötet. Mitunter fand sich eine deutliche Schwärzung der Axone, wobei die Silberkörner sich besonders am Rand anhäuften. Aber auch in nicht neurosekretorischen und nichtvegetativen Nervenzellen konnte eine solche Schwärzung des Axons beobachtet werden. Sie spricht also lediglich dafür, daß in den Axonen ein Eiweißstoffwechsel statt hat. Auffallend war bei diesen Versuchen die geringe Silberkorndichte über der Neurohypophyse bei starker Schwärzung der Adenohypophyse und stärkster Schwärzung der Zona intermedia. Eine gesteigerte Eiweißsynthese an den Nervenendigungen im Hinterlappen ist danach unwahrscheinlich, ebenso läßt sich eine hohe Thioaminosäureumsatzrate der Pituicyten ausschließen.

Elektronenoptisch besteht das Neurosekret aus Elementargranula, deren Durchmesser bei den einzelnen Tierarten unterschiedlich ist und offenbar auch in der Verlaufsstrecke vom Perikaryon bis zur Endigung im Hinterlappen gewisse Veränderungen erfährt. Der Durchmesser beträgt im Mittel etwa 100—200 mμ[8]. Mittels Differentialzentrifugierung und elektronenoptischer Kontrolle der Partikel konnte nachgewiesen werden, daß die Hormone Vasopressin und Oxytocin

---

[1] Wislocki und Dempsey 1948, Shimizu 1950, Pearse 1958, Arvy 1961.
[2] Erankö 1951, Sloper 1955, Imoto 1957.
[3] Diehl und Neumann 1939, Clara 1942, Schiebler 1951.   [4] Okinaka und Mitarbeiter.
[5] Kivalo, Rinne und Mäkelä 1958, Ratte.   [6] Arvy 1961.
[7] Oehlert, Schultze und Maurer 1958, Goslar und Schultze 1958.
[8] Hinterlappen: bei der Ratte, Palay 1957, 100—150 mμ, Hartmann 1958, 100—180 mμ, Brettschneider 1958, 100—200 mμ; bei der Katze, Bargmann und Knoop 1957, 120 bis 180 mμ; beim Hund, Fujita 1957, 100—300 mμ; bei Tropidonotus (Reptil), Bargmann, Knoop und Thiel 1957, 150—300 mμ; Infundibulum: Oota und Kobayashi 1962, 1963, Duffy und Menefee 1965.

in den Elementargranula enthalten sind[1]. Die lichtmikroskopisch sichtbaren Neurosekrettropfen stellen Aggregate solcher Elementargranula dar[2].

Über den Entstehungsort der Elementargranula besteht auch nach den elektronenmikroskopischen Beobachtungen noch keine Übereinstimmung. Eine Beziehung zu den Mitochondrien wird von vielen Autoren[3] angenommen, aber auch das Ergastoplasma und vor allem der Golgi-Apparat[4] werden dafür in Anspruch genommen. Bei Untersuchungen an Goldfischen[5] fanden sich zwei Typen von Granula mit einem Durchmesser von 0,1 μ und von 1 μ, zwischen denen keine Übergänge festzustellen waren. Die kleinen sollen in den Cysternen des Golgi-Apparates entstehen, die großen dagegen möglicherweise aus der Umwandlung sog. multivesiculärer Körperchen. Die letztere Annahme konnte bisher aber nicht bestätigt werden[6]. Untersuchungen an der Ratte sprechen dafür, daß die größeren Elemente (0,4—1,0 μ) Lysosomen sind[7]. Sie sind nämlich von einer einfachen Grenzmembran umgeben und enthalten saure Phosphatase. Auch reagieren sie im Gegensatz zu den kleineren Granula nur wenig auf Dehydrierung. Die Elementargranula wurden stets als innerhalb der Fasern liegend beschrieben[8]. Bei Wirbellosen und Wirbeltieren sind die Verhältnisse offenbar sehr ähnlich[9]. Im Bereich des Infundibulum und zwar der Zona interna (internal layer der median eminence) konnten Ansammlungen von großen (200—300 mμ) und wenig dichten Neurosekretgranula mit teilweise granulärer und teilweise vesiculärer Feinstruktur, umgeben von einer Membran, elektronenoptisch als Herringkörper identifiziert werden[10]. Sie lassen sich deutlich von Nervenendigungen mit kleineren und dichten Neurosekretgranula unterscheiden. Letztere finden sich meist in der Zona externa infundibuli und nur spärlich in der Zona interna. Die Herringkörper enthalten auch Neurotubuli und sind gelegentlich von Markscheiden umgeben. Die elektronenoptischen Befunde sprechen somit ebenfalls dafür, daß es sich um dilatierte Axone handelt.

Wertvolle Aufschlüsse haben elektronenoptische Befunde bei der Kröte gegeben[11]. Danach nimmt die Größe der Neurosekretgranula distalwärts zu, jedoch an den Endigungen wieder ab. Die zunehmende Größe wurde dahingehend gedeutet, daß die Synthese des Neurosekretes wahrscheinlich im Perikaryon beginnt, dann aber längs des Axons fortgesetzt wird und nahe der Endigung die völlige Reife erreicht[11]. Die Verkleinerung an den Endigungen kann mit der Freisetzung von Neurosekret erklärt werden, die offenbar in molekularer Größe aus den membranumhüllten Bläschen erfolgt, die das Neurosekret enthalten, und nicht durch Ausstoßen des gesamten Granulum. Nach vollständiger Entleerung bleiben schließlich leere Bläschen zurück. Während im distalen Bereich bei chronischer Dehydration die Neurosekretgranula verschwinden, nehmen die Synapsenbläschen zu (Abb. 22). Bei akuter Dehydration zeigen dagegen beide eine Abnahme. Die Hypothese liegt nahe, daß die Überträgersubstanzen in den Synapsenbläschen auf eine, allerdings noch ungeklärte Weise die Freisetzung des Neurosekretes bewirken, so wie die Reizung der Nervenendigungen im Nebennierenmark über die Freisetzung von Acetylcholin letztlich die Abgabe der Catecholamine durch die Markzellen veranlaßt. Die Freisetzung von Überträgerstoffen aus den Synapsenbläschen durch

---

[1] LEDERIS und HELLER 1960, HELLER und LEDERIS 1961, LEDERIS 1962.
[2] BARGMANN und KNOOP 1957.
[3] BARGMANN und KNOOP 1957, GREEN und MAXWELL 1959, HOLMES und KNOWLES 1959.
[4] SANO und KNOOP 1959, BERN, NISHIOKA und HAGADORN 1961, BERN 1962, MURAKAMI 1961, 1964.
[5] PALAY 1960.   [6] MURAKAMI 1962.   [7] OSINCHAK 1964, KAWABATA 1964.
[8] PALAY 1955, DUNCAN 1956, BARGMANN 1958.   [9] HELLER und LEDERIS 1962.
[10] DUFFY und MENEFEE 1965, Kaninchen.
[11] GERSCHENFELD, TRAMEZZANI und DE ROBERTIS 1960.

nervöse Impulse kann als weitgehend gesichert gelten[1]. Die Synapsenbläschen
enthalten sehr wahrscheinlich Acetylcholin[2]. Die vermehrte Entladungsfrequenz der hypothalamischen Neurone nach Injektion hypertonischer Lösungen

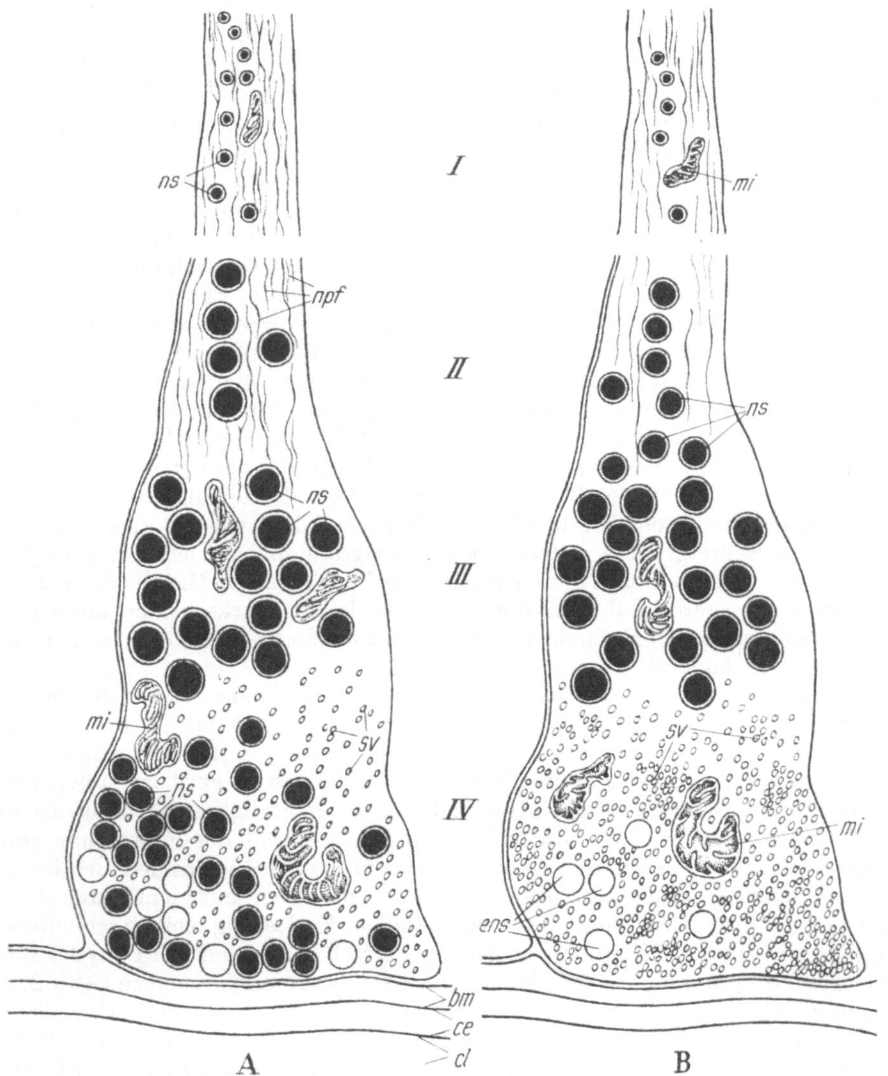

Abb. 22. Diagramm eines neurosekretorischen Axons beim Frosch. A Kontrolltier; B chronisch dehydrierter
Frosch; *I* Axon im Hypothalamus; *II* Axon im Hilus der Infundibularregion; *III* Axon nahe der Endigung;
IV Terminalabschnitt; *ns* Neurosekret; *npf* Neuroprotofibrillen; *mi* Mitochondrien; *sv* Synapsenbläschen; *bm*
Basalmembran; *ce* Capillarendothel; *cl* Capillarlumen. (Nach GERSCHENFELD, TRAMEZZANI u. DE ROBERTIS 1960.)

wurde jüngst beschrieben[3], wodurch die erwähnte Arbeitshypothese eine weitere
Stütze erhält.

Das Neurosekret wird allem Anschein nach an das Blutgefäßsystem abgegeben.
Dies dürfte hauptsächlich im Hinterlappen geschehen, aber auch an anderen
Stellen des Neurons möglich sein. Die Endigung der Nervenfasern an den Gefäßen

---

[1] DE ROBERTIS 1959.   [2] UEMURA, KOBAYASHI und ISHII 1963.
[3] CROSS und GREEN 1960.

der Neurohypophyse ist vielfach beschrieben worden[1]. Sie ist auch elektronenmikroskopisch deutlich. Im Hypophysenhinterlappen findet sich zwischen den Endigungen der marklosen neurosekretorischen Nervenfasern und dem Capillarendothel allerdings noch ein Bindegewebsraum. Es wird angenommen[2], daß das Neurosekret nicht in granulärer Form, sondern in molekularer Dispersionsform den Bindegewebsraum und das Capillarendothel auf dem Wege in die Blutbahn passiert. Dafür spricht auch das Verschwinden der elektronendichten Zentren in den Granula der Nervenfaserendigungen bei dehydrierten Kröten[3] und nach Histamininjektion bei der Ratte[4].

Besonders übersichtlich sind die Verhältnisse im Hinterlappen des Opossums infolge der feinen Läppchenstruktur und der palisadenartigen Anordnung der Nervenendigungen[5]. Entsprechend aufschlußreich waren daher auch die elektronenmikroskopischen Untersuchungen[6]. Sie zeigten, daß die Nervenfaserendigungen und die Pituicytenfortsätze von dem Bindegewebsraum um die Gefäße nur durch eine dünne Basalmembran getrennt sind (Abb. 23). Eine Gliamembran fehlt. Auch gegenüber den Endothelzellen ist der Bindegewebsraum nur durch eine dünne Basalmembran getrennt. In dem perivasculären Raum selbst finden sich Mastzellen und fibroblastenartige Gebilde. Normalerweise enthalten die Nervenendigungen zahlreiche elektronendichte, membranumgrenzte Neurosekretgranula, wogegen die präterminalen Axonabschnitte weitgehend frei von solchen Granula sind (Abb. 23). Dazwischen liegen vereinzelte Endabschnitte mit „leeren" Membranen. Anscheinend kann die Entladung eines einzelnen supraoptischen oder paraventrikulären Neurons zu einer Hormonfreigabe an der Axonendigung führen ohne Beeinflussung der unmittelbar angrenzenden Endigungen. Die Synapsenbläschen liegen im äußersten Endbereich des Axons, häufig in unmittelbarer Nachbarschaft von Mastzellen. Es wird vermutet[6], daß die Transmittersubstanzen auf die Mastzellen einwirken können und diese wiederum den Hormontransport durch das Endothel beeinflussen, sofern die Überträgerstoffe nicht selbst einen Effekt auf das Endothel haben. Schon eine halbe Stunde nach Harnstoffgabe sind die Neurosekretgranula verschwunden, man sieht lediglich „leere" Membranen. Resistent gegenüber dem experimentellen Eingriff sind die Herringkörper, die möglicherweise eine Art von „Hormonreserve" darstellen. Die normalerweise schon unregelmäßig dichte und reichlich Bläschen enthaltende Endothelschicht weist eine Steigerung dieser Merkmale auf.

Die elektronenoptischen Befunde tragen zum Verständnis der leichter passierbaren Bluthirnschranke im Bereich der Neurohypophyse bei. Anders sind offenbar die Verhältnisse im Hypothalamus. „Es ist möglich, daß die Bluthirnschranke die Passage neurosekretorischen Materials von den Neuronen des Hypothalamus im Hypothalamus in die hypothalamischen Blutgefäße verhindert[7]."

Die funktionelle Bedeutung der Pituicyten ist noch ungeklärt. Sie sind nicht die Produzenten des Neurosekretes. Sie werden nicht von Nervenfasern innerviert, dazu sind die Fasern im Verhältnis zu den Pituicyten viel zu zahlreich[8]. Auch elektronenoptisch ergab sich dafür kein Anhalt. Außerdem zeigen die Pituicyten keine Degeneration nach Durchtrennung des Hypophysenstiels, sondern im Gegenteil eine Hyperplasie[9], die Hormonproduktion aber versiegt[10].

---

[1] Tello 1912, Hagen 1949/50 beim Menschen, Stotler 1952 bei der Katze, Vazquez-Lopez 1942, 1953 beim Pferd und Kaninchen, Bodian 1951 beim Opossum.
[2] Palay 1957, Hartmann 1958, Kurosumi, Matsuzawa und Shibasaki 1961.
[3] Gerschenfeld et al. 1960.   [4] Hartmann 1958.   [5] Bodian 1951.
[6] Bodian 1963.   [7] Harris 1962.
[8] Rasmussen 1938, Rasmussen und Gardner 1940.
[9] Keller, Noble und Hamilton 1936, Ranson und Magoun 1939, Gaupp und Spatz 1955.
[10] Fisher und Mitarbeiter 1935, 1938, Stutinsky und Mitarbeiter 1949/50 u. a.

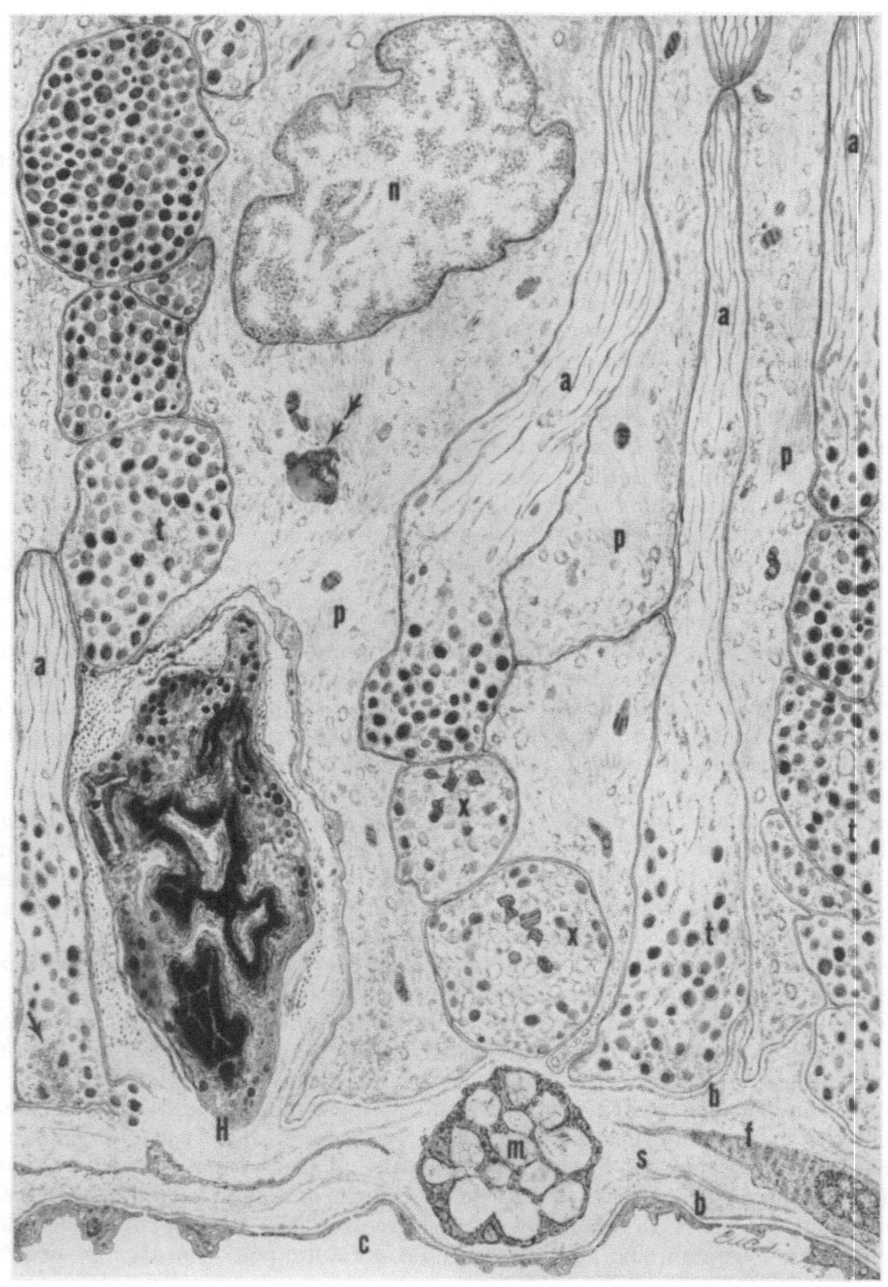

Abb. 23. Halbschematische Darstellung der Zone der Axonendigungen an einer Capillare des Hypophysenhinterlappens beim Opossum nach elektronenoptischen Beobachtungen. Abbildungsmaßstab etwa 9000:1.
c Capillarlumen; e Endothel mit zahlreichen Bläschen, die eine Pinocytose anzeigen, und vielen Poren; s „Septalzone", Bindegewebsraum mit Basalmembranen (b), Axonendigungen (t) vom Endothel trennend, f Fibroblasten,
m Mastzelle; x von Neurosekretgranula entleerte Axonendigung, a Axone, meist frei von neurosekretorischen
Granula, die sich hauptsächlich an den palisadenförmigen Endigungen finden, p Pituicyten mit Ausläufern zur
Septalzone, Doppelpfeil = dichter Einschluß in einem Pituicyten; N Pituicytenkern; H Herringkörper von
lamellärer Struktur mit Neurosekretgranula und multivesiculären Körpern. (Nach BODIAN 1963.)

Die Pituicyten enthalten zahlreiche Lipidgranula, die hauptsächlich aus Phospholipiden bestehen. Bei der Freigabe von neurosekretorischer Substanz nimmt die Lipidmenge beträchtlich zu[1].

Zusammenfassend ergibt sich folgendes Bild des hypothalamischen neurosekretorischen Systems: Die erste Verknüpfungsmöglichkeit (im Sinne von SPATZ) zwischen Hypothalamus und Hypophyse, der humoral-zentrifugale Weg ist realisiert in dem neurosekretorischen Tractus paraventriculo-supraoptico-neurohypophyseus. An der Neurosekretbildung ist das gesamte Neuron beteiligt. Eine Bildung des Neurosekretes im Perikaryon ist nachgewiesen. Sie ist schon am frischen unfixierten Neuron im Phasenkontrastmikroskop zu sehen[2]. Nach Lebendbeobachtungen an Wirbellosen[3] wandern mit dem distalwärts gerichteten Axonstrom auch Gebilde, die als Neurosekret gedeutet werden. Beim Hund konnte in der Gewebekultur von Paraventricularis-Zellen ein schubweiser Transport rundlicher Gebilde beobachtet werden[4]. Da aber in der Ontogenese am nucleodistalen Pol gomorifärbbares Neurosekret zuerst auftritt und beim erwachsenen Menschen und Tier dort quantitativ bei weitem überwiegt, kann eine ausschließliche Entstehung des *fertigen* Neurosekretes im Perikaryon nicht erfolgen. An der Bildung des fertigen Neurosekretes müssen daher auch andere Abschnitte des Neurons beteiligt sein. Für die Stoffwechselaktivität der neurosekretorischen Fasern könnte ein hoher Gehalt an Mitochondrien sprechen. Bei Crustaceen fand KNOWLES (1958) in den neurosekretorischen Fasern des Postcommissuralorgans größere und mindestens fünfmal soviel Mitochondrien als in den motorischen Fasern. Entsprechende Befunde bei Säugetieren stehen meines Wissens noch aus. Die Neurone des supraoptico-hypophysären Systems bilden gleichzeitig mit dem Neurosekret und in der gleichen topischen Verteilung die Hormone Adiuretin-Vasopressin und Oxytocin, die unter experimentellen Bedingungen alle gleichsinnige quantitative Veränderungen aufweisen wie das färberisch darstellbare Neurosekret. Die Frage, ob die Neurone außer ihrer neurosekretorischen Tätigkeit auch die elektrische Leitfähigkeit der „gewöhnlichen" Neurone besitzen, dürfte positiv zu beantworten sein. Bei einem besonders günstigen Objekt, wie es der Lophius piscatorius mit seinem langen Hypophysenstiel darstellt, wurden sowohl eine elektrische Spontanaktivität wie Aktionspotentiale abgeleitet[5]. Ob indessen die einzelnen Neurone zu neurosekretorischer Tätigkeit und zur Reizleitung gleichzeitig befähigt sind, ist noch nicht entschieden. Die elektrische Erregungsübertragung könnte die rasche Freisetzung der Hormone im Hinterlappen, dem Hauptabgabe- und Stapelort des Neurosekretes ermöglichen. Anscheinend verhalten sich die neurosekretorischen Zellen ebenso wie efferente Neurone, d.h. sie steuern die Abgabe ihrer Erzeugnisse in derselben Weise wie efferente Neurone die des Acetylcholins[6]. Übrigens blokkiert Adrenalin den Tractus supraoptico-hypophyseus und aktiviert die durch vorangegangene Stimulation gehemmte Diurese. Dagegen hemmen Acetylcholin und Nicotin die Diurese durch Beeinflussung cholinergischer Synapsen. KNOWLES (1959) vermutet, daß die neurosekretorische gegenüber der nervalen Steuerung eine Vereinfachung der anatomischen Struktur bedeutet. Er zeigte, wie der sehr empfindliche Wechsel in Farbe und Musterung der Krebse durch ein verhältnismäßig einfaches, wenn auch biochemisch komplexes System reguliert wird. Eine nervale Steuerung derartiger Vorgänge würde ein kompliziertes Fasersystem erfordern. Zur raschen Erzeugung von Veränderungen, die längere Zeit andauern sollen, wäre eine Kombination von nervaler und hormonaler Steuerung am besten.

---

[1] KUROSUMI und Mitarbeiter 1964.   [2] PALAY und WISSIG 1953.
[3] CARLISLE 1953, 1958.   [4] HILD 1954.
[5] CARLISLE 1953, 1958, POTTER und LOEWENSTEIN 1955.   [6] BLISS und WELSH 1952.

Diese Kombination ist in den paraventriculo-supraoptico-hypophysären Neuronen verwirklicht. Sie ermöglichen die komplizierten und an entfernten Organen angreifenden Regulationsmechanismen im Dienste des Wasserhaushaltes und der Aufrechterhaltung des osmotischen Druckes, ferner bestimmte Kreislaufumstellungen, die Kontraktionen des Uterus und die Milchabsonderung (milk let-down factor).

Der Hypothalamus scheint über das neurosekretorische System aber auch die *pars intermedia* der Hypophyse zu beeinflussen. Ein Kontakt neurosekretorischer Fasern mit Capillaren und Intermediazellen wurde verschiedentlich beschrieben[1]. Eine ganz eindeutige Klärung des Weges, auf dem die Beeinflussung erfolgt, steht aber noch aus[2]. Bei Säugetieren wird der Zwischenlappen auf Grund experimenteller Beobachtungen mit Regulationen des Wasserhaushaltes in Beziehung gebracht, während bei Amphibien die Melanocytenfunktion im Vordergrund zu stehen scheint[3]. Änderungen der Belichtung und Eingriffe am optischen System führen nämlich zu vergleichbaren Effekten wie Eingriffe in den Wasserhaushalt bei Säugetieren. Die Ausbildung der pars intermedia weist bei den einzelnen Tierarten extreme Unterschiede auf. Bei Nagetieren beträgt ihr Anteil am Gesamtvolumen der Hypophyse zwischen 27,0 und 0,2%, bei Primaten zwischen 10,1 und 0,6%[4]. Die Entwicklung der pars intermedia soll der Fähigkeit, Durst zu ertragen, parallel gehen[5].

Nicht erwähnt wurden bisher die Einwirkungen auf die benachbarte *Adenohypophyse*, über deren Steuerung unsere Kenntnisse weniger gesichert sind. Bekannt ist ein hypothalamo-neurohypophysärer Wirkstoff, der die Freigabe von ACTH durch die Adenohypophyse steuert[6]. Der Stoffübertritt dürfte im Bereich der proximalen Hypophyse erfolgen. Zugabe des Wirkstoffes CRF (Corticotrophin-releasing factor) aus der Neurohypophyse bewirkt in vitro eine Verstärkung der ACTH-Abgabe durch die Adenohypophyse[7]. Gereinigtes CRF ist noch wirksam in Minimaldosen von $1\,\mathrm{m}\mu\mathrm{g}$[8]. CRF enthält weitgehend ähnliche Aminosäuren wie Vasopressin. Anscheinend sind Hinterlappenextrakte auch wirksam auf die STH- und TSH-Sekretion[9] des Vorderlappens. Radioaktive Jodverbindungen (J^{131}-Thyroxin[10] und ^{131}JNa[11]) reichern sich im Hinterlappen an. Das hypothalamo-neurohypophysäre System kann somit vielleicht auch auf indirektem Wege über die Schilddrüse den Wasserhaushalt beeinflussen[12]. Für eine vom vorderen Hypothalamus ausgehende Steuerung der Schilddrüsenfunktion über die TSH-Ausschüttung sprechen viele Befunde[13]. Japanische Autoren[14] betrachten den vorderen Hypothalamus als Produktionsstätte des TRF (Thyrotrophin-releasing-factor). Die Frage, wo die Receptoren liegen, über die eine Steuerung des effektorischen supraoptico-hypophysären Systems erfolgt, bedarf noch der Klärung. Viele Befunde[15] drängen zu der Annahme, daß sich im Hypothalamus Chemo- und

---

[1] LEGAIT und LEGAIT 1958, BARGMANN und KNOOP 1960, KUROSUMI, MATSUZAWA und SHIBASAKI 1961, MIETKIEWSKI und KOZIK 1962, ZIEGLER 1963.
[2] ENGELHARDT 1961.   [3] u. a. LEGAIT 1962.   [4] LEGAIT und ROUX 1961.
[5] LEGAIT und LEGAIT 1962.
[6] HARRIS 1955, MARTINI 1955—1958, TONUTTI und Mitarbeiter 1959.
[7] SAFFRAN und Mitarbeiter 1955.   [8] SAFFRAN und Mitarbeiter 1958.
[9] GREER 1957, MARTINI 1958 (STH = somatotrophic hormone, TSH = thyrotrophic hormone).
[10] FORD, POSNER und GROSS 1955, TAUROG, HARRIS, TONG und CHAIKOFF 1956.
[11] SLOVITER und MOREL 1956.
[12] Siehe auch SCAVO, CIAMPALINI und NICCOLAI 1955.
[13] Unter anderen GANONG, FREDERICKSON und HUME 1955, GREER 1955, D'ANGELO und TRAUM 1956, REICHLIN 1957.
[14] SHIBUSAWA, YAMAMOTO, NISHI, ABE, TOMIE und SHIROTA 1959.
[15] Unter anderen PICKFORD 1947, VERNEY 1947, DUKE, PICKFORD und WATT 1951, v. EULER 1953.

Osmoreceptoren befinden. Die *"vesicles"* von VERNEY können hierfür aber nicht in Anspruch genommen werden[1]. Bei Mikroelektrodenstudien[2] reagierten einzelne Nervenzellen im Hypothalamus auf die Injektion hypertonischer Lösungen mit einem Anstieg der Entladungsfrequenz. Die reichliche Capillarisierung im Gebiet des Nucleus paraventricularis und supraopticus, den besonderen Bau der Capillarwände (fehlende Membrana limitans gliae, argyrophile Fibrillen im Grundhäutchen[3]) und den innigen Kontakt der Nervenzellen kann man nicht nur unter dem Gesichtspunkt einer dadurch erleichterten Stoffabgabe an die Gefäße sehen. Man kann diese histologischen Besonderheiten auch so deuten, daß der Kontakt zwischen Nervenzellen und Blut eine chemo- und osmoreceptorische Funktion der Nervenzellen ermöglicht. Auch für die in die Ventrikelwand eindringenden Dendriten dieser Nervenzellen werden receptorische Funktionen diskutiert[4]. Diese Befunde sind aber nicht ohne weiteres auf den Menschen und auf Säugetiere zu übertragen, da sie an Amphibien erhoben wurden, bei denen die Nervenzellen dem Ependym viel näher liegen. Selbstverständlich gelangen auch sensible Reize von der Peripherie zum Hypothalamus. So bewirkt z. B. Saugen an der Brust eine Abgabe des „milchauswerfenden Faktors" durch das supraoptico-hypophysäre System. Die Abgabe wird verhindert durch Anaesthesie der Brustwarze[5]. Der Reflex verläuft über das Rückenmark[6]. Elektrische Reizung der medialen Schleife und des zentralen Vagus[7] sowie des Tractus supraoptico-hypophyseus[8] führen zu einer Freisetzung des *milk let-down factor* (Oxytocin).

Außer der Verknüpfung des Hypothalamus mit der distalen Neurohypophyse durch die neurosekretorischen Neurone, die ihre Wirkstoffe in die Blutbahn abgeben, besteht möglicherweise noch eine hypothalamisch-hypophysäre Verbindung über den Liquor im Sinne der Hydrencephalokrinie[9]. Viele Einzelheiten bedürfen hier jedoch noch einer Klärung. Ob diese Verknüpfung allerdings im Sinne des zweiten Weges von SPATZ als humoral-zentripetal angesehen werden kann, steht dahin. Eine solche Auffassung wurde erstmals von EDINGER (1911) und von CUSHING (1910, 1931) vertreten. Besser gesichert scheint jedenfalls ein humoral-zentrifugaler Weg zu sein. Sowohl Sekrete, die sich mit Chromhämatoxylin-Phloxin in der typischen Weise dunkelblau färben, als auch Substanzen mit einem etwas abweichenden färberischen Verhalten wurden von zahlreichen Autoren im Recessus infundibularis beschrieben[10]. Der Weg über den Liquor scheint weniger für die Verbindung des Hypothalamus mit der Neurohypophyse als vielmehr mit der Adenohypophyse von Bedeutung zu sein. Durch das Fehlen einer inneren Gliafaserdeckschicht im Bereich des Recessus infundibularis[11] könnte die Abgabe von Wirkstoffen durch die Hypothalamusneurone in den Liquor begünstigt werden[12]. Da die Adenohypophyse an keiner Stelle mit dem Ventrikel

---

[1] BARGMANN, HILD, ORTMANN und SCHIEBLER 1950, HILD und ZETLER 1953, JEWELL 1953.
[2] JOYNT 1964.   [3] CLARA 1953.   [4] DIERICKX 1962, Frosch, SMOLLER 1965, Frosch.
[5] GAINES 1915.   [6] INGELBRECHT 1935.   [7] ANDERSSON 1951.
[8] CROSS und HARRIS 1952.   [9] COLLIN 1942.
[10] Unter anderen GAUPP 1934, SCHARRER 1936, SPATZ und Mitarbeiter 1948, BARGMANN und HILD 1949, HILD 1950, 1951, BARGMANN und Mitarbeiter 1950, GOSLAR 1952, NODA und Mitarbeiter 1955, OKADA und Mitarbeiter 1955, STUTINSKY 1953, LÖFGREN 1959, 1960, 1961.
[11] NOWAKOWSKI 1951, CHRIST 1951.
[12] In umgekehrter Richtung, nämlich vom Liquor zum Hypothalamus besteht keine besondere Durchlässigkeit der Ventrikelwand infolge Fehlens einer Gliafaserschicht, wie Untersuchungen mit Acetazolamid, Histamin und Bromphenolblau ergeben haben (FELDBERG und FLEISCHHAUER 1960). Die Gliafaserschicht hat somit nicht die Funktion einer Barriere. Entscheidend für den Stofftransport sind anscheinend aktive Vorgänge in den Ependym- und Gliazellen (FLEISCHHAUER 1961).

wie übrigens auch nirgends mit dem Hypothalamus in direkter Berührung steht[1], kann der Weg nur über die proximale Neurohypophyse, d. h. über das Infundibulum gehen[1]. In diesem Bereich fehlt nicht nur eine innere Gliafaserdeckschicht, sondern das Ependym zeigt auch ein lockeres, unregelmäßiges und mehrschichtiges Aussehen[2] mit fehlender Membrana limitans[3]. Gefäßschlingen („Infundibuläre Spezialgefäße"[4], „gomitoli"[5], „ansae"[6], „capillary loops"[7]) der proximalen Adenohypophyse (Pars infundibularis) reichen bis in das Infundibulum hinein. Sie zeigen in Vitalfarbstoffversuchen eine erhöhte Permeabilität[8]. Eine gesteigerte Permeabilität im Bereich des Infundibulum und des Nucleus infundibularis konnte auch mit radioaktivem Albumin demonstriert werden, aber nicht mit radioaktivem Globulin[9]. Bei der Ratte wies LÖFGREN darauf hin, daß die Pars infundibularis der Adenohypophyse genau der Ausdehnung des Bodens des Recessus infundibularis entspricht. Der Transport sekretorischer Substanzen vom Recessus infundibularis zur proximalen Adenohypophyse erfolge hier über Fortsätze von Ependymzellen, die an den Capillaren des Primärplexus enden, oder über das Interstitium, in dem sekretorische Substanzen färberisch darstellbar sind[3]. Der Primärplexus liegt zum größeren Teil in der Zona externa. Außer den hier befindlichen kürzeren und feineren Capillarschlingen konnte ENGELHARDT durch Tuscheinjektion isolierte Capillarschlingen darstellen, die bis in die Zona interna hineinreichen. Bei der Ratte beobachtete LÖFGREN dünnwandige Capillarschlingen des Primärplexus in geringer Anzahl, die bis zum Boden des Ventrikels aufstiegen. Von dem Primärplexus der proximalen Adenohypophyse fließt das Blut nachweislich in absteigender Richtung über die Portalgefäße[10] zur distalen Adenohypophyse[11]. Dies ergab sich auch bei Beobachtungen der Portalvenen in vivo bei Enten[12].

Neben Beschreibungen über die Abgabe von Neurosekret von Nervenzellen in den Liquor und eine mögliche Weiterleitung durch die Ependymzellen gibt es bereits eine ansehnliche Literatur über die Bildung neurosekretorischer Substanzen in den Ependymzellen selbst[13]. Dieser Vorgang wird als Ependymocrinie, Ependymosekretion oder ependymale Neurosekretion bezeichnet. Es wird unter anderem unterschieden zwischen einer Anhäufung von Granula in dem apikalen Teil der Ependymzellen mit wahrscheinlicher Ausstoßung in den Liquor und basal gelegenen Granula, von denen eine Weiterleitung in den Ependymfortsätzen zu Gefäßen des Infundibulum und zur proximalen Adenohypophyse angenommen wird[14]. Eine Ependymosekretion ist außer im basalen Abschnitt des dritten Ventrikels besonders im Bereich des Paraventrikularorgans und des Subkommissuralorgans verzeichnet worden. Die Arbeiten sind im wesentlichen deskriptiver Natur. Physiologische und endokrine Daten fehlen noch weitgehend, so daß über die Bedeutung der Ependymosekretion noch nichts Gesichertes ausgesagt werden kann.

Eine Beeinflussung der Adenohypophyse durch den Hypothalamus über die Spezialgefäße der Pars infundibularis ist zwar auf dem Wege der Hydrencephalokrinie als möglich anzusehen, wahrscheinlicher erfolgt sie aber über die Abgabe

---

[1] SPATZ 1951.
[2] NOWAKOWSKI 1951, CHRIST 1951, SPATZ und Mitarbeiter 1948, LÖFGREN 1959, 1960.
[3] LÖFGREN 1959, 1960.   [4] NOWAKOWSKI 1951.   [5] FUMAGALLI 1941.
[6] MORIN 1939.   [7] GREEN und HARRIS 1947.   [8] WISLOCKI und KING 1936.
[9] WISNIEWSKI und OLSZEWSKI 1963.
[10] Erstmals 1931 beschrieben von POPA und FIELDING, die jedoch eine proximalwärts gerichtete Strömung annahmen.
[11] Zusammenfassend DE GROOT 1952, HARRIS 1955.
[12] BENOIT und ASSENMACHER 1951.
[13] WINGSTRAND 1951, VAN DE KAMER und VERHAGEN 1955, DELLMANN 1961, VIGH und Mitarbeiter 1962.
[14] VIGH und Mitarbeiter 1963.

von „Aktionssubstanzen" durch die Endigungen von Hypothalamusneuronen an die Capillarschlingen des Primärplexus. Von dort können sie dann über die Portalgefäße zur distalen Adenohypophyse gelangen. Dieser Weg wurde durch GREEN und HARRIS (neurovascular chain) begründet[1] und inzwischen durch zahlreiche Experimente bestätigt[2]. Die Übertragung erfolgt nach Ansicht von SPATZ u. Mitarb. im Bereich der „Zona externa infundibuli"[3], wo der Tractus tubero-hypophyseus[4] mit einem dichten Plexus endigt und wo die infundibulären Spezialgefäße (capillary loops) konstant vorkommen. HANSTRÖM und SPATZ[5] nehmen an, daß hier ein „gomorinegatives Neurosekret" gebildet wird. WINGSTRAND (1951) hat den Verlauf des Tractus tubero-hypophyseus bei Vögeln genau beschrieben. Die marklosen Fasern dieses Tractus unterschieden sich von denen des Tractus supraoptico-hypophyseus erstens durch ihren Ursprung in den hypophysennahen kleinzelligen Kernen des Tuber, insbesondere im Nucleus infundibularis, wogegen der Tractus supraoptico-hypophyseus in den hypophysenfernen großzelligen Nuclei supraoptici und paraventriculares entspringt; zweitens durch ihre außerordentliche Zartheit, die möglicherweise durch die kürzere Wegstrecke bedingt ist, die sie zurückzulegen haben; drittens durch ihre fehlende dunkelblaue Anfärbung bei der CHP-Methode; viertens durch ihre Endigung in der Zona externa infundibuli, wogegen die Fasern des Tractus supraoptico-hypophyseus durch die Zona interna zum Hinterlappen ziehen[3]. METUZALS (1959) hat in den feinen, perpendikulär angeordneten Fasern Degenerations- und Regenerationserscheinungen im Silberbild beschrieben und in Bestätigung der Ansicht von GREEN und HARRIS als Ausdruck einer Freisetzung „neurogener Substanzen" in die Pfortadern angesehen. Einige Fasern konnte er in die Pars infundibularis weiter verfolgen. Mit dem capillaren Primärplexus treten aber nicht nur die Fasern des Tractus tubero-hypophyseus in Verbindung, sondern es wurde auch gomorifärbbares Sekret, das dem Tractus prae- bzw. supraoptico-hypophyseus entstammen dürfte, in unmittelbarer Nachbarschaft des Primärplexus bei verschiedenen Tierarten (besonders bei Vögeln[6], aber auch bei Anuren[7], Reptilien[8] und manchmal bei Säugetieren[9]) beobachtet.

Mittels einer histochemischen Fluorescenzmethode[10] lassen sich Endabschnitte catecholaminhaltiger Nervenfasern in der Zona externa nachweisen[11]. Sie haben teils Kontakt zu den Capillarschlingen, liegen meist aber am äußeren Rand des Infundibulum in der Umgebung des oberflächlichen Capillarnetzes. Sie degenerieren nicht nach cervicaler Sympathektomie. Sie stammen vielmehr auch nach histochemischen Befunden mit einiger Wahrscheinlichkeit von den catecholaminhaltigen Nervenzellen des Nucleus infundibularis und periventricularis anterior. Die Nervenendigungen scheinen vorzugsweise Dopamin zu enthalten und einige wahrscheinlich auch Noradrenalin.

Auch elektronenoptisch sind Unterschiede zwischen der Zona externa und interna infundibuli deutlich. Das reichliche Vorkommen von Herringkörpern in der Zona interna, wie es in Gomori- und Silberpräparaten beschrieben wurde, konnte elektronenoptisch bestätigt werden[12]. Nervenendigungen mit neurosekretorischen Granula finden sich dort aber nur wenig, reichlich dagegen in der Zona

---

[1] GREEN und HARRIS 1947.   [2] HARRIS 1948, 1950, 1955.   [3] NOWAKOWSKI 1951.
[4] Siehe auch MARTINEZ 1960.   [5] SPATZ 1950.
[6] BENOIT und ASSENMACHER 1951, WINGSTRAND 1951, BARGMANN und JACOB 1952, FUJITA 1955, YASUDA 1954, GRIGNON 19555, 1956, LEGAIT 1955, 1957, OKSCHE 1959, 1960.
[7] DAWSON 1952, 1957.   [8] GHIARA 1956, 1957.
[9] BARGMANN 1950, STUTINSKY 1951, 1953, 1957, PALAY 1953, SCHARRER 1954, LÖFGREN 1959, 1960 u. a.
[10] CARLSSON, FALCK und HILLARP 1962.   [11] FUXE 1964.
[12] DUFFY und MENEFEE 1965, Kaninchen.

externa und an der Grenze zwischen beiden Zonen. Die Granula sind kleiner (70—120 mμ beim Kaninchen) und besitzen einen viel dichteren Kern als die in den Herringkörpern gelegenen (200—300 mμ beim Kaninchen). Sie sind von einem hellen Hof umgeben, der außen von einer Membran begrenzt wird. Auch Blutgefäße finden sich am reichlichsten an der Grenze der beiden Zonen. Sie sind meist wie im Hinterlappen[1] von einem Bindegewebsraum umgeben[2]. Die großen Portalgefäße zwischen Infundibulum und pars infundibularis adenohypophyseos zeigen zahlreiche Öffnungen in der dünnen Endothelschicht. Elektronenoptisch können Neurosekretgranula nicht mit Sicherheit in dem Bindegewebsraum um die Gefäße, im Endothel oder in den Lumina gesehen werden. Es wird daher vermutet, daß die Granula in gelöster Form in die Blutbahn gelangen.

Zusammenfassend läßt sich feststellen, daß der Kontakt zwischen Hypothalamus und Adenohypophyse bei allen Tierarten konstant im Bereich des Infundibulum erfolgt, sei es durch Abgabe von Wirkstoffen an den Endigungen der Hypothalamusneurone in den primären Capillarplexus des distalwärts gerichteten Pfortadersystems, sei es durch Neurosekretabgabe in den Liquor und Weiterleitung über das Ependym zu den Capillarschlingen. Dieser Kontakt ist unentbehrlich für eine geregelte Tätigkeit der Gonaden, die in einer völligen Abhängigkeit vom Hypothalamus stehen, während die Abhängigkeit der Schilddrüse etwas und die der Nebennierenrinde erheblich geringer ist[3]. Hypophysenreimplantate sind nur funktionstüchtig, wenn sie mit der proximalen Hypophyse (*median eminence*) in Kontakt stehen[4], dagegen nicht bei Implantationen in die vordere Augenkammer oder den Temporallappen. Hypophysenimplantate bewahren ihre Struktur aber auch dann, wenn sie im Bereich einer sog. *hypophysiotrophic area* des Hypothalamus liegen[5]. Die inkretorischen Organe bleiben dann funktionstüchtig. Die Area umfaßt kleinzellige basale Anteile des Hypopthalamus, die von SPATZ als Ursprungsstätten des Tractus tubero-hypophyseus angesehen werden. Die hypophyseotrophe Area wird anscheinend von höheren Abschnitten des Hypothalamus kontrolliert, da ihre Umschneidung (Deafferenzierung) zu inkretorischen Abweichungen führt[6].

Nur tiefe Hypophysenstieldurchtrennung, die die proximale Hypophyse weitgehend intakt läßt, ist ohne wesentlichen Einfluß auf die Gonadotropinausschüttung des Hypophysenhinterlappens[7]. Wenn Sexualstörungen bei hohen Unterbrechungen des Hypophysenstiels ausbleiben oder sich wieder zurückbilden, so ist dies unter Umständen auf eine Regeneration zurückzuführen. V. GAUPP und SPATZ (1955) beobachteten nach Hypophysenstieldurchschneidung bei Kaninchen große, funktionstüchtige Regenerate der proximalen Hypophyse mit Durchmischung von proliferierenden Strängen der Pars infundibularis adenohypophyseos und besonders von neugebildeten Nervenfasern der Neurohypophyse. V. GAUPP und SPATZ sehen in der hohen Regenerationsfähigkeit der neurohypophysären Nervenfasern, die auch von MOLL (1957) nach Hypophysektomie bei Ratten[8] nachgewiesen worden ist, die Möglichkeit eines Ersatzes bei

---

[1] PALAY 1957, BODIAN 1963.   [2] DUFFY und MENEFEE 1965, Kaninchen
[3] Zusammenfassend ASSENMACHER 1958, JØRGENSEN und LARSEN 1960.
[4] JACOBSON und JØRGENSEN 1956 (Bufo bufo), VIVIEN und SCHOTT 1958 (Triton cristatus), HARRIS und JACOBSON 1952 (Ratte), v. EULER und HOLMGREN 1956 (Kaninchen), NIKITOVITCH-WINER und EVERETT 1957 (Mammalier), KNIGGE und BIERMAN 1958 (Hamster).
[5] HALÁSZ, PUPP und UHLARIK 1962.   [6] HALÁSZ und PUPP 1965.
[7] Unter anderen WESTMAN und JACOBSOHN 1937, 1938, BENOIT und ASSENMACHER 1952, 1955, SPATZ 1958.
[8] Quantitative Untersuchungen von MOLL und DE WIED (1962) nach Entfernung des Hinterlappens ergaben, daß sich vom Infundibulum aus ein Miniaturhinterlappen entwickelte, dessen Volumen durchschnittlich $1/_4$ eines normalen Hinterlappens betrug, wogegen die Zellzahl im Nucleus supraopticus und paraventricularis auf die Hälfte reduziert war.

dem normalerweise stattfindenden Zerfall dieser Nervenfasern (HAGEN, CHRIST, DIEPEN u. ENGELHARDT). Außerdem kann die Regeneration unter Umständen die Wiederkehr einer infolge eines Eingriffes verlorengegangenen Funktion erklären. Nach HARRIS (1949) ist die Aufrechterhaltung bestimmter Funktionen von einer Reparation der Portalgefäße abhängig.

Offenbar wird die Freisetzung der verschiedenen Hormone der Adenohypophyse von differenten Abschnitten des Hypothalamus gesteuert. So hemmen bei der Ratte Läsionen des vorderen Hypothalamus[1] besonders die Freisetzung von TSH und Läsionen im mittleren Hypothalamus besonders die ACTH-Regulationen[2]. Beim Meerschweinchen konnte das für die ACTH-Mobilisierung entscheidende Areal genauer lokalisiert werden und zwar in dem Bereich des Nucleus dorsomedialis und ventromedialis, also in dem Bereich der kleinzelligen Tuberkerne[3].

Durch Ausschaltungen im Gebiet der kleinzelligen Tuberkerne haben BUSTAMANTE, SPATZ und WEISSCHEDEL (1942) und BUSTAMANTE (1943) bei infantilen Kaninchen Ausbleiben der Keimdrüsenreifung hervorgerufen. Spätere Untersuchungen[4] haben gezeigt, daß es verschiedene „Zentren" im Hypothalamus gibt, welche die einzelnen gonadotropen Partialfunktionen der Hypophyse beeinflussen, z. B. die Freisetzung von FSH, LH (ICSH) und Prolaktin. Auch durch statistische Untersuchungen (Größe der Zellkerne und Nucleoli)[5] wurde versucht, Aufschlüsse über die an den Rückkopplungsmechanismen der einzelnen Hormone beteiligten Kerngebiete zu gewinnen.

Die dritte Verknüpfungsmöglichkeit von Hypothalamus und Hypophyse stellt nach SPATZ der nervös-zentrifugale Weg, d. h. die Innervation dar. Ob direkte marklose Fasern vom Hypothalamus zur Adenohypophyse, wie sie gelegentlich beschrieben wurden[6], eine wesentliche Bedeutung haben, ist noch ungeklärt[7]. Hauptsächlich wird die Adenohypophyse jedenfalls von peripheren Nervenfasern innerviert, die überwiegend aus dem Halssympathicus stammen, zum kleineren Teil jedoch wohl auch aus dem Parasympathicus[8]. Die außerordentliche Dichte des Geflechtes in der bindegewebigen Kapsel des Vorderlappens wie im Innern der Drüse brachte HAGEN (1950) zur Darstellung. Das Geflecht unterscheidet sich nicht von dem in den übrigen inkretorischen Drüsen[9].

Die vierte Verknüpfungsmöglichkeit von Hypothalamus und Hypophyse ist nach SPATZ der nervös-zentripetale Weg, d. h. die Chemoreception. Es handelt sich hierbei um eine Arbeitshypothese, die noch eingehender experimenteller Prüfungen bedarf, bevor sie als bestätigt angesehen werden kann. Die Arbeitshypothese gründet sich auf die Tatsache reichlicher feinverzweigter Endigungen des Tractus tubero-hypophyseus an den Capillarschlingen, die von der Pars infundibularis adenohypophyseos in das Infundibulum hineinreichen; ferner auf die

---

[1] BOGDANOVE 1957, GREER 1957, D'ANGELO 1958, FLORSHEIM 1958, SLUSHER 1958.

[2] GREER 1957, SLUSHER 1958.

[3] SCHMID, GONZALO, BLOBEL, MUSCHKE und TONUTTI 1957, WINKLER, BLOBEL und TONUTTI 1959.

[4] u. a. ASSENMACHER 1963.

[5] SZENTÁGOTHAI, FLERKÓ, MESS und HALÁSZ 1962, IFFT 1964.

[6] Unter anderen ROMEIS 1940, HAGEN 1954, OBERTI 1957, METUZALS 1958, KASA 1963.

[7] Auch ein Übertritt von neurohypophysären Nervenfasern in die Adenohypophyse, wie er von TELLO 1912, RASMUSSEN 1938, ROMEIS 1940, ROUSSY und MOSINGER 1946, METUZALS 1954 u. a. beschrieben worden ist, dürfte nicht so reichlich sein (SPATZ 1958), sofern nicht eine Verwechslung mit Reticulinfasern vorliegt, worauf GREEN und HARRIS 1951, 1955, WINGSTRAND 1951 und SMITH 1956 hingewiesen haben.

[8] DANDY 1914, PINES 1926, COLLIN 1937, RASMUSSEN 1938, ROUSSY und MOSINGER 1939, ROMEIS 1940, ZACHARIAS 1942, GREEN 1947—1951, HAGEN 1950, HARRIS 1947, METUZALS 1954/55 u. a.

[9] STÖHR jr. 1957.

Annahme, daß diese Capillaren adenohypophysäres Blut führen und weiterhin auf die sich aus zahlreichen Experimenten zwingend ergebende Tatsache einer funktionellen Verknüpfung von Hypothalamus und Adenohypophyse, die nur über die Neurohypophyse (Infundibulum) stattfinden kann. Die Annahme, daß die schlingenförmigen Capillaren adenohypophysäres Blut führen, ist dahingehend einzuschränken, daß es sich dabei nur um Blut aus der proximalen Adenohypophyse (Pars infundibularis) und nicht um solches aus der distalen Adenohypophyse handeln kann, da das Blut in den Pfortadern einen distalwärts gerichteten Verlauf zeigt. Die proximale Adenohypophyse ist jedoch bei den Säugern wahrscheinlich ebenfalls inkretorisch tätig (Berblinger), so daß die Annahme von Spatz auch auf Grund der neuen Tatsachen weiterhin berechtigt erscheint. Außerdem konnte Török (1954) am lebenden Hund einige kleinere Venen im posterioren Anteil der Adenohypophyse mit einem aufwärts, d. h. von der Adenohypophyse zum Infundibulum gerichteten Blutstrom beobachten. Der Autor beschrieb auch eine Verbindung der „capillary loops" der „median eminence" und des proximalen Hypophysenstiels mit einem den Recessus infundibularis umgebenden Capillarnetz. Das Blut fließt auch hier aufwärts, d. h. von den „capillary loops" zu dem Capillarnetz um den Recessus infundibularis[1]. Verbindungen zwischen dem Primärplexus im Infundibulum und den Gefäßen des Hypothalamus (Tuber cinereum) wurden bei verschiedenen Tieren beschrieben[2]. Als Hinweis auf eine Chemorezeption wird auch die Sekretion „bodianpositiver argentaffiner Substanz" von der Pars tuberalis (infundibularis) in die „median eminence", wo sie absorbiert wird, angeführt[3]. Im gleichen Sinne sprechen die Ergebnisse von Homoiotransplantationen kleiner Hypophysenvorderlappenfragmente, die nur bei Lage im Recessus infundibuli eine Kernschrumpfung in der Zona fasciculata bewirkten[4]. Diese Kernschrumpfung weist auf eine Herabsetzung der adrenocorticotropen Hormonausschüttung der Hypophyse hin.

Wenig beachtet wurde die Möglichkeit eines „nervös-zentripetalen Weges" von inkretorischen Organen zum Hypothalamus. Bei Albinoratten reagierte der Nucleus ventromedialis hypothalami von allen Hypothalamuskernen am empfindlichsten auf Eingriffe in den Funktionszustand der Nebenniere[5]. Eine Hypertrophie der Nebennierenrinde nach Formalinstress sowie nach ACTH-Behandlung führte zu einer deutlichen und statistisch signifikanten Schrumpfung der Zellkerne im Nucleus ventromedialis; eine Cortisonbehandlung oder Adrenalektomie bewirkte dagegen eine Kernschwellung. Ebenfalls zu einer Kernschwellung im Nucleus ventromedialis kam es nach *Unterbrechung der Nervenverbindung* zwischen Nebenniere und ZNS. Höchst interessant ist nun, daß eine einseitige Adrenalektomie zu einer Schwellung der Zellkerne im kontralateralen Nucleus ventromedialis führte[5]. Kontralateral zu der verbliebenen kompensatorisch hypertrophierten Nebenniere entstand im Nucleus ventromedialis aber eine Kernschrumpfung. Dieser gekreuzte Effekt wird mit dem Bestehen einer nervösen zentripetalen Verbindung zwischen Nebenniere und Nucleus ventromedialis hypothalami erklärt[5].

Eine reichliche Versorgung der Nebennierenkapsel und der äußeren Rindenschichten mit sensorischen Fasern kann aus den Experimenten von Kiss (1951) erschlossen werden, der diese nach Entfernung der Spinalganglien Th 9—11 bei der Katze degeneriert fand, dagegen nicht nach Durchtrennung der Vorderwurzeln Th 7—9, die zu einer Degeneration der präganglionären Fasern führte, die das

---

[1] Szentágothai, Rozsos und Kutas 1957, Török 1960.
[2] Koritké und Duvernoy 1960, Ratte, Katze, Hund.
[3] Szentágothai und Szekely 1958 (Beobachtungen an Eidechsen).
[4] Halász und Szentágothai 1960.   [5] Halász und Szentágothai 1959.

Mark innervieren. Es ist noch nicht erforscht, auf welche Reize die reichlich vorhandenen Receptoren in der Nebennierenrinde ansprechen und auf welchen zentralen Bahnen die Erregungen dem Nucleus ventromedialis hypothalami zugeleitet werden.

III. Primäre vegetative Kerngebiete und Regulationsareale im Mesencephalon und Rhombencephalon.

Im Mes- und Rhombencephalon finden sich ebenso wie im Diencephalon vegetative Regulationsareale, daneben aber auch primäre vegetative Kerngebiete. Letztere lassen sich vor allem durch die retrograde Degeneration mit dem charakteristischen histologischen Bild der *primären Reizung* der Nervenzellen abgrenzen. Auf Grund der von SPATZ und PACHE herausgestellten allgemeinen

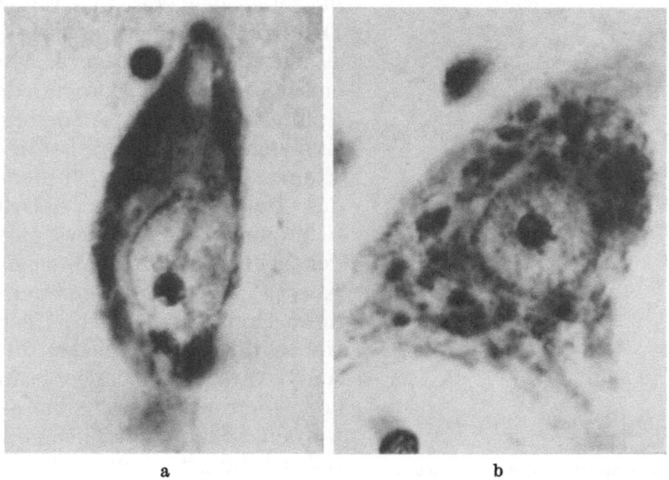

a   b

Abb. 24a u. b. Nervenzellen, a aus dem Westphal-Edinger-Kern, b aus dem somatisch motorischen Oculomotoriuskern. Horizontalschnitt, Paraffin, 20 μ, Nissl-Färbung, Vergrößerung 1000:1.

morphologischen Merkmale vegetativer Gebiete wird man im *Mesencephalon* das Grau um den Aquädukt (Anulus aquaeductus[1]) mit vegetativen Funktionen in Zusammenhang bringen dürfen. Der dorsale Teil dieses Höhlengraus geht aus der Flügelplatte, der ventrale aus der Grundplatte hervor[2]. Als primäres vegetatives Kerngebiet ist der *Westphal-Edinger*-Komplex am besten bekannt. Seine Nervenzellen sind mittelgroß und bipolar bis spitzdreieckig. Die Nissl-Substanz ist im Zentrum feinstaubig und in der Peripherie grobschollig[3] (Abb. 24a). Die Zellen sind kleiner als die multipolaren Nervenzellen des großzelligen somatisch-motorischen Oculomotoriuskernes (Abb. 24b). Auch zeichnet sich der vegetative Oculomotoriuskern durch eine Markarmut und einen sehr geringen Gehalt an Succinodehydrogenase aus[4]. Besonders in seinem caudalen Teil finden sich zahlreiche noradrenalinhaltige Nervenendigungen[5], wogegen seine Zellen anscheinend keine Catecholamine, einige aber Serotonin enthalten[6]. Der Westphal-Edinger-Kern wird meist unterteilt in einen rostralen Nucleus medianus anterior, der dem Lichtreflex der Pupillen dienen soll und den „eigentlichen" Westphal-Edinger-Kern, der mit der Akkomodation in Verbindung gebracht wird. Eine

---

[1] ZIEHEN 1903.   [2] SPATZ 1935.   [3] GAGEL 1931, GREVING 1935.
[4] FRIEDE 1959, Meerschweinchen, 1961, Katze.   [5] FUXE 1965.
[6] DAHLSTRÖM und FUXE 1965.

Durchtrennung des Nervus oculomotorius führt ebenso wie eine Entfernung des Ganglion ciliare lediglich zu einer retrograden Reaktion der Nervenzellen des motorischen Hauptkernes und des Nucleus medianus ant., dagegen nicht der Zellen des übrigen Westphal-Edinger-Kernes[1], bzw. nur sehr spärlich[2]. OLSZEWSKI und BAXTER (1954) unterteilen den Westphal-Edinger-Kern in drei Abschnitte: einen unpaaren oralen, zwei paarige dorsomediale und zwei paarige caudolaterale Abschnitte (Abb. 25). Wahrscheinlich entsprechen die oralen und dorsomedialen Anteile dem Nucleus med. ant. und die caudolateralen dem „eigentlichen" Westphal-Edinger-Kern. Nach den Experimenten von SZENTÁGOTHAI an Katzen (1942)

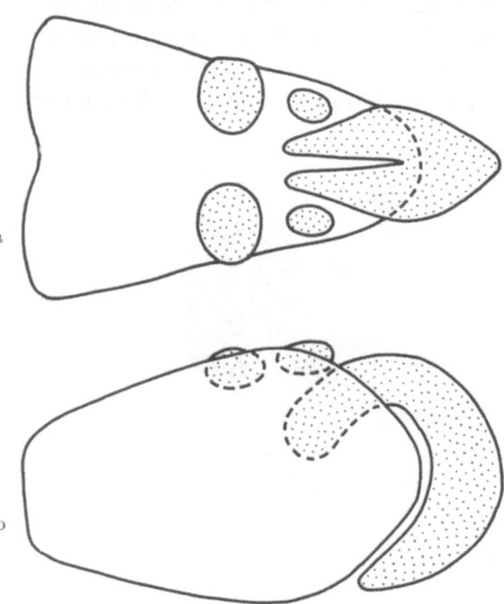

enden die zweiten afferenten Neurone der Pupillenreflexe lediglich in den unmittelbar dorsal und vor den großzelligen Oculomotoriuskernen liegenden kleineren Nervenzellen des Westphal-Edinger-Kernes. Die Untersuchungsergebnisse von SZENTÁGOTHAI sprechen gegen die Existenz eines gesonderten Akkommodations- und Sphincterzentrums. Auch ergaben seine Zählungen der Nervenzellen des Westphal-Edinger-Kernes und der Achsenzylinder des Ganglion ciliare, daß bei grober Schätzung nur von etwa einem Fünftel der Nervenzellen des Westphal-Edinger-Kernes vegetative Oculomotoriusfasern ihren Ursprung nehmen. Über die Funktionen der übrigen Zellen dieses Kernes sind zwar Vermutungen geäußert, aber noch keine sicheren Ergebnisse gewonnen worden. Eine weitgehende experimentelle Klärung des Bahnverlaufes der Lichtreflexe der Pupillen gelang RANSON und MAGOUN (1938). MATSUSHITA gab 1959 im Anschluß an eigene Experimente eine

Abb. 25a u. b.   Schema der Lagebeziehungen der Zellgruppen des Westphal-Edinger-Kernes zu dem übrigen Oculomotorius-Kernkomplex. a horizontal, b sagittal. (Nach OLSZEWSKI u. BAXTER 1954.)

Übersicht über die von der Akimotoschen Schule erzielten Ergebnisse. Viel ausgedehnter als die pupilloconstrictorischen Areale sind bekanntlich die Gebiete, deren Reizung eine Dilatation der Pupillen ergibt. Nach STÖHR zeigen die Neurone des Westphal-Edinger-Kerns im Wurzelbereich des Ganglion ciliare und im Ganglion selbst eine innige Durchmischung mit Fasern des Nervus nasociliaris und mit sympathischen Nervenfasern. Ein Teil der vegetativen Oculomotoriusfasern wird im Ganglion ciliare nicht „umgeschaltet", sondern zieht durch dieses hindurch. Die Zellen des Ciliarganglions sind multipolar und von einem kernhaltigen Hüllplasmodium umgeben. Sie werden daher dem sympathischen System zugerechnet[3].

Im Bereich des rostralen Anulus aquaeductus, dorsal vom Westphal-Edingerschen Kern und dem Fasciculus longitudinalis liegen der Nucleus Darkschewitsch und der Nucleus interstitialis CAJAL. Beide Kerne haben aber keine sicheren Beziehungen zum vegetativen System. Etwas weiter caudal tritt im ventrolateralen Höhlengrau der großzellige Nucleus laterodorsalis tegmenti[4] (Nucleus lat. anuli aquaeducti[5]) hervor, dessen caudale pigmentierte Portion als Locus coeruleus[6] bezeichnet wird. OLSZEWSKI und BAXTER (1954) fassen dagegen die unpigmen-

[1] GAGEL, FOERSTER und MAHONEY 1936.   [2] CROUCH 1936.   [3] STÖHR jr. 1957.
[4] Unter anderen CASTALDI 1923, HUBER 1943.   [5] ZIEHEN 1920, RILEY 1943.
[6] CASTALDI 1923, HUBER 1943, CROSBY und LAUER 1959.

tierte und die pigmentierte Portion zum Nucleus loci coerulei zusammen. Letztere gehört bereits zum Rhombencephalon. Die vergleichende Anatomie wurde besonders eingehend von RUSSELL (1959) und die Lebensgeschichte der melaninhaltigen Nervenzellen von BEHEIM-SCHWARZBACH (1954) dargestellt. Das Melanin kommt nicht nur beim Menschen, wie früher angenommen wurde, sondern auch bei anderen Primaten, sowie in geringer Menge bei einigen Subprimaten vor[1]. Es nimmt im Laufe des Lebens zu, findet sich aber im Gegensatz zu vielen Literaturangaben bereits beim Neugeborenen. Vereinzelte Melaninkörner wurden sogar schon bei Feten im 5.—6. Monat beobachtet[2]. Der Locus coeruleus ist durch einen Capillarreichtum ausgezeichnet[3]. Die Capillaren zeigen einen innigen Kontakt mit den Nervenzellen, vergleichbar dem Verhalten im Nucleus supraopticus und paraventricularis. In auffallendem Gegensatz zu der reichlichen Capillarisation steht ein sehr geringer Gehalt an oxydativen Enzymen[4]. In fast allen übrigen Grisea besteht dagegen eine Parallelität zwischen Capillardichte und Gehalt an oxydativen Enzymen[4]. Das gleiche Ausnahmeverhalten wie der Nucleus coeruleus zeigen auch die Substantia nigra und der dorsale Vaguskern. Beziehungen dieser Besonderheiten zum Melaningehalt können lediglich vermutet werden. Praktisch alle Nervenzellen des Locus coeruleus enthalten Catecholamine[5]. Der Locus coeruleus soll Afferenzen erhalten vom Trigeminussystem[6], vom Fasc. long. dors.[7], von der lateralen Schleifenkreuzung[8], von dem periventriculären Grau im ventrolateralen Winkel des vierten Ventrikels[8] und von einem Faserzug, der als Homologon des *archistriato-mesencephalic-tract* angesehen wird[8]. Als Hauptafferenz wird der Tractus tegmento-reticularis lateralis betrachtet[9], der in der ventralen Formatio reticularis der Medulla oblongata in Höhe der unteren Olive endet[8]. Degenerationsstudien an Katzen ist zu entnehmen, daß die verschiedenen Abschnitte des Nucleus coeruleus auch differente Faserbeziehungen zum Hypothalamus besitzen[10]. Sie bedürfen jedoch noch einer weiteren Klärung. Der Kern soll an der Atmungsregulation beteiligt sein[11]. Der Nucleus locus coeruleus bildet zusammen mit den melaninhaltigen Zellen der Substantia nigra, einigen verstreuten melaninhaltigen Zellen im Mes- und Rhombencephalon sowie dem dorsalen Vaguskern das „schwarze System des Hirnstammes", das in seiner Gesamtheit bei dem postencephalitischen Parkinsonismus erkrankt[12]. Die spezielle Pathoklise der Nervenzellen des Locus coeruleus und des dorsalen Vaguskernes gegenüber der Noxe der epidemischen Encephalitis und der Paralysis agitans erklärt wahrscheinlich die dabei meist zu beobachtenden vegetativen Symptome[12]. Erwähnenswert sind die Ausfälle im Locus coeruleus bei der olivo-ponto-cerebellären Atrophie[13].

Im ventralen Teil des Anulus aquaeductus ist der Nucleus medianus (magnocellularis) anuli aquaeducti[14] gelegen. Synonyma sind dorsaler Raphenkern[15], Nucleus supratrochlearis[16] und dorsaler Haubenkern[17]. Er reicht von der Mittellinie seitwärts bis an den Trochleariskern heran und besitzt Verbindungen zum Tegmentum und dorsalen Längsbündel[18].

---

[1] THELANDER 1924, SHEININ 1930, BROWN 1943, GILLIAN 1943, RUSSELL 1955.
[2] BEHEIM-SCHWARZBACH 1954, FOLEY und BAXTER 1958, eigene Beobachtungen.
[3] REIL 1809, HASSLER 1938, FINLEY und COBB 1940.   [4] FRIEDE 1959, 1961.
[5] DAHLSTRÖM und FUXE 1965.   [6] JOHNSTON 1909, ALLEN 1919.
[7] CROSBY und WOODBURNE 1951, RUSSELL 1955.   [8] RUSSELL 1955.
[9] JOHNSON und RUSSELL 1952.   [10] KOIKEGAMI und Mitarbeiter 1959.
[11] JOHNSON und RUSSELL 1952, LEWANDOWSKY 1904, BAXTER und OLSZEWSKI 1955.
[12] HASSLER 1938.   [13] WELTE 1939, LÜTHY 1959.   [14] RILEY 1943.
[15] CASTALDI 1923, HUBER 1943 u. a.
[16] JACOBSOHN 1909, OLSZEWSKI und BAXTER 1954.
[17] STRONG und ELWYN 1953.   [18] Siehe CROSBY und LAUER 1959.

In dem kleinzelligen Höhlengrau um den Aquädukt wurden von mehreren Autoren einzelne Kerngebiete abgegrenzt und mit differenten Bezeichnungen belegt. Sie seien hier nicht im einzelnen aufgeführt. Die innere Zone[1a] ist zellärmer als die äußere[1b]. Im ventralen Abschnitt liegen zahlreiche serotoninhaltige Nervenzellen[2]. Die Erforschung der Funktion dieses Gebietes wird durch die verschiedenen in enger Nachbarschaft liegenden Kerne und zahlreiche Faserzüge erschwert. Häufig ist nicht zu entscheiden, ob ein Reiz- oder Ausschaltungseffekt von den Kernmassen oder den durchziehenden Fasern ausgeht. Jedenfalls scheint das zentrale Höhlengrau eine echte Organisationsstätte zu sein, von der sich u. a. bei der Katze eine affektive Abwehrreaktion auslösen läßt[3], wie sie in ähnlicher Weise bei Reizung der perifornikalen Hypothalamuskerne beobachtet worden ist[4]. Eine Läsion dieser Zone blockiert die Auslösung einer Abwehrreaktion vom Hypothalamus aber nicht die Fluchtreaktion. Für den Blockierungseffekt bedarf es einer Läsion, die mindestens die Hälfte des zentralen Höhlengraus um den Aquädukt umfaßt[5]. Mit der Marchi-Methode haben BÜRGI u. BUCHER (1960) zahlreiche aufsteigende und weniger absteigende markhaltige Fasern im Höhlengrau bei der Katze feststellen können. Die aufsteigenden Fasern sind oft nur ungenügend beachtet worden. Die absteigenden Fasern dürften teilweise im Cortex entspringen.

Vom Mittelhirn erhält der Hypothalamus, wie bereits besprochen, zahlreiche Afferenzen. Ein Teil der Afferenzen zum lateralen Hypothalamus geht von noradrenalinhaltigen Neuronen aus. Von allen Hirnabschnitten besitzt das Mittelhirn relativ am meisten monoaminhaltige Nervenzellen, wobei die Zellen vom Catecholamintyp im rostralen Teil und die Zellen vom Serotonintyp im caudalen Teil gelegen sind[6]. In der „limbic midbrain area" NAUTAS[7], d. h. einer Gruppe von Kernen, die um die Mittellinie herum gelegen und hauptsächlich über das Corpus mamillare an das limbische System angeschlossen ist, finden sich zahlreiche catecholamin- und serotoninhaltige Nervenzellen. Sie sind anscheinend die Ursprungszellen der monoaminhaltigen Nervenendigungen, die in verschiedenen Abschnitten des limbischen Systems (z. B. Septum, präoptische Region) beobachtet worden sind[6].

Im Bereich des *Rhombencephalon* liegen drei visceral efferente Kerne, von denen praeganglionäre parasympathische Fasern ihren Ursprung nehmen. Es sind dies der Nucleus originis dorsalis nervi vagi, der Nucleus originis dorsalis nervi glossopharyngei und der Nucleus originis dorsalis nervi facialis. Der *Nucleus originis dors. nervi vagi* findet sich in der Medulla oblongata dorsolateral vom Hypoglossuskern, in caudalen Ebenen neben dem Zentralkanal und weiter oral am Boden der Rautengrube im Bereich der Ala cinerea. Er besteht aus mittelgroßen, fusiformen, multipolaren Zellen. Mitunter ist die Nissl-Substanz in der Peripherie des Perikaryons angehäuft. Die Zellen ähneln denen des vegetativen Oculomotoriuskernes. Einige von ihnen enthalten jedoch Melanin. Mit den anderen vegetativen Kerngebieten hat der dorsale Vaguskern die dichte Zelllagerung, die Markarmut, die starke Vascularisation und eine Armut an mehreren oxydativen Enzymen (Succinodehydrogenase, Cytochromoxydase und TPN-Diaphorase) gemeinsam. Dies gilt besonders für das Neuropil, während die Nervenzellen etwas reichlicher mit diesen Enzymen versehen sind[8]. Ein Überwiegen der oxydativen Enzyme in den Nervenzellen gegenüber dem Neuropil ist ein Charakteristikum efferenter Neurone, das bei den somatisch motorischen

---

[1] Griseum centrale mesencephali, a) Subnucleus medialis, b) Subnucleus lateralis (OLSZEWSKI und BAXTER 1954).
[2] DAHLSTRÖM und FUXE 1965. [3] HUNSPERGER 1956. [4] HESS und BRÜGGER 1943.
[5] SKULTETY 1963. [6] DAHLSTRÖM und FUXE 1965. [7] NAUTA 1958. [8] FRIEDE 1961.

Nervenzellen noch in viel höherem Maße ausgeprägt ist[1]. Auffallend ist im Nucleus dorsalis nervi vagi das Verhalten der DPN-Diaphorase in den Nervenzellen, die dort eine viel stärkere Aktivität aufweist als die übrigen oxydativen Enzyme, wogegen sonst meist ein gleichartiges Verhalten zu verzeichnen ist. Succinodehydrogenase und Cytochromoxydase zeigen ein entsprechendes Verteilungsmuster wie die Mitochondrien[1], an die sie gebunden sind[2]. Dem geringen Gehalt des Vaguskerns an Mitochondrien[3] entspricht eine Armut an diesen beiden Enzymen. Das diskordante Verhalten der DPN-Diaphorase in den Perikaryen hat der dorsale Vaguskern mit dem Nucleus coeruleus gemeinsam. Beide zeigen eine starke Aktivität von Monoaminooxydase[4] und einen hohen Proteinumsatz. Die Annahme qualitativer Stoffwechselbesonderheiten in den beiden Kerngebieten erscheint daher berechtigt.

Der dorsale Vaguskern enthält zahlreiche catecholaminhaltige und serotoninhaltige Nervenendigungen, wogegen seine Zellen anscheinend frei von diesen Substanzen sind[5]. Die Fasern des dorsalen Vaguskernes ziehen im Nervus vagus zu der glatten Muskulatur des kardiovasculären, respiratorischen und gastro-intestinalen Systems sowie zu den zugehörigen Drüsen. Verschiedene experimentelle und klinisch-anatomische Beobachtungen sprechen für eine somatotopische Gliederung des dorsalen motorischen Vaguskerns. Oral von ihm ist der *Nucleus originis dors. nervi glossopharyngei* gelegen, der auch als Nucleus salivatorius inferior oder medullae oblongatae bezeichnet wird. Von ihm erfolgt über den Nervus tympanicus die Innervation der Glandula parotis und der Wangendrüsen. Die orale Fortsetzung dieses Kernes bildet der *Nucleus originis dors. nervi facialis*, auch Nervus salivatorius superior oder pontis genannt. Er liefert über die Chorda tympani die sekretorischen Fasern für die submaxillaren und submandibularen Drüsen sowie über den Nervus petrosus superficialis major und das Ganglion pterygo-palatinum sekretorische Fasern für die Drüsen des Gaumens, der Nasenhöhlen und für die Tränendrüsen. Die allgemeinen visceralen Afferenzen von Larynx, Pharynx, Trachea und Oesophagus sowie von den thorakalen und abdominalen Viscera gelangen über den Nervus vagus zum caudalen Nucleus und Tractus solitarius. Als spezielle viscerale Afferenzen sind die Geschmacksfasern anzusehen, die über die Hirnnerven VII uud X zum oralen Nucleus tractus solitarii ziehen. Von dort nehmen sekundäre gustatorische Nerven ihren Ausgang. Sie ziehen mit der medialen Schleife zu dem medialen Anteil des Kernes VPM — auch Nucleus arcuatus genannt — des Thalamus. Eine Zerstörung dieses Kernes führt zu einer Hypogeusie[6].

Über das Rhombencephalon verlaufen die Leitungsbogen für die Reflexe des Schluckens, Erbrechens, Hustens und Niesens. Die Afferenzen des Schluckreflexes gelangen über Fasern des IX. und X. Hirnnerven zum Nucleus tractus solitarii und von dort hauptsächlich zum Nucleus ambiguus, von dem die efferenten Fasern derselben Nerven ihren Ausgang nehmen. Daneben erfolgt über Schaltneurone auch eine Weiterleitung zu den motorischen Kernen des V., VII. und XII. Hirnnerven. Ausgedehnter noch sind die Neuronensysteme, die beim Brechakt in Erregung versetzt werden. Neben den bekannten visceralen Afferenzen vom Pharynx und der gastrointestinalen Schleimhaut, die zur Gegend des Nucleus und Tractus solitarius gelangen, ist im Bereich der Area postrema eine chemoreceptorische Auslöserzone beschrieben worden[7]. Sie scheint der Angriffs-

---

[1] FRIEDE 1961.
[2] ABOOD, GERARD, BANKS und TSCHIRGI 1952, SCARPELLI und PEARSE 1958.
[3] THURLOW 1917.   [4] SHIMIZU, MORIKAWA und OKADA 1959.
[5] FUXE 1965.   [6] PATTON, RUCH und WALKER 1944, Macaca, MONNIER 1955, Mensch.
[7] BORISON und WANG 1949, 1951, 1953.

ort der „zentralen Brechmittel" wie des Apomorphins zu sein, da ihre Entfernung die Schwelle der Auslösung des Erbrechens durch derartige Medikamente erhöht. Die ventrikelnahe Lage, die Markarmut und der Gefäßreichtum haben in der Area postrema schon lange einen „vegetativen Kern" vermuten lassen. Sie läßt sich leicht mit verschiedenen Supravitalfärbungen darstellen[1] und wird von HOFER (1958), einem Vorschlag von BARGMANN folgend, zu den circumventrikulären Organen gerechnet. Die kleinen Nervenzellen der Area postrema fallen durch ihren Pigmentgehalt auf[2]. Im dorsalen Teil der Area postrema finden sich bevorzugt catecholaminhaltige Nervenzellen und im ventralen Teil mehr serotoninhaltige Nervenzellen[3].

Über der Area postrema besitzt das Ependym ebenso wie im Recessus infundibularis einen geringen Gehalt an Succinodehydrogenase[4]. Auch in der Area postrema selbst ist die Aktivität dieses Enzyms schwach, während reichlich DPN-Diaphorase vorhanden ist[4]. Dieses besondere Verhalten hat die Area postrema mit dem Nucleus dorsalis nervi vagi und dem Nucleus coeruleus gemeinsam.

Für die Auslösung des Brechaktes über die Area postrema ist die Intaktheit der Formatio reticularis im Bereich des Nucleus tractus solitarii erforderlich. Von dort erfolgt die Weiterleitung zu den Wurzelzellen der efferenten Neurone, die die Kontraktionen des Zwerchfells und der Bauchmuskulatur, die Retroperistaltik und das Erschlaffen des Sphincter cardiae bewirken. Der Mechanismus des Hustenreflexes hat manche Ähnlichkeit mit dem Brechreflex. Die Afferenzen gehen jedoch von der Schleimhaut des Respirationstraktes aus und unter den efferenten Neuronen sind die zu der Intercostalmuskulatur führenden stärker beteiligt. Entsprechendes gilt für den Niesreflex.

Vom Rhombencephalon nehmen die Kiemenbogennerven ihren Ausgang. Bei den funktionellen Beziehungen des Kiemenkorbes zur Atmung ist es schon entwicklungsgeschichtlich verständlich, daß sich bei allen Vertebraten im Rhombencephalon ein übergeordnetes Regulationsareal für die Atmung („Atmungszentrum") findet. Lebenswichtig ist bei allen Vertebraten das in der Medulla oblongata gelegene Areal. Über den histologischen Aufbau der inspiratorischen und exspiratorischen Areale beim Menschen können gegenwärtig noch keine verbindlichen Aussagen gemacht werden. Es bedarf hierfür noch weiterer vergleichend anatomischer Untersuchungen sowie einer größeren Zahl eindeutiger histologischer und architektonischer Untersuchungen nach Tierexperimenten. Auch fehlt noch eine allgemein akzeptierte Gliederung der Formatio reticularis beim Menschen. Bei *Reiz- und Ausschaltungsexperimenten* ergab sich jedoch eine bemerkenswerte Übereinstimmung hinsichtlich der Abgrenzung der inspiratorischen Substrate bei der Katze[5], dem Kaninchen[6] und dem Schaf[7]. Es handelte sich um ventrale und caudale Abschnitte des Nucleus reticularis gigantocellularis, möglicherweise auch um kleine angrenzende Teile des Nucleus reticularis medullae oblongatae ventralis et dorsalis. Von etwa der gleichen Region waren inhibitorische Effekte auf die Muskulatur[8] und depressorische Effekte auf den Kreislauf zu erzielen[9]. Sie entspricht nämlich der Ursprungsstätte der reticulospinalen Fasern[10]. Tatsächlich konnten inspiratorische Effekte auch vom Vorderseitenstrang ausgelöst werden[11], in dem die reticulospinalen Bahnen absteigen[10]. Die

---

[1] WISLOCKI und PUTNAM 1920, 1924, KING 1935, WISLOCKI und KING 1936.
[2] CAMMERMEYER 1949, OLSZEWSKI und BAXTER 1954.   [3] FUXE 1965
[4] FRIEDE 1961.   [5] PITTS, MAGOUN und RANSON 1939, PITTS 1940.
[6] RICKENBACH und MEESSEN 1951, WOLDRING und DIRKEN 1951.
[7] AMOROSO, BELL und ROSENBERG 1954.   [8] MAGOUN und RHINES 1946.
[9] ALEXANDER 1946.   [10] TORVIK und BRODAL 1957, BRODAL 1957.   [11] PITTS 1940.

exspiratorischen Strukturen[1] reichen dagegen über das Ursprungsgebiet der reticulospinalen Fasern hinaus. Das exspiratorische Substrat umfaßte nach den Ergebnissen der Reiz- und Ausschaltungsexperimente orale und dorsale Teile des Nucleus reticularis gigantocellularis, der in diesen Abschnitten eine etwas andere Struktur aufweist als caudoventral[2], sowie lateral benachbarte Teile des Nucleus reticularis parvocellularis. Eine ähnliche Ausdehnung soll die Zone besitzen, von der pressorische vasomotorische Reaktionen und facilitatorische Effekte auf die cortical induzierten Bewegungen und die Reflexe auslösbar sind.

Im Gegensatz zu den Ergebnissen der Reiz- und Ausschaltungsexperimente ließen sich bei Anwendung der *Mikroelektrodentechnik* erstaunlicherweise in dem medial gelegenen „Atmungszentrum"[3] bei der Katze in der Regel keine im spontanen Atemrhythmus entladenden Nervenzellen finden[4]. Dagegen lag ein Prädilektionsgebiet inspiratorisch entladender Zellen in einer lateralen Region, unmittelbar basal des Tractus solitarius[5]. Diese Region ist rostrodorsal zu den meisten exspiratorischen Nervenzellen angeordnet, also entgegengesetzt, wie man früher angenommen hatte[3]. Auch nach kompletter Lähmung der Atmungsmuskulatur sowie nach Ausschaltung der peripheren Chemoreceptoren, nach Vagotomie, nach Querschnitten in Höhe der Tubercula acustica oder in Höhe der ersten Spinalwurzel setzten die respiratorischen Neurone ihre periodisch-rhythmische Entladungstätigkeit fort[6]. Dieser autorhythmisch tätige zentralnervöse Apparat soll sich cytoarchitektonisch in einen bisher nicht beachteten Kern lokalisieren lassen, der bei der Katze auf Querschnitten regelmäßig in Höhe des rostralen Teiles des Nucleus alaris (Nucleus dorsalis nervi vagi) ventral und meist etwas lateral vom Tractus solitarius und Nucleus tractus solitarii anzutreffen ist. Er besteht aus zwei Nervenzellarten, wobei die größere den eigentlichen inspiratorischen Neuronen („Rα"[7]) und die kleinere möglicherweise den hemmenden Neuronen („Rβ"[7]) entsprechen soll[4]. Eine Bestätigung dieser Annahme steht indessen noch aus. Wichtig dagegen ist die Übereinstimmung zwischen den Untersuchern, die mit Mikroelektroden arbeiteten, daß die inspiratorischen Neurone bei der Katze mehr rostral und die exspiratorischen mehr caudal gelegen sind[8]. In einem dazwischen liegenden Feld waren beide Arten vermischt, wobei aber diejenigen dominierten, deren Hauptgebiet am nächsten lag[8]. Die Beziehung zu architektonisch definierten Kernen und besonderen Nervenzellarten bleibt bis zum Vorliegen von Serienschnittuntersuchungen offen. Die exspiratorischen Neurone haben elektrophysiologische Beziehungen zum Hustenreflex, die den inspiratorischen Neuronen anscheinend fehlen[8].

Die absteigenden Axone konvergieren und kreuzen bei der Katze in einer umschriebenen Region, etwa 1 mm unterhalb des Obex[9]. Ein Längsschnitt von 2 mm an dieser Stelle führt zu einem Stillstand der Atembewegungen. Nach NAKAYAMA und v. BAUMGARTEN (1964) sollen zwar fast alle exspiratorischen Fasern kreuzen und im Tractus reticulospinalis absteigen, von den inspiratorischen Fasern aber nur die Mehrzahl. Ungekreuzte inspiratorische Fasern fanden

---

[1] PITTS, MAGOUN und RANSON 1939, PITTS 1940, AMOROSO, BELL und ROSENBERG 1954.
[2] RICKENBACH und MEESSEN 1951, WOLDRING und DIRKEN 1951.
[3] PITTS, MAGOUN und RANSON 1939.
[4] v. BAUMGARTEN, BALTHASAR und KOEPCHEN 1960.
[5] v. BAUMGARTEN, BALTHASAR und KOEPCHEN 1960, R. v. BAUMGARTEN, A. v. BAUMGARTEN und SCHAEFER 1957.
[6] R. v. BAUMGARTEN, A. v. BAUMGARTEN und SCHAEFER 1957, v. BAUMGARTEN 1957, HABER, KOHN, NGAI, HOLODAY und WANG 1957.
[7] v. BAUMGARTEN und KANZOW 1958.   [8] ENGELHORN und WELLER 1961.
[9] BURNS 1963.

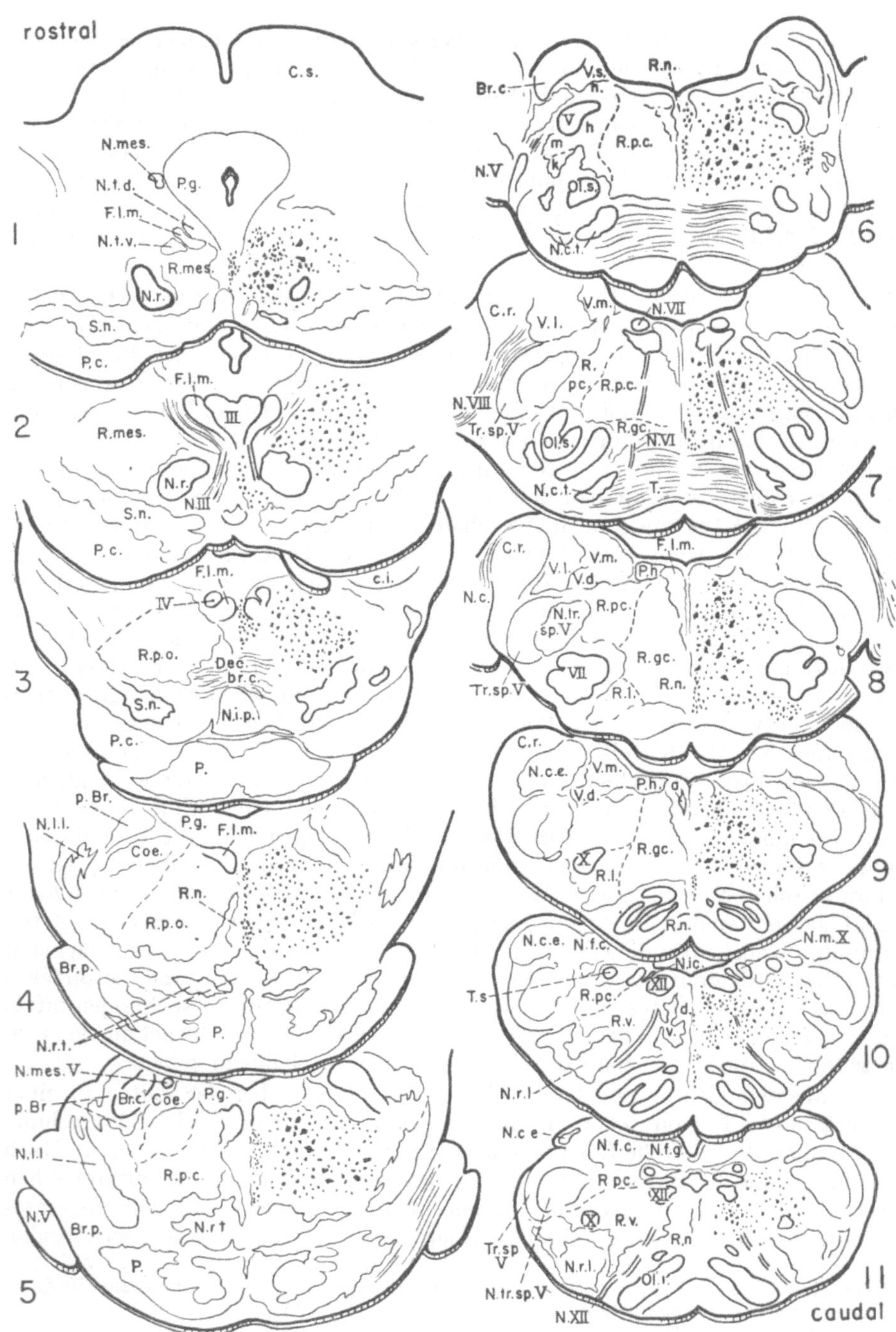

Abb. 26. Schnittserie durch Mes- und Rhombencephalon der Katze. (Nach BRODAL 1957.) *a* Accessory group
of paramedian reticular nucleus; *Br.c.* Superior cerebellar peduncle. (Brachium conjunctivum.); *Br.p.* Middle
cerebellar peduncle (Brachium pontis); *C.i.* Inferior colliculus; *Coe.* Nucleus coeruleus; *C.r.* Inferior cerebellar
peduncle (Restiform body); *C.s.* Superior colliculus; *d* Dorsal group of paramedian reticular nucleus; *Dec.br.conj.*
Decussation of superior cerebellar peduncle (brachium conjunctivum); *F.l.m.* Medial longitudinal fasciculus;
h Region poor in cells (MEESSEN und OLSZEWSKI) surrounding the motor trigeminal nucleus; *k* Cell group „k" of
MEESSEN und OLSZEWSKI; *L.* left; *m* Cell group „m" of MEESSEN und OLSZEWSKI; *N.c.* Cochlear nuclei; *N.c.e.*
External (accessory) cuneate nucleus; *N.c.t.* Nucleus of corpus trapezoideum; *N.d.* Dentate nucleus; *N.f.* Fastigial
nucleus; *N.f.c.* Nucleus cuneatus; *N.f.g.* Nucleus gracilis; *N.ic.* Nucleus intercalatus; *N.in.* Nucleus interpositus;

sich diffus verteilt im ventralen Teil des Seitenstranges und im benachbarten dorsalen Teil des Vorderseitenstranges.

Hinsichtlich der unterschiedlichen Regulierung von Atmung und Kreislauf sei auf den Beitrag von Bürgi in diesem Band hingewiesen. Für das Vorhandensein von Chemoreceptoren im Bulbus sprachen schon die Untersuchungen von Comroe (1943). Ihr sicherer Nachweis wurde von v. Euler und Söderberg (1952) erbracht. Die Autoren konnten elektrophysiologisch eine chemische Empfindlichkeit des Atmungszentrums im Bulbus auf gesteigerte CO_2-Zufuhr auch bei völliger Entnervung dieses Zentrums feststellen. Über die Histologie der auf CO_2 ansprechenden Chemoreceptoren ist nichts Sicheres bekannt. Die chemoreceptorische Funktion der Area postrema wurde im Zusammenhang mit dem Brechakt erwähnt.

Eine eingehende Besprechung der Anatomie der Formatio reticularis erscheint an dieser Stelle nicht zweckmäßig, da dieser heute so reichlich in der Physiologie gebrauchte Ausdruck mit dem anatomischen Begriff der Formatio reticularis nur teilweise übereinstimmt. Die anatomische Erforschung dieses Gebietes ist erschwert durch die Reichhaltigkeit der durchziehenden Markfaserbündel, die mit der eigentlichen Struktur (intrinsic structure) nichts zu tun haben. Eine eingehende cytoarchitektonische Bearbeitung dieser Formation beim Menschen verdanken wir Olszewski und Baxter (1954)[1]. Die Autoren wiesen auf die Uneinheitlichkeit dieses Gebietes hin und konnten eine unerwartete histologische und architektonische Vielgestaltigkeit aufdecken. Die Zusammensetzung mancher Nuclei aus zwei oder drei verschiedenen Zellarten erschwert ihre Abgrenzung. Die Aufgliederung der Formatio reticularis durch Olszewski und Baxter in eine große Zahl von Nuclei ist allerdings nicht unwidersprochen geblieben. Feremutsch und Simma (1959) konnten nach den von ihnen bei früheren Studien am Thalamus und Hypothalamus entwickelten Aussonderungsmerkmalen nur fünf verschiedene Nuclei im Bereich der Formatio reticularis abgrenzen. Alle anderen Nuclei von Olszewski und Baxter hielten sie für Heteromorphien, d. h. Misch- und Streugebiete. Bei seinen Untersuchungen am Gehirn des Gorillas kam Noback (1959) zu einer ähnlichen Abgrenzung der Nuclei wie Olszewski und Baxter. Er teilt die Nuclei in drei Längskolonnen (Nuclei der Raphe, mediale magnocelluläre Säule, laterale parvocelluläre Säule) und in vier transversale Gruppen (Mesencephalon, oberer Pons, unterer Pons plus obere Medulla oblongata und untere Medulla oblongata). Diese Gliederung wird auch mit entwicklungsgeschichtlichen und funktionellen Hinweisen begründet. Die gleiche Anordnung in drei longitudinale Zonen beschrieb Taber bei der Katze (1961). Brodal kam bei der Katze zu einer ähnlichen Gliederung, wie sie Meessen und Olszewski beim Kaninchen durchgeführt hatten. Lediglich einige kleine Zellgruppen grenzte er nicht besonders ab (Abb. 26). Histochemisch wurden sowohl Zellen vom

---

[1] Von früheren Autoren sind besonders zu nennen Gagel und Bodechtel 1930, Crosby und Woodburne 1943.

$N.i.p.$ Nucleus interpeduncularis; $N.l.l.$ Nuclei of lateral lemniscus; $N.m.X.$ Dorsal motor (parasympathetic) nucleus of vagus; $N.mes.V.$ Mesencephalic trigeminal nucleus; $N.n.V.$ Sensory trigeminal nuclei; $N.r.$ Red nucleus; $N.r.l.$ Lateral reticular nucleus (nucleus of lateral funiculus); $N.r.p.$ Nucleus reticularis paramedianus; $N.r.t.$ Nucleus reticularis tegmenti pontis; $N.t.d.$ Dorsal tegmental nucleus; $N.tr.sp.V.$ Spinal nucleus of trigeminal nerve; $N.t.v.$ Ventral tegmental nucleus; $N. III, V, VI, VII, X, XII$ Root fibres of cranial nerves; $Ol.i.$ Inferior olive; $Ol.s.$ Superior olive; $P.$ Pontine nuclei; $p.Br.$ Nucleus parabrachialis; $P.c.$ Basis Pedunculi (Crus Cerebri); $P.g.$ Periaqueductal grey; $P.h.$ Nucleus praepositus hypoglossi; $Py.$ Pyramid; $R.$ Right; $R.gc.$ Nucleus reticularis gigantocellularis; $R.l.$ Nucleus reticularis lateralis (Meessen and Olszewski); $R.mes.$ Reticular formation of the mesencephalon; $R.n.$ Nucleus of the raphe; $R.p.c.$ Nucleus reticularis pontis caudalis; $R.pc.$ Nucleus reticularis parvicellularis; $R.p.o.$ Nucleus reticularis pontis oralis; $R.v.$ Nucleus reticularis ventralis; $S.n.$ Substantia nigra; $T.$ Trapezoid body; $Tr.sp.V$ Spinal tract of trigeminal nerve; $T.s.$ Tractus solitarius surrounded by nucleus of solitary tract; $v.$ Ventral group of paramedian reticular nucleus; $V.d.$ Inferior (descending) vestibular nucleus; $V.l.$ Lateral vestibular nucleus; $V.m.$ Medial vestibular nucleus; $V.s.$ Superior vestibular nucleus; $III, IV, V,$ VII, X and XII Motor nuclei of cranial nerves (X Nucleus ambiguus).

Catecholamintyp als auch solche vom Serotonintyp gefunden. Letztere sind besonders in den Kernen der Raphe gelegen[1]. Die Faserverbindungen der Formatio reticularis wurden von zahlreichen Autoren studiert. Es kann auf die Zusammenfassung von BRODAL (1957) verwiesen werden.

Über die Eigenleistungen des Mes- und Rhombencephalon haben die Beobachtungen von Mißbildungen (meso-rhombo-spinale Anencephali)[2] wertvolle Aufschlüsse erbracht. Bei dem Mittelhirnwesen von GAMPER war die Temperatur reguliert, Schlaf- und Wachperioden wechselten ab. Bei dem Fall von MONNIER und WILDI waren nur einige Strukturen des Isthmus mesencephali erhalten, wogegen z.B. der Nucleus ruber fehlte. Eine Periodizität von Schlafen und Wachen bestand nicht, wenn auch eine Schlafhaltung und eine Erweckbarkeit vorhanden waren. Bei normaler Blutzirkulation war die Atmung oft unregelmäßig und periodisch, die Temperatur- und Blutzuckerregulation ungenügend. Reine Rautenhirnwesen zeigen dagegen Cyanose, schlechte Nahrungsaufnahme, Cheyne-Stokes-Atmung und eine fehlende Schlafhaltung.

Bei der Beurteilung histopathologischer Veränderungen im Rhombencephalon ist der Hinweis von BODECHTEL (1935, 1936) zu beachten, daß das Erscheinungsbild der „primären Reizung" bei manchen Zellen der Formatio reticularis schon physiologischerweise besteht, wogegen es im dorsalen Vaguskern als eine echte Zellerkrankung aufzufassen ist. Auch das normale An- und Abschwellen von vegetativen Zellgruppen auf den verschiedenen Querschnitten darf nicht zu der Annahme von Zellausfällen verführen.

IV. Vegetative Kerngebiete und Bahnen im Rückenmark.

Die vegetativen Nervenzellen liegen in der Pars intermedia zwischen Vorder- und Hintersäule. Sie bilden von der distalen Hälfte des 8. Cervicalsegmentes bis zum 2. Lumbalsegment eine Seitensäule — im Querschnitt Seitenhorn genannt —, den *Nucleus intermediolateralis superior*, der vorwiegend sympathische Wurzelzellen enthält. Der im Sacralmark gelegene *Nucleus intermediomedialis inferior bzw. sacralis* besitzt dagegen vorwiegend parasympathische Wurzelzellen. Die Seitensäule ist wie andere vegetative Gebiete gekennzeichnet durch Markarmut, gute Vascularisation und dichte Lagerung der Nervenzellen. Diese sind kleiner als die motorischen Vorderhornzellen und zeigen bei geeigneter Schnittführung eine streifige Anordnung ihrer Nissl-Schollen. Die Zellform wird meist als birnen-, keulen- und spermatozoenförmig und damit als uni- oder bipolar angegeben. Es handelt sich dabei aber lediglich um typische Schnittbilder. Die Zellen sind in Wirklichkeit multipolar. Eine genaue Vorstellung der Gestalt dieser Zellen wäre nur mittels Rekonstruktion[3] zu erreichen, die aber für diese Zellart noch nicht durchgeführt worden ist.

Die Abgrenzung der vegetativen Kerngruppen wurde ermöglicht durch das histologische Bild der retrograden Degeneration nach Resektionen des Grenzstrangs oder der Rami communicantes albi. Zur Erforschung der segmentalen Zuordnung wurden auch Wurzeldurchschneidungen herangezogen. Eine Kenntnis der Topik der vegetativen Areale im Rückenmark und ihrer peripheren Innervationsgebiete beim Menschen verdanken wir vor allem den umfangreichen Untersuchungen von OTFRIED FOERSTER und seinen Mitarbeitern, besonders GAGEL. Ohne Umweg über den Tierversuch und die damit verbundene Unzuverlässigkeit bei der Übertragung der Befunde auf den Menschen wurden von der

---

[1] DAHLSTRÖM und FUXE 1965.   [2] GAMPER 1926, MONNIER und WILDI 1953.
[3] Darstellung der Technik siehe GIHR 1962.

Foersterschen Schule mit einer Technik, die dem exakten Experiment gleichkommt, wichtige Ergebnisse beim Menschen erzielt.

Die Kenntnis der vegetativen Leitungsbahnen beim Menschen stützt sich auf klinisch-pathologische Studien und auf Erfahrungen bei der Chordotomie. Die Ergebnisse waren hier jedoch weniger exakt als bei den topischen Zuordnungen von Kerngebieten und peripheren Arealen. Tierexperimente waren deshalb zur weiteren Klärung erforderlich. Die morphologische Erforschung der vegetativen Leitungsbahnen ist mit zwei großen Schwierigkeiten verknüpft. Erstens sind die vegetativen Bahnen sehr markarm und entziehen sich dadurch den Degenerationsstudien im Marchi- und Markscheidenpräparat. Zweitens sind die vegetativen und somatischen Bahnen meist nicht scharf gegeneinander abgegrenzt. Im Rückenmark ist die Trennung vegetativer Schmerzfasern von den Viscera und somatischer Schmerzfasern von der Haut nicht möglich. Hinzu kommt, daß sich der Tractus spino-thalamicus mit spino-tectalen, spino-medullären und spino-cerebellären Fasern überschneidet[1]. Dagegen lassen die vegetativen ebenso wie die somatischen Fasern eine lamelläre bzw. somatotopische Anordnung erkennen in Form einer exzentrischen Lage der von den unteren Segmenten kommenden Fasern. Die derart angeordneten vasoconstrictorischen Fasern und die Fasern für die Innervation der Schweißdrüsen liegen nach FOERSTER unmittelbar neben den Pyramidenfasern. Die Bahnen von und zur Blase und Genitalregion sollen dagegen ziemlich diffus über den Querschnitt verteilt verlaufen. Nach anderen Autoren[2] verlaufen die Fasern für die willkürliche Kontrolle der Blase beim Menschen im Seitenstrang in einer Transversalebene, die den Ependymkanal kreuzt. Scheinbar im Gegensatz hierzu ergaben Untersuchungen an Katzen und Affen[3] eine ganz oberflächliche Lage vesicomotorischer (und pilomotorischer) Fasern im dorsalen Anteil des Seitenstranges. Diese gehören aber einem visceralen oder unwillkürlichen System der Blaseninnervation an, dem das willkürliche, beim Menschen beschriebene System an die Seite zu stellen ist. Nach den experimentellen Studien an Katzen und Affen sollen auch die vasoconstrictorischen Fasern in einem entsprechenden oberflächlichen Areal verlaufen, das allerdings etwas weiter nach ventral reicht[3]. Das gleiche gilt im Cervicalmark für die pupillomotorischen Fasern[4]. Wenig kompakt angeordnet sind offenbar auch die Faserzüge, die zu den Kernen der Atmungsmuskeln ziehen. Es sind dies vor allem die reticulo-spinalen Bahnen, die auf das Cervical- und Thorakalmark beschränkt sind.

Im sympathischen Seitenhorn finden sich zahlreiche Endigungen catecholaminhaltiger (hauptsächlich noradrenalinhaltiger) und serotoninhaltiger Nervenfasern. Die ersteren finden sich bevorzugt im ventralen Abschnitt und die letzteren im dorsalen Abschnitt des Seitenhorns[5]. Die Fasern verlaufen im dorsalen Anteil des Seitenstranges. Ihre Ursprungszellen liegen in der Formatio reticularis der Medulla oblongata. Etwa die Hälfte dieser zum Seitenhorn absteigenden bulbospinalen monoaminhaltigen Nervenfasern verläuft gekreuzt[6]. Die serotoninhaltigen Endigungen üben möglicherweise eine hemmende Wirkung auf die Seitenhornzellen aus[7]. Die sakralen parasympathischen Nervenzellen sind von serotoninhaltigen Nervenendigungen in mittlerer Zahl und von catecholaminhaltigen Endigungen in sehr geringer Menge umgeben[8].

Mit CLARA kann man folgende über das Rückenmark verlaufende Leitungsbogen unterscheiden: 1. viscero-viscerale (z. B. Blasen- und Mastdarmreflexe), 2. viscero-motorische (verantwortlich für Bauchdeckenspannung bei entzündlichen

---

[1] GLEES 1953.   [2] BEATTIE, BROW und LONG 1930.   [3] KERR und ALEXANDER 1964.
[4] KERR und BROWN 1964.   [5] FUXE 1965.   [6] DAHLSTRÖM und FUXE 1965.
[7] ANDÉN, CARLSSON und HILLARP 1964.   [8] FUXE 1965.

Erkrankungen im Bauchraum), 3. cutaneo-viscerale (erklären Einfluß lokaler Wärme auf innere Organe, außerdem Erektions- und Ejaculationsreflexe), 4. viscero-cutane Leitungsbogen (bedingen die Headschen Zonen).

Die vom Rückenmark und der Peripherie autonom erfolgenden vegetativen Regulierungen unterliegen in der aufsteigenden Tierreihe einer zunehmenden Beeinflussung durch höhere Zentren, woraus die verschiedenartigen klinisch bekannten Störungsmöglichkeiten resultieren. Es ergibt sich daraus die Notwendigkeit zur Zurückhaltung bei der Übertragung tierexperimenteller Ergebnisse auf den Menschen.

Die vegetativen Kerngebiete können bei den verschiedensten Rückenmarkskrankheiten mitbetroffen sein. Bekannt ist ihr häufiger Befall bei der Syringomyelie. Sie können aber auch bei Erkrankungen mitbefallen sein, die sich sonst vorzugsweise auf das motorische System beschränken wie die Poliomyelitis[1] und die amyotrophische Lateralsklerose[2]. Über die Beteiligung des Seitenhorns bei Erkrankungen innerer Organe sind nur Einzelbefunde bekannt, deren Deutung oft schwierig ist[3].

V. Cortex und vegetatives System.

Über die Stellung des *Neocortex* im neurovegetativen System bestehen divergierende Auffassungen. Unbestritten ist die Tatsache, daß Reizungen und Ausschaltungen bestimmter Rindenregionen zu vegetativen Effekten führen. Von W. R. HESS und seinen Mitarbeitern[4] wird jedoch bezweifelt, daß es sich dabei um Regulationen handelt. Der Begriff der *Regulation* wird von HESS sehr eng gefaßt. Er will ihn auf Mechanismen beschränkt wissen, „welche an der Gestaltung adäquater Binnenbedingungen des Organismus bzw. seiner Gewebe direkt beteiligt sind"[5]. HESS hat bei der Katze in der „orbitalen Stirnhirnregion" eine Repräsentation von Gesicht, Oral- und Pharyngealsphäre nachgewiesen[6]. Die von dort und von der Area cingularis auslösbaren vegetativen Begleiterscheinungen beruhten auf einer unspezifischen Irradiation in die subcorticalen Vertretungen des vegetativen Systems, seien also „Betriebsstörungen". Diese kritischen Einwände auf Grund subtiler physiologischer Analysen sind bei der Bewertung aller von der Hirnrinde auslösbaren vegetativen Effekte zu berücksichtigen. Man muß sich allerdings hüten, das orbitale Stirnhirn bei der Katze mit dem Orbitalhirn des Menschen zu homologisieren. Auch sind Befunde bei Nichtprimaten für den Menschen nicht schlüssig. Bei letzterem werden bekanntlich viele Funktionen von der Hirnrinde übernommen, die bei Tieren von tieferen Hirnabschnitten vollzogen werden. Sicher gibt es außer den von HESS und seinen Mitarbeitern betonten, vom Cortex ausgehenden, experimentell und psychisch bedingten Störungsmöglichkeiten auch echte und sinnvolle Regelungen des vegetativen Systems durch die Hirnrinde. Hierher zählt die Koordination vasomotorischer und somatisch motorischer Reaktionen im Gyrus centralis anterior. Reizung der Areae 4 und 6 bewirkt eine vermehrte Blutzufuhr zu den tätigen Muskeln[7], die auf nervalem Weg übermittelt wird und daher bei Entnervung der Extremität ausbleibt. Sie ist nicht von sekundären Stoffwechseländerungen im Muskel abhängig. Die differenzierte somatotopische Gliederung des Cortex spiegelt sich auch in den autonomen Reaktionen wider. Reizung des Armfeldes

---

[1] KALM 1950.   [2] BRINK 1959.
[3] MORIMOTO und MAEKAWA 1958, zusammenfassend: GAGEL 1953, HERZOG (dieser Handbuchband).
[4] HESS, AKERT und McDONALD 1951.   [5] HESS 1950.   [6] HESS und AKERT 1951.
[7] GREEN und HOFF 1937.

bewirkt Gefäßerweiterung in der oberen Extremität, Reizung des Gesichts- und Zungenfeldes Speichelfluß, Reizung des Augenfeldes 8 Tränenfluß.

Cortical auslösbar ist auch eine Herabsetzung des galvanischen Hautwiderstandes, der vorwiegend auf einer Innervierung der Schweißdrüsen beruht[1]. Bei der Katze führte nur die Reizung der Area 6 und des vorderen Temporallappens zu diesem Effekt[2]. Ein Verschwinden des „psychogalvanischen Reflexes" erhielt SCHWARTZ (1937) bei isolierter Abtragung der Area 6 ebenso wie bei Entfernung der gesamten Großhirnrinde bei der Katze. Dagegen blieb der Reflex erhalten, wenn alle Teile der Rinde außer Area 6 abgetragen wurden. Diese strenge „Lokalisation" des „psychogalvanischen Reflexes" ist höchst bemerkenswert und bisher noch nicht überzeugend widerlegt worden. Die durch corticale Reizung der motorischen Region (Area 6) bewirkte Aktivierung der Schweißdrüsen kann als eine sinnvolle Koppelung angesehen werden, da die vermehrte Feuchtigkeit der Handinnenflächen eine Besserung des taktilen Unterscheidungsvermögens bewirkt. Die Schweißdrüsenaktivierung ist offenbar mit dem Greifreflex verbunden und setzt bereits ein, bevor ein Gegenstand tatsächlich ergriffen wird.

Die anhaltenden vasomotorischen Störungen nach corticalen und capsulären Lähmungen beim Menschen können bei aller Kritik als ein Zeichen dafür angesehen werden, daß regelnde Einflüsse vom Cortex jedenfalls beim Menschen eine nicht unbeträchtliche Rolle spielen. Eine Hemmung und eine Förderung der glatten Muskeln der Blase sowie eine Koordination mit der Tätigkeit der quergestreiften Muskeln, die an der Blasenentleerung oder deren Verhinderung beteiligt sind, ist zweifellos vom Cortex aus möglich.

Blasenstörungen nach doppelseitiger Läsion des Parazentralläppchens[3] zeigen, wieweit die Regelung beim Menschen vom Cortex abhängig geworden ist.

Auf die Fülle weiterer experimenteller Ergebnisse über vegetative Effekte von seiten des Cortex soll hier nicht eingegangen werden. Zusammenfassende Darstellungen finden sich bei KENNARD (1944), FULTON (1952) und MONNIER (1963). Wichtig für den Anatomen ist die Tatsache, daß solche Effekte im wesentlichen von der agranulären Feldergruppe 4, 6 und 8, von den orbitalen Feldern 13 und 14 (nach BRODMANN) und vom vorderen Gyrus cinguli (Area 24) auslösbar sind. Daß diese Reaktionen corticaler Herkunft sind, wird bewiesen durch ihr Verschwinden nach Aufbringen eines Lokalanaesthetikums, ihr Wiederauftreten bei Versenkung der Reizelektrode und ihre Aufhebung durch Rindenunterschneidung. Um eine Ausbreitung der Reizströme handelt es sich nicht, denn die Reaktionen können bereits bei Reizstärken erzielt werden, die an der präzentralen Rinde noch nicht zu somatisch motorischen Effekten führen. Auch lokale Applikation chemischer Substanzen ist wirksam. Über die Bahnen, auf denen diese Effekte geleitet werden, herrscht noch weitgehende Unklarheit. Die vasomotorischen Bahnen von der präzentralen Rinde verlaufen jedenfalls zu einem Teil zusammen mit den Pyramidenfasern. Neben reichlichen indirekten Verbindungen der Frontalhirnrinde mit dem Hypothalamus über den Nucleus dorsomedialis thalami[4] bestehen wahrscheinlich auch direkte Verbindungen zum Hypothalamus, z. B. mit dem Nucleus ventromedialis[5]. Die aus Ergebnissen der Strychnin-Neuronographie erschlossenen direkten Verbindungen sind mit großem Vorbehalt aufzunehmen. Der anatomische Nachweis ist nur vereinzelt gelungen. Es handelt sich anscheinend um spärliche Fasern, die keine größeren geschlossenen Bündel bilden. Exakt erforscht sind dagegen die afferenten Repräsentationen des Splanchnicus mit Hilfe

---

[1] DARROW 1936, 1937, 1943.
[2] LANGWORTHY und RICHTER 1930, WANG und LU 1930.   [3] KLEIST 1934.
[4] Siehe auch S. 227.   [5] LE GROS CLARK und MEYER 1950.

der *evoked potentials* sowie deren Verlauf im Rückenmark durch die Mikroelektrodentechnik[1]. Bei allen bisher untersuchten höheren Mammaliern befindet sich die afferente Splanchnicusrepräsentation im Bereich der somatisch sensorischen Areae I und II zwischen Arm- und Beinregion (Abb. 27).

Die genannten neocorticalen Rindengebiete bewirken somit im wesentlichen eine sinnvolle Verknüpfung vegetativer und animaler Leistungen. Ihre Darstellung in einem morphologischen Beitrag wird heute noch dadurch eingeschränkt, daß viele Faserverbindungen entweder unbekannt sind oder lediglich nach physiologischen Befunden vermutet werden können. Viele Wirkungen werden wahrscheinlich über den Hypothalamus erzielt. Erschwerend ist weiter, daß es rein

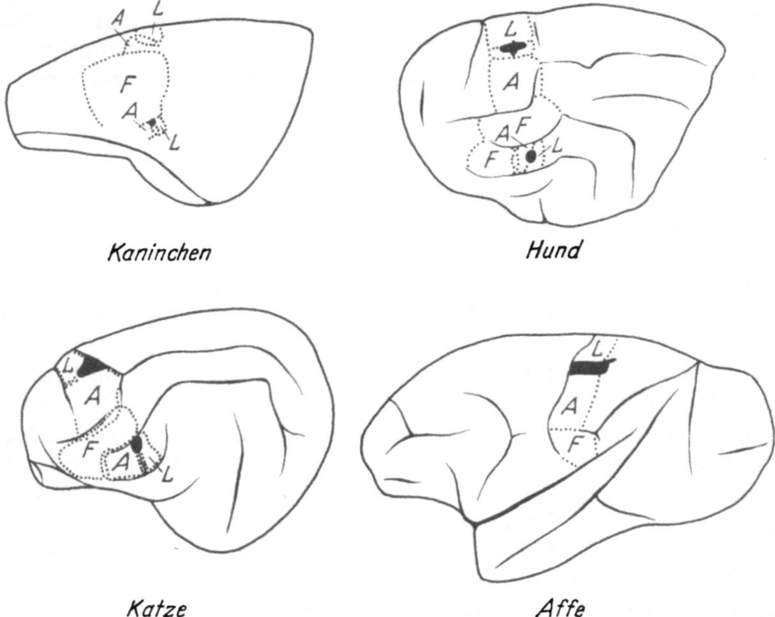

Abb. 27. Afferente Splanchnicusrepresentation in Beziehung zu den somatisch sensorischen Areae I und II.
(Nach AMASSIAN 1951.)

vegetative Rindenareale nicht gibt. Die mit vegetativen Effekten in Verbindung gebrachten Areae zeigen keine morphologischen Besonderheiten, die — vergleichbar der Markarmut und der ventrikelnahen Lage tiefer liegender vegetativer Gebiete — irgendwelche Hinweise auf eine derartige Funktionsbesonderheit geben könnten.

Besser bekannt sind die Faserverbindungen des entwicklungsgeschichtlich älteren *limbischen Systems*, eines Anteiles des „Rhinencephalon", der keine olfaktorischen Funktionen hat. Sie sind im Zusammenhang mit den Faserverbindungen des Hypothalamus, besonders des Corpus mamillare schon besprochen worden. Der Lobus limbicus legt sich an der Medianfläche ringförmig um den Hirnstamm herum und bildet eine Randzone[2] gegenüber dem Neopallium, von dem es im Laufe der Entwicklung mehr und mehr in die Tiefe verdrängt wird. Über den Fornix, der vom Ammonshorn ausgeht, und über die vom Corpus amygdaloideum, einem subcorticalen Anteil dieses Systems entspringende Stria terminalis und die ventrale Mandelkernstrahlung wirkt das limbische System auf den Hypothalamus

---

[1] Siehe AMASSIAN 1951.   [2] limbus (lat.) = Saum.

ein. Damit gewinnt es nicht nur Anschluß an eines der wichtigsten neurovegetativen Regulationsareale sondern gleichzeitig auch an das gesamte inkretorische System.

Als geschlossener Erregungskreis des limbischen Systems ist der sog. *Papez circuit* faseranatomisch am besten bekannt. Der Weg geht vom Ammonshorn über Corpus mamillare, Nucl. ant. thalami, Gyrus cinguli und das Cingulum wieder zurück zum Ammonshorn. Das Ammonshorn erhält wichtige Afferenzen auch von der Regio entorhinalis. Als besonders krampfbereite Struktur hat das Ammonshorn das Interesse vieler Neurophysiologen und Neuropathologen gefunden.

Das limbische System, das auch als *visceral brain*[1] bezeichnet wird, spielt offenbar eine große Rolle bei allen affektiven Vorgängen und ist auf das engste mit Gedächtnisvorgängen verknüpft. Beiderseitige Zerstörungen des Ammonshorns führen ebenso wie Läsionen des Corpus mamillare zu schweren Gedächtnisstörungen.

Literatur*

ABOOD, L. G., R. W. GERARD, J. BANKS and R. D. TSCHIRGI: Substrate and enzyme distribution in cells and cell fractions of nervous system. Amer. J. Physiol. **168**, 728—738 (1952). — ADAM, H.: Hypophyse und hypothalamo-neurohypophysäres Neurosekretsystem bei den Cyclostomen Myxine glutinosa und Bdellostoma stouti. Zool. Anz., Suppl. **23**, 157—171 (1960). — ADAMS, C. W. M., and J. C. SLOPER: The hypothalamic elaboration of posterior pituitary principles in man, the rat and dog. Histochemical evidence derived from a performic acid-alcian blue reaction for cystine. J. Endocr. **13**, 221—228 (1956). — ADEY, W. R., and M. MEYER: Hippocampal and hypothalamic connexions ot the temporal lobe in the monkey. Brain **75**, 358—384 (1952). — AKADA, J.: Effect of the administration of thyroid stimulating hormone on the hypothalamo-hypophyseal thyroidal system. Endocrinol. Japon. **6**, 233—245 (1959). — AKERT, K.: Die Physiologie und Pathophysiologie des Hypothalamus. In SCHALTENBRAND und BAILEY: Einführung in die stereotaktischen Operationen mit einem Atlas des menschlichen Gehirns. S. 152—229. Stuttgart: Georg Thieme 1959. — ALEXANDER, R. S.: Tonic and reflex functions of medullary sympathetic cardiovascular centers. J. Neurophysiol. **9**, 205—217 (1946). — ALLEN, W. F.: Application of the Marchi method to the study of the radix mesencephalica trigemini in the guinea pig. J. comp. Neurol. **30**, 169—216 (1919). — AMASSIAN, V. E.: Cortical representation of visceral afferents. J. Neurophysiol. **14**, 433—444 (1951). ~ Fiber groups and spinal pathways of cortically represented visceral afferents. J. Neurophysiol. **14**, 445—460 (1951). — AMOROSO, E. C., F. R. BELL and H. ROSENBERG: The relationship of the vasomotor and respiratory regions in the medulla oblongata of the sheep. J. Physiol. (Lond.) **126**, 86—95 (1954). — ANDÉN, N.-E., A. CARLSSON and N.-A. HILLARP: Inhibition by 5-hydroxytryptophane of the insuline-induced adrenaline depletion. Acta pharmacol. (Kbh.) **21**, 183—186 (1964). — ANDERSSON, B.: Some observations on the neuro-hormonal regulation of milk-ejektion. Acta physiol. scand. **23**, 1—7 (1951a). ~ The effect and localization of electrical stimulation of certain parts of the brain stem in sheep and goats. Acta physiol. scand. **23**, 8—23 (1951b). ~ Further studies on the milk-ejektion mechanism in sheep and goats. Acta physiol. scand. **23**, 24—30 (1951c). — D'ANGELO, S. A.: Role of the hypothalamus in pituitary-thyroid interplay. J. Endocr. **17**, 286—299 (1958). — D'ANGELO, S. A., and R. E. TRAUM: Pituitary-thyroid function in rats with hypothalamic lesions. Endocrinology **59**, 593—596 (1956). — ANGST, J.: Die Psychiatrie des Diabetes insipidus. Arch. Psychiat. Nervenkr. **199**, 663—707 (1959). — ASSENMACHER, I.: La vascularisation du complexe hypophysaire chez le canard domestique. Arch. Anat. micr. Morph. exp. **41**, 69—152 (1952). ~ Recherches sur le contrôle hypothalamique de la fonction gonadotrope préhypophysaire chez le canard. Arch. Anat. micr. Morph. exp. **47**, 448—572 (1958). ~ Les régulations hypothalamiques de la fonction gonadotrope. Acta neuroveg. (Wien) **3**, 339—382 (1963).

BACHMANN, R.: Zwischenhirnstudien. II. Z. Naturforsch. **3b**, 51—55 (1948). ~ Zwischenhirnstudien. VIII. Zur Karyoarchitektonik des Zwischenhirns der weißen Maus. Dtsch. Z. Nervenheilk. **163**, 529—537 (1950). — BARD, P., and V. B. MOUNTCASTLE: Some forebrain mechanisms involved in expression of rage with special reference to suppression of angry behavoir. Res. Publ. Ass. nerv. ment. Dis. **27**, 362—404 (1948). — BARGMANN, W.: Über Kernsekretion in der Neurohypophyse des Menschen. Z. Zellforsch. **32**, 394—400 (1942). ~ Über die neurosekretorische Verknüpfung von Hypothalamus und Neurohypophyse. Z. Zellforsch. **34**, 610—634 (1949). ~ Die elektive Darstellung einer marklosen diencephalen Bahn.

---

* Siehe auch Nachtrag S. 421.
[1] MCLEAN 1949, 1955.

Mikroskopie (Wien) 5, 239—292 (1950). ~ Über das Zwischenhirn-Hypophysensystem von Fischen. Z. Zellforsch. 38, 275—298 (1953). ~ Das Zwischenhirn-Hypophysensystem. Berlin-Göttingen-Heidelberg: Springer 1954. ~ Über die morphologischen Beziehungen des neurosekretorischen Zwischenhirnsystems zum Zwischenlappen der Hypophyse. Z. Zellforsch. 47, 114—126 (1957). ~ Elektronenmikroskopische Untersuchungen an der Neurohypophyse. II. Internat. Symposium über Neurosekretion. Lund 1.—6. Juli 1957. Berlin-Göttingen-Heidelberg: Springer 1958. ~ The neurosecretory system of the diencephalon. Endeavour 19, 125—133 (1960). — BARGMANN, W., u. W. HILD: Über die Morphologie der neurosekretorischen Verknüpfung von Hypothalamus und Neurohypophyse. Acta anat. (Basel) 8, 264—280 (1949). — BARGMANN, W., W. HILD, R. ORTMANN u. TH. H. SCHIEBLER: Morphologische und experimentelle Untersuchungen über das hypothalamisch-hypophysäre System. Acta neuroveg. (Wien) 1, 233—275 (1950). — BARGMANN, W., u. K. JACOB: Über Neurosekretion im Zwischenhirn der Vögel. Z. Zellforsch. 36, 556—562 (1952). — BARGMANN, W., u. A. KNOOP: Elektronenmikroskopische Beobachtungen an der Neurohypophyse. Z. Zellforsch. 46, 242—251 (1957). — BARGMANN, W., A. KNOOP u. A. THIEL: Elektronenmikroskopische Studie an der Neurohypophyse von Tropidonotus natrix. Z. Zellforsch. 47, 114—126 (1957). — BARGMANN, W., u. E. SCHARRER: The site of origin of the hormones of the posterior pituitary. Amer. Scientist 39, 255—259 (1951). — BARGMANN, W., u. TH. H. SCHIEBLER: Histologische und cytochemische Untersuchungen am Subcommissuralorgan der Säuger. Z. Zellforsch. 37, 582 (1952). — BARKER, J. P., and E. F. ADOLPH: Survival of rats without water and given seawater. Amer. J. Physiol. 173, 495—502 (1953). — BARKER, J. P., and S. W. RANSON: Factors affecting the breeding of the field mouse. I. Light. Proc. roy. Soc. B 110, 313—322 (1932). — BARNETT, R. J.: Histochemical demonstration of disulfide groups in neurohypophysis under normal and experimental conditions. Endocrinology 55, 484—501 (1954). — BARNETT, R. J., and A. M. SELIGMANN: Histochemical demonstration of sulfhydril and disulfide groups of protein. J. nat. Cancer Inst. 14, 769—803 (1954). — BAUER, K. F.: Aussprache zu E. SCHARRER, Das Hypophysenzwischenhirnsystem der Wirbeltiere. Anat. Anz. Erg.-H. 100, 28 (1953/54). ~ Die Neurohypophyse als Resorptionsorgan. Fortschr. Med. 76, 621—622 (1958). — BAUER, K. F., u. H. HAUG: Untersuchungen an der Grenze zwischen Adeno- und Neurohypophyse. Anat. Anz. 108, 330—341 (1960). — BAUMGARTEN, R. v.: Zur Technik der Mikroableitung am pulsierenden Gehirn. Naturwissenschaften 44, 22—23 (1957). ~ Über einen neuen Nervenkern mit inspiratorischer Funktion im Rautenhirn der Katze. Pflügers Arch. ges. Physiol. 270, 5—6 (1959/60). — BAUMGARTEN, R. v., K. BALTHASAR u. H. P. KOEPCHEN: Über ein Substrat atmungsthythmischer Erregungsbildung im Rautenhirn der Katze. Pflügers Arch. ges. Physiol. 270, 504—528 (1960). — BAUMGARTEN, R. v., A. v. BAUMGARTEN u. K.-P. SCHAEFER: Beitrag zur Lokalisationsfrage bulboreticulärer respiratorischer Neurone der Katze. Pflügers Arch. ges. Physiol. 264, 217—227 (1957). — BAUMGARTEN, R. v., and E. KANZOW: The interaction of two types of inspiratory neurons in the region of the tractus solitarius of the cat. Arch. ital. Biol. 96, 361—373 (1958). — BAXTER, D. W., and J. OLSZEWSKI: Respiratory responses evoked by electrical stimulation of pons and mesencephalon. J. Neurophysiol. 18, 276—287 (1955). — BEATTIE, J., G. R. BROW and C. N. H. LONG: Physiological and anatomical evidence for existence of nerve tracts connecting hypothalamus with spinal sympathetic centres. Proc. roy. Soc. B 106, 253—275 (1930). — BECHER, H.: Beitrag zum feineren Bau der Retina. Verh. Anat. Ges. Mainz, S. 166—184, 1953. ~ Über ein vegetatives, zentralnervöses Kerngebiet in der Netzhaut des Menschen und der Säugetiere. Acta neuroveg. (Wien) 8, 421—436 (1954). ~ Sekretorische Vorgänge in den Ganglienzellen der Netzhaut und ihre biologische Bedeutung. Ber. oberhess. Ges. Naturwiss. Heilk. 27, 215—225 (1954). — BECK, E., A. MEYER and J. LE BEAU: Efferent connexions of the human prefrontal region with reference to frontohypothalamic pathways. J. Neurol. Neurosurg. Psychiat. 14, 295—302 (1951). — BECKER, H.: Hypophyse und Hypothalamus bei der weißen Maus. Dtsch. Z. Nervenheilk. 173, 123—160 (1955). — BEHEIM-SCHWARZBACH, D.: Lebensgeschichte der melaninhaltigen Nervenzellen des Nucleus coeruleus unter normalen und pathogenen Bedingungen. J. Hirnforsch. 1, 61—96 (1954). — BENNING-HOFF, A.: Funktionelle Kernschwellung und Kernschrumpfung. Anat. Nachr. 1, 50—51 (1950). — BENOIT, J.: Activation sexuelle obtenue chez le canard par l'eclairement artificiel pendant la periode de repos génital. C.R. Acad. Sci. (Paris) 199, 1671—1673 (1934). ~ Influence de la lumière naturelle sur la croissance testiculaire chez le canard au cours de la reprise sexuelle saisonniere. C.R. Soc. Biol. (Paris) 120, 131—133 (1935). ~ Stimulation par la lumière artificielle du développement testiculaire chez des Canards aveugles par section du nerf optique. C.R. Soc. Biol. (Paris) 120, 133—136 (1935). ~ Stimulation par la lumière artificielle du développement testiculaire chez des Canards aveugles par énucleation des globes oculaires. C.R. Soc. Biol. (Paris) 120, 136—139 (1935). ~ Maturité sexuelle et ponte obtenus chez la Cane domestique par l'éclairement artificiel. C.R. Soc. Biol. (Paris) 120, 905—908 (1935). ~ Sur la croissance du testicule du Canard immature déclenchée par l'éclairement artificiel. C.R. Soc. Biol. (Paris) **120**, 1323—1326 (1935). ~ Hypophysectomie et éclairement artificiel chez le Canard mâle. C.R. Soc. Biol. (Paris) **120**, 1326—1328 (1935). ~ Action de divers éclairements localisés dans la region orbitaire sur la gonadostimulation chez le Canard mâle impubère. Croissance testiculaire provoquée par éclairement direct de la région hypophysaire. C.R. Soc. Biol. (Paris) **127**, 909—911 (1938). — BENOIT, J., et I. ASSENMACHER: Dispositifs nerveux de l'éminence mediane; leurs rapports avec la vascularisation hypophysaire chez le canard domestique. C.R. Soc. Biol. (Paris) **145**, 1395—1398 (1951). ~ Contribution à l'étude des relations hypothalamo-hypophysaires et de leur rôle dans la gonadostimulation chez le canard domestique. J. Physiol. (Paris) **43**, 643—645 (1951). ~ Influence de lésions hautes et basses de l'infundibulum sur la gonadostimulation chez le Canard domestique. C.R. Acad. Sci. (Paris) **235**, 1547—1548 (1952). ~ Rapport entre la stimulation sexuelle préhypophysaire et la neurosécrétion chez l'oiseau. Arch. Anat. micr. Morph. exp. **42**, 334—386 (1953). — BENOIT, J., I. ASSENMACHER et S. MANUEL: Pénétration variable selon la longeur d'onde, des radiations visible jusqu'à l'encéphale à travers la region orbitaire chez le canard. Sa mesure par un procédé photographique. C.R. Soc. Biol. (Paris) **147**, 40—44 (1953). — BENOIT, J., and L. OTT: External and internal factors in sexual activity. Yale J. Biol. Med. **17**, 27—46 (1944). — BERBLINGER, W.: Ist die Pars tuberalis der Hypophyse gonadotrop wirksam? Endokrinologie **3**, 251—259 (1941). — BERN, H. A.: The properties of neurosecretory cells. Gen. comp. Endocr., Suppl. **1**, 117—132 (1962). — BERN, H. A., R. S. NISHIOKA and I. R. HAGADORN: Association of elementary neurosecretory granules with the Golgi complex. J. Ultrastruct. Res. **5**, 311—320 (1961). — BISSONETTE, TH. H.: Modification of mammalian sexual cycles. Proc. roy. Soc. B **110**, 322—336 (1932). ~ Light and sexual cycle in starlings and ferrets. Quart. Rev. Biol. **8**, 201—208 (1933). ~ Relations of hair cycles in ferrets to changes in the anterior hypophyseos and to light cycles. Anat. Rec. **63**, 159—169 (1935). ~ Sexual photoperiodicity. J. Hered. **27**, 171—180 (1936). — BLISS, E. D., and J. H. WELSH: Biol. Bull. Mar. biol. Lab. Wood's Hole **103**, 157 (1952). Zit. nach KNOWLES. — BODECHTEL, G.: Anatomie, Physiologie, Pathologie und Klinik der zentralen Anteile des vegetativen Nervensystems. Fortschr. Neurol. Psychiat. **7**, 295—329 (1935); **8**, 168—195 (1936). — BODECHTEL, G., u. O. GAGEL: Die Histopathologie der „vegetativen" Kerne des menschlichen Zwischenhirns am Beispiel der tuberkulösen Meningitis und Polioencephalitis. Z. ges. Neurol. Psychiat. **132**, 755—791 (1931). — BODIAN, D.: Studies on the diencephalon of the virginia opossum. II. J. comp. Neurol. **72**, 207—297 (1940). ~ Nerve endings, neurosecretory substance and lobular organization of the neurohypophysis. Bull. Johns Hopk. Hosp. **89**, 354—376 (1951). ~ Cytological aspects of neurosecretion in opossum neurohypophysis. Bull. Johns Hopk. Hosp. **113**, 57—93 (1963). — BOGAERT, L. VAN: Hypothalamus und zentralnervöse Blutdruckregulation. Wien. klin. Wschr. **1936**, 1061—1066. — BOGDANOVE, E. M.: Selectivity of the effects of hypothalamic lesions on pituitary trophic hormone secretion in the rat. Endocrinology **60**, 689—697 (1957). — BONDAREFF, W.: Submicroscopic morphology of granular vesicles in sympathetic nerves of rat pineal body. Z. Zellforsch. **67**, 211—218 (1965). — BONIN, G. V., and J.R. GREEN: Connections between orbital cortex and diencephalon in the macaque. J. comp. Neurol. **90**, 243—254 (1949). — BORISON, H. L., and S. C. WANG: Functional localization of central coordinating mechanism for emesis in cat. J. Neurophysiol. **12**, 305—313 (1949). ~ Locus of the central emetic action of cardiac glycosides. Proc. Soc. exp. Biol. (N.Y.) **76**, 335—338 (1951). ~ Physiology and pharmacology of vomiting. Pharmacol. Rev. **5**, 193—230 (1953). — BRETTSCHNEIDER, H.: Hypothalamus und Hypophyse des Pferdes. Ein Beitrag zur Verknüpfungsfrage. Morph. Jb. **96**, 265—376 (1955). — BRINK, O. A.: Vegetative Störungen bei der myatrophen Lateralsklerose. Dtsch. Z. Nervenheilk. **179**, 48—57 (1959). — BROCKHAUS, H.: Vergleichendanatomische Untersuchungen über den Basalkernkomplex. J. Psychol. Neurol. (Lpz.) **51**, 57—95 (1942a). ~Beitrag zur normalen Anatomie des Hypothalamus und der Zona incerta beim Menschen. J. Psychol. Neurol. (Lpz.) **51**, 96—196 (1942b). — BRODAL, A.: The hippocampus and the sense of smell. Brain **70**, 179—222 (1947). ~ The reticular formation of the brain stem. Anatomical aspects and functional correlations. The Henderson Trust Lectures XVIII. Edinburgh and London: Oliver & Boyd 1957. — BROWN, J. O.: Pigmentation of the Substantia Nigra and Locus Coeruleus in Certain Carnivores. J. comp. Neurol. **79**, 393—402 (1943). — BROWN-GRANT, K., and J. G. GIBSON: The effect of exogenous and endogenous adrenaline on the uptake of radioiodine by the thyroid gland of the rabbit. J. Physiol. (Lond.) **131**, 85—101 (1956). — BUCHER, V. M., and S. BÜRGI: Some observations on the fiber connections of the di- and mesencephalon in the cat. III. J. comp. Neurol. **98**, 355—380 (1953). — IV. J. comp. Neurol. **99**, 415—635 (1953). — BUCY, P. C.: The pars nervosa of the bovine hypophysis. J. comp. Neurol. **50**, 505—519 (1930). ~ The hypophysis cerebri. In cytology and cellular pathology of the nervous system, edit. W. PENFIELD, vol. 2, p. 705—738. New York: P. Hoeber 1932. — BÜCHNER, F.: Allgemeine Pathologie, 3. Aufl. München: Urban & Schwarzenberg 1959.—BÜRGI, S.: Die supraoptischen Decussationen bei der Katze. Dtsch. Z. Nervenheilk. **171**, 220—233 (1954). — BÜRGI, S., u. V. M. BUCHER: Markhaltige Fasern des zentralen Höhlengraus bei der Katze (Fasc. longitudinalis dorsalis SCHÜTZ und verwandte Systeme). Arch. Psychiat. Nervenkr. **201**, 218—238 (1960). — BUGNON, C., et N. MOREAU: Recherches sur l'antagonisme épiphyso-hypophysaire et la glande thyroide chez le rat blanc. Extrait du Bulletin de l'Association des Anatomistes. XLVIII Réunion, p. 377—387 (Toulouse, 15—19 Avril 1962). — BURNS, B. D.: The central control of respiratory movements. Brit. med. Bull. **19**, 7—9 (1963). — BUSTAMANTE, M.: Experimentelle Untersuchungen über die Leistungen des Hypothalamus, besonders bezüglich der Geschlechtsreifung. Arch. Psychiat. Nervenkr. **115**, 419—468 (1943). — BUSTAMANTE, M., H. SPATZ u. E. WEISSSCHEDEL: Die Bedeutung des Tuber cinereum des Zwischenhirns für das Zustandekommen der Geschlechtsreifung. Dtsch. med. Wschr. **1942**, 289—292. — BUTTLAR-BRENTANO, K. v.: Zur Lebensgeschichte des Nucleus basalis, tuberomamillaris, supraopticus und paraventricularis unter normalen und pathogenen Bedingungen. J. Hirnforsch. **1**, 337—419 (1954).

CAJAL, S. RAMÓN y: Studien über die Hirnrinde des Menschen. 4. Heft. Die Riechrinde beim Menschen und Säugetier. Leipzig: Johann Ambrosius Barth 1903. ~ Histologie du système nerveux de l'homme et des vertébrés. Paris: A. Maloine 1909—1911. ~ Estudios sobre la degeneración. Madrid: Hijos de Nicolas Moya 1913. ~ Degeneration and regeneration of the nervous system, vol. II. Oxford and London 1928. — CAMMERMEYER, J.: Histochemistry of the mammalian area postrema. J. comp. Neurol. **90**, 121—149 (1949). — CAMPANACCI, M.: Modificazioni morfologiche dei nuclei magno-cellulari dell'ipotalamo anteriore e della neuro-ipofisi del ratto, dopo somministrazione di NaCl e di acqua. Acta neuroveg. (Wien) **20**, 270—336 (1959). — CARLISLE, D. B.: Studies on Lysmata seticaudata Risso (Crustacea Decepoda). VI. Notes on the structure of the neurosecretory system of the eyestalk. Pubbl. Staz. zool. Napoli **24**, 435—447 (1953). ~ Neurosecretory transport in the pituitary stalk of Lophius piscatorius. II. Internat. Symposium über Neurosekretion, Lund 1.—6. Juli 1957, S. 18—19. Berlin-Göttingen-Heidelberg: Springer 1958. — CARLSSON, A., B. FALCK and N. A. HILLARP: Cellular localization of brain monoamines. Acta physiol. scand. **56**, Suppl. 196 (1962). — CARNICELLI, A., O. SABA, P. CELLA and V. MARESCOTTI: Effects of epiphysectomy on karyometry of hypothalamic nuclei in rats. — Folia endocr. (Roma) **16**, 229—234 (1963). — CASTALDI, A.: Osservazioni su una possible origine ipotalamica dell'ormone entiduretico. Biol. lat. (Milano) **6**, 310—324 (1953). — CASTALDI, L.: Studi sulla struttura e sullo sviluppo del mesencefalo. I. Ricerche in Cavia cobaya. Arch. ital. Anat. Embriol. **20**, 23—225 (1923). — CENI, C.: Arch. Entwickl.-Mech. Org. **51**, 504 (1922). Zit. nach VELHAGEN. — CHRIST, J.: Infundibulum und Tuber cinereum beim erwachsenen Menschen. Anat. Nachr. **1**, 75—76 (1950). ~ Über den Nucleus infuncibularis beim erwachsenen Menschen. Acta neuroveg. (Wien) **3**, 267—285 (1951a). ~ Zur Anatomie des Tuber cinereum beim erwachsenen Menschen. Dtsch. Z. Nervenheilk. **165**, 340—408 (1951b). — CHRIST, J., FR. ENGELHARDT u. R. DIEPEN: Über Begleiterscheinungen der Neurosekretion im Silberbild. II. Internat. Symposium über Neurosekretion, Lund vom 1.—6. Juli 1957, S. 30—41. Berlin-Göttingen-Heidelberg: Springer 1958. — CLARA, M.: Das Nervensystem des Menschen. Leipzig: Johann Ambrosius Barth; 1. Aufl. 1942; 3. Aufl. 1959. ~ Die Anatomie der Sensibilität unter besonderer Berücksichtigung der vegetativen Leitungsbahnen. Acta neuroveg. (Wien) **7**, 4—31 (1953). ~ Untersuchungen über den feineren Bau des Grundhäutchens bei den Blutcapillaren des Gehirns. Dtsch. Z. Nervenheilk. **171**, 62—77 (1953). — CLARK, W. E., LE GROS: The topography and homologies of the hypothalamic nuclei in man. J. Anat. (Lond.) **70**, 201—214 (1936). ~ Hypothalamus. Edinburgh 1938. — CLARK, W. E., LE GROS, J. BEATTI, G. RIDDOCH and M. N. DOTT: The Hypothalamus. London: Oliver & Boyd 1938. — CLARK, W. E., LE GROS, and R. H. BOGGON: On the connection of the medial cell groups of the thalamus. Brain **56**, 83—98 (1933). — CLARK, W. E., LE GROS, and M. MEYER: Anatomical relationship between cerebral cortex and hypothalamus. Brit. med. Bull. **6**, 341—345 (1950). — CLEMENTO, F., F. FRASCHINI, E. MÜLLER and A. ZANOBONI: The pineal gland and the control of electrolyte balance and of gonadotropic secretion: Functional and morphological observations. Progr. Brain Res. **10**, 585—603 (1965). — COLE, L. J.: Auk (Lancaster, Pa.) **50**, 284 (1933). Zit. nach SCHARRER. — COLLIN, R.: La neurocrinie hypophysaire. Paris: Gaston Doin & Cie. 1928. ~ L'innervation de la glande pituitaire. Paris: Hermann & Cie. 1937. ~ La neurocrinie hypophysaire. Bull. Ass. Anat. (Nancy) **59**, 1—36 (1951). — COLLIN, R., et F. STUTINSKY: Les problèmes posés par la neurohypophyse. J. Physiol. Path. gén. **41**, 7—118 (1949). — COMROE jr., J. H.: Effect of direct chemical and electrical stimulation of the respiratory center in the cat. Amer. J. Physiol. **139**, 490—498 (1943). — CONRAD, K., u. G. ULE: Ein Fall von Korsakow-Psychose mit anatomischem Befund und klinischen Betrachtungen. Dtsch. Z. Nervenheilk. **165**, 430—445 (1951). — COWAN, W. N., and T. P. S. POWELL: A note on terminal degeneration in the hypothalamus. J. Anat. (Lond.) **90**, 188—192 (1956). — CRAIGIE, E. H.: Measurements of vascularity in some hypothalamic nuclei of the albino rat. Res. Publ. Ass. nerv. ment. Dis. **20**, 310—319 (1940). — CROSBY, E. C., u.

E. W. LAUER: Anatomie des Mittelhirns. In SCHALTENBRAND u. BAILEY, Einführung in die stereotaktischen Operationen mit einem Atlas des menschlichen Gehirns, S. 88—118. Stuttgart: Georg Thieme 1959. — CROSBY, E. C., and R. T. WOODBURNE: The comparative anatomy of the preoptic area and the hypothalamus. Res. Publ. Ass. Res. nerv. ment. Dis. 15, 52—169 (1940). ~ The nuclear pattern of the non-tectal portions of the midbrain and isthmus in primates. J. comp. Neurol. 78, 441—520 (1943). ~ The mammalian midbrain and isthmus regions. Part II. The fiber connections. C. The hypothalamo-tegmental pathways. J. comp. Neurol. 94, 1—32 (1951). — CROSS, B., and J. D. GREEN: Zit. nach GERSCHENFELD, TRAMEZZANI and DE ROBERTIS 1960. — CROSS, B., and G. W. HARRIS: The role of the neurohypophysis in the milk-ejecting reflex. J. Endocr. 8, 148—161 (1952). — CROUCH, R. L.: The nuclear configuration of the hypothalamus and subthalamus of Macacus rhesus. J. comp. Neurol. 59, 451—485 (1934). ~ The efferent fibers of the Edinger Westphal nucleus. J. comp. Neurol. 64, 365—373 (1936). — CUSHING, H.: Physiologische und anatomische Beobachtungen über den Einfluß von Hirnkompression auf den intrakraniellen Kreislauf und über einige hiermit verwandte Erscheinungen. Mitt. Grenzgeb. Med. Chir. 9, 773—807 (1902). ~ The functions of the pituitary body. Amer. J. med. Sci., N.s. 139, 473—484 (1910). ~ The reaction to posterior pituitary extract (pituitrine when introduced into the cerebral ventricles). Proc. Nat. Acad. Washington 17, 163—170 (1931). ~ The similarity in the reponse to posterior lobe extract and to pilocarpine when injected into the cerebral ventricles. Proc. nat. Acad. Sci. (Wash.) 17, 171—177 (1931).

DAHLSTRÖM, A., and K. FUXE: Evidence for the existence of monoamine-containing neurons in the central nervous system. I. Demonstration of monoamines in the cell bodies of brain stem neurons. Acta physiol. scand. 62, Suppl. 232 (1965). ~ II. Experimentally induced changes in the intraneuronal amine levels of bulbospinal neuron system. Acta physiol. scand. 64, Suppl. 247 (1965). — DAITZ, H.: Note on the fibre content of the fornix system in man. Brain 76, 509—512 (1953). — DANDY, W. E.: The nerve supply to the pituitary body. Amer. J. Anat. 15, 333—343 (1913). — DARROW, C. W.: The galvanic skin reflex (sweating) and blood pressure as preparatory and facilitative functions. Psychol. Bull. 33, 73—94 (1936). ~ Neural mechanism controlling the palmar galvanic skin reflex and palmar sweating: a consideration of available literature. Arch. Neurol. Psychiat. (Chicago) 37, 641—663 (1937). ~ Physiological and clinical tests of autonomic function and autonomic balance. Physiol. Rev. 23, 1—36 (1943). — DAWSON, A. B.: Hypothalamo-hypophyseal relationships in Rana pipiens demonstrated by Gomori's chromalum hematoxylin method. Anat. Rec. 112, 443—444 (1952). ~ Morphological evidence of a possible functional inter-relationship between the median eminence and the pars distalis of the anurian hypophysis. Anat. Rec. 128, 77—89 (1957). — DELGADO, J. M., and R. M. LIVINGSTON: Some respiratory, vascular and thermal responses to stimulation of orbital surface of frontal lobe. J. Neurophysiol. 11, 39—54 (1948). — DELLMANN, H.-D.: Zur vergleichenden Anatomie des Tuber cinereum und der Hypophyse. Tierärztl. Umsch. 1959, 103. ~ Untersuchungen über Morphoogie und Entstehung besonderer nervöser Strukturen in der Neurohypophyse des Rindes und ihre Bedeutung als Bildungsstätte des Neurosekrets. Dtsch. Z. Nervenheilk. 180, 509—529 (1960). ~ Neurohistologische Untersuchungen über die Verknüpfung von Hypothalamus und Hypophyse (unter besonderer Berücksichtigung der Verhältnisse beim Rind). Ein Beitrag zum Problem der Neurosekretion und der hypothalamischen Beeinflussung der Adenohypophyse. J. Hirnforsch. 5, 249—344 (1962). — DIEPEN, R.: The hypothalamic nuclei and their ontogenetic development in ungulates. Amsterdam 1941. ~ Über Lage und Formveränderungen des Hypothalamus und des Infundibulum in Phylogenese und Ontogenese. Dtsch. Z. Nervenheilk. 159, 340—358 (1948). ~ Vergleichend anatomische Untersuchungen über das Hypophysen-Hypothalamus-System bei Amphibien und Reptilien. Verh. anat. Ges., Anat. Anz. Erg.-H. 99, 79—89 (1952). ~ Über das Hyophysen-Hypothalamus-system bei Knochenfischen. Verh. anat. Ges., Anat. Anz. Erg.-H. 100, 111—122 (1954). ~ Der Hypothalamus. In: Handbuch der mikroskopischen Anatomie des Menschen, Bd. IV/7. Berlin-Göttingen-Heidelberg: Springer 1962. — DIEPEN, R., u. FR. ENGELHARDT: Neuronale Phänomene im Hypothalamus-Hinterlappensystem. In: Pathophysiologia diencephalica. Symposion Mailand, S. 122—133. Wien: Springer 1958. — DIEPEN, R., FR. ENGELHARDT u. V. SMITH-AGREDA: Über Ort und Art der Entstehung des Neurosekretes im supraoptico-hypophysären System bei Hund und Katze. Anat. Anz. Erg.-H. 101, 276—288 (1954). — DIERICKX, K.: The dendrites of the preoptic neurosecretory nucleus of rana temporaria and the osmoreceptors. Naturwissenschaften 49, 405—406 (1962). — DIRKEN, M. N. J., and S. WOLDRING: Unit activity in bulbar respiratory centre. J. Neurophysiol. 14, 211—225 (1951). — DIVRY, P.: Sécrétion ou dégénerescence colloide au niveau de l'hypothalamus. J. belge Neurol. Psychiat. 34, 649—658 (1934). — DRIGGS, M., u. H. SPATZ: Pubertas praecox bei einer hyperplastischen Mißbildung des Tuber cinereum. Virchows Arch. path. Anat. 305, 567—592 (1939). — DUCHESNE, P. Y.: Evolution de la neurosécrétion hypothalamique avec l'âge. Acta neurol. belg. 12, 1258—1261 (1959). — DUFFY, P. E., and M. MENEFEE:

Electron microscopic observations of neurosecretory granules, nerve and glial fibers, and blood vessels in the median eminence of the rabbit. Amer. J. Anat. 117, 251—286 (1965). — DUKE, H. N., M. PICKFORD and J. A. WATT: The antidiuretic action of morphine: its site and mode of action in the hypothalamus of the dog. Quart. J. exp. Physiol. 36, 149—158 (1951). — DUNCAN, D.: An electron microscope study of the neurohypophysis of a bird, Gallus domesticus. Anat. Rec. 125, 457—471 (1956).

EDINGER, L.: Über den Verlauf der centralen Hirnnervenbahnen mit Demonstrationen von Präparaten. Arch. Psychiat. Nervenkr. 16, 858—859 (1885). ~ Die Ausfuhrwege der Hypophyse. Arch. mikr. Anat. 78, 496 (1911). — EICHNER, D.: Über funktionelle Kernschwellung in der Nuclei supraoptici und paraventriculares des Hundes bei experimentellen Durstzuständen. Z. Zellforsch. 37, 406—414 (1952). ~ Zur Morphologie des neurosekretorischen hypothalamisch-hypophysären Systems beim Goldhamster (Cricetus auratus) unter normalen und experimentellen Bedingungen. Z. Zellforsch. 40, 151—161 (1954). — ENGELHARDT, F.: Über die Wirkung von Gonadotropinen nach gezielter intracerebraler Instillation bei der Ratte. 4. Symposion der Dtsch. Ges. für Endokrinologie, Berlin vom 1.—3. März 1956, S. 244—265. Berlin-Göttingen-Heidelberg: Springer 1957. ~ Über die Angioarchitektonik der hypophysär-hypothalamischen Systeme. Acta neuroveg. (Wien) 13, 129—170 (1956). ~ Zur Morphologie des Hypophysenzwischenlappens im Experiment. 8. Symposion der Deutschen Gesellschaft für Endokrinologie, München 1. bis 3. März 1961 über „Gewebs- und Neurohormone, Physiologie des Melanophorenhormons, S. 159—186. Berlin-Göttingen-Heidelberg: Springer 1962. — ENGELHARDT, F., u. R. DIEPEN: Über Veränderungen am supraoptico-hypophysären System nach Koagulationen in der Area medialis des Tuber cinereum. V. Symposion Dtsch. Ges. für Endokrinologie, Freiburg 1957. Berlin-Göttingen-Heidelberg: Springer 1958. — ENGELHORN, R., u. E. WELLER: Aktionspotentiale atmungssynchron entladender Neurone der Medulla oblongata beim Husten. Pflügers Arch. ges. Physiol. 273, 614—635 (1961). — EULER, C. v.: A preliminary note on slow hypothalamic „osmopotentials". Acta physiol. scand. 29, 133—136 (1953). — EULER, C. v., and B. HOLMGREN: The role of hypothalamo-hypophyseal connections in thyroid secretion. J. Physiol. (Lond.) 131, 137—146 (1956). — EULER, C. v., and U. SÖDERBERG: Medullary chemosensitive receptors. J. Physiol. (Lond.) 118, 545—554 (1952). — EULER, U. S. v.: The physiology of the hypothalamus. Nord. Med. 7, 607—610 (1957). — EULER, U. S. v., and C. B. HOLMGREN: The thyroxine „Receptor" of the thyroid pituitary system. J. Physiol. (Lond.) 131, 125—126 (1956).

FALCK, B.: Observations on the possibilities for the cellular localization of monoamines with a fluorescence method. Acta physiol. scand., Suppl. 197, 1—26 (1962). — FALCK, B., N.-A. HILLARP, G. THIEME and A. TORP: Fluorescence of catecholamines and related compounds condensed with formaldehyde. J. Histochem. Cytochem. 10, 348—354 (1962). — FELDBERG, W., and K. FLEISCHHAUER: Penetration of bromphenol blue from the perfused cerebral ventricles into the brain tissue. J. Physiol. (Lond.) 150, 451—462 (1960). — FEREMUTSCH, K.: Der Hypothalamus der Anthropomorphen. Mschr. Psychiat. 115, 194—222 (1948). ~ Die Variabilität der cytoarchitektonischen Struktur des menschlichen Hypothalamus. Mschr. Psychiat. 116, 257—283 (1948). ~ Die Variabilität der cytoarchitektonischen Struktur des menschlichen Hypothalamus. 2. Mitt. Das Grundgrau. Mschr. Psychiat. 121, 87—113 (1951). ~ Strukturanalysen des menschlichen Hypothalamus. Mschr. Psychiat. 130, 1—85 (1955). — FEREMUTSCH, K., u. K. SIMMA: Strukturanalysen des menschlichen Thalamus. Mschr. Psychiat. 126, 209—220 (1953). ~ Beitrag zur Kenntnis der „Formatio reticularis medullae oblongatae et pontis" des Menschen. Z. Anat. 121, 271—291 (1959). — FINLEY, K. H.: The capillary beds of the paraventricular and supraoptic nuclei of the hypothalamus. J. comp. Neurol. 71, 1—19 (1939). ~ Angio-architecture of the hypothalamus and its pecularities. Res. Publ. Ass. Res. nerv. ment. Dis. 20, 286—309 (1940). — FINLEY, K. H., and S. COBB: The capillary bed of the locus coeruleus. J. comp. Neurol. 73, 49—58 (1940). — FISHER, C., and W. R. INGRAM: The effect of interruption of the supraoptico-hypophyseal tracts on the antidiuretic, pressor and oxytocic activity of the posterior lobe of the hypophysis. Endocrinology 20, 762—768 (1936). — FISHER, C., W. R. INGRAM, W. K. HARE and S. W. RANSON: The degeneration of the supraopticohypophyseal system in diabetes insipidus. Anat. Rec. 63, 29—52 (1935). — FISHER, C., W. R. INGRAM and S. W. RANSON: Diabetes insipidus and the neurohormonal control of water balance: a contribution to the structure and function of the hypothalamico-hypophyseal system. Ann Arbor, Michigan: Edwards Brothers 1938. — FISHER, C., H. W. MAGOUN and S. W. RANSON: Dystocia in diabetes insipidus. Amer. J. Obstet. 36, 1—9 (1938). — FLEISCHHAUER, K.: Fluorescenzmikroskopische Untersuchungen an der Faserglia. I. Beobachtungen an den Wandungen der Hirnventrikel der Katze (Seitenventrikel, III. Ventrikel). Z. Zellforsch. 51, 467—496 (1960). — FLERKÓ, B., u. V. BÁRDOS: Zwei verschiedene Effekte experimenteller Läsion des Hypothalamus auf die Gonaden. Acta neuroveg. (Wien) 20, 248—262 (1959). — FLORSHEIM, W. H.: The effect of anterior hypothalamic lesions on thyroid function and goiter development in the rat. Endocrinology **62**, 783—789 (1958). — FOLEY, J. M., and D. BAXTER: On the nature of pigment granules in the cells of the locus coeruleus and substantia nigra. J. Neuropath. exp. Neurol. **17**, 586—598 (1958). — FOLKOW, B.: The hypothalamus and the autonomic nervous system. Nord. Med. **57**, 610—613 (1957). — FORD, D. H., and ST. KANTOUNIS: The localization of neurosecretory structures and pathways in the male albino rabbit. J. comp. Neurol. **108**, 91—107 (1957). — FORD, D. H., M. POSNER u. J. GROSS: Anat. Rec. **121**, 294 (1955). Zit. nach GIERSBERG u. HANKE 1960. — FREY, E.: Vergleichend anatomische Untersuchungen über die basale optische Wurzel, die Commissura transversa Gudden und über eine Verbindung der Netzhaut mit dem vegetativen Gebiet im Hypothalamus durch eine „dorsale hypothalamische Wurzel" des Nervus opticus bei Amnioten. Schweiz. Arch. Neurol. **39**, 5—96 (1937). ~ Neue anatomische und experimentelle Ergebnisse über das optische System des Hypothalamus. Schweiz. Arch. Neurol. Psychiat. **66**, 67—68 (1950). — FRIEDE, R. L.: (a) Histochemical investigations on succinic dehydrogenase in the central nervous system. I. The postnatal development of rat brain. J. Neurochem. **4**, 101—110 (1959). ~ (b) II. Atlas of the medulla oblongata of the guinea pig. J. Neurochem. **4**, 111—123 (1959). ~ (c) III. Atlas of the midbrain of the guinea pig including pons and cerebellum. J. Neurochem. **4**, 290—303 (1959). ~ (d) V. The diencephalon and basal telencephalic centers of the guinea pig. J. Neurochem. **6**, 190—199 (1961). ~ (e) A histochemical atlas of tissue oxidation in the brain stem of the cat. Basel and New York: S. Karger 1961. ~ (f) FRIEDE, R. L., and M. FLEMING: A mapping of oxidative enzymes in the human brain. J. Neurochem. **9**, 179—198 (1962). ~ (g) FRIEDE, R. L., and R. A. PAX: Mitochondria and mitochondrial enzymes. Histochemie **2**, 186—191 (1961). — FUJITA, H.: Die histologische Untersuchung des Hypothalamus-Hypophysensystems der Vögel. I. Das Neurosekretionsbild beim Haushuhn und der Hausente. Arch. histol. jap. **9**, 109—114 (1955). ~ Electron microscopic observation on the neurosecretory granules in the pituitary posterior lobe of dog. Arch. histol. jap. **12**, 165—172 (1957). — FULTON, J. F.: Physiologie des Nervensystems. Stuttgart: Ferdinand Enke 1952. — FUMAGALLI, Z.: La vascolarizzazione dell'ipofisi umana. Z. Anat. **111**, 266—306 (1942). — FUXE, K.: Cellular localization of monoamines in the median eminence and the infundibular stem of some mammals. Z. Zellforsch. **61**, 710—724 (1964). ~ Evidence for the existence of monoamine neurons in the central nervous system. III. The monoamine nerve terminal. Z. Zellforsch. **65**, 573—596 (1965). ~ IV. Distribution of monoamine nerve terminals in the central nervous system. Acta physiol. scand. **64**, Suppl. 247 (1965).

GAGEL, O.: Zur Topik und feineren Histologie der vegetativen Kerne des Zwischenhirns. Z. Anat. **87**, 558—584 (1928). ~ Die vegetativen Zentren im Mittelhirn. — Die vegetativen Zentren in der Medulla oblongata und im Ponsgebiet. — Die vegetativen Zentren im Rückenmark. In L. R. MÜLLER, Lebensnerven und Lebenstriebe, 3. Aufl. Berlin: Springer 1931. ~ Symptomatologie der Erkrankungen des Hypothalamus. In Handbuch der Neurologie, Bd. 5, S. 482—522. 1936. ~ Vegetatives System. In Handbuch der inneren Medizin, Bd. 5/1, S. 453—703. 1953. ~ Die Erkrankungen des vegetativen Systems. In Handbuch der inneren Medizin, Bd. 5/2, S. 777—921. 1953. — GAGEL, O., u. G. BODECHTEL: Die Topik und feinere Histologie der Ganglienzellgruppen in der Medulla oblongata und im Ponsgebiet mit einem kurzen Hinweis auf die Gliaverhältnisse und die Histopathologie. Z. Anat. **91**, 130—250 (1930). — GAGEL, O., O. FOERSTER u. W. MAHONEY: Über die Anatomie, Physiologie und Pathologie der Pupillarinnervation. 48. Kongreßverh. der Dtsch. Ges. für Inn. Med. 1936. — GAGEL, O., u. W. MAHONEY: Zur Frage des Zwischenhirn-Hypophysensystems. Z. ges. Neurol. Psychiat. **156**, 594—613 (1936). — GAINES, W. L.: A contribution to the physiology of lactation. Amer. J. Physiol. **38**, 285—312 (1915). — GAITONDE, M. K., and D. RICHTER: Biochem. J. **59**, 690 (1955). ~ Proc. roy. Soc. B **145**, 83 (1956). Zit. nach SLOPER 1958. — GAMPER, E.: Bau und Leistungen eines menschlichen Mittelhirnwesens. I. Z. ges. Neurol. Psychiat. **102**, 154—235 (1926); II. Z. ges. Neurol. Psychiat. **104**, 49—120 (1926). — GANONG, W. F., D. S. FREDRICKSON and D. M. HUME: The effect of hypothalamic lesions on thyroid function in the dog. Endocrinology **57**, 355—362 (1955). — GAUPP jr., R.: Diabetes insipidus und Zwischenhirn. Klin. Wschr. **1934**, 1012—1014. ~ Die Beziehungen von Zwischenhirn und Hypophyse in der morphologischen und experimentellen Forschung. Fortschr. Neurol. Psychiat. **13**, 257—280 (1941). — GAUPP jr., R., u. E. SCHARRER: Die Zwischenhirnsekretion bei Mensch und Tier. Z. ges. Neurol. Psychiat. **153**, 327—355 (1935). — GAUPP, V., u. H. SPATZ: Hypophysenstieldurchtrennung und Geschlechtsreifung. Über Regenerationserscheinungen an der suprasellären Hypophyse. Acta neuroveg. (Wien) **12**, 285—328 (1955). — GELLHORN, E.: Hypothalamus, Bladder and Gut. A contribution to the understanding of autonomic integration. Acta neuroveg. (Wien) **19**, 235—249 (1959). — GERSCH, M.: Neurohormone bei wirbellosen Tieren. Zool. Anz. Suppl. **22**, 40—76 (1959). — GERSCHENFELD, H. M., J. H. TRAMEZZANI and E. DE ROBERTIS: Ultrastructure and function in neurohypophysis of the toad. Endocrinology **66**, 741—762 (1960). — GESELL, R., J. BRICKER and C. MAGEE: Structural and functional organization of the central mechanism controlling breathing.

Amer. J. Physiol. **117**, 423—452 (1936). — Ghiara, G.: La struttura dell'eminenza mediana dell'ipotalamo di Lacerta s. sicula Raf. Boll. Zool. **23**, 255—261 (1956). ~ Il sistema diencefalo-ipofisario nel maschio di Lacerta s. sicula Raf. I. Rapporti tra lobo nervoso e lobo intermedio dell'ipofisi. Boll. Zool. **24**, 77—86 (1957). ~ La struttura dell'eminenza mediana dell'ipotalamo die Lacerta s. sicula Raf. Boll. Zool. (Torino) **33**, 255 (1965). — Gihr, M.: Methode zur Rekonstruktion von Nervenzellen. J. Hirnforsch. **5**, 7—22 (1962). — Gilbert, M. S.: The early development of the human diencephalon. J. comp. Neurol. **62**, 81—107 (1935). — Gillian, L. A.: The nuclear pattern of the non-tectal portions of the midbrain and isthmus in rodents. J. comp. Neurol. **78**, 213—251 (1943). ~ The nuclear pattern of the non-tectal portions of the midbrain and isthmus of ungulates. J. comp. Neurol. **78**, 289—364 (1943). — Glees, P.: The central pain tract. Acta neuroveg. (Wien) **7**, 160—174 (1953). ~ Morphologie und Physiologie des Nervensystems. Stuttgart: Georg Thieme 1957. — Gomori, G.: Observations with differential stains on human islets of Langerhans. Amer. J. Path. **17**, 395—406 (1941). ~ Aldehyde-fuchsin: A new stain for elastic tissue. Amer. J. clin. Path. **20**, 665—666 (1950). — Goslar, H. G.: Vergleichende cytologische Untersuchungen zur Frage der Neurosekretion im Hypothalamus. I. Mitt. Acta neuroveg. (Wien) **4**, 381—408 (1952); II. Mitt. Acta neuroveg. (Wien) **5**, 25—54 (1952). — Goslar, H. G., u. B. Schultze: Autoradiographische Untersuchungen über den Einbau von S^{35}-Thioaminosäuren im Zwischenhirn von Kaninchen und Ratte. Z. mikr.-anat. Forsch. **64**, 556—574 (1958). — Goslar, H. G., u. F. Tischendorf: Cytologische Untersuchungen an den „vegetativen Zellgruppen" des Mes- und Rhombencephalon bei Teleostiern und Amphibien, nebst Bemerkungen über Hypothalamus und Ependym. Z. Anat. **117**, 259—294 (1953). — Green, H. D., and E. C. Hoff: Effects of faradic stimulation of the cerebral cortex on limb and renal volumes in the cat and monkey. Amer. J. Physiol. **118**, 641—658 (1937). — Green, J. D.: Vessels and nerves of amphibian hypophysis. A study of the living circulation and of the histology of the hypophyseal vessels and nerves. Anat. Rec. **99**, 21—53 (1947). ~ The histology of the hypophyseal stalk and median eminence in man with special reference to blood vessels nerve fibers and a peculiar neurovascular zone in this region. Anat. Rec. **100**, 273—295 (1948). ~ Innervation of the pars distalis of the adenohypophysis studied by phase microscopy. Anat. Rec. **109**, 99—107 (1951). ~ The comparative anatomy of the hypophysis, with special reference to its blood supply and innervation. Amer. J. Anat. **88**, 225—311 (1951). ~ Innervation of the pars distalis of the adenohypophysis, studied by phase microscopy. Anat. Rec. **109**, 99—107 (1951). — Green, J. D., and G. W. Harris: The neurovascular link between the neurohypophysis and adenohypophysis. J. Endocr. **5**, 136—146 (1947). ~ Observation of the hypophysioportal vessels of the living rat. J. Physiol. (Lond.) **108**, 359—401 (1949). — Greer, M. A.: Demonstration of thyroidal response to exogenous thyrotrophin in rats with anterior hypothalamic lesion. Endocrinology **57**, 755—756 (1955). ~ The influence of the central nervous system on the control of thyrotrophin secretion. Ciba Found. Coll Endocr. **10**, 34—47 (1957). ~ Studies on the influence of the central nervous system on anterior pituitary function. Recent Progr. Hormone Res. **13**, 67—104 (1957). — Grenell, R. G., and H. Kabat: Central nervous system resistance. II. Lack of correlation between vascularity and resistance to circulator arrest in hypothalamic nuclei. J. Neuropath. exp. Neurol. **6**, 35—43 (1947). — Greving, R.: Beiträge zur Anatomie der Hypophyse und ihrer Funktion. I. Dtsch. Z. Nervenheilk. **89**, 178—195 (1926); II. Z. ges. Neurol. Psychiat. **104**, 466—479 (1926); III. Z. Anat. Entwickl.-Gesch. **77**, 249—265 (1925). ~ Die vegetativen Zentren im Zwischenhirn. In Handbuch der Anatomie, Bd. 4/1, S. 974—1060. 1928. — Grignon, G.: Étude de la substance neurosécrétée au niveau du système hypothalamo-hypophysaire chez l'embryon de Poule Rhode-Island. C. R. Soc. Biol. (Paris) **149**, 1457—1459 (1955). ~ Développement du complexe hypothalamo-hypophysaire chez l'embryon de Poulet. Nancy: Soc. d'Impr. typog. 1956. — Grinstein, A. M.: Les fonctions végétatives de l'écorce cérébrale. Z. Nevropat. **58**, 385—394 (1958). — Groot, J. de: The significance of the hypophyseal portal system. Diss. Amsterdam 1952. Zit. nach Orthner 1955. — Grünthal, E.: Der Zellaufbau des Hypothalamus beim Hund. Z. ges. Neurol. Psychiat. **120**, 157—177 (1929). ~ Vergleichend anatomische und entwicklungsgeschichtliche Untersuchungen über die Zentren des Hypothalamus der Säuger und des Menschen. Arch. Psychiat. Nervenkr. **90**, 216—267 (1930). ~ Das Problem der Lokalisierung im Hypothalamus. Fortschr. Neurol. Psychiat. **2**, 507—515 (1930). — Gurdijan, E. S.: The diencephalon of the albino rat. J. comp. Neurol. **43**, 1—114 (1927).

Haber, E., K. W. Kohn, S. H. Ngai, D. A. Holoday and S. C. Wang: Localization of spontaneous respiratory neuronal activities in the medulla of the cat: a new location of the expiratory center. Amer. J. Physiol. **190**, 350—355 (1957). — Hagen, E.: Neurohistologische Untersuchungen an der menschlichen Hypophyse. Z. Anat. Entwickl.-Gesch. **114**, 640—679 (1950). ~ Weitere histologische Befunde an der Neurohypophyse und dem Zwischenhirn des Menschen. Anat. Anz. Erg.-H. **97**, 200—202 (1950). ~ Über die feinere Histologie einiger Abschnitte des Zwischenhirns und der Neurohypophyse des Menschen. Acta anat. (Basel) **16**, 367—415 (1952). ~ Zur Frage der afferenten Nervenfasern im Drüsenlappen der Hypophyse. Z. Zellforsch. **41**, 79—88 (1954). ~ Über die feinere Histologie einiger Abschnitte des Zwischenhirns und der Neurohypophyse. II. Mitt. Acta anat. (Basel) **25**, 1—33 (1955). ~ Morphologische Beobachtungen im Hypothalamus des Menschen bei Diabetes mellitus. Dtsch. Z. Nervenheilk. **177**, 73—91 (1957). — HAGER, H.: Elektronenmikroskopische Untersuchungen über die Struktur der sogenannten Grundsubstanz in der Groß- und Kleinhirnrinde des Säugetieres. Arch. Psychiat. Nervenkr. **198**, 574—600 (1959). — HAGER, H., W. HIRSCHBERGER u. W. SCHOLZ: Elektronenoptische Befunde zur normalen Ultrastruktur des zentralnervösen Gewebes und zu ihrer Veränderung unter experimentell-pathologischen Bedingungen. Nervenarzt **30**, 298—305 (1959). — HAGER, H., u. W. L. TAFURI: Elektronenoptischer Nachweis sog. neurosekretorischer Elementargranula in marklosen Nervenfasern des Plexus myentericus (Auerbach) des Meerschweinchens. Naturwissenschaften **46**, 332—333 (1959). — HAIGH, C. P., M. REISS and J. M. REISS: Measurements of absolute radio-iodine uptake in the assessment of human thyroid activity. J. Endocr. **10**, 273—283 (1954). — HAIR, G. W.: The nerve supply of the hypophysis of the cat. Anat. Rec. **71**, 141—160 (1938). — HALÁSZ, B., and L. PUPP: Hormone secretion of the anterior pituitary gland after physical interruption of all nervous pathways to the hypophysiotrophic area. Endocrinology **77**, 553—562 (1965). — HALÁSZ, B., L. PUPP and S. UHLARIK: Hypophysiotrophic area in the hypothalamus. J. Endocr. **25**, 147—154 (1962). — HALÁSZ, B., u. J. SZENTÁGOTHAI: Histologischer Beweis einer nervösen Signalübermittlung von der Nebennierenrinde zum Hypothalamus. Z. Zellforsch. **50**, 297—306 (1959). ~ Control of adrenocorticotrophic function by direct influence of pituitary substance on the hypothalamus. Acta morph. Acad. Sci. hung. **9**, 251—261 (1960). — HANSTRÖM, B.: Inkretorische Organe und Hormonfunktionen bei den Wirbellosen. Ergebn. Biol. **14**, 143—224 (1937). ~ Hormones in invertebrates. Oxford: University Press 1939. ~ The hypophysis in a tiger (Felis tigris) and in an indian elefant (Elephas maximus). Kgl. fysiogr. Sällsk. Lund, Handl. N.F. **57**, 1—24 (1946). ~ Transportation of colloid from the neurosecretory hypothalamic centres of the brain into the blood vessels of the neural lobe of the hypophysis. Kgl. fysiogr. Sällsk. Lund Förh. **22**, 1—5 (1952). ~ The hypophysis in some South-African Insectivora, Carnivora, Hyracoidea, Proboscidea, Artiodactyla and Primates. Ark. Zool., Ser. 2, **4**, 187—294 (1952). ~ Miscellaneous observations on the neurosecretory pathways in the mammalian hypophysis. Acta neuroveg. (Wien) **8**, 269—282 (1954). ~ The comparative aspect of neurosecretion with special reference to the hypothalamo-hypophyseal system. Proc. VIII. Symp. Colston Res. Soc., p. 23—37. London: Butterworts Sci. Publ. 1956. — HARRIS, G. W.: The blood vessels of the rabbits pituitary gland and the significance of the pars and zona tuberalis. J. Anat. (Lond.) **81**, 343—351 (1947). ~ Neural control of the pituitary gland. Physiol. Rev. **28**, 139—179 (1948). ~ Electrical stimulation of the hypothalamus and the mechanism of neural control of the adenohypophysis. J. Physiol. (Lond.) **107**, 418—429 (1948). ~ The relationship of the nervous system to (a) the neurohypophysis and (b) the adenohypophysis. J. Endocr. **6**, 17—19 (1950). ~ Hypothalamic control of the anterior pituitary gland. In: Ciba Foundation Colloquia on Endocrinology, Bd. IV. London 1952. ~ Neutral control of the pituitary gland. London: Edward Arnold 1955. ~ Neuroendocrine Relations. Ultrastruct. and Metabolism **40**, 380—405 (1962). — HARRIS, G. W., and D. JACOBSOHN: Functional hypophyseal grafts. Ciba Found. Coll. Endocr. **8**, 115—123 (1952). ~ Functional grafts of the anterior pituitary gland. Proc. roy. Soc. B **139**, 263—276 (1952). — HARTMANN, J. F.: Electron microscopy of the neurohypophysis in normal and histamine treated rats. Z. Zellforsch. **48**, 291—308 (1958). — HASSLER, R.: Zur Pathologie der Paralysis agitans und des postencephalitischen Parkinsonismus. J. Psychol. Neurol. (Lpz.) **48**, 387—476 (1938). ~ Über die Rinden- und Stammhirnanteile des menschlichen Thalamus. Psychiat. Neurol. med. Psychol. (Lpz.) **1**, 181—187 (1949). ~ Anatomie des Thalamus. In SCHALTENBRAND u. BAILEY, Einführung in die stereotaktischen Operationen mit einem Atlas des menschlichen Gehirns, S. 230—290. Stuttgart: Georg Thieme 1959. — HAUG, H.: Der Grauzellkoeffizient des Stirnhirns der Mammalia in einer phylogenetischen Betrachtung. I. Theoretische, technische und mathematische Grundlagen der Untersuchungen. Acta anat. (Basel) **19**, 60—100 (1953). ~ Der Grauzellkoeffizient der primären sensorischen Hirnrinde des Menschen. Anat. Anz. **102**, 385—388 (1956). ~ Remarks on the determination and significance of the gray cell coefficient. J. comp. Neurol. **104**, 473—492 (1956). — HAUG, K.: Kritisches zum Problem der diencephalen Reaktion, insbesondere zum Begriff der „Diencephalose". Allg. Z. Psychiat. **124**, 299—310 (1949). — HELLER, H., and K. LEDERIS: Density gradient centrifugation of hormone-containing subcellular granules from rabbit neurohypophyses. J. Physiol. (Lond.) **158**, 27—29 (1961). — HERTL, M.: Brunstzeitige Kernschwellung im Tuber cinereum der weißen Maus. Morph. Jb. **92**, 75—94 (1953). ~ Über den Nucleolarapparat der Nervenzellen im Hypothalamus der weißen Maus. Z. Zellforsch. **41**, 207—220 (1955). — HERZOG, E.: Histopathologie des vegetativen Nervensystems. In Handbuch der speziellen pathologischen Anatomie und Histologie von HENKE-LUBARSCH,

Bd. XIII/5, S. 357—542. Berlin-Göttingen-Heidelberg: Springer 1955. — HESS, W. R.: Die Regulierung des Blutkreislaufes. Leipzig: Georg Thieme 1930. ~ Die Regulierung der Atmung. Leipzig: Georg Thieme 1931. ~ Die Methodik der lokalisierten Reizung und Ausschaltung subcorticaler Hirnabschnitte. Leipzig: Georg Thieme 1932. ~ Vegetative Funktionen und Zwischenhirn. Helv. physiol. Acta Suppl. 4 (1947). ~ Die funktionelle Organisation des vegetativen Nervensystems. Basel: Benno Schwabe & Co. 1948. ~ Symposion über das Zwischenhirn. Helv. physiol. Acta Suppl. 6 (1950). ~ Das Zwischenhirn, 2. Aufl. Basel: Benno Schwabe & Co. 1954. ~ Hypothalamus und Thalamus. Stuttgart: Georg Thieme 1956. ~ Die vegetative Innervation des Cortex. Acta neuroveg. (Wien) 16, 5—8 (1957). — HESS, W. R., u. K. AKERT: Die corticale Repräsentation von Gesicht, Oral- und Pharyngealsphäre bei der Katze. Helv. physiol. Acta 9, 269—289 (1951). — HESS, W. R., K. AKERT u. McDONALD: Beziehungen des Stirnhirns zum vegetativen System. Helv. physiol. Acta 9, 101—124 (1951). — HESS, W. R., u. M. BRÜGGER: Das subkortikale Zentrum der affektiven Abwehrreaktion. Helv. physiol. pharmacol. Acta 1, 32—52 (1943). — HILD, W.: Zur Frage der Neurosekretion im Zwischenhirn der Schleie (Tinca vulgaris) und ihrer Beziehungen zur Neurohypophyse. Z. Zellforsch. 35, 33—46 (1950). ~ Experimentell-morphologische Untersuchungen über das Verhalten der „neurosekretorischen Bahn" nach Hypophysenstieldurchtrennungen, Eingriffen in den Wasserhaushalt und Belastung der Osmoregulation. Virchows Arch. path. Anat. 319, 526—546 (1951). ~ Das Verhalten des neurosekretorischen Systems nach Hypophysenstieldurchschneidung und die physiologische Bedeutung des Neurosekrets. Acta neuroveg. (Wien) 3, 81—91 (1951). ~ Über Neurosekretion im Zwischenhirn des Menschen. Z. Zellforsch. 37, 301—316 (1952). ~ Das morphologische, kinetische und endokrinologische Verhalten von hypothalamischem und neurohypophysärem Gewebe in vitro. Z. Zellforsch. 40, 257—312 (1954). — HILD, W., u. G. ZETLER: Über das Vorkommen der drei sog. „Hypophysenhinterlappenhormone" Adiuretin, Vasopressin und Oxytocin im Zwischenhirn als wahrscheinlicher Ausdruck einer neurosekretorischen Leistung der Ganglienzellen der Nuclei supraopticus und paraventricularis. Experientia (Basel) 7, 139 (1951). ~ Experimenteller Beweis für die Entstehung der sog. Hypophysenhinterlappenwirkstoffe im Hypothalamus. Pflügers Arch. ges. Physiol. 257, 169—201 (1953). ~ Über die Funktion des Neurosekrets im Zwischenhirn-Neurohypophysensystem als Trägersubstanz für Vasopressin, Adiuretin und Oxytocin. Z. ges. exp. Med. 120, 236—243 (1953). — HILL, R. T., and A. S. PARKES: Studies on the hypophysectomized ferret. Proc. roy. Soc. B 113, 537—540 (1933). ~ Hypophysectomy in birds. I. Proc. roy. Soc. B 115, 402—409 (1934). — HILLARP, N. A.: Studies on the localization of hypothalamic centres controlling the gonadotrophic function of the hypophysis. Acta endocr. (Kbh.) 2, 11—23 (1949). — HOCHSTETTER, F.: Beiträge zur Entwicklungsgeschichte der kraniocerebralen Topographie des Menschen. Wien 1943. — HOFER, H.: Zur Morphologie der circumventrikulären Organe des Zwischenhirnes der Säugetiere. Zool. Anz. Suppl. 22, 202—251 (1959). — HOFF, E. C., and H. D. GREEN: Cardiovascular reactions induced by electrical stimulation of the cerebral cortex. Amer. J. Physiol. 117, 411—422 (1936). — HOFF, F.: Über die zentralnervöse Blutregulation. Fortschr. Neurol. Psychiat. 8, 299—325 (1936). — HOFF, H.: Die Pathologie des Hypothalamus. Wien. klin. Wschr. 1951, 57—62. ~ Die Bedeutung der zentral-vegetativen Steuerung beim Menschen. Wien. klin. Wschr. 1951, 175—180. — HOFF, H., K. PATEISKY u. T. WANKO: Thalamus und Schmerz. Acta neuroveg. (Wien) 7, 277—300 (1953). — HOGBEN, L. T.: The pigmentary effector system. London 1924. — HOLLWICH, F.: Untersuchungen über funktionelle Beziehungen zwischen dem „energetischen Anteil" der Sehbahn und dem Zuckerhaushalt, insbesondere nach Insulinbelastung. Ber. über die 56. Zus.kunft der Dtsch. Ophthalm. Ges. in München 1950, S. 270—275. ~ Über die Bedeutung des „energetischen Anteiles der Sehbahn" für die Regulation von Stoffwechselabläufen. Münch. med. Wschr. 1952, 1057—1066. — HOLMES, W.: Vom Farbwechsel bei den Tintenfischen. Endeavour 14, 78—82 (1955). — HOPF, A.: Zur architektonischen Gliederung der menschlichen Hirnrinde. J. Hirnforsch. 1, 442—496 (1954). — HUBER, G. C., E. C. CROSBY, R. T. WOODBURNE, L. A. GILLIAN, J. O. BROWN and B. TAMTHAI: The mammalian midbrain and isthmus region. I. The nuclear pattern. J. comp. Neurol. 78, 133—534 (1943). — HUNSPERGER, R. W.: Affektreaktionen auf elektrische Reizung im Hirnstamm der Katze. Helv. physiol. Acta 14, 70—92 (1956).

IFFT, J. D.: The effect of endocrine gland extirpations on the size of nucleoli in rat hypothalamic neurons. Anat. Rec. 148, 599—604 (1964). — INGELBRECHT, P.: Influence du système nerveux central sur la mamelle lactante chez le rat blanc. C.R. Soc. Biol. (Paris) 120, 1369—1371 (1935). — INGRAM, W. R.: Nuclear organization and chief connections of the primate hypothalamus. Res. Publ. Ass. Res. nerv. ment. Dis. 20, 195—244 (1940).

JACOBSOHN, D., and C. B. JØRGENSEN: Survival and function of auto- and homografts of adenohypophysial tissue in the toad, Bufo bufo (L). Acta physiol. scand. 36, 1—12 (1956). — JACOBSOHN, L.: Über die Kerne des menschlichen Hirnstamms. Anhang zu den Abh. Preuß. Akad. Wiss., Physik.-Math. Kl. 1909. — JEWELL, P. A.: The occurrence of vesiculated neurones in the hypothalamus of the dog. J. Physiol. (Lond.) 121, 167—181 (1953). — JOHNSON, F. H., and G. V. Russell: The locus coeruleus as a pneumotaxic center. Anat. Rec. **112**, 348 (1952). — Johnston, J. B.: The radix mesencephalica trigemini. J. comp. Neurol. **19**, 593—644 (1909). — Jores, A.: Die Krankheiten des Hypophysen-Zwischenhirn-Systems. In Handbuch der Neurologie, Bd. 15, S. 261—388. 1937. ~ Klinische Endokrinologie. Berlin-Göttingen-Heidelberg: Springer 1949. — Jørgensen, C. B., and L. O. Larsen: Comparative aspects of hypothalamic-hypophyseal relationships. Ergebn. Biol. **22**, 1—29 (1960). — Jørgensen, C. B., L. O. Larsen, P. Rosenkilde and K. G. Wingstrand: Effect of extirpation of median eminence on function of pars distalis of the hypophysis in the toad Bufo bufo (L.). Comp. biochem. physiol. **1**, 38—43 (1960).

Kaada, B. B.: The cortical motor representation of the vagus nerve. Acta physiol. scand. **25**, Suppl. 89, 44—45 (1951). — Kahle, W.: Studien über die Matrixphasen und die örtlichen Reifungsunterschiede im embryonalen menschlichen Gehirn. Dtsch. Z. Nervenheilk. **166**, 273—302 (1951). ~ Zur Entwicklung des menschlichen Zwischenhirns. Dtsch. Z. Nervenheilk. **175**, 259—318 (1956). ~ Über die längszonale Gliederung des menschlichen Zwischenhirnes. In: Pathophysiologia Diencephalica. Symposion Mailand, S. 134—142. Wien: Springer 1958. — Kalm, H.: Zur Topik des anatomischen Prozesses bei der Heine-Medinschen Krankheit. Dtsch. Z. Nervenheilk. **164**, 93—112 (1950). — Kappers, C. U. A.: Die vergleichende Anatomie des Nervensystems der Wirbeltiere und des Menschen. Haarlem: De Erven F. Bohn 1920. — Kappers, C. U. A., G. C. Huber and E. C. Crosby: The comparative anatomy of the nervous system of vertebrates, including man, vol. 2. New York: MacMillan & Co. 1936. — Kappers, J. Ariëns: The development, topographical relations and innervation of the epiphysis cerebri in the albino rat. Z. Zellforsch. **52**, 163—215 (1960). ~ Survey of the innervation of the epiphysis cerebri and the accessory pineal organs of vertebrates. Progr. Brain Res. **10**, 87—153 (1965). — Kása, P.: Sekretomotorische Fasern und Endigungen in der Adenohypophyse. Experientia (Basel) **19**, 589 (1963). — Kawabata, I.: Electron microscopy of the rat hypothalamic neurosecretory system. I. The supraoptic nuclei of normal and dehydrated rats. Gunma Symp. Endocr. **1**, 51—58 (1964). — Keller, A. D., W. Noble and J. W. Hamilton: Effects of anatomical separation of the hypophysis from the hypothalamus. Amer. J. Physiol. **117**, 467—473 (1936). — Kennard, M.: Autonomic function. In: The precentral motor cortex. Editor P. Bucy. Illinois Monogr. Med. Sci. 4, 294—306 (1944). — Kerr, F. W. L., and J. A. Brown: Pupillomotor pathways in the spinal cord. Arch. Neurol. (Chic.) **10**, 262—270 (1964). — Kerr, F. W. L., and A. Shedden: Descending autonomic pathways in the spinal cord. Arch. Neurol. (Chic.) **10**, 249—261 (1964). — King, L. S.: Vital staining of the nervous system. I. Factors in the vital staining of neurones. J. Anat. (Lond.) **69**, 177—180 (1935). — Kiss, T.: Experimentell-morphologische Analyse der Nebenniereninnervation. Acta anat. (Basel) **13**, 81—89 (1951). — Kitajima, S.: Biochemische Studien über das Neurosekret des Hypophysenhinterlappens. Psychiat. Neurol. jap. **61**, 971—979 u. Abstr. 40—41 (1959). — Kivalo, E., and U. K. Rinne: The relation between the hypothalamic neurosecretion and the corticotrophin release in experimental conditions. Acta endocr. (Kbh.) **34**, 8—18 (1960). — Kleist, K.: Gehirnpathologie. Leipzig: Johann Ambrosius Barth 1934. — Kling, A., and P. J. Hutt: Effect of hypothalamic lesions on the amygdala syndrome in the cat. Arch. Neurol. Psychiat. (Chicago) **79**, 511—517 (1958). — Klingler, J.: Die makroskopische Anatomie der Ammonsformation. Denkschr. schweiz. naturforsch. Ges. **78** (1948). — Klüver, H.: Brain mechanisms and behavoir with special reference to the rhinencephalon. J. Lancet **72**, 567 (1952). — Klüver, H., and P. C. Bucy: An analysis of certain effects of bilateral temporal lobotomy in the rhesus monkey, with special reference to „psychic blindness". J. Psychol. **5**, 33—54 (1938). ~ Preliminary analysis of functions of the temporal lobes in monkeys. A.M.A. Arch. Neurol. Psychiat. **42**, 979—1000 (1939). — Knigge, K. M., and S. M. Bierman: Evidence of central nervous system influence upon cold-induced acceleration of thyroidal J^{131} release. Amer. J. Physiol. **192**, 625—630 (1958). — Knoche, H.: Neurohistologische Untersuchungen am Hypophysen-Zwischenhirnsystem des Hundes. Anat. Anz. Erg.-H. **99**, 93—95 (1952). ~ Über das Vorkommen eigenartiger Nervenfasern (Nodulus-Fasern) in Hypophyse und Zwischenhirn von Hund und Mensch. Acta anat. (Basel) **18**, 208—223 (1953). — Knowles, F.: Farbwechsel und Neurosekretion der Krebse. Endeavour **14**, 95—104 (1955). ~ Electron microscopy of a crustacean neurosecretory organ. II. Internat. Symposium über Neurosekretion, Lund vom 1.—6. Juli 1957, S. 105—109. Berlin-Göttingen-Heidelberg: Springer 1958. — Kobayashi, H., Y. Oota and T. Hirano: Acid phosphatase of the hypothalamo-hypophyseal system of dehydrated rats and pigeons in relation to neurosecretion. Gen. comp. Endocr. **2**, 495—498 (1962). — Koikegami, H.: Beiträge zur Kenntnis der Kerne des Hypothalamus bei Säugetieren. Arch. Psychiat. Nervenkr. **107**, 742—774 (1938). — Koikegami, H., S. Ogawa, K. Tanaka, T. Imogawa and F. Mitobe: Contributions to the comparative anatomy of the reticular nuclei of the brain stem in mammals. Folia psychiat. neurol. jap. **13**, 385—418 (1959). — Koritké, J. G., et H. Duvernoy: Les connexions vasculaires du système porte hypophysaire. Anat. Anz., Erg.-Bd. **109**, 786—806 (1960/61). — KOVÁCS, K., and D. BACH-RACH: Hypothalamus and water metabolism. Studies on the antidiuretic substande of the hypothalamus and hypophysis. Acta med. scand. **141**, 137—152 (1951). — KOZIK, M., and M. WENDER: The effect of electroshocks on neurosecretion in the hypothalamo-pituitary system. Acta med. pol. **3**, 273—280 (1962). — KRATZSCH, E.: Experimentell-morphologische Untersuchungen am Zwischenhirn-Hypophysensystem der Ratte bei Polyurie infolge Alloxanvergiftung (mit besonderer Berücksichtigung der Pituicyten). Z. Zellforsch. **36**, 371—380 (1951). — KRETSCHMER, E.: Die Orbitalhirn- und Zwischenhirnsyndrome nach Schädelbasisfrakturen. Arch. Psychiat. Nervenkr. **182**, 452—477 (1949). — KRIEG, W. J. S.: The hypothalamus of the albino rat. J. comp. Neurol. **55**, 19—89 (1932). — KRÜCKE, W.: Über das Längsbündel in der Substantia gelatinosa centralis des Rückenmarks (Fasc. parependymalis) und über seine Bedeutung für die Verbindung der vegetativen Zentren des Hirnstammes mit denen des Rückenmarks. Dtsch. Z. Nervenheilk. **160**, 196—220 (1949). — KUHLENBECK, H.: The human diencephalon. Basel: Karger 1954. — KUHLENBECK, H., and W. HAYMAKER: The derivatives of the hypothalamus in the human brain; their relation to the extrapyramidal and autonomic systems. Milit. Surg. **105**, 26—52 (1949). — KURACHI, K., u. G. SUCHOWSKY: Zur Frage der Beziehung Hypothalamus zur Ovulation beim Kaninchen. Acta endocr. (Kbh.) **29**, 27—32 (1958). — KUROSUMI, K., T. MATSUZAWA, Y. KOBAYASHI and S. SATO: On the relationship between the release of neurosecretory substance and lipid granules of pituicytes in the rat neurohypophysis. Gunma Symp. Endocr. **1**, 87—111 (1964). — KUROSUMI, K., T. MATSUZAWA and S. SHIBASAKI: Electron microscope studies on the fine structures of the pars nervosa and pars intermedia, and their morphological interrelation in the normal rat hypophysis. Gen. comp. Endocr. **1**, 433—452 (1961).

LANGE-COSACK, H.: Verschiedene Gruppen der hypothalamischen Pubertas praecox. I. Mitt. Dtsch. Z. Nervenheilk. **166**, 499—545 (1951); II. Mitt. Dtsch. Z. Nervenheilk. **168**, 237—266 (1952). — LANGWORTHY, O. R., and C. P. RICHTER: The influence of efferent cerebral pathways upon the sympathetic nervous system. Brain **53**, 178—193 (1930). — LAQUEUR, G. L.: Neurosecretory pathways between the hypothalamic paraventricular nucleus and the neurohypophysis. J. comp. Neurol. **101**, 543—554 (1954). — LARUELLE, L.: Les centres végétatifs du diencéphale médian. Rev. neurol. **1**, 809—842 (1934). ~ Étude d'anatomie microscopique du nevraxe sur coupes longitudinales. Acta neurol. belg. **48**, 189, 235 (1948). — LEDERIS, K.: Ultrastructure of the hypothalamo-neurohypophysial system in teleost fishes and isolation of hormon-containing granules from the neurohypophysis of the cod (Gadus morrhua). Z. Zellforsch. **58**, 192—213 (1962). — LEDERIS, K., and H. HELLER: Intracellular storage of vasopression and oxytocin in the posterior pituitary lobe. In: Abstracts of the First Internat. Congr. of Endocrinology, p. 115—116. Copenhagen 1960. — LEDUC, E. H., and G. B. WISLOCKI: The histochemical localization of acid and alkaline phosphatases, non-specific esterase and succinic dehydrogenase in the structures comprising the hematoencephalic barrier of the rat. J. comp. Neurol. **97**, 241—280 (1952). — LEGAIT, E.: Recherches morphologiques et histophysiologiques sur la pars intermedia des Rongeurs. Biol. méd. (Paris) **51**, 190—204 (1962). — LEGAIT, E., and H. LEGAIT: Histology of the pars intermedia of the hypophysis in mammals and amphibians. Excerpta Medica, Internat. Congr., Ser. 48. — LEGAIT, H.: Les voies extra-hypothalamo-neurohypophysaires de la neurosécrétion diencéphalique dans la série des vertébrés. II. Internat. Symposium über Neurosekretion, Lund vom 1.—6. Juli 1957, S. 42—51. Berlin-Göttingen-Heidelberg: Springer 1958. ~ Corrélations endocriniennes de l'hypothalamus et de la neurohypophyse chez la Poule Rhode-Island. C. R. Soc. Biol. (Paris) **149**, 1016—1018 (1955). ~ Étude histophysiologique et expérimentale du système hypothalamo-neurohypophysaire de la Poule Rhode-Island. Arch. Anat. micr. Morph. exp. **44**, 323—343 (1955). ~ Anatomie microscopique des noyaux hypothalamiques neurosécrétoires et de leurs voies efférentes chez la Poule Rhode-Island. Acta neuroveg. (Wien) **15**, 252—262 (1957). ~ Étude caryométrique de la pars intermedia de l'hypophyse, de l'epiphyse et de l'organe subfornical au cours d'états d'hyperactivité de l'hypothalamus neurosécrétoire chez quelques mammifères. C. R. Soc. Biol. (Paris) **156**, 1662 (1962). — LEONHARDT, H.: Die Neurohypophyse, ein Resorptionsorgan. Acta neuroveg. (Wien) **12**, 41—52 (1955). — LEVEQUE, TH. F.: Changes in the neurosecretory cells of the rat hypothalamus following ingestion of sodium chloride. Anat. Rec. **117**, 741—758 (1953). — LEWANDOWSKY, M.: Untersuchungen über die Leitungsbahnen des Trunkus Cerebri und ihren Zusammenhang mit denen der Medulla Spinalis und des Cortex Cerebri. Neurobiol. Arb. **10**, 1—44 (1904). — LINDGREN, P., A. ROSÉN, P. STRANDBERG and B. UVNÄS: The sympathetic vasodiulator outflow—a cortico-spinal autonomic pathway. J. comp. Neurol. **105**, 95—109 (1956). — LISS, L.: Morphology of the neurosecretory substances. A.M.A. Arch. Neurol. Psychiat. **1**, 19—29 (1959). — LÖBLICH, H. J., u. M. KNEZEVIC: Elektronenoptische Untersuchungen nach akuter Schädigung des Hypophysen-Zwischenhirnsystems. Beitr. path. Anat. **122**, 1—30 (1960). — LÖFGREN, F.: New aspects of the hypothalamic control of the adenohypophysis. Acta morph. neerl. scand. **2**, 220—229 (1959). ~ The infundibular recess, a component in the hypothalamo-adenohypophyseal system. Acta morph. neerl. scand. **3**, 55—78 (1960). ~ On the transport-mechanism between the hypothalamus and the anterior pituitary. Kgl. fysiogr. Sällsk. Lund Förh. **30**, 115—120 (1960). ~ Hypothalamus-Adenohypophyse, eine hodologische Studie. I. Teil. Acta neuroveg. (Wien) **21**, 395—405 (1960). ~ The glial-vascular apparatus in the floor of the infundibular cavity. Lunds Univ. Årsskr., N.F. Avd. 2, **57**, Nr 2 (1961). — LORENTE DE NÓ: Studies on the structure of the cerebral cortex. J. Psychol. Neurol. (Lpz.) **45**, 381—438 (1933). — LÜTHY, F.: Der Locus coeruleus. Schweiz. Akad. med. Wissensch. **15**, 84—88 (1959). — LUNDBERG, P. O.: Neurosecretory and related phenomena in the hypothalamus and pituitary of man. II. Internat. Symposium über Neurosekretion, Lund 1.—6. Juli 1957, S. 13—17. Berlin-Göttingen-Heidelberg: Springer 1958.

MACHER, E.: Zellkernschwellungen der Nuclei supraopticus und paraventricularis bei Dursttieren. Anat. Anz., Erg.-H. **99**, 95—102 (1952). — MacLEAN, P. D.: Psychosomatic disease and the „Visceral Brain". Psychosom. Med. **11**, 339—353 (1949). ~ Limbic system („visceral brain") in relation to central gray and reticulum of brain stem; evidence of interdependence in emotional processes. Psychosom. Med. **17**, 355—366 (1955). — MAGOUN, H. W., and S. W. RANSON: Retrograde degeneration of the supraoptic nuclei after section of the infundibular stalk in the monkey. Anat. Rec. **57**, 107—123 (1939). — MAGOUN, H. W., and R. RHINES: An inhibitory mechanism in the bular reticular formation. J. Neurophysiol. **9**, 165—171 (1946). — MALONE, E.: Über die Kerne des menschlichen Diencephalon. Abh. Kgl. Preuß. Akad. Wiss. Berlin 1910. — MARTINEZ, M.: The structure of the pituitary stalk and the innervation of the neurohypophysis. Diss. Leiden 1960. — MARTINI, L., and C. MORPURGO: Neurohumoral control of the release of adrenocorticotrophic hormone. Nature (Lond.) **175**, 1127—1128 (1955). — MARTINI, L., and A. DE POLI: Neurohumoral control of the release of adrenocorticotrophic hormone. J. Endocr. **13**, 229—234 (1956). — MARTINI, L., A. DE POLI and S. CURRI: Hypothalamic stimulation of ACTH secretion. Proc. Soc. exp. Biol. (N.Y.) **91**, 490—493 (1956). — MATSUSHITA, T.: The pupilloconstrictor and pupillodilatator response area in the pretectal region, mesencephalic central gray matter and its periphery in cats. Folia psychiat. neurol. jap. **13**, 262—300 (1959). — MAZZI, V.: Effetti di lesioni ipotalamiche sull'ipofoso e sul testiculo del Tritone crestato. Arch. ital. Anat. **77**, 1—26 (1952). ~ Rapporti anatomici e funzionali fra ipotalamo e ipofisi. Arch. zool. ital. Suppl. **8**, 53—140 (1952). ~ I fenomeni neurosecretori nella femmina del tritone crestato in condizioni sperimentali. Z. Zellforsch. **39**, 298—317 (1953). — MELVILLE, E. V., and K. HARE: Antidiuretic material in the supraoptic nucleus. Endocrinology **36**, 323—329 (1945). — MESS, B.: Changes in thyroidal cold response of heat-adapted rats following bilateral lesions of their habenular nuclei. Acta physiol. Acad. Sci. hung. **24**, 299—302 (1964). — MESTYÁN, G., B. MESS, G. SZEGVÁRI u. S. DONNHOFFER: Über das Verhalten des Grundumsatzes und der Körpertemperatur der Ratte nach bilateralen, elektrolytischen Hypothalamusläsionen. Acta neuroveg. (Wien) **19**, 250—257 (1959). — METTLER, F.: Corticofugal fiber connections of the cortex of Macaca mulatta. The occipital region. J. comp. Neurol. **61**, 221—256 (1935). — METUZALS, J.: Neurohistologische Studien über die nervöse Verbindung der Pars distalis der Hypophyse mit dem Hypothalamus auf dem Wege des Hypophysenstiels. Acta anat. (Basel) **20**, 258—285 (1954). ~ The innervation of the adenohypophysis in the duck. J. Endocr. **14**, 87—95 (1956). ~ The innervation of the anterior pituitary gland in the cat. Pathophysiologia Diencephalica. Internat. Symposium, Mailand, 1956, S. 148—158. Wien: Springer 1958. ~ The structure of the hypothalamic final common path to the adenohypophysis in the cat. I. J. comp. Neurol. **113**, 103—138 (1959). — MEYER, J.-E.: Pubertas praecox bei einer hyperplastischen Mißbildung des Hypothalamus. Z. ges. Neurol. Psychiat. **179**, 378—394 (1948). — MICHIMATA, H.: The relationship between hypothalamic neurosecretion and thyroid gland following long-term administrations of methylthiouracil in rat. Endocr. jap. **6**, 221—232 (1959). — MIETKIEWSKIE, K., and M. KOZIK: Histochemical investigations of neurosecretion in Guinea pigs. Acta med. pol. **3**, 247—256 (1962). — MILINE, R.: La part du noyau paraventriculaire dans l'histophysiologie corrélative de la glande thyroide et de la glande pinéale. Ann. Endocr. (Paris) **24**, 255—269 (1963). ~ Contribution à l'étude du comportement corrélatif du complexe epithalamoepiphysaire et de la zone glomérulaire des glandes surrénales sous l'influence de l'obscurité. Progr. Brain Res. **10**, 612—626 (1965). — MONACHOV, K.: Zbl. Neurochir. **46**, 514. Zit. nach CHRIST 1951. — MOLL, J.: Regeneration of the supraoptico-hypophyseal and paraventriculo-hypophyseal tracts in the hypophysectomized rat. Z. Zellforsch. **46**, 686—709 (1957). — MOLL, J., and D. DE WIED: Observations on the hypothalamo-posthypophyseal system of the posterior lobectomized rat. Gen. comp. Endocr. **2**, 215—228 (1962). — MONNIER, M.: Les résultats de la coagulation du thalamus chez l'homme (Noyau ventro-postérieur). Acta neurochir. (Wien), Suppl. **3**, 291—307 (1955). ~ Physiologie des vegetativen Nervensystems. In: Physiologie und Pathophysiologie des vegetativen Nervensystems, Bd. I. Stuttgart: Hippokrates 1963. — MONNIER, M., u. H. WILLI: Die integrative Tätigkeit des Nervensystems beim meso-rhombo-spinalen Anencephalus (Mittelhirnwesen). Mschr. Psychiat. **126**, 239—273 (1953). — Morimoto, O., and M. Maekawa: A histopathological aspect on the problem of the autonomic unbalance. Folia. psychiat. neurol. jap. **12**, 231—241 (1958). — Morin, F.: Ricerche sulla vascolarizzazione dell'ipofisi e della sostanza nervosa contigua. Anat. Anz. **88**, 369—380 (1939). — Mosinger, M.: Anatomie de l'hypothalamus et du sousthalamus élargi. Schweiz. Arch. Neurol. Psychiat. **65**, 135—186 (1950). ~ Sur l'histophysiologie normale et pathologique du complexe hypothalamo-hypophysaire et le rôle du diencéphale en pathologie corrélative. Ann. Endocr. (Paris) **12**, 901—916 (1951). — Moszkowska, A.: L'antagonisme épiphyso-hypophysaire. Ann. Endocr. (Paris) **24**, 215—226 (1963). — Müller, W., u. M. Mortillaro: Veränderungen im Zwischenhirn der weißen Ratte nach beidseitiger Jugularisunterbindung. Virchows Arch. path. Anat. **331**, 502—509 (1958). — Müller, W., u. K. Schmalbach: Experimentelle Hirn-Massenverschiebung und ihre Wirkung auf den „neurosekretorischen" Anteil des Zwischenhirn-Hypophysensystems. Acta neurochir. (Wien) **7**, 190—205 (1959). — Murakami, M.: Elektronenmikroskopische Untersuchungen über die neurosekretorischen Zellen im Hypothalamus von Gecko japonicus. Arch. hist. jap. **21**, 323—337 (1961). ~ Elektronenmikroskopische Untersuchung der neurosekretorischen Zellen im Hypothalamus der Maus. Z. Zellforsch. **56**, 277—299 (1962). ~ Elektronenmikroskopische Untersuchungen am Nucleus praeopticus der Kröte (Bufo vulgaris formosus). Z. Zellforsch. **63**, 208—225 (1964). — Murphy, J. P., and E. Gellhorn: The influence of hypothalamic stimulation on cortically induced movements and on action potentials of the cortex. J. Neurophysiol. **8**, 341—364 (1945). ~ Further investigations in diencephalic-cortical relations and their significance for the problem of emotion. J. Neurophysiol. **8**, 431—447 (1945). — Muskens, L. J. J.: An anatomico-physiological study of the posterior longitudinal bundle in its relation to forced movement. Brain **36**, 352—426 (1914).

Nakagawa, I.: Influence of electrical stimulation of hypothalamus upon electrical activity of cerebral cortex in cat. Folia psychiat. neurol. jap. **12**, 267—373 (1958). — Nakayama, S., u. R. v. Baumgarten: Lokalisierung absteigender Atmungsbahnen im Rückenmark der Katze mittels antidromer Reizung. Pflügers Arch. ges. Physiol. **281**, 231—244 (1964). — Nauta, W. H. J.: Hippocampal projections and related neural pathways to the midbrain in the cat. Brain **81**, 319—340 (1958). ~ Fibre degeneration following lesions of the amygdaloid complex in the monkey. J. Anat. (Lond.) **95**, 515—531 (1961). — Newman, A. E., E. S. Redgate and G. Farrell: The effects of diencephalic-mesencephalic lesions on aldosterone and hydrocortisone secretion. Endocrinology **63**, 723—736 (1958). — Nicolesco, J., et M. Nicolesco: Quelques données sur les centres végétatifs de la région infundibulo-tuberienne et de la frontière diencéphalo-télencéphalique. Rev. neurol. **2**, 289—317 (1929). — Nikitovitch-Winer, M., and J. W. Everett: Resumption of gonadotrophic function in pituitary grafts following re-transplantation from kidney to median eminence. Nature (Lond.) **180**, 1434—1435 (1957). — Niklas, A., u. W. Oehlert: Autoradiographische Untersuchungen der Größe des Eiweißstoffwechsels verschiedener Organe, Gewebe und Zellarten. Acta histochem. (Jena) **4**, 166—170 (1957). — Nissl, F.: Über die Veränderungen der Ganglienzellen am Facialiskern des Kaninchens nach Ausreißung der Nerven. Allg. Z. Psychiat. **48**, 197 (1892). ~ Nervenzellen und graue Substanz. Münch. med. Wschr. **1898**, 988—992, 1023—1029, 1060—1063. ~ Die Großhirnanteile des Kaninchens. Arch. Psychiat. Nervenkr. **52**, 1—87 (1913). — Noback, Ch. R.: Brain of a Gorilla. II. Brain stem nuclei. J. comp. Neurol. **111**, 345—385 (1959). — Noda, H., u. Mitarb.: Arch. histol. jap. **8**, 355 (1955). Zit. nach Löfgren 1960. — Nowakowski, H.: Anatomische Untersuchungen über die Beziehungen der Hypophyse zum Zwischenhirn. Zbl. ges. Neurol. Psychiat. **107**, 16 (1949). ~ Zur Auslösung der Ovulation durch elektrische Reizung des Hypothalamus beim Kaninchen und ihre Beeinflussung durch Rückenmarksdurchschneidung. Acta neuroveg. (Wien) **1**, 13—39 (1950). ~ Infundibulum und Tuber cinereum bei der Katze. Dtsch. Z. Nervenheilk. **165**, 261—339 (1951).

Oberti, C.: Zur Kenntnis der Glia und Nerven der Adenohypophyse. Z. Zellforsch. **46**, 252—258 (1957). — Oehlert, W., and B. Schultze: Autoradiographic findings on the amount of protein metabolism in single tissues and cells with special view to the central nervous system of the rabbit. Radioisotopes in Scientific Research, vol. III. London, New York and Paris: Pergamon Press 1958. — Oehlert, W., B. Schultze u. W. Maurer: Autoradiographische Untersuchung der Größe des Eiweißstoffwechsels der verschiedenen Zellen des Zentralnervensystems. Beitr. path. Anat. **119**, 343—376 (1958). — Okada, M., u. Mitarb.: Med. J. Osaka Univ. **6** (2), 359 (1955). Zit. nach Löfgren 1960. — Okinaka, S., M. Yoshikawa, M. Uono, T. Mozai, M. Toyota, T. Muro, T. Igata, H. Tanabe and T. Ueda: Studies on the neurohumoral control of the human body and its clinical applications: Histochemical study on cholinesterase of the human hypothalamus. Acta neuroveg. (Wien) **22**, 53—62 (1960). — Oksche, A.: Optico-vegetative regulatory mechanisms of the diencephalon. Anat. Anz. **108**, 320—329 (1960). — Oksche, A., D. F. Laws, F. I. Kamemoto and D. S. Farner: The hypothalamo-hypophyseal neurosecretory system of the white crowned sparrow, Zonotrichia leucophrys gambelli.

Z. Zellforsch. 51, 1—42 (1959). — OLSZEWSKI, J., and D. BAXTER: Cytoarchitecture of the human brain stem. Basel and New York: S. Karger 1954. — ORTHNER, H.: Anatomie und Physiologie der Steuerungsorgane der Sexualität. In: Die Sexualität des Menschen. Stuttgart: Ferdinand Enke 1953. ~ Pathologische Anatomie und Physiologie der hypophysär-hypothalamischen Krankheiten. In Handbuch der speziellen pathologischen Anatomie und Histologie von HENKE-LUBARSCH, Bd. XIII/5, S. 543—939. Berlin-Göttingen-Heidelberg: Springer 1955. ~ Pathologische Anatomie der vom Hypothalamus ausgelösten Bewußtseinsstörungen. Congr. Internat. des Sciences Neurologiques, Bruxelles 21.—28. Juli 1957, S. 77—96. — ORTMANN, R.: Morphologisch-experimentelle Untersuchungen über das diencephal-hypophysäre System im Verhältnis zum Wasserhaushalt. Klin. Wschr. 1950, 449. ~ Über experimentelle Veränderungen der Morphologie des Hypophysenzwischenhirnsystems und die Beziehung der sog. „Gomorisubstanz" zum Adiuretin. Z. Zellforsch. 36, 92—140 (1951). — OSINCHAK, J.: Electron microscopic localization of acid phosphatase and thiamine pyrophosphatase activity in hypothalamic neurosecretory cells of the rat. J. Cell Biol. 21, 35—47 (1964). — OSTERTAG, B.: Lokale Hyperplasie des Hypothalamus mit Pubertas praecox. Dtsch. Z. Nervenheilk. 164, 174—178 (1950).

PAARMANN, H.-F.: Zur Frage der afferenten vegetativen Fasern. Arch. Psychiat. Nervenkr. 185, 13—21 (1950). — PACHE, H.-D.: Über die Markarmut zentral-vegetativer Gebiete des Gehirns. Arch. Psychiat. Nervenkr. 104, 137—162 (1936). — PALADE, G. E., and S. L. PALAY: Electron microscope observations of interneuronal and neuromuscular synapses. Anat. Rec. 118, 335 (1954). — PALAY, S. L.: Neurosecretion. V. The origin of neuro-secretory granules from the nuclei of nerve cells in fishes. J. comp. Neurol. 79, 247—275 (1943). ~ Neurosecretory phenomena in the hypothalamus in man and monkey. Anat. Rec. 112, 370—371 (1952). ~ Neurosecretory phenomena in the hypothalamo-hypophyseal system of man and monkey. Amer. J. Anat. 93, 107—142 (1953). ~ Synapses in the central nervous system. J. biophys. biochem. Cytol. 2, 193—207 (1956). — PALAY, S. L., and ST. L. WISSIG: Secretory granules and Nissl Substance in fresh supraoptic neurones of the rabbit. Anat. Rec. 116, 301—309 (1953). — PAPEZ, J. W.: A proposed mechanism of emotion. Arch. Neurol. Psychiat. (Chic.) 38, 725—743 (1937). ~ The embryologic development of the hypothalamic area in mammals. Res. Publ. Assoc. nerv. ment. Dis. 20, 31—51 (1940). — PAPEZ, J. W., and R. ARONSON: Thalamic nuclei of Pithecus (Macacus) rhesus. A.M.A. Arch. Neurol. Psychiat. 32, 1—44 (1934). — PATTON, H. D., T. C. RUCH and A. E. WALKER: Experimental hypogeusia from Horsley Clarke lesions of thalamus in Macaca mulatta. J. Neurophysiol. 7, 171—184 (1944). — PELLEGRINO DE IRALDI, A., L. M. ZIEHER and E. DE ROBERTIS: Ultrastructure and Pharmacological studies of nerve endings in the pineal organ. Progr. Brain Res. 10, 389—422 (1965). — PETERS, G.: Die Kolloidproduktion in den Zellen der vegetativen Kerne des Zwischenhirns des Menschen und ihre Beziehungen zu physiologischen und pathologischen Vorgängen im menschlichen Organismus. Z. ges. Neurol. Psychiat. 154, 331—344 (1935). — PFUHL, W.: Das Cingulum und seine funktionelle Bedeutung. Morph. Jb. 94, 111—150 (1954). — PICKFORD, M.: Control of the secretion of antidiuretic hormone from the pars nervosa of the pituitary gland. Physiol. Rev. 25, 573—594 (1945). — PIERAGNOLI, E., e W. TELO: La neurosecrezione ipotalamo-ipofisaria nei suoi rapporti con le ghiandole tiroide e surrenale. Progr. méd. (Paris) 11, 457—463 (1955). — PINES, J. L.: Über die Innervation der Hypophysis cerebri. I. J. Psychol. Neurol. (Lpz.) 32, 80—88 (1926). ~ Über die Innervation der Hypophysis cerebri. II. Z. ges. Neurol. Psychiat. 100, 123—138 (1926). — PITTS, R. F.: The respiratory center and its descending pathways. J. comp. Neurol. 72, 605—625 (1940). ~ Organization of the neural mechanisms responsible for rhythmic respiration, p. 819—838. In HOWELL's Textbook of Physiology, 16th edit., edit. by J. F. FULTON. Philadelphia and London: W. B. Saunders Company 1949. — PITTS, R. F., H. W. MAGOUN and S. W. RANSON: Localization of the medullary respiratory centers in the cat. Amer. J. Physiol. 126, 673—688 (1939). — POPA, G. T., and U. FIELDING: A portal circulation from the pituitary to the hypothalamic region. J. Anat. (Lond.) 65, 88—91 (1931). — POTTER, D. D., and W. R. LOEWENSTEIN: Electrical activity of neurosecretory cells. Amer. J. Physiol. 183, 652 (1955).

QUAY, W. B.: Histological structure and cytology of the pineal organ in birds and mammals. Progr. Brain Res. 10, 49—86 (1965).

RABL, R.: Folgen von Durchblutungsstörungen im Zwischenhirn. Virchows Arch. path. Anat. 324, 243—262 (1953). ~ Die Abhängigkeit der Funktion von der Gewebsarchitektur im Hypophysenstiel. Virchows Arch. path. Anat. 325, 227—248 (1954). ~ Beitrag zur Pathologie der Neurosekretion im Hypothalamus-Hypophysensystem. Virchows Arch. path. Anat. 326, 226—247 (1954). — RAND, R. W.: An anatomical and experimental study of cerebellar nuclei and their efferent pathways in the monkey. J. comp. Neurol. 101, 167—223 (1954). — RANSON, S. W., and H. W. MAGOUN: The central path of the pupilloconstrictor reflex in response to light. A.M.A. Arch. Neurol. Psychiat. 30, 1193—1202 (1938). ~ The hypothalamus. Ergebn. Physiol. 41, 56—163 (1939). — RASMUSSEN, A. T.:

Reaction of the supraoptic nucleus to hypophysectomy. Proc. Soc. exp. Biol. (N.Y.) 36, 729—731 (1937). ~ Innervation of the hypophysis. Endocrinology 23, 263—278 (1938). ~ Effects of hypophysectomy and hypophyseal stalk resection on the hypothalamic nuclei. Res. Publ. Ass. nerv. ment. Dis. 20, 245—269 (1940). — RASMUSSEN, A. T., and W. J. GARDNER: Effects of hypophyseal stalk resection on the hypophysis and hypothalamus of man. Endocrinology 27, 219—226 (1940). — REICHLIN, S.: The effect of hypothalamic lesions upon the thyroid response to partial thyroidectomy. Endocrinology 60, 567—569 (1957). — REIL, J. C.: Reils Arch. Physiol. 9, 511 (1809). Zit. nach RUSSELL 1955. — RICKENBACH, K., u. H. MEESSEN: Vergleichende reizphysiologische und anatomische Untersuchungen der reflektorischen Atemzentren der Medulla oblangata des Kaninchens. Acta anat. (Basel) 12, 135—173 (1951). — RILEY, H. A.: An atlas of the basal ganglia, brainstem and spinal cord. Baltimore: Williams & Wilkins Company 1943. — RINNE, U. K., and E. KIVALO: Effect of dehydration and rehydration on the acid phosphatase activity of the hypothalamic magnocellular nuclei. Ann. Med. exp. Fenn. 36, 350—355 (1958). — RINNE, U. K., E. KIVALO and S. TALANTI: Maturation of human hypothalamic neurosecretion. Biol. Neonat. (Basel) 4, 351—364 (1962). — RIOCH, D. McK.: Studies on the diencephalon of carnivora. J. comp. Neurol. 49, 3—93 (1930). — ROBERTIS, E. D. P. DE, and H. S. BENNET: Submicroscopic vesicular component in the synapse. Fed. Proc. 13, 35 (1954). — ROBERTS, T. S., and K. AKERT: Insular and opercular cortex and its thalamic projection in Macaca mulatta. Schweiz. Arch. Neurol. 92, 1—43 (1963). — RÖTHIG, P.: Riechbahnen, Septum und Thalamus bei Didelphys virginiana. Abh. Senckenberg. naturforsch. Ges. 31, 1—19 (1909). — ROIZIN, L.: Rass. Neurol. veg. 1, 338 (1938). Zit. nach VELHAGEN. — ROMEIS, B.: Hypophyse. In Handbuch der mikroskopischen Anatomie des Menschen, Bd. VI/3. Berlin: Springer 1940. — ROUSSY, G., et M. MOSINGER: L'innervation de l'hypophyse. Son importance dans l'interprétation des syndromes dits hypophysaires. Rev. neurol. 72, 434—447 (1940). ~ Traité de neuro-endocrinologie. Paris: Masson & Cie. 1946. — ROWAN, W.: Proc. Bost. S. Nat. Hist. 38, 147 (1926). Zit. nach VELHAGEN. — RUSSELL, G. V.: The dorsal trigemino-thalamic tract in the cat reconsidered as a lateral reticulo-thalamic system of connections. J. comp. Neurol. 101, 237—264 (1954). ~ The nucleus locus coeruleus (dorsolateralis tegmenti). Tex. Rep. Biol. Med. 13, 939—988 (1955).

SAFFRAN, M., A. V. SCHALLY and G. B. BENFEY: Stimulation of the release of corticotrophin from the adenohypophysis by a neurohypophyseal factor. Endocrinology 57, 439—444 (1955). — SAFFRAN, M., A. V. SCHALLY, M. SEGAL and B. ZIMMERMANN: Characterization of the corticotrophin releasing factor of the neurohypophysis. II. Internat. Symposium über Neurosekretion, Lund vom 1.—6. Juli 1957, S. 55—59. Berlin-Göttingen-Heidelberg: Springer 1958. — SANO, Y.: Beobachtungen zur Morphologie der Neurosekretion bei Wirbeltieren. II. Internat. Symposium über Neurosekretion, Lund vom 1.—6. Juli 1957, S. 63—67. Berlin-Göttingen-Heidelberg: Springer 1958. — SANO, Y., u. A. KNOOP: Elektronenmikroskopische Untersuchungen am kaudalen neurosekretorischen System von Tinca vulgaris. Z. Zellforsch. 49, 464—492 (1959). — SCARPELLI, P. G., and A. G. PEARSE: Cytochemical localization of succinic dehydrogenase in mitochondria. Anat. Rec. 132, 133—151 (1958). — SCAVO, D., L. CIAMPALINI e N. NICCOLAI: Saggi di funzione postipofisaria nelle tireopatie. Folia endocr. (Pisa) 8, 271—284 (1955). — SCEPOVIC, M.: Contribution à l'étude d'histophysiologie de la glande thyroide chez les rats épiphysectomisés. Ann. Endocr. (Paris) 24, 371—376 (1963). — SCHARRER, B.: Endocrines in vertebrates. Physiol. Rev. 21, 383—409 (1941). — SCHARRER, B. and E.: Neurosecretion. VI. A comparison between the intercerebralis-cardiacum-allatum system of the insects and the hypothalamo-hypophyseal system of the vertebrates. Biol. Bull. 87, 242—251 (1944). ~ Neurosekretion. In Handbuch der mikroskopischen Anatomie des Menschen, Bd. VI/5. Berlin-Göttingen-Heidelberg: Springer 1954. — SCHARRER, E.: Über neurokrine Organe der Wirbeltiere. Verh. dtsch. zool. Ges. 1933, 217—220. ~ Ein inkretorisches Organ im Hypothalamus der Erdkröte, Bufo vulgaris LAUR. Z. wiss. Zool. A 144, 1—11 (1933). ~ Vergleichende Untersuchungen über die zentralen Anteile des vegetativen Systems. Z. Anat. 106, 169—192 (1936). ~ Über ein vegetatives optisches System. Klin. Wschr. 1937, 1521—1523. — SCHARRER, E., u. R. GAUPP: Neuere Befunde am Nucleus supraopticus und Nucleus paraventricularis des Menschen. Z. ges. Neurol. Psychiat. 148, 766—772 (1933). — SCHARRER, E., and G. J. WITTENSTEIN: The effect of the interruption of the hypothalamo-hypophyseal neurosecretory pathway in the dog. Anat. Rec. 112, 387 (1952). — SCHIEBLER, TH. H.: Zur Histochemie des neurosekretorischen hypothalamisch-neurohypophysären Systems. Acta anat. (Basel) 13, 233—255 (1951). ~ II. Teil. Acta anat. (Basel) 15, 393—416 (1952). ~ Cytochemische und elektronenmikroskopische Untersuchungen an granulären Fraktionen der Neurohypophyse des Rindes. Z. Zellforsch. 36, 563—576 (1952). ~ Darstellung der B-Zellen in Pankreasinseln und von Neurosekret mit Pseudoisocyanin. Naturwissenschaften 45, 214 (1958). — SCHMID, R., L. GONZALO, R. BLOBEL, E. MUSCHKE u. E. TONUTTI: Über die hypothalamische Steuerung der ACTH-Abgabe aus der Hypophyse bei Diphtherie-Toxin-Vergiftung. Endokrinologie 34, 65—91 (1957). — SCHMIDT, E.,

J. Hallervorden u. H. Spatz: Die Entstehung der Hamartome am Hypothalamus mit und ohne Pubertas praecox. Dtsch. Z. Nervenheilk. **177**, 235—262 (1958). — Schultze, B., W. Oehlert u. W. Maurer: Autoradiographische Untersuchung zum Mechanismus der Eiweißneubildung in Ganglienzellen. Beitr. path. Anat. **120**, 58—84 (1959). ~ Autoradiographische Untersuchung zum Mechanismus der Eiweiß-Synthese in Ganglienzellen. Minerva nucleare (Torino) **3**, 249—253 (1959). — Schwartz, H. C.: Effect of experimental lesions of the cortex on the „psychogalvanic" reflex in the cat. Arch. Neurol. Psychiat. (Chicago) **38**, 308—320 (1937). — Sheinin, J. J.: Typing the cells of the mesencephalic nucleus of the Trigeminal Nerve in the dog based on Nissl-granule arrangement. J. comp. Neurol. **50**, 109—131 (1930). — Shibusawa, K., K. Nishi and Ch. Abe: Further observations of the hypothalamic control of the thyroid gland. Endocr. jap. **6**, 31—46 (1959). — Shibusawa, K., T. Yamamoto, K. Nishi, Ch. Abe, S. Tomie and K. Shirota: TRF Concentrations in various tissues following anterior hypothalamic lesions. Endocr. jap. **6**, 149—152 (1959). — Shimizu, N.: Histochemical studies on the phosphatase of the nervous system. J. comp. Neurol. **93**, 201—218 (1950). ~ Histochemical studies of glycogen of the area postrema and the allied structures of the mammalian brain. J. comp. Neurol. **102**, 323—339 (1955). — Shimizu, N., and T. Kumamoto: Histochemical studies on the glycogen of the mammalian brain. Anat. Rec. **114**, 479—498 (1952). — Shimizu, N., N. Morikawa and Y. Ishi: Histochemical studies of succinic dehydrogenase and cytochrome oxidase of the rabbit brain, with special reference to the results in the paraventricular structures. J. comp. Neurol. **108**, 1—21 (1957). — Shimizu, N., N. Morikawa and M. Okada: Histochemical studies of monoamine oxidase of the brain of rodents. Z. Zellforsch. **49**, 389—400 (1959). — Shimizu, T.: The hypothalamic neurosecretory phenomena and the activity of thyroid gland in partially thyroidectomized rats. Endocr. jap. **6**, 75—85 (1959). — Simon, A.: The pressor and oxytocic content of the hypophysis of rats under various conditions. Amer. J. Physiol. **107**, 220—226 (1934). — Simon, A., u. Z. Kardos: Über den Gehalt der Hypophysenhinterlappen normaler und durstender Tiere an blutdruck- und uteruswirksamen Stoffen. Naunyn-Schmiedeberg's Arch. exp. Path. Pharmak. **176**, 238—242 (1934). — Simpson, D. A.: The efferent fibres of the hippocampus in the monkey. J. Neurol. Neurosurg. Psychiat. **15**, 79 (1952). — Skultety, F. M.: The behavioral effects of destructive lesions of the periaqueductal gray matter in adult cats. J. comp. Neurol. **110**, 337—365 (1958). ~ Relation of periaqueductal gray matter to stomach and bladder motility. Neurology (Minneap.) **9**, 190—198 (1959). ~ Stimulation of periaqueductal gray and hypothalamus. Neurology (Minneap.) **8**, 608—620 (1963). — Sloper, J. C.: J. Anat. (Lond.) **88**, 576 (1954). Zit. nach Sloper 1958. ~ Hypothalamic neurosecretion in the dog and cat, with particular reference to the idendification of neurosecretory material with posterior lobe hormone. J. Anat. (Lond.) **89**, 301—310 (1955). ~ The application of newer histochemical and isotope techniques for the localisation of protein-bound cystine or cysteine to the study of hypothalamic neurosecretion in normal and pathological conditions. II. Internat. Symposium über Neurosekretion, Lund 1.—6. Juli 1957, S. 20—25. Berlin-Göttingen-Heidelberg: Springer 1958. — Sloviter, H. A., and F. Morel: Localization of radioactive organic and inorganic iodine compounds in the posterior hypophysis of the rabbit. Arch. Biochem. **62**, 217—221 (1956). — Slusher, M. A.: Dissociation of adrenal ascorbic acid and corticosterone responses to stress in rats with hypothalamic lesions. Endocrinology **63**, 412—419 (1958). — Smith, R. N.: The presence of non-myelinated nerve fibres in the pars distalis of the pituitary gland of the ferret. J. Endocr. **14**, 279—283 (1956). — Smith, S. W.: The correspondence between hypothalamic neurosecretory material and neurohypophyseal material in vertebrates. Amer. J. Anat. **89**, 195—231 (1951). — Smoller, C. G.: Neurosecretory processes extending into third ventricle: Secretory or sensory? Science **147**, 882—884 (1965). — Spatz, H.: Über die Vorgänge nach experimenteller Rückenmarksdurchschneidung mit besonderer Berücksichtigung der Unterschiede der Reaktionsweise des reifen und des unreifen Gewebes nebst Beziehungen zur menschlichen Pathologie (Porencephalie und Syringomyelie). Nissl und Alzheimersche Arbeiten, S. 49—364, Erg.-Bd. Jena: Gustav Fischer 1921. ~ Anatomie des Mittelhirns. In Handbuch der Neurologie, Bd. 1/I, S. 474—540. Berlin: Springer 1935. ~ Zur Anatomie der vegetativen Zentren des Gehirns. Hess. Ärztebl. **1949**, H. 8, 139. ~ Neues über die Verknüpfung von Hypophyse und Hypothalamus. Acta neuroveg. (Wien) **3**, 1—49 (1951). ~ Das Hypophysen-Hypothalamus-System in seiner Bedeutung für die Fortpflanzung. Verh. anat. Ges., Anat. Anz. Erg.-H. **100**, 46—86 (1954). ~ Die Proximale (supraselläre) Hypophyse, ihre Beziehungen zum Diencephalon und ihre Regenerationspotenz. In Pathophysiologia Diencephalica. Internat. Symposion, Mailand, S. 53—77. Wien: Springer 1958. — Spatz, H., R. Diepen u. V. Gaupp: Zur Anatomie des Infundibulum und des Tuber cinereum beim Kaninchen. Dtsch. Z. Nervenheilk. **159**, 229—268 (1948). — Spatz, H., u. H. D. Pache: Über ein wenig beachtetes anatomisches Merkmal vegetativer Zentren des Gehirns. Zbl. ges. Neurol. Psychiat. **74**, 420—422 (1935). — Spiegel, E. A., H. T. Wycis, C. Orchinik and H. Freed: Thalamic chronotaraxis. Amer. J. Psychiat. **113**, 97—103 (1956). — Spiegel,

282   ADOLF HOPF: Allgemeine Morphologie der neurovegetativen Regulationen.

E. A., and H. ZWEIG: Zur Cytoarchitektonik des Tuber cinereum. Arb. neurol. Inst. Univ.
Wien 22, 278—295 (1919). — SPULER, H.: Über das Tuber cinereum des Meerschweinchens.
Acta anat. (Basel) 13, 125—162 (1951). — STAMMLER, A.: Über die Verteilung der Acetal-
phosphatide im Zentralnervensystem des Menschen mit besonderer Berücksichtigung des
Hypophysen-Hypothalamussystems. Dtsch. Z. Nervenheilk. 168, 305—321 (1952). — STARCK,
D.: Wandlungen des Homologiebegriffes. Neue Ergebnisse und Probleme der Zoologie (Klatt-
Festschrift), S. 957—969, 1950. — STERBA, G.: (a) Über eine sehr spezifische Methode zum
Nachweis von Neurosekret. Acta biol. med. germ. 7, 228—231 (1961). ~ (b) Grundlagen
des histochemischen und biochemischen Nachweises von Neurosekret (= Trägerprotein
der Oxytozine) mit Pseudoisozyaninen. Acta histochem. (Jena) 17, 268—292 (1964). —
STOTLER, A.: The relationship of the terminals of the hypothalamico-hypophyseal tract
to the morphology of the pars nervosa of the hypophysis of the cat. Anat. Rec. 114, 275
(1952). — STRONG, O. S., and A. ELWYN: Human neuroanatomy, 3. edit. Baltimore:
Williams & Wilkins Company 1953. — STURM, A., u. W. WERNITZ: Hormonjod im Gehirn. Acta neuroveg. (Wien) 13, 50—62 (1955). — STUTINSKY, F.: Modifications histo-
logiques de l'hypophyse de la grenouille après lesion infundibulaire. Bull. Ass. Anat.
(Nancy) 32, 396—406 (1937). ~ Sur l'innervation de la pars tuberalis de quelques mammifères. C. R. Ass. Anat. 55, 372—380 (1948). ~ Sur l'origine de la substance Gomori-
positive du complexe hypothalamo-hypophysaire. C. R. Soc. Biol. (Paris) 5, 367—370 (1951).~
La neurosécrétion au cours de la gestation et le postpartum chez la rate. Ann Endocr. (Paris)
14, 722—725 (1953). ~ La neurosécrétion chez les vertébrés. Ann. Biol. clin. 29, 487—516
(1953). ~ Recherches expérimentales sur le complexe hypothalamo-neurohypophysaire.
Arch. Anat. micr. Morph. exp. 46, 93—158 (1957). ~ Rapports du neurosécretat hypothala-
mique avec l'adénohypophyse dans des conditions normales et expérimentales. Pathophysiol
Diencephal. Symp. Intern., Milano 1956, 78—103. Wien: Springer 1958. — STUTINSKY, F.,
M. BONVALLET et P. DELL: Les modifications hypophysaires au cours du diabète insipide
experimental chez le chien. Ann. Endocr. (Paris) 10, 505—517; 11, 1—11 (1949/50). —
STUTTE, H.: Pubertas praecox bei hyperplastischer Fehlbildung des Tuber cinereum. Dtsch.
Z. Nervenheilk. 164, 157—173 (1950). — SUTKOWAJA: Zur Frage über das Zentrum der
Wärmeregulation. (Vergleichende Cytoarchitektonik des Hypothalamus.) Z. Neur. 115,
272—302 (1928). — SZENTÁGOTHAI, J.: Die innere Gliederung des Oculomotoriuskerns. Arch.
Psychiat. Nervenkr. 115, 127—135 (1942). ~ Die zentrale Leitungsbahn des Lichtreflexes
der Pupillen. Arch. Psychiat. Nervenkr. 115, 136—156 (1942). — SZENTÁGOTHAI, J., B. FLERKÓ,
B. MESS and B. HALÁSZ: Hypothalamic control of the anterior pituitary. Budapest: Akadémiai
Kiadó Publishing House of the Hungarian Academy of Sciences 1962. — SZENTÁGOTHAI,
J., I. Rozsos u. J. KUTAS: A hypophysis hátsó lebenyének szerepe a mellsö lebeny vérkerin-
gésében (Venous drainage through posterior lobe vessels of the anterior pituitary). Magy.
Tud. Akad. Biol. orv. Tud. Osztol. Közl. 8, 104 (1957). — SZENTÁGOTHAI, J., u. GY. SZÉKELY:
Resorption argentaffiner Substanz der Hypophyse in die Eminentia medialis bei Lacertilien.
Acta biol. Acad. Sci. hung. 8, 295 (1958).

TABER, E.: The cytoarchitecture of the brain stem of the cat. I. Brain stem nuclei of
cat. J. comp. Neurol. 116, 27—69 (1961). — TALANTI, S., E. KIVALO and A. KIVALO: The
acid phosphatase activity in the hypothalamic magnocellular nuclei of the cow embryo. Acta
endocr. (Kbh.) 29, 302—306 (1958). — TAUROG, A., G. W. HARRIS, W. TONG and I. L. CHAI-
KOFF: The uptake of J^{131}-labeled thyroxine and triiodothyronine by the neurohypophysis.
Endocrinology 59, 34—47 (1956). — TEICHMANN, I.: Études histochimiques de l'épendyme
spéciale hypothalamique du rat blanc. Ann. Endocr. (Paris) 25, Suppl. 5, 133—135 (1964). —
TELLO, F.: Algunas observaciones sobre la histologia de la hipofisis humana. Trab. Lab.
Invest. biol. Univ. Madr. 10, 145—184 (1912). — THELANDER, H. E.: The course and distribu-
tion of the radix mesencephalica trigemini in the cat. J. comp. Neurol. 37, 207—220 (1924). —
THOMSON, A. F., and A. E. WALKER: Behavioral alterations following lesions of the medial
surface of the temporal lobe. Folia psychiat. neerl. 53, 444 (1950). — THURLOW, M. G.:
Quantitative studies on mitochondria in nerve cells. Carnegie Inst. Contr. Embryol. 16,
35—44 (1917). — TILNEY, F.: Bull. neurol. Inst. N.Y. 5, 387—436 (1936). — TÖRÖK, B.:
Lebendbeobachtung des Hypophysenkreislaufes an Hunden. Acta morph. Acad. Sci. hung.
4, 83 (1954). ~ Neue Angaben zum Blutkreislauf der Hypophyse. Anat. Anz., Erg.-Bd. 109,
622—630 (1960/61). — TORVIK, A., and A. BRODAL: The origin of reticulospinal fibers in
the cat. An experimental study. Anat. Rec. (zit. nach BRODAL 1957). — TROSSARELLI, A.:
Eclaircissements sur l'histologie de la neurohypophyse. Bull. Histol. appl. 12, 29—44
(1935).

UEMURA, H., H. KOBAYASHI and S. ISHII: Cholinergic substance in the neurosecretory
storage release organs. Zool. Mag. 72, 204—213 (1963). — ULE, G.: Korsakow-Psychose
nach doppelseitiger Ammonshornzerstörung mit transneuronaler Degeneration der Corpora
mamillaria. Dtsch. Z. Nervenheilk. 165, 446—456 (1951). ~ Über das Ammonshorn. Fortschr.
Neurol. Psychiat. 22, 510—530 (1954). — UMBACH, W.: Vegetative Reaktionen bei elektrischer

Reizung und Ausschaltung in subcorticalen Hirnstrukturen des Menschen. Acta neuroveg. (Wien) 23, 225—245 (1961).

VALTIN, H., H. A. SCHROEDER, K. BENIRSCHKE and H. W. SOKOL: Familial hypothalamic diabetes insipidus in rats. Nature (Lond.) 196, 1109—1110 (1962). — VAZQUEZ-LOPEZ, E.: Structure of the neurohypophysis with special reference to nerve endings. Brain 65, 1—33 (1942). ~ Innervation of the adenohypophysis. Nature (Lond.) 162, 458 (1948). ~ The structure of the rabbit neurohypophysis. J. Endocr. 9, 30—41 (1953). — VEIL, W. H., u. A. STURM: Die Pathologie des Stammhirns, 2. Aufl. Jena: Gustav Fischer 1946. — VELHAGEN, K.: Sehorgane und innere Sekretion. Berlin: Springer 1943. — VERNEY, E. B.: The antidiuretic hormone and the factors which determine its release. Proc. roy. Soc. B 135, 27—106 (1947). — VIDAL, F.: Pallidohypothalamic tract. A.M.A. Arch. Neurol. Psychiat. 44, 1219—1223 (1940). — VIGH, B.: Épendymosécrétion, sécrétion Gomori-positive de l'épendyme dans l'hypothalamus. Ann. Endocr. (Paris) 25, Suppl. 5, 140—141 (1964). — VIGH, B., B. AROS, S. KORITSÁNSKY, T. WENGER and I. TEICHMANN: Ependymosecretion (ependymal neurosecretion). V. The correlation between glial cells containing Gomoripositive substance and ependymosecretion in different vertebrates. Acta biol. Acad. Sci. hung. 14, 131—143 (1963). — VIGH, B., B. AROS, T. WENGER, S. KORITSÁSZKY and G. GEGLÉDI: Ependymosecretion (ependymal neurosecretion). IV. The Gomori-positive secretion of the hypothalamic ependyma of various vertebrates and its relation to the anterior lobe of the pituitary. Acta biol. Acad. Sci. hung. 13, 407—419 (1963). — VIGH, B., B. AROS, P. ZARÁND, I. TÖRK and T. WENGER: Ependymal neurosecretion. II. The Gomoripositive secretion in the paraventricular organ and in the ventricular ependyma in different vertebrates. Acta morph. Acad. Sci. hung. 11, 335—350 (1962). — VIVIEN, J. H., et J. SCHOTT: Incapacité d'une autogreffe hypophysaire fonctionelle à maintenir l'intégrité de la fonction sexuelle lorsqu'elle est implantée hors de la région infundibulaire. I. Étude chez Rana temporaria L. mâle. C.R. Soc. Biol. (Paris) 151, 173—175 (1957). ~ Contributions à l'étude des corrélations hypothalamo-pituitaires chez les Batraciens. Le contrôle de l'activé gonadotrope. J. Physiol. (Paris) 50, 561—563 (1958). — VOGT, C. u. O.: Das Zentralnervensystem. A. Die Grundlagen und die Teildisziplinen der mikroskopischen Anatomie des Zentralnervensystems. In Handbuch der mikroskopischen Anatomie des Menschen von MÖLLENDORFF, Bd. IV/1. 1928. — VOGT, M.: Zur Frage der nervösen Regulation der Schilddrüsentätigkeit. Naunyn-Schmiedeberg's Arch. exp. Path. Pharmak. 162, 129—148 (1931). ~ Über den Mechanismus der Auslösung der Gravidität und Pseudogravidität, zugleich ein physiologischer Beweis für die sympathische Innervation des Hypophysenvorderlappens. I. Naunyn-Schmiedeberg's Arch. exp. Path. Pharmak. 162, 197—208 (1931); II. Naunyn-Schmiedeberg's Arch. exp. Path. Pharmak. 170, 72—83 (1933). ~ Vasopressor, antidiuretic, and oxytocic activities of extracts of the dogs' hypothalamus. Brit. J. Pharmacol. 8, 193—196 (1953). ~ Sympathomimetic amines in the central nervous system. Normal distribution and changes produced by drugs. Brit. med. Bull. 13, 166—171 (1957).

WAHREN, W.: The changes of hypothalamic nuclei in schizophrenia. Proc. I. Internat. Congr. Neuropath. 3, 660—673 (1952). ~ Das Zwischenhirn des Kaninchens. J. Hirnforsch. 3, 143—242 (1957). ~ Neurohistologischer Beitrag zu Fragen des Alterns. Z. Alternsforsch. 10, 343—357 (1957). ~ Anatomie des Hypothalamus. In SCHALTENBRAND u. BAILEY, Einführung in die stereotaktischen Operationen mit einem Atlas des menschlichen Gehirns, S. 119—151. Stuttgart: Georg Thieme 1959. — WAL, B. VAN DER, J. MOLL and D. DE WIED: The effect of pinealectomy and of lesions in the subcommissural body on the rate of aldosterone secretion by rat adrenal glands in vitro. Progr. Brain Res. 10, 635—645 (1965). — WALKER, A. E.: Normale und pathologische Physiologie des Thalamus. In SCHALTENBRAND u. BAILEY, Einführung in die stereotaktischen Operationen mit einem Atlas des menschlichen Gehirns, S. 291—316. Stuttgart: Georg Thieme 1959. — WALL, P. D., P. GLEES and J. F. FULTON: Corticofugal connexions of posterior orbital surface. Brain 74, 66—71 (1951). — WANG, G. H., and T. W. LU: Galvanic skin reflex induced in the cat by stimulation of the motor area of the cerebral cortex. Chin. J. Physiol. 4, 303—326 (1930). — WATTS, J., and J. F. FULTON: Intussusception — the relation of the cerebral cortex to intestinal motility in the monkey. New Engl. J. Med. 210, 883—896 (1934). — WEDLER, H. W.: Stammhirn und innere Erkrankungen. Monographien aus dem Gesamtgebiet der Neurologie und Psychiatrie, H. 76. Berlin-Göttingen-Heidelberg: Springer 1953. — WEISSSCHEDEL, E., u. H. SPATZ: Über die gonadotrope Wirksamkeit des Tuber cinereum bei Ratten. Ein Beitrag zur Lehre der endokrinen Tätigkeit des Gehirns ("Neurosekretionslehre"). Dtsch. med. Wschr. 1942, 1221—1223. — WELTE, E.: Die Atrophie des Systems des Brückenfußes und der unteren Oliven. Arch. Psychiat. Nervenkr. 109, 649—698 (1939). —WESTMANN, A., u. D. JACOBSOHN: Experimentelle Untersuchungen über die Bedeutung des Hypophysen-Zwischenhirnsystems für die Produktion gonadotroper Hormone des Hypophysenhinterlappens. Acta obstet. gynec. scand. 17, 235—265 (1937). ~ Endokrinologische Untersuchungen an Ratten mit durchtrenntem Hypophysenstiel. Die Genitalveränderungen beim Rattenmännchen. Acta path. microbiol. scand. **15**, 301—306 (1938). — WESTPHAL, C.: Über einen Fall von chronischer progressiver Lähmung der Augenmuskeln (Ophthalmoplegia externa) nebst Beschreibung von Ganglienzellengruppen im Bereiche des Oculomotoriuskerns. Arch. Psychiat. Nervenkr. **98**, 846—871 (1887). — WHITLOCK, D. G., and W. J. H. NAUTA: Subcortical projection from the temporal neocortex in Macaca mulatte. J. comp. Neurol. **106**, 183—212 (1956). — WILSON, L. D., J. A. WEINBERG and H. A. BERN: The hypothalamic neurosecretory system of the tree frog hyla regilla. J. comp. Neurol. **107**, 253—273 (1957). — WINGSTRAND, K. G.: The structure and development of the avian pituitary. Lund: C. W. K. Gleerup 1951. ~ On the existence in vivo of „Herring bodies" and granules in the interstitial colloid of the neurohypophysis. Z. Zellforsch. **38**, 412—427 (1953). ~ Neurosecretion and antidiuretic activity in chick embryos with remarks on the subcommissural organ. Ark. Zool., Ser. 2, **6**, 41—67 (1953). — WINKLER, G., R. BLOBEL u. E. TONUTTI: 17-OH-Corticoidausscheidung bei Meerschweinchen mit Läsionen im mittleren Hypothalamus. Acta neuroveg. (Wien) **20**, 230—247 (1959). — WISLOCKI, G. B.: The vascular supply of the hypophysis cerebri of the cat. Anat. Rec. **69**, 361—387 (1937). ~ The vascular supply of the hypophysis cerebri of the rhesus monkey and man. Res. Publ. Ass. Res. nerv. ment. Dis. **17**, 48—68 (1938). — WISLOCKI, G. B., and E. W. DEMPSEY: The chemical cytology of the chorioid plexus and blood brain barrier of the rhesus monkey. J. comp. Neurol. **88**, 319—346 (1948). — WISLOCKI, G. B., and L. S. KING: The permeability of the hypophysis and hypothalamus to vital dyes, with a study of the hypophyseal vascular supply. Amer. J. Anat. **58**, 421—472 (1936). — WISLOCKI, G. B., and E. H. LEDUC: Vital staining of the hematoencephalic barrier by silver nitrate and trypan blue, and cytological comparisons of the neurohypophysis, pineal body, area postrema, intercolumnar tubercle and supraoptic crest. J. comp. Neurol. **96**, 371—414 (1952). — WISLOCKI, G. B., and T. J. PUTNAM: Note on the anatomy of the area postrema. Anat. Rec. **19**, 281—287 (1920). ~ Further observations on the anatomy of the area postrema. Anat. Rec. **27**, 151—156 (1924). — WISNIEWSKI, H., and J. OLSZEWSKI: Vascular permeability in the area postrema and hypothalamus. Neurology (Minneap.) **13**, 885—894 (1963). — WOLDRING, S., and M. N. J. DIRKEN: Site and extension of bulbar respiratory centre. J. Neurophysiol. **14**, 227—241 (1951). — WOLMAN, L., and G. V. BALMFORTH: Precocious puberty due to a hypothalamic hamartoma in a patient surviving to late middle age. J. Neurol. Neurosurg. Psychiat. **26**, 275 (1963). — WOODBURNE, R. T., E. C. CROSBY and R. E. McCOTTER: The mammalian midbrain and isthmus region. Part. II. The fiber connections. A. The relations of the tegmentum of the midbrain with the basal ganglia in Macaca mulatta. J. comp. Neurol. **85**, 67—92 (1946).

YASUDA, M.: Studies on the nucleus magnocellularis praeopticus et supraopticus and nucleus magnocellularis paraventricularis in fowls. Jap. J. Zootechnical Sci. **25**, 41—48 (1954). — YOKOYAMA, A., and K. ÔTA: Studies on the mammary glands of lactating rats bearing hypothalamic lesions. Endocr. jap. **7**, 1—7 (1960). — YOSHII, N., K. UEDA and H. YAMASAKI: Electromyographic studies of respiratory muscles in connection with localization of the respiratory centres. Folia psychiat. neurol. jap. **13**, 202—217 (1959).

ZACHARIAS, L.: Further studies of Vidian ganglion as a source of innervation of anterior lobe of hypophysis. Endocrinology **31**, 638—643 (1942). — ZETLER, G.: Über den Hormongehalt von Hypophysenhinterlappen und vorderem Hypothalamus durstender Hunde. Naunyn-Schmiedeberg's Arch. exp. Path. Pharmak. **216**, 193—195 (1952). ~ Sind Adiuretin, Vasopressin und Oxytocin drei verschiedene Stoffe oder nur die Wirkungskomponenten eines einzigen Hormon-Moleküls? Naunyn-Schmiedeberg's Arch. exp. Path. Pharmak. **218**, 239—250 (1953). — ZIEGLER, B.: Licht- und elektronenmikroskopische Untersuchungen an Pars intermedia und Neurohypophyse der Ratte. Zur Frage der Beziehungen zwischen Pars intermedia und Hinterlappen der Hypophyse. Z. Zellforsch. **59**, 486—506 (1963). — ZIEHEN, T.: Centralnervensystem. In Handbuch der Anatomie des Menschen von BARDELEBEN. Jena: Gustav Fischer 1903. ~ Mikroskopische Anatomie des Gehirns. In Handbuch der Anatomie des Menschen von BARDELEBEN, Bd. 4, Abt. 2, 2. Teil. Jena: Gustav Fischer 1920. — ZÜLCH, K. J.: Vegetative und psychische Symptome bei umschriebenen traumatischen Zwischenhirnschädigungen. Zbl. Neurochir. **10**, 73—97 (1950).

Die orthologische und pathologische Morphologie der neurovegetativen Regulationen.

Von

Ernst Herzog, Concepción (Chile).

Mit 36 Abbildungen.

I. Normale Histologie der zentralen Regulationsstätten.

Die widersprechenden und häufig auch negativen Ergebnisse der Pathologie haben immer mehr gezeigt, daß auf engem Raum vor allem im Zwischenhirn derartig viele Kerngruppen beieinander liegen, daß es unmöglich ist, von einzelnen engumschriebenen Zentren zu sprechen. Auch die überaus feinen experimentellen Eingriffe an Katzen mit Reizung in den vegetativen Kernarealen im Zwischenhirn von W. R. Hess (1949) haben das klar bewiesen. Auf Grund dieser Experimente kam Hess zu der Feststellung, daß im Zwischenhirn eine sympathisch vermittelte, ergotrope Energieentfaltung und eine parasympathische, trophotrope-endophylaktische Funktionsgruppe die Energiespeicherung steuert, so daß eine Unterscheidung von Kollektivleistungen möglich wird[1]. Die erstere, dynamogene Zone ist im mittleren und hinteren Teil des Hypothalamus gelegen und durch den Sympathicus mit der Peripherie verbunden.

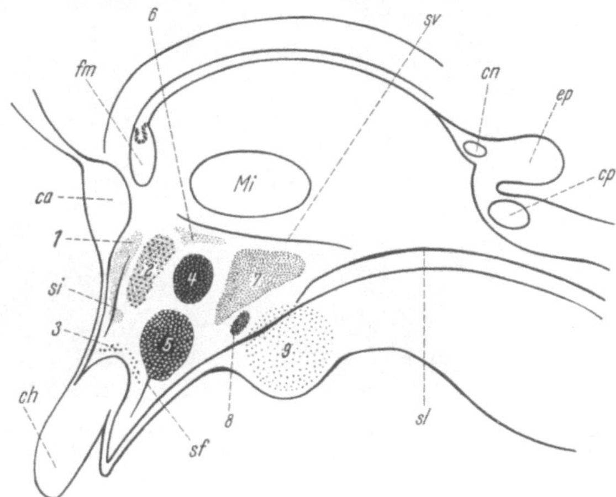

Abb. 1. *Vereinfachte schematische Darstellung der Lage der wichtigsten hypothalamischen Kerne* im Gehirn des Menschen. *ca* Commissura anterior; *ch* Chiasma opticum; *cn* Commissura habenulae; *cp* Commissura posterior; *ep* epiphysis; *fm* Foramen interventriculare Monroi; *Mi* Massa intermedia; *sf* Sulcus lateralis infundibuli; *si* Sulcus intraencephalicus anterior; *sl* Sulcus limitans; *sv* Sulcus diencephalicus ventralis; *1* Nucleus praeopticus medialis und periventricularis; *2* Nucleus paraventricularis; *3* Nucleus supraopticus; *4* Nucleus hypothalamicus-dorsomedialis; *5* Nucleus hypothalamicus ventromedialis; *6* Dorsale hypothalamische area; *7* Nucleus hypothalamicus posterior; *8* Nucleus praemamillaris; *9* Nuclei mamillares. (Nach le Gros Clark. Aus Kuhlenbeck 1954.)

Die zweite, im vorderen Hypothalamus (Area praeoptica, supraoptica und im basalen Septum) gelegen, steht durch den Parasympathicus mit der Peripherie in Verbindung (s. Abb. 1). Die übergeordneten, vor allem im Hypothalamus, im Mittelhirn und in der Medulla gelegenen zentralen Regulationsstätten zeigen histologisch oft eine bestimmte Struktur in Form von bisweilen keulen- oder spermatozoenartigen, unipolaren Ganglienzellen ohne Dendriten, weisen aber auch sonst noch einige strukturelle Besonderheiten auf. Von Bedeutung ist vor allem die Feststellung, ursprünglich an Tieren, dann auch am Menschen, daß die Ganglienzellen des Nucleus paraventricularis und supraopticus, seltener auch des Nucleus tubero-

---

[1] F. Hoff 1952.

mamillaris einen kolloidartigen Stoff produzieren[1], der am besten mit der Färbung von GOMORI dargestellt wird, und der entlang dem Axon in den Hypophysen-hinterlappen zu verfolgen ist[2] (s. Abb. 2). Unterdessen hat diese Auffassung von vielen Seiten Bestätigung gefunden, vor allem von BARGMANN (1954) und seinen Mitarbeitern und zur Festlegung des Begriffes *Hypophysen-Zwischenhirnsystem* geführt. Der Mechanismus der Neurosekretion, der weitgehend experimentell im Tierreich nachgewiesen werden konnte, wurde ebenso beim Menschen bestätigt. Die in den Zwischenhirnkernen durch Neurosekretion gebildeten Substanzen

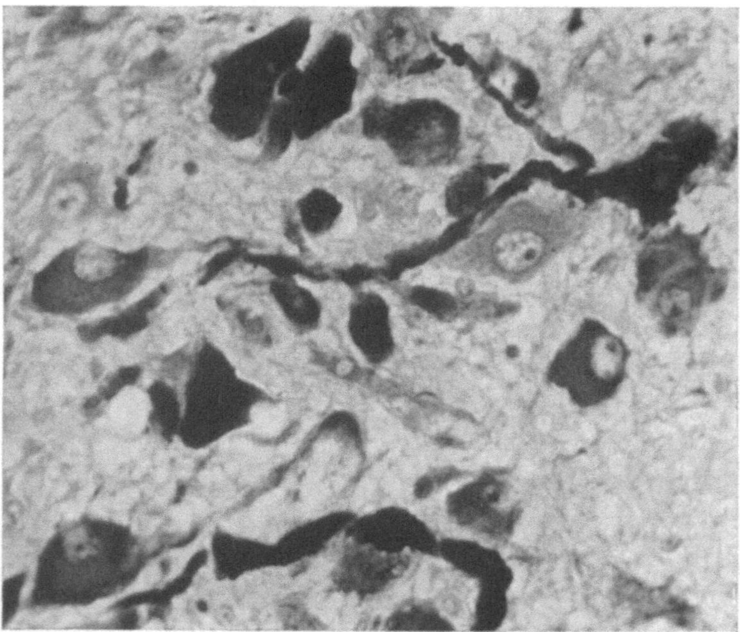

Abb. 2. Ausschnitt aus dem Nucleus supraopticus des Hundes. Beachte die verschiedenen Zustandsbilder der neurosekretorischen, elektiv gefärbten Ganglienzellen und deren Ausläufer. (Chromalaunhämatoxylin-Phloxin-färbung. Vergr. 550fach.) (Aus BARGMANN 1954.)

sind hormonaler Natur, und der Hypophysenhinterlappen ist offenbar lediglich Stapelorgan, wie man annimmt.

Das Vorkommen von Neurosekret in den entsprechenden Neuronen ist bei Säugern bis zum Menschen gesichert[3]. Das Sekret entsteht im kernhaltigen Abschnitt der Ganglienzellen in Form von Tropfen oder Granula und wird besonders gut mit der Chromalaunhämatoxylinmethode von GOMORI dargestellt, obwohl diese nicht spezifisch ist. Die Ganglienzellen zeigen eine periphere Lage der Nissl-Schollen bzw. granuläres Neurosekret. Die färbbare Komponente ist nach experimentellen Untersuchungen[4] die Trägersubstanz für Adiuretin, Oxy-tocin und Vasopressin. Extrakte dieser Substanzen kann man auch aus den isolierten Kernen (Nucleus supraopticus und paraventricularis sowie dem Tuber cinereum) erhalten. Von den Verbindungswegen zwischen den genannten Kernen und der Hypophyse ist der Tractus supraoptico-hypophyseus aus dem Nucleus supraopticus und paraventricularis gut darzustellen zum Unterschied von dem

[1] Symposium über Neurosekretion, Neapel 1954.
[2] SCHARRER (Zusammenfassendes 1954).
[3] BARGMANN 1954, SCHARRER 1954.   [4] HILD und ZETLER 1953.

Tractus tubero-hypophyseus. Man hat ihn neurosekretorische Bahn[1], neurosecretory pathway[2] und via neurosecretoria[3] genannt (s. Abb. 3). Nach Entfernung oder Zerstörung des Hypophysenhinterlappens wie der Eminentia mediana (Tractus supraoptico-hypophyseus) kommt es zu einer erheblichen Kernatrophie durch Untergang von Zellen im Nucleus supraopticus und paraventricularis[4]. Man kann das Neurosekret auf dem Wege, d.h. entlang den Nervenfasern

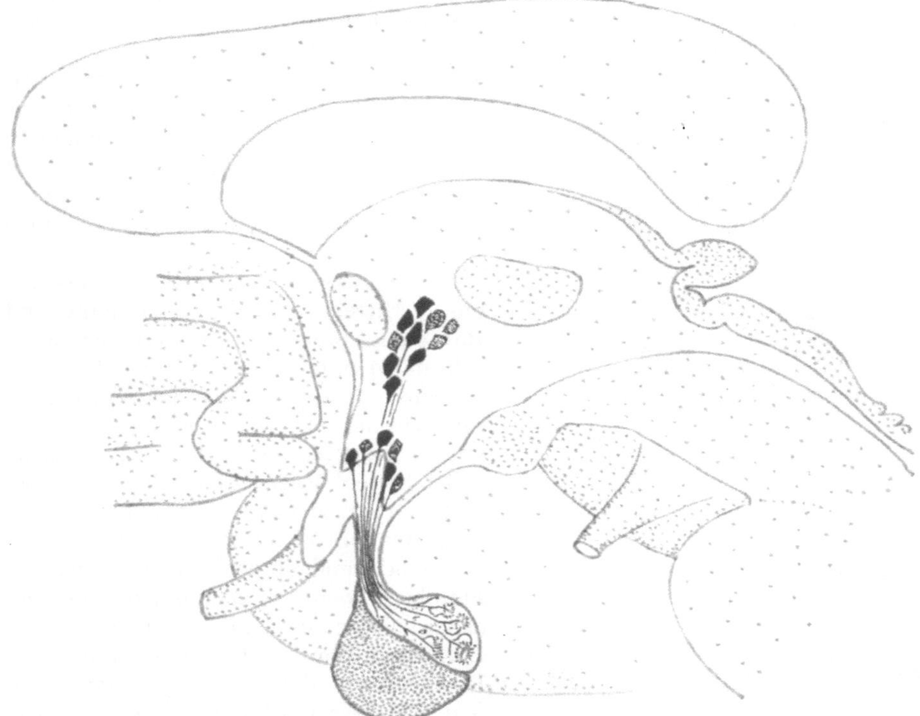

Abb. 3. Schematische Darstellung des hypothalamisch-hypophysären neurosekretorischen Systems des *Menschen*. (Gez. E. S.) (Aus E. u. B. SCHARRER 1954.)

bis in den Hinterlappen nachweisen, wo man Sekretanreicherungen an der Oberfläche der Blutgefäße und im Zusammenhang damit an der Grenzfläche der Pars intermedia findet. Nach BARGMANN, vor allem den experimentellen Arbeiten seiner Mitarbeiter[5] scheint der von anderer Seite allerdings bezweifelte Weg des Neurosekretes zum Hypophysenhinterlappen hin und nicht umgekehrt bewiesen zu sein. Für die Pathologie wichtig ist das Vorkommen von Vacuolen bzw. Sekrettropfen in den Ganglienzellen der hypothalamischen Kerne, die nicht mit degenerativen Phänomenen verwechselt werden dürfen, zumal ja auch die Zellkerne intakt sind. Im Zusammenhang mit der neurosekretorischen Funktion der hypothalamischen Kerne ist von Bedeutung die außergewöhnlich reiche Vascularisation der Kerne, die von allen die am besten versorgten des Gehirns sind[6]. Schon früher wurde auf die reiche Capillarversorgung der genannten Kerne hingewiesen[7]. Es wird erwähnt, daß der vordere Anteil des Hypothalamus 6mal

---

[1] BARGMANN 1954, SCHARRER 1954.　　[2] PALAY 1943, SCHARRER 1944.
[3] MAZZI 1953.　　[4] KARY 1924.　　[5] HILD und ZEITLER 1953.
[6] FOLEY, KINNEY und ALEXANDER 1942; s. SCHARRER, Handbuch 1954.
[7] GAGEL 1928.

soviel Blutgefäße wie das übrige Gehirn besitzt, und daß wohl die Zusammensetzung und Temperatur des Blutes die Ganglienzellen in bestimmter Weise beeinflussen[1]. Außer der Dichte des Capillarnetzes sind besonders enge Lageverhältnisse in Form peri- und endocellulärer Capillaren (s. Abb. 4) bekannt, d. h. zwischen Ganglienzellen und Capillaren befindet sich nicht wie sonst eine Glia-

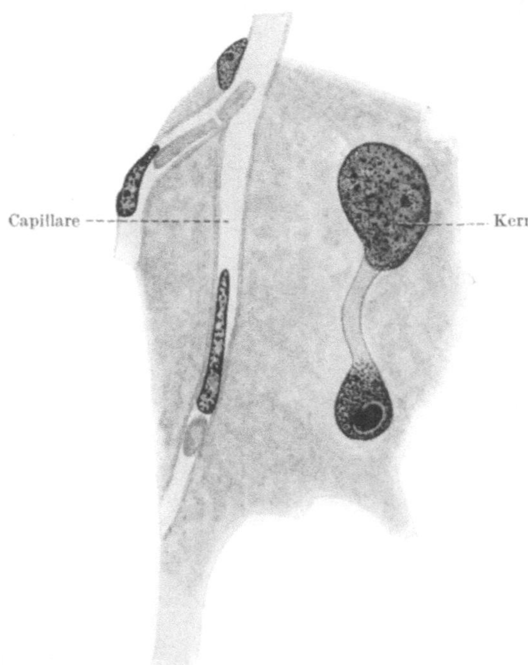

schicht[2]. Es wird daraus auf die hohen Anforderungen der Zellen an die Blutversorgung geschlossen[3], d.h. an den Stoffwechsel, denn Sauerstoff allein kann nicht maßgebend sein, da bei Anoxämie die vegetativen Zentren weit weniger empfindlich sind als andere Teile des Gehirns. Eine andere Ansicht ist die einer chemoreceptorischen Funktion der Blutgefäße in den Kernen, die ihre engen Beziehungen zu denselben erklären könnte.

Die weiteren zentralen Regulationsstätten im Mittelhirn, verlängerten Mark- und Rautenhirn weisen, außer in neuen Beobachtungen von PICARD u. Mitarb. (1957) am Nucleus praeopticus, Tuber und Vaguskern, soweit bisher bekannt, keine Neurosekretion auf, ebensowenig wie die vegetativen Kerne in den Seitenhörnern des Rückenmarks. Es bestehen jedoch nervöse Verbindungen zwischen den zentralen Regulationsstätten untereinander und mit der Hirnrinde sowie der Peripherie, wenn sie auch nur teilweise genauer bekannt sind. So verlaufen efferente Bahnen in den Vorderseitensträngen des Rückenmarks, die die Verbindung mit den Seitenhörnern und damit der Peripherie herstellen. Die afferenten und efferenten para-

Abb. 4. Neurosekretorische Zellen im Hypothalamus eines durch Kohlenoxydvergiftung gestorbenen 19jährigen Mädchens. Zweilappiger Kern (amitotische Kernteilung?). (Aus E. u. B. SCHARRER 1954.)

sympathischen Bahnen des Vagus verlaufen von den Vaguskernen in der Rautengrube durch den Vagusstamm in die Peripherie, der sich die afferenten Fasern von den peripheren Ganglien zugesellen.

Unsere Kenntnisse über die Beziehungen zwischen den morphologischen Strukturen der zentralen Regulationsstätten und ihren Funktionen sind bisher sehr dürftig. Positiv können in diesem Sinne eigentlich bis jetzt nur die neurosekretorischen Phänomene im Hypothalamus gewertet werden in Gestalt der Neurokrinie bestimmter Hormone, deren Weiterleitung auf dem Blutweg wohl durch die überaus reiche Blutversorgung erklärt werden kann. Wo solche Sekretionsphänomene nicht in den Vordergrund treten, könnte man diese besonders reiche Vascularisation dahin deuten, daß auf diese Weise humoral, d. h. durch bestimmte Substanzen, die Ganglienzellen gereizt werden können, was uns ein maßgebender Faktor neben den rein nervösen Impulsen zu sein scheint. Dabei ist es sehr wesentlich, daß in diesen Fällen die Ganglienzellen nicht durch eine Gliascheide von den Capillaren getrennt werden und so in einen unmittelbaren Kontakt mit diesen treten. Die nervöse Koordination der einzelnen Regulationsstätten ist verschiedentlich experimentell geprüft worden[4].

[1] H. HOFF 1950.   [2] COLLIN 1931, SCHARRER und GAUPP 1933.   [3] SCHARRER 1944.
[4] KARPLUS und KREIDL 1909, 1910, 1912, 1918, 1924, zit. nach H. HOFF 1950, HESS 1949.

Wichtig ist schließlich die Beeinflußbarkeit des vegetativen Systems durch den Willen über corticale Verbindungsbahnen. Fernerhin ist es schon länger bekannt, daß die zentralen Regulationsstätten vor allem im Hypothalamus weitgehend vom regelmäßigen Tag- und Nachtwechsel abhängig sind[1]. Bei dem 24 Std-Rhythmus kann man von einer ergotropen Energieentbindung mit sympaticotoner Richtung am Tag und von einer trophotropen Phase der Energiespeicherung mit Parasympathicotonie in der Nacht sprechen[2]. Man denkt sogar an eine metronomartige Wirkung des Hypothalamus, die periodische oder schwankende Prozesse beeinflußt und reguliert[3]. Vielleicht könnte man annehmen, daß dort, wo zwischen zentralen Regulationsstätten eine nervöse Verbindung besteht, besonders schnelle Leistungen vermittelt werden, während längere Dauerleistungen ihre Steuerung mehr auf dem Blutwege durch hormonale Beeinflussungen erfahren.

II. Normale Histologie
des peripheren vegetativen Nervensystems.

a) Die sympathischen Ganglien.

Es ist im allgemeinen eine weniger bekannte Tatsache, daß das gesamte periphere vegetative Nervensystem mit all seinen Bestandteilen an Masse größer ist als das Gehirn; man hat es auch als peripheres Gehirn bezeichnet. Weiter fällt das bis in die feinste Peripherie reichende nervöse Plexussystem auf, in das überall wieder kleinere Ganglien eingestreut sind, und das eine diffuse Durchdringung des zu innervierenden Gewebes ermöglicht. Das Vorhandensein kleinster Ganglien innerhalb der peripheren Plexus garantiert eine weitgehende Autonomie auch bei Unterbrechung der von den Zentren im Gehirn und Rückenmark kommenden Fasern, und man versteht daher, warum die beiderseitige völlige Entfernung des Grenzstrangs, wie sie von CANNON (1929) experimentell bei Katzen durchgeführt wurde, nur zu Dysfunktionen bzw. Regulationsstörungen, jedoch nicht zu Ausfallerscheinungen wie beim cerebrospinalen Nervensystem führt.

Die sympathischen Ganglien zeigen untereinander starke Unterschiede in Größe und Form sowie in der Zellstruktur, über die eine Anzahl zusammenfassender Arbeiten vorliegt[4]. Um eine Vorstellung über die enorme Menge solcher Ganglienzellen, z. B. im Magen, zu gewinnen, genügt die Angabe, daß im Pylorus allein 20000 Ganglienzellen auf den Quadratzentimeter kommen[5]. Leider wissen wir über die eigentliche Funktion außerordentlich wenig, und die meisten Erklärungen durch die morphologische Struktur sind theoretischer Art. Da wir aber nur zu einer plausiblen Vorstellung der normalen und pathologischen Funktionen durch eine Deutung der entsprechenden Strukturen kommen, wollen wir auch hier den Versuch nicht unterlassen, wenigstens Wege zu weisen. Wenn wir auch keineswegs beweisen können, daß die Impulse rein elektrisch übermittelt werden, so ist doch nicht zu leugnen, daß Aktionsströme allgemein im Nervensystem vorhanden und die elektrischen Potentiale meßbar sind. Die ungeheure morphologische Mannigfaltigkeit des Systems deutet jedenfalls auf sehr komplizierte Funktionen hin, wobei elektrische mit chemischen und chemisch-physikalischen Prozessen sich sicher kombinieren[6].

Zum besseren Verständnis nehmen wir das Ganglion cervicale cran. zum Modell, in das wir in Form einer schematischen Figur (s. Abb. 5) die wesentlichen struk-

---

[1] CLARA 1942, F. HOFF 1952.   [2] F. HOFF 1952.   [3] KUHLENBECK 1954.
[4] DE CASTRO 1932, 1950, STÖHR jr. 1957.   [5] DE CASTRO 1949, 1950.   [6] v. MURALT 1946.

turellen Elemente, wie sie die zahlreichen morphologischen Untersuchungen zum Ausdruck gebracht haben, eingetragen haben. An dem spindeligen Gebilde treten an einem Pol in Form des Grenzstrangs die myelinhaltigen präganglionären Fasern ein und am anderen Pol die postganglionären Fasern aus, außerdem aber zeigt dieses sympathische Ganglion im allgemeinen eine ungewöhnliche reiche Vascularisation in Form verschiedener arterieller Äste, die teils wie am Grenzstrang mit diesen eintreten, teils an verschiedenen Stellen der Oberfläche. Ebenso reich ist das Venennetz. Schon RANVIER (1888) war die ungewöhnliche Vascularisation, wie er meinte, in Form von venösen Sinus in dem Ganglion aufgefallen. In neueren Arbeiten[1] konnte jedoch gezeigt werden, daß es sich nur um sinusoide Capillaren handelt, die überall in feinster Verteilung zwischen den Ganglienzellen liegen. Wir haben schon früher darauf aufmerksam gemacht, daß die überaus reiche Blutversorgung der Ganglien entweder mit dem erhöhten Sauerstoffbedarf oder aber mit dem Transport von Stoffen zu tun haben müsse, die für dieses System von besonderer Bedeutung sind. Neuere amerikanische Arbeiten[2] haben experimentell bewiesen, daß die sympathischen Ganglien einen geringeren Sauerstoffbedarf haben als das Gehirn und selbst nach 1 Std dauernder Anoxie wieder vollständig fähig zur Transmission der Impulse sind. Man könnte daher gut annehmen, daß auf dem Blutweg in erster Linie

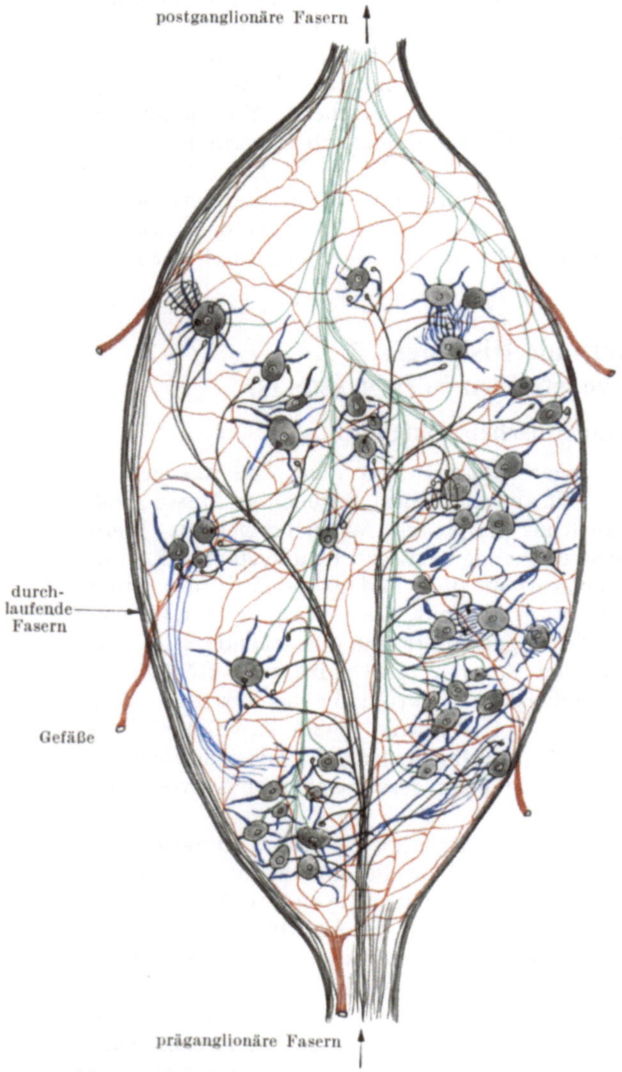

Abb. 5. *Schema des Faserverlaufs und der Synapsen im Ggl. cerv. cran.* Ganglienzellen (großer, mittlerer und kleiner Typ) ohne Berücksichtigung aller Formen. Kurze Fortsätze (Dendriten) *blau*, lange Fortsätze (Neuriten) *grün* bilden die postganglionären Fasern. Präganglionäre Fasern *schwarz*. *Synaptische Endigungen* der präganglionären Fasern (Knöpfe, Ringe, Kolben, pericelluläre Spiralen usw.), *in Form von großem und kleinem Transmissionsfeld* nach KIRSCHE. Synaptische Endigungen der Dendriten (Kolben, pericelluläre Nester, Glomeruli). *Diffuse Synapsen*, die Dendriten begleitend. Am Rande links durchlaufende präganglionäre Fasern ohne Synapsen im selben Ganglion. Capillarnetz *rot*. Periphere Glia (Kapselzellen, Schwannsche Zellen) nicht berücksichtigt.

Hormone für das Zusammenspiel mit dem vegetativen System ihren Einfluß haben, auch könnten in den Ganglien gebildete Wirkstoffe wie Acetylcholin und Arterenol auf dem Blutweg abtransportiert werden. Jedenfalls war es uns auch

[1] SOLERVICENS 1944, HERZOG 1955.   [2] BRONK, LARRABEE und GAYLOR 1948.

experimentell nicht möglich, nach Abschälung der Kapsel und des periganglionären Gewebes samt den Gefäßen und nach Abbinden der Hauptarterien ernstere Kreislaufstörungen bis zur Nekrose hervorzurufen[1]. Dieses Ergebnis findet seine völlige Stütze in der Pathologie insofern, als niemals in der Literatur Infarkte der Ganglien beschrieben wurden[2]. Es kommt aber offenbar noch ein weiterer Faktor hinzu, und das sind arteriovenöse Anastomosen, auf die bisher als einziger NONIDEZ (1942) aufmerksam gemacht hat, allerdings bisher nur an Hunden und nur an den thorakalen Ganglien und am Ganglion stellare, nicht aber am Ganglion cerv. cran. Die Bestätigung dieser Einrichtung an den menschlichen vegetativen Ganglien würde noch weiter ihre relative Unabhängigkeit von der Zirkulation und die Bedeutung der Vascularisation für einen besonderen Stoffwechsel unterstreichen.

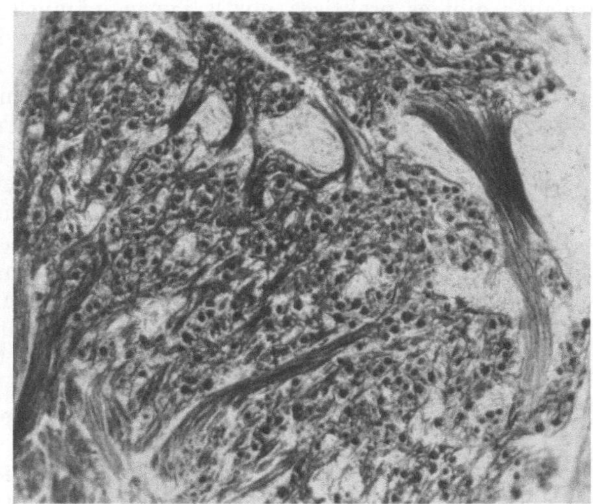

Abb. 6. Ganglion stellatum, ♂, 69 Jahre. Typische *Anordnung der Nervenzellen in Feldern,* abgeteilt durch Bindegewebssepten, in denen die größeren Nervenstämme verlaufen. Färbung BIELSCHOWSKY-GROS. Mikrophoto. Vergr. 36fach. (Aus HERZOG 1955.)

Das in die Ganglien eindringende Bindegewebe, das ebenso wie die Nervenbündel eine gewisse Felderstruktur hervorruft (s. Abb. 6), gewinnt noch ein besonderes Interesse durch die korbartige Umhüllung der einzelnen Nervenzellen, wobei diese Hülle entsprechend den nervösen Fortsätzen tunnelartig durchbrochen ist (s. Abb. 7).

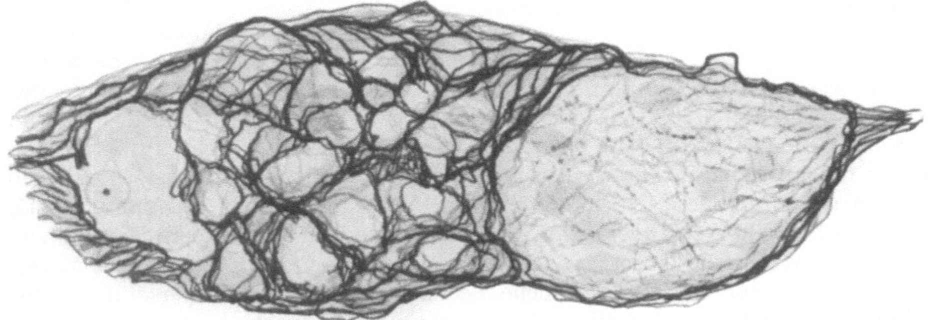

Abb. 7. Ganglion cervicale craniale. *Bindegewebskapsel um Ganglienzellen.* Links geöffnet mit Nervenzelle im Grund; rechts feines Bindegewebsnetz, läßt die Kerne der Scheidenzellen durchscheinen. In der Mitte Löcher zum Durchtritt der Zellfortsätze. Färbung PERDRAU und Hämatoxylin. Vergr. 1600fach. (Aus HERZOG und GÜNTHER 1941.)

Betrachten wir nun weiter den feineren Aufbau eines Ganglions, wie wir ihn uns nach den vorliegenden Arbeiten[3] und nach eigener Erfahrung vorstellen können, so ergibt sich, daß die verschiedenen ganglionären Regulationsstätten morphologisch sehr unterschiedlich gebaut sind. Die multipolaren Ganglienzellen zeigen eine so starke Variabilität ihrer Form, daß eine Klassifizierung nicht möglich

---

[1] HERZOG 1956. [2] HERZOG 1955.
[3] CAJAL 1911, MICHAILOW 1908, DE CASTRO 1932, 1950, KUNTZ 1947, ABRAHAM 1956.

und zunächst auch nicht zweckmäßig ist[1]. Es gibt in den größeren Ganglien 3 Größentypen von Ganglienzellen, von denen der mittlere der häufigste ist[2].

Diese Variabilität betrifft vor allem das Ganglion cerv. cran. sowie das Ganglion stellatum, während die prävertebralen, vor allem das Ganglion coeliacum, fast nur aus großen (s. Abb. 8) und mittleren Zellen bestehen. Auch die kleineren, thorakalen und lumbalen weisen eine einfachere Struktur auf, und im Verdauungsschlauch gibt es praktisch nur 2 Typen, nämlich den Typus Dogiel I und II, jedoch wechselt lokal die quantitative Verteilung dieser beiden außerordentlich.

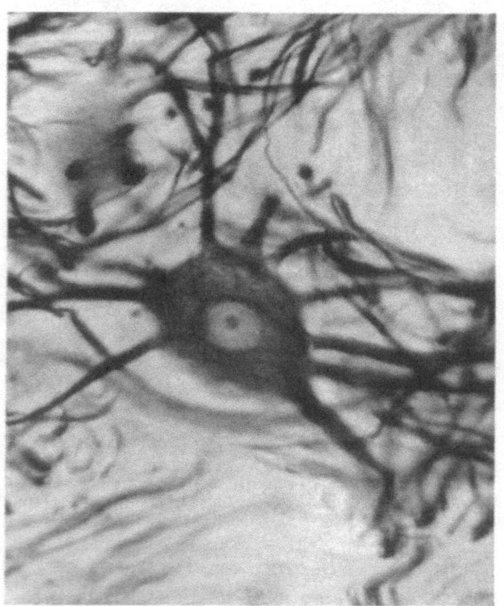

Abb. 8. Ganglion coeliacum, ♀, 24 Jahre (Sepsis). *Normale Ganglienzelle* mit langen Fortsätzen. Färbung BIELSCHOWSKY-GROS. Mikrophoto. Vergr. 510fach. (Aus HERZOG 1955.)

Nach DE CASTRO (1950) sollen den verschiedenen Größen unterschiedliche Funktionen entsprechen, jedoch ist es bis jetzt noch nicht geklärt, welchem der drei Zelltypen, z. B. im Ganglion cerv. cran., die Steuerung der Vasomotoren und Pilomotoren zukommt. Die Pathologie hat bis jetzt auch noch keine Ausfälle bestimmter Zelltypen feststellen können. Nach den elektrophysiologischen Untersuchungen[3] sind innerhalb der komplexen postganglionären Welle während der Entladung der Ganglienzellen vier verschiedene Potentialwellen nachgewiesen. Diese Befunde machen Funktionsunterschiede wahrscheinlich und stehen nach ECCLES im Einklang mit den 3 Gruppen von Ganglienzellen. Dafür spricht auch, daß im Ganglion mesent. sup., welches nur aus einem einzigen mittleren Zelltyp besteht, die postganglionäre Potentialwelle nur eine einfache Erhebung aufweist[4].

Vergegenwärtigen wir uns nun z.B. eine präganglionäre Faser, wie sie das Schema (s. Abb. 9) zeigt, die erst myelinhaltig, distal dagegen marklos ist und sich immer feiner, bis zu $0,4—0,2\,\mu$, aufsplittert. Es ist heute sicher erwiesen, daß solche präganglionären Fasern in verschiedener Weise bzw. mit unterschiedlichen Endapparaten endigen. Nach der ursprünglichen Auffassung LANGLEYs (1895) von der pluricellulären Innervation, die später zum Teil auch experimentell nachgeprüft wurde, kann eine präganglionäre Faser 32 und mehr Ganglienzellen versorgen[5]. Wie das kleine beigegebene Schema von SCHIMERT (persönliche Mitteilung) (s. Abb. 10) zeigt, variiert diese Struktur stark innerhalb der verschiedenen Ganglien und in Beziehung zur Funktion. So ist leicht verständlich, daß z. B. das Ganglion ciliare, das eine mehr lokalisierte und schnelle Funktion vermittelt, das Verhältnis 1:1 der präganglionären zu den postganglionären Fasern zeigt. Die präganglionären Fasern endigen einmal in Form feinster ring-, keulen- oder knäuelförmiger pericellulärer Endapparate, die lediglich durch Kontakt mit dem Zelleib der Ganglienzelle oder ihrer Fortsätze Beziehung haben und so die Weiterleitung der Impulse ermöglichen (s. Abb. 5). Da andererseits im allge-

---

[1] DE CASTRO 1950.   [2] CAJAL 1911, DE CASTRO 1932, 1950.
[3] BISHOP und HEINBECKER 1932, ECCLES 1935.   [4] LLOYD 1937.
[5] BILLINGSLEY und RANSON 1918.

meinen nicht so zahlreiche und umschriebene Endapparate wie z. B. im Rückenmark vorhanden sind, selbst wenn bisweilen am Sympathicus bis zu 50 Endigungen an einer Nervenzelle bzw. ihren Fortsätzen vorkommen, ist die sog.
diffuse Synapse häufig[1]. Darunter wird in Analogie zu der Beobachtung Cajals
(1888 und 1934) an den Moosfasern des Kleinhirns eine parallele oder spiralförmige

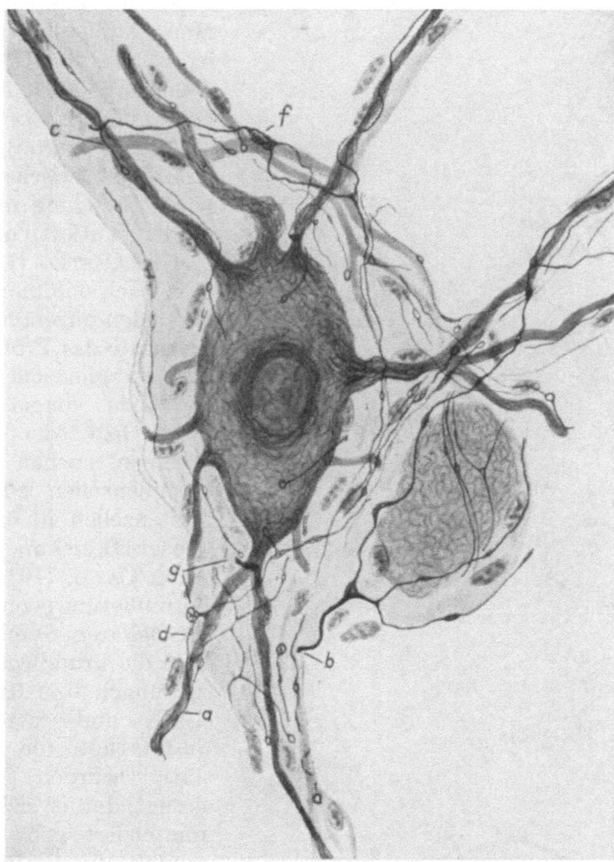

Abb. 9. Große Nervenzelle des Ganglion cervicale superior der erwachsenen Katze; *Beziehungen der Nervenfasern und ihrer Endigungen zum Zellkörper und den Dendriten.* a, b, d, f verzweigte präganglionäre Fasern
verschiedenen Kalibers, einige mit ringförmigen oder knopfförmigen Endigungen; c Kletterfaser eines Dendriten;
g kurze Auswüchse der Dendriten (Receptorplatten). Färbung nach Cajal (nach vorheriger Fixierung in
Somniphen), Vergoldung und Kernfärbung mit Karmalaun. (Aus De Castro 1936/37.)

Kontaktstruktur der dünnen präganglionären Fasern mit den Zellfortsätzen verstanden, die man im Silberpräparat leicht von den dickeren Dendriten unterscheiden kann (s. Abb. 11). Dieser Mechanismus entspricht dem, was man als
Synapse bezeichnet hat, d. h. die Unterbrechung der präganglionären Fasern
eines Neurons, um den nervösen Impuls durch Kontakt auf das zweite Neuron
weiterzuleiten. Auch muß eine synaptische Unterbrechung zwischen den Dendriten verschiedener Nervenzellen angenommen werden (s. auch Abb. 5). Die
Synapsenunterbrechung konnte morphologisch-physiologisch einwandfrei gezeigt und in ausgezeichneten Durchschneidungsexperimenten mit exakter
physiologischer Kontrolle die Unterbrechung der Impulse und ihre Rückkehr
nach erfolgter Regeneration erwiesen werden[2]. Es ist damit wohl endgültig das

---

[1] De Castro 1936/37, 1950, Jabonero 1953. [2] De Castro 1950, 1951.

Neuronenprinzip in den vegetativen Ganglien anerkannt und die irrtümliche Kontinuitätsauffassung (Syncytium) STÖHRs (1951, 1957) unter Ablehnung eines individuellen Zellcharakters der Ganglienzellen und damit des Neuronencharakters und der Synapsen widerlegt. Das wird auch in der Monographie JABONEROs (1953) u. a. als feststehend betont, neuerdings auch von ABRAHÁM (1956) und KIRSCHE (1960).

Lange wurde der Ort des Kontaktes zwischen präganglionärer Endigung und Ganglienzelle diskutiert, und es wurde von DE CASTRO (1936/37, 1950) u. a. nach den morphologischen Befunden angenommen, daß er innerhalb des Protoplasmas der die Ganglienzellen oder ihre Fortsätze umgebenden Gliocyten bzw. der sog. Kapselzellen zu suchen ist. Daß die Ganglienzellen zu diesen Satellitenzellen in enger symbiotischer Beziehung stehen, hat schon CAJAL (1914) mit seiner Formulierung von der neuroneurogliären Symbiose betont. Erst die grundlegenden Untersuchungen DEL RIO HORTEGAs (1941) und fast gleichzeitig DE CASTROs, die von uns bestätigt wurden (1954), haben gezeigt, daß es sich um äußerst kompliziert gebaute Elemente handelt, die Analoga der Oligodendrogliazellen des zentralen Nervensystems sind, weshalb sie als Gliocyten zur peripheren Glia gerechnet werden müssen (s. Abb. 12). Diese in der Struktur außerordentlich vielgestaltigen Zellen, deren Darstellung vorläufig noch sehr schwer gelingt, müssen zweifellos weniger mechanische, sondern besondere trophische Funktionen für den Stoffwechsel und vielleicht auch

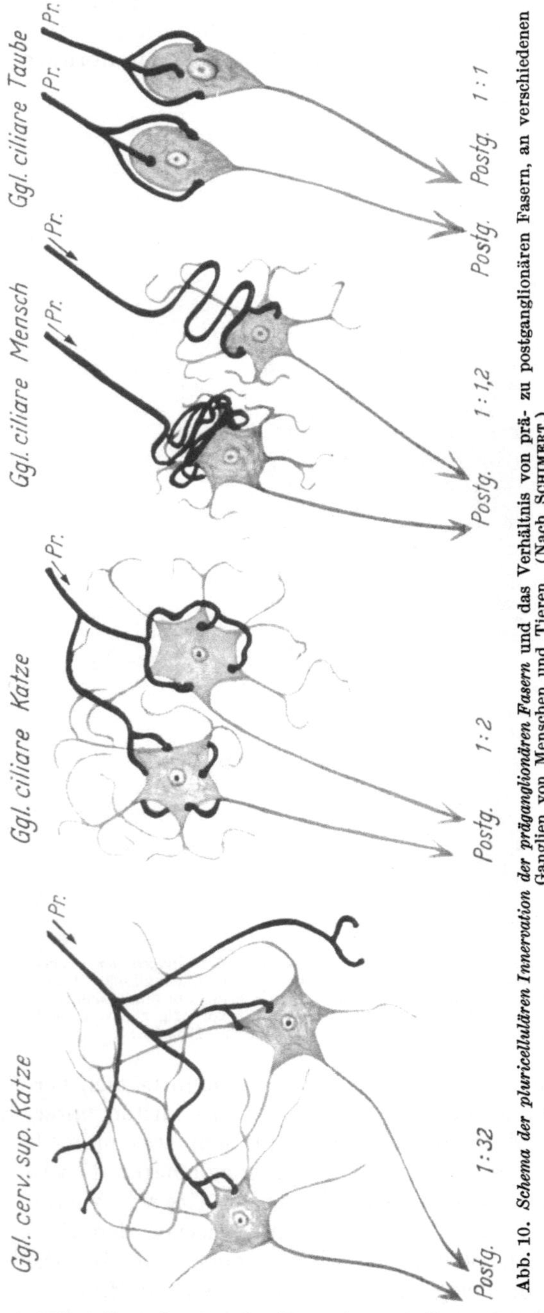

Abb. 10. Schema der pluricellulären Innervation der präganglionären Fasern und das Verhältnis von prä- zu postganglionären Fasern, an verschiedenen Ganglien von Menschen und Tieren. (Nach SCHIMERT.)

für den Durchgang der Impulse erfüllen. Durch die geistreichen Lebendbeobachtungen am Mikrozeitrafferfilm durch POMERAT (1951) konnte am lebenden menschlichen Hirngewebe die starke pulsierende Aktivität der Oligodendroglia rings um die nicht bewegliche Nervenzelle festgestellt und auch an der peripheren

Glia nachgewiesen werden. Die im Silberbild sichtbaren Fortsätze dieser Zellen entsprechen jedoch in Wirklichkeit feinsten Membranen. Es ist daher nicht richtig, wie man ursprünglich annahm, daß die periphere Glia die nervösen Elemente allenthalben wie ein dichter Mantel umgibt.

Neuerdings hat auch die elektronenmikroskopische Untersuchung[1] noch weiteren Aufschluß gebracht, sowohl hinsichtlich der Synapse als auch der Be-

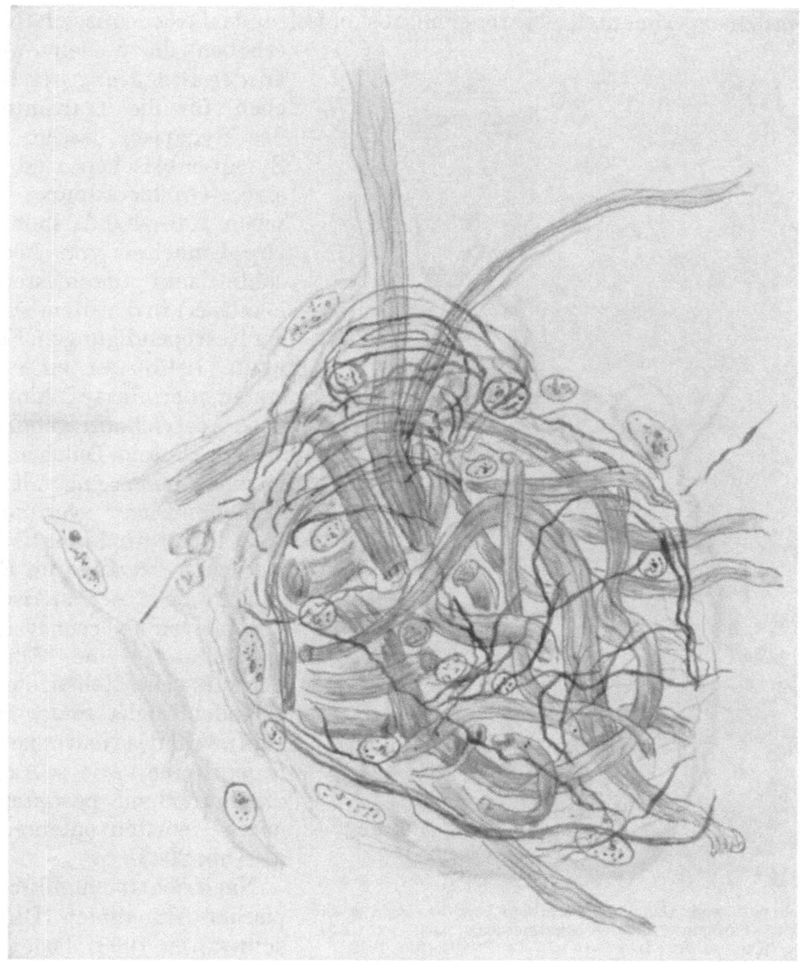

Abb. 11. Ganglion stellatum, ♂, 42 Jahre († an Alkoholismus). *Dendritengeflecht (Glomerulus)* mit feinen präganglionären, *diffuse Synapsen* bildenden Fasern (tiefschwarz). Färbung DE CASTRO. Vergr. etwa 2000fach. (Aus HERZOG 1955.)

deutung der Gliazellen. Daneben ist, wie die Abb. 13c zeigt, nochmals endgültig die Existenz des neuronalen Prinzips und seiner synaptischen Unterbrechung und damit die Unhaltbarkeit der reticulären und syncytialen Hypothese klargestellt. Der Kontakt zwischen präganglionärer Faser und dem zweiten Neuron erfolgt nach dem elektronenoptischen Bild durch eine einfache oder doppelte Membran an der Oberfläche, wie sie von LANGLEY und später von DE CASTRO schon angenommen wurde. Elektronenmikroskopisch ist es ferner

---

[1] DE ROBERTIS und BENNETT u. a. 1955.

bewiesen, daß die präganglionären Endapparate nicht im Protoplasma der Gliocyten gelegen sind. Nach den neuesten Untersuchungen[1] (s. Abb. 13a, b u. c und Abb. 14a u. b) ist der distalste Teil der präganglionären Faser in Form kleinster Bläschen besonders variabel, wodurch natürlich die Membranoberfläche leicht beeinflußt wird und damit die synaptische Funktion, wobei die variablen Bläschen eine chemisch wirksame Mittlersubstanz enthalten.

Nach der Entdeckung der synaptischen Bläschen durch DE ROBERTIS u. BENNETT (1953) wurden experimentell elektronenmikroskopisch und mikrochemisch Befunde erhoben, die keinen Zweifel an der Bedeutung der Bläschen für die Transmission der Synapsen lassen. Die Synapsenbläschen sind von einer Größenordnung zwischen 200—400 Å, monopolare Einheiten von Acetylcholin und Cholinesterase, lokalisiert in den Membranen der Nervenendigungen. FELDBERG (1945) war einer der ersten, der darauf hinwies, daß Acetylcholin gebunden ist an Protein-Teilchen, die im allgemeinen eng mit den Mitochondrien verbunden sind. Die protoplasmatischen Nervenfaserstränge im Endgebiet des peripherischen vegetativen Nervensystems haben stets eine Scheide Schwannscher Zellen, die der Oligodendroglia analog sind. Im Innern des Neuroplasmas liegen dünne, varicöse Axone, die individuell postganglionären Neuriten entsprechen (s. Abb. 20a).

Nach elektronenmikroskopischen Aufnahmen (BRETTSCHNEIDER 1960) liegen die Axone an der Oberfläche, wie

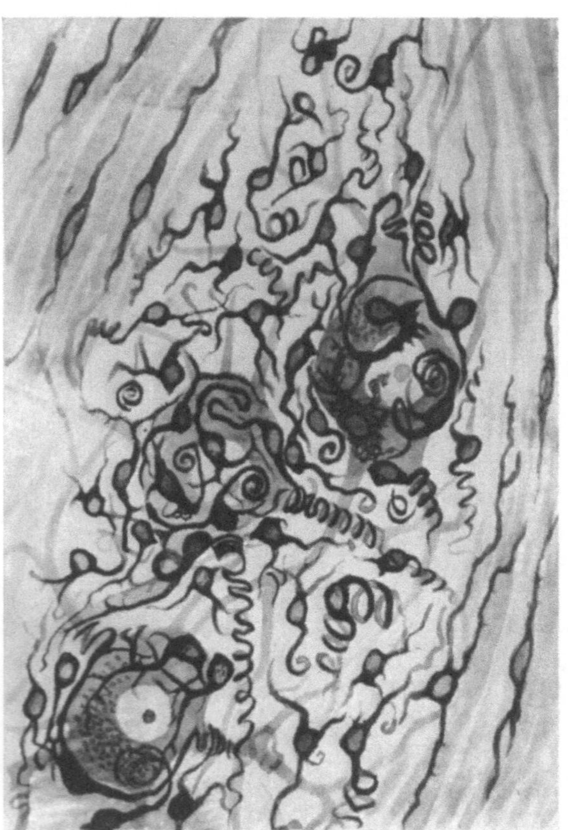

Abb. 12. Sympathisches Ganglion. *Form und Lage der ektodermalen Scheidenzellen.* Färbung: Silbercarbonatmethode nach DEL RIO HORTEGA. (Aus DEL RIO HORTEGA u. J. M. PRADO 1941, 1942.)

schon SZENTÁGOTHAI lichtmikroskopisch an einem plastischen Modell zeigte, eingefaltet in das sog. Mesaxon, das aus der Cytoplasmamembran der Schwannschen Zellen gebildet wird (s. Abb. 20a). SZENTÁGOTHAI ist es 1954 gelungen, wie an den Synapsen an der Oberfläche der vegetativen Ganglienzellen den mikrochemischen Nachweis gehäufter Acetylcholinesterase zu erbringen, und zwar an den Axonen selbst, und er deutet diese Substanz im Sinne einer vielfach angenommenen chemischen Mittlersubstanz für den synaptischen Effekt.

Dieses Problem der synaptischen Funktion im vegetativen Endgebiet besteht schon seit längerem, vor allem von seiten der Physiologen, da ja das Fehlen von umschriebenen synaptischen Endapparaten an einen diffusen, von den Impulsen aus-

---

[1] DE ROBERTIS 1955, DE ROBERTIS und BENNETT 1954/55, DE ROBERTIS 1963.

gelösten, fördernden oder hemmenden Mechanismus denken läßt. Von den Morphologen hat HILLARP 1959 basierend auf der Annahme ROSENBLUETHs am Beispiel des Darmplexus eine sehr suggestive Vorstellung der auf lichtmikroskopischen Bildern sichtbaren Struktur der terminalen Plexus entwickelt (s. Abb. 21). Sein Schema stimmt mit den Ansichten SZENTÁGOTHAIs von der morphologischen Struktur und unserer eigenen Auffassung überein und findet außerdem durch BRETTSCHNEIDERs elektronenmikroskopische Untersuchungen am Ratten-

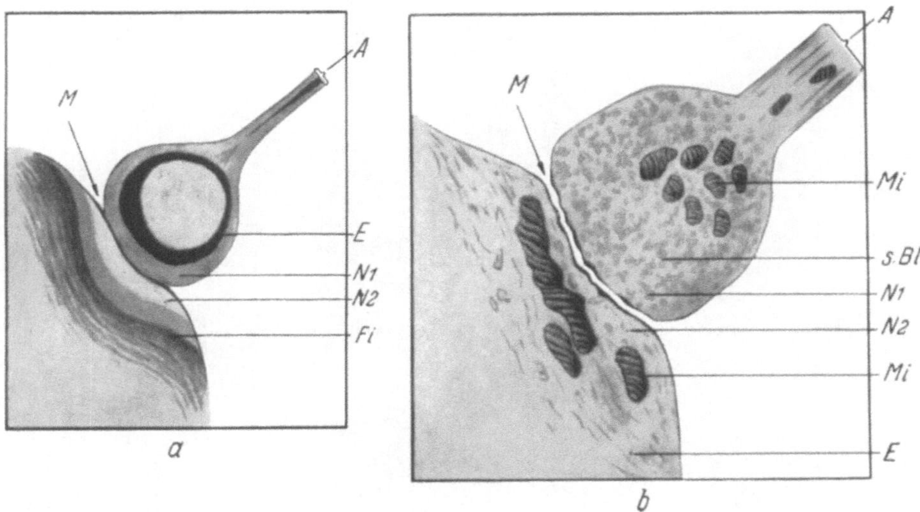

Abb. 13a u. b. Schematische Darstellung einer ringförmigen Synapse auf Grund lichtmikroskopischer Untersuchungen (KIRSCHE 1958). *A* Axon, *E* argentophiler Endring, N_1 nicht imprägnierte Neuroplasmazone ($E + N_1$ erster Synapsenpol), N_2 nicht imprägnierte Neuroplasmazone des Perikaryons, *Fi* binnenzelliges Neurofibrillengerüst ($N_2 + Fi$ zweiter Synapsenpol), *M* Synapsenmembran. [Aus W. KIRSCHE, Münch. med. Wschr. **102**, Nr. 46 (1960).]

darm eine völlige Bestätigung. Im histologischen Schnitt kann man an den Nervenfasern keinen Unterschied zwischen afferenten und efferenten, sympathischen und parasympathischen Fasern machen. Wir halten es daher ebenso wie HILLARP für durchaus möglich, daß die durch verschiedene Neurone laufenden distinkten Impulse je nach dem erwünschten Effekt chemisch verschieden wirksame Mittlersubstanzen auslösen können, die auf eine größere Wegstrecke, d. h. in einem nicht eng umschriebenen Gebiet, durch Diffusion die zu innervierenden Organe erregen. Diese Art von Synapsen hat man zutreffend *diffuse Synapsen* genannt. Dabei ist der genaue Chemismus, der bei den nervösen Funktionen in Tätigkeit gesetzt wird, ebensowenig bekannt wie die dabei auftretenden Substanzen. Es handelt sich also in der Hauptsache um eine Arbeitshypothese, wobei jedoch bisher eine erfreuliche Koinzidenz der morphologischen Strukturen mit verschiedenen Methoden und von seiten verschiedener Autoren festzustellen ist (HERZOG 1963). KIRSCHE (1960) nimmt auch funktionsbedingte pro- und regressive Veränderungen der Synapsen an.

Wieweit die Vorstellung einer cyclischen, labilen Strukturveränderung der präganglionären Endapparate, sog. metaterminaler Apparate[1], einen Beweis findet, ist vorläufig noch unklar. Jedenfalls ist es heute sichergestellt, daß die von

---

[1] WEBER 1943, 1948.

verschiedenen Autoren beobachteten Endapparate präganglionäre Endigungen sind[1] in Analogie zu den Zentren. KIRSCHE (1954) hat diese um die Ganglienzellen und ihre Fortsätze angeordneten ring-, knopf- und kolbenförmigen Endappa-

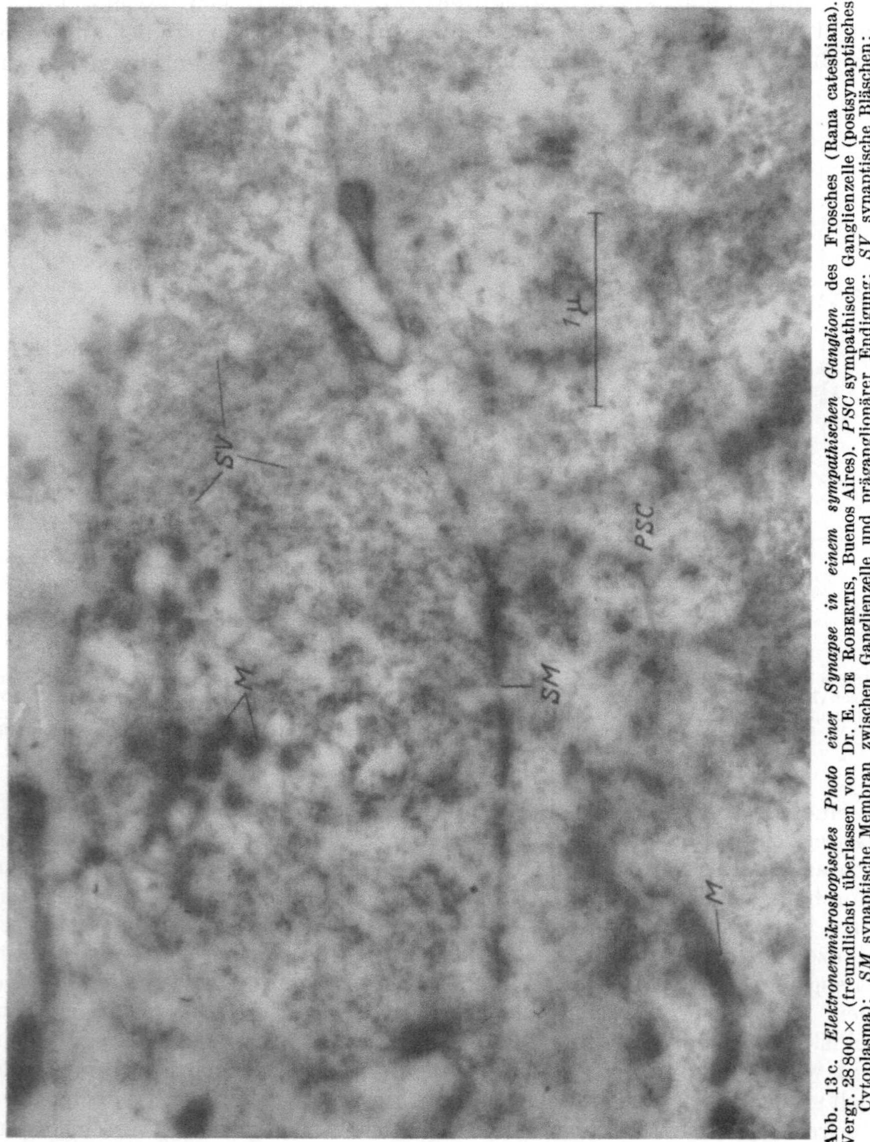

Abb. 13c. *Elektronenmikroskopisches Photo einer Synapse in einem sympathischen Ganglion* des Frosches (Rana catesbiana). Vergr. 28800 × (freundlichst überlassen von Dr. E. DE ROBERTIS, Buenos Aires). *PSC* sympathische Ganglienzelle (postsynaptisches Cytoplasma); *SM* synaptische Membran zwischen Ganglienzelle und präganglionärer Endigung; *SV* synaptische Bläschen; *M* Mitochondrien.

rate als „Synapsen mit kleinem Transmissionsfeld" (s. Abb. 14 a und b) bezeichnet, die im allgemeinen weniger zahlreich als im zentralen Nervensystem sind. Weiterhin hat er auch darauf hingewiesen, daß die sog. „Synapse mit größerem Transmissionsfeld" von ihm und anderen (s. Abb. 15) in Form von spiraligen Pericellulärapparaten eine weitere Art der Synapse ist, die jedoch zweifellos an

---

[1] HERZOG 1945.

Häufigkeit zurücktritt. Lediglich im Verdauungstrakt gibt es an den Zellen vom Typ Dogiel I lamellenförmige Verbreiterungen der Dendriten, an denen die Endapparate der präganglionären Vagusfasern enden, sog. Dendritenlamellen LAWRENTJEWS (LAWRENTJEW 1929) (s. Abb. 16a und b), also eine Art Receptor der

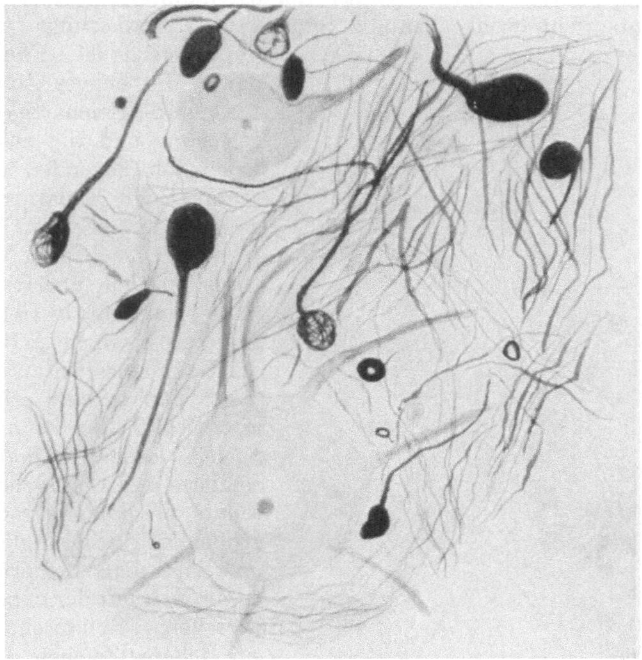

Abb. 14a. Ganglion coeliacum, ♀, 22 Jahre († an Eklampsie). Zahlreiche *Endigungen in Form von Kugeln und Keulen* sowie *Ringe am Ende von Zellfortsätzen und präganglionären Fasern.* Färbung BIELSCHOWSKY-GROS. Vergr. 1300fach. (Aus HERZOG 1945.)

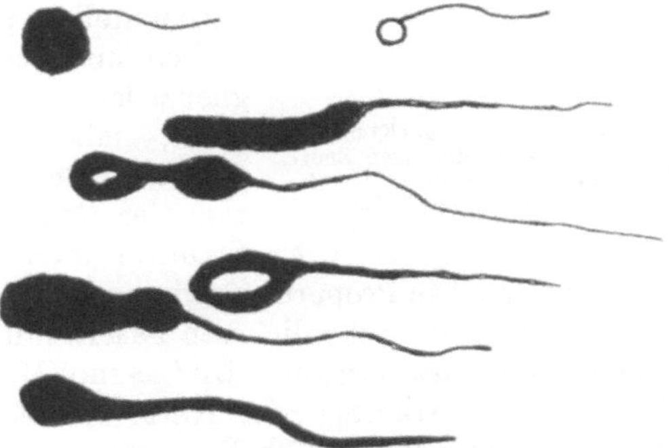

Abb. 14b. *Verschiedene Formen der Endigungen präganglionärer Fasern* und *von kurzen Zellfortsätzen (Dendriten)* im Ganglion coeliacum. Färbung BIELSCHOWSKY-GROS. Vergr. 1300 ×

Impulse[1]. Es ist nun noch eine besondere Form der Vergrößerung der Oberfläche der Ganglienzellen zu erwähnen, die wohl der Vereinigung mehrerer Ganglienzellen dient. Es sind das die Endigungen der dendritischen Fortsätze[2], die in Form von Keulen, schlingenförmiger oder spiraliger Pericellulärapparate oder schließlich als sog. Dendritengeflechte oder Glomeruli (CAJAL 1913) vorkommen. Wir haben früher

---

[1] JABONERO 1958.   [2] MICHAILOW 1908, DE CASTRO 1932, 1950, ABRAHÁM 1956.

Kombinationen von zwei bis mehreren Ganglienzellen mittels ihrer Dendritenverflechtungen „Zellaggregate" (s. Abb. 17) genannt, die neuerdings ihre Bestätigung fanden[1]. Es handelt sich dabei um Dendriten unmittelbar benachbarter oder aber weiter entfernter Zellen im selben Ganglion. Sie scheinen sich zu berühren wie Äste benachbarter Bäume. Dieser Dendritenkontakt (dendrito-dendritische Synapse) entspricht wohl ebenfalls Synapsen, was allerdings vorläufig noch hypothetisch ist. Funktionell wäre damit die engere Zusammenarbeit bestimmter gleichartiger Zellgruppen gesichert, und die zwischen diesen Dendriten liegenden oder sie umschlingenden Endapparate der präganglionären Fasern könnten ihre Impulse gleichzeitig auf mehrere Ganglienzellen übertragen (pluricelluläre Innervation LANGLEYs 1900). Neuerdings wurde an der Oberfläche der Ganglienzellen an diesen Stellen der Synapsen eine erhöhte Cholinesteraseaktivität mikrochemisch nachgewiesen[2]. Jedenalls ist die pericelluläre bzw. peridendritische Verteilung präganglionärer[3] und die viel größere Zahl postganglionärer Fasern im Verhältnis zu den präganglionären zusammen mit der experimentell bewiesenen Synapsenunterbrechung ein sicheres Zeichen dafür, daß die vegetativen Ganglien *Zentren der Integration und Koordination* der Impulse sind[4]. Daß zwischen den experimentellen physiologischen Tatsachen und der Struktur der Ganglienzellen eine feste Beziehung besteht, haben wir schon erwähnt (s. S. 292). Sehr wichtig für die Funktion der Ganglien ist zweifellos die Struktur ihrer Fasern. So besteht

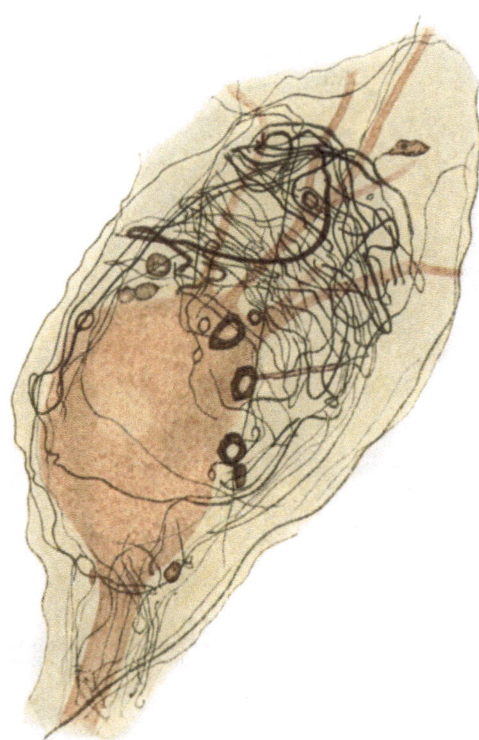

Abb. 15. *Synapse mit großem Transmissionsfeld* (KIRSCHE) mit pericellulärem Endapparat, sowie ringförmigen Endigungen. Ganglion lumbale, ♂, 19 Jahre, gesunder Mensch. Silbermethode. Vergr. 1700×. (Aus KIRSCHE 1958.)

nach DE CASTRO (1950) eine direkte Proportion zwischen der Leitungsgeschwindigkeit und dem Faserquerschnitt, d. h. die dickeren Fasern mit ihrer Myelinscheide haben eine größere Leitungsgeschwindigkeit. DE CASTRO (1951) konnte am Querschnitt des sympathischen Halsstammes der Katze mit genauer Messung drei verschiedene Gruppen der ungefähr 4170 Nervenfasern feststellen, worunter sich 223 dicke, 2139 mittlere und 1827 dünne fanden. BISHOP und HEINBECKER (1932) sowie ECCLES (1935) konnten die direkte Beziehung zwischen Geschwindigkeit und Durchmesser messen. In sehr genau durchgeführten Ramisektionen konnte DE CASTRO nach Durchschneidung der sieben thorakalen Rami und entsprechender Reizung nachweisen, daß der funktionelle Tonus der Gewebe in spontaner Form mit weniger als dem 6. Teil der Fasern normal aufrecht-

---

[1] KIRSCHE 1954, JABONERO 1953, 1958.
[2] SZENTÁGOTHAI, DONHOFFER und RAJKOVITS 1954, STAMMER 1956.
[3] LANGLEY 1895.   [4] CANNON 1914, ECCLES 1935.

erhalten werden kann, immer vorausgesetzt, daß 45—50% von ihnen einen Durchmesser von 3,5—6 μ haben, ja selbst mit weniger, wenn dieses Verhältnis sich

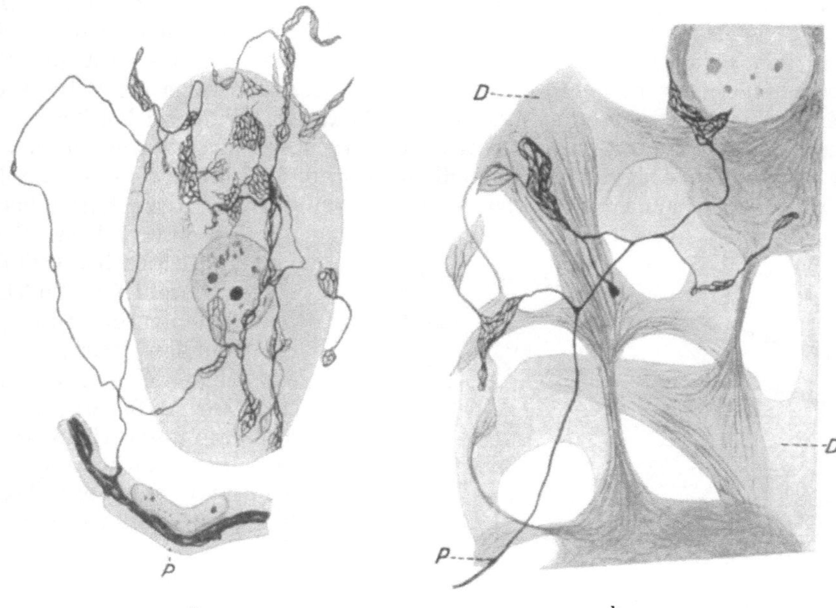

Abb. 16a u. b. *Synaptische Endigungsweise präganglionärer Fasern an* den sog. *Dendritenlamellen* (LAWRENTJEW). a Pericellulärer Apparat einer präganglionären Faser (*p*) an einer Ganglienzelle des Auerbachschen Plexus der Speiseröhre des Hundes. b Dendritenlamellen (*D*) mit Endigungen einer präganglionären Faser (*p*) an einer Ganglienzelle des Auerbachschen Plexus der Speiseröhre des Hundes. (Aus LAWRENTJEW 1929.)

auf 65% erhöht. Wenn dagegen der größte Teil der Fasern einen Durchmesser von 1,5—3 μ zeigt, bei gleicher Quantität, so treten paralytische Symptome in den durch das Ganglion innervierten Geweben auf. Durch die Ramisektion steht fest, daß im Rückenmark, nicht wie LANGLEY (1892—1900) annahm, eine spezifische metamerische Verteilung der nervösen sympathischen Zellen vorhanden ist, denn jede der sieben thorakalen Wurzeln trägt zur Innervierung des Ganglion cerv. cran. mit einer bestimmten Anzahl von Fasern bei, wenn auch das Vorherrschen eines bestimmten Durchmessers der Fasern einer abnehmenden Skala gehorcht.

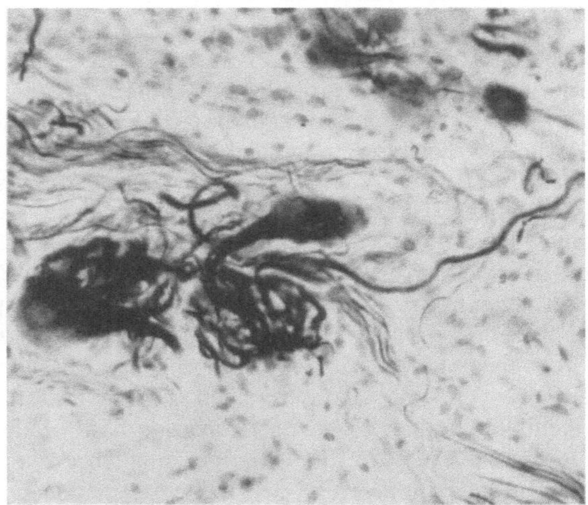

Abb. 17. Ganglion cervicale craniale, ♀, 70 Jahre. *Zellaggregat* von 3 Nervenzellen mit Dendritengeflecht (Glomerulus) und einem langen Neuriten. Färbung BIELSCHOWSKY-GROS und Hämatoxylin. Mikrophoto. Vergr. 290fach. (Aus HERZOG u. GÜNTHER 1938.)

In Übereinstimmung damit — darauf hat DE CASTRO wiederholt aufmerksam gemacht — gibt es in den sympathischen Ganglien keine segmentale Verteilung und auch keine Bevorzugung irgendeines Ganglienzelltyps, d. h. die drei verschiedenen Arten von Fasern führen zu den 3 Zelltypen, gleichgültig, welches ihr segmentaler Ursprung und die Art der Faser ist[1]. Es bestehen jedoch hinsichtlich der Konvergenz der präganglionären Fasern nach schematischer Zeichnung (siehe Abb. 18) Varianten hinsichtlich der Zellgröße und der dendritischen Fortsätze. Am Beispiel der Abbildung gelangen natürlich an die größere Zelle A präganglionäre Fasern der drei verschiedenen Kaliber, wobei die Zelle A auch wesentlich mehr Synapsen als die kleine Zelle C hat. Während bei Zelle A eine Reizantwort nur auf synchrone Aktivierung zweier Synapsen durch die Fasern a oder b oder b und c möglich ist, kann die Zelle C nur antworten, wenn sie durch die Fasern b und c synchron gereizt wird oder unmittelbar Reize hintereinander

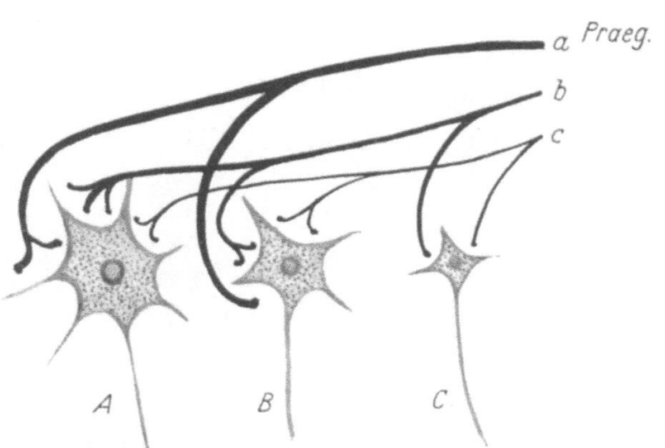

Abb. 18. *Konvergenz der 3 präganglionären Typen von Fasern (a, b, c) in Beziehung zu den 3 Größen von Ganglienzellen (A, B, C).* Die Fasern a, wenig zahlreich, bilden eine *Synapse* mit den Zellen A und B, während die Fasern b und c, sehr zahlreich, eine Synapse eingehen mit allen Zellen, wenngleich reichlicher mit A und B wegen ihrer größeren Oberfläche. (Nach DE CASTRO 1951.)

durch b und c folgen. Selbstverständlich ist bei der oft geringen Anzahl von Endringen bzw. Knöpfen der Durchgang des Impulses keineswegs davon allein abhängig, es können ungefähr 90% dieser Endapparate unterdrückt werden, falls noch diffuse Synapsen genügend bestehen. Weiterhin wurde von verschiedenen Autoren geltend gemacht, daß das Freiwerden gewisser Mittlersubstanzen den Übergang des Impulses an der Synapse erleichtert, wie man es z. B. vom Acetylcholin[2] angenommen hat. Jedoch hat sich später herausgestellt, daß diese Substanz nicht ausschließlich an den Synapsen frei wird[3]. Andere nehmen eine adrenergische Substanz an, jedoch solange wir morphologisch noch keine besseren mikrochemischen Methoden besitzen, um solche Substanzen im Gewebe nachzuweisen, ist ein exakter Beweis unmöglich. Es ist an sich vorstellbar, daß am Ende der präganglionären Faser in ihrem Protoplasma je nach der Art des Impulses eine hemmende oder fördernde Mittlersubstanz frei wird, möglicherweise in den schon erwähnten (s. S. 296), von DE ROBERTIS und BENNETT (1955) elektronenmikroskopisch nachgewiesenen synaptischen Bläschen. Außerdem hat YOUNG (1954) im Lichtmikroskop sichtbare sog. synaptische Granula im Protoplasma der präsynaptischen Faser beschrieben, die wohl Mitochondrien entsprechen mit enzymatischen Eigenschaften und in deren Umgebung man reichlich Cholinesterase nachgewiesen hat[4]. Jedenfalls muß mit Recht angenommen werden, daß in den Ganglien eine Koordination bzw. Integration der Impulse stattfindet, zumal ja Fasern mit verschiedenen Eigenschaften an den Ganglienzellen zusammenlaufen. Es ist außerdem bemerkenswert, daß beim Ganglion cerv. cran. z. B. die drei verschiedenen Zelltypen mit Überwiegen des mittleren vorhanden sind, während im Ganglion coeliacum praktisch nur der mittlere und große Typ vorhanden ist. Auch ist die Art der Tätigkeit der Ganglienzellen verschieden nach der Funktion, z. B. für die Vasomotoren eine mehr kontinuierliche und für

[4] DE CASTRO 1950, 1951.   [2] DALE 1935.   [3] LLORENTE DE NÓ 1938.
[1] SZENTÁGOTHAI 1957 b.

die Piloarrektion eine mehr periodische. Andererseits haben wir schon gesehen, daß an Ganglien wie dem Ganglion ciliare das Verhältnis von prä- zu postganglionärer Faser etwa 1:1,2 beträgt (s. Abb. 10), da es sich um einen sehr schnellen und mehr umschriebenen Effekt handelt, wobei auch dickere markhaltige Fasern mit größerer Leitungsgeschwindigkeit notwendig sind. Eine weitere Erklärung der morphologischen Struktur erfordert auch das Vorhandensein vielfach sehr ausgesprochener argentophiler Bindegewebskapseln, die außerhalb der Gliocyten um die einzelnen Ganglienzellen liegen und nur kleine tunnelartige Öffnungen für die Fortsätze freilassen (s. Abb. 7). Soweit es sich bei der Impulsübertragung sicher zum Teil wohl um elektrische Vorgänge handelt, könnte man ihnen eine isolierende Funktion zuschreiben. Außerdem spielen aber mechanische Faktoren eine Rolle, vor allem, wenn man an die Ganglien der nervösen Plexus im Darm denkt, wo die Bindegewebskapsel sich nach außen fortsetzt mit einigen kollagenen Bündelchen, die vom Bindegewebe der Muskeln ausgehen[1] und diese während der Kontraktionen hin und her gleiten lassen, einen sicheren Aufhängemechanismus gegenüber der sich bewegenden Muskulatur darstellend.

b) Parasympathicus.

Der Parasympathicus als Gegenspieler des Sympathicus ist morphologisch nicht besonders gekennzeichnet; vielfach entsprechen sogar als sympathische Strukturen festgelegte Elemente funktionell dem parasympathischen System. So stehen die aus multipolaren Ganglienzellen aufgebauten kleinen intramuralen Ganglien in den Vorhöfen des Herzens ausnahmslos im Dienste des Vagus, dessen visceromotorische, nicht unterbrochene Fasern aus dem dorsalen Vaguskern in der Medulla oblongata lediglich durch die beiden Ganglia jugulare und nodosum hindurchlaufen und in Form präganglionärer Endapparate synaptisch an den intramuralen Herzganglien endigen. Deren postganglionäre Fasern gehen zum Myokard[2]. Die eigentlichen sympathischen, aus dem Rückenmark stammenden Fasern dagegen, die im Ganglion stellatum synaptisch unterbrochen werden und dann als postganglionäre Bündel zum Herzen verlaufen, werden nicht in den Herzganglien unterbrochen, sondern endigen direkt in der Hauptsache wohl an den Coronargefäßen, vielleicht teilweise auch am Myokard. Im Verdauungstrakt haben wir ein ähnliches Verhalten, insofern als die Vagusfasern mit den präganglionären Endapparaten an den Ganglienzellen des Auerbachschen und Meissnerschen Plexus vom Typ Dogiel I, also multipolarer sympathischer Bauart, aber parasympathischer Funktion, endigen und dort ihre Synapsen haben. Die postganglionären Fasern dieser Zellen, die sich in Gestalt mehrfacher feinster Plexus bis zu den Endplexus aufsplittern, versorgen also parasympathisch die glatte Muskulatur und wahrscheinlich auch die Drüsen[3], während die von den sympathischen prävertebralen Ganglien, wie z. B. dem Ganglion coeliacum, ausgehenden, zum Darm ziehenden postganglionären Fasern keine Synapsen mit den Ganglienzellen vom Typ I bilden, sondern direkt zu den Gefäßen (und teilweise vielleicht auch zur Muskulatur) verlaufen. Der übrige Vagus steht im Dienste der Sensibilität, und man hat z. B. im Magen[1] sensible Endapparate des Vagus nachgewiesen. Außerdem verlaufen mit dem Sympathicus, von den Spinalganglien ausgehend, im Splanchnicus weitere, afferente sensible Bahnen[4], so daß auf diese Weise Reflexe auf den motorischen Teil des Sympathicus und Parasympathicus übertragen werden können. DOGIEL hatte als erster (1896) angenommen, daß der nach ihm genannte Ganglienzelltyp II sensibler Natur sei,

---

[1] DE CASTRO 1950.   [2] LAWRENTJEW 1946.   [3] HERZOG 1954.   [4] DE CASTRO 1949/50.

was neuerdings bestätigt und zur Erklärung selbständiger Reflexe im vegetativen Nervensystem herangezogen wird[1]. Die sehr langen Fortsätze vom Aussehen von Neuriten[2], die über weite Strecken, d. h. innerhalb des gleichen Ganglions, oder zu Zellen vom Typ Dogiel I von anderen Ganglien verlaufen, endigen mit Endapparaten, haben jedoch keine Verbindung mit dem Vagus. Wahrscheinlich hat ihre Ausdehnung nach DE CASTRO eine Beziehung zur Peristaltik. Wesentlich scheint uns die Tatsache zu sein, daß auch innerhalb der intramuralen Ganglien die synaptische Unterbrechung und damit das Neuronenprinzip als feststehend zu betrachten ist. Die morphologische Struktur der multipolaren Ganglienzellen mit kürzeren oder längeren Dendriten sowie einem Neuriten, mit Ausnahme der noch nicht ganz geklärten Zellen vom Typ Dogiel II, ist analog der an den Ganglienzellen anderer vegetativer Ganglien, nur daß die Synapsen präganglionärer Fasern vielleicht zur Oberflächenvergrößerung aus mechanischen Gründen sich mit lamellenförmigen Verbreiterungen der Dendriten, den sog. Lawrentjewschen Dendritenlamellen (s. Abb. 16b) verbinden. Auch hat DE CASTRO zum ersten Mal Endigungen der präganglionären Vagusfasern in Form von Verbreiterungen oder retikulierten Menisken an den Dendritenlamellen nachgewiesen. Die funktionelle Bedeutung der Zellen Dogiel II kann auch die von Assoziationszellen sein[2], die sich in Verbindung setzen sollen mit Zellen, die in weiter entfernt gelegenen Teilen des Verdauungstraktus gelegen sind.

c) Normale Histologie
der äußersten Peripherie des vegetativen Nervensystems.

Wesentlich komplizierter und noch reichlich diskutiert ist das eigentliche Endgebiet der vegetativen Nerven in der äußersten Peripherie. Der Hauptgrund ist, von den Schwierigkeiten der Materie abgesehen, der, daß die Morphologen noch nicht über eine eindeutige Methode verfügen, die in spezifischer und genereller Weise das vegetative nervöse Gewebe darstellt. Es ist wohl heute möglich, im allgemeinen die vegetativen Nervenfasern von den cerebrospinalen zu unterscheiden, und zwar vor allem durch die Arbeiten von BOEKE (1935, 1947) und STÖHR jr. (1930, 1957), LAWRENTJEW (1926) sowie neuerdings JABONERO (1953, 1961) u. a. Der erstere hat in seinen grundlegenden Arbeiten immer wieder die plexusartige protoplasmatische Struktur gezeigt, die von ihm als *nervöser Grundplexus* bezeichnet wird. Es ist die Besonderheit des vegetativen Systems, daß in der Peripherie umschriebene, individuelle Endapparate im allgemeinen nicht vorkommen. So ist es schon seit langem durch die verschiedensten Autoren nachgewiesen worden, daß z. B. die Blutgefäße, auch wenn sie von vegetativen Fasern begleitet sind, keinerlei Endapparate zeigen[3]. Diese Tatsache hat zum Begriff der *diffusen Synapsen* geführt, der schon von CAJAL (1888, 1934) für die Moosfasern des Kleinhirns geprägt wurde und den DE CASTRO (1945, 1951) auch für die nicht umschriebene Endigungsweise der präganglionären Fasern innerhalb der vegetativen Ganglien übernommen hat und JABONERO (1953) auch für die äußerste Peripherie.

STÖHR (1930, 1952, 1957) hat den Begriff des Boekeschen Grundplexus, des Terminalplexus von LAWRENTJEW, sowie der protoplasmatischen, syncytialen Nervenfasern bzw. der vegetativen Endformation JABONEROs, den auch wir anerkennen und auf den wir speziell hingewiesen haben[4] (s. Abb. 19a, b und c), dadurch kompliziert. daß er den netzartigen, von den meisten Forschern beobachteten feinsten Nervenfasern, mit ihren teilweise varicösen Fasern, noch

[1] IWANOWA 1957, KOLOSSOW 1959.   [2] DE CASTRO 1949/50.
[3] BOEKE 1935, 1947, STÖHR 1930, 1957, JABONERO 1953, 1961 u. a.   [4] HERZOG 1954.

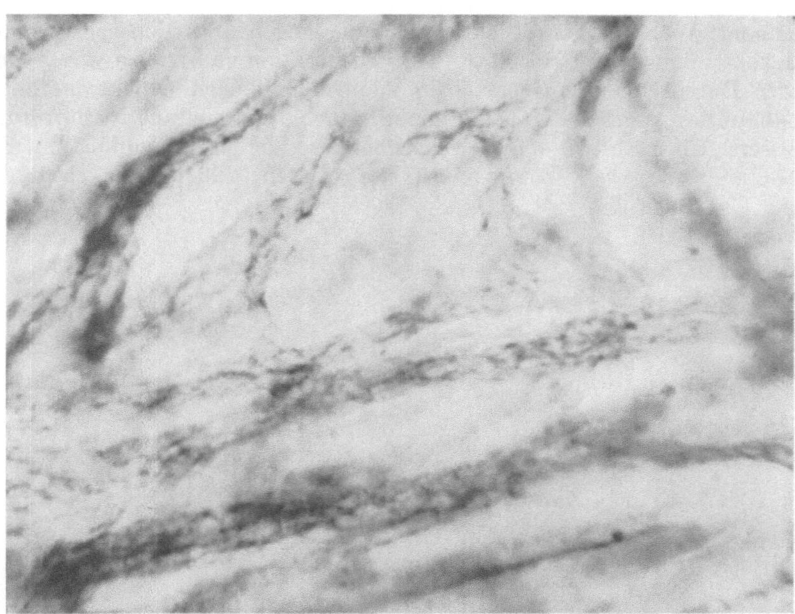

Abb. 19a. *Menschlicher Appendix*, Längsschnitt. Verzweigte nervöse Protoplasmastränge des submukösen *Terminalplexus*. Deutliche vacuoläre Struktur, nur vereinzelt varicöse, intraprotoplasmatische Nervenfasern sichtbar. Färbung JABONERO-Methode, Objektiv: Zeiss-Winkel, Fluorit, Imm. 100, n. Ap. 1,3. Okular: K 12,5mal. Vergr. 1100mal, Mikrophoto. (Aus E. HERZOG 1954.)

eine ultraterminale Struktur zuordnet, die ebenfalls netzartig, d. h. ohne Endigungen mit den Erfolgsorganen in Beziehung stehen soll. Da aber dieser Endabschnitt des Stöhrschen Terminalreticulums von den meisten Nachuntersuchern[1] nicht bestätigt wurde, läßt sich bisher mit Sicherheit nur das, leider verschieden benannte plexus- oder netzartige, nervöse Terminalgebilde (Terminalplexus) als solches anerkennen. Die Herkunft dieser feinen Plexus ist morphologisch nicht immer sicher festzustellen, vor allem nicht, ob ihre Fasern sympathischer, parasympathischer oder gar afferenter Natur sind. Am Darm, vor allem am Appendix, kann man sich leicht überzeugen, wie die vegetativen Plexus im wesentlichen als postganglionäre Fasern der Nervenzellfortsätze auf-

[1] BOEKE 1940, LAWRENTJEW 1926, JABONERO 1953, HERZOG 1954, 1955, SZENTÁGOTHAI 1957a, BRETTSCHNEIDER 1959a u. b, u. a.

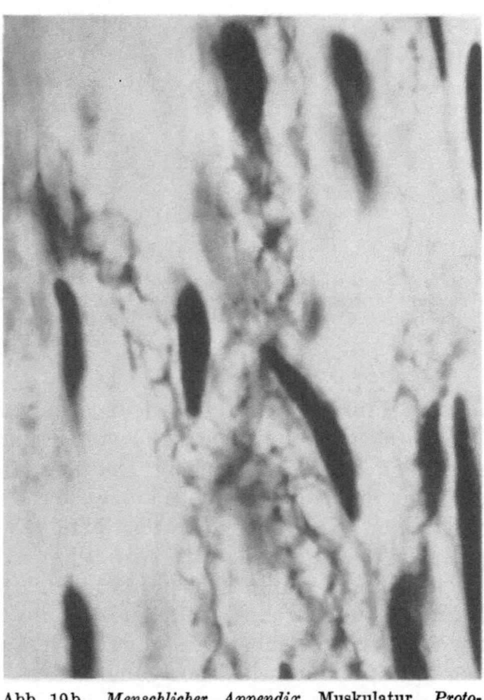

Abb. 19b. *Menschlicher Appendix*, Muskulatur. *Protoplasmatische vacuoläre Plexusfasern* mit Pseudoreticulum. Nur an einzelnen Stellen varicöse Nervenfasern zwischen den Vacuolen verlaufend. Muskelkerne schwarz. Färbung BIELSCHOWSKY-GROS. Objektiv: Zeiss-Winkel, Fluorit, Imm. 100, n. Ap. 1,3. Okular: K 8mal. Vergr. 1500mal. Mikrophoto. (Aus E. HERZOG 1954.)

20a

zufassen sind. Während gerade hier infolge der ungeheuren Verflechtung experimentell keine eindeutigen Resultate der Degeneration zu erzielen waren, ermög-
lichte der Durchschneidungsversuch[1] an einem einfachen Objekt, nämlich an
der Nickhaut des Auges der Katze, besonders auch durch neueste Nachprüfungen[2]
eine bessere Übersicht. Nach Durchschneidung der postganglionären Fasern
des Ganglion cerv. cran. konnte bewiesen werden, daß die zur glatten Mus-

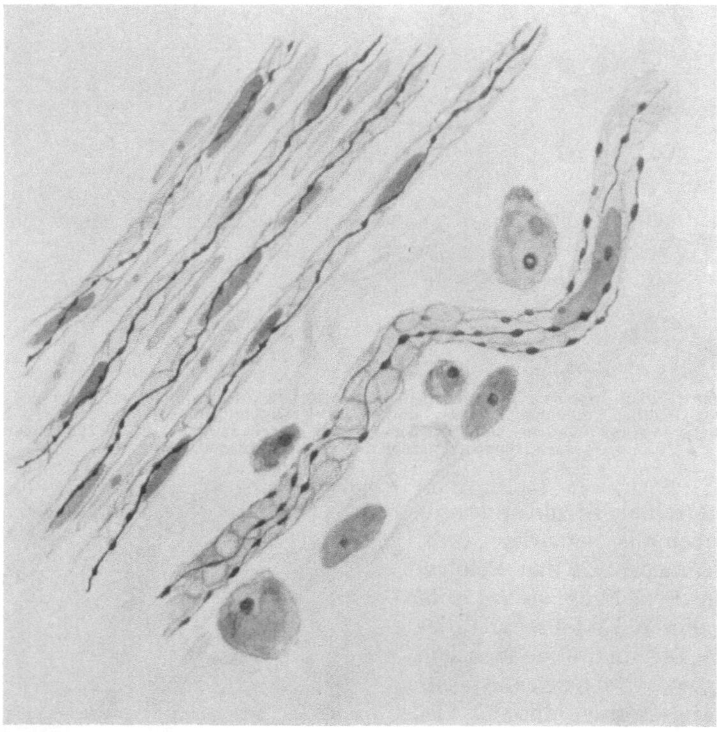

Abb. 19c. *Menschlicher Appendix*, Submucosa. Dickere und dünnere *vacuoläre Protoplasmastränge der nervösen
Plexus* mit varicösen Nervenfasern ohne Netzbildung und mit Kernen Schwannscher Zellen. Färbung JABONERO-
Methode. Objektiv: Zeiss-Winkel, Fluorit Imm. 100, n. Ap. 1,3. Okular: K 12,5mal. Vergr. 1650mal. Zeichnung.
(Aus HERZOG 1954.)

kulatur führenden Terminalstränge einwandfrei degenerieren (s. Abb. 20). Auch
die Durchschneidungsversuche von SZENTÁGOTHAI (1937) haben am Herzen in
ähnlicher Weise die sichere Degeneration der postganglionären Fasern bzw.
der von ihnen gebildeten Plexus bewiesen und damit das neuronale Prinzip
auch hier bestätigt. Obwohl kein Zweifel besteht, daß zahlreiche protoplasmatische Plexusfasern mit ihren im Innern verlaufenden Axonen die
direkte Fortsetzung von postganglionären Nervenfasern, d. h. Neurite vegetativer Ganglienzellen sind, ist das am Präparat oft nicht zu sehen. Trotz
der Diskussionen über ihre genaue Herkunft sowie das etwaige Vorhandensein
von Synapsen zwischen postganglionären Fasern und dem peripheren Endplexus
und der Frage des isolierten Verlaufes der einzelnen Nervenfasern oder des
Vorhandenseins von Verbindungen untereinander, scheint doch bis jetzt gesichert zu sein, daß es sich in der äußersten Peripherie um ein auch morphologisch

---

[1] LAWRENTJEW und BOROWSKAJA 1936.   [2] BULLÓN und STIEFEL 1955, JABONERO 1961.

zum größten Teil erkennbares proto-
plasmatisches Fasersystem handelt,
das in der äußersten Peripherie ohne
umschriebene Endapparate endigt,
sondern mehr in Form der sog. diffusen Synapse, bei der man chemisch
wirksame Mittlersubstanzen der Impulse annimmt. Geht man von dieser
Voraussetzung aus, so ist gerade in
Anbetracht des diffusen Effektes
eines mehr oder weniger großen Sek-
tors die strenge Aufrechterhaltung
des Neuronenprinzips theoretisch
nicht unbedingt notwendig. Die Impulse könnten je nach ihrer Art sogar
verschiedene, jeweils wirksame Mittlersubstanzen auslösen. Der granuläre und vacuoläre Charakter des
protoplasmatischen Endplexus läßt
sehr an das Vorhandensein verschiedener chemischer Substanzen denken.
Neuerdings hat SZENTÁGOTHAI (1957)
versucht, auf mikrochemischem Wege
den Charakter dieser Substanzen zu
klären, und kam dabei zum Schluß,
daß in den Vacuolen, die nicht, wie
man annahm, im Protoplasma der
Stränge, sondern innerhalb der Nervenfasern selbst liegen, dort vorhandene chondriomartige Granula inten-
siv Cytochrom-Oxydase-Aktivität
zeigen, während die unmittelbare
äußere Umgebung der vacuolären
Auftreibungen der Fasern die Orte
intensivster Acetylcholinesterase-
Aktivität sind. Da aber auf diesem
Gebiet erst bescheidene Anfänge
zu verzeichnen sind, müssen von
der Zukunft noch mehr Fortschritte
erwartet werden. Dieselben Granula,
auch synaptische Granula genannt,
findet man auch an den interneuronalen synaptischen Endigungen[1].
Jedenfalls stehen auch wir auf dem
gleichen Standpunkt wie SZENTÁ-
GOTHAI (1957), daß man etwas zu-
rückhaltender sein muß mit dem
Ausdruck Neurosekretion, den man
zu freigiebig[2] anwendet und der nach unserer Ansicht an der diffusen Synapse
der vegetativen Peripherie nicht gebraucht werden sollte.

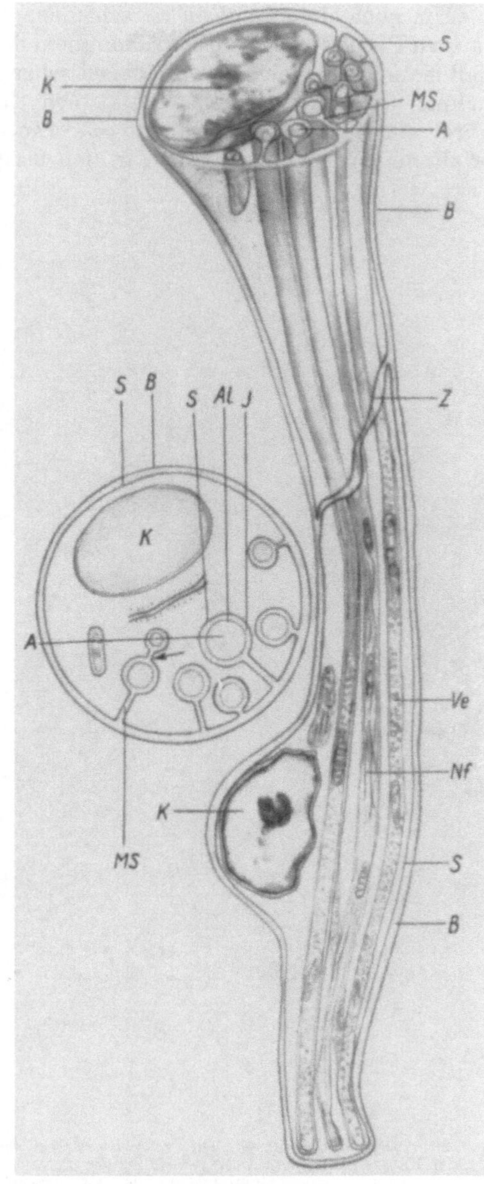

Abb. 20a. Schema über den Aufbau einer peripheren
vegetativen Nervenfaser aus dem präterminalen Bereich.
A Axon, *Al* Axolemm, *B* Basalmembran, *I* intercellulärer
Spalt zwischen Schwannscher Zellmembran und Axolemm,
K Kern einer Schwannschen Zelle, *Ms* Mesaxon, *Nf* Proto-
fibrillen des Axoplasmas, *S* Zellmembran der Schwann-
schen Zelle, *Ve* vesiculäre Strukturen des Axoplasmas,
Z Zellgrenze zwischen zwei Schwannschen Zellen. Aus
H. BRETTSCHNEIDER, Verh. der Anatom. Ges., 55. Verslg.
Zürich, 1959, S. 166.

---

[1] YOUNG 1952.   [2] JABONERO 1955.

Um noch einmal auf die verschiedene Auffassung des Protoplasmas der vegetativen Plexusstränge zurückzukommen, hat die auch von uns vertretene Ansicht, daß sie im wesentlichen lemmoblastischer Natur sind[1] im Gegensatz zu der Annahme von Nervengewebe mit kleinen Ganglienzellen an den Knotenpunkten[2] durch ein einfaches Experiment SZENTÁGOTHAIs (1957) u. a., eine weitere Stütze erfahren. Wenn man nämlich in den peripheren Stumpf eines spinalen Nerven

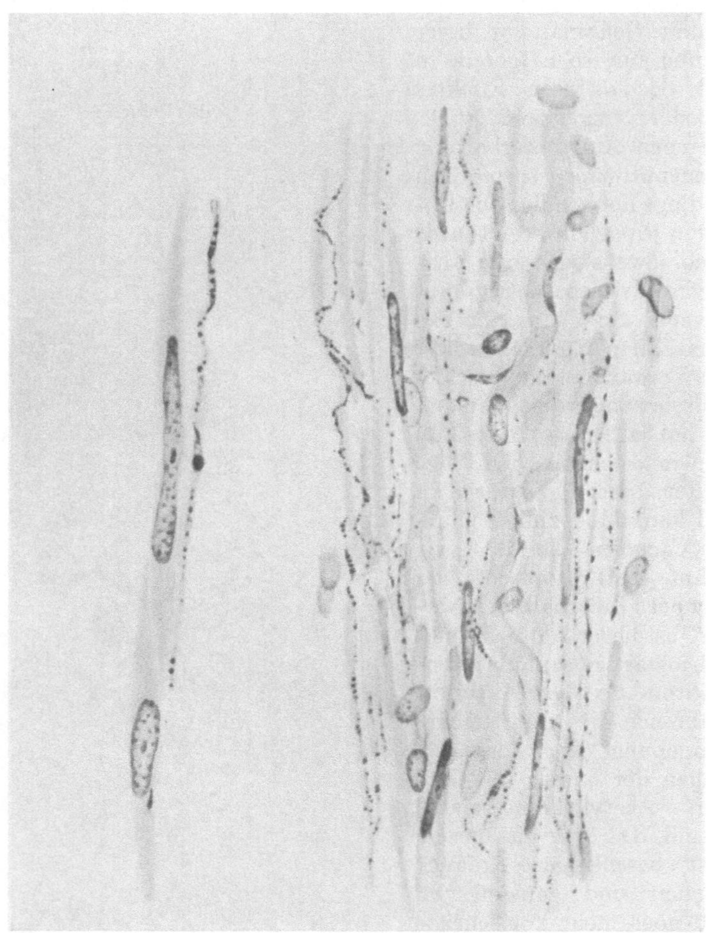

Abb. 20b. *Degeneration der nervösen Protoplasmastränge der Endplexus* zwischen den Muskelfasern der Nickhaut der Katze, *72 Std nach Durchschneidung der postganglionären Fasern* des Ganglion cervicale craniale. Reproduktion aus LAWRENTJEW und BOROWSKAJA (1936).

ein sympathisches Ganglion einpflanzt, wachsen seine Neuriten in die Schwannschen Scheiden ein, wobei typische vegetative protoplasmatische Fasern, also ein Netz Schwannscher Zellen, entwickelt werden mit intraprotoplasmatischen Axonen und den charakteristischen Vacuolenbildungen, während ein eingepflanztes Spinalganglion in den Büngnerschen Bändern die bekannten Strukturen ohne Vacuolen des spinalen Nerven zeigen. Nach der Auffassung des gleichen Autors

---

[1] LAWRENTJEW 1926, STÖHR 1957, BOEKE 1940, DE CASTRO 1950, FEYRTER 1951, HERZOG 1954, 1955, SZENTÁGOTHAI 1957 u. a.
[2] CAJAL 1911, LEEUWE 1937, MEYLING 1953, JABONERO 1953.

liegen die Axone innerhalb der protoplasmatischen Fasern der peripheren Glia (Schwannsche Zellen) nur an der Oberfläche, wobei die Glia sie nach der Art eines „Mesoaxons" (GEREN-UZMAN) umgibt, wie wir jetzt nach elektronenmikroskopischen Bildern wissen[1].Die ursprüngliche Annahme JABONEROs (1953), die vegetative Peripherie in einen neuronalen Abschnitt, nämlich der postganglionären Fasern und eine syncytiale protoplasmatische Strecke, gebildet durch die sog. interstitiellen Zellen zu teilen, die ein spezielles nervöses Organ darstellen sollten, wird neuerdings vom Autor nicht mehr aufrechterhalten (1961). JABO-NERO ist jetzt der Ansicht, daß die postganglionären Axone direkt in den syncytialen Teil übergehen, wie wir es immer annahmen (1954), wobei er jedoch offen läßt, ob die sie umgebenden Zellen den Schwannschen entsprechen. Es scheint jedoch, daß die neuesten elektronenmikroskopischen Untersuchungen BRETTSCHNEIDERs (1959) an den terminalen Plexus des Dünndarms der Ratte beweisen, daß die protoplasmatischen Plexusfasern dem Protoplasma der Schwannschen Zellen entsprechen. Damit würden auch die lichtmikroskopischen Befunde SZENTÁGOTHAIs (1957) eine exakte Bestätigung finden. Auch die an Hand von Methylenblaufärbungen gewonnene Auffassung HILLARPs (1959) über die terminalen Plexus fügt sich diesen Befunden zwanglos

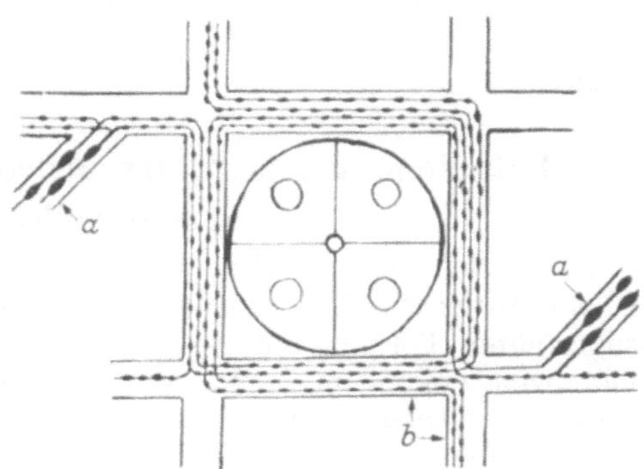

Abb. 21. Schematische Darstellung des autonomen Grundplexus auf Grund von morphologischen Beobachtungen und von experimentellen Studien. Der Grundplexus ist gebildet durch ein dreidimensionales Netzwerk von Hüllzellen, von welchem eine Masche zu sehen ist, die ein glanduläres Endstück umgibt. Axone von den präterminalen Nervenbündeln (a) treten in den Grundplexus (b) ein, dessen Bündel mehrere Axone enthalten, die von den verschiedenen Neuronen kommen. Es existiert daher eine Konvergenz von Nervenendstrecken verschiedener Neuronen zu einer Effektorzellgruppe. Da der Grundplexus den Effektorzellen aufgelegt ist (nicht in der Fig. zu sehen), hat die chemische Mittlersubstanz, die von den Axonen frei wird, nur eine sehr kurze Entfernung zu diffundieren, um die Zellen zu erreichen. Aus N. A. HILLARP, Acta physiol. scand. 46, Suppl. 157 (1959).

ein und erlaubt auch eine einheitlichere Vorstellung über die z. T. experimentell gewonnenen Ideen der Physiologen (s. HILLARP) über die Funktionen der vegetativen Peripherie (s. Abb. 21). Jedenfalls verspricht die Koinzidenz der Deutung der morphologischen Struktur der vegetativen Endplexus und seiner Funktion einen erheblichen Fortschritt auf diesem so diskutierten Gebiet. Die genaue Aufklärung der Funktion der Synapsen bleibt weiteren mikrochemisch-morphologischen Untersuchungen vorbehalten. NachBRETTSCHNEIDER soll der Reichtum an Mitochondrien, vor allem auch der zahlreichen Synapsenbläschen im präterminalen Axoplasma auf eine mögliche Produktion von Überträgersubstanzen hinweisen, die jedoch nicht im Schwannschen Plasma gefunden werden (s. a. HERZOG 1963).

Ob in der äußersten Peripherie echte Anastomosen zwischen den Nervenfasern häufig sind, scheint uns, wie bereits erwähnt, von untergeordneter Bedeutung in Anbetracht des Prinzips einer möglichst großen Oberfläche und eines diffusen Effektes. Ebenso verhält es sich mit den sog. interstitiellen Zellen CAJALs (1911) als Endabschnitt der nervösen Plexus. Ob sie gliärer oder nervöser Natur sind, kann offenbar mit dem Lichtmikroskop nicht mehr entschieden werden. Die Annahme JABONEROs (1953), die vegetative Peripherie in einen neuronalen Abschnitt, nämlich den der präganglionären Fasern, und einen syncytialen,

---

[1] BRETTSCHNEIDER 1959, 1960.

plasmatischen einzuteilen, kann nur als Hypothese gelten, solange nicht die Unabhängigkeit des syncytialen Teils in Form eines „speziellen nervösen Organs" Jaboneros (1953) bewiesen ist. Szentágothai (1957) hält die scharfe Trennung zwischen dem sog. vegetativen Endgeflecht und dem neuronalen System und seinen individuellen Endigungen für verfehlt, da die plexiforme Innervation nicht grundsätzlich von der individuellen verschieden sei. Schon Boeke[1] erkannte dies klar und bezeichnete die plexusartige Innervation nur als einen embryonalen primitiveren Innervationstyp, der im sich entwickelnden Nervensystem wohl in verschiedenen Formen, aber doch immer als diffuse und plexiforme Synapse erscheint.

III. Pathologie der zentralen neurovegetativen Regulationsstätten.
a) Stoffwechselstörungen.

Die in den zentralen Regulationsstätten auftretenden Stoffwechselstörungen fallen selbstverständlich morphologisch in den von Nissl und Spielmeyer (1922) aufgestellten Formenkreis, jedoch fehlen bis jetzt völlig systematische Untersuchungen, einmal im Sinne eines exakten Studiums über das Verhalten sämtlicher vegetativer Kerngebiete im Hypothalamus, im verlängerten Mark und im Rückenmark beim gleichen Patienten, als auch in Verbindung mit gleichzeitigen Untersuchungen der peripheren Regulationsstätten. Es muß unbedingt zugegeben werden, daß eine Reihe von Strukturveränderungen des Protoplasmas und der Nissl-Substanz der Ausdruck gewisser Funktionszustände sein können, die natürlich weitgehend reversibel sind. Die Casperssonschen (1950) spektroskopisch-mikroskopischen Untersuchungen haben auch für die Nervenzelle den funktionellen Zusammenhang zwischen Ribonucleotiden des Kerns und des Neuroplasmas, vor allem der Nissl-Substanz, ihr Verschwinden bei Erschöpfung und ihr Wiedererscheinen bei Reparation gezeigt. Ebenso verhält es sich mit dem Auftreten einzelner oder mehrerer Vacuolen in den Nervenzellen, die, wenn man an den bisherigen Kriterien festhält, nur dann als degenerativ betrachtet werden dürfen, wenn gleichzeitig Veränderungen von Kern und Kernkörperchen vorhanden sind. So wurde wiederholt auf das häufige Vorkommen nicht pathologischer Vacuolen im Nucleus mamillo-infundibularis hingewiesen[2]. Seit wir vor allem durch vergleichende anatomische Untersuchungen[3] wissen, daß an den Zellen des Hypothalamus Sekretionsphänomene in vacuolärer Form sehr häufig sind (was man als *Neurokrinie* bezeichnet hat), muß man mit der Deutung einer krankhaften Veränderung sehr vorsichtig sein. Neuerdings konnte gezeigt werden, daß in verschiedenen Kernen des Hypothalamus und des Vagus vom Kern der Nervenzelle in Tropfen- oder Körnchenform Substanzen produziert werden, bei denen es sich chemisch um Lipoproteide handelt, die reich an Sulfhydrilproteiden sind[4]. Es werden auch im selben Kern häufig gezackte Zellformen mit unscharfen Grenzen beobachtet, die an Zellverflüssigung erinnern könnten, die ebenfalls nicht als Ausdruck einer krankhaften Veränderung zu betrachten sind[5]. Wir sind deshalb der Ansicht, daß unsere Kenntnisse auf diesem Gebiet mit neuen Methoden experimentell revidiert werden müssen, besonders im Hinblick auf funktionelle reversible Strukturveränderungen.

Die Grundtypen der Zellerkrankung im Zentralnervensystem sind die Zellschwellung, die Zellverflüssigung, die ischämische oder homogenisierende Zellerkrankung und die Zellschrumpfung, wobei jedoch gleichzeitig Kernveränderungen vorhanden sein müssen.

---

[1] Zitiert nach Szentágothai 1957.   [2] Bodechtel und Gagel 1931.   [3] Scharrer 1954.
[4] Picard, Stahl und Seite 1957.   [5] Bodechtel und Gagel 1931.

Der zunächst leichteste Grad der Degeneration, die sog. *I. Nisslsche Reizung oder retrograde Degeneration* mit akuter Zellschwellung, zentraler Tigrolyse und Verdrängung des Kerns in die Peripherie, ist am zentralen vegetativen Nervensystem zuerst an den Seitenhörnern des Rückenmarks von Jacobsohn-Lask (1931) beobachtet worden. Es handelte sich um ein Mammacarcinom, welches auf einer Körperseite den ganzen Plexus brachialis und den Ramus communicans von D 1 zerstört und dadurch den Hornerschen Symptomenkomplex hervorgerufen hatte. Die Seitenhornzellen von D 1 und D 2 zeigten die typischen Zeichen der retrograden Degeneration. Auch Gagel (1953) konnte nach Resektion des lumbosakralen Grenzstranges von L 2 bis S 2 Ähnliches beobachten. Ihm war es schon früher (1931) experimentell am Affen nach Exstirpation des Ganglion cervicale superior der einen Seite gelungen, retrograde Degeneration der Seitenhornzellen derselben Seite hervorzurufen. Es wird auch über ältere experimentelle Fälle berichtet[1]. Ein neuerer Beweis an menschlichem Beobachtungsgut wurde von unserem Mitarbeiter Schultz (1959) am dorsalen Vaguskern geliefert, wo bei Magen- und Oesophaguscarcinom, auch bei Magengeschwür an den großen und mittleren Ganglienzellen I. Reizung auftrat. Bei den operierten Fällen waren nach Durchschneidung des Vagus die Veränderungen stärker als bei den nicht operierten, außerdem noch ausgesprochener, je stärker und proximaler am Kern die Vagusschädigung war, vor allem bei Oesophaguscarcinom.

Ein besonders eindrucksvolles Bild einer zweifellos pathologischen Homogenisierung des Neuroplasmas von Ganglienzellen und Nervenfasern, das vielleicht identifiziert werden muß mit der intracellulären Bildung der sog. Corpora amylacea, wurde erstmalig in den Ganglienzellen des Nucleus paraventricularis des Nucleus dorsalis vagi und in der Substantia innominata thalami beobachtet[2]. Man nimmt für die sog. Corpora amylacea an, daß sie durch Fällung eines Kolloides aus einer übersättigten Lösung in Anwesenheit eines Elektrolyten entstehen, wodurch die eigenartige Schichtung und Tropfenbildung zu erklären wäre[3]. Möglicherweise handelt es sich um eine Mischung von Sphingomyelinen mit einem glykogen- oder einem kohlenhydratähnlichen Körper unter Beteiligung einer beim Abbau der Lipoide freiwerdenden Fettsäure[4]. Neuerdings[5] werden die Corpora amylacea als Polymerisationspunkte der sauren Mucopolysaccharide der Grundsubstanz des ZNS betrachtet.

b) Pigment.

Über die Anwesenheit von Lipoidpigment in den Kernen des Zwischenhirns und seine Bedeutung liegen noch wenige systematische Arbeiten vor. Genauere Daten bringen Bodechtel und Gagel (1931). Der letztere erwähnt in der Histologie der vegetativen Kerne des Zwischenhirns vor allem in den Ganglienzellen der Tuberkerne sowie des Corpus subthalamicum lipoides Pigment. Bodechtel und Gagel fanden weiter, daß diese Zellen bis zur Pubertät kein Pigment enthalten, wodurch sie ein ganz anderes Aussehen haben.

Die Deutung des *lipoiden Pigmentes* als eines sog. Abnutzungspigmentes ist heute recht schwankend geworden. Schon früher war es aufgefallen, daß keineswegs alle Nervenzellen gleichmäßig an einer Pigmentierung teilnehmen, d. h. die einen sehr früh und die anderen sehr spät oder nie. Daher hat Obersteiner (1903/04) den Begriff lipophile und lipophobe Zellen geprägt. Altschul (1938) hat neuerdings systematisch die Ganglienzellen der verschiedensten Regionen des

---

[1] Onuf und Collins 1900, Kai 1925.   [2] F. H. Lewy 1912. Stürmer 1913.
[3] Scharrer, Handbuch 1954.   [4] Diezel 1956.   [5] Stürmer 1913.

Gehirns und Rückenmarks von Erwachsenen zwischen 25—55 Jahren auf ihren Gehalt an lipoidem Pigment in Serienschnitten untersucht. Es ergab sich dabei, daß der Lipoidgehalt vom VI. Hirnnervenkern kranialwärts abnimmt und daß in den gleichen Kernen die Zellen verschiedenen Pigmentgehalt zeigen. Auffallend ist auch, daß die Nervenzellen der Substantia reticularis der Medulla oblongata fast alle viel Lipoidpigment enthalten, die des dorsalen vegetativen Vaguskerns dagegen nur auffallend wenig. Es wird von verschiedenen Forschern bestätigt, daß sich Lipofuscin unter Umständen schon in sehr frühem Alter und vorzugsweise in Nervenzellen bestimmter Art und Örtlichkeit findet, in anderen nur in geringem Maße vorkommt und daß schließlich manche Zellarten gar kein Lipoidpigment aufweisen. Diese Tatsachen und die Feststellung, daß das Altern der Nervenzellen keineswegs notwendig mit Pigmentablagerung verknüpft ist, zwingen ALTSCHUL (1938), das Lipofuscin in den Ganglienzellen nicht als Schlacke oder Abnutzungspigment anzusehen. Er nimmt deshalb eher an, daß es sich um einen Nutzstoff handle, der bei herabgesetzter Leistungsfähigkeit der Zellen nicht genügend verbraucht und demzufolge im Cytoplasma abgelagert wird. Auf die Übereinstimmung mit einer Arbeit von QUAST (1931) wird hingewiesen. Gegen die Schlackentheorie spricht auch die systematische Untersuchung des lipoiden Pigmentes im Diencephalon[1], wobei sich eine eindeutige Verteilung des Pigmentes fand, besonders reichlich in den Tuberkernen. Daß man vor Jahrzehnten[2] Lipoidosomie der Ganglienzellen im Tuber cinereum und Corpus Luysii zusammen mit Chromatinschwund, Verfettung der Gefäßendothelien und hyaliner Mediadegeneration für den Tod an Altersschwäche verantwortlich machen wollte, sei nur kurz erwähnt. Das Auftreten bestimmter doppeltbrechender Phosphatidlipoide mit Schwellung der wabigen Ganglienzellen wurde neuerdings besonders an den Nervenzellen des dorsalen Vaguskerns beobachtet neben anderen Lokalisationen, auch in sympathischen Ganglienzellen bei Angioceratoma corporis diffusum[3].

Das Vorkommen von *Melaninpigment* ist in den vegetativen Zentren außer in der Ala cinerea bzw. im dorsalen Vaguskern nicht bekannt, jedoch wissen wir über seine Natur sehr wenig[4]. Bei einem 3 Jahre vor dem Tode wegen Magencarcinoms gastrektomierten Patienten fand unser Mitarbeiter SCHULTZ (1959) in Serienschnitten durch den dorsalen Vaguskern sehr gegen die Norm vermehrte melaninhaltige Ganglienzellen, für die wir keine Erklärung fanden.

Altersveränderungen sind bisher in den Zentren systematisch nicht untersucht worden. Die im Tuber cinereum massenhaft gefundenen Plaques zusammen mit Alzheimerscher Fibrillenveränderung[5] sollen unter die physiologischen Altersveränderungen fallen[6].

Über Atrophie der zentralen vegetativen Regulationsstätten als solcher, d. h. ohne durch Tumoren verursachte Kompression, findet man nur wenige verwertbare Daten. Erwähnt wird[7], daß im Zwischenhirn im höheren Alter eine geringe Zellverminderung auftrete. Die Pigmentatrophie in den vegetativen Augenmuskelkernen wird besonders im Trochleariskern im Senium angegeben[8]. Auch das entgegengesetzte Phänomen, die *Hypertrophie*, wie z. B. als Kompensation bei möglichem Ausfall bzw. Zerstörung von Kerngruppen einer Seite, findet, soweit wir orientiert sind, keine Erwähnung.

Zirkulationsstörungen. Die Kreislaufstörungen vor allem in Gestalt von Blutungen oder Erweichungsherden, gleichen völlig den an anderen Stellen des Gehirns vorkommenden, lediglich ist ihre Häufigkeit geringer als an den sog. Prädilektionsorten. Selbst Thrombosen, z. B. infolge tuberkulöser Meningitis der Gehirnbasis[9] können zu Erbleichungsherden und Erweichungsherden in den vegetativen Zentren des Hypothalamus führen.

---

[1] ROUSSY und MOSINGER 1935.   [2] MÜHLMANN 1925.   [3] SCRIBA 1951, ERBSLÖH 1958.
[4] SCHOLZ 1957.   [5] GRÜNTHAL 1930.   [6] BODECHTEL und GAGEL 1931.
[7] PETERS 1935.   [8] STERN 1935.   [9] BODECHTEL und GAGEL 1931.

Interessanter scheint uns ein anderes gleichzeitig mit dem Stoffwechsel verknüpftes Problem, nämlich das der Sauerstoffversorgung der vegetativen Regulationsstätten. Es hat sich nämlich herausgestellt, daß gerade die vegetativen Zentren insgesamt bei anoxämischen bzw. hypoxydotischen Zuständen des Gehirns, wie sie öfter am Menschen und auch experimentell beobachtet wurden, wesentlich unempfindlicher sind als andere Stellen des Gehirns, vielleicht gerade wegen ihrer auffallenden Vascularisation[1]. Wir werden auch in der Peripherie eine ähnliche Erscheinung finden, die zweifellos durch die besondere Blutversorgung und offenbar weitgehende Unabhängigkeit von Zirkulationsschwankungen zu erklären ist.

Entzündungen. Die vegetativen Kerne können bei den verschiedensten Formen von Encephalitis und Myelitis beteiligt sein, und der mehr oder weniger ausgedehnte degenerative Ausfall nervöser Substanz sowie das Vorhandensein von Infiltraten und Flüssigkeitsaustritt usw. können sich klinisch durch bestimmte vegetative Symptome bemerkbar machen. Die morphologischen Erscheinungsformen der Entzündung, seien sie spezifischer oder unspezifischer Art, entsprechen weitgehend unseren üblichen Klassifikationen. Nach unseren Erfahrungen aus anderen Gebieten des Nervensystems sind genügend Fälle bekannt mit einwandfreien entzündlichen Veränderungen in den vegetativen Zentren, ohne entsprechende klinische Symptome und umgekehrt, was bei der Komplexität des Systems keineswegs zu verwundern ist; auch sind zeitliche und sekundäre Faktoren wichtig. RABL (1953) vertritt die Ansicht, daß gerade wegen der besonderen Struktur der vegetativen Kerne, vor allem ihrer engen Beziehung zum Gefäßsystem, entzündliche Infiltrate Durchblutungsstörungen hervorrufen können, die für Gewebsschädigungen mit Funktionsstörungen verantwortlich zu machen sind. Der Nucleus paraventricularis und supraopticus sowie der Hypophysenstiel können daher durch die verschiedensten Krankheiten beeinflußt werden und Dysfunktionen entstehen lassen, wie z. B. Änderungen im Wasserhaushalt und Schlafstörungen.

Das klassische Beispiel für entzündliche Schädigungen in den vegetativen Zentren ist die Encephalitis epidemica seit v. ECONOMOs Untersuchungen (1917). Die dabei auftretenden Störungen der Schlaf- und Wachseinregulierung sind die entzündlichen Herde im Höhlengrau des Aquäduktes im caudalen Abschnitt des Zwischenhirns, in den Wänden des 3. Ventrikels bis zur Infundibulargegend und im vorderen Teile des Oculomotoriuskernes. Ferner ruft die Encephalitis im Hypothalamus bisweilen Polyurie und Polydipsie hervor[2]. Auch wurden ausgesprochene Veränderungen an den Kernen des Hypothalamus beschrieben nach Encephalitis mit Diabetes insipidus[3].

Außerdem ist unsere Auffassung über die Funktionen zweifellos noch recht fragmentarisch und einseitig. Auch hier muß in der Zukunft mehr von exakten experimentell morphologischen Arbeiten erwartet werden, die möglichst auch das ganze System, d. h. Zentren und Peripherie in Betracht ziehen. Es ist von besonderem Interesse, daß in manchen Fällen, vor allem den durch Virus verursachten, eine Prädilektion für die entzündlichen Prozesse besteht, so vor allem bei der Encephalitis lethargica. Auch bei der *Tollwut* sind die zentralen Entzündungsherde im Hypothalamus und in der Medulla oblongata zu suchen mit den entsprechenden klinischen Symptomen, wie Glykosurie, Hyperhidrose, Speichelfluß. Die Form der Entzündung beginnt im allgemeinen perivasculär exsudativ mit Leukocyten, denen später dann Lymphocyten und Plasmazellen folgen,

---

[1] PETERS 1951   [2] SMELL und ROWNTREE (siehe GAGEL 1963, 1953).
[3] HECHST 1933, siehe auch HERZOG 1955.

außerdem kommt es zur Proliferation von seiten der Glia, sog. Babes-Knötchen[1]. Das Nervengewebe erleidet dabei wie auch sonst sekundär degenerative Prozesse. Untersuchungen über die Folgen dieser primären zentralen Schädigungen an den anderen damit in Verbindung stehenden vegetativen Regulationsstätten und der Peripherie liegen bisher nicht vor.

c) Geschwülste bzw. Geschwulstwachstum und vegetative Regulationsstätten.

Es ist bekannt, daß sowohl primäre Hirngeschwülste der verschiedensten Struktur als auch metastatische Geschwülste sich in den vegetativen Zentren lokalisieren und dabei zuweilen mehr oder weniger ausgedehnte klinische vegetative Symptome hervorrufen können. Eindeutigen Fällen kommt dabei unter Umständen der Wert eines Experimentes zu[2]. Andererseits können trotz solcher Geschwulstherde in den Zentren fast ebenso häufig ausgesprochene vegetative klinische Symptome fehlen[3]. Bei diesen widersprechenden Resultaten muß in erster Linie daran gedacht werden, daß andere Zentren z. B. untergeordneter Natur oder bei einseitigen Prozessen die Gegenseite die Funktionen übernehmen können.

Es ist auch an eine Beziehung des Geschwulstwachstums in Abhängigkeit von den vegetativen Zentren gedacht worden, in der Annahme[4], daß die Krebskachexie eine Folge einer im Hypothalamus zu suchenden Stoffwechselstörung sei. Auch wurde versucht, das unbeschränkte Wachstum der Geschwülste durch Aufhebung des hemmenden Einflusses der vegetativen Zentren infolge des veränderten Stoffwechsels zu erklären. Man kann jedoch z. B. atrophische Prozesse im Hypothalamus, die durch verschiedene Krankheiten ausgelöst werden können, nicht damit in kausalen Zusammenhang bringen. Serienschnitte von Zwischenhirnen bei malignen Geschwülsten konnten die Behauptung[5], daß dabei immer eine Atrophie in Gestalt einer angeborenen Minderwertigkeit der hypothalamischen Zentren existiere und das Geschwulstwachstum beeinflussen, nicht stützen[6].

Andererseits spricht der von Driggs und Spatz (1940) mitgeteilte Fall von einem kirschkerngroßen Hamartom des Tuber cinereum bei einem $2^3/_4$ Jahre alten Knaben mit Pubertas praecox ohne Zirbel- und Hypophysenveränderung für eine deutliche endokrine Beeinflussung der körperlichen Entwicklung, der Skeletreife, Organgröße und geschlechtlichen Ausbildung, die derjenigen eines 15—16jährigen Knaben entsprachen.

Coujard (1957) bringt eine zusammenfassende Übersicht über noch nicht abgeschlossene, jahrelange Experimente, die den gegenseitigen Einfluß zwischen vegetativer Peripherie und den entsprechenden Zentren zu klären suchen. Sie eröffnen sehr interessante Ausblicke auf die Tumorgenese, zumal die essentielle Funktion des sympathischen Nervensystems in einer trophischen Wirkung besteht, d. h. in einer Regulation des Wachstums der Organe und in der Aufrechterhaltung eines harmonischen Gleichgewichtes zwischen den verschiedenen, die Organe aufbauenden Geweben. Diese trophische Funktion ist besonders augenfällig bei der Wirkungsweise der Hormone, bei der der neuro-sympathische Faktor für die Regulierung der Ansprechbarkeit auf das Hormon ebenso wichtig ist wie das Hormon selbst. Die trophische Funktion ist jedoch eine

---

[1] Sükrü Aksel 1958, Herzog 1955.   [2] Gagel 1953, Herzog 1955.
[3] Herzog 1955.   [4] Mühlmann 1931, 1934, 1935.   [5] Mühlmann 1934.
[6] Peters 1935.

Gesamtreaktion, so daß eine Störung des sympathischen Systems, sei sie zentral oder peripher, örtlich nahe oder entfernte Organsysteme schädigen kann. Man kann experimentell das Auftreten von Hämorrhagien, Infarkten, die Bildung von Ulcera, benignen und malignen, metastasierenden Tumoren provozieren.

IV. Pathologie der vegetativen Ganglien.

a) Stoffwechselstörungen.

Unter den Stoffwechselstörungen nimmt die Atrophie eine besondere Stelle ein, da sie nicht nur unter den verschiedensten krankhaften Umständen zustande kommt, sondern besonders ausgesprochen im Alter als Alteratrophie in den meisten Organen und Geweben auftritt. Es ist jedoch eigenartig, daß man dieses physiologische Phänomen gerade in den vegetativen Ganglien nicht beobachtet, wie schon TERPLAN (1926) als erster festgestellt hat, da ihm auffiel, daß z. B. das Ganglion cerv. cran. bei älteren Individuen nicht nur nicht atrophisch, sondern oft noch besonders groß ist, was wir ebenfalls bestätigen können.

Systematische Untersuchungen über die Größe der verschiedenen Ganglien in den unterschiedlichen Lebensaltern und ihre Gewichte liegen nicht vor. Wir konnten lediglich feststellen, daß die durchschnittliche Länge des Ganglion cerv. cran. beim Erwachsenen 3,2 bis 3,5 cm und das Gewicht ungefähr 50 mg beträgt, was vom Alter kaum beeinflußt wird. Es besteht jedoch kein Zweifel, daß im höheren Alter vor allem die größeren vegetativen Ganglien eine Bindegewebszunahme aufweisen, was ohne weiteres klar wird, wenn man ein kindliches Ganglion mit dem eines Erwachsenen vergleicht: Das Ganglion des Kindes zeigt ein sehr dichtes nervöses Gewebe mit sehr wenig Bindegewebe. Man darf jedoch nicht vergessen, daß die in der Literatur zweifellos zu häufig erwähnte Bindegewebswucherung sicher meist nicht exakten Feststellungen entspricht, da die Form der Ganglien, sowie ihre Lage und Größe auch normalerweise gewissen Schwankungen unterliegt und es außerdem sehr darauf ankommt, ob der Schnitt an der Oberfläche oder im Zentrum erfolgt. Auf diese Fehlerquellen wurde schon früher öfter von verschiedenen Autoren aufmerksam gemacht[1]. Es ist außerdem genügend bekannt, daß die Ganglien sich fast während des ganzen Lebens noch weiter differenzieren, wodurch weitgehende Strukturveränderungen stattfinden. Nach BOTÁR (1956) beträgt im Alter im Ganglion coeliacum die Dichte der Nervenzellen 15% und ihre Größe weist eine 30%ige Atrophie auf. Junge und in Entwicklung befindliche Nervenzellen fehlen im Alter; ferner sollen die argyrophilen Bindegewebsfasern atrophieren. Man muß jedenfalls davor warnen, den Untergang des nervösen Parenchyms allein für die Bindegewebswucherung verantwortlich zu machen[2]. Selbstverständlich können außer dem Alter chronische Stauungen, Arteriosklerose u. a. genauso wie in anderen Organen Bindegewebswucherungen hervorrufen.

Was die eigentliche *Atrophie* der Ganglienzellen betrifft, so besteht kein Zweifel, daß es unter physiologischen wie unter pathologischen Bedingungen zu einer Volumenabnahme der Nervenzellen kommt. Im Einzelfalle kann diese Feststellung gerade in den sympathischen Ganglien Schwierigkeiten machen, da ja (in den größeren immer) normal schon ein kleinerer Zelltyp $(15-22\,\mu)$ vorkommt[3], der leicht mit atrophischen Zellen zu verwechseln ist. Immerhin haben wir doch gewisse Kriterien der sicheren Zellatrophie, die sich, wie Abb. 22 zeigt, in Formänderung bis zur Spindelform äußern, in kompensatorischer Kapselwucherung, starker Pigmentierung und degenerativer Veränderung an Kern und Fortsätzen (Verschwinden und Atrophie von Fortsätzen, usw.). Im übrigen fehlen hier noch systematische Untersuchungen, vor allem exakte Messungen der Zellgrößen.

Das entgegengesetzte Phänomen, die *Hypertrophie* der nervösen Elemente, ist zweifellos leichter festzustellen und kommt hin und wieder zur Beobach-

---

[1] LUBIMOFF 1847, TERPLAN 1926, HERZOG 1955.   [2] TERPLAN 1926.   [3] DE CASTRO 1950.

tung. So sind von den verschiedensten Autoren besonders große Ganglienzellen mit und ohne hypertrophische Fortsätze, bisweilen auch mit grotesken Formen (Monstrezellen) beobachtet worden[1]. In solchen Fällen ist es schwer, eine Erklärung für die Entstehung der Hypertrophie zu finden. Erst neuerdings konnte man feststellen[2], daß bei Herzhypertrophie, auch bei jungen Individuen die Ganglienzellen der intramuralen Herzganglien eine deutliche Volumenzunahme aufweisen mit und ohne Fortsatzhypertrophie.

Auch experimentell wurde bei künstlicher Stenose am Dünndarm von Ratten und Katzen eine Vergrößerung der Nervenzellen des Plexus myentericus auf das 5—9fache beobachtet[3]. Im hypertrophierten Teil des Darmes zeigten die vergrößerten Ganglienzellen auch eine Zunahme des Kernvolumens. In den genannten Fällen handelt es sich zweifellos um eine echte Anpassungs- bzw. Leistungshypertrophie der Nervenzellen.

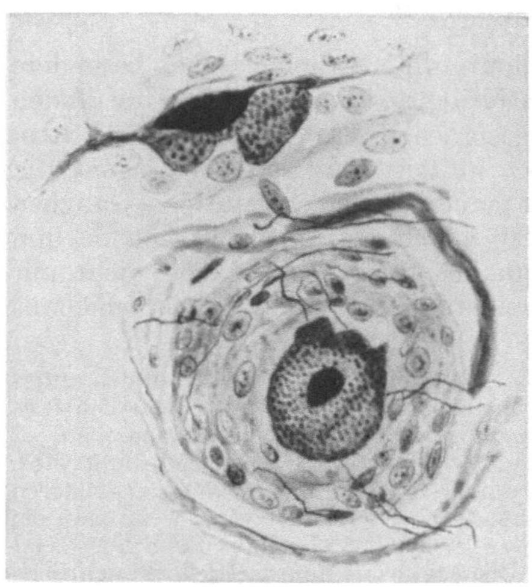

Abb. 22. Ganglion stellatum, ♂, 71 Jahre (Oesophaguscarcinom, generalisierte Arteriosklerose, Kachexie). *Zwei atrophisch pigmentierte Ganglienzellen* mit Kernpyknose und konzentrischer Kapselwucherung der unteren Zelle, sowie sekundärer Neurotisierung. Färbung BIELSCHOWSKY-GROS.   Vergr. 1200fach. (Aus HERZOG 1948.)

Ein weiteres Zeichen von Stoffwechselstörung ist die *Pigmentierung* der Nervenzellen der vegetativen Ganglien. Es ist schon seit langem bekannt, daß die sympathischen Ganglienzellen außerordentlich häufig körniges Lipofuscin enthalten, bisweilen auch Melanin (s. Abb. 23). Dabei finden wir lipoides Pigment bei den verschiedensten Zelltypen der größeren Ganglien, während es in den intramuralen sehr viel weniger zur Beobachtung kommt. Bisher war die allgemeine Ansicht, daß das Lipofuscin in den Zentren, ebenso wie an anderen Stellen des Körpers ein Stoffwechselprodukt, und zwar Stoffwechselschlacken darstellt. Da man außerdem die Beobachtung machte, daß es im höheren Alter und bei Kachexie vermehrt auftrat, hat man diese Abnutzungstheorie allgemein angenommen. Es liegen jedoch zahlreiche Arbeiten vor, die diese Auffassung fraglich machen. Einmal hat man festgestellt, daß es schon im 7. Monat des intrauterinen Lebens in den Ganglienzellen des Ganglion cerv. cran. vorhanden ist[4], nach der Geburt ist es ein noch regelmäßigerer Befund. Fernerhin konnten wir des öfteren an Greisen das Fehlen des Pigmentes oder nur geringen Pigmentgehalt beobachten. Wäre das Pigment der Ausdruck einer physiologischen Abnutzung, dann müßten wir es im Alter mit absoluter Regelmäßigkeit finden. In experimentellen Untersuchungen haben wir mit unserem Mitarbeiter SCHUELER (1941) beim chilenischen Ochsenfrosch (Calyptocephalus Gayi) das Pigment als normalen Bestandteil der vegetativen Ganglienzellen nachweisen können, und zwar häufiger während des Frühjahres und Sommers als beim Winterfrosch. Nach den Angaben STÖHRS (1941) hat dagegen die russische Forscherin MATWEJEWA in den Ganglienzellen des Darmkanals bei Winterfröschen Pigmentspeicherung beobachtet. Von besonderem Interesse ist es, daß verschiedene Autoren das Pigment in den die Ganglienzellen umgebenden Gliocyten fanden;

---

[1] HERZOG 1926.   [2] CONTI 1948.
[3] BENNINGHOFF 1951.   [4] ZEGLIO 1935.

sie nehmen einen direkten Stoffaustausch zwischen der Ganglienzelle und den Gliazellen bzw. der Umgebung an. Wir sind dieser Frage mit unseren Mitarbeitern besonders nachgegangen[1], konnten aber in Übereinstimmung mit HECHST und NUSSBAUM (1931) nachweisen, daß zwischen dem Lipoidgehalt der Nervenzellen und dem der Kapselzellen kein strenger Parallelismus besteht, so daß man bisweilen reichlich Pigment in den Kapselzellen, jedoch gar keines in den Ganglienzellen findet und umgekehrt. Im umgebenden Gewebe sieht man wohl hin und wieder Speicherzellen mit Lipoidpigment, nicht aber in den Ganglien und niemals so, daß sich eine Abhängigkeit von dem in den Ganglienzellen oder Kapselzellen vorhandenen Pigment annehmen ließe. Nach BIELSCHOWSKY (1935) könnte man eventuell nicht sichtbare Zwischenstufen der Lipoide er-

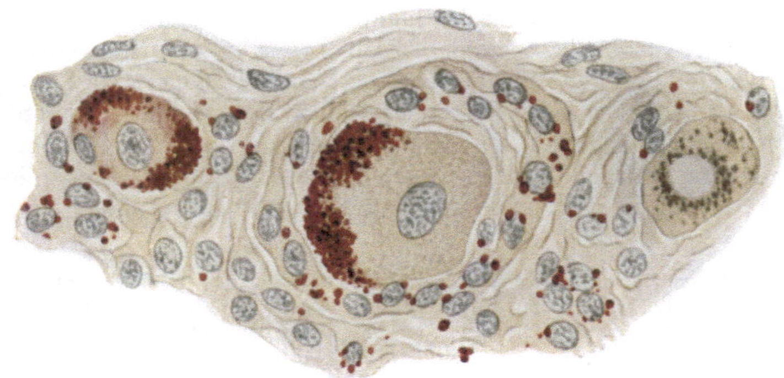

Abb. 23. Sympathische *Nervenzellen mit lipoidem Pigment, auch in den Kapselzellen.* Färbung Hämatoxylin-Sudan. Präparat TERPLAN. (Nach L. R. MÜLLER 1931.)

warten. Interessant ist auch, daß das Lipoidpigment in den Vagusganglien sehr viel reichlicher vorhanden ist. Im übrigen sind wir bei der Besprechung der Zentren auf das lipoide Pigment eingegangen (s. S. 311).

Das Lipoidpigment findet sich mit verschiedener Lokalisation innerhalb der Ganglienzellen entweder an einem Pol, kreis- oder hufeisenförmig, bisweilen auch die ganze Zelle mit Ausnahme des Kerns anfüllend[1]. Bisweilen sieht man aber auch statt dieses lipoiden Pigmentes mit blaßgelber oder dunkelgelber Eigenfarbe ein mehr schwarzbraunes, das die bekannten Eigenschaften des *Melanins* hat. Im allgemeinen tritt es niemals in den vegetativen Ganglien in größerer Menge auf, wir fanden es nur im Alter und unter krankhaften Bedingungen vermehrt, können jedoch nicht bestätigen, daß es im Alter, wie man annahm[2], das lipoide Pigment ersetzen soll. Da wir außerdem bisweilen in ein und derselben Zelle lipoides Pigment neben Melaninpigment fanden, nahmen wir schon früher an, daß es sich bei den einzelnen Pigmenten wahrscheinlich um verschiedene Phasen desselben Stoffwechsels handelt. Wir können ferner auch nicht bestätigen, daß die Schwarzfärbung des Melanins mit Silbernitrat nur eine typische Eigenschaft des Melanins sei, zumal wir häufiger bei verschiedenen Silberimprägnationen eine deutliche Argentophilie des Lipofuscins feststellen konnten, worauf schon früher aufmerksam gemacht wurde[3], was offenbar rein physikalisch-chemisch bedingt ist. Es kann deshalb auch bei den im vegetativen Nerven-

---

[1] HERZOG 1955.   [2] SPIEGEL und ADOLF 1920.
[3] LUBARSCH 1922, KUTSCHERA AICHBERGEN 1922, STAEMMLER 1923, KÖNIG 1926, siehe auch HERZOG 1955.

system üblichen Silberfärbungen sehr leicht vorkommen, daß häufiger das Vorhandensein von Melanin festgestellt wird, als der Wirklichkeit entspricht. In den sympathischen Ganglien der kleinen Säuger soll es sehr selten sein, während es sehr reichlich bei Wiederkäuern und Einhufern und ganz speziell beim Affen vorkommt[1]. Auffallend ist ferner, daß wir das dunkle Pigment niemals in den Ganglien des Vagus fanden, während es auch in den spinalen Ganglien gefunden wurde[2]. In den Kapselzellen kommt es in den vegetativen Ganglien ebenso vor wie das Lipofuscin[3].

Über die Gesamtbedeutung ist deshalb bisher keine eindeutige Vorstellung zu gewinnen, und es liegen auch noch keine systematischen Vergleichsuntersuchungen von Zentren und peripheren Ganglien bei den gleichen Individuen vor. Bei ausgesprochenen allgemeinen Pigmentstörungen wie der Addisonschen Krankheit konnte keine deutliche Vermehrung der Pigmente in den vegetativen Ganglien von uns beobachtet werden. Außerdem ist es interessant, daß trotz des Auftretens der Pigmente in den Kapselzellen bzw. Gliocyten der vegetativen Ganglienzellen ein regelrechter Stoffaustausch zwischen den Ganglienzellen und der Umgebung in Analogie zu der Rolle der Glia im zentralen Nervensystem bis jetzt nicht in der gleichen Form festgestellt werden konnte. Es ist jedoch von Lebenduntersuchungen und Experimenten noch manches auf diesem Gebiet zu erwarten.

Unter den *Ablagerungen anderer lipoider Stoffe* müssen die bei juveniler amaurotischer Idiotie ebenso wie im zentralen Nervensystem vorkommenden lecithinoiden Körnchen Erwähnung finden, wie sie erstmalig von SÁNTHA (1931) beobachtet wurden und dann auch von anderen bestätigt werden konnten. Sie sind mit Hämatoxylin und mit der Feyrterschen Einschlußfärbung darstellbar. Die Ganglienzellen erscheinen dabei gebläht und zeigen eine wabenartige Struktur. Bis jetzt beziehen sich die mitgeteilten Fälle nur auf die Untersuchungen kleiner intramuraler Ganglien, und es ist nicht bekannt, in welchem Ausmaß das übrige vegetative Nervensystem teilnimmt. Wir verweisen auch auf das auf S. 312 Mitgeteilte über ein bestimmtes Phosphatidlipoid vor allem im dorsalen Vaguskern, aber auch in den intramuralen Darmganglien bei Angioceratoma corporis diffusum.

Hyalin wurde in ausgesprochener Form nur in den Gefäßen der Ganglien beobachtet. *Amyloid* ist, soweit bekannt, erstmalig[4] bei einem Fall von ungewöhnlicher Amyloidose beobachtet worden. Die Amyloidablagerung fand sich in diffuser und scholliger Form in den Ganglienzellen und z. T. auch innerhalb der Fasern. In Portugal wurden Fälle familiärer Paraamyloidose beschrieben mit vorzugsweiser Ablagerung im peripheren Nervensystem, darunter auch den vegetativen Ganglien, allerdings nicht in den Nervenzellen selbst[5].

Glykogen kommt ebenfalls im vegetativen Nervensystem offenbar recht selten vor, und die wenigen Literaturangaben hierüber innerhalb von Nervenzellen, Kapselzellen, Stroma und Gefäßendothelien in Form feinster Körnchen haben bisher noch keine Bestätigung gefunden. Wir selbst haben in einer größeren Anzahl von Fällen von Diabetes mit und ohne Koma sowie in anderen Fällen systematisch die Ganglien auf Glykogen untersucht (1936), konnten aber niemals diese Substanz nachweisen. Neuerdings wird von Glykogenablagerung in den Nervenzellen und in geringerem Grade auch Gliazellen des Auerbachschen und Meissnerschen Plexus sowie des Plexus coeliacus und pancreaticus nebst den hypothalamischen Zentren bei einer seltenen neuromuskulären Form der Glykogenspeicherungskrankheit eines Säuglings berichtet[6].

Kalkablagerung in nekrotischen Ganglienzellen ist bisher nur in einem Falle von CAJAL (1928) beobachtet worden, und zwar bei experimenteller Transplantation von sympathischen Ganglien bei Katzen nach 7—8 Tagen.

---

[1] DE CASTRO 1932.   [2] DÖRING 1955.   [3] HERZOG 1955.
[4] PLENGE 1939.   [5] DA SILVA HORTA 1955.   [6] SCHNABEL 1958.

Mehrkernige Nervenzellen. Der Befund mehrkerniger Nervenzellen in den sympathischen Ganglien ist in der Literatur immer wieder von den verschiedensten Autoren erwähnt worden, und wir haben darüber ausführlich berichtet[1] Es wurden in den Ganglienzellen 2—10 Kerne beobachtet[2] (s. Abb. 24). Häufiger sieht man solche Zellen bei Neugeborenen, während sie später beim Erwachsenen seltener werden, auch in Geschwülsten des Sympathicus und bei den verschiedensten pathologischen Fällen kann man mehrkernige Zellen beobachten. SZANTROCH (1938) und TSCHERNJACHIWSKY (1931/32) betrachten

besonders beim Neugeborenen die mehrkernige Ganglienzelle als eine Vorstufe in der Entwicklung. Da der Sympathicus sich kraniocaudalwärts entwickelt, könnte man das Vorkommen vor allem in den Nervengeflechten der Samenblase, Prostata und des Uterus des Menschen vielleicht als Ausdruck einer spät einsetzenden Differenzierung auffassen[3]. Auch findet man bei Kaninchen regelmäßig eine Zweikernigkeit der sympathischen Ganglienzellen. SZANTROCH (1935) konnte ebenso wie STÖHR (1941, 1948) vereinzelt eine amitotische Entstehung wahrscheinlich machen. Im übrigen ist das Auftreten dieser Zellen wenig geklärt.

STÖHR nimmt, wohl als einziger, eine konstitutionelle Minderwertigkeit der entsprechenden Ganglienzellen oder eine später manifest werdende Entartung an, da er vor allem bei der Raynaudschen Krankheit in

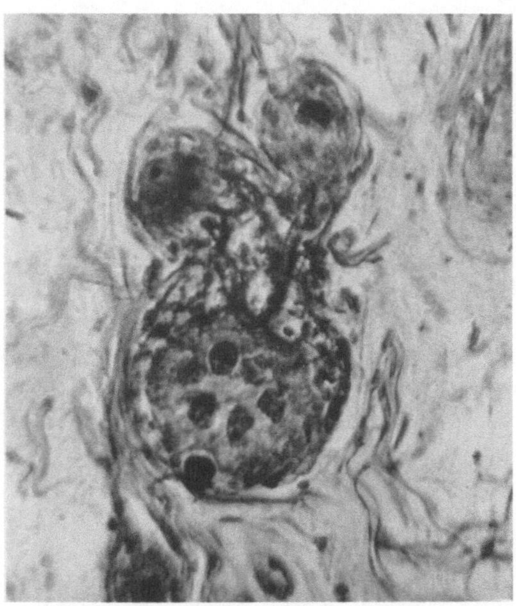

Abb. 24. *Mehrkernige* große sympathische *Ganglienzelle* mit 6 Kernen in Verbindung *mit 2 kleineren Ganglienzellen mittels Dendritengeflechten (Zellaggregat).* ♀, 50 Jahre. Färbung BIELSCHOWSKY-GROS. Mikrophoto. Vergr. 300×.

den sympathischen Ganglien mit besonderer Häufigkeit mehrkernige Ganglienzellen beobachtet hat[4], was aber anderweitig noch nicht bestätigt werden konnte.

Altersveränderungen. Bei dem Polymorphismus der vegetativen Ganglien und der Tatsache, daß die Nervenzellen während des ganzen Lebens Formveränderungen erleiden, ist es außerordentlich schwierig, eindeutig zwischen krankhaften und physiologischen Veränderungen zu unterscheiden, worüber sich die meisten Forscher einig sind[5].

Da, wie wir schon sahen, eine Atrophie der Ganglien und ihrer nervösen Elemente in größerem Maßstab nicht in Frage kommt, wohl aber vereinzelt im Laufe des Lebens eine Atrophie bisweilen auch mit exzessiver Pigmentierung (Pigmentatrophie) von Ganglienzellen erfolgt, die Pigmentierung aber ebenfalls kein Maßstab für das Alter ist, muß nach anderen Kriterien gesucht werden. Es sind dies in erster Linie proliferative Veränderungen der Ganglienzellen im Sinne der Zunahme der kurzen Fortsätze und Dendritengeflechte

---

[1] HERZOG 1955.   [2] SZANTROCH 1935.
[3] STÖHR 1941, 1948, 1957.   [4] STÖHR und SCHMITZ1943.
[5] TERNI 1922, DELORENZI 1931, SZANTROCH 1935, LEVI 1941 u. a., siehe auch HERZOG 1955 und STÖHR 1957.

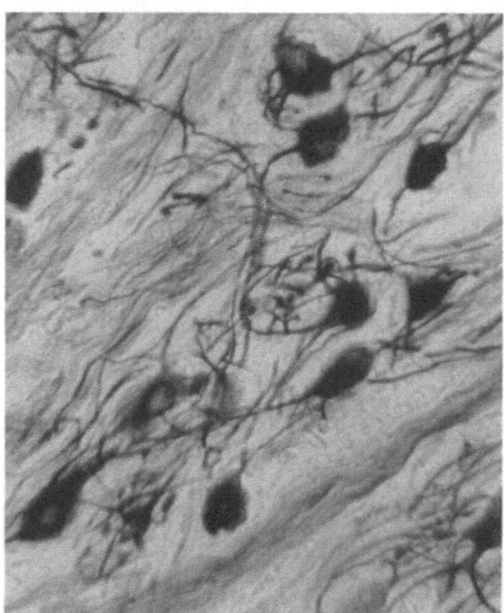

Abb. 25a. Ganglion stellatum, ♂, 14 Jahre. *Gruppen normaler Ganglienzellen.* Färbung BIELSCHOWSKY-GROS. Mikrophoto. Vergr. 290×. (Aus HERZOG 1951.)

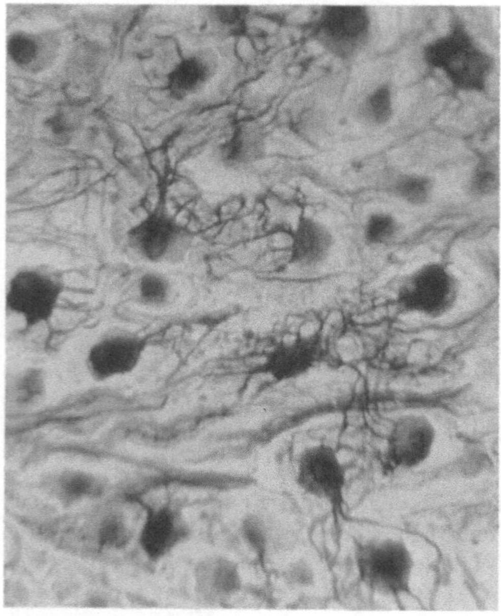

Abb. 25b. Ganglion stellatum, ♀, 86 Jahre (generalisierte Arteriosklerose). Gruppen von *pigmentierten Ganglienzellen mit zahlreichen akzessorischen Fortsätzen (Fortsatzhyperplasie).* Färbung BIELSCHOWSKY-GROS. Vergr. 290×. (Aus HERZOG 1951.)

(Glomeruli CAJALs 1913) (siehe Abb. 25b). Sie treten jedoch verstärkt auch unter krankhaften Verhältnissen als Reizphänomen auf. Jedenfalls handelt es sich um eine Erscheinung, die in den Zentren in diesem Ausmaß unbekannt ist und die von verschiedenen Autoren als nervöse Oberflächenvergrößerungen zur Erleichterung der Synapsen bzw. Kompensation des Neuroplasmas für die atrophierenden Zellen[1] gedeutet wurde. LEVI (1941) konnte die gleiche Beobachtung auch an älteren Tieren machen. Bei dieser Proliferation sieht man bisweilen auch eine Verdünnung der Dendriten oder eine Aussprossung akzessorischer Fortsätze an den ursprünglichen.

b) Rein degenerative Phänomene der nervösen Elemente.

In der Hauptsache lassen sich an Kern und Neuroplasma morphologisch die gleichen Bilder beobachten, wie sie in der Neuropathologie von NISSL und SPIELMEYER eingeführt worden sind. Es kommen dann als Besonderheiten noch die nur mit Silbermethoden sichtbaren Veränderungen der Fortsätze, wie z. B. Verschwinden und Vacuolisierung in Frage. Rein quantitativ ist es auffallend, daß die typische Degeneration vor allem in ihrer schwersten Form, d. h. als Nekrose in den vegetativen Ganglien sehr viel seltener ist als im Zentralnervensystem. Falls es sich nicht um die Folge einer Entzündung oder eines einwachsenden Tumors handelt, sind es — auch nach intraganglionärer Injektion — immer nur vereinzelte Zellelemente in ganz willkürlicher Verteilung innerhalb der Ganglien,

die zugrunde gehen. Da die anatomisch experimentellen Untersuchungen von DE CASTRO (1950) gezeigt haben, daß innerhalb der Ganglien keine segmentäre

---

[1] J. BOTÁR 1956.

Verteilung der Nervenzellen besteht, ist auch in der Pathologie nichts Entsprechendes zu erwarten. Es konnte dies von verschiedenen Autoren[1] und auch an unserem großen Material bestätigt werden.

Es fällt in der Literatur auf, daß besonders von Histologen und Klinikern die Diagnose degenerativ an den vegetativen Ganglien in sehr großzügiger Weise gestellt wird. Dadurch ist der Wert mancher Arbeit oft recht zweifelhaft, zumal man aus der fehlerhaften Interpretation nicht zu rechtfertigende Schlüsse auf eine krankhafte Funktion zieht. Wir müssen daran festhalten, daß als sicherstes Zeichen einer Degeneration der nervösen Elemente die Beteiligung des Kerns zu gelten hat, wozu sich noch Veränderungen des Neuroplasmas sowie Zerfall oder Verklumpung der Neurofibrillen und Abschmelzung der Fortsätze u. a. hinzugesellen können. Die Abb. 26 a—f orientieren über verschiedene Bilder der degenerativen Zellveränderung. Selbstverständlich können die nervösen Zellen gewisse Veränderungen zeigen, wie z. B. Vacuolenbildungen oder Chromatolyse der Nissl-Substanz, die sicher häufig reversibel sind, wie auch aus unseren Ermüdungsversuchen hervorgeht (1942) (s. S. 326, Abb. 28).

Hinsichtlich der Bedeutung der Vacuolen ohne Kernveränderungen scheint jedoch z. T. die Annahme eines Neurosekretionsproduktes wahrscheinlich gemacht zu sein. In Analogie zu dem vor allem im Hypothalamus festgestellten Phänomen der Neurosekretion, die wir bereits erwähnt haben[2], haben schon länger in den peripheren vegetativen Ganglienzellen auftretende Vacuolen und Tropfen ohne degenerative Kernschädigungen die Aufmerksamkeit von seiten ver-

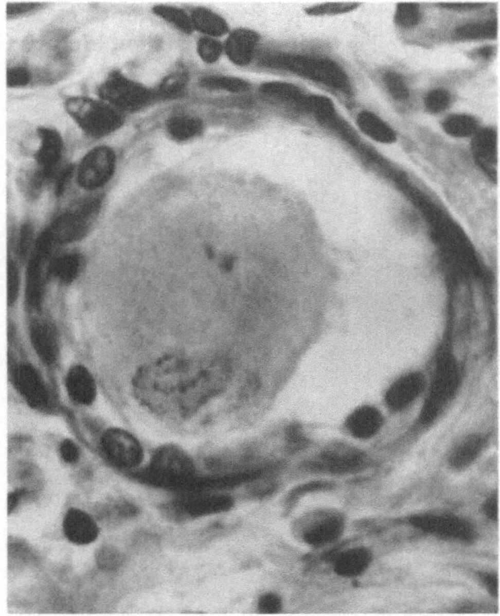

Abb. 26a. *Nekrotische Ganglienzelle* mit Tigrolyse und Kernzerfall aus dem Ganglion nodosum bei Tollwut. ♀, 35 Jahre. Färbung NISSL. Mikrophoto. Vergr. 800×.

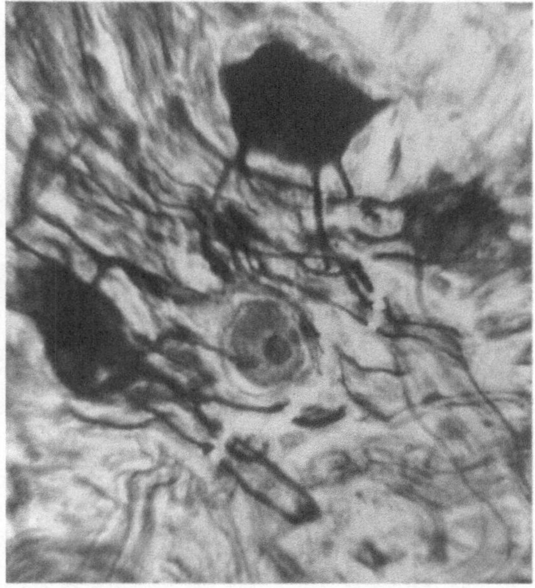

Abb. 26b. *Degenerative Schrumpfung einer kleinen Ganglienzelle* (Mitte) mit pyknotischem Kern und Abschmelzen der Fortsätze, umgeben von drei normalen Ganglienzellen. ♂, 65 Jahre. Ganglion stellatum. Arteriosklerose, Hypertension. Färbung JABONERO. Mikrophoto. Vergr. 210×.

---

[1] Vergleiche auch ENGELBRECHT 1951, HERZOG 1955.
[2] SCHARRER 1954, BARGMANN und Mitarbeiter 1954.

schiedener Autoren[1] erregt. Neuerdings haben vor allem PICARD u. Mitarb. (1957) ein generelles Prinzip feststellen können bei den verschiedensten Säugetieren, das sich außer an den vegetativen Zentren und anderen auch an den vegetativen Ganglien vollzieht. Es handelt sich um das Auftreten eines Sekretes innerhalb des Kernes der Nervenzellen und in Form von Tröpfchen oder Granula, die chemisch aus Komplexen von Lipoproteiden, reich an Sulfhydrilproteiden bestehen. Sie werden aus dem Kern ins Neuroplasma und bis in die Fortsätze der Ganglienzellen ausgeschieden. Es muß sich um eine für die Funktion der nervösen Elemente und ihren Stoffwechsel wichtige Substanz bzw. um eine der diskutierten chemischen Mittlersubstanzen handeln. Dadurch würde auch für die peripheren vegetativen Ganglien die Neurosekretion anerkannt sein.

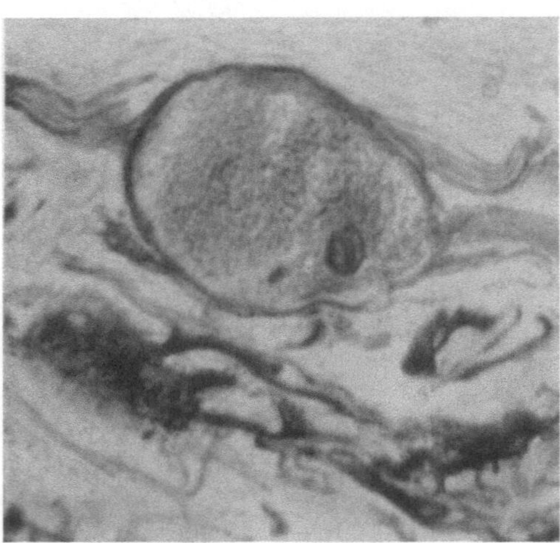

Abb. 26c. Ganglion cervicale craniale. ♀, 16 Jahre, (Eklampsie). *Hochgradige Schwellung einer Ganglienzelle* mit granulärer Degeneration, Kernpyknose und Verschwinden der Fortsätze. Färbung BIELSCHOWSKY-GROS. Mikrophoto. Vergr. 740×. (Aus HERZOG 1951.)

Schwierig ist die Frage zu beantworten, wieweit herdförmige Degeneration nervöser Elemente eine Rückwirkung auf die Funktion hat, zumal ja in den Ganglien keine segmentäre Verteilung stattfindet. Es liegen mancherlei Fälle in der Literatur[2] vor, in denen eines der größeren Ganglien keineswegs in größerer Ausdehnung degenerative Veränderungen erlitten hat, aber klinische Symptome vorhanden waren, wie z. B. im Falle WOHLWILLs (1928) mit lymphogranulomatöser Infiltration des Ganglion cerv. cran. und Hornerschem Syndrom. Auch ist es z. B. beim Fleckfieber und der Tollwut von uns verschiedentlich beobachtet worden. Immerhin kommt es dabei oft zu zahlreichen disseminierten kleinen Herden, wie sie auch zentral zu finden

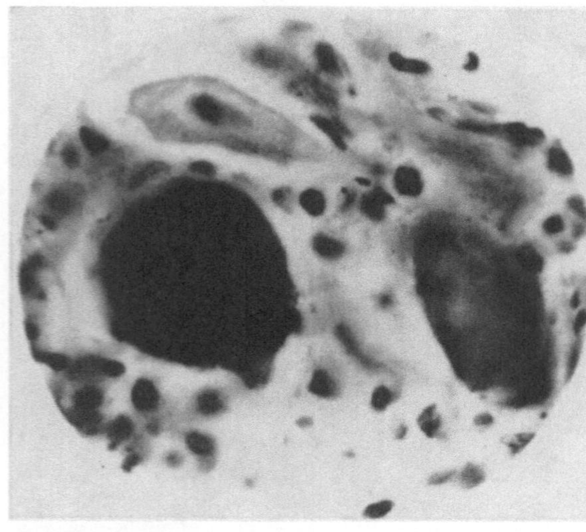

Abb. 26 d. *Ischämische Veränderung von Ganglienzellen* aus dem Ganglion coeliacum am Rande eines Abscesses. Färbung NISSL. (Aus WOHLWILL 1928.)

sind, und zu entzündlichem Ödem. In anderen Fällen, wie z. B. im Darm oder Magen wo die kleinen Ganglien in den Bereich geschwüriger oder entzündlicher

---

[1] GAUPP jr. 1937, 1939, ROUSSY und MOSINGER 1927, 1946, MÜLLER 1939, MEYER 1951, BLOTEVOGEL 1925, 1927, LEHMANN und STANGE 1953, EICHNER 1953, STANGE und DRESCHER 1954.

[2] HERZOG 1955.

Veränderungen geraten, ist die Feststellung der funktionellen Auswirkung problematisch, da es ja gerade dort so ungeheuer zahlreiche Ganglien gibt. Wieder in anderen Fällen ist es schwer zu entscheiden, ob die degenerativen Veränderungen am nervösen Apparat primärer oder sekundärer Natur sind. Für manche Krankheitsbilder, wie die sog. vegetativen Neurosen und peripheren Zirkulationsstörungen, kann eine sichere pathogenetische Beziehung (zwischen dem vegetativen Nervensystem und der Krankheit als solcher) nicht festgestellt werden.

Besonders rückständig ist bisher die morphologische Forschung in der Frage der Zusammenhänge zwischen den vegetativen Zentren und der Peripherie geblieben. So liegen nur einzelne Untersuchungen vor, bei denen z. B. die vegetativen Rückenmarkskerne, die hypothalamischen Kerne und die peripheren Ganglien gleichzeitig untersucht wurden[1]. Wir möchten nur einen Fall herausgreifen, bei dem gleichartige Veränderungen zum mindesten in den größeren paravertebralen Ganglien sowie in den hypothalamischen Kernen beobachtet wurden: die Paralysis agitans, bei der es, wie wir erstmalig (1926) zeigen konnten, zu eigenartigen ausgedehnten Homogenisierungen der Ganglienzellen und Fasern (s. Abb. 26e) kommt, wohl durch einen besonderen Quellungsvorgang, wie ihn F. H. LEWY (1912) auch in den hypothalamischen Kernen beobachtet hat. Die morphologischen Veränderungen könnten gut die bei den Kranken beobachteten vegetativen Störungen erklären. Leider

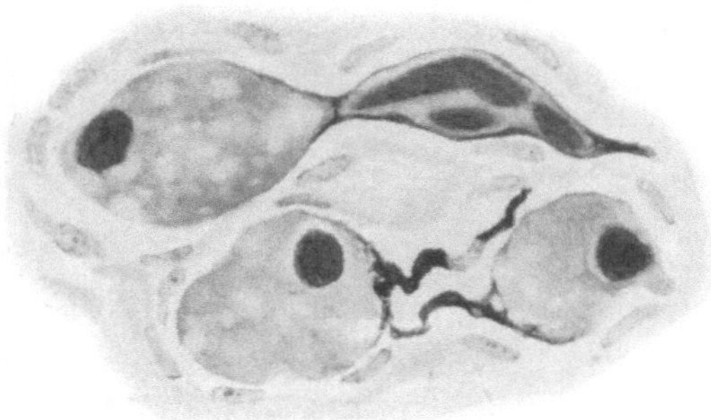

Abb. 26e. *Degenerative Homogenisierung des Neuroplasmas* von Ganglienzellen und ihrer Fortsätze mit Schwellung bei Paralysis agitans. Färbung BIELSCHOWSKY-GROS. (Aus E. HERZOG: In L. R. MÜLLER 1931.)

liegen noch keine systematisch untersuchten Fälle mit Einschluß der Zentren im Gehirn und Rückenmark sowie der peripheren Ganglien vor. Die von uns gefundenen Veränderungen wurden auch von anderen[2] bestätigt; sie sind jedoch unspezifisch, wie wir selbst feststellen konnten.

Relativ häufig und bei den verschiedensten Gelegenheiten selbst bei sonst offenbar gesunden Personen, findet man vereinzelt in den sympathischen Ganglien große geschwollene Ganglienzellen mit pathologischen Kernveränderungen bis zum völligen Kernzerfall und oft granulären Zerfall der Neurofibrillen und Abschmelzen der Zellfortsätze (s. Abb. 26f). Diese degenerative Schwellung kann in manchen Fällen auch häufiger in einem Ganglion auftreten, aber wir haben keine Erklärung für ihre Entstehung.

Auffallend ist jedenfalls, daß vorwiegend degenerative Erscheinungen in den vegetativen Ganglien, worauf wir wiederholt hinwiesen, gegenüber den proliferativen Reizerscheinungen in den Hintergrund treten. TINEL (1937) hat wohl als erster mit Recht betont, daß im vegetativen System die paralytischen Prozesse gegenüber den irritativen weitaus in der Minderzahl sind, was morphologisch wohl seinen Ausdruck in dem eben Gesagten findet.

Es ist immerhin von Interesse, daß trotz der operativen Entfernung oft mehrerer vegetativer Ganglien, oder der totalen experimentellen Entfernung des Grenzstranges, wie z. B. im Falle von CANNON u. Mitarb. (1929), keine fundamentale

---

[1] HECHST 1933.   [2] HECHST und NUSSBAUM 1931, WOHLWILL 1928.

Unterbrechung vegetativer Funktionen eintritt, wenn auch natürlich gewisse Störungen der Regulation bestehen, die auch bei leichter Art Bedingungen zu Krankheiten schaffen können. Auf der anderen Seite ist es sowohl klinisch als auch anatomisch verschiedentlich festgestellt worden, daß selbst nur teilweise Schädigungen der größeren Ganglien vegetative Symptome hervorrufen. Bekannt sind Entzündungen oder Tumormetastasen im Ganglion cerv. cran., die

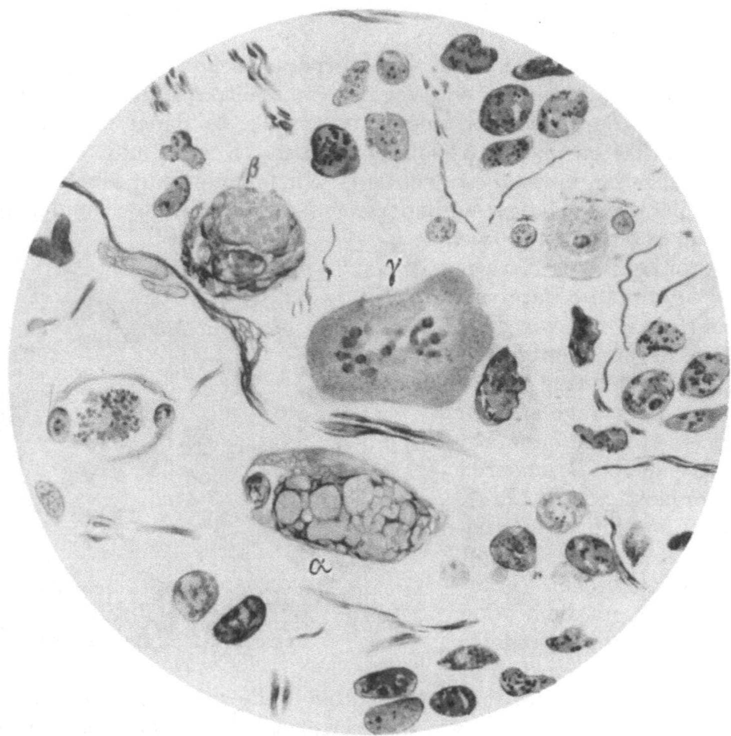

Abb. 26f. *Nervenzellen und -fasern* des Ganglion cervicale craniale *in Degeneration* in einem *Fall von Carcinommetastase im Ganglion.* α Geschwollene Nervenzelle mit unregelmäßigen Maschen des Neurofibrillennetzes; β Zelle mit verdickten Neurofibrillen und pyknotischem Kern; γ Zelle mit granulärer Degeneration des Kernes und der Fibrillen. In der Nachbarschaft Krebszellen. (Aus E. HERZOG: In L. R. MÜLLER 1931.)

ein ausgesprochenes Hornersches Syndrom hervorrufen können oder wie in einem unserer Fälle Diarrhoen durch eine Sympathicusgeschwulst in der Gegend des Ganglion coeliacum.

Leider konnte bisher die Annahme DE CASTROS (1950), daß den 3 Haupttypen sympathischer Nervenzellen vor allem jeweils ganz bestimmte Funktionen entsprechen, an pathologischem Beobachtungsgut noch nicht bestätigt werden. Es sind dazu in erster Linie sehr genaue klinische Beobachtungen mit anatomischer Kontrolle notwendig. So wäre dieses durchaus möglich bei Fällen von Störungen der Schweißsekretion.

Kreislaufstörungen. In den vegetativen Ganglien wirken sich allgemeine Kreislaufstörungen nur zum Teil in der gleichen Weise aus, wie es sonst allgemein bekannt ist. So kommt es bei Entzündung zu aktiver Hyperämie mit und ohne herdförmige Blutungen, wie es verschiedentlich beobachtet wurde, im besonderen von uns beim Fleckfieber[1]. Ebenso kann man in Fällen von allgemeiner Stauung passive Hyperämie in den vegetativen Ganglien leicht nachweisen, wodurch,

---
[1] HERZOG 1955.

wie wir verschiedentlich erwähnten, die überaus reichliche Vascularisation der Ganglien besonders schön wie in einem Injektionspräparat (s. Abb. 27) sichtbar wird. Als Reste von Blutungen kann man hin und wieder auch Hämosiderin im Stroma der Ganglien beobachten.

Von besonderer Bedeutung scheint mir jedoch die Tatsache zu sein, auf die wir wiederholt hinwiesen, daß bisher in der Literatur kein einziger Fall eines Infarktes bzw. seiner Folgen in den vegetativen Ganglien beschrieben worden ist. Dies dürfte mit der ungewöhnlichen Vascularisation der Ganglien zusammenhängen, vielleicht auch mit dem Vorhandensein von arteriovenösen Anastomosen[1] (s. S. 291).

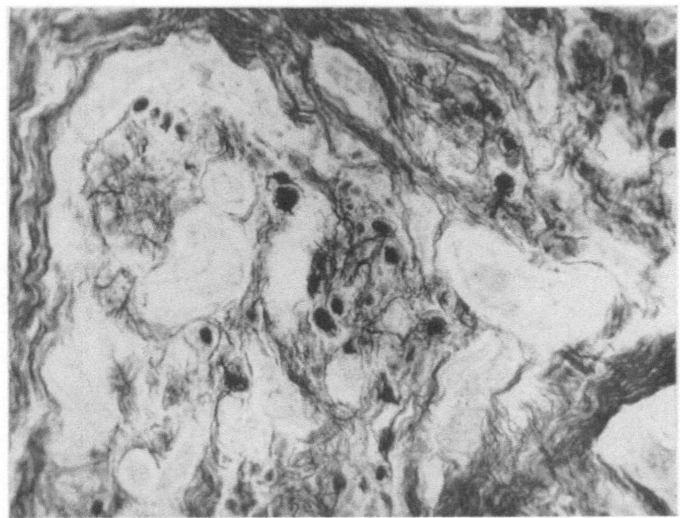

Abb. 27. Ganglion cervicale craniale ♂, 70 Jahre. Stark *erweiterte kleine Venen und Capillaren* zwischen den Ganglienzellgruppen *bei allgemeiner Stauung* und Mitralstenose. Färbung BIELSCHOWSKY-GROS und Hämatoxylin. Mikrophoto. Vergr. 77fach. (Aus HERZOG 1938.)

c) Reizbeantwortung in den vegetativen Ganglien.

Ermüdung. Es liegen einige Experimente über die Erzeugung morphologischer Ganglienzellenveränderungen an den sympathischen Ganglien vor, aber leider sind sie überwiegend auf unphysiologischem Wege erzeugt worden. Wir haben daher zusammen mit unserem Mitarbeiter SCHUELER (1941) Untersuchungen am chilenischen Ochsenfrosch (Caliptocephalus Gayi) durchgeführt. Durch Aufhängen des Tieres an den Vorderbeinen in vertikaler Lage an der Wand wurde das an sich träge Tier während vieler Stunden gezwungen, die Hinterbeine zu bewegen. In verschiedenen Intervallen wurden die Tiere nach einer Höchstleistung von 2 bis zu 36 Std getötet und die vegetativen Ganglien nach den verschiedenen Methoden untersucht. Einzelne wurden erst getötet, nachdem sie sich von der vorausgehenden 36stündigen Reizung wieder erholt hatten. Es zeigten sich sehr interessante Ermüdungsveränderungen der Zellen mit Chromatolyse, Abblassung des Kernchromatins, gröberen Wabenbildungen des intracellulären Neurofibrillengerüstes und teilweise Verdickungen der Neurofibrillen (s. Abb. 28). Alle diese Veränderungen waren reversibel. Sie waren auch insofern besonders lehrreich, da viele Untersucher dazu neigen, bei gewissen Bildern der

---

[1] NONIDEZ 1942.

Ganglienzellen von schweren degenerativen Veränderungen zu sprechen, während es sich in Wirklichkeit häufig um reversible Erscheinungen handelt, vor allem, wenn keine schweren Kernveränderungen vorliegen. Es scheint uns jedoch recht schwierig, aus chirurgisch gewonnenem menschlichem Untersuchungsgut von sympathischen Ganglien sichere Schlüsse auf Ermüdungsbilder bzw. bestimmte Funktionszustände zu ziehen. Die Gefahr, daß dabei ganz subjektiv Übergangs-

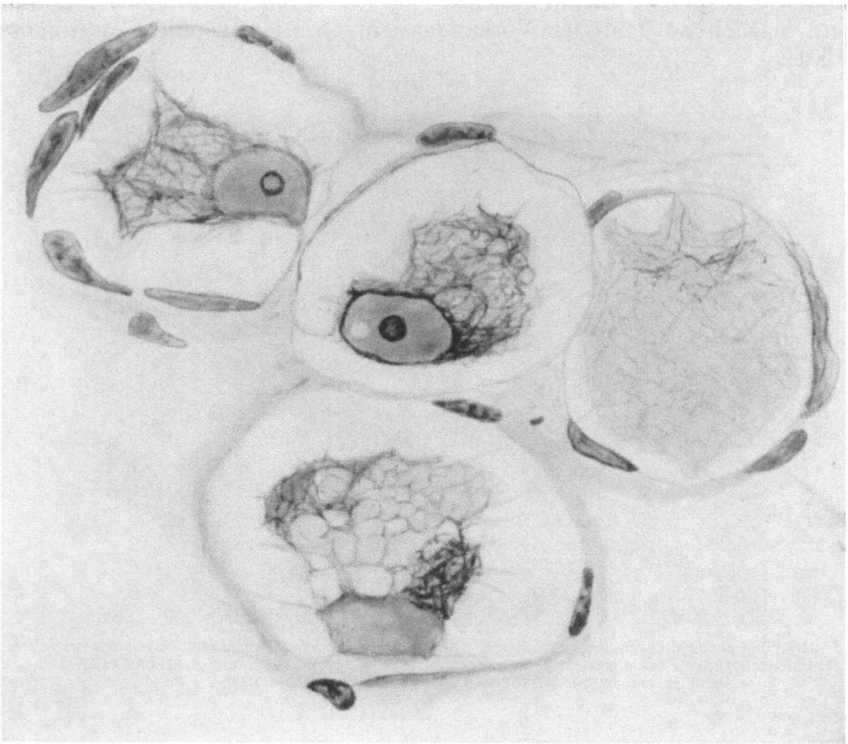

Abb. 28. Verschiedene Formen sympathischer Ganglienzellen vom chilenischen Ochsenfrosch nach 36 Std Ermüdung. Zellschrumpfung, Tigrolyse, Kernchromatolyse und Kernwandhyperchromatose, Vacuolen bzw. großwabiges Protoplasma. Färbung Nissl. Vergr. 1625fach. (Aus Herzog u. Schüler 1941.)

bilder konstruiert werden, wie das Kuntz (1934, 1947) und neuerdings auch andere Autoren getan haben, ist sehr groß. Es fehlen hier noch weitere exakte experimentelle Untersuchungen. Ebenso ist es auch notwendig, festzustellen, ob feste Beziehungen zwischen dem Grad der Ermüdung und dem Auftreten bzw. der Menge des lipoiden Pigmentes in den Ganglienzellen bestehen. Unsere eigenen Untersuchungen erlauben noch keine endgültigen Schlüsse in dieser Richtung, zumal das Pigment bei den stärksten Ermüdungsgraden nicht entsprechend zunimmt.

Entzündung. Wie in anderen Organen beobachtet man auch in den vegetativen Ganglien die verschiedensten Entzündungsprozesse, die in ihren Erscheinungsformen mit den auch sonst bekannten übereinstimmen. Lediglich über die seröse Entzündung liegen bisher keine speziellen Beobachtungen vor, ebenso fehlen Angaben über typische fibrinöse Entzündungen in den vegetativen Ganglien. Die Ätiologie ist dieselbe vielseitige wie in anderen Organen und der Ver-

breitungsweg, sofern keine Fortleitung von der Nachbarschaft aus stattfindet, in
der Hauptsache wohl der hämatogene. Der lymphogene Weg ist mit Sicherheit
erstmalig experimentell von FISCHER und KAISERLING (1939) beschrieben worden,
die an sensibilisierten Kaninchen durch Seruminjektionen in die Lymphgefäße der
Beckenorgane eine diffuse Ganglionitis der größeren prävertebralen Ganglien
hervorrufen konnten. Die Folgen dieser Entzündungen sind naturgemäß je nach
ihrem Charakter und ihrer
Ausdehnung verschieden, und
es ist keineswegs immer leicht,
solche Entzündungsherde der
Ganglien für bestimmte klinische vegetative Symptome verantwortlich zu machen, wie es
leider immer wieder geschieht.
Auch ist es meistens unmöglich, selbst bei schweren Zerstörungen der Ganglien, wie
z. B. durch Darmtuberkulose
oder ein chronisches Magengeschwür, eine genaue Kausal-
beziehung aufzustellen. In
wieder anderen Fällen ist es
oft unmöglich, zu unterscheiden, ob die Ganglien primär
oder sekundär erkrankt sind.
Beim *Fleckfieber*, bei dem die
sympathischen Ganglien stets
entzündlich verändert sind,
findet man z. B. auf der Höhe

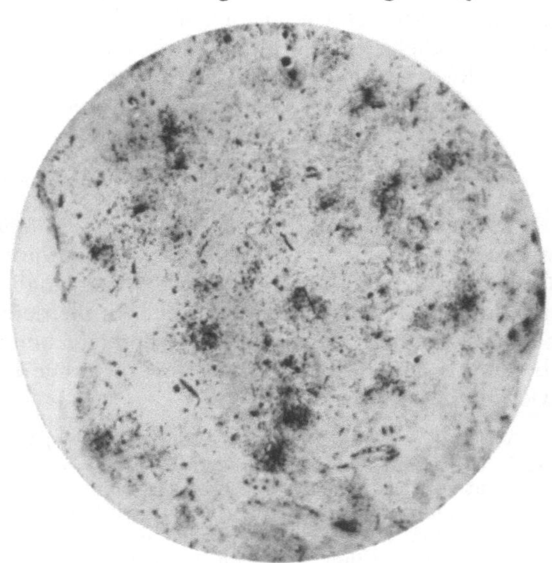

Abb. 29. Ganglion cervicale craniale. *Akute fokale, disseminierte
Sympathicoganglionitis exanthematica.* Färbung Oxydase-Carmin.
Mikrophoto. Vergr. 10fach. (Aus HERZOG 1936.)

der Krankheit mit Vorliebe kleine leukocytäre Herdchen (s. Abb. 29). Erst später
treten Lymphocyten und wuchernde periphere Glia in den Vordergrund. Man
ist überrascht, daß es durchschnittlich nicht zu schweren degenerativen Schädigungen der nervösen Elemente kommt[1]. Trotzdem werden klinisch nervöse
vegetative Störungen beobachtet, besonders Rötung und Cyanose der Haut,
auch Hyperhidrose, Speichelfluß und unregelmäßige Pupillen, die im allgemeinen nur vorübergehender Natur sind. Es ist in diesen Fällen keineswegs eine
bestimmte Relation zur Quantität der Herde in den Ganglien festzustellen,
auch nicht bei diffusen Entzündungen in einzelnen Fleckfieberfällen. Auch
ist es schwierig, meist infolge Fehlens von systematischen Untersuchungen der
Peripherie und der Zentren, festzustellen, ob gewisse vegetative Symptome
auf die morphologisch sichtbare Schädigung an der einen oder an der anderen
Stelle zurückzuführen oder ob dazu verschieden lokalisierte Schäden bzw. die
Veränderung des gesamten Systems notwendig waren. Man kann beim Fleckfieber wenigstens sagen, daß die vegetative Peripherie ebenso wie die Zentren
beteiligt sind bzw. eine besondere Empfindlichkeit des Nervensystems für diese
Krankheit besteht.

Bei der *Tollwut* beteiligt sich das vegetative System neben dem cerebrospinalen am Entzündungsprozeß, wobei aber mehr die sensiblen Ganglien im
Vordergrund stehen. Diesen sind auch die Vagusganglien, die ja die gleiche
morphologische Struktur haben, zuzugesellen. Auch bei dieser Krankheit sind

---

[1] HERZOG 1935, 1955.

gewisse vegetative Symptome bekannt, wie Hyperhidrose und Speichelfluß (Sympathicus) und andererseits Durstgefühl, brennende Schlundschmerzen, die Dysphagie und die Hydrophobie (Vagus), jedoch ist hierbei infolge des ausgesprochen neurotropen Charakters des Virus das gesamte Nervensystem sehr ausgedehnt beteiligt. Ein Zusammenhang der Veränderungen mit der Art des Bisses usw. konnte jedoch nicht festgestellt werden. Zum Unterschied vom Fleckfieber kommt es bei Tollwut an den Ganglienzellen zu schweren Nekrosen, die sogar ohne merkliche entzündliche Reaktion bestehen können. Die Ganglionitis bei der Tollwut ist so charakteristisch, wenn auch nicht spezifisch, daß sie zur Diagnose der Krankheit hervorragend geeignet ist[1].

Proliferative Reizphänomene.

Diese Gruppe von Veränderungen ist zweifellos die interessanteste, nicht nur, weil so ausgesprochene Wucherungserscheinungen, wie sie an den vegetativen Ganglien auftreten, nur noch in den Spinalganglien bekannt sind und ihr Nachweis nur mit Silbermethoden möglich ist[1]. Außerdem führen chronische Reizzustände offenbar häufiger zu derartigen Bildungen, und es scheinen im allgemeinen in diesem System die Reizphänomene gegenüber den paralytischen weitaus zu überwiegen.

Neuerdings wurde versucht, experimentell am Kaninchen, am Ganglion coeliacum durch lokale Entzündung[2] Reize hervorzurufen, die wohl umschriebene degenerative und leichte proliferative Schädigungen am Parenchym hervorrufen, aber so geringfügig sind, daß sie ohne funktionelle Folgen bleiben. Auch experimentell auf verschiedene Weise hervorgerufene Tonuserhöhungen oder auch Entzügelungshochdruck erzeugten beim Kaninchen zwar gesteigerte Erregung des Sympathicus, riefen aber selbst nach 1 Jahr Dauer keine Strukturveränderungen hervor[2]. Vielleicht ist weder das Kaninchen noch das Ganglion coeliacum das geeignete Objekt für solche Studien. Ob auch häufigere starke Angsteindrücke und Schreck, z. B. während jahrelanger kriegerischer Ereignisse, in der Lage sind, in den vegetativen Ganglien Proliferationserscheinungen hervorzurufen, wird zwar angenommen[3], kann jedoch nur schwer bewiesen werden.

Man muß zwischen physiologischer und pathologischer Proliferation durch akzessorische Zellfortsätze (Dendriten) unterscheiden. Zu der ersteren gehört die im Alter beobachtete. Außerdem ist während des ganzen Lebens eine fortwährende Entwicklung des Sympathicus in Form von Fortsatzsprossung zu beobachten. Die seit CAJAL (1911) als „Glomeruli" bekannten Dendritengeflechte sind beim Fetus noch nicht vorhanden und differenzieren sich langsam im Laufe der Jahre. Im Unterschied zu diesen normalen physiologischen Bildungen beobachtet man jedoch unter krankhaften Verhältnissen eine mehr oder weniger starke Wucherungstendenz vor allem an den Fortsätzen, die *Fortsatzhyperplasie* (s. Abb. 30), von STÖHR auch Fortsatzdisharmonie genannt. Es liegt auf der Hand, daß bei einem älteren Individuum nicht ohne weiteres entschieden werden kann, ob eine solche Hyperplasie als wirklich pathologisch zu betrachten ist, denn es muß ja auch an die Möglichkeit gedacht werden, daß ein älteres Individuum früher verschiedene Krankheiten durchgemacht hat. Sicherer sind jedoch solche Befunde bei jüngeren Menschen als pathologische Veränderungen zu deuten, bei denen von Altersveränderungen keine Rede sein kann. In manchen Fällen kann sich der Hyperplasie auch eine Hypertrophie der Fortsätze (s. Abb. 30 und 31) hinzugesellen (die jedoch auch allein vorkommen kann), dabei kommt es auch bisweilen zu monströsen Bildungen. Zum großen Teil sind solche Fälle wohl als pathologisch zu betrachten. Eine andere Form der Wucherung stellen die *pericellulären,*

---

[1] HERZOG 1955.   [2] BÖRGER 1956.   [3] STIEVE 1944.

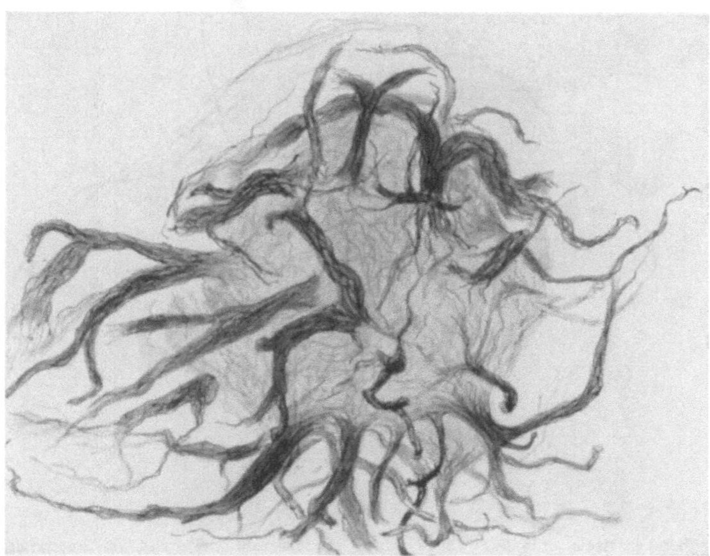

Abb. 30. Ganglion coeliacum, ♂, 56 Jahre († an Magencarcinom und Kachexie). Medusenhauptartige *Fortsatzhyperplasie* (akzessorische Fortsätze) und Fortsatzhypertrophie einer Ganglienzelle. Färbung BIELSCHOWSKY-GROS. Vergr. 1500fach. (Aus HERZOG 1955.)

kokonartigen *Knäuelbildungen*[1] (s. Abb. 32), oft um atrophische oder degenerierte Zellen dar. Mit Ausnahme vereinzelter pericellulärer Endapparate präganglionärer Fasern, „Synapsen mit großem Transmissionsfeld" (KIRSCHE 1954, 1955), sind diese Bildungen fast stets als pathologisch zu bewerten. Sie müssen als irritative Proliferation des Neuroplasmas der Ganglienzellen oder ihrer Fortsätze gedeutet werden. Auffallend ist es, daß solche pericellulären Knäuel im Ganglion coeliacum und in den paravertebralen Grenzstrangganglien nur selten vorkommen. Man kennt sie schon länger, vor allem an den sensiblen Ganglien, die als zweifellos primitivere Zellen eine außerordentliche Plastizität besitzen und in viel höherem Maße als die sympathischen Ganglienzellen. So beobachtet man z. B. nach Durchschneidung des Vagus unterhalb des Ganglion nodosum schon 6 Tage später an den Ganglienzellen hochgradige Sprossungserscheinungen und Knäuelbildung[2] (s. Abb. 33). Als Erklärung hat man bei erhöhten Reizen die Tendenz zur Oberflächenvergrößerung herangezogen,

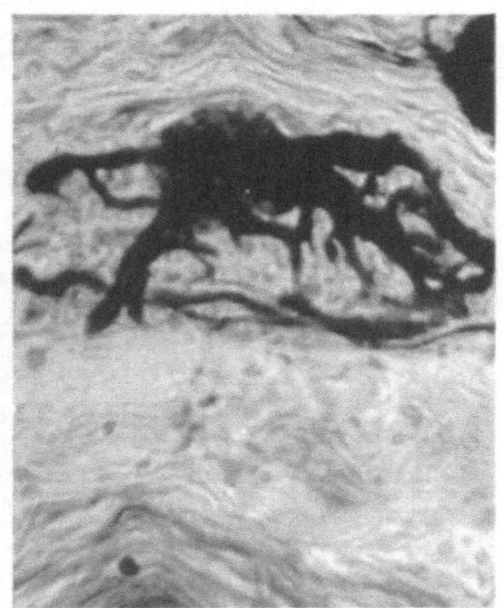

Abb. 31. Ganglion cervicale craniale, ♀, 80 Jahre (generalisierte Arteriosklerose, Nephrosklerose, Marasmus). Nervenzelle mit ausgesprochener *Fortsatzhypertrophie*. Färbung BIELSCHOWSKY-GROS. Mikrophoto. Vergr. 510fach. (Aus HERZOG 1955.)

da ja gerade an der Zelloberfläche und den Dendriten die synaptische Übertragung der Impulse erfolgt. Dies ist wohl auch einer der Gründe für den großen Formenreichtum der vegetativen Nervenzellen.

---

[1] ACHÚCARRO 1914, CAJAL 1928, DE CASTRO 1932, HERZOG 1955 u. a.
[2] DE CASTRO 1932.

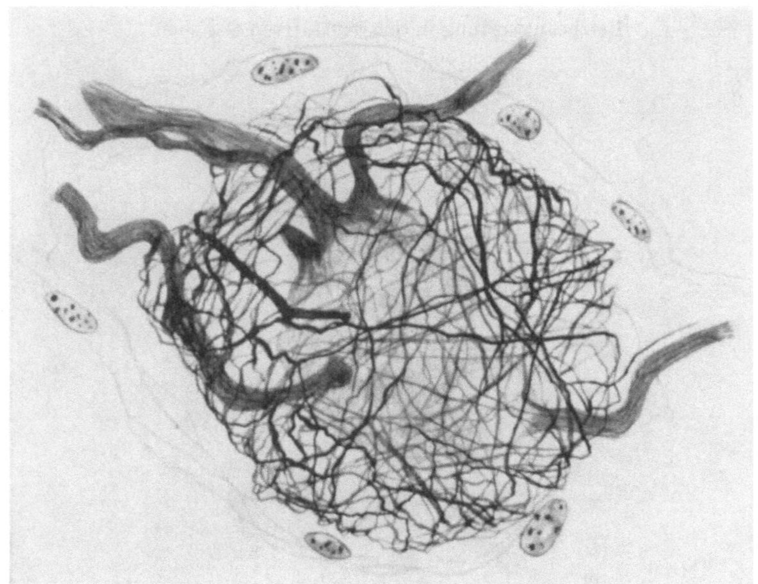

Abb. 32. Ganglion cervicale craniale, ♀, 44 Jahre (Dysenterie). *Pericelluläres Faserknäuel.* Färbung BIELSCHOWSKY-GROS. Vergr. 1450fach. (Aus HERZOG 1955.)

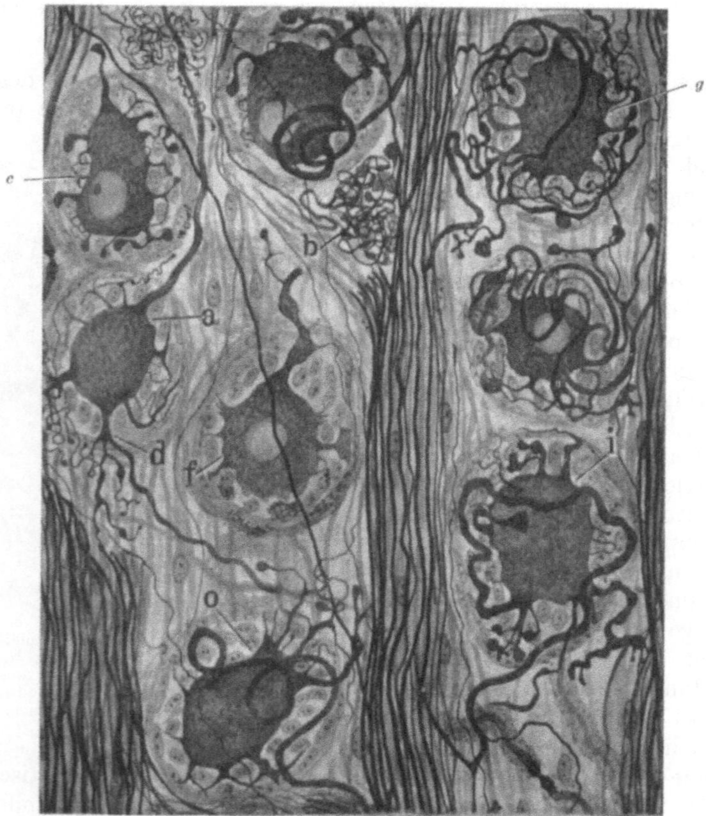

Abb. 33. Ganglion nodosum 6 Tage nach versehentlicher Durchschneidung des N. vagus während einer Halsoperation (♂, 49 Jahre). Alle Zellen sind multipolar, und einige ähneln sympathischen Zellen. *a, g. i, o* Zellen mit zahlreichen Fortsätzen verschiedener Länge und Dicke mit Anschwellung endigend: *c* gefensterte Zelle mit neugeformten tuberösen Fortsätzen; *f* „angenagte" Zelle mit Kapselzellen mit argentophilen Granula: *b* gewundener Faserzug in interstitiellem Bindegewebe. Cajal-Methode. (Nach DE CASTRO: In W. PENFIELD 1932.)

Eine weitere ebenfalls diskutierte Proliferationserscheinung ist die Bildung keulen- oder kugelförmiger argentophiler Gebilde, das *Kugelphänomen*, wie man sie analog zu den Wachstumskugeln am Ende aussprossender und regenerierender Nerven findet. Sie kommen nur dort vor, wo Fasern oder Fortsätze endigen. Bisweilen sind es feinste Nervenfasern, die zu ihnen gehören, seien es präganglionäre oder akzessorische Sprossen aus den Zellfortsätzen. In anderen Fällen finden sie sich am Ende dickerer Fasern, die z.T. nach ihrer Form und helleren Färbung Dendriten entsprechen. Während man früher mehr dazu neigte, dieses sog. Kugelphänomen für einwandfrei pathologisch zu halten, haben die sehr

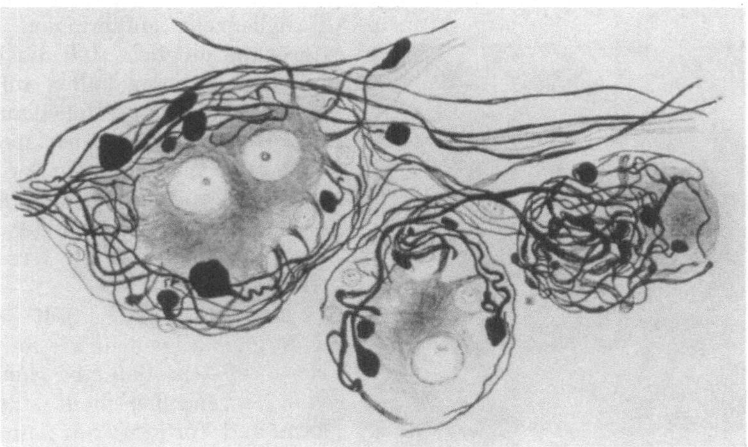

Abb. 34. Drei sympathische Ganglienzellen aus einem Herzganglion mit sog. *Kugelphänomen* an den Dendriten und akzessorischen Fortsätzen sowie präganglionären Nervenfasern. ♂, 70 Jahre, mit schwerer Coronarsklerose. Präparat LASOWSKY (Moskau). Färbung BIELSCHOWSKY-GROS. Vergr. 450×. (Aus E. HERZOG: In L. R. MÜLLER 1931.)

verdienstvollen Untersuchungen quantitativer Art von KIRSCHE (1954a, 1955a, 1958) gezeigt, daß im Ganglion stellare und coeliacum sowie in den Ganglia lumbalia von gesunden Individuen neben feineren und dickeren Ringen, Kugeln und Kolben stets in einer bestimmten Proportion zu beobachten sind, und zwar:

Ganglion stellare.

Dünne Ringe bis 2,5 μ Durchmesser 68%
Dicke Ringe über 2,5 μ Durchmesser 22%
Kugeln und Kolben 3—11 μ Durchmesser 10%

Ganglion coeliacum.
Ringe: Kolben = 34% : 66%.

Es war uns auch schon früher die große Häufigkeit dieser doch zweifellos in der Mehrzahl als normale Endapparate zu betrachtenden Gebilde vor allem im Ganglion coeliacum aufgefallen; bei Kindern sind sie nur selten zu beobachten. Es steht jedoch außer allem Zweifel, und zahlreiche Forscher[1] sind sich darüber einig, daß bei pathologischen Fällen dieses Kugelphänomen stark vermehrt sein kann und als Wucherungstendenz, bisweilen auch am Ende normaler und akzessorischer Fortsätze anzusehen ist (s. Abb. 34).

Auch die peripheren Gliaelemente in den Ganglien können bei pathologischen Prozessen Wucherungstendenzen zeigen, besonders die Gliocyten oder sog.

<hr>

[1] LAWRENTJEW und LASOWSKY 1931, DE CASTRO 1932, CONTI 1948, ENGELBRECHT 1951, HERZOG 1942, 1955.

Kapselzellen um die Ganglienzellen in Fällen von Atrophie oder schweren degenerativen Prozessen bzw. Nekrose der Ganglienzellen. Ein besonders gutes Beispiel sind die unter dem Namen *Restknötchen* [1] oder Babessche Knötchen bekannten Knötchenbildungen aus Kapselzellen von der Größe von Ganglienzellen, die nach dem Untergang der Nervenzellen an ihre Stelle treten (s. Abb. 35). Es handelt sich also eventuell um eine Vakatwucherung, die damit beginnt, daß die Gliazellen durch Neuronophagie die abgestorbene Ganglienzelle resorbieren und durch Wucherung ersetzen. Auch bei schrumpfenden Zellen findet man dasselbe Bild. Bisweilen ist diese Kapselzellwucherung mit einer knäuelförmigen Wucherung von Nervenfasern verbunden, die entweder den Fortsätzen oder dem Körper der Ganglienzelle entspringen. Es ist durchaus möglich, daß die Knäuelbildung in diesen Fällen auf Grund eines von den Kapselzellen ausgehenden Reizes erfolgt, aber man sieht auch reine Wucherungen der Kapselzellen. Man muß jedoch die Annahme der Entstehung der Knäuel aus Gliazellen, wie sie STÖHR vertritt, ablehnen.

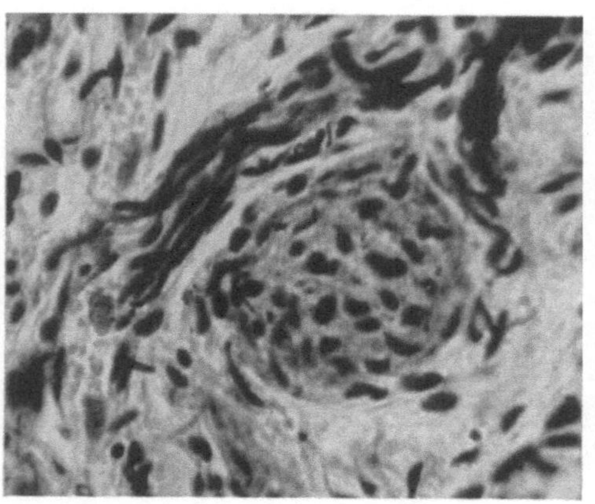

Abb. 35. Ganglion stellatum, ♂, 71 Jahre, († an Oesophaguscarcinom, starke Arteriosklerose). Sog. *Restknötchen.* Färbung BIELSCHOWSKY-GROS und Hämatoxylin. Mikrophoto. Vergr. 450fach. (Aus HERZOG 1955.)

Regeneration. Es gilt zunächst wohl ganz allgemein wie im übrigen Nervensystem, daß eine Neubildung von Nervenzellen nicht stattfinden kann und Fortsätze nur dann wieder sprossen können, wenn die dazu gehörige Nervenzelle noch intakt ist. Auf diese Weise können durchschnittene präganglionäre Fasern nur aus dem proximalen Stumpf auswachsen. Eine andere Frage ist die: was erfolgt nach der Durchschneidung der präganglionären und postganglionären Fasern eines Ganglions? Hierüber liegen morphologisch einwandfreie Experimente mit physiologischer Kontrolle vor [2]. Danach degenerieren schon innerhalb 24 bis 48 Std. zuerst die feinsten intraganglionären Endstrecken der präganglionären Fasern mit ihren ringförmigen Endapparaten in Form granulären Zerfalls. Die Nervenzellen, die keine Impulse empfangen, bleiben zwar erhalten (primäre Reizung), zeigen aber bei Reizversuchen deutlich die fehlende Übertragung der Impulse. Pflanzt man, wie es DE CASTRO (1950, 1951) getan hat, iso- oder heteromorphe Nerven an Stelle der präganglionären ein, so bilden sich nach wenigen Wochen die typischen ursprünglichen präganglionären Endapparate aus und die Impulse werden wieder wie früher synaptisch unterbrochen, was man am Ganglion cerv. cran. bei der Katze sehr gut an der erweiterten Pupille kontrollieren kann.

Beziehungen zu hormonalen Störungen. Es ist auffallend, daß trotz der engen Beziehungen zwischen neurovegetativem System und den Drüsen mit innerer Sekretion, vor allem Schilddrüse und Nebennieren, bisher in der Literatur keine in die Augen fallenden morphologischen Veränderungen an den vegetativen Ganglien infolge Störungen der Hormonbildung beschrieben worden sind. Wir selbst haben besonders in Fällen von Basedow und Addison darauf geachtet, jedoch ohne Resultat.

---

[1] NAGEOTTE 1907.
[2] DE CASTRO 1950, 1951, LAWRENTJEW 1925, LAWRENTJEW und BOROWSKAJA 1936.

Durchschneidungsversuche der prä- und postganglionären Fasern. Derartige Versuche wurden in erster Linie von LAWRENTJEW (1929, 1934) sowie von DE CASTRO (1933, 1936/37, 1942, 1945) und ihren Mitarbeitern ausgeführt, zu denen sich noch vereinzelte andere Autoren[1] hinzugesellen. Der Zweck war in erster Linie, die von LANGLEY (1929) angenommene Unterbrechung der vegetativen Neuronen in den Ganglien exakt zu beweisen, ferner ihre Rückwirkung auf die Funktion und die Struktur der Ganglienzellen. Im Gegensatz zu STÖHR und seinen Schülern, die völlig die synaptische Unterbrechung in den Ganglien sowie den auch hier gültigen Neuronenbegriff zugunsten eines diffusen nervösen Syncytiums und sogar fehlender individueller Nervenzellen leugneten, können die Ergebnisse der genannten experimentellen Untersuchungen in dieser Hinsicht als abgeschlossen und beweisend angesehen werden. Die physiologische Kontrolle vor allem an der Pupille und der Nickhaut haben die Wirkung der Durchschneidung einwandfrei gezeigt, ebenso die Messung der Potentialströme, die die Polarität der sympathischen Ganglienzellen garantieren. Bei der Regeneration der Endapparate ist die Endigung spezifisch für das Milieu und nicht für seine ursprüngliche Herkunft. Danach erfolgt bei allen Arten von Implantationen isomorpher oder heteromorpher Nerven nach einiger Zeit die Regeneration der Endapparate, jedoch richtet sich die Funktion nach der Leitungsgeschwindigkeit der implantierten Nerven[2].

Transplantation. Obwohl es von großem Interesse ist, das Verhalten transplantierter Ganglien im Vergleich zum übrigen Nervensystem zu kennen, ist es bisher nur von wenigen untersucht worden[3]. Die wichtigste Arbeit ist zweifellos die von DE CASTRO (1932/33), dem es geglückt ist, zuverlässige Resultate zu erhalten durch eine besondere Operationstechnik, und zwar gestielte Autotransplantation im Muskel, während bei der freien Transplantation nur die oberflächlichen Ganglienzellen sich einige Zeit am Leben erhalten. Das Günstigste ist bei der gestielten Transplantation ein Gefäßnervenstiel, der es ermöglicht, die Ganglienzellen bis zu 60 Tagen, und zwar in größerer Anzahl, am Leben zu erhalten. DE CASTRO schloß, daß die sympathische Ganglienzelle, um am Leben zu bleiben und ihre irritative Fähigkeit zu behalten, dynamische Einflüsse von anderen nervösen Zentren unter Vermittlung präganglionärer Fasern benötigt. In diesem Punkte unterscheidet sich die vegetative Nervenzelle grundsätzlich von der eines Spinalganglions, die eine größere Autonomie besitzt und länger isoliert leben kann und außerdem eine größere plastische Fähigkeit und formative Reizbarkeit hat. Die histologischen Details der transplantierten Ganglien zeigen bestimmte interessante Eigentümlichkeiten. In den ersten Tagen kommt es zur Entdifferenzierung des neurofibrillären Reticulums, das anschwillt und dann granulär zerfällt, ferner beobachtet man alle Stadien der Nekrose bis zur totalen Chromatolyse. Auffallenderweise kommt es niemals zur Neubildung von Zellfortsätzen, wohl aber hypertrophieren die vorhandenen und zeigen oft unförmige kolbenartige Verbreiterungen mit und ohne Vacuolenbildung (s. Abb. 36). Unter ungünstigen Ernährungsbedingungen kommt es schon nach 3—10 Tagen zur Nekrose der Ganglienzellen[4]. Besonders interessant ist, daß an Ganglienzellen, deren Fibrillen verschwunden waren, diese wieder auftraten, wenn die Ganglienzelle durch Regeneration am präganglionären Stumpf neue Impulse empfing[5]. Die Bildung pericellulärer Faserkörbe, wie man sie unter krankhaften Bedingungen als Reizphänomene an den vegetativen Ganglienzellen des öfteren

---

[1] SCHIMERT (SZENTÁGOTHAI) 1937, 1957, BULLÓN und STIEFEL 1955, JABONERO 1960 (im Druck).
[2] DE CASTRO 1950, 1951.   [3] MARINESCO 1907, CAJAL 1928.
[4] CAJAL 1928.   [5] DE CASTRO 1931/32.

beobachten kann und wie sie auch an den sensiblen Ganglien nach traumatischen Schädigungen häufig sind, konnten nach Transplantationen nicht beobachtet werden.

Im übrigen erleiden die transplantierten Ganglien früher oder später den definitiven Zellzerfall, und CAJAL (1928) ist der einzige, der nach 8—10 Tagen verkalkte nekrotische Ganglienzellen beobachten konnte. Unvereinbar mit der syncytialen Hypothese auch innerhalb der Ganglien ist die Tatsache, die schon von Experimenten mit Durchschneidung

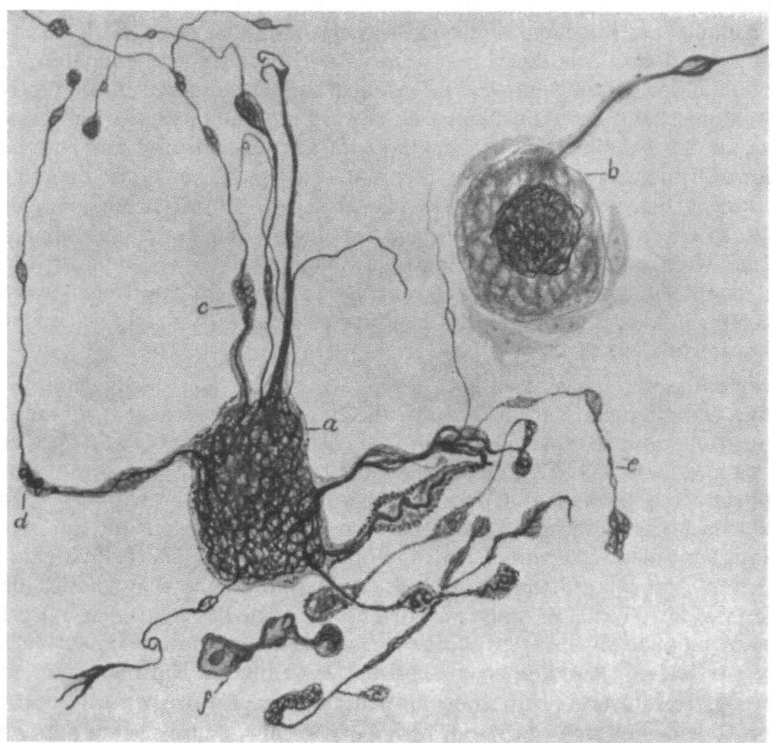

Abb. 36. *Zwei Ganglienzellen eines autotransplantierten sympathischen Ganglions* einer jungen Katze. Autotransplantat nach 6 Tagen: Völlige Zerstörung der spinalen Verbindungen. *a* Ganglienzelle mit starken degenerativen Veränderungen: Hypertrophie der intracellulären Neurofibrillen; *d, c* Dendriten mit varicösen, kolbenförmigen Schwellungen und hypertrophischen Fibrillen mit teilweise spiraligem, teilweise wirbelförmigem Verlauf; *e* anderer Fortsatz mit granulärem Zerfall; *f* hypertrophischer Fortsatz, z. T. zerfallend; *b* vesiculäre Ganglienzelle mit homogener Degeneration am Rande und knötchenartigem argentophilem Zentrum durch Fibrillenzerfall. Kapselzellen hypertrophisch. (Nach F. DE CASTRO: In W. PENFIELD 1932.)

der präganglionären Fasern bekannt ist, daß bereits nach 24—48 Std die äußersten Verzweigungen und Endapparate der präganglionären Nerven innerhalb der Ganglien degenerieren und dann in retrograder Form auch ihre dickeren Äste.

d) Geschwülste des vegetativen Nervensystems.

Ebenso wie im spinalen Nervensystem treten auch im vegetativen Geschwülste auf, die z. T. dieselbe Struktur aufweisen, wie z. B. Neurinome und Fibrome, die letzteren vor allem bei der systemartigen Verbreitung der Neurofibromatose von RECKLINGHAUSEN. Dabei wird selbst der Vagus befallen. Solche von der bindegewebigen oder ektodermalen Nervenscheide ausgehenden Geschwülste sind im allgemeinen am Grenzstrang und den größeren Ganglien selten, dagegen hat FEYRTER in einer Monographie (1948) gezeigt, daß im Magen-Darmschlauch noch relativ häufig kleine neurinomatöse Tumoren (von ihm

Neurome genannt) vorkommen, jedoch mit gewisser Bevorzugung bestimmter Teile des Verdauungstraktus. Die Unterschiedlichkeit der Lokalisation will er durch die Verschiedenheit des Muttergewebes erklären, die er vor allem im Bereich der nervösen Endplexus annimmt. So sollen sich aus dem nervösen Endnetz im allgemeinen die knotigen Neurome, vor allem im oberen Magen-Darmschlauch, und aus den Strängen der nervösen Plexus die Rankenneurome, hauptsächlich in der unteren Strecke des Verdauungsschlauches, entwickeln. Die Erscheinungsformen der Neurome werden mit denen der zentralen Gliome verglichen. Was die Genese betrifft, so lehnt FEYRTER (1948) die Vorstellung, embryonale Keime seien die Grundlage der gastroenteralen Neurome ab, dagegen hält er eine ererbte besondere Reaktionslage auf Reize, die der Umwelt entstammen, besonders hinsichtlich der von Recklinghausenschen Neurofibromatose für wahrscheinlich. Da die beschriebenen Geschwülste sich erst im vorgerückten Alter entwickeln, nimmt FEYRTER an, daß sie durch eine krankhafte Beanspruchung ihres Muttergewebes und „infolge flächenhaft angreifender, jedoch herdförmig sich auswirkender Schädlichkeiten" zustande kommen, welche vom Blute, vielleicht auch unmittelbar ans Nervengewebe herantreten. Der neurogene örtliche Riesenwuchs, wie er z. B. im Appendix zu beobachten ist, legt nach FEYRTER die Vermutung nahe, daß auch die Geschwulstbildung im allgemeinen von Störungen im örtlichen Nervengewebe (Gefäßnervengewebe), vielleicht auch in zentralen nervösen Regulationsstätten ihren Ausgang nimmt.

Wie bekannt, wird auch vertreten[1], daß die Hautnaevi neurogene Geschwülste seien, die nach MASSON aus den Schwannschen Zellen, nach FEYRTER aus dem Endoperineurium der peripheren Plexus hervorgehen. Während dieses Gebiet hinsichtlich seiner Genese noch reichlich theoretisch erscheint, liegt die Morphogenese der eigentlichen Sympathicusgeschwülste (Sympathicusblastome) klarer.

Als Ausgangspunkt für das Verständnis der Morphogenese der eigentlichen Sympathicusgeschwülste dient die Ontogenese. Danach gibt es 3 Hauptstufen in der Entwicklung der sympathischen Nervenzelle, und zwar die Sympathogonie, der Sympathoblast und der Sympathocyt. Aus allen drei können Geschwülste aufgebaut sein, wobei jedoch in Rechnung gezogen werden muß, daß die unreifste Stammzelle, die Sympathogonie ektodermalen Ursprungs, infolge der gemeinsamen Entwicklung von Sympathicus und Nebennierenmark auch den sog. Phäochromoblasten bildet. Weiter muß angenommen werden, daß die periphere Glia in den sympathischen Ganglien in Gestalt der sog. Kapselzellen (Gliocyten) und der Schwannschen Zellen, die ja auch vom Ektoderm abstammen, sich ebenfalls aus dieser Stammzelle, der Sympathogonie, ableitet. Es ist jedoch eine auffallende Tatsache, auf die alle Autoren hinweisen, daß bis jetzt keine Sympathicusgeschwulst beobachtet worden ist, bei der z. B. die Sympathoblasten oder Sympathocyten sowie ihre Fortsätze und Nervenfasern von Kapsel- bzw. Schwannschen Zellen umgeben gewesen wären. Ebensowenig hat man geschwulstartige Wucherungen der Gliocyten bisher beschrieben. Das schließt natürlich nicht aus, daß Nervenfaserstränge, den präganglionären Fasern entsprechend, Schwannsche Scheiden innerhalb des Tumors zeigen. Wir finden dagegen Geschwulstvertreter sämtlicher embryonaler Komponenten des Sympathicus und zwar Sympathogoniome und Sympathicoblastome, als die unreifsten Geschwülste und Ganglioneurome und Phäochromocytome als Vertreter der anderen Reihe. Es ergibt sich jedoch als besondere Eigenart der Sympathicoblastome, daß völlig gutartige Ganglioneurome häufig Stellen mit wenig differenzierten Sympathoblasten oder sogar Sympathogonien enthalten, wodurch im biologischen Verhalten der Geschwülste die Möglichkeit der Malignität eines sonst gutartigen Tumors besteht.

---

[1] SOLDAN 1899, MASSON 1926, 1951, FEYRTER 1948.

Dies eigenartige Verhalten sucht man dadurch zu erklären, daß die Entwicklung der sympathischen Nervenzellen mit der Geburt nicht abgeschlossen ist, da nach POLL (1905) die Bildung der Ganglienzellen aus Sympathogonien bis zum 10. Lebensjahr, nach WIESEL (1930) sogar bis zur Pubertät andauern kann. Es können also Sympathicusbildungszellen unausgereift liegenbleiben. Es ist jedoch auffallend, daß trotz dieser größeren Unvollkommenheit des Sympathicus wohl theoretisch eine größere Organdisposition zur Tumorbildung besteht[1], diese Geschwülste aber nicht allzu häufig sind. Ebenso besteht bei den Sympathicusgeschwülsten eine interessante Altersbeziehung, d. h. die unreifen Sympathicusgeschwülste werden vorwiegend im kindlichen Alter beobachtet, die reifen dagegen später, jedoch kommen auch Ausnahmen von dieser Regel vor. Als Altersgrenze der Sympathoblastome wird das vollendete 2. Lebensjahr und der Ganglioneurome das Ende des 2. Lebensjahrzehntes angegeben[2]. Es besteht also eine deutliche Parallelität zwischen Alter und Tumorreife. Hinsichtlich der formalen Genese der Sympathicoblastome haben sich HERXHEIMER (1914) und JAFFÉ (1919) für die dysontogenetische Natur der Nebennierenmarktumoren eingesetzt. Auch ROBERTSON (1915) macht Fehler der embryonalen Anlage für die Genese der Sympathicusgeschwülste verantwortlich, zumal die histogenetische Entwicklung reichlich kompliziert und dezentralisiert ist. Zuweilen besteht auch ein Zusammenhang mit anderen Entwicklungsstörungen[3], auch gibt es Fälle multipler gleichartiger Tumoren[4] und ihr Auftreten bei verschiedenen Mitgliedern der gleichen Familie. Man hat deshalb an eine erbliche Differenzierungshemmung der Sympathicusbildungszellen und Beziehung zur Recklinghausenschen Krankheit gedacht. STEIN (1949) nimmt neuerdings eine Systemwucherung des Sympathicus wie bei der Neurofibromatose an. Fälle von gleichzeitigen Geschwülsten in den vegetativen Zentren sind bis jetzt nicht bekannt. Weitere Eigentümlichkeiten der Sympathicoblastome sind der hauptsächliche Sitz in den Nebennieren oder dem Ganglion coeliacum, seltener im Grenzstrang mit seinen verschiedenen Ganglien. Daß die malignen Sympathicoblastome eine Vorliebe für Metastasen im Knochensystem zeigen, ist eine bekannte Tatsache, im übrigen können sie fast in allen Organen Metastasen verursachen, wenn auch die Leber an erster Stelle steht.

Besonderes Interesse haben die aus dem Nebennierenmark entstehenden Tumoren gefunden, die zweifellos seltener maligne werden, aber die Eigentümlichkeiten haben, wenn auch nicht immer, Hochdruck zu erzeugen durch Bildung von Adrenalin und Arterenol. Man hat diese von den sog. Paraganglien ausgehenden Paragangliome genannt. Wie wir ausführlich auseinandersetzten[5], hat KOHN (1930) unter Paraganglien ursprünglich gewisse Nebenorgane des Sympathicus mit inkretorischem Charakter verstanden, die entwicklungsgeschichtlich den gleichen Ursprung wie der Sympathicus haben. Außerdem enthalten die Zellen der Paraganglien chromaffines Pigment, weshalb man gerade im Nebennierenmark auch von phäochromen Zellen spricht. Diese Eigenschaft haben jedoch nur die Zellen des Nebennierenmarks und des an der Bifurkation der Aorta gelegenen Zuckerkandlschen Organs, während z. B. die Zellen des Glomus caroticum praktisch niemals chromaffines Pigment enthalten. Da dieses Organ genetisch nicht dem Sympathicus, sondern dem Parasympathicus zugehört, hat man nach dem Vorschlag von CLARA und WATZKA (1939) von parasympathischen Paraganglien gesprochen. Wir lehnen es jedoch ab, das Glomus caroticum unter die Paraganglien zu rechnen, nicht nur, weil es genetisch nicht vom Sympathicus abstammt, sondern weil vor allem bis heute noch kein strikter Beweis für die

---

[1] BENEKE 1922.   [2] WEBER 1949.   [3] MITTELBACH und SZÉKELY 1935.
[4] ZIMMERMANN 1951.   [5] HERZOG 1955.

inkretorische Funktion dieses Organs geliefert ist, dagegen feststeht, daß es sich um ein chemorezeptorisches Organ handelt[1]. Die Paragangliome finden sich daher hauptsächlich in den Nebennieren, und nur ein geringer Teil entfällt auf den Sympathicus und andere Paraganglien, wie vor allem das Zuckerkandlsche Organ. Obwohl es seltenere Geschwülste sind, sind in der Literatur doch zahlreiche beschrieben, und von besonderem Interesse ist es, daß sie oft infolge der vermehrten Adrenalin- und Arterenolproduktion Hochdruck erzeugen können, so daß die Diagnose schon am Lebenden ermöglicht wird[2]. Im allgemeinen sind sie in ihrem Wachstum gutartig, es sind jedoch schon einige bösartige Fälle mit Metastasenbildung beobachtet worden. Daß es auch Übergangsfälle zwischen Paragangliomen und Sympathicoblastomen gibt, erübrigt sich zu betonen. Auch gibt es Kombinationen mit Neurofibromatose, was für eine dysgenetische Anlage spricht. Der Gehalt von Adrenalin und Arterenol ist heute sichergestellt[3], wodurch der adrenale Hochdruck erklärt wird. In klassischen Fällen bestehen die typischen Symptome chronischer Adrenalinvergiftung mit dauernder oder paroxysmaler Hypertonie, Tachykardie, Hyperglykämie, Glycosurie, heftigen Schmerzanfällen, Schweißausbruch und starkem Zittern. Die Folgen sind häufig Arteriosklerose und Herzhypertrophie. KNAKE (1942) hat sogar bei einem 11jährigen Knaben mit doppelseitigem Phäochromocytom frühzeitig Arteriosklerose beobachtet. Es sind aber auch Fälle von solchen Geschwülsten ohne Hochdruck beschrieben worden.

Metastasen bösartiger Geschwülste innerhalb der sympathischen Ganglien kommen natürlich bei den verschiedensten Tumoren vor und sowohl durch Kontinuität als auch auf dem Lymphwege und gewinnen dadurch an Interesse, daß man an ihnen bisweilen sehr gut Ausfälle in der Funktion der Ganglien feststellen kann. Das ist vor allem bekannt von Metastasen im Ganglion cerv. cran. bei Oesophagus- oder Kehlkopfcarcinomen, wobei man das Hornersche Syndrom beobachtet hat, jedoch offenbar nur bei größeren Ausfällen. Die Ganglienzellen reagieren auf das Einwachsen der Krebszellen, obwohl sie erstaunlich lange Widerstand leisten, teils mit degenerativen Erscheinungen[4], teils mit ausgesprochenen Reizsprossungen in Form von Fortsatzhyperplasie, wie wir sie selbst bei Magencarcinomen mit Einwachsen in den Plexus coeliacus gesehen haben.

V. Pathologie der äußersten Peripherie.

Infolge der Schwierigkeit der Darstellung der nervösen Endplexus in der äußersten Peripherie ist eine einwandfreie Beurteilung keineswegs einfach, und deshalb liegen bis jetzt nicht sehr viele Arbeiten auf diesem Gebiete vor[5]. Beim Zerfall kommt es ganz analog zum spinalen Nervensystem zur Fragmentation bzw. Körnelung der Achsenzylinder bis zu ihrem völligen Verschwinden. Im Protoplasma der syncytialen Fasern treten häufig vermehrt Vacuolen auf. Bisweilen ist es überraschend, daß die vegetativen Terminalplexus selbst in entzündeten Gebieten oft erstaunlich lange erhalten bleiben. Viel diskutiert und auch weniger zahlreich sind die Beobachtungen über ausgesprochene Proliferation der terminalen Stränge. Ein typisches Beispiel dafür liefert die neurogene Appendicopathie[6], wobei es zu Wucherungen der terminalen Stränge ohne entzündliche Reize kommt. Auch neuerdings[7] wurde das wiederholt beobachtet und

---

[1] DE CASTRO 1926, 1951, HEYMANS 1939.
[2] KALK 1934, BÜCHNER 1934 u. a., siehe auch HERZOG 1955.
[3] LIEBEGOTT 1953, HEIMBUCHER 1953.   [4] HERZOG 1955.
[5] STOEHR 1931, siehe auch HERZOG 1955, JABONERO 1943, BEAUFAYS 1937, RIOPELLE 1951, JOHN 1949, 1950, 1951, FEYRTER 1951.
[6] MASSON 1924.   [7] GERLING 1948, CORONINI, KOVAC und LASSMANN 1957.

als Folge neurohormonaler Reize erklärt. Ähnliche Proliferationen sind an den Plexus der Nasenschleimhaut und sogar bei den gleichen Kranken mit neurogener Appendicopathie beobachtet worden [1]. Auch hier kann nur zukünftige Forschung weiterführen, wie weit der Einfluß hormonaler Faktoren von besonderer Bedeutung ist.

Literatur

Abrahám, A.: Über die Probleme in der Histologie des vegetativen Nervensystems. Acta biol. (Szeged), N. S. 2 (1956). — Achúcarro, N.: Alteraciones del ganglio cervical superior simpático en algunas enfermedades mentales. Trab. Lab. Cajal 12, 55 (1914). — Altschul, R.: Über das sog. Alterspigment der Nervenzellen. Virchows Arch. path. Anat. 301, 273 (1938).

Bargmann, W.: Über die neurosekretorische Verknüpfung von Hypothalamus und Neurohypophyse. Z. Zellforsch. 34, 610—634 (1949). ~ Das Zwischenhirn-Hypophysensystem. Berlin-Heidelberg: Springer 1954. — Beaufays, J.: Die Endausbreitung des vegetativen Nervengewebes in der gesunden Tube und seine Veränderungen bei Entzündungen der Tube. Arch. Gynäk. 164, 624 (1937). — Beneke, R.: Zwei Fälle von Ganglioneurom. Beitr. path. Anat. 70, 203 (1922). — Benninghoff, A.: Vermehrung und Vergrößerung von Nervenzellen bei Hypertrophie des Innervationsgebietes. Z. Naturforsch. 6, 38 (1951). — Bielschowsky, M.: Allgemeine Histologie und Histopathologie des Nervensystems. In Bumke-Foerster: Handbuch der Neurologie. Bd. I, S. 35—215. Berlin: Springer 1935. — Billingsley, P. R., and S. W. Ranson: On the number of nerve cells in the ganglion cervical superior and of nerve fibres, etc. J. comp. Neurol. 29, 359 (1918). — Bishop, G. H., and P. Heinbecker: A functional analysis of the cervical sympathetic nerve supply to the eye. Amer. J. Physiol. 100, 519 (1932). — Blotevogel, W.: Sympathikus und Sexualzyklus. Das Ggl. cerv. uteri des kastrierten Tieres. I. Z. mikr.-anat. Forsch. 13 (1928). — II. Z. mikr.-anat. Forsch. 33 (1933). — Bodechtel, G., u. O. Gagel: Die Histopathologie der vegetativen Kerne des menschlichen Zwischenhirns am Beispiel der tuberkulösen Meningitis und Polioencephalitis. Z. ges. Neurol. Psychiat. 132, 755 (1931). — Boeke, J.: Die periphere Endausbreitung des sympathischen Systems. Nova Acta Leopoldina, N. F. 2, 209 (1935). ~ Problems of nervous anatomy. London: Oxford University Press 1940. — Boerger, G.: Funktion und Morphologie im peripheren Nervensystem unter experimentellen Bedingungen (Untersuchungen am Ggl. coeliacum des Kaninchens). Acta neuroveg. (Wien) 13, 485 (1956). Botár, J.: Qualitative und quantitative Untersuchung der Nervenzellen des Ganglion coeliacum im Alter. Acta anat. (Basel) 28, 157—206 (1956). — Brettschneider, H.: Elektronenmikroskopische Untersuchungen an marklosen Nervenfasern. Verh. Anat. Ges. Zürich 1959. — Über die Endigungsweise peripherer vegetativer Nervenfasern. Z. Zellforsch. 51, 444 (1960). — Bronk, D. W., M. G. Larrabee and I. B. Gaylor: The effects of circulatory arrest and oxygen lack on sympathic transmission in a sympathetic ganglion. J. cell. comp. Physiol. 31, 193 (1948). — Büchner, F.: Spezifische Tumoren des Nebennierenmarks mit Hypertonie. Klin. Wschr. 1934, 617. — Bullón, A., u. E. Stiefel: Über die efferente Innervation der glatten Muskulatur. Acta neuroveg. (Wien) 12, 375 (1955).

Cajal, S. R.: Histologie du système nerveux, tom. II. Paris: Maloine 1911. ~ Degeneration and regeneration of the nervous system, vol. II. London: Oxford University Press 1928. ~ Les preuves objectives de l'unité anatomique des cellules nerveuses. Trab. Lab. Cajal 29, 1 (1934). — Cannon, W. B.: The interrelations of emotions as suggested by recent physiological research. Amer. J. Psychol. 25, 256—282 (1914a). ~ Bodily changes in pain, hunger, fear and rage. New York: Appleton 1914b. — Cannon, W. B., H. F. Newton, E. M. Bright, V. Menkin and R. M. Moore: Some aspects of the physiology of animals surviving complete exclusives of sympathetic nerve impulses. Amer. J. Physiol. 89, 84—107 (1929). — Castro, F. de: Evolución de los ganglios simpáticos vertebrales y prevertebrales. Conexiones y citoarquitectonia de algunos grupos de ganglios, en el niño y hombre adulto. Trab. Lab. Invest. Biol. Cajal (Madrid) 20, 113 (1923). ~ Sur la structure et l'innervation de la glande intercarotidienne (Glomus caroticum) etc. Trab. Lab. Invest. Biol. Cajal (Madrid) 24, 365 (1926). ~ Sensory ganglion of the cranial and spinal nerves, normal and pathological. In W. Penfield, Cytology and cellular pathology of the nervous system, I. Sect. New York: Paul B. Hoeber 1932. ~ Sympathetic ganglion, normal and pathological. In Penfield, Cytology and cellular pathology of the nervous system, Vol. I/7, S. 318—379. New York: Paul B. Hoeber 1932. ~ Quelques recherches sur la transplantation des ganglions nerveux chez les mammifères. Trab. Lab. Invest. Biol. Cajal (Madrid) 28, 237 (1933). ~ Sur la régénération fonctionelle dans le sympathique (anastomoses croissées avec les nerfs de type

---

[1] Coronini, Kovac, Lassmann 1957.

iso- et hétéromorphe). Une référence spéciale sur la constitution des synapses. Trab. Lab. Invest. Biol. Cajal (Madrid) **31**, 271 (1936/37). ~ Modelación de un arco reflejo en el simpático, uniéndolo con la raíz aferente central del vago. Nuevas ideas sobre la sinapsis. Trab. Lab. Invest. Biol. Cajal (Madrid) **34**, 217 (1942). ~ Contribucion al conocimiento de la inervación parasimpatica y simpática del estómago. Madrid: Real Academia 1949/50. ~ Die normale Histologie des peripheren vegetativen Nervensystems. Referat, Verh. Dtsch. Ges. Pathol., 34. Tagg, 1950. ~ Aspects anatomiques de la transmission synaptique ganglionaires chez les mammifères. Arch. int. Physiol. **59**, 479 (1951). ~ Sur la structure de la synapse dans les chemorecepteurs, etc. Acta physiol. scand. **22**, 1 (1951). — CASTRO, F. DE, y M. L. HERREROS: Actividad funcional del ganglio cervical superior en relación al numero y modalidad de sus fibras pregangliónicas. Modelo de la sinapsis. Trab. Lab. Invest. Biol. Cajal (Madrid) **37**, 287 (1945). — CASPERSON, T. O.: Cell growth and cell functión. New York: W. W. Norton 1950. — CLARA, M.: Entwicklungsgeschichte des Menschen. Leipzig: Quelle & Meyer 1938. ~ Das Nervensystem des Menschen. Leipzig: Johann Ambrosius Barth 1942. — COLLIN, R. (1931a): Zit. nach SCHARRER 1954. — CONTI, G.: Etudes sur la morphologie des cellules des ganglions sympathiques intramuraux du coeur humain. Acta anat. (Basel) **5**, 255 (1948). — CORONINI, C., W. KOVAC u. G. LASSMANN: Die neurogene Appendicopathie ein vegetativer Test zur Klinik und Pathologie. Acta neuroveg. (Wien) **16**, 250 (1957). — COUJARD, R.: Recherches sur les plexus nerveux de l'intestin. Arch. Anat. micr. Morph. exp. **39**, 110 (1950). ~ Le sympathique régulateur de croissance et d'équilibre tissulaire. Acta neuroveg. (Wien) **16**, 32 (1957).

DALE, H.: Reizübertragung durch chemische Mittel im peripheren Nervensystem. Slg Vortr. der Nothnagel-Stiftung, Heft 4. Berlin u. Wien: Urban & Schwarzenberg 1935. — DELORENZI, E.: Modificazione dei neuroni simpatici dei mammiferi domestici in relazione all'accrezimento somatico ed alla seneszenza. Arch. ital. Anat. Embriol. **28**, 529 (1931). — DIEZEL, P. B.: Histochemische Untersuchungen an den corpora amylacea des Zentralnervensystems. Zugleich ein Beitrag zur formalen Genese. Verh. Dtsch. Ges. Pathol., 39. Tagg, 1956. — DÖRING, G.: Pathologische Anatomie der Spinal- und Hirnnervenganglien, einschließlich der Wurzelnerven. In HENKE-LUBARSCHS Handbuch der pathologischen Anatomie, Bd. XIII/5. Berlin: Springer 1955. — DRIGGS, M., u. H. SPATZ: Pubertas praecox bei einer hyperplastischen Mißbildung des Tuber cinereum. Virchows Arch. path. Anat. **305**, 587 (1940).

ECCLES, J. C.: The action potential of the superior cervical ganglion. J. Physiol. (Lond.) **85**, 179—206 (1935a). ~ Facilitation and inhibition in the superior ganglions. J. Physiol. (Lond.) **85**, 207—238 (1935b). Zit. nach DE CASTRO 1950 u. 1951. — EICHNER, D.: Zur Morphologie der Ganglienzellen des Grenzstranges nach experimentellen Eingriffen (Durchschneidung, Kochsalzbelastung). Z. Zellforsch. **39**, 328 (1953). — ENGELBRECHT, W.: Über Zahl und Deutung degenerierter Ganglienzellen und sympathektomierter Grenzstrangganglien. Klin. Wschr. 1951, Nr 3/4, 41. — ERBSLÖH, F.: Veränderungen des zentralen Nervensystems bei Krankheiten und abnormen Pigmentierungen der Haut. In Handbuch der speziellen pathologischen Anatomie, Bd. XIII/2, S. 1810. Berlin: Springer 1958.

FELDBERG, W. (1951): Zit. bei N.-Å. HILLARP 1959. — FEYRTER, F.: Über Neurome und Neurofibromatose, nach Untersuchungen am menschlichen Magen und Darmschlauch. Wien: Wilhelm Maudrich 1948. ~ Über die Pathologie der vegetativen nervösen Peripherie und ihrer ganglionären Regulationsstätten. Wien: Wilhelm Maudrich 1951. — FISCHER, E., u. H. KAISERLING: Experimentelle Sympathicoganglionitis. Z. klin. Chir. **251**, 525 (1939). — FISCHER, W.: Die Ätiologie der Geschwülste. In Handbuch der allgemeinen Pathologie, Bd. VI/3. S. 368 bis 442. Berlin: Springer 1956. — FOLEY, J. M. E., D. KINNEY u. E. L. ALEXANDER: Siehe SCHARRER, Handbuch der mikroskopischen Anatomie, Bd. VI/5, S. 482—522. 1954.

GAGEL, O.: Zur Topik und feineren Histologie der vegetativen Kerne des Zwischenhirns. Z. Anat. **87**, 558 (1928). ~ Symptomatologie der Erkrankungen des Hypothalamus. In BUMKE-FOERSTER, Handbuch der Neurologie, S. 777—921. Berlin: Springer 1936. ~ Die Erkrankungen des vegetativen Systems. Im Handbuch der inneren Medizin, Bd. V/2. Berlin: Springer 1953. — GAUPP jr., R.: Die Neurosekretion des Sympathikus. Z. ges. Neurol. Psychiat. **160**, 357 (1937). ~ Die morphologischen Grundlagen zur Theorie einer Neurosekretion des vegetativen Systems. Z. ges. Neurol. Psychiat. **165**, 273 (1939). — GERLING, R.: Neurohistologische Beobachtungen in der Schleimhaut des Processus vermiformis bei einer neuromatösen Appendizitis. Z. Zellforsch. **34**, 124 (1948). — GRUENTHAL, E.: Pathologische Anatomie der senilen Demenz. In BUMKES Handbuch der Geisteskrankheiten, Bd. XI. S. 18—105. Berlin 1930.

HAMPERL, H.: Die Morphologie der Tumoren. In Handbuch der allgemeinen Pathologie, Bd. VI/3. S. 18—106. Berlin-Göttingen-Heidelberg: Springer 1956. — HECHST, B.: Gehirnanatomische Untersuchungen bei Pemphigusfällen. Arch. Derm. Syph. (Berl.) **167**, 522 (1933).— HECHST, B., u. L. NUSSBAUM: Beiträge zur Histopathologie der sympathischen Ganglien. Arch. Psychiat. Nervenkr. **95**, 556 (1931). — HEIMBUCHER, E.: Zit. nach LIEBEGOTT 1953. —

HERXHEIMER, G.: Über Tumoren des Nebennierenmarks, insbesondere das Neuroblastoma sympathicum. Beitr. path. Anat. **57**, 112 (1914). — HERZOG, E.: Beitrag zur normalen und pathologischen Histologie des Sympathikus. Z. ges. Neurol. Psychiat. **103**, 1 (1926). ~ Beitrag zur Frage der Innervation der Geschwülste. Virchows Arch. path. Anat. **268**, 536 (1928). ~ Histopathologische Veränderungen des Vagus und Sympathikus beim Fleckfieber. Virchows Arch. path. Anat. **296**, 2 (1935). ~ Eine zuverlässige Methode zur schnellen Diagnose der Tollwut. Klin. Wschr. **34**, 749 (1942). ~ Contribución a las terminaciones nerviosas (sinapsis) en el ganglio celíaco humano. Rev. sudamer. Morf. **3**, 137—149 (1945). ~ Bedeutung und Kritik des nervösen vegetativen Terminalretikulums (STÖHR). Acta neuroveg. (Wien) **10**, 110 (1954). ~ Über die periphere Glia in den sympathischen Ganglien. Z. Zellforsch. **40**, 199 (1954). ~ Histopathologie des vegetativen Nervensystems. In HENKE-LUBARSCHs, Handbuch der pathologischen Anatomie und Histologie, Bd. XIII/5. Berlin: Springer 1955. ~ Estudio experimental sobre la vascularización del ggl. cerv. cup. del gato. Bol. Soc. Biol., Concepción (Chile) **31**, 3 (1956). ~ Über die Morphologie des peripheren vegetativen Nervensystems. Dtsch. med. Wschr. **65**, 1965—1969/1979—1981 (1960). ~ Periphere Regulationssysteme (anatomisch-histologische Voraussetzungen). In: M. MONET, Physiologie und Pathophysiologie des vegetativen Nervensystems. Bd. I. Stuttgart: Hippokrates-Verlag 1963. — HERZOG, E., u. B. GÜNTHER: Das Synapsenproblem im Sympathikus. Z. ges. Neurol. Psychiat. **160**, 550 (1938). ~ Beitrag zum Problem der Synapsen und der Scheidenzellen in den sympathischen Ganglien. Z. Zellforsch. **31**, 461 (1941). — HERZOG, E., u. E. SCHUELER: Experimenteller Beitrag zur Frage der Ermüdung der sympathischen Ganglienzellen. Beitr. path. Anat. **106**, 178 (1941). — HESS, W. R.: Das Zwischenhirn. Basel: Benno Schwabe & Co. 1949. ~ Die funktionelle Organisation des vegetativen Nervensystems. Basel: Benno Schwabe & Co. 1949. — HEYMANS, C., et J. BOUCKAERT: Ergebn. Physiol. **41**, 28 (1939). — HILD, W., u. G. ZETLER: Experimenteller Beweis für die Entstehung der sog. Hypophysenhinterlappenwirkstoffe im Hypothalamus. Pflügers Arch. ges. Physiol. **257**, 169 (1953). — HILLARP, N.-Å.: The construction and functional organization of the autonomic innervation apparatus. Acta physiol. scand **46**, Suppl. 157 (1959). — HOFF, F.: Klinische Probleme der vegetativen Regulation und der Neuralpathologie. Stuttgart: Georg Thieme 1952. — HOFF, H.: Der Hypothalamus, seine Anatomie, Physiologie und seine Pathologie. Acta neuroveg. (Wien) **1**, 123 (1950).

IWANOWA, T. S.: Über den Bau der Nervenzellen vom Typus II nach DOGIEL. Z. mikr.-anat. Forsch. **63**, 523 (1957).

JABONERO, V.: Der anatomische Aufbau des peripheren neurovegetativen Systems. Acta neuroveg. (Wien), Suppl. IV. Wien: Springer 1953. ~ Die anatomische Grundlage der peripheren Neurosekretion. Acta neuroveg. (Wien) Suppl. **6** (1955). ~ Mikroskopische Studien über die Innervation des Verdauungstraktes. I. Oesophagus. Acta neuroveg. (Wien) **17**, 308 (1958). ~ Die Neuronentheorie (Geschichte, Überblick und heutiger Stand). Münch. med. Wschr. **102**, Nr. 46, 1266—1274 (1960). ~ Neue Beobachtungen über die Endigungsweise der efferenten vegetativen Nervenbahnen (eine experimentell-morphologische Analyse). Z. mikr.-anat. Forsch. **67**, 1—103 (1961). — JACOBSOHN-LASK: Über den medialen Sympathikuskern des menschlichen Rückenmarks. Z. ges. Neurol. Psychiat. **134**, 649 (1931). — JAFFÉ, R.: Ein Ganglioneurom der Nebenniere. Beitr. path. Anat. **65**, 363 (1919). — JOHN, F.: Röntgenspätschäden der Haut und nervöses Terminalretikulum. Strahlentherapie **76**, 271 (1947). ~ Sklerodermie und vegetatives Terminalretikulum. Arch. Derm. Syph. (Berl.) **188**, 374 (1949). ~ Querschnitt durch neurohistologische Ergebnisse an der gesunden und kranken Haut des Menschen. Arch. Derm. Syph. (Berlin) **191**, 515 (1950).

KAI, TOSHIHIKO: Über die sympathischen Zellen im Rückenmark. Z. ges. exp. Med. **46** (1925). Zit. nach JACOBSOHN-LASK. — KALK, A.: Paroxysmale Hypertension, Blutdruckkrisen und Tumor des Nebennierenmarks. Klin. Wschr. **1934**, 613. — KARPLUS, I., P. u. A. KREIDL: 1909, 1910, 1912, 1918, 1924. Zit. nach H. HOFF 1950. — KARY, C.: Pathologisch-anatomische und experimentelle Untersuchungen zur Frage des Diabetes insipidus. Virchows Arch. path. Anat. **252**, 734 (1924). — KIRSCHE, W.: Synaptische Formationen im Ganglion stellare des Menschen. Z. mikr.-anat. Forsch. **60**, 399 (1954a). ~ Zur Morphologie und Funktion von Zellaggregaten im Ganglion stellare des Menschen. Morph. Jb. **94**, 151 (1954b). Synaptische Endigungen im Ganglion coeliacum des Menschen. Z. mikr.-anat. Forsch. **61**, 624 (1955a). ~ Messungen an ring- und kugelförmigen Endapparaten im Ganglion stellare des Menschen. Z. mikr.-anat. Forsch. **61**, 541 (1955b). ~ Synaptische Formationen in den Ganglia lumbalia des Truncus sympath. vom Menschen etc. Z. mikr.-anat. Forsch. **64**, 707 (1958). — KNAKE, H.: Über einen Fall von doppelseitigen Phäochromocytom der Nebennieren und die Bedeutung des Adrenalins im klinischen Bilde dieser Geschwülste. Virchows Arch. path. Anat. **308**, 612 (1942). — KOENIG, P.: Untersuchungen am Abnutzungspigment des Herzens und der Leber. Beitr. path. Anat. **75**, 181 (1926). — KOHN, A.: Morphologie der inneren Sekretion. Im Handbuch der normalen und pathologischen Physiologie, Bd. 16. Berlin: Springer 1930. — KOLOSSOW, N. G.: Weitere Beobachtungen am Nervensystem des Darmes. Z. Zellforsch. **65**, 557 (1959). — KUHLENBECK, H.: The human diencephalon. Basel u. New York: S. Karger 1954. — KUNTZ, A.: Simpathetic ganglions removed surgically. Arch. Surg. (Chicago) **28**, 920 (1934). ~ The autonomic nervous system, 3. Aufl. Philadelphia: Lea and Febiger 1947. — KUTSCHERA-AICHBERGEN, H.: Über Melanin und über das braune Abnutzungspigment. Frankfurt. Z. Path. **27**, 21 (1922).

LANGLEY, J. N.: A short account of the sympathetic system. Zit. nach DE CASTRO 1950. — LAWRENTJEW, B. I.: Über die Erscheinungen der Degeneration und Regeneration vom sympathischen Nervensystem. Z. mikr.-anat. Forsch. **2**, 201 (1925). ~ Über die Verbreitung der nervösen Elemente (einschließlich der „interstitiellen Zellen" CAJALS) in der glatten Muskulatur, ihre Endigungsweise in den glatten Muskelzellen. Z. mikr. anat. Forsch. **6**, 467 (1926). ~ Experimentell-morphologische Studien über den feineren Bau des autonomen Nervensystems. I. Z. mikr.-anat. Forsch. **16**, 383 (1929 a). ~ II. Z. mikr.-anat. Forsch. **18**, 232 (1929 b). ~ III. Z. mikr.-anat. Forsch. **35**, 71 (1934). ~ The innervation of the heart. Amer. Rev. Sov. Med. **3**, 225 (1946). — LAWRENTJEW, B. I., u. A. I. BOROWSKAJA: Die Degeneration der postganglionären Fasern des autonomen Nervensystems und dessen Endigungen. Z. Zellforsch. **23**, 761 (1936). — LAWRENTJEW, B. I., u. J. M. LASOWSKY: Über die Reizerscheinungen im autonomen Nervensystem, usw. Z. ges. Neurol. Psychiat. **131**, 558 (1931). — LEEUWE, H.: Over de interstitielle cel (CAJAL). Inaug.-Diss. Utrecht (1937). — LEHMANN, H. J., u. H. H. STANGE: Über das Vorkommen vakuolenhaltiger Ganglienzellen im Ganglion cervicale uteri trächtiger und nichtträchtiger Ratten. Z. Zellforsch. **38**, 230 (1953). — LEVI, G.: Trattato di Istologia. Torino 1941. — LEWY, F. H.: Paralysis agitans. In LEWANDOWSKYS Handbuch der Neurologie, Bd. 3, S. 920. 1912. — LIEBEGOTT, G.: Die Pathologie der Nebennieren (Referat). 36. Tagg der Dtsch. Ges. Path., Freiburg, 1952. Stuttgart: Gustav Fischer 1953. — LLORENTE DE NÓ, R.: Liberation of acetylcholine by the superior cervical sympathetic ganglion and the nodosum ganglion of the vagus. Amer. J. Physiol. **121**, 331 (1938). — LLOYD, D. P. C.: J. Physiol. (Lond.) **91**, 296 . (1937). Zit. nach DE CASTRO 1950. — LUBARSCH, O.: Über das sog. Lipofuscin. Virchows Arch. path. Anat. **239**, 451 (1922). — LUBIMOFF, A.: Beiträge zur Histologie und pathologischen Anatomie des sympathischen Nervensystems. Virchows Arch. path. Anat. **61**, 145 (1874).

MARESCH, R.: Über das Vorkommen neuromartiger Bildungen in obliterierten Wurmfortsätzen. Wien. klin. Wschr. **1921**, Nr 16. — MARINESCO, G., et I. MINEA: Greffe des ganglions plexiforme et sympathique dans le foie et transformations du réseau cellulaire. C. R. Soc. Biol. (Paris) **63** (1907). ~ Changements morphologiques de cellules nerveuses survivant à la transplantation des ganglions nerveux. C. R. Acad. Sci. (Paris) 25. II. (1907). MASSON, P.: Appendicite neurogène et carcinoides Ann. anat. path. **1**, 1 (1924). ~ Les naevi pigmentaires, tumeurs nerveuses. Ann. anat. path. **3** (1926). ~ Any conception of cellular nevi. Cancer (Philad.) **4**, 9 (1951). — MAZZI, V.: I fenomeni neurosecretori nella femina del tritone crestato in condicione sperimentali. Z. Zellforsch. **39**, 298 (1953). — MEYER, E. B.: Zur Frage der Neurosekretion sympathischer Ganglien nach Untersuchungen des Ganglion stellatum bei Tier und Mensch. Beitr. path. Anat. **111**, 373 (1951). — MEYLING, H. A.: Structure and significance of the peripheral extension of the anatomic nervous system. J. comp. Neurol. **99**, 495 (1953). ~ Das periphere Nervennetz und sein Zusammenhang mit den ortho- und parasympathischen Nervenfasern. Acta neuroveg. (Wien) Suppl. **6** (1955). — MICHAILOW, S.: Der Bau der zentralen sympathischen Ganglien. Int. Mtschr. Anat. Physiol. **28**, 26 (1908). Zit. nach RANSON u. BILLINGSLEY 1918. — MITTELBACH, M., u. P. SZÉKELY: Ein Fall von Neuroblastom des Nebennierenmarks mit mehreren Mißbildungen. Frankfurt. Z. Path. **47**, 517 (1935). — MUEHLMANN, M.: Altersveränderungen der vegetativen Hirnzentren. Zbl. allg. Path. path. Anat. **36**, 1 (1925). ~ Vegetatives Nervensystem und Geschwulstbildung. Jena: Gustav Fischer 1931. ~ Weitere Studien über die Beziehungen des zentralen vegetativen Nervensystems zur Geschwulstbildung. Verh. dtsch. path. Ges. **27**, 85 (1934). ~ Über die Veränderungen der Neuroglia der vegetativen Zentren beim Krebs. Acta canc. (Budapest) **1**, 423 (1935). — MUELLER, H.: Zur Histologie des Ganglion nodosum bei Haustieren. Beitr. path. Anat. **103**, 1 (1939). — MÜLLER, L. R.: Lebensnerven und Lebenstriebe, 3. Aufl. Berlin: Springer 1931. — MURALT, A. v.: Die Signalübermittlung im Nerven. Lehrbücher und Monographie aus dem Gebiete der exakten Wissenschaften. 14. Reihe der exper. Biol., III. Basel: Birkhäuser 1946.

NAGEOTTE, H. J.: Neurologie dans les greffes des ganglions rachidiennes. Rev. neurol. (1907). ~ Etudes sur la greffe des ganglions rachidiennes, variations et tropismes du neurone sensitif. Anat. Anz. **31**, 225 (1907). — NISSL: Zit. bei W. SPIELMEYER 1922. — NONIDEZ, J. F.: Arterio-venous anastomoses in the sympathetic ganglia of the dog. Anat. Rec. **82**, 593 (1942).

OBERSTEINER: Zit. bei W. SPIELMEYER 1922. — ONUF, B., and J. COLLINS: Experimental research on the central localisation of the sympathetic with a critical review of its anatomy and physiology. Arch. Neurol. Psychiat. (Chicago) **3** (1900). — ORTHNER, H.: Hypophysär-hypothalamische Krankheiten. In Handbuch der speziellen pathologischen Anatomie, Bd. XIII/5, S. 543—939. Berlin: Springer 1955.

PALAY, S. L.: Neurosecretion. VII. The preoptic-hypophysical pathway in fishes. J. comp. Neurol. 82, 129 (1943). — PETERS, G.: Die Kolloidproduktion in den Zellen der vegetativen Kerne des Zwischenhirns des Menschen und ihre Beziehungen zu physiologischen und pathologischen Vorgängen im menschlichen Organismus. Z. ges. Neurol. Psychiat. 154, 331 (1935). ~ Spezielle Pathologie der Krankheiten des zentralen und peripheren Nervensystems. Stuttgart: Georg Thieme 1951. — PICARD, D., A. STAHL et R. SEITE: Elaborations neuronales dans des territoires ganglionnaires et encéphaliques du système végétatif. Acta neuroveg. (Wien) 16, 110—129 (1957). — PLENGE, K.: Ungewöhnliche Amyloidose. Verh. dtsch. path. Ges. 31, 469 (1939). — POLL, C.: Entwicklung der Nebennieren. In R. HERTWIGS Handbuch der Entwicklungslehre, Bd. III/1. Jena: Gustav Fischer 1905. — POMERAT, C. M.: Pulsatile activity of cells from the human brain in tissue culture. J. nerv. ment. Dis. 114, 430 (1951).
    QUAST, P. (1931): Zit. nach ALTSCHUL.
    RABL, R.: Folgen von Durchblutungsstörungen im Zwischenhirn. Virchows Arch. path. Anat. 324, 243 (1953). ~ Stellungnahme des Pathologen zur Herderkrankungsfrage. Kritische Betrachtungen des Herdgeschehens. München: Carl Hanser. — RANSON, S. W., and P. R. BILLINGSLEY: The superior cervical ganglion and the cervical position of the sympathetic tronk. J. comp. Neurol. 29, 313 (1918). — RANVIER, C.: Technisches Lehrbuch der Histologie. Leipzig: F. C. Vogel 1888. ~ C. R. Acad. Sci. (Paris) 106, 574 (1888). — RIO HORTEGA, P. DEL, y M. PRADO: Estudios sobre la neuroglia periférica. Bol. Soc. argent. Biol. 17, 512 (1941). — RIOPELLE, J. L.: Sur les proliférations nerveuses de la vésicule biliaire (neuromatoses vésiculaires). Zit. nach FEYRTER 1951. — ROBERTIS, S. DE: Submicroscopic organization of some synaptic regions. Acta neurol. (lat.-amer.) 1, 15 (1955). — ROBERTIS, S. DE, and ST. BENNETT: A submicroscopic vesicular component of Schwann cells and nerve satellite cells. Exp. Cell Res. 6, 543 (1954). ~ Some feature of the submicroscopic morphology of synapses on frog and earthworm. J. biophys. biochem. Cytol. 1, 47 (1955). ~ Aspectos histofisiologicos de la transmission de estimulos en el sistema nervioso de las vesícules synápticas. Triangulo, Vol. V, No 1 B.-Aires 1961. ~ Isolation of synaptic vesicles and structural organization of the acetylcholine system within brain nerve endings. Journ. of Neurochemistry 10, 225 (1963). — ROBERTSON, H. E.: Das Ganglioneuroblastom,ein besonderer Typus im System der Neurome. Virchows Arch. path. Anat. 220, 147 (1915). — ROUSSY, G., u. M. MOSINGER (1935): Zit. nach ALTSCHUL.
    SÁNTHA, K. V.: Über drei reine, von Niemann-Pickscher-Krankheit verschonte Fälle der infantil-amaurotischen Idiotie. Arch. Psychiat. Nervenkr. 93, 675 (1931). — SCHARRER, B. u. E.: Neurosecretion VI. A comparison between the intercerebralis-cardiacum allatum system of the insects and the hypothalamus-hypophyseal system of the vertebrates. Biol. Bull. 87, 242 (1944). — SCHARRER, E. u. B.: Neurosekretion. In v. MOELLENDORFS Handbuch der mikroskopischen Anatomie, Bd. VI/5, S. 953—1066. Berlin: Springer 1954. — SCHARRER, E., u. R. GAUPP: Neuere Befunde am Nucleus supraopticus und Nucleus para-ventricularis des Menschen. Z. Neurol. Nervenkr. 148, 766 (1933). — SCHNABEL, R.: Über die neuromuskuläre Form der Glykogenspeicherungskrankheit. Virchows Arch. path. Anat. 331, 287 (1958). — SCHOLZ, W.: Für die allgemeine Histopathologie bedeutsame morphologische, histochemische und strukturphysiologische Daten. In Handbuch der speziellen pathologischen Anatomie, Bd. XIII/1 A, S. 42—265. 1957. — SCHULTZ, H.: Beteiligung des dorsalen Vaguskerns bei Oesophagus und Magenkarzinom sowie Magenulcus. Acta neuroveg. (Wien) 19, 338 (1958). — SCRIBA, K.: Zur Pathogenese des Angiokeratoma corporis diffusum Fabrey mit cardiovasorenalem Symptomenkomplex. Verh. dtsch. Ges. Path. 34 (1951). — DA SILVA HORTA, D.: Pathologische Anatomie der portugiesischen Paramyloidosenfälle mit besonderer Bevorzugung des peripheren Nervensystems. Acta neuroveg. (Wien) 12, 105 (1955). — SMELL, u. ROWNTREE: Siehe GAGEL 1936. — SOLDAN: Langenbecks Arch. klin. Chir. 59, 261 (1899). — SOLERVICENS, E.: Contribución al estudio de las venas del simpático. Bol. Soc. Biol., Concepción (Chile) 18, 37 (1944). — SPIEGEL, E. A., u. M. ADOLF: Die Ganglien des Grenzstrangs. Arch. neurol. Inst. Wien 23, 67 (1920). — SPIELMEYER, W.: Histopathologie des Nervensystems, Bd. I. Berlin: Springer 1922. — STAEMMLER, M.: Zur Pathologie des sympathischen Nervensystems, im besonderen über seine Bedeutung für die Entstehung der Arteriosklerose. Beitr. path. Anat. 71, 388 (1923). — STAMMER, A.: Beiträge zur Kenntnis des Ggl. ciliare des Hundes. Acta biol. (Szeged), N. S. 2 (1956). — STANGE, H. H., u. J. DRESCHER: Tierexperimentelle Untersuchungen am Frankenhäuserschen Ganglion zum Problem der peripheren Neurosekretion. Arch. Gynäk. 184, 530 (1954). — STEIN, F.: Die angeborenen bösartigen sympathischen Nebennierengeschwülste im Lichte ontogenetischer Entstehungsweise. Virchows Arch. path. Anat. 317, 266 (1949). — STERN, K.: Der Zellaufbau des menschlichen Mittelhirns. Z. ges. Neurol. Psychiat. 154, 521 (1935). — STIEVE, H.: Der Einfluß des Nervensystems auf Bau und Leistungen der weiblichen Geschlechtsorgane des Menschen. Z. mikr.-anat. Forsch. 52, 189 (1944). — STÖHR jr., PH.: Zusammenfassende Ergebnisse über die normale und pathologische Histologie der sympathischen Ganglienzelle

und der Endapparate im vegetativen Nervensystem. Ergebn. Anat. Entwickl.-Gesch. **33**, 135 (1941). ~ Studien zur normalen und pathologischen Histologie vegetativer Ganglien. III. Z. Anat. Entwickl.-Gesch. **114**, 14 (1948). ~ Mikroskopische Anatomie des vegetativen Nervensystems. In W. v. MÖLLENDORFFs Handbuch der mikroskopischen Anatomie des Menschen, Bd. IV/5. Berlin: Springer 1957. — STÖHR jr., PH., u. M. SCHMITZ: Über histologische Befunde an operativ entfernten sympathischen Halsganglien bei Asthma bronchialis. Z. ges. Neurol. Psychiat. **176**, 98 (1943). — STUERMER, R.: Die Corpora amylacea des Zentralnervensystems. Histol. Arb. Großhirnrinde **5** (1913). — SÜKRÜ AKSEL, I.: Pathologische Anatomie der Lyssa. In Handbuch der speziellen pathologischen Anatomie, Bd. XIII/2 A. Berlin: Springer 1958. — *Symposium über Neurosekretion* (Convengo sulle neurosecrezione). Publicazioni della Stazione Zoologica di Napoli, vol. 24, Suppl. 1954. — SZANTROCH, Z.: Kritisch methodologische und entwicklungsgeschichtliche Untersuchungen über die Mikrostruktur des sympathischen Grenzstranges und Versuch zu deren Deutung auf morphologischer Grundlage. Z. Zellforsch. **23**, 464 (1935). — SZENTÁGOTHAI, J. (SCHIMERT): Die Nervenversorgung des Myokards. Z. Zellforsch. **27**, 246 (1937). ~ Einige Bemerkungen zur Struktur der peripheren Endausbreitung vegetativer Nerven. Acta neuroveg. (Wien) **15**, 417 (1957a). ~ Zum elementaren Bau der interneuronalen Synapse. Acta anat. (Basel) **30**, 827 (1957b). — SZENTÁGOTHAI, J., A. DONHOFFER u. K. RAJKOVITS: Die Lokalisation der Cholinesterase in der interneuronalen Synapse. Acta histochemic. (Jena) **1**, 272—281 (1954).

TERNI, T.: Ricerche sulla struttura e sull'evoluzione del simpatico dell'uomo etc. Monit. zool. ital. **33** (1922). — TERPLAN, K.: Zur Frage histopathologischer Veränderungen im sympathischen Ganglion und deren Bedeutung. Virchows Arch. path. Anat. **262**, 431 (1926). — TINEL, I.: Le système nerveux végétatif. Paris: Masson & Cie. 1937. — TSCHERNJACHIWSKY, A.: Sur les cellules sympathiques polynucléaires chez l'homme. Trab. Lab. Invest. Biol. Cajal (Madrid) **27**, 249 (1931/32).

WATZKA, M.: Die Paraganglien. In W. v. MÖLLENDORFFs Handbuch der mikroskopischen Anatomie des Menschen, Bd. VI/4. Berlin: Springer 1939. — WEBER, A.: L'appareil nerveux métaterminal. C. R. Soc. Phys. Hist. natur. **60**, 211 (1943). ~ La structure de certains terminaisons nerveuses montre des variations cycliques. Experientia (Basel) **4**, 394 (1948). — WEBER, H. W.: Beitrag zur Kenntnis der Tumoren des chromaffinen Systems und des Sympathikus. Frankfurt. Z. Path. **60**, 228 (1949). — WIESEL, J.: Nebennieren. In BETHES Handbuch der normalen und pathologischen Physiologie, Bd. XVI/1, S. 556, 1930. — WOHLWILL, F.: Zur pathologischen Anatomie des peripheren Sympathikus. Dtsch. Z. Nervenheilk. **107**, 124 (1928).

YOUNG, J. Z.: The structure of synaptic junctions in nerve impulse. 3. Conf. p. 116, Yosiah Macy jr. Found., New York, 1952.

ZEGLIO, P.: Ricerche sulla distribuzione del pigmento giallo del sistema nervoso dell'uomo della varie etá. Acta ital. Anat. **35**, 371 (1935). — ZIMMERMANN, I.: Ganglioneuroblastome als erbliche Systemerkrankung des Sympathikus. Beitr. path. Anat. **111**, 355 (1951).

Über die Pathologie
peripherer vegetativer Regulationen am Beispiel
des Karzinoids und des Karzinoidsyndroms.

Von

F. FEYRTER, Wien.

Mit 34 Abbildungen.

Einleitung.

Vorbemerkung. Im nachstehenden Beitrag zu einem Handbuch der *Allgemeinen* Pathologie habe ich mich bemüht, Gegenstände der *Speziellen* Pathologie nur beschränkt anzuführen, ohne daß es leicht war, hier eine Grenze zu ziehen. Hinsichtlich der Hinweise auf die Beziehungen der Morphologie zur Klinik, Biochemie und Pharmakologie fiel eine gewisse Beschränkung leichter in Anbetracht des Standardwerkes von H. KÄHLER und L. HEILMEYER ,,Klinik und Pathophysiologie des Karzinoids und Karzinoidsyndroms unter besonderer Berücksichtigung der Pharmakologie des 5-Hydroxytryptamins'' (1961), sowie der pharmakologischen Übersichten von P. HOLTZ (1958) und F. LEMBECK (1955, 1961a und b, 1962).

Es gilt heute als erwiesen, daß die klassischen Karzinoide des menschlichen Organismus, das gastroenterale und das bronchiale (bronchopulmonale) Karzinoid, als blastomatöse Entfaltungen des zelligen Bestandes der *peripheren endokrinen (parakrinen) Drüsen* zu werten sind. Diese Drüsen stellen *in ihrer Verkettung mit dem örtlichen vegetativen Nervengewebe* die Verkörperung eines *bedeutsamen Prinzipes vegetativer Regulationen an der Peripherie des Körpers*, also an seiner inneren und äußeren Oberfläche, dar.

Der Kern der Lehre von den peripheren endokrinen (parakrinen) Drüsen besagt: An der äußeren und inneren Oberfläche des menschlichen und tierischen Körpers, die vom Oberflächenepithel und seinen drüsigen Einfaltungen überkleidet sind, finden sich in der Zeile des Epithels verstreut zwischen Deckzellen sowie resorbierenden und exokrin-sezernierenden Elementen ,,mehr an der Basis als an der Lichtung gelegene'' epitheliale zellige Elemente mit besonderen gestaltlichen und histochemischen Eigenschaften, die mehr im Dienste der Vorgänge in der Innenwelt des Organismus stehen oder besondere regelnde Vermittlerrollen zwischen Umwelt und Innenwelt spielen.

Ausschließlichkeit gilt hier freilich wie auch sonst in der belebten Natur nicht; ein Teil der Zellen reicht fallweise bis an die Lichtung, bei bestimmten Lebewesen sogar regelmäßig mittels eines dünnen Fortsatzes, an dessen Oberfläche exokrine bis apokrine Vorgänge augenfällig werden.

Sie fallen schon bei einfacher Kern-Plasmafärbung, so bei der Hämatoxylin-Eosin-Färbung, durch ihre helle Tönung auf, die einen Teil der Zellen, vermutlich als Ausdruck von Wasseraufnahme ins Cytoplasma bei der üblichen Formolfixation, in höherem Maße betrifft. Man hat sie deshalb als *Helle Zellen*[1], ihren Verband innerhalb einer bestimmten Region als *Helle-Zellen-Organ*, und die Gesamtheit dieser Organe als *Helle-Zellen-System*[2] bezeichnet.

---

[1] FEYRTER 1931. [2] BÜCHNER 1948.

Als besondere Leistungen der Hellen Zellen und der von ihnen gebildeten Helle-Zellen-Organe sind anzunehmen, und z. T. bereits erwiesen: 1. eine *parakrine*, also seitliche Beeinflussung der Tätigkeit der epithelialen Deckzellen, der resorbierenden und der exokrin-sezernierenden epithelialen Elemente in der Zeile des *Epithels*, in das sie eingeschlossen erscheinen, 2. eine gleichfalls *parakrine* Einsonderung bestimmter Wirkstoffe in das örtliche *vegetativ-neurale Endnetz* (Neurokrinie)[1], mit dem sie in inniger Berührung stehen, um afferent die Stimulierung örtlicher Erfolgsorgane, wie der glatten Muskellager, auszulösen, vielleicht auch, um über örtliche ganglionäre Regulationsstätten hinaus auf dem Nervenweg Fernwirkungen auszuüben, unbeschadet der Wahrscheinlichkeit, daß sie efferent von örtlichen oder übergeordneten ganglionären Regulationsstätten her selber stimuliert werden, 3. eine Einsonderung bestimmter Wirkstoffe ins Blut des örtlichen Capillarnetzes, um hormonal in die Ferne zu wirken (*Endokrinie, Hämokrinie*), insbesondere um an zentrale endokrine Regulationsstätten besondere Meldungen zu erstatten und rückwirkend im funktionellen Kreis[2] von ihnen ebenso besondere Aufträge zu erhalten.

Eine besondere, aus eingehenden und gedankenreichen Untersuchungen gefolgerte Wertung des Systems der Hellen Zellen geht dahin, daß es sich um ein ungemein entwicklungsfähiges polyodocytäres System ($\pi o \lambda \acute{v} \varsigma$ = viel; $\acute{o} \delta \acute{o} \varsigma$ = Weg) handle. Über Einzelheiten sei auf die Originalarbeiten[3] verwiesen.

Zur Namengebung. Es ergab sich naturgemäß die Notwendigkeit, für die Elemente der als periphere endokrine (parakrine) Drüsen gewerteten zelligen Einrichtungen einen Sammelnamen zu prägen, der hinsichtlich ihrer biologischen Bedeutung nichts vorwegnehmen sollte. Selbstredend hätte man die Elemente dieser zelligen Einrichtungen zusammenfassend als periphere endokrine (parakrine) oder periphere endo-parakrine Zellen bezeichnen können; aber das war zunächst lediglich für eine bestimmte Örtlichkeit, nämlich für den Gangbaum der Bauchspeicheldrüse, so gut wie erwiesen, für die Elemente anderer Standorte hingegen vorerst nur eine mehr oder weniger begründete These. Daher wurden die in Rede stehenden zelligen Elemente als *Helle* Zellen bezeichnet, da sie an allen Standorten schon bei einfacher Kern-Plasmafärbung jeweils durch helles Cytoplasma auffallen.

Die helle Tönung, die zarte Färbung (Leptochromie) ihres Cytoplasma hatte man übrigens bereits früher hervorgehoben[4], wobei besonders helle, wie leere, bauchige Elemente dieser Art wohl meist als abwegige Erscheinungsformen gewertet zu werden verdienen.

Die Ansicht, es handle sich bei den Hellen Zellen insbesondere der Bronchialschleimhaut um belanglose, fast ubiquitär in einschichtigen isoprismatischen Epithelien aufzufindende Elemente, die keine Beziehung zum Helle-Zellen-Organ des Magen-Darmschlauches hätten[5], ist durch den Fortschritt der Forschung überholt.

I. Das Modell der peripheren endokrinen (parakrinen) Drüsen.

Die gestaltlich faßbaren kardinalen Merkmale der peripheren endokrinen (parakrinen) Drüsen sind (Abb. 1): 1. ihr Aufbau aus „mehr an der Basis als an der Lichtung gelegenen" epithelialen Elementen mit besonderen histochemischen Eigenschaften: den sog. *Hellen Zellen*. 2. die Neigung dieser Zellen zum Einsprossen in das unterliegende stromale Gewebe, also in die Tiefe und damit in das Innere des Körpers (*bourgeonnement*[6], *Endophytie*[7]) unter Entwicklung minuziöser epithelialer Formationen, offenbar als Ausdruck einer besonders gearteten hyperplasiogenen Stimulierung und förmlich als betonter Ausdruck für eine vor-

---

[1] Masson und Berger 1923.   [2] Hoff 1957.
[3] A. Pagès 1955, 1956, P. und A. Pagès 1957, 1961.
[4] Vincent und Thompson 1906, Mori 1935.   [5] Clara 1957, Watzka 1952, 1955.
[6] Masson 1914.   [7] Feyrter 1938.

nehmlich in das Innere des Körpers gerichtete Tätigkeit der Hellen Zellen. 3. die fakultative blastomatöse Entfaltung der endophytisch abgesproßten epithelialen Formationen zu bestimmt gebauten karzinoiden Geschwülsten mit solid-plexiformem Gefüge und fallweise eingestreuten tubulären Formationen mit enger Lichtung.

Das Phänomen der Endophytie begegnet einmal unter Verhältnissen, die wenn auch nicht musterhaft[1] so doch gewöhnlich erscheinen, ein andermal, und dies meist in reichlicher Entfaltung, als Ausdruck abwegiger bis ausgemacht pathischer Geschehnisse.

Die bislang am eingehendsten untersuchten *Beispiele der peripheren endokrinen (parakrinen) Drüsen* sind: 1. das *gastroenterale Helle-Zellen-Organ* mit den in der Zeile des Deckepithels und seiner drüsigen Einfaltungen verstreuten Elementen, die unterschiedlich, insbesondere als *Gelbe Zellen*, als basalgekörnte, chromaffine, silberreduzierende (argentoréductrices), argentaffine, argyrophile und, vor allem von den italienischen Autoren, als enterochromaffine Zellen benannt wurden. (Diese Benennungen werden auch heute noch durcheinander, ohne anerkanntes Vorrecht einer einzigen, angewandt und jede jeweils bemängelt. Kürzlich wurde die Bezeich-

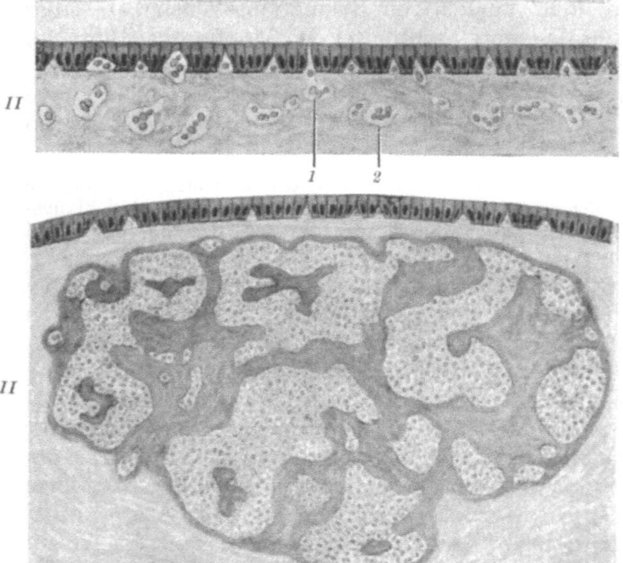

Abb. 1. Die besonderen gestaltlichen Merkmale der peripheren endokrinen Drüsen (der diffusen endokrinen epithelialen Organe, der basalen Helle-Zellen-Organe). *I* Die Zusammensetzung aus weithin verstreuten (diffus disseminierten) „mehr an der Basis als an der Lichtung gelegenen" epithelialen Hellen Zellen (mit oftmals besonderen histochemischen Eigenschaften). *II* Die Endophytie der Hellen Zellen mit oder ohne Abschnürung vom Mutterboden. *1* Knospe; *2* abgeschnürter Zellhaufen. *III* Die Entfaltung solcher endophytischer Ableger zu bestimmt gebauten carcinoiden Gewächsen. (Feyrter: Über die These von den peripheren endokrinen Drüsen. Wien. Z. inn. Med. **1946**, S. 26, Abb. 6.)

nung endokrine oder E-Zelle vorgeschlagen[2].) 2. Das *insuläre Gangorgan:* die im Gangbaum der Bauchspeicheldrüse in der Zeile des Deckepithels und seiner drüsigen Einsenkungen verstreuten Hellen Zellen. 3. Das *bronchiale (bronchopulmonale) Helle-Zellen-Organ* mit seinen im Bronchialbaum bis in seine terminalen Ästchen in der Zeile des Deckepithels und seiner drüsigen Einfaltungen verstreuten Hellen Zellen.

II. Das gastroenterale Helle-Zellen-Organ.

Das älteste Modell der peripheren endokrinen (parakrinen) Drüsen ist das *Helle-Zellen-Organ der Magen-Darmschleimhaut.* Die These Massons (1914), daß es sich bei den von ihm als cellules argentoréductrices, die mit den Gelben Zellen identisch sind, um eine endokrine epitheliale Einrichtung handle, stützte sich auf

---

[1] Feyrter 1942.   [2] Ratzenhofer 1964.

folgende Beweisgründe: Die cellules argentoréductrices enthalten das Centrosom inmitten der basalen Körnelung und bekunden damit ihre „polarité purement endocrine" (ein Umstand, der freilich nicht als beweiskräftig gilt); der Aufbau der aus ihnen hervorgehenden Karzinoide entspricht jenem der Blutdrüsen; sie stellen in ihrer Gesamtheit „une formation homologue des ilots pancreatiques de Langerhans" dar.

Diese These, welche den Zellverband der Gelben Zellen (cellules argentoréductrices) im Epithel der Magen-Darmschleimhaut unmißverständlich als *la glande endocrine de l'intestine* bezeichnet, führte noch nicht zur Aufstellung der These von den peripheren endokrinen (parakrinen) Drüsen allerorts an der inneren und äußeren Oberfläche des menschlichen Körpers. Sie wurde vielmehr von MASSON zugunsten der These aufgegeben, daß es wie im Ektoderm so auch im Entoderm zellige Elemente eben in Form der cellules argentoréductrices gäbe, welche im Sinne von Nervenbildnern aus sich heraus das Nervengewebe der Örtlichkeit entstehen ließen. Dieser These eines „Neurentoderms" haben wir uns von Anfang an und auch weiterhin durchaus verschlossen.

Die Elemente des gastroenteralen Helle-Zellen-Organes (= des *Gelbe-Zellen-Organes*) zeigen folgende *histologisch-färberische* und *histochemische Eigenschaften*[1], die jedoch nicht alle im einzelnen Element vereinigt sind, bzw. vereinigt zu sein brauchen, so daß die auf die besagten Eigenschaften jeweils bezugnehmenden unterschiedlichen Benennungen der Elemente meist pars pro toto-Bezeichnungen darstellen: 1. Sie fallen wie erwähnt bei gewöhnlicher Kern-Plasma-Färbung jeweils durch die helle Tönung ihres Cytoplasma auf (*Helle* Zellen)[2]. Neben diesen chromophoben scheinen auch oxyphile, gleichfalls hell getönte Elemente auf. 2. Sie weisen eine basale feine Körnelung auf (*Basalgekörnte* Zellen)[3]. 3. Die Körnelung zeigt einen positiven Ausfall der sog. Chromreaktion, bei der sie sich gelb färben (*Gelbe* Zellen[4], *Chromaffine* Zellen, *Enterochromaffine* Zellen[5]). Eine zarte gelbliche Tönung zeigt die Körnelung auch ungefärbt nach Formolfixation.

Der positive Ausfall der Chromreaktion beruht auf einer bloßen Oxydation, bei der gelbgefärbte Oxydationsprodukte (Chinonverbindungen) mit den noch nicht oxydierten Anteilen kuppeln[6]; das gleiche Ergebnis einer Gelbfärbung der Körnelung kann auch mit noch anderen Oxydationsmitteln als mit Chromaten erzielt werden. Die Bezeichnung chromaffin ist demnach insofern verfehlt, als keine Affinität zu dem Element Chrom besteht.

4. Die Körnelung *formol*fixierter Elemente reduziert die Fontanasche ammoniakalische Silberhydroxydlösung unmittelbar, ohne Beihilfe eines anderen Mittels, und beschlägt sich hierbei mit metallischem Silber, im Leichenöffnungsgut jedoch nur während der ersten 6 Std nach dem Tode[7] [*Argentaffine* Zellen (Abb. 2) des deutschen Schrifttums[8], *Cellules argentoréductrices*[9]].

Diese sog. Silberreaktion gilt als ein spezifisches, arteigentümliches Merkmal der Gelben Zellen und wird ursächlich auf eine wasserunlösliche Formol-Wirkstoff-Verbindung zurückgeführt[10].

5. Die Körnelung vermag bei Anwendung auch anderer Versilberungsverfahren (*Bielschowsky-Gros, Bodian*[11]), die verwickelter sind als die unmittelbare Versilberung mittels der Fontanaschen Lösung, sich mit metallischem Silber zu beschlagen unter, wie man zu bemerken pflegt, Beihilfe eines anderen (reduzierenden) Mittels (Formaldehyd) (*Argyrophile* Zellen)[12]. Sämtliche argentaffinen Zellen sind auch argyrophil.

---

[1] HARDMEIER und HEDINGER 1963, HARDMEIER 1963, PATZELT 1936, CLARA 1933, 1957.
[2] FEYRTER 1938. [3] KAUFMANN-WOLF 1911, CLARA 1933, 1957. [4] SCHMIDT 1905.
[5] CIACCIO 1906, VIALLI und ERSPAMER 1937. [6] GERARD, CORDIER und LISON 1930.
[7] HAMPERL 1925, 1927. [8] HAMPERL 1932. [9] MASSON 1914, 1924.
[10] BARTER und PEARSE 1953, 1955, RATZENHOFER und LEMBECK 1959.
[11] HAMPERL 1932, 1952. [12] ERÖS 1928, 1930, SAFAR 1950, HAMPERL 1952.

Die stoffliche Grundlage der Argyrophilie gilt als ungeklärt. Ein spezifisches, zelleigentümliches Merkmal der Gelben Zellen stellt sie nicht dar; doch erscheint bemerkenswert, daß eine argyrophile Körnelung ganz überwiegend eine Eigenschaft peripherer und zentraler endokriner Drüsen ist. Argentaffinität und Argyrophilie (bei Anwendung der Versilberung nach BIELSCHOWSKY-GROS (genormtes Verfahren)] sind nicht ein und dasselbe, aber Formaldehyd ist hier wie dort mit im Spiele, und es erscheint nicht ausgeschlossen, daß auch der Argyrophilie eine Formol-Wirkstoff-Verbindung ursächlich zugrunde liegt.

Übrigens setzt sich das Gelbe-Zellen-Organ nicht nur aus argentaffinen und argyrophilen, sondern auch aus *argyrophoben* Elementen zusammen.

Man hat innerhalb des gastroenteralen Gelbe-Zellen-Organs die argyrophoben Zellen als die 1., und die argyrophilen Zellen als die 2. Vorstufe der argentaffinen und chromaffinen Zellen gewertet[1] im Sinne eines von der Natur festgelegten Reifungsvorganges einer einzigen

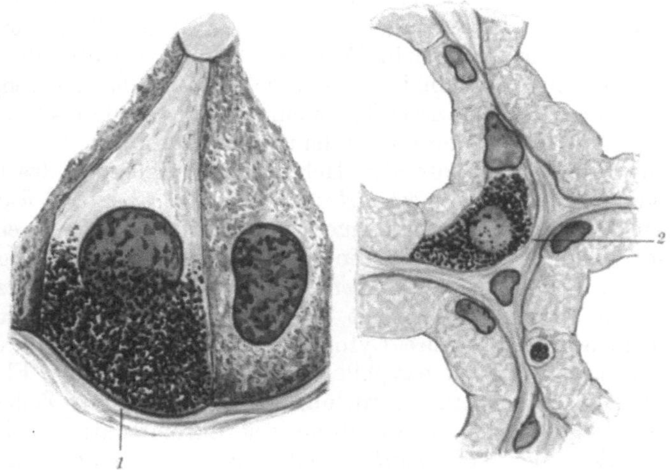

Abb. 2. Mensch. Duodenum, operativ, 10% Formol. Paraffin. Versilberung nach MASSON, Lithiumkarmin. *1* Gelbe Zelle längsgetroffen. *2* Gelbe Zelle in einer Brunnerschen Drüse. [HAMPERL: Z. mikr.-anat. Forsch. 2, S. 510, Fig. 1; S. 511, Fig. 3 (1925).]

Zellart. Es erscheint vielleicht passender, in den drei zelligen Erscheinungsformen zunächst, ohne etwas derartiges vorweg zu nehmen, nur ein Vermögen des Gelbe-Zellen-Organes zur Synthese unterschiedlicher Stoffgruppen zu erblicken, in Anbetracht der Tatsache, daß sich in ein und demselben zelligen Element sowohl argyrophile als auch argentaffine Stoffgruppen entwickeln können. Es geht jedenfalls nicht gut an, den argyrophilen Zellbestand der Magenschleimhaut, die unter musterhaften Verhältnissen argentaffine Zellen kaum enthält[2], als *unreif* zu werten, mit dem der Magen bei seiner physiologischen Tätigkeit sein Auslangen finden sollte.

Daß die körnige Sekretbereitung einer bestimmten Zellart einer Reifung unterliegt und daß die Stufen dieser Reifung ebenso wie unterschiedliche funktionelle Betätigung auch ihren gestaltlich faßbaren Ausdruck finden, versteht sich; doch das geht seiner Wege[3].

6. Die Gelben Zellen zeigen nach Formolfixation eine gelbliche Eigenfluorescenz[4].

Ihr liegt eine Formol-Wirkstoff-Verbindung ursächlich zugrunde[5].

7. An den Gelben Zellen fällt die Diazokupplungsreaktion in orangener Farbe positiv aus.

Für eine genauere Bestimmung der Stoffe, welche dieser Reaktion gerade in den Gelben Zellen zugrunde liegen, besagt der positive Ausfall wenig[6]. Er zeigt die Anwesenheit von Phenolen mit einer freien OH-Gruppe in o- oder p-Stellung an.

---

[1] ERSPAMER 1937, RATZENHOFER 1957, 1958a und b, 1959, 1964.   [2] HAMPERL 1925.
[3] FRIEDMANN 1934, RATZENHOFER 1959.   [4] ERÖS 1932, HAMPERL 1932, 1934b.
[5] BARTER und PEARSE 1953, 1955, PEARSE 1953, RATZENHOFER und LEMBECK 1959, SHEPHERD, WEST und ERSPAMER 1953.
[6] CLARA 1954, 1957, Lit.

8. Bemerkenswert erscheint die Schwärzung der Körnelung durch Reduktion einer angesäuerten Silbernitratlösung bei Anwendung des Giroud-Leblondschen Verfahrens, analog dem Verhalten der l-Ascorbinsäure (Vitamin C) im Gewebsschnitt[1].

Doch wird die Schwärzung der Gelben Zellen nicht auf eine Wirkung des Vitamin C zurückgeführt[1].

Von den angeführten Benennungen der Gelben Zellen wurden im deutschsprachigen anatomischen und pathologisch-anatomischen Schrifttum die längste Zeit hindurch die Bezeichnungen basalgekörnte Zellen, argentaffine Zellen, argyrophile Zellen und Gelbe Zellen bevorzugt. Neuerdings bürgert sich unter dem Einfluß angelsächsischer klinischer Literatur die von den italienischen Autoren geübte Bezeichnung enterochromaffine Zellen ein.

Wie aus den oben gemachten Ausführungen ersichtlich, besteht das Gelbe-Zellen-Organ analog den zentralen endokrinen Drüsen histologisch-färberisch und histochemisch nicht aus einer einzigen, sondern aus unterschiedlich ausgeprägten zelligen Erscheinungsformen. So lassen sich chromophobe und oxyphile, argentaffine, argyrophile und argyrophobe, chromaffine und bei Anwendung der Weinsteinsäure-Thionin-Einschlußfärbung in Gefrierschnitten formolfixierten Untersuchungsgutes chromophobe, gelblich getönte sowie rosenrot gefärbte Elemente unterscheiden, die ihre rosenrote Färbung einem Gehalt an *rhodiochromen Lipoiden (Lipoproteiden)*[2] verdanken. Im Mittelpunkt des Interesses stehen derzeit ihre Argentaffinität und Argyrophilie[3] sowie ihre Argyrophobie. Alle argentaffinen Zellen sind wie erwähnt auch argyrophil, jedoch nicht umgekehrt. Das zahlenmäßige Ausmaß sowohl der argentaffinen, wie auch der argyrophilen Zellen, deren Gesamtzahl ungleich größer ist als jene der argentaffinen Zellen, ist regionär verschieden. Im allgemeinen betont man den Reichtum des Zwölffingerdarmes an argentaffinen Zellen und deren mähliche zahlenmäßige Verminderung analwärts. Auffällig ist vor allem die Armut der Magenschleimhaut an argentaffinen Zellen[4], nicht jedoch an argyrophilen Zellen[5]. Wiederholt erscheint die Anhäufung argentaffiner, bzw. argyrophiler Zellen an den Ostien des Magen-Darmschlauches bemerkenswert: an der Cardia ventriculi, an der Pylorus-Duodenum-Grenze, an der Valvula Bauhini sowie im Bereich der Pars analis recti[6]. Dies alles sind wohl Hinweise auf eine regionär verschiedene regulatorische Bedeutung und Beanspruchung des Gelbe-Zellen-Organes. Bemerkenswert erscheint, daß die argentaffinen Zellen beim weiblichen Tier als zahlreicher befunden wurden im Sinne eines Unterschiedes der Geschlechter[7]. In länger zurückliegenden Tierversuchen, die hier nicht vollzählig angeführt werden können, zeigten sich unter anderem eine zahlenmäßige Beeinflussung, fallweise auch eine Änderung der Beschaffenheit der Körnelung der argentaffinen Zellen im Hunger, in Abhängigkeit von Vitaminzufuhr und Hormongaben, dies als Ausdruck dafür, daß die wirkstoffbildenden Gelben Zellen auch selbst einer hormonalen Beeinflussung unterliegen[8]. In neueren Tierversuchen fand sich als Folge länger dauernder enteraler Zufuhr reichlicher Mengen von Alkohol eine Zunahme der Wirkstoffmengen im Organ[9], sowie eine Ausschüttung von 5-Hydroxy-Tryptamin aus den Gelben Zellen unter Schwund ihrer argentaffinen und argyrophilen Körnelung durch hohe Gaben des Rauwolfia-Alkaloides Reserpin[10].

[1] CLARA 1954, 1957, Lit.   [2] FEYRTER 1959b.   [3] HELLWEG 1951, 1952.
[4] HAMPERL 1925, 1927.   [5] SAFAR 1950, DAWSON 1945, 1948, SHARPLES 1945.
[6] FEYRTER 1934.   [7] CLARA 1957, Lit.
[8] ERÖS 1930, KAHLAU 1931, KLEMM 1936, VETTER 1938, 1939, SCHUMANN 1939, IMSCHWEILER 1940.
[9] ZBINDEN und PLETSCHER 1958, HAGMÜLLER, HAIDER und HELLAUER 1961.
[10] ZBINDEN, PLETSCHER und STUDER 1957, EDER, MARKUS und LOEWER 1958, 1959.

Eine Steigerung der Zahl der argentaffinen bzw. argyrophilen Gelben Zellen wurde beim *Menschen* unter abwegigen und krankhaften Verhältnissen verschiedentlich beobachtet, so bei Entzündungen, z. B. bei chronischer Gastritis[1] oder am Rande tuberkulöser Geschwüre[2], im Magen aber auch ohne Entzündung bei einer Reihe von Grundkrankheiten[3], ohne daß man diese Befunde vorerst biologisch näher erklären könnte.

Eingehend biologisch erforscht ist nunmehr jenes pathische Geschehen im Gelbe-Zellen-Organ, das zu seiner blastomatösen Entfaltung in Form der Karzinoide führt, freilich ohne daß wir vorerst über die Natur in Betracht kommender stimulierender Reize mehr als Vermutungen äußern könnten.

In drüsigen Geschwülsten hingegen fällt die verschwindend kleine Anzahl argentaffiner und argyrophiler Zellen auf, so als gäbe es für sie in diesem Milieu kein regulatorisches Bedürfnis.

III. Das insuläre Gangorgan. Das Inselorgan.

Die These von den an der inneren und äußeren Oberfläche des Körpers ubiquitär vorkommenden peripheren endokrinen (parakrinen) Drüsen gründet sich auf den Nachweis des Helle-Zellen-Organes im Gangbaum der Bauchspeicheldrüse mit seinen im Deckepithel und in den mucoiden Gangdrüsen verstreuten Elementen: des sog. *insulären Gangorganes*[4] (Abb. 3—7). Die These

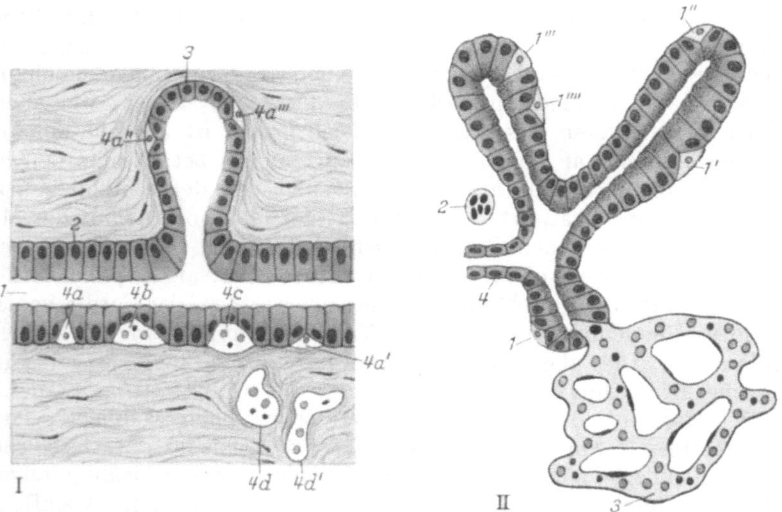

Abb. 3. *I* und *II* zeichnerische Muster des Inselorganes der Bauchspeicheldrüse; *I 1* Lichtung eines Ausführungsganges der Bauchspeicheldrüse; *2* Deckepithel; *3* mukoide Drüse; *4a—d* insuläres Gangorgan; *4a—a′′′* einzeln liegende Zellen; *4b* intraepitheliales Zellager; *4c* Knospe; *4d, d′* endophytisch abgesproßte Zellhaufen und Zellbänder; *II 1—1′′′′* im eigentlichen Drüsengewebe verstreute Inselzellen (bzw. inselpotente Zellen), zum Teil von Korbzellenform; *2* intertubulärer kugeliger Zellhaufen; *3* Langerhanssche Insel; *4* Schaltstück. Das zeichnerische Muster ist zum Teil der Übersichtlichkeit wegen sehr vereinfacht. So sind die zentroazinären Zellen weggelassen, und von den Langerhansschen Zellhaufen ist nur ein mit dem exokrinen Drüsengewebe zusammenhängender, nicht auch ein völlig losgelöster eingezeichnet. [Feyrter: Über das Inselorgan des Menschen. Ergebn. allg. Path. path. Anat. **36**, S. 38, Abb. 21 (1943).]

vom insulären Gangorgan hatte von vornherein den Vorteil für sich, daß sie die Endokrinie einer Zellart vertrat, deren Endokrinie aufgrund der Zusammenarbeit von Morphologie, Physiologie, physiologischer Chemie und Pharmakologie bereits erwiesen war. Es brauchte demnach nur nachgewiesen zu werden, daß die in der

[1] Masson und Simard 1932, Hamperl 1927.   [2] Feyrter 1934.
[3] Safar 1950, Feyrter und Ceranke 1948, Feyrter und Klima 1952a und b.
[4] Feyrter 1938, 1943, Baumann 1939a und b.

Zelle des Gangepithels der Bauchspeicheldrüse und seiner drüsigen Einsenkungen verstreuten „mehr an der Basis als an der Lichtung gelegenen" Elemente des insulären Gangorganes (Abb. 3 und 4), die als *Inselzellen* gewertet wurden, auch in der Tat der Kritik der Vertreter der Normalen Histologie vollinhaltlich stand-zuhalten in der Lage sei. Das ist geschehen. Die als Inselzellen angesprochenen

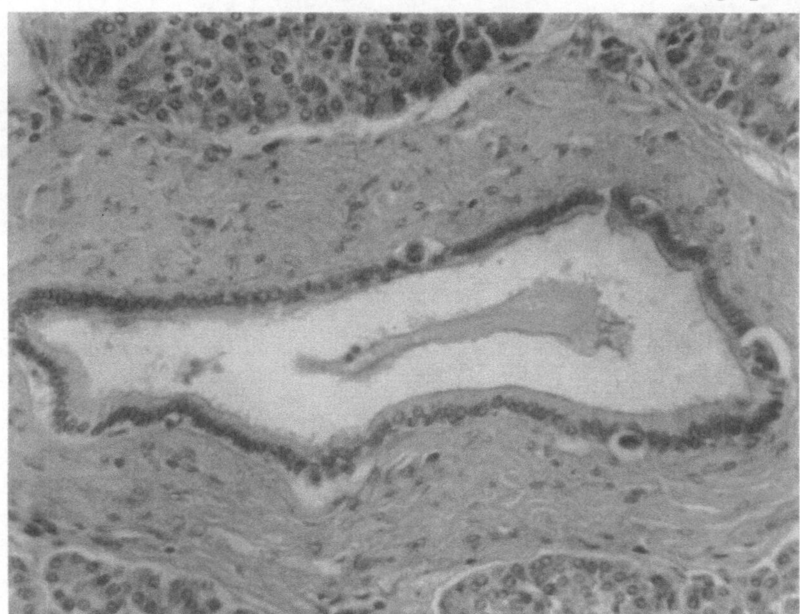

a

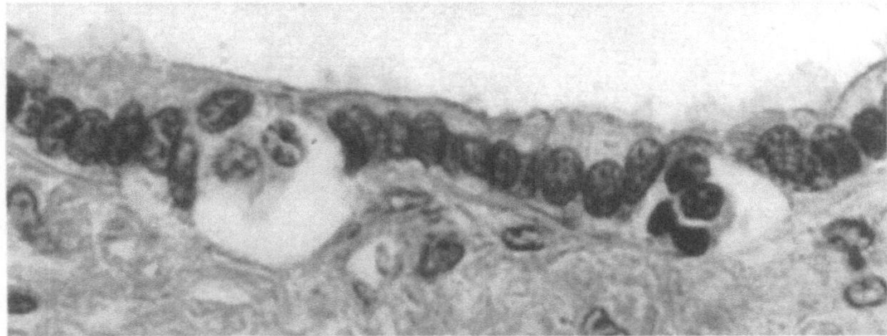

b

Abb. 4a u. b. 62jähriger Mann. Hypertonie, Herzschwäche. a Reichliche Zellen-Haufen und Knospen des insu-lären Gangorgans an einem größeren interlobulären Ausführungsgang. b Links im Bilde knospenförmiger Haufen des insulären Gangorgans mit hellen Zellen, rechts mit oxyphilen Zellen. Formol. Celloidin-Paraffin. Hämatoxylin-Eosin. a Vergr. 145fach, b 450fach. [FEYRTER: Über das Inselorgan des Menschen. Ergebn. allg. Path. path. Anat. **36**, S. 20, Abb. 7; S. 13, Abb. 2 (1943).]

Zellen des insulären Gangorganes gelten heute als unzweifelhafte Inselzellen vom Typus der α-granulierten A- und β-granulierten B-Zellen der Langerhansschen Inseln[1] (Abb. 5).

Dieser Tatbestand in seiner grundsätzlichen Bedeutung als Modell der peripheren endo-krinen (parakrinen) Drüsen wurde zunächst jedoch nicht beachtet. Man sah in ihm vielmehr zunächst eher eine unnötige Komplikation des alten eingebürgerten gestaltlichen Erschei-nungsbildes des Inselorganes in Form der Langerhansschen Inseln.

Und doch war es mehr als nötig, den Umfang der zelligen Einrichtungen des Inselorganes gewichtig zu ergänzen und den Begriff des Inselorganes zu erneuern;

---

[1] GAEDE und FERNER 1950, FERNER 1952.

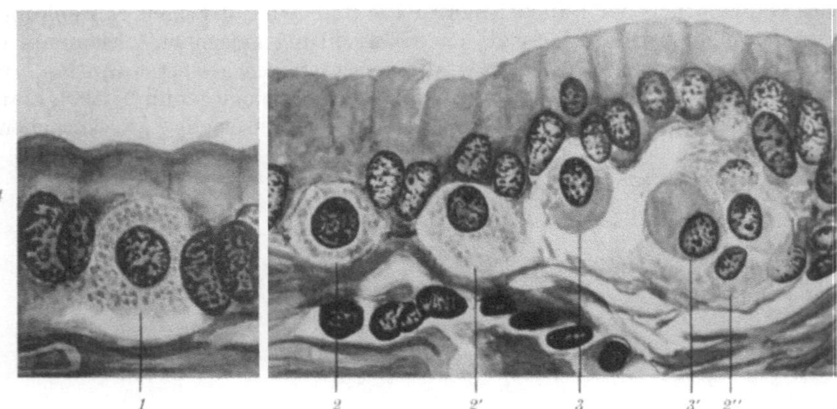

Abb. 5. 74jährige Frau. Insuläres Gangorgan. A-Zelle (*1*). B-Zellen (*2—2''*). D-Zellen (*3, 3'*). *4* Exokrine Epithelzelle. Formol, Celloidin-Paraffin, Massons Trichromfärbung. A-Zelle im Schnitt orangefarben gekörnt, B-Zellen
blaugrau gekörnt, D-Zellen blaugefärbt. [Feyrter: Ergebn. allg. Path. path. Anat. **36**, S. 15, Abb. 4; S. 16,
Abb. 5 (1943) (hier farbig); — Verh. dtsch. Ges. inn. Med. 68. Kongr. S. 163, Abb. 2 (1962) (hier schwarz-weiß
wiedergegeben).]

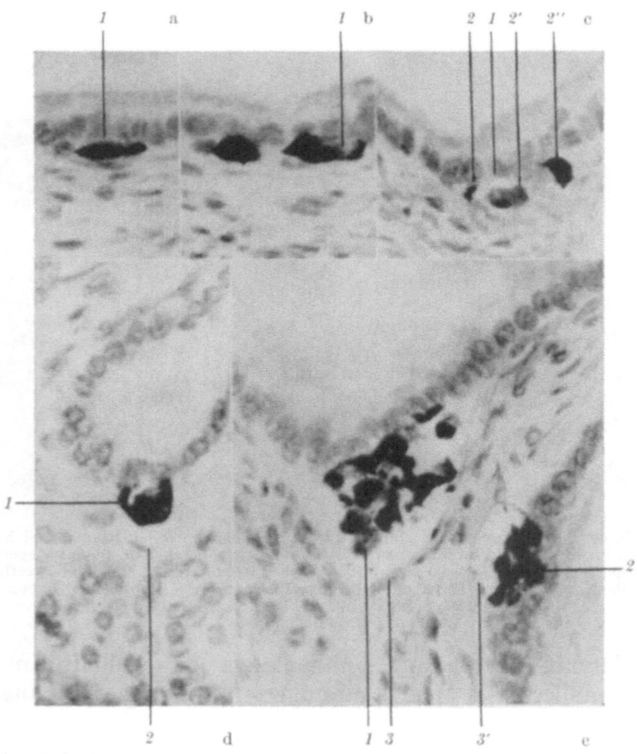

Abb. 6 a—e. 62jähriger Mann. Ulcus duodeni perforatum. *Insuläres Gangorgan der Bauchspeicheldrüse.* Formol.
Paraffinschnitte. Versilberung nach Bielschowsky-Gros (genormtes Verfahren). Karmin. 670fache Vergr.
a, b In der Zeile des Gangepithels gelegene argyrophile, zum Teil abgeplattete (*1, 1*) Zellen. c Gegen die bindegewebige Unterlage ausladende Zellgruppe des insulären Gangorgans mit bauchiger, wie leerer, ausgesprochen
heller Zelle (*1*) und angeschnittenen argyrophilen Zellen (*2, 2', 2''*). d Versilberte endophytische Knospe (*1*) mit
Vacuolenbildung und Ansammlung abgepreßter Flüssigkeit zwischen Knospe und umgebendem Bindegewebe (*2*).
e Gegen die bindegewebige Unterlage ausladende argyrophile Haufen des insulären Gangorgans (*1, 2*). Die Haufen
durch offenbar abgepreßte Flüssigkeit vom umgebenden Bindegewebe (*3, 3'*) weggedrängt; bei *3'* argyrophile am
Bindegewebe haftende Plasmaklümpchen. (Feyrter: Über die peripheren endokrinen (parakrinen) Drüsen des
Menschen, S. 12, Abb. 4. Wien-Düsseldorf: W. Maudrich 1953.)

dies schon allein aus dem Grunde, weil das insuläre Gangorgan neben den Zellen vom Typus der A- und B-Zellen auch Elemente aufwies, die zwar die gleiche Form und Lagerung wie diese zeigten, sich von ihnen aber histochemisch durch Argentaffinität und Chromaffinität, durch Argyrophilie ohne α-Körnelung und Argyro-

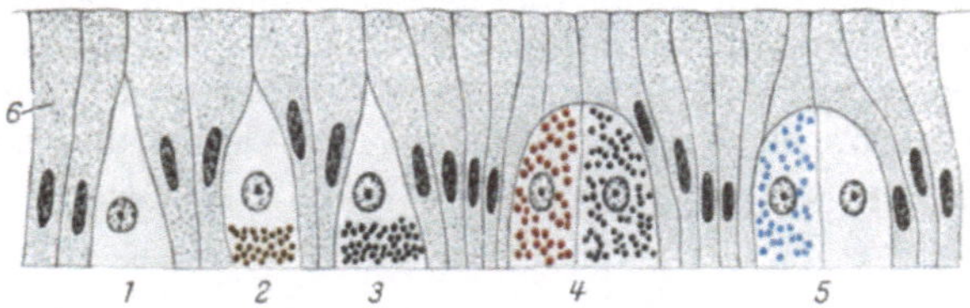

Abb. 7. Zeichnerisches Muster des endo-parakrinen Zellbestandes des insulären Gangorgans. *1—3* Elemente des enteralen Gelben-Zellen-Organs: *1* argyrophobes, *2* argentaffines, *3* argyrophiles Element. *4, 5* Elemente des Inselgewebes ϰατ' ἐξοχήν: *4* α-granuliertes, argyrophiles, *5* β-granuliertes, argyrophobes Element. *6* Exokrine Epithelzelle.

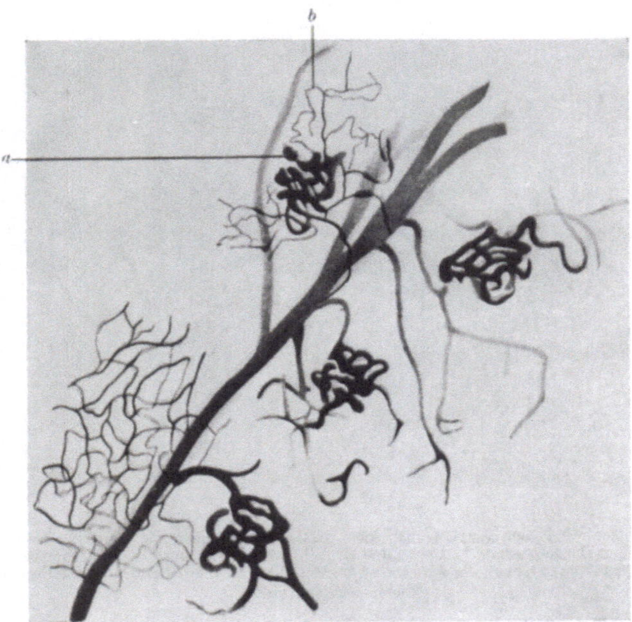

Abb. 8. Gefäßversorgung der Langerhansschen Inseln. Pankreas des Kaninchens, Gefäßinjektion. Bei *a* glomerulusartige Geflechte der weiten Inselcapillaren. Bei *b* feine Capillarnetze des exokrinen Parenchyms. [Aus KÜHNE u. LEA: Beobachtungen über die Absonderungen des Pankreas. Unters. Physiol. Institut. Universität Heidelberg **2**, 448 (1882).]

phobie ohne β-Körnelung (Abb. 6 und 7) unterschieden und sich hierdurch als Elemente vom Typus der Elemente des gastroenteralen Gelbe-Zellen-Organes auswiesen.

Zunächst hat man gedanklich sozusagen übersehen oder wenigstens nicht weiter beachtet, daß die bislang als Inselorgan bezeichnete zellige Einrichtung, also die Gesamtheit der Langerhansschen Inseln, zwar als bedeutsame endokrine Drüse mit der Erzeugung der im Stoffwechsel unentbehrlichen Hormone Insulin und Glucagon weithin anerkannt war, aber von den anderen weithin anerkannten, nämlich den *kompakten* zentralen endokrinen Drüsen wie der Adenohypophysis, der Glandula parathyreoidea und der Glandula thyreoidea sich in ihrem Aufbau in zweifacher Hinsicht unterschied: 1. stellt das Inselorgan im engen alten Sinn (= die Gesamtheit der Langerhansschen Inseln) *kein kompaktes* Organ dar. Es besteht vielmehr aus in der Bauchspeicheldrüse verstreuten *disseminierten* Organellen. 2. Es wirkt nicht nur endo-hämokrin in die Ferne, sondern zum Teil auch *parakrin* auf die Zellen des Organs, also die serösen Endstücke der Bauchspeicheldrüse, an die es gebunden erscheint. Durch Gefäßinjektion wurde nämlich gezeigt[1], daß in die Langerhansschen Zellhaufen das Blut zwar durch eine eigene Arterie (Endarterie) zufließt, das Blut der Capillaren der Zellhaufen jedoch keineswegs regelmäßig in einer eigenen abführenden Vene sich sammelt, wohl aber über zahlreiche Anastomosen mit dem Capillarblut des umgebenden

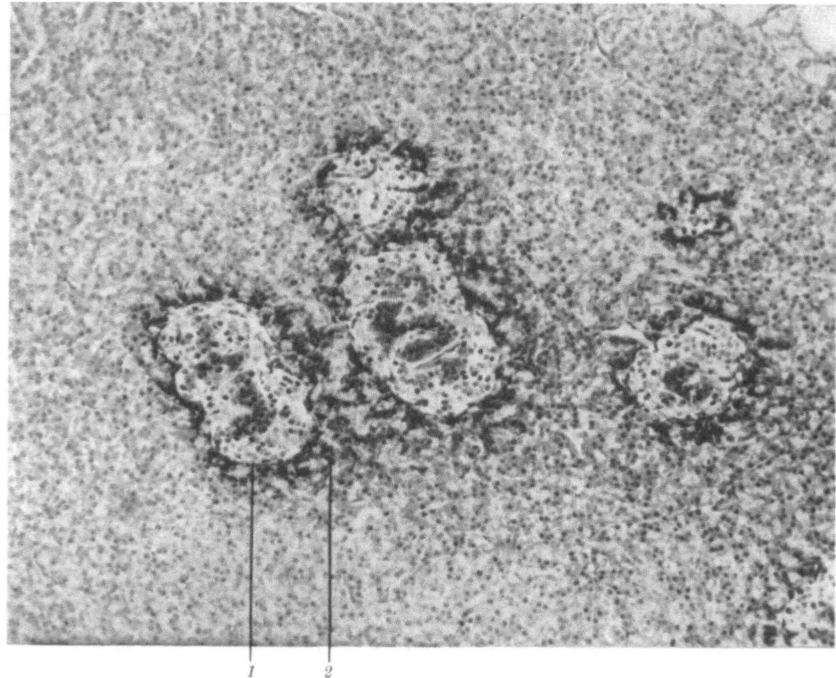

Abb. 9. Sog. Cygmogenhöfe in der Bauchspeicheldrüse. *1* Grenze zwischen einer Langerhansschen Insel und dem umgebenden exokrinen Drüsengewebe. Das exokrine Drüsengewebe rings um die Langerhansschen Inseln *hofartig* dunkel getönt (*2*). [FEYRTER: Über die peripheren endokrinen (parakrinen) Drüsen des Menschen. Krebsarzt **13**, S. 172, Abb. 3 (1958).]

exokrinen Drüsengewebes vermengt (Abb. 8), offenbar um dieses mit seinen Inkreten nach Permeation durch die Capillarwand in seiner Tätigkeit hämokrin-*parakrin* zu beeinflussen. Ein gestaltlich faßbarer Ausdruck hierfür sind die sog. *Cymogenhöfe*[2] (Abb. 9), die dadurch zustande kommen, daß die serösen End-stücke rings um die Inseln eine andere Sekretionsphase zeigen als im übrigen Läppchenbereich.

Schon allein durch den Aufbau aus disseminierten Organellen und die an die Örtlichkeit gebundene Parakrinie, steht das Inselorgan im engeren Sinne den disseminierten peripheren endo-parakrinen Drüsen ungleich näher als den kom-pakten zentralen endokrinen Drüsen. Daraus ist verständlich, daß Inselzellen inner-halb der Bauchspeicheldrüse mit zum Teil parakriner Verrichtung auch noch an anderen Stellen des Organes eingebaut sind, nämlich in das Gangepithel in Form des insulären Gangorganes und in die Drüsenendstücke in Form basilar gelagerter Elemente von Korbzellenform.

---

[1] KÜHNE und LEA 1882.   [2] BURKL 1949, FEYRTER 1958 b.

Das zweite kardinale gestaltlich faßbare Merkmal peripherer endo-parakriner Drüsen: die Endophytie, ist sowohl am insulären Gangorgan als auch an den Inselzellen der Drüsenendstücke wahrnehmbar[1], und zwar am Gangorgan in Form der Entwicklung kleiner solid-plexiform gebauter epithelialer Körperchen, die man als winzige Langerhanssche Inseln bezeichnen kann, an den Endstücken hingegen in Form minuziöser, mehr kugelig geformter intertubulärer Zellhaufen, sowie in Form der Complexus neuroinsulares, die dem Plexus nervosus pancreaticus in den bindegewebigen Scheiden der Bauchspeicheldrüse angehören und ihre Entstehung einer neurotropen Endophytie der Inselzellen der serösen Endstücke in den neuralen Plexus verdanken.

Gemäß dem dritten kardinalen, gestaltlich faßbaren Merkmal der peripheren endokrinen (parakrinen) Drüsen beobachtet man die fakultative Entwicklung der endophytisch abgesproßten Nester des Gangorganes zu karzinoiden Geschwülstchen, die man hier *Inseladenome* nennt. Ein gleiches Geschehen erscheint auch hinsichtlich der intertubulären Zellhaufen möglich in Analogie zu den Mikrokarzinoiden der Brunnerschen Drüsen[2], die zweifelsohne aus basilaren endo-parakrinen Gelben Zellen der Drüsenendstücke hervorgehen. Doch nicht jedes Karzinoid in der Bauchspeicheldrüse ist ein Inselzellenadenom mit A- und B-Zellen; zumindest in den Papillen überschneidet sich im insulären Gangorgan ein Zellbestand vom Typus der A- und B-Zellen der Langerhansschen Inseln mit einem Zellbestand vom Typus des gastroenteralen Gelbe-Zellen-Organes.

Diese Überschneidung besteht wie oben angekündigt darin, daß im Gangbaum der Bauchspeicheldrüse sowohl in der Zeile des Deckepithels als auch seiner drüsigen Einsenkungen neben den A- und B-Zellen „mehr an der Basis als an der Lichtung gelegene" argyrophobe Elemente ohne β-Körnelung und argyrophile Elemente ohne α-Körnelung, selten auch chromaffine und argentaffin gekörnte Elemente namentlich im Bereich der Papillen, fallweise aber auch im Inneren der Bauchspeicheldrüse, aufscheinen. Als Inselzellen vom Typus der A- und B-Zellen der Langerhansschen Inseln lassen sich diese Elemente naturgemäß nicht werten, wohl aber als zellige Erscheinungsformen, die ihre histochemischen Merkmale mit den Elementen des gastroenteralen *Gelbe-Zellen-Organes* teilen, einschließlich besonders hell getönter bauchiger, wie leerer Elemente.

Das *Inselorgan der Bauchspeicheldrüse* setzt sich demnach zusammen 1. aus den Langerhansschen Inseln mit argyrophilen α-granulierten A-Zellen und argyrophoben β-granulierten B-Zellen, 2. aus dem insulären Gangorgan mit Elementen vom Typus der A- und B-Zellen der Langenhansschen Inseln sowie mit Elementen vom Typus des gastroenteralen Gelbe-Zellen-Organes, 3. aus den verstreuten Inselzellen in den serösen Endstücken, 4. aus dem Inselgewebe der Complexus neuroinsulares.(s. S. 388).

Besondere Beachtung verdient hierbei das insuläre Gangorgan mit seinem unterschiedlichen Zellbestand. Im engen Sinn besteht das insuläre Gangorgan aus A- und B-Zellen, im weiteren Sinne sowohl aus A- und B-Zellen als auch aus argyrophoben Zellen ohne β-Körnelung, aus argyrophilen Zellen ohne α-Körnelung, selten auch aus chromaffinen und argentaffin gekörnten Zellen, die allesamt dem Erscheinungskreis des gastroenteralen Gelbe-Zellen-Organes angehören.

Man hat diese unterschiedlichen endo-parakrinen zelligen Erscheinungsformen innerhalb der Bauchspeicheldrüse analog wie im Magen-Darmschlauch einer einzigen Zellart zuordnen wollen und als Stufen ihrer Reifung gewertet[3]. Das leuchtet nicht ein. Daß die körnige Sekretbereitung einer bestimmten Zellart einer Reifung unterliegt und daß die Stufen dieser Reifung auch ihren gestaltlich faßbaren Ausdruck finden, versteht sich. Aber diesen an sich nicht zu bezweifelnden Tatbestand kann man verfehlt anwenden, so wie man seinerzeit die argyrophilen Zellen der Langerhansschen Inseln als unreif und die argyrophoben Zellen der

---

[1] FEYRTER 1943, 1946, 1953.   [2] FEYRTER 1934.   [3] ERSPAMER 1937.

Langerhansschen Inseln als reif werten wollte, wohingegen sich alsbald ergab, daß es sich um zwei verschiedene Zellarten mit Erzeugung zweier verschiedener hormonaler Wirkstoffe in Form des Insulin und des Glucagon handle, die in ihrem Reifungsprozeß zwangsläufig nichts miteinander zu tun haben. Die Erfahrung hat vielmehr gezeigt, daß der Zellbestand nicht nur der zentralen endokrinen Regulationsstätten, sei es auf Grund einer gewissen Herkunft, sei es auf Grund unterschiedlicher Beanspruchung, *unterschiedliche Wege in der Erzeugung von Wirkstoffen* einschlägt, sondern daß *Analoges* offenbar *auch* für die *peripheren endokrinen Regulationsstätten* gilt.

Das Bedenken, sämtliche endo-parakrinen Elemente innerhalb der Bauchspeicheldrüse als Inselorgan zusammenzufassen, wird dadurch zerstreut, daß bei verschiedenen Tierarten der zellige Bestand der Langerhansschen Inseln selber neben A- und B-Zellen auch aus chromaffinen und argentaffinen Zellen besteht[1].

Demnach ist evident, daß sich auch in den Langerhansschen Inseln der Zellbestand der A- und B-Zellen, also der klassischen Inselzellen, mit dem Zellbestand des gastroenteralen Gelbe-Zellen-Organes überschneidet.

<h3 style="text-align:center">IV. Das Helle-Zellen-Organ des Bronchialbaumes
und des Lungenparenchyms.
Das bronchopulmonale Helle-Zellen-Organ.</h3>

Neuerdings ist auch das Modell der peripheren endo-parakrinen Drüsen im Bereiche des Atmungsorganes, also in der Trachea, in den Bronchien und im

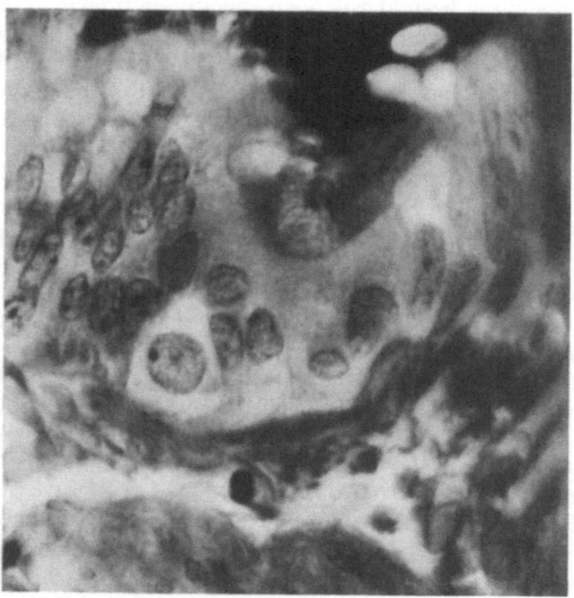

Abb. 10. Helle Zelle im Epithel eines intrapulmonalen Bronchus. Mensch. Bouin. Azanfärbung. [FROEHLICH, F.: Die „Helle Zelle" der Bronchialschleimhaut und ihre Beziehungen zum Problem der Chemoreceptoren. Frankfurt. Z. Path. **60**, S. 524, Abb. 2 (1949).]

Lungenparenchym, kurz: das bronchopulmonale Helle-Zellen-Organ (Abb. 10 bis 14), genauer erarbeitet worden[2]. Auch hier finden sich bis in die Bronchuli terminales verstreut in der Zeile des Deckepithels und seiner drüsigen Einsenkungen „mehr an der Basis als an der Lichtung gelegene" Elemente (Abb. 10 bis 12), oftmals in kleinen Haufen beisammenliegend.

---

[1] ERSPAMER 1937.   [2] FRÖHLICH 1949, FEYRTER 1953, 1954a und b.

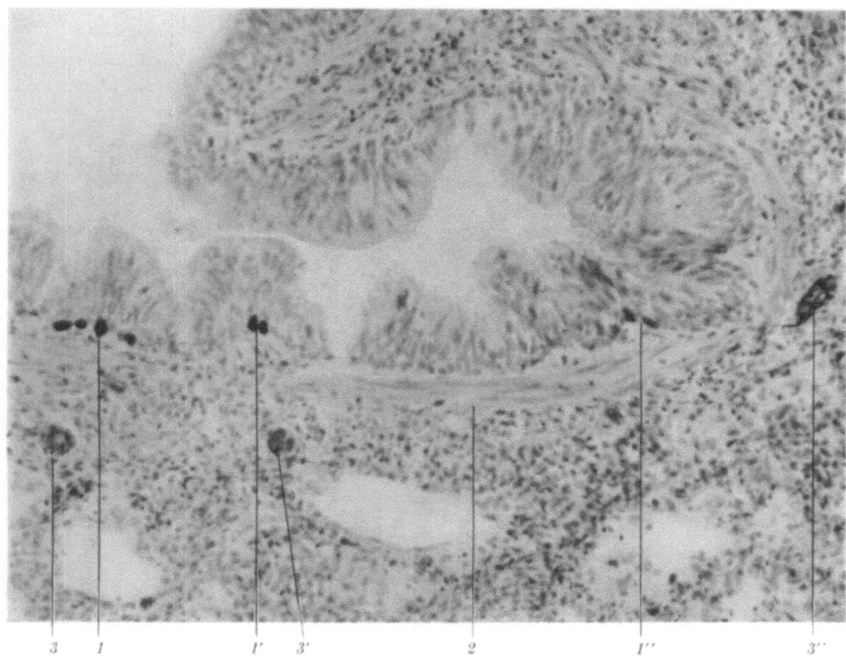

Abb. 11. Vier Monate altes Mädchen. Sogenannte plasmacelluläre interstitielle Pneumonie. Formol. Gefrier-schnitt. Versilberung nach BIELSCHOWSKY-GROS (genormtes Verfahren). Vergr. 160fach. Kleiner Bronchus. Argyrophiles Helle-Zellen-Organ des Bronchialbaumes mit verstreuten, argyrophil gekörnten Zellen bei *1, 1′, 1″*. *2* Bündel glatter Muskulatur. *3, 3′, 3″* Nervenfaserbündel mit versilberten Neuriten. [FEYRTER: Z. mikr.-anat. Forsch. **61**, S. 75, Abb. 1 (1954).]

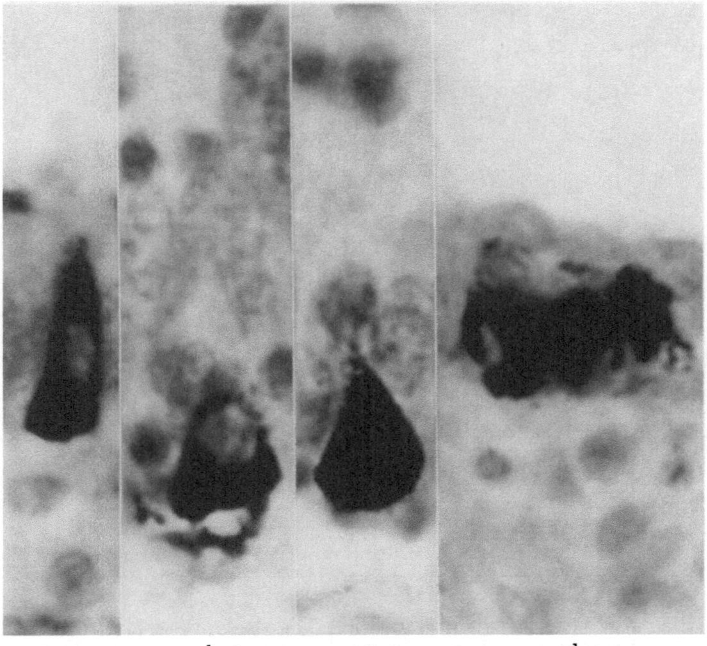

a   b   c   d

Abb. 12a—d. Drei Monate altes Mädchen. Argyrophil gekörnte Zellen des bronchialen Helle-Zellen-Organs. a Flaschenförmiges Element; b vacuolisiertes Element; c dreieckiges Element; d Zellhaufen. Formol. Paraffin. Versilberung nach BIELSCHOWSKY-GROS (genormtes Verfahren). Vergr. 1460fach.

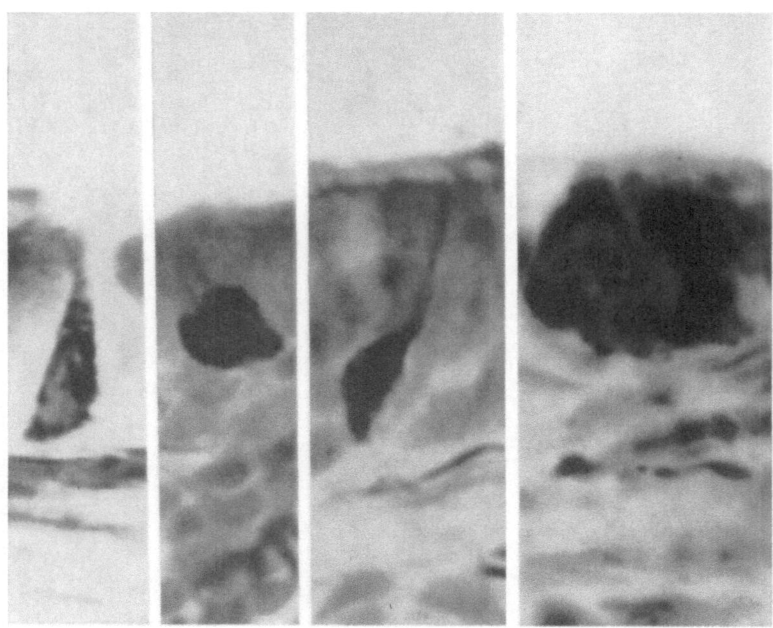

a   b   c   d

Abb. 13a—d. Kaninchen. Bronchiales Helle-Zellen-Organ. a—c Argyrophile Elemente; a dreieckige; b trapez-förmige; c lang ausgezogene, bis an die Lichtung reichende Zellform; d argentaffiner Zellhaufen. Formol. Paraffin. a—c Versilberung nach Bielschowsky-Gros (genormtes Verfahren); d Versilberung nach Masson-Hamperl. Vergr. 1500fach. [Feyrter: Arch. De Vecchi Anat. pat. **31**, 91 (1960).]

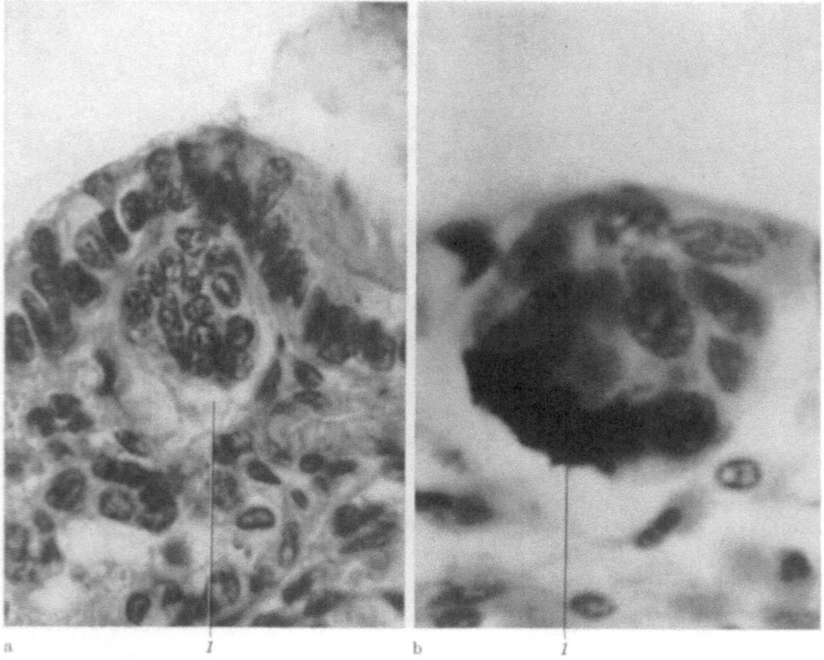

Abb. 14a u. b. Endophytie des bronchialen Helle-Zellen-Organs mit zapfenförmig in die Unterlage eingesenkten Zellhaufen (1). a Bronchulus terminalis. Formol. Paraffin. Hämatoxylin-Eosin. Vergr. 600fach. 45jährige Frau. Megacolon. Darmperforation. Peritonitis. b Bronchulus respiratorius. Formol. Paraffin. Versilberung nach Bielschowsky-Gros. Vergr. 1450fach. Der Zellhaufen aus argyrophilen und argyrophoben Elementen be-stehend. 2 Tage alter Knabe. Bronchopneumonie. [Feyrter: Virchows Arch. path. Anat. **325**, S. 726, Abb. 3; S. 728, Abb. 5 (1954).]

Unter musterhaften und gewöhnlichen Verhältnissen erscheinen sie ausschließlich argyrophob, also frei von histologisch-färberischen, bzw. histochemischen Merkmalen und nur als „mehr an der Basis als an der Lichtung gelegene" hell getönte Elemente gestaltlich faßbar. Beim Fetus und Kind zeigen sie immerhin Argyrophilie, jedoch weder Argentaffinität noch Chromaffinität, auch keine positive Diazo-Reaktion oder Fluorescenz. Der größere Teil der Elemente ist auch beim Fetus und Kind argyrophob.

Beim Tier (Abb. 13) sind sie, anscheinend unabhängig vom Lebensalter, argyrophil, bei manchen Tieren (Kaninchen) sogar argentaffin, doch erweist sich auch hier der größere Teil der Zellen als argyrophob.[1]

Der Erscheinung der Endophytie (Abb. 14) begegnet man beim Menschen und beim Tier in allen Lebensaltern, und als fakultative blastomatöse Entfaltung der endophytisch abgesproßten Nester gelten ganz allgemein die bronchialen (bronchopulmonalen) Karzinoide[2].

V. Das Helle-Zellen-Organ der Schleim-, Speichel- und Tränendrüsen.

Viel untersucht wurde in den letzten Jahren die periphere endo-parakrine Drüse (das Helle-Zellen-Organ) der Schleim-, Speichel- und Tränendrüsen[3]. Auch hier finden sich verstreut im Gangepithel, noch reichlicher in den Drüsenendstücken „mehr an der Basis als an der Lichtung gelegene" Elemente (= die Hellen Zellen, = die Korbzellen, = das Myothel). Ansätze zur Endophytie wurden beobachtet, und als myotheliale Gewächse gelten insbesondere das solide (tubulär-solide) Adenom[4]: die Grundform des sog. Speicheldrüsenmischtumors, sowie das Zylindrom, vor allem aber ein Karzinoid der Glandula parotis[5], das sich in seinem Aufbau in nichts von einem typischen gastroenteralen oder bronchialen Karzinoid unterschied und auch analoge histochemische Eigenschaften, insbesondere eine *argentaffine* Körnelung des Geschwulstepithels aufwies.

VI. Sonstige Helle-Zellen-Organe.

Sonstige, bisher als Helle-Zellen-Organe im Sinne peripherer endokriner (parakriner) Drüsen beschriebene, bzw. gedeutete zellige Einrichtungen des menschlichen Körpers[6] sind folgende:

Das urogenitale Helle-Zellen-Organ[7] im Bereiche entodermaler Abkömmlinge des Urogenitale (Harnblase, Harnröhre, Glandula prostatica und Cowpersche Drüsen). Es ist dem gastroenteralen Gelbe-Zellen-Organ völlig analog und seine Elemente sind durch die gleichen histochemischen Eigenschaften ausgezeichnet.

Es sei an dieser Stelle besonders hervorgehoben und bebildert (Abb. 15), da noch jüngst in einem Standardwerk über Karzinoid und Karzinoidsyndrom die Meinung geäußert wurde, daß eine Endophytie, Endo- und Parakrinie an diesem Orte noch eine reine Hypothese darstelle[8].

Das Helle-Zellen-Organ der Nasenschleimhaut[9].

Das basilare Helle-Zellen-Organ der Epidermis; das basilare Helle-Zellen-Organ(= das myotheliale Organ) der Hautdrüsen (Schweißdrüsen; Milchdrüse)[10].

---

[1] DENEKE 1959.   [2] HAMPERL 1937.
[3] DIETZ 1958, FEYRTER 1961, 1962c, BÖCK und FEYRTER 1961.
[4] LANG 1929, FEYRTER 1961, FOOTE und FRAZELL 1954, WILLIS 1953.   [5] NICOD 1958.
[6] FEYRTER 1953, 1962e.
[7] FEYRTER 1951b und c, KOCH und ENGELHARDT 1959, PRETL 1944, HOFMANN 1937.
[8] KÄHLER und HEILMEYER 1961, Lit.   [9] JÄRVI 1944, FEYRTER 1953.
[10] VOGLER 1947, FEYRTER 1953, FEYRTER und HARTMANN 1963, KRAUSS 1949.

Das Helle-Zellen-Organ der Niere[1].

Die Hellen Zellen (= die Flimmerzellen) in der Schleimhaut des Corpus uteri und der Tuba fallopiae[2].

Die Zugehörigkeit dieser Zellen zum Helle-Zellen-System ist strittig. Man deutet ihre Flimmertätigkeit unter Hinweis auf die Flimmerzellen der pars media hypophyseos als

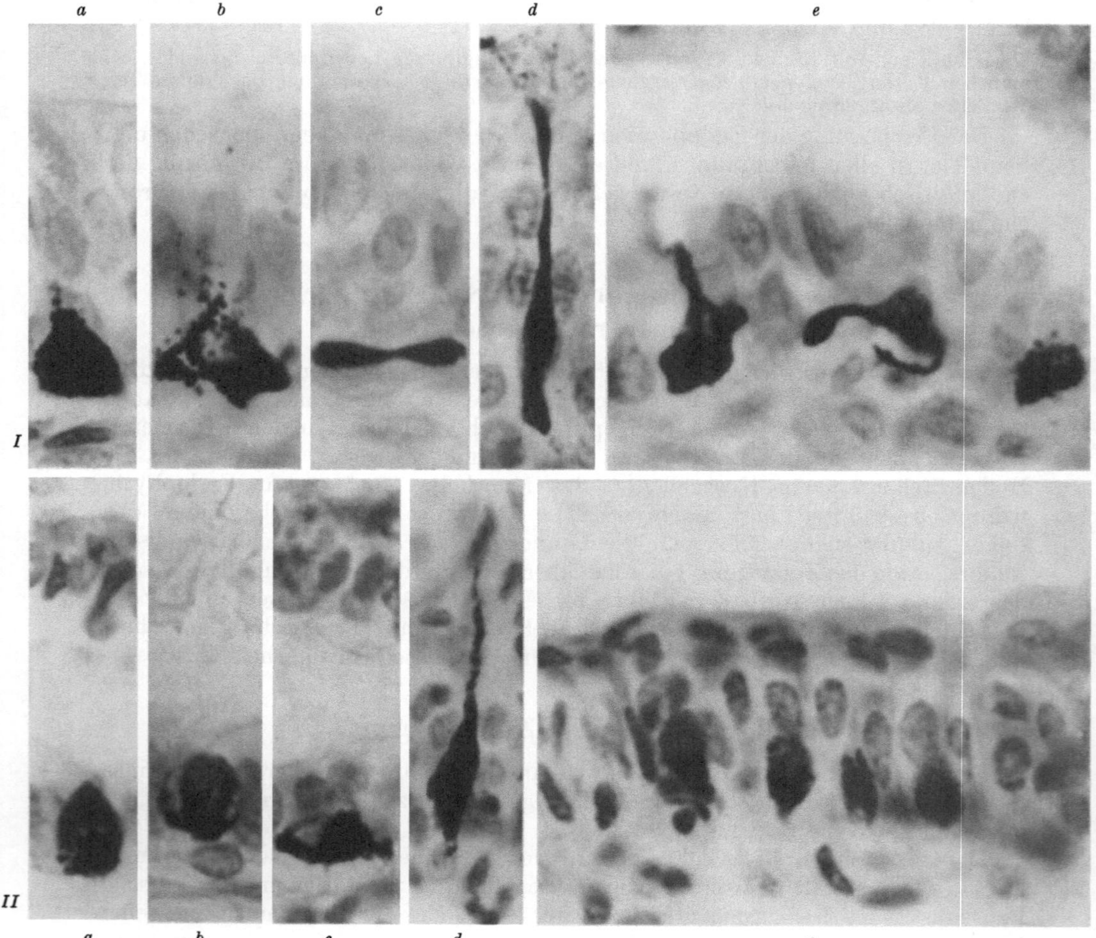

Abb. 15. Das urogenitale Helle-Zellen-Organ im Harnröhrenepithel des Menschen (*I*) und des Tieres (*II*). *II a—c* Eber; *d* Wallach; *e* Stier. Dreieckige, rundlich-eckige, z.T. vacuolisierte, abgeflachte, fadenförmig ausgezogene Zellformen. In *e* dichtstehende, z.T. sehr unregelmäßig geformte Elemente. Formol. Paraffin. *II e* Versilberung nach Masson-Hamperl, sonst Versilberung nach Bielschowsky-Gros (genormtes Verfahren). Vergr. 1000—1500fach.

Partialfunktion[3]. Andere erblicken in ihr den Ausdruck einer ausschließlich mechanischen Betätigung der Zellen[4], oder deuten sie im Sinne einer Sekretmischung, vielleicht mit Beimengung eines spezifischen Sekretes[5].

Das Modell der Helle-Zellen-Organe erscheint in der Haut etwas abgeändert insofern, als hier das Organ in der Epidermis durch die flächenhaft ausgebreitete

[1] Becher 1936, Feyrter 1940a, 1942, Neumann 1949.
[2] Feyrter und Froewis 1949, Hamperl 1950, Feyrter 1952, Giesemann 1943, Schlemminger 1943.
[3] Feyrter 1952.   [4] Hamperl 1950.   [5] Schüller 1961.

basilare Zellschicht dargestellt wird. Abgeändert erscheint das Modell auch in der Niere, in der das Helle-Zellen-Organ vom Epithel der Schaltstücke gebildet wird, dessen endokrine (parakrine) Tätigkeit wohl im wesentlichen auf das basilare Zellgebiet sich beschränkt.

VII. Elektronenoptische Befunde.

Elektronenoptisch weisen die argentaffinen Gelben Zellen (im Duodenum des Meerschweinchens) in ihrem Cytoplasma als vorherrschendes Element spezifische, osmiophile Granula mit verhältnismäßig einheitlicher, mittlerer bis beträchtlicher elektronenoptischer Dichte auf[1], die auch nach Reserpin-Behandlung keine nennenswerten Veränderungen erfahren[2]. Analoge Befunde wurden an den Zellen maligner enteraler Karzinoide neben argentaffinen und fluorescierenden granulären Cytosomen erhoben[3].

Neuerdings wurde in eingehenden Untersuchungen ein sehr wechselndes elektronenmikroskopisches Erscheinungsbild der argentaffinen Zellen in der Magenschleimhaut des Kaninchens beschrieben und nach dem Verhalten der osmiophil-osmiophoben Sekretkörner zwischen granulareichen, granulaarmen und granulafreien oder „leeren" Zellen unterschieden[4].

Die Zellen mit überwiegend osmiophilen Körnern werden als argentaffine, zugleich argyrophile, reichliche Mengen von 5-Hydroxy-Tryptamin enthaltende Elemente gedeutet, die Zellen mit überwiegend osmiophoben Körnern als lediglich argyrophile Elemente mit einem geringeren oder fehlenden 5-Hydroxy-Tryptamin-Gehalt, und die leeren Zellen als nach Auflösung der Körner erschöpfte Elemente. Der Beginn der Granulopoese wird in ein feines Bläschen- und Röhrensystem verlegt, das dem glatten endoplasmatischen Reticulum zugehört[4].

VIII. Der hormonale Wirkstoffgehalt der peripheren endokrinen (parakrinen) Drüsen.

1. Der Wirkstoffgehalt des Gelbe-Zellen-Organs.

Die Aufdeckung des vom Gelbe-Zellen-Organ (= dem enterochromaffinen Zellsystem der italienischen Autoren)[5] gelieferten hormonalen Wirkstoffes in Form des 5-Hydroxy-Tryptamin verdanken wir V. ERSPAMER[6], der den Wirkstoff als *Enteramin* bezeichnete.

Ausgangspunkt der Forschung waren Aceton- und Alkoholextrakte aus der Magenschleimhaut des Kaninchens, die dieselben chemischen Farbreaktionen (Chromreaktion, Diazoreaktion und andere Reaktionen) wie die enterochromaffinen Zellen zeigten und deshalb mit großer Wahrscheinlichkeit dasselbe Di- oder Polyphenolderivat enthielten[7]. Abschließend gelang es, die in der Folge eingehend pharmakologisch überprüfte Substanz Enteramin in reinem Zustand als Pikrat aus Acetonextrakten der hinteren Speicheldrüse von Octopus vulgaris sowie der Haut von Discoglossus pictus zu isolieren und durch chemische Analyse als 5-Hydroxy-Tryptamin klarzustellen[8]. Diese Identifizierung wurde durch die Synthese der Substanz endgültig bewiesen.

Identisch mit dem Enteramin ist das *Serotonin* (RAPPORT, GREEN und PAGE 1948), eine aus Rinderserum isolierte Substanz, welche ihren Namen von der Herkunft aus dem Serum und der pharmakologischen Eigenschaft, isolierte Blutgefäße und Darmstreifen zu kontrahieren, erhielt. Die Aufklärung der Strukturformel des Serotonin als 5-Hydroxy-Tryptamin gelang RAPPORT (1949).

Identisch mit dem Enteramin und Serotonin, also 5-Hydroxy-Tryptamin, ist auch der aus wäßrigen Darmextrakten gewonnene sog. Darmstoff (DS) von VOGT (1954).

---

[1] WETZSTEIN, DOERFLER und SCHWINK 1962, BULLÓN-RAMIREZ, LANGER und SCHULTZ 1960.
[2] DOERFLER, SCHWINK und WETZSTEIN 1963.
[3] LUSE und LACY 1960, LANGER 1961, SCHUMACHER und SCHULZ 1963.
[4] RATZENHOFER 1965.   [5] CIACCIO 1907, VIALLI und ERSPAMER 1933.
[6] ERSPAMER 1954.   [7] VIALLI und ERSPAMER 1937.   [8] ERSPAMER und ASERO 1952.

a) Biochemie des 5-Hydroxy-Tryptamin[1].

5-Hydroxy-Tryptamin leitet sich von der essentiellen heterocyclischen Aminosäure *Tryptophan* her auf dem Wege über die Einführung einer OH-Gruppe in das Tryptophan durch eine Hydroxylase und eine nachfolgende Decarboxylierung des 5-Hydroxy-Tryptophan durch eine Decarboxylase.

$$\text{Indol}-CH_2-CH \cdot NH_2-COOH: \text{Tryptophan}$$

$$HO-\text{Indol}-CH_2-CH \cdot NH_2-COOH: \text{5-Hydroxy-Tryptophan}$$

$$HO-\text{Indol}-CH_2-CH_2NH_2: \text{5-Hydroxy-Tryptamin}$$

$$HO-\text{Indol}-CH_2-COOH: \text{5-Hydroxy-Indolessigsäure}$$

Mit großer Sicherheit wird angenommen, daß die Gelben Zellen das 5-Hydroxy-Tryptamin schon vom Tryptophan aus aufbauen, um es zu speichern oder hämoparakrin auszuscheiden. Im Blutplasma ist es ausschließlich an die Thrombocyten gebunden.

Die 5-Hydroxy-Tryptamin-Bildung in den Gelben Zellen ist bis zu einem gewissen Grad von der Tryptophanzufuhr durch die Nahrung abhängig, kann aber auch durch andere Nahrungseinflüsse (Alkohol) gesteigert werden.

Die wichtigste Form des Abbaues des 5-Hydroxy-Tryptamin führt auf dem Weg über den entsprechenden Aldehyd durch Desaminierung mittels der Monoaminooxydase und nachfolgende Oxydation des Aldehydes durch eine Aldehyddehydrogenase zur *5-Hydroxy-Indolessigäure*, die durch den Harn ausgeschieden wird.

Die besagte Monoaminooxydase findet sich beim Säugetier hauptsächlich in der Leber, reichlich auch in der Lunge, in der Niere und im Darm.

Anmerkung. Zum Aufbau des 5-Hydroxy-Tryptamin wird normalerweise nur etwa 1% der mit der Nahrung zugeführten Tryptophanmenge verwendet. Der größte Teil wird zum Aufbau von Eiweiß benutzt, und dieses im Körper verbrannt. Ein weiterer kleiner Teil des Tryptophan führt durch eine Ringöffnung über das Kynurenin zur Anthranilsäure und schließlich zur Nicotinsäure und deren Amid, einem Vitamin.

Bei Entwicklung großer Mengen karzinoiden Geschwulstgewebes im Körper mit massigem Aufbau und ständiger Ausscheidung von 5-Hydroxy-Tryptamin unter Verbrauch des verfügbaren Tryptophan bis zu 60% kann bei gleichzeitig zu geringem Angebot von Nicotinsäure mit der Nahrung, die endogene Synthese des Nicotinsäureamid unzureichend werden und *pellagröse Krankheitszeichen* (s. S. 395, 403) können die Folge sein.

b) Vorkommen des 5-Hydroxy-Tryptamin[1].

5-Hydroxy-Tryptamin kommt außer in den Gelben Zellen des Magen-Darmschlauches auch noch in anderen Zellen und Geweben, die es gleichfalls bilden, vor, nämlich in den Mastzellen der Ratten und Mäuse, nicht jedoch auch in den

---

[1] Literatur siehe ERSPAMER 1954, HOLTZ 1958, LEMBECK 1955, 1958b und c, 1961a und b, 1962, PAGE 1954.

Mastzellen anderer Tiergattungen bzw. des Menschen, sowie im Gehirn mit Bevorzugung des Hirnstammes, jedoch ohne daß man vorläufig weiß, welche Zellen des Gehirnes den Wirkstoff bilden.

Einen hohen Gehalt an 5-Hydroxy-Tryptamin weist auch die Zirbeldrüse auf, in der es zu *Melatonin* (N-Acetyl-5-Methoxytryptamin) umgebaut wird.

Der 5-Hydroxy-Tryptamingehalt der Thrombocyten erklärt sich durch ihre besondere Fähigkeit zur Bindung des Wirkstoffes, der 5-Hydroxy-Tryptamingehalt der Milz durch die in ihr reichlich enthaltenen Thrombocyten.

c) Freisetzung des 5-Hydroxy-Tryptamin[1].

Eingehend untersucht ist die experimentelle Freisetzung des 5-Hydroxy-Tryptamins aus den Gelben Zellen, Mastzellen und Thrombocyten, sowie aus dem Gehirn durch das Alkaloid Reserpin, einen Indolabkömmling, und ähnlich wirkende Verbindungen[2].

Über den *physiologischen* Mechanismus der Freisetzung des 5-Hydroxy-Tryptamin ist hingegen nur wenig bekannt.

d) Physiologie und Pharmakologie der 5-Hydroxy-Tryptaminwirkung[1].

Die Frage nach der *physiologischen* Bedeutung des 5-Hydroxy-Tryptamin im menschlichen Körper läßt sich heute noch nicht bündig beantworten[1].

Ein Beispiel physiologischer Wirkung des 5-Hydroxy-Tryptamin kennt man bisher nur am Tier. Bei den Amphibien führt der Lichteinfall ins Auge zur Ausschüttung von *Melatonin*, einem Abbauprodukt des 5-Hydroxy-Tryptamin, aus der Zirbeldrüse, in der es gebildet wird, gefolgt von einer Ballung der Melanophoren und damit einem Hellerwerden der Haut.

Wohl aber ist eine Reihe *pharmakologischer*, vornehmlich durch Injektion erzielter Wirkungen des 5-Hydroxy-Tryptamin beim Tier und Menschen bekannt geworden.

5-Hydroxy-Tryptamin führt an isolierten Darmstücken zu einer Kontraktion, bei Injektion in vivo an Tier und Menschen zu einer Steigerung der Motilität des Dünndarmes; wahrscheinlich wirkt es auf die afferenten Receptoren des Peristaltikreflexes[3] und führt eine gewisse Sensibilisierung für die Auslösung dieses Reflexes herbei[4]; zwingend bewiesen erscheint das noch nicht.

Erhöhung des Druckes im Darmlumen führt umgehend zu einer größeren 5-Hydroxy-Tryptaminmenge in der Lichtung[5] unter Verminderung der Gelben Zellen der Schleimhaut, offenbar infolge Abgabe des Wirkstoffes aus den Zellen mit Verlust ihrer histochemischen Erkennungszeichen.

Nach einem experimentellen Strangulationsileus nimmt der 5-Hydroxy-Tryptamingehalt der Wand des Dünndarmes der Ratte deutlich, im Mittel etwas über 50% ab[6].

5-Hydroxy-Tryptamin führt zur Kontraktion der glatten Muskelfasern der Bronchien und zur Dyspnoe. Diese Störung der Atmung erklärt man einerseits durch eine periphere bronchoconstrictorische, andererseits durch eine unmittelbare oder reflektorische Beeinflussung des Atemzentrums.

Injektion von 5-Hydroxy-Tryptamin in die Arteria brachialis hat durch Arteriolenverengung eine Durchflußverminderung und durch gleichzeitige Er-

---

[1] Literatur siehe ERSPAMER 1954, HOLTZ 1958, LEMBECK 1955, 1958b und c, 1961a und b, 1962, PAGE 1954.

[2] SHORE, SILVER und BRODIE 1955, PLETSCHER, SHORE und BRODIE 1955, ZBINDEN, PLETSCHER und STUDER 1957, EDER, MARKUS und LOEWER 1958. 1959,

[3] BÜLBRING und CREMA 1958, BÜLBRING und LIN 1957, 1958, BÜLBRING, LIN und SCHOFIELD 1958.

[4] LEMBECK 1958a.   [5] BÜLBRING und CREMA 1958.   [6] HONUS 1963.

weiterung der Capillaren eine Volumenzunahme des Unterarmes zur Folge, begleitet von einer hellroten bis bläulichen Verfärbung der Haut.

5-Hydroxy-Tryptamin beeinflußt den Blutdruck, beim Menschen eher senkend als steigernd durch unmittelbare oder reflektorische Beeinflussung der glatten Muskulatur der Gefäße und damit der Gefäßweite. Ein Zusammenhang zwischen 5-Hydroxy-Tryptamin und Diuresehemmung erscheint zumindest bei der Ratte möglich, vermutlich durch Kontraktion der Vasa afferentia der Nierenglomerula und Verminderung der glomerulären Filtration. Fraglich bleibt, ob der antidiuretische Effekt durch einen unmittelbaren Angriff des 5-Hydroxy-Tryptamin auf die Niere erzielt wird oder reflektorisch zustande kommt.

Einige Versuchsergebnisse lassen es möglich erscheinen, daß 5-Hydroxy-Tryptamin bei einer Antigen-Antikörperreaktion aus Thrombocyten oder Mastzellen neben Histamin freigesetzt wird und vielleicht zu dem Erscheinungsbild der allergischen Reaktion beiträgt.

Der Uterus der Ratte, der sich im anaphylaktischen Schock kontrahiert, reagiert besonders empfindlich auf 5-Hydroxy-Tryptamin.

Die Frage einer zentralen Wirkung des 5-Hydroxy-Tryptamin als neurohormonaler Wirkstoff mit Vermittlung synaptischer Erregungsübertragungen in teils hemmendem, teils steigerndem Sinne wird derzeit im Tierversuch eingehend erforscht und die Vorstellung, daß der normale Ablauf zentral-nervöser Funktionen auch serotoninergisch[1] gesteuert werde, für wahrscheinlich, jedenfalls für möglich gehalten.

Im Vordergrund der pharmakologischen Wirkung des 5-Hydroxy-Tryptamin steht demnach die mannigfache Beeinflussung der glatten Muskulatur unterschiedlicher Örtlichkeiten.

Vielleicht darf selbst bei der Beteiligung des 5-Hydroxy-Tryptamin an der Regulierung hirnphysiologischer und psychischer Abläufe an die Möglichkeit einer Wirksamkeit durch Angriff auf die Hirngefäße gedacht werden.

Wenn auch die Erkenntnisse hinsichtlich der pharmakologischen Wirkungen des 5-Hydroxy-Tryptamin nicht mit physiologischen Funktionen dieses Wirkstoffes gleichgesetzt werden dürfen, so haben diese Erkenntnisse gleichwohl zum Verständnis der wichtigsten Zeichen des Karzinoidsyndroms beim malignen Karzinoid mit massigen Lebermetastasen und Ausscheidung unphysiologischer Mengen des Wirkstoffes, die den Kreislauf überfluten, erheblich beigetragen.

Im Tierversuch beobachtete und als 5-Hydroxy-Tryptamin-Effekt gewertete Thrombocytose[2] ist beim Menschen nicht obligat[3]. Nierenrindennekrosen sowie Tubulusnekrosen des Hodens, die im Tierversuch erzielt und als ischämisch, durch serotoninbedingte Gefäßkontraktion gedeutet wurden[4], haben bislang im Formenkreis der beim Karzinoid des Menschen gesichteten Befunde kein Gegenstück gefunden.

2. Der Wirkstoffgehalt anderer Helle-Zellen-Organe.

Es ist anzunehmen, zum Teil bereits erwiesen, daß außer dem Gelbe-Zellen-Organ auch noch andere Helle-Zellen-Organe, so das bronchiale Helle-Zellen-Organ, das insuläre Gangorgan, das Helle-Zellen-Organ der Speicheldrüsen 5-Hydroxy-Tryptamin zu liefern vermögen, neben noch sonstigen definierten hormonalen Wirkstoffen. Doch stützen sich beweiskräftige Vorstellungen nicht so sehr auf die Untersuchung von Schleimhautextrakten entsprechend

---

[1] Holtz 1958.
[2] Hedinger und Langemann 1955a, Steiner und Hedinger 1956, Steiner, Siebenmann, Sandri und Hedinger 1957, Huser, Sandri und Hedinger 1959.
[3] Hedinger 1961.   [4] Hedinger und Langemann 1955b, Hedinger 1963.

dem Forschungsweg ERSPAMERs, sondern auf die Untersuchung von Extrakten karzinoider Geschwülste (s. S. 391—394), aus deren Ergebnissen auf die Tätigkeit ihrer zelligen Vorbilder im Mutterboden geschlossen wurde.

Anmerkung. Eine Lücke im Wissen der Morphologie über das gastroenterale Gelbe-Zellen-Organ stellt die Frage nach dem cellulären Sitz der Secretin-Erzeugung im Duodenum dar.

Das *Secretin*[1] gilt als *epitheliogenes* Hormon, das ausschließlich in der Schleimhaut des Duodenums gebildet und auf dem Blutweg ausgeschüttet wird, um die äußere Sekretion der Bauchspeicheldrüse zu regeln. Wenn das Secretin tatsächlich vom Epithel der Duodenal-schleimhaut und ihren mucoiden Brunnerschen Drüsen erzeugt wird, dann kommen hierfür nach allem, was wir bislang über die zellige Beschaffenheit jener Elemente erfahren haben, denen in der Magen-Darmschleimhaut die Hormonproduktion obliegt, weder exokrin- sezer-nierende, noch resorbierende Zellen, sondern nur „mehr an der Basis als an der Lichtung gelegene" Elemente in Frage. Elemente dieser Art sind wie auch sonst im Magen-Darm-schlauch so auch im Duodenum nur in Form der Gelben Zellen bekannt geworden. Da aber das Secretin nur im Duodenum erzeugt wird, müßten demnach die Gelben Zellen dieser Ört-lichkeit von besonderer Beschaffenheit sein. Das könnte vielleicht von den Gelben Zellen der Brunnerschen Drüsen gelten, die dieser Zuordnung eine besondere Funktion verdanken; doch ist diese Vorstellung rein gedanklich und durch morphologische Befunde nicht unter-mauert.

Vielleicht ist in dieser Hinsicht die Überprüfung der besonderen Affinität der Gelben Zellen zum Hämatoxylin, über die berichtet wurde[2], vonnöten, da wir in ungefähren Unter-suchungen den bislang unverbürgten Eindruck hatten, daß diese Affinität den Gelben Zellen des Duodenum in besonderem Maße eigen sei. Eine planmäßige Klarstellung dieser Frage steht noch aus.

IX. Die Geschwulstformen der Helle-Zellen-Organe.

Als typische Geschwulstformen der Helle-Zellen-Organe gelten allgemein 1. das *benigne Karzinoid*, 2. das *sekundär maligne Karzinoid*. Darüber hinaus

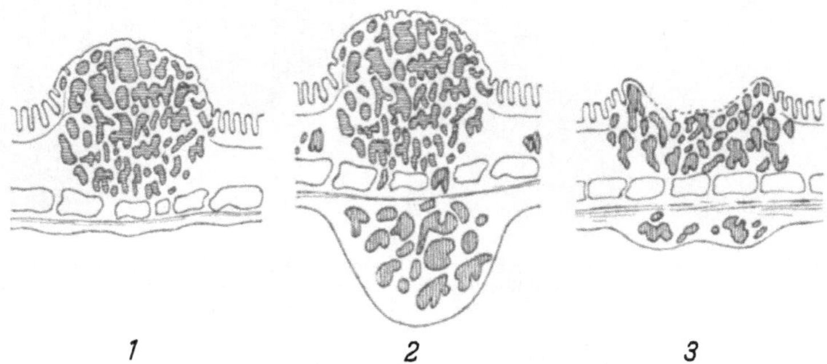

Abb. 16. Die soliden Formen der epithelialen Gewächse des Magens und Darms: *1* Karzinoid. *2* Krebsig ausge-artetes Karzinoid mit Tochterknoten in der Darmwand und im Gekröse. *3* Carcinoma solidum. [FEYRTER: Karzinoid und Karzinom. Ergebn. allg. Path. path. Anat. **29**, S. 453, Abb. 29 b (1934).]

wurde aber schon ehedem die Ansicht vertreten, daß als 3. Geschwulstform der Helle-Zellen-Organe ihre primär maligne geschwulstige Entfaltung in Form des *Carcinoma solidum* anzusehen sei[3] (Abb. 16).

Dabei wäre unter Carcinoma solidum außer der unter diesem Namen lange bekannten Geschwulstform auch die primär maligne Variante eines Karzino-ids mit seinen besonderen gestaltlichen und histochemischen Merkmalen zu verstehen.

Neuere klinische und pharmakodynamische Beobachtungen haben diese An-sicht untermauert (s. S. 408).

BAYLISS und STARLING 1902.   [2] CLARA 1935.   [3] FEYRTER 1934.

X. Das benigne Karzinoid.

1. Das benigne gastroenterale Karzinoid.

Die benignen gastroenteralen Karzinoide bilden, wie sorgfältige planmäßige Untersuchungen an der Leiche[1] zeigten, meist kleine, selten bis kirschgroße, in etwa $^3/_4$ der Fälle nur hirsekorn- bis linsengroße Knoten. In etwa $^3/_4$ der Fälle fanden sie sich in der Einzahl, in $^1/_4$ zu zweit bis multipel (10 bis 40 bis 86 Knoten). Eindeutige Krankheitszeichen stehen zu ihrer Erkennung nicht zur Verfügung. Sie werden erst bei der Leichenöffnung, bzw. zu Lebzeiten der Träger erst bei der Operation, vor allem im Wurmfortsatz, aufgedeckt. Sie liegen in der Magen-Darm-

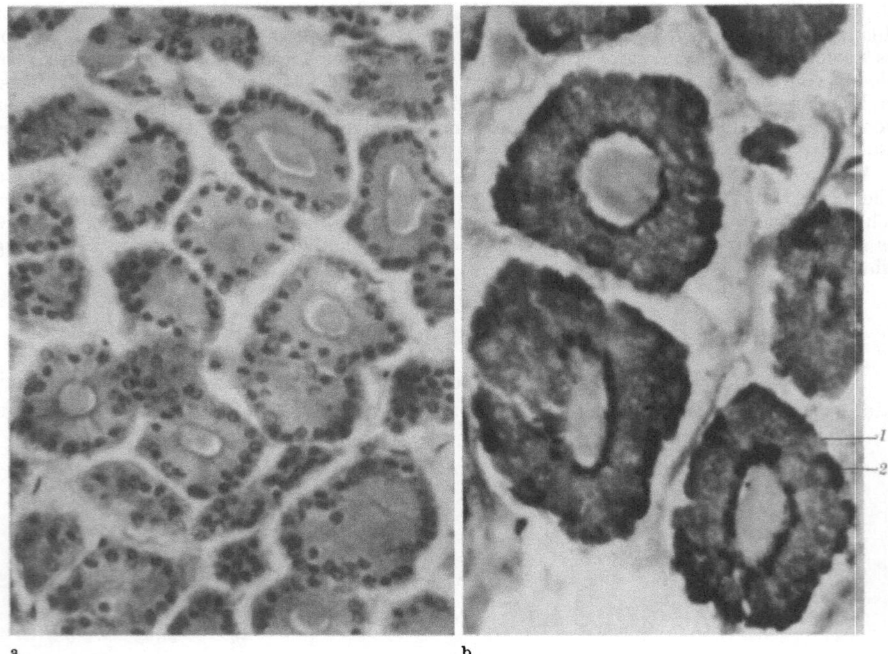

a   b

Abb. 17a u. b. 56jähriger Mann. Benignes Karzinoid des Magens. Formol. Paraffin. Tubuläre Formationen. a Hämatoxylin-Eosin, Vergr. 300fach. b Versilberung nach Bielschowsky-Gros (genormtes Verfahren). Vergr. 770fach. *1* Argyrophobe, *2* argyrophile Zellen.

wand meist mukös-submukös oder submukös, selten, förmlich ektopisch[2], in der Muscularis propria und in der Subserosa. Die Karzinoide des Wurmfortsatzes finden sich oftmals im Zentrum des obliterierten Organes.

Die *histochemischen Eigenschaften* der Elemente des Gelbe-Zellen-Organes (s.S. 347—348) kehren im Geschwulstepithel der gastroenteralen Karzinoide wieder[3]. Die Frage der Argentaffinität und Chromaffinität kann nur an operativem oder an einem vor Ablauf von etwa 6 Std nach dem Tode gewonnenen Untersuchungsgut bündig beantwortet werden[4]. Die Frage der Argyrophilie hingegen läßt sich auch an einem älteren, noch gut erhaltenen Leichenöffnungsgut entscheiden. Unter Beachtung dieser Momente kann man 1. argentaffine und zugleich argyrophile, 2. argyrophile und 3. argyrophobe gastroenterale Karzinoide auseinanderhalten. Die Karzinoide der Appendix sind fast immer argentaffin und zugleich argyrophil; von den Karzinoiden des Jejunoileum scheint das gleiche zu gelten.

---

[1] Feyrter 1934, 1962a, Selberg 1940, siehe u. a. Mariotti 1958, Sluiter 1958.
[2] Feyrter 1939.   [3] Masson 1914, 1924, 1956.   [4] Hamperl 1925, 1927.

Die Karzinoide des Magens[1] (Abb. 17 und 18), des Zwölffingerdarmes[2] (Abb. 19) und des Mastdarmes[3] sind nur selten argentaffin und zugleich argyrophil; meist sind sie nur argyrophil, gegebenenfalls argyrophob oder zumindest äußerst arm an argyrophilen Elementen. Mit diesen Angaben des Schrifttums, die sich allerdings nur zum Teil auf benigne, zum andern Teil auch auf maligne Karzinoide der genannten Örtlichkeiten beziehen, stimmt unsere eigene Erfahrung am Leichenöffnungsgut hinsichtlich der Argyrophilie und Argyrophobie überein.

Bemerkenswert erschien bei Anwendung der Versilberung nach BIELSCHOWSKY-GROS (genormtes Verfahren) die Reihenfolge, in der sich bei der Untersuchung eines argyrophob-argyrophilen, jedoch nicht argentaffinen Karzinoides des Zwölffingerdarmes die unterschiedlichen argyrophilen Zellarten der Örtlichkeit mit dem ausgefällten Silber beschlugen:

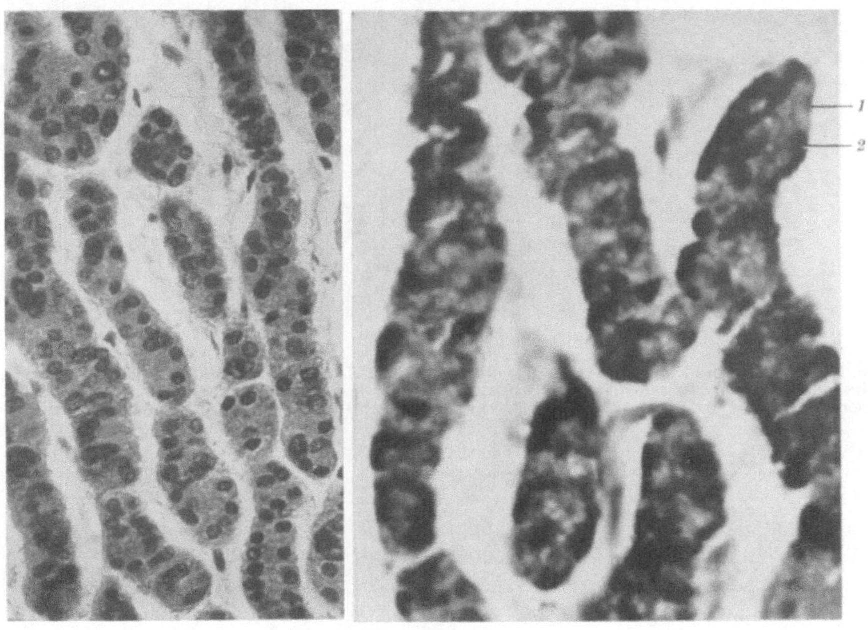

Abb. 18a u. b. 56jähriger Mann. Benignes Karzinoid des Magens. Formol. Paraffin. Solid-trabekuläre Formationen. a Hämatoxylin-Eosin. Vergr. 300fach. b Versilberung nach BIELSCHOWSKY-GROS (genormtes Verfahren). Vergr. 880fach. *1* Argyrophobe, *2* argyrophile Zellen.

nämlich zuerst die Elemente des gastroenteralen Gelbe-Zellen-Organes sowohl im Bereich des Magen-Darmschlauches als auch im Gangbaum der Bauchspeicheldrüse; sodann die A-Zellen des Inselorganes, und zuletzt die argyrophilen Elemente des Karzinoids, dies alles auf einem sauberen argyrophoben Untergrund, dessen Voraussetzung ein wochenlanges Verweilen der Schnitte im 35—40%igem Formaldehyd war.

Man hat vorgeschlagen, die argentaffinen Karzinoide als *reif*, die argyrophilen und die argyrophoben Karzinoide als *unreif* zu bezeichnen[4]. Die Einstellung zu diesem Vorschlag hängt wohl davon ab, wie weit man innerhalb des Gelbe-Zellen-Organes, des zelligen Vorbildes dieser Geschwülste, in den argyrophoben Elementen die Anfangsstufen, in den argyrophilen Elementen die mittlere Stufe und in den argentaffinen Zellen die Endstufe einer von der Natur festgelegten Reifung einer einzigen Zellart erblickt (s. S. 348). Es trifft zu, daß die argentaffinen Karzinoide 5-Hydroxy-Tryptamin erzeugen, die argyrophilen und argyrophoben Karzinoide hingegen nicht. Doch kann das nur als Regel gelten (s. S. 391—394);

---

[1] LATTES und GROSSI 1956. [2] SCAMURA und WILES 1954.
[3] GABRIEL und MORSON 1956. [4] RATZENHOFER 1958, 1964.

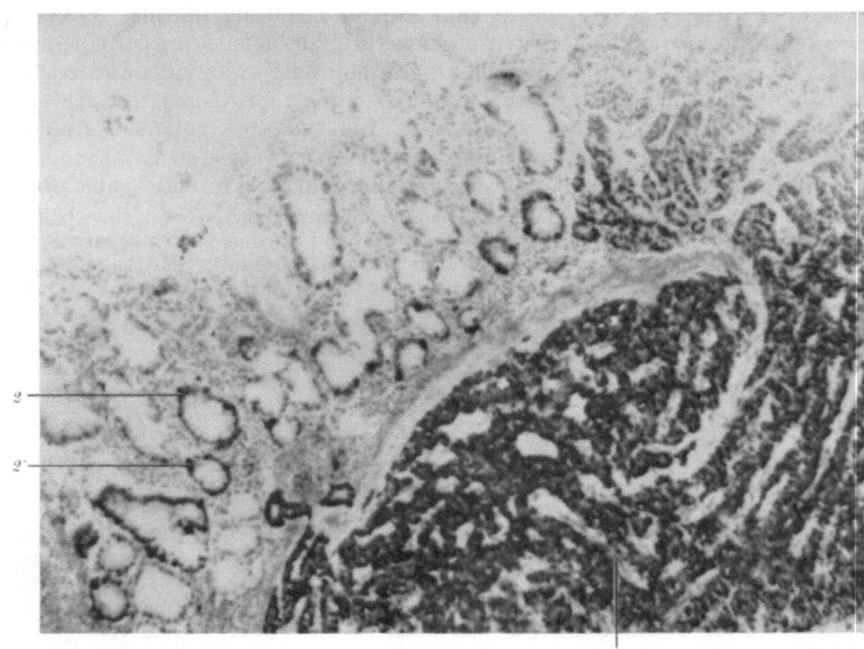

Abb. 19. Karzinoid des Zwölffingerdarmes (*1*) mit argyrophiler Körnelung des Geschwulstgewebes. Argyrophile Zellen in den Krypten des Schleimhautüberzuges, z. B. bei *2*, *2'*. Formol. Versilberung nach BIELSCHOWSKY-GROS (genormtes Verfahren). Vergr. 100fach. [FEYRTER: Langenbecks Arch. klin. Chir. **296**, S. 553, Abb. 5 (1961).]

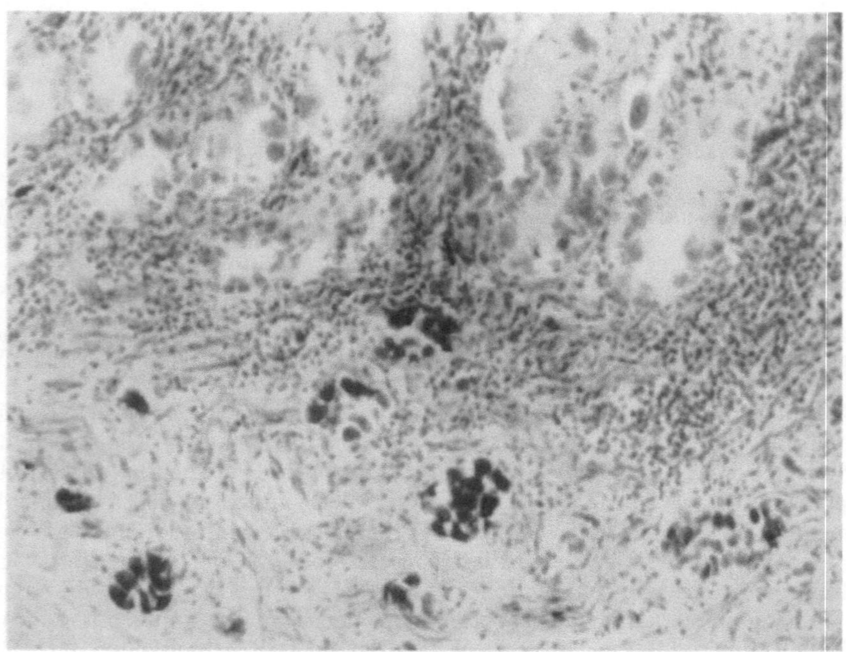

Abb. 20. 47jähriger Mann. Potator. Lebercirrhose. Mikrokarzinoidose des Magens mit verstreuten Nestern argyrophiler und argyrophober Zellen. Formol. Paraffin. Versilberung nach BIELSCHOWSKY-GROS (genormtes Verfahren). Vergr. 200fach.

denn fallweise wurde sogar ein sehr hoher 5-Hydroxy-Tryptamin-Gehalt in nicht-argentaffinem Geschwulstgewebe nachgewiesen.

Das gelegentliche Fehlen von Argentaffinität trotz 5-Hydroxy-Tryptamin-Gehaltes eines karzinoiden Geschwulstgewebes hat man mit der Vorstellung zu beleuchten versucht, daß zum Zustandekommen der argentaffinen Reaktion der Körnelung der Zellen außer dem 5-Hydroxy-Tryptamin noch besondere, bislang unbekannte cytoplasmatische Faktoren vonnöten seien.

Als Rarität wurde eine *Mikrokarzinoidose* des Gelbe-Zellen-Organes im *Magen* beschrieben[1] (Abb. 20), bei der neben zahlreichen in der Mucosa und

Tabelle 1. *Prozentuale Häufigkeit des benignen Karzinoids des Magen-Darmschlauches im Leichenöffnungsgut, getrennt nach Alter und Geschlecht der Träger, errechnet auf Grund von Untersuchungen 1. am Wilhelminenspital, Wien XVI. in den Jahren 1928—1931 (W), 2. am Hanuschkrankenhaus, Wien XIV. in den Jahren 1947—1951 (H_I)*

	Alter in vollen Jahren	Gesamtzahl der untersuchten Fälle			Zahl der Fälle mit Karzinoid			Karzinoidfälle in % der Gesamtzahl		
		W	H_I	$W+H_I$	W	H_I	$W+H_I$	W	H_I	$W+H_I$
♂	0—9	446		446						
	10—19	47		47	1		1	2,13		2,13
	20—29	76	10	86						
	30—39	95	10	105	2		2	2,11		1,9
	40—44	61	19	80	3		3	4,92		3,75
	45—54	197	63	260	3		3	1,52		1,15
	55—64	212	89	301	11	6	17	5,19	6,74	5,65
	65—74	153	97	250	4	7	11	2,61	7,22	4,4
	75—	50	43	93	2	4	6	4	9,3	6,45
Summe		1337	331	1668	26	17	43	1,93	5,14	2,58
♀	0—9	404		404						
	10—19	51		51	1		1	1,96		
	20—29	124	14	138	3		3	2,42		2,17
	30—39	110	10	120	1		1	0,91		0,83
	40—44	61	10	71						
	45—54	175	42	217						
	55—64	201	57	258	4	1	5	1,99	1,75	1,94
	65—74	160	54	214	3	2	5	1,88	3,7	2,34
	75—	68	31	99	1	1	2	1,47	3,22	2,02
Summe		1354	218	1572	13	4	17	0,96	1,83	1,08
♂ + ♀ Summe		2691	549	3240	39	21	60	1,45	3,83	1,85
♂	über 55	415	229	644	17	17	34	4,1	7,42	5,28
♀		429	142	571	8	4	12	1,86	2,82	2,1

Submucosa verstreuten, erst histologisch wahrnehmbaren Nestern karzinoiden Geschwulstgewebes zum Teil auch winzige, mit freiem Auge eben sichtbare Erhabenheiten aufschienen, welche die Grenze zwischen der nur dem bewaffneten Auge begegnenden Mikrokarzinoidose und der mit freiem Auge feststellbaren bekannten Entwicklung zahlreicher Karzinoide förmlich verwischten.

Über die prozentuale Häufigkeit der benignen enteralen Karzinoide im Leichenöffnungsgut, getrennt nach Alter und Geschlecht der Geschwulstträger unterrichtet die Tabelle 1.

Diese von *ein und demselben* Untersucher aufgrund *planmäßiger* und *sorgfältiger* Erhebungen zu verschiedenen Zeiten und an verschiedenen Orten ermittelten Hundertsätze zeigen, daß man nicht mit haarscharfen Zahlen rechnen kann, sondern mit einer ungefähren, wenn auch nicht geringen Einsicht sich zufrieden geben soll. Man soll nicht unterschiedliche, ungleich sorgfältig erhobene

[1] FEYRTER 1959.

Tabelle 2. *Verteilung eines Sammelgutes von 161 benignen gastroenteralen Karzinoiden über den Magen-Darmschlauch, getrennt nach Herkunft des Sammelgutes und getrennt nach dem Geschlecht der Geschwulstträger.*

| | ♂ | | | | | | | | | | | ♀ | | | | | | | | | | |
| | Gesamtzahl | V | | D | | JJ | | A | | R | | Gesamtzahl | V | | D | | JJ | | A | | R | |
		Z	%	Z	%	Z	%	Z	%	Z	%		Z	%	Z	%	Z	%	Z	%	Z	%
I	26			1	3,85	24	92,3			1	3,85	13					7	53,85	4	30,77	2	15,38
II	17					16	94,1			1	5,9	4					4	100				
III	16	1	6,25			13	81,25	1	6,25	1	6,25	3			1	33,33	2	66,67				
I—III	59	1	1,69	1	1,69	53	89,83	1	1,69	3	5,08	20			1	5	13	65	4	20	2	10
IV	57	1	1,75	2	3,51	49	85,97	1	1,75	4	7	25	1	4	2	8	19	76	2	8	1	4
I—IV	116	2	1,73	3	2,59	102	87,93	2	1,73	7	6,03	45	1	2,22	3	6,67	32	71,11	6	13,33	3	6,67
♂+♀	161	3	1,86	6	3,72	134	83,17	8	4,97	10	6,21											

I, II Persönliches planmäßig und fortlaufend gewonnenes Untersuchungsgut (Wilhelminenspital Wien XVI, 1928—1931; Hanuschkrankenhaus Wien XIV, 1947—1951). III Gleichfalls planmäßig und fortlaufend gewonnenes Untersuchungsgut (Hanuschkrankenhaus Wien XIV, 1951—1961; Vorstand: Prof. Dr. Piringer-Kuchinka). IV Sammelgut aus 12 Instituten (bisher nicht veröffentlicht). V = Magen, D = Zwölffingerdarm, JJ = Leer- und Krummdarm, A = Wurmfortsatz, R = Mastdarm, Z = Zahl der Fälle (vgl. F. Feyrter, Med. Welt 1962, 912, Tabelle 1).

zahlenmäßige Befunde im Schrifttum gegeneinander ausspielen, die ja doch nie völlig frei vom Fehler der kleinen Zahl erscheinen, so wie das in Tabelle 1 ausgewiesene Untersuchungsgut auch. Alles in allem erweist sich das männliche Geschlecht vom gastroenteralen benignen Karzinoid so wie bei vielen anderen epithelialen Geschwulsttypen im allgemeinen stärker befallen als das weibliche Geschlecht, mit Ausnahme des Appendixkarzinoids, mit dem das weibliche Geschlecht in höherem Maße belastet erscheint.

Der Tatbestand einer regionären Häufung benigner Karzinoide, zum Beispiel im Ileum, und eines ungewöhnlich seltenen Vorkommens dieses Geschwulsttyps in anderen Regionen des Magen-Darmschlauches, zum Beispiel im Grimmdarm, wirft ein Problem auf, das sich nur in Zusammenarbeit von Morphologie, Physiologie und Klinik bearbeiten läßt, nämlich im Sinne der Frage, welche stimulierenden regionären Faktoren es sind, die ein im Magen-Darmschlauch ubiquitäres Zellsystem in seiner Lebenstätigkeit regionär derart stören, daß es mit geschwulstiger Entfaltung antwortet.

Die Frage, *in welcher relativen Häufigkeit die einzelnen Strecken des Magen-Darmschlauches vom benignen Karzinoid befallen werden,* verdient deshalb soweit möglich eine subtilere zahlenmäßige Beleuchtung.

Man beleuchtet die Frage in der Regel durch die Angabe der Hundertsätze, in denen von den Fällen eines Untersuchungsgutes benigner gastroenteraler Karzinoide die einzelnen Strecken des Magen-Darmschlauches im Verhältnis zueinander betroffen erscheinen[1].

In Tabelle 2 handelt es sich um ein Sammelgut, aufgegliedert nach seiner Herkunft, in dem I und II ein persönliches, planmäßig und fortlaufend gesammeltes

---

[1] Feyrter 1962a.

Untersuchungsgut, III ein anderenorts gleichfalls planmäßig und fortlaufend gesammeltes Untersuchungsgut, IV hingegen ein weder planmäßig noch fortlaufend gewonnenes (unveröffentlichtes) Untersuchungsgut aus eigenen und 12 fremden Instituten darstellen. Aus der Übersicht geht hervor, daß wie bekannt zweifelsohne der Leer- und Krummdarm, vor allem der Krummdarm, am stärksten befallen erscheinen. Aus dem Gesamtgut ginge hervor, daß in der Häufigkeitsreihe des Befalles Mastdarm, Wurmfortsatz, Zwölffingerdarm und Magen folgen. Bei der Aufteilung des Gesamtgutes nach dem Geschlecht der Geschwulstträger ergeben sich Unterschiede zwischen Mann und Frau, insofern beim Manne in der Häufigkeitsreihe auf das Jejuno-Ileum das Rectum, bei der Frau hingegen die Appendix folgt. Bei der Aufgliederung des Gesamtgutes nach der Herkunft ergeben sich abgesehen davon, daß das Jejuno-Ileum stets an der Spitze liegt, hinsichtlich der anderen Abschnitte des Magen-Darmschlauches, auch im planmäßigen und sorgfältig gesammelten Untersuchungsgut, zahlenmäßige Unterschiede, die man nicht gegeneinander ausspielen darf. Sie leiden am Fehler der kleinen Zahl, erlauben kein bündiges Urteil über die Reihenfolge und erlauben nur die Annahme gewisser Wahrscheinlichkeiten. Es scheint danach, daß der Mastdarm beim Mann auf das Jejuno-Ileum folgt, der Wurmfortsatz hingegen bei der Frau; dies umsomehr, als in den höheren Altersstufen des Untersuchungsgutes mit einer kaum genauer bestimmbaren Anzahl von Fällen nach stattgehabter operativer Entfernung eines Wurmfortsatzkarzinoides zu rechnen ist.

Der ungewöhnlich hohe Hundertsatz (30,77%) des relativen Wurmfortsatzbefalles beim weiblichen Geschlecht des Untersuchungsgutes I erklärt sich vermutlich daraus, daß in diesem, ganz anders als im Untersuchungsgut II und III, fast 600 0 bis 20jährige vertreten waren, die drei Karzinoide des Wurmfortsatzes aufwiesen.

In einem planmäßig und fortlaufend *histologisch* überprüften Untersuchungsgut von 1500 operativ entfernten Wurmfortsätzen fanden sich bei etwa 700 bis 34jährigen Patienten weiblichen Geschlechtes gleichfalls drei Fälle von Karzinoid. Insgesamt wies dieses Untersuchungsgut jenseits des 15. Lebensjahres beim weiblichen Geschlecht fünf Karzinoide (5:591 = 0,85%),beim männlichen Geschlecht hingegen nur ein Karzinoid (1:448 = 0,22%) auf[1].

Passender und aufschlußreicher ist die Beleuchtung der Frage nach der relativen Häufigkeit des Karzinoidbefalles der einzelnen Strecken des Magen-Darmschlauches mittels des Nachweises, in welchem Hundertsatz dies getrennt nach Alter und Geschlecht erfolgt (Tabelle 3). Aus der Tabelle verdienen als bemerkenswert die zahlenmäßigen Hinweise auf die prozentuale Häufigkeit des *Appendix*karzinoids und des *Ileum*karzinoids hervorgehoben zu werden.

Danach tritt das Appendixkarzinoid im Untersuchungsgut lediglich bei der Frau hervor, insgesamt in (4:1572 =) 0,25%.

Erinnert sei in diesem Zusammenhang (s. o.), daß sich in einem Untersuchungsgut von 1500 fortlaufend *histologisch* untersuchten *operativ* gewonnenen Wurmfortsätzen das Appendixkarzinoid beim weiblichen Geschlecht zumindest $1^1/_2$—3mal so häufig wie beim männlichen Geschlecht vorfand (0—34jährige: ♂ 1:665 = 0,15%; ♀ 3:697 = 0,43%; über 35jährige: ♂ 0:106; ♀ 2:132 = 1,52%).

Das *Ileumkarzinoid* entwickelt sich jenseits des 30. Lebensjahres (s. Tabelle 3) *beim Manne 3—4mal so häufig wie bei der Frau* (W: 3,13:0,77 = 1:0,24; H_I: 4,98:1,96 = 1:0,4).

Die Häufigkeit der malignen Ausartung der zunächst benignen gastroenteralen Karzinoide beträgt unter Zugrundelegung von Ermittlungen bei der Leichenöffnung nur einige Prozent.

In einem eigenen, fortlaufend und sorgfältig gemusterten Untersuchungsgut (W, H_I, s. Tabelle 1) fand sich unter 60 Fällen nur 1 Fall von malignem Karzinoid (Ileum), das ist in 1,67%. In einem anderen, gleichfalls fortlaufend und sorgfältig gemusterten Untersuchungsgut (III, s. Tabelle 2) begegneten allerdings unter 19 Fällen 2 Fälle von malignem Karzinoid

---

[1] FEYRTER 1934.

Tabelle 3. *Prozentuelle Häufigkeit der benignen gastroenteralen Karzinoide, bezogen auf eine Gesamtzahl von 3240 planmäßig und sorgfältig durchgeführten Leichenöffnungen, getrennt nach den einzelnen Abschnitten des Magen-Darmschlauches, sowie dem Alter und Geschlecht der Geschwulstträger.*

		Alter in Jahren										
		0—29						30 bis über 80				
		♂			♀			♂			♀	
		Gesamtzahl der Fälle	Zahl der Fälle mit Karzinoid	%	Gesamtzahl der Fälle	Zahl der Fälle mit Karzinoid	%	Gesamtzahl der Fälle	Zahl der Fälle mit Karzinoid	%	Gesamtzahl der Fälle	Zahl der Fälle mit Karzinoid	%
Magen	W	569	—	—	579	—	—	768	—	—	775	—	—
	H_I	10	—	—	14	—	—	321	—	—	204	—	—
Zwölffingerdarm	W	569	—	—	579	—	—	768	1	0,13	775	—	—
	H_I	10	—	—	14	—	—	321	—	—	204	—	—
Leer- und Krummdarm	W	569	—	—	579	1	0,17	768	24	3,13	775	6	0,77
	H_I	10	—	—	14	—	—	321	16	4,98	204	4	1,96
Wurmfortsatz	W	569	—	—	579	3	0,52	768	—	—	775	1	0,13
	H_I	10	—	—	14	—	—	321	—	—	204	—	—
Mastdarm	W	569	1	0,18	579	—	—	768	—	—	775	2	0,26
	H_I	10	—	—	14	—	—	321	1	0,31	204	—	—
Summe		579			593			1089			979		

W = Wilhelminenspital, Wien XVI aus 1928—1931. H_I = Hanuschkrankenhaus, Wien XIV aus 1947—1951.

(Ileum, Meckelsches Divertikel), das ist in 10,53%; die beiden Fälle wurden freilich in den Jahren 1957 und 1958 gesichtet, zu einer Zeit also, in der das sog. Karzinoidsyndrom (s. S. 401) bereits in weiten ärztlichen Kreisen bekannt war und die Beeinflussung der Zusammensetzung des Krankengutes auf den Inneren und Chirurgischen Abteilungen durch die Anziehungskraft einschlägiger Fälle vielleicht einige Berücksichtigung verdient. Für das gesamte planmäßige Untersuchungsgut beträgt der Hundertsatz (3:79 =) 3,80%.

Auf die Karzinoide des *Ileum* beschränkt lauten die entsprechenden Hundertsätze (1:51 =) 1,96%, (2:15 =) 13,33%, Gesamt (3:66 =) 4,55%.

Für ein Leichenöffnungsgut von 21 000 Sektionen zweier großer Prosekturen [Wilhelminenspital, Wien XVI (1922—1930); Pathologisches Institut der Universität Wien (1924—1933)], in dem sich drei Fälle von maligne ausgeartetem Ileumkarzinoid fanden, wurden seinerzeit[1] unter Zugrundelegen der in Tabelle 2 (Feyrter 1934, l. c. S. 318) nachgewiesenen, auf planmäßige Untersuchung durch 3 Jahre hindurch [Wilhelminenspital, Wien XVI (1928 bis 1930)] gestützten prozentualen Häufigkeit des benignen Ileumkarzinoides ein virtuelles Vorkommen von insgesamt 336 Ileumkarzinoiden, und aus beiden Ansätzen (Prämissen) eine prozentuale Häufigkeit der malignen Ausartung von 1,25%, bzw. von 0,78%, insgesamt von 0,89% errechnet.

Es bleibe dahingestellt, welcher von diesen Hundertsätzen (0,78—3,80%) der Wahrheit am nächsten kommt, und ob diese Zahlen in der Folgezeit aus dem oben angegebenen, für möglich gehaltenen Grund vielleicht steigen werden.

Vorerst wird der Pathologe auf Grund seiner Erfahrung am Leichenöffnungsgut im Zusammenhalt mit seiner

---

[1] Feyrter 1934.

Erfahrung am eingesandten operativen Gut sich zur Aussage verstehen, daß die maligne Ausartung des Ileumkarzinoids, des weitaus häufigsten unter den gastroenteralen Karzinoiden, in nur einigen Prozenten statthat. Für ihn ist das enterale Karzinoid keine semimaligne (zur Hälfte bösartige) Geschwulst, sondern höchstens eine insidiöse[1], im Einzelfall zwar unberechenbare, im zahlenmäßigen Ganzen jedoch wenig belangreiche Geschwulst. Diese Aussage ist biologisch-theoretisch von Interesse und Gewicht.

Praktisch von Gewicht hingegen sind die durchaus anderslautenden Aussagen von seiten der *Internisten* und *Chirurgen,* die neuerdings wiederholt gemacht wurden und dahingehen, daß das *Ileum*karzinoid, dem *sie* in ihrer ärztlichen Tätigkeit begegnen, sich so gut wie immer maligne erweise. Diese Aussage ist an sich zweifelsohne richtig, solange Beziehungen zwischen dem benignen gastroenteralen Karzinoid und der endokrin-nervösen Enteropathie nicht anerkannt oder zumindest bezweifelt werden, und es ja in der Tat vorerst nicht möglich erscheint, auf Grund von Krankheitszeichen ein benignes gastroenterales Karzinoid zu Lebzeiten des Trägers zu diagnostizieren. Erst wenn das enterale Karzinoid, vor allem das Ileumkarzinoid, infolge maligner Ausartung Metastasen insbesondere in der Leber setzt, bietet es sich dem Inneren Mediziner faßbar als Durchfalls- und Herzkrankheit, in einem Teil der Fälle sogar unter dem sehr eindrucksvollen Bilde des sog. Karzinoidsyndroms an, und dem Chirurgen zeigt es sich als faßbare Krankheit in Form eines Ileus oder Subileus erst dann, wenn es infolge maligner Ausartung zu gesteigerter scirrhöser Schrumpfung mit nachfolgender Einengung der Darmlichtung führt, wobei in solchen Fällen die regionären Lymphdrüsen oder darüber hinaus die Leber, fallweise auch noch andere fernab gelegene Organe, von metastatisch angesiedeltem Geschwulstgewebe befallen erscheinen.

Erstaunlich ist in Fällen mit Lebermetastasen oder anderen Metastasen wiederholt das Überleben des Kranken auf viele Jahre, auch Jahrzehnte hin, woferne nur die Darmstenose durch Ausschneidung operativ entfernt wurde[2].

Hinsichtlich des *Appendix*karzinoids deckt sich die Erfahrung des Pathologen mit jener des Chirurgen, nach der es äußerst selten[3] in maligner Ausartung begegnet.

Die Ansicht der Kliniker, daß sich diese Seltenheit ausschließlich durch frühzeitige operative Entfernung der von einem benignen Karzinoid befallenen Appendices erklärte, leuchtet nicht recht ein. Ein gewisser Teil der operativ entfernten Appendixkarzinoide gehört älteren Leuten an, und in einem Sammelgut (s. Tabelle 3) fand sich in der Leiche die Hälfte der Appendixkarzinoide jenseits des 60. Lebensjahres.

Die Frage, ob die Träger *mehrfacher bis multipler* (zahlreicher) benigner enteraler Karzinoide hinsichtlich einer malignen Ausartung *stärker* gefährdet seien als die Träger singulärer solcher Geschwülste, wurde im Schrifttum verneint[4]. In einem eigenen unveröffentlichten Register von 33 Sektionen maligner enteraler Karzinoide, das aus einer Reihe von Instituten stammt, beträgt das Verhältnis 18:15 = 1,2:1; bei dieser Art der Betrachtung ergäbe sich in der Tat kein bemerkenswerter Unterschied. Schränkt man jedoch die Beantwortung der Frage in diesem Sammelgut passender auf jene beteiligten Institute ein, die neben den malignen Fällen vollzählig auch die benignen ausweisen, ergibt sich ein anderes Bild: unter 65 Fällen mit mehrfachen bis multiplen Gewächsen zeigen 11 Fälle maligne Ausartung, das ist in 16,92%; unter 114 Fällen mit singulären Geschwülsten zeigen jedoch nur 8 Fälle maligne Ausartung, das ist in 7,02%. Das Verhältnis ist also 2,4:1. Dabei sind die Fälle mit ausgesprochener Multiplizität (10 Knoten und mehr) unter den malignen Fällen im Verhältnis um ein mehrfaches häufiger als unter den benignen Fällen (36,84%:8,15%); das Verhältnis ist demnach 4,5:1.

---

[1] Süssmann 1959.
[2] Dockerty 1955, Williams 1960.
[3] Wenzl 1962.
[4] Bretschger 1938.

2. Das benigne bronchiale (bronchopulmonale) Karzinoid.
Die bronchiale (bronchopulmonale) Mikrokarzinoidose.

Bei der Betrachtung mit freiem Auge zeigt das bronchiale (bronchopulmonale) Karzinoid gewöhnlich die Form eines runden mehr oder weniger scharf begrenzten Knotens. Liegt es in der Wand des Bronchialbaumes, tritt es hügelig-polypös in die Lichtung vor; im Grenzbereich der Bronchiolen und des eigentlichen Lungengewebes entwickelte Karzinoide muten an, als lägen sie mitten im Lungenparenchym. Histologisch zeigen sie den gleichen solid-plexiformen

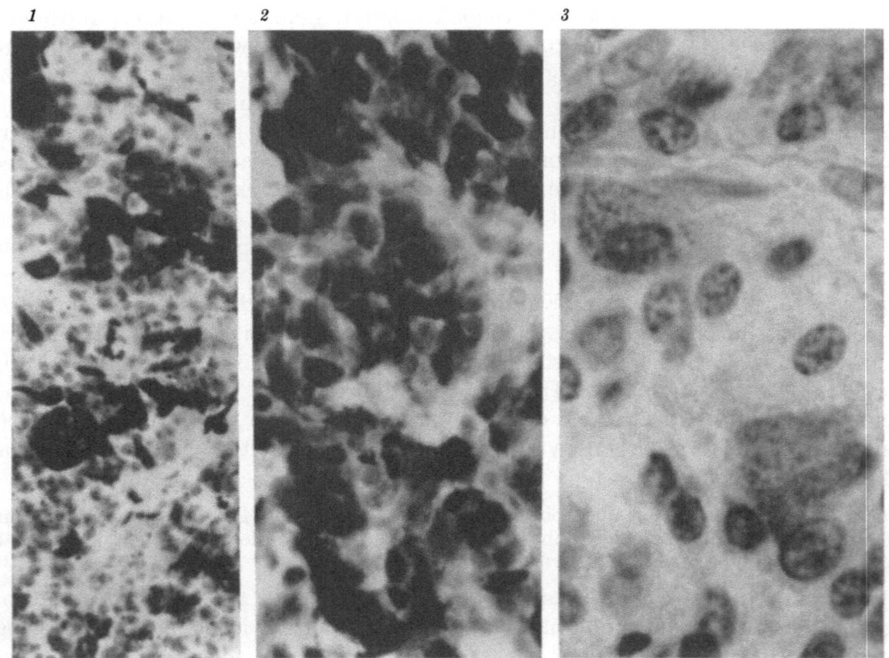

Abb. 21. Bronchuskarzinoid. *1* Argentaffinität, *2* Argyrophilie, *3* positive Diazoreaktion des Geschwulstepithels. Operatives Untersuchungsgut. Formol. Paraffin. *1* Versilberung nach MASSON-HAMPERL, *2* Versilberung nach BIELSCHOWSKY-GROS (genormtes Verfahren). (FEYRTER, HERTTING u. HORNYKIEWICZ: Wien. klin. Wschr. **1959**, 317.)

karzinoiden Baustil wie das gastroenterale Karzinoid. Das Geschwulstgewebe ist in der Regel argyrophil gekörnt[1], fallweise kann es jedoch recht reichliche Formationen mit Argentaffinität, Chromaffinität, positiver Diazoreaktion und Fluorescenz aufweisen[2] (Abb. 21).

In solchen Fällen wurde 5-Hydroxy-Tryptamin im Geschwulstextrakt nachgewiesen[3, 4], in einem der Fälle neben 5-Hydroxy-Tryptamin (200 γ/g Frischgewicht) auch Katecholamine (2 γ/g Adrenalin, 0,25 γ/g Noradrenalin) und Ascorbinsäure (100—200 γ/g)[4]. Gelegentlich wurde auch 5-Hydroxy-Tryptophan nachgewiesen[5].

Das bronchiale (bronchopulmonale) Karzinoid stellt eine *blastomatöse* Entfaltung des bronchialen Helle-Zellen-Organes dar. Daneben zeigt dieses Organ

---

[1] FEYRTER 1951d, HAMPERL 1951, GANDOLFI 1959.
[2] HOLLEY 1946, TEMME 1958, WILLIAMS und AZZOPARDI 1960, FEYRTER, HERTTING und HORNYKIEWICZ 1959.
[3] DOCKERTY, McGOON, FONTANA und SCUDAMORE 1958.
[4] FEYRTER, HERTTING und HORNYKIEWICZ 1959.
[5] LEMBECK, LEICHT, MÖBIUS und ZUBER 1963.

verhältnismäßig selten, aber doch häufiger als das gastroenterale Helle-Zellen-Organ (s. S. 369), auch eine eigenartige *hyperplasiogene*, mit freiem Auge nicht wahrnehmbare Entfaltung in Form winziger karzinoider Gebilde, die sich verstreut über den Bronchialbaum in seiner Wandung entwickeln; sie muten an wie eine Kleinstausgabe (Miniatur) der vom gastroenteralen Karzinoid her geläufigen Erscheinung der Entwicklung zahlreicher blastomatöser karzinoider Knoten. Man hat den Befund als bronchiale (bronchopulmonale) *Mikrokarzinoidose*

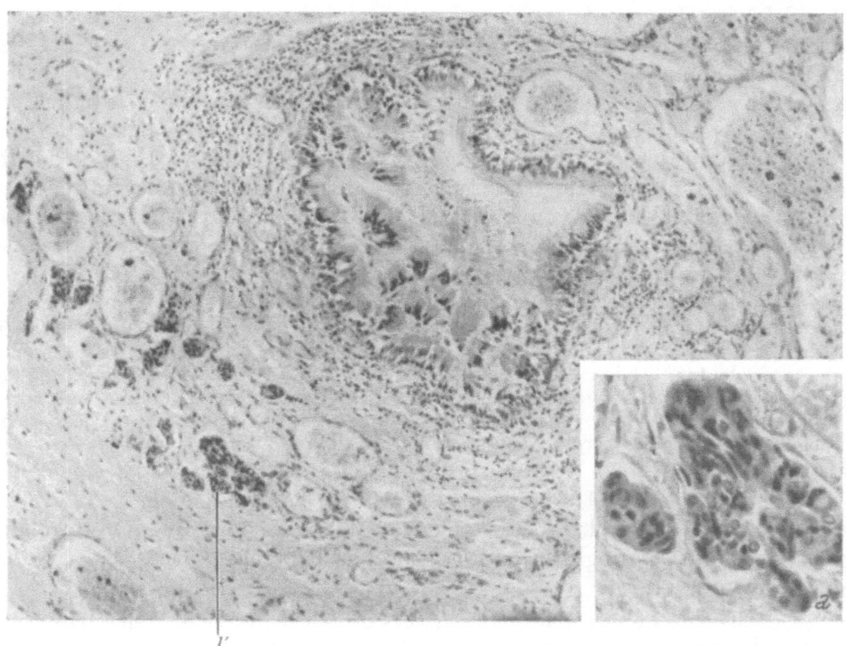

Abb. 22. 67jähriger Mann. Emphysem. Bronchopneumonie. Formol. Paraffin. Hämatoxylin-Eosin. Vergr. 100fach. Bronchiale Mikrokarzinoidose mit Nestern des in die Tiefe der Bronchialwand endophytisch abgesproßten bronchialen Helle-Zellen-Organes, z. B. bei *1, 1'*. Die Stelle *1'* bei 330facher Vergrößerung in *a* wiedergegeben. [FEYRTER: Wien. klin. Wschr. **22**, S. 386, Abb. 2 (1960).]

(Abb. 22) bezeichnet[1], und die winzigen karzinoiden Nester im Angelsächsischen Schrifttum *tumorlets*[2] benannt.

Ein erhöhter Zinkgehalt ist so wie in enteralen Karzinoiden, so auch in einem bronchialen Karzinoid (935 γ/g Trockengewicht) nachgewiesen worden[3].

Es versteht sich, daß all diesen pathischen Geschehnissen ursächlich ein abwegiger bis krankhafter stimulierender Reiz zugrunde liegt, der die Elemente der Helle-Zellen-Organe trifft und zur zelligen Wucherung hyperplasiogener oder blastomatöser Natur treibt, offenbar als Ausdruck dafür, daß ein im Rahmen des Regulationsgeschehens eingetretenes Verlangen nach erhöhter Wirkstofferzeugung nur in Form hyperplasiogener oder blastomatöser Entfaltung der wirkstoffliefernden Elemente erfüllt werden könne, unbeschadet einer möglichen Minderwertigkeit ihrer stofflichen Erzeugnisse.

Man hat das beim Menschen vielfach zu beobachtende Phänomen, daß ein stimulierender hyperplasiogener bis blastomatöser Reiz ein weithin flächenhaft ausgebreitetes Zellsystem zur singulären blastomatösen Entwicklung sozusagen auf weiter Flur bringt, als „Rätsel des Herdförmigen" bezeichnet. Dergestalt betrachtet, müßte man das Phänomen der Entwicklung multipler Karzinoide als leichter verständlich, und die Mikrokarzinoidose fast als selbst-

---

[1] HAMPERL 1952, FEYRTER 1960.   [2] WHITWELL 1955.
[3] WEITZEL, ROESTER, BUDDECK und STRECKER 1956, FEYRTER 1956.

verständlich empfinden. Aber das alltägliche Phänomen des Herdförmigen ist damit seines Rätsels nicht entkleidet und bleibt der Mittelpunkt des Problems.

Hinsichtlich der Verteilung der bronchialen (bronchopulmonalen) Karzinoide über die Lunge scheint eine besondere regionäre Häufung nicht zu bestehen.

Über die reine (absolute) Häufigkeit des benignen bronchialen Karzinoids liegen keine brauchbaren zahlenmäßigen Angaben vor mangels einer planmäßigen und sorgfältigen Musterung der Lunge bei der Leichenöffnung auf solche Geschwülste im Gegensatz zur stattgehabten planmäßigen und sorgfältigen Musterung der Magen-Darmschleimhaut auf Karzinoide bei der Leichenöffnung. Ungeklärt ist demnach, in welcher prozentualen Häufigkeit zunächst okkulte bronchiale Karzinoide klinisch manifest werden. Wir verfügen lediglich über eine gewisse Kenntnis darüber, wie viele Fälle im Laufe der Jahrzehnte im Schrifttum mitgeteilt wurden (342 Fälle in der Zeit von 1882 bis 1954[1]), sowie darüber, wie oft an Kliniken mit einer Abteilung für Lungenchirurgie innerhalb eines bestimmten Zeitraumes Fälle von bronchialem Karzinoid zur Behandlung kamen, und wie oft hierbei die Geschwulst bereits sekundär maligne ausgeartet war.

Eine einschlägige Angabe lautet z. B.: Innerhalb von 7 Jahren 25 Fälle von bronchialem Karzinoid, hierunter 2 Fälle mit sekundärer maligner Ausartung[2].

Aber solche Kliniken wirken offenbar wie Magneten und verdunkeln irgendwie die Tatsache, daß die bronchialen Karzinoide in einem allgemeinen Krankengut ausgesprochene Seltenheiten bedeuten. Anders ist nicht gut zu verstehen, daß Pathologen in jahrzehntelanger Tätigkeit an großen Instituten in Krankenhäusern mit großen medizinischen Abteilungen, auch mit großen besonderen Abteilungen für Lungenkranke (Tuberkulose), jedoch ohne Abteilungen für Lungenchirurgie, niemals einen Fall von bronchialem Karzinoid zu beobachten Gelegenheit fanden.

Die primär maligne blastomatöse Entfaltung des bronchialen Helle-Zellen-Organes in Form der plexiform-soliden simplen, epidermoiden und pflasterzelligen Carcinome ist ungleich häufiger als das benigne und sekundär maligne bronchiale Karzinoid.

Im Gegensatz zum Bronchuscarcinom zeigt das bronchiale Karzinoid keine Bevorzugung eines der beiden Geschlechter, und tritt, gleichfalls im Gegensatz zum Bronchuscarcinom, überwiegend vor dem 50. Lebensjahr klinisch in Erscheinung, verhältnismäßig oft schon in jungen Jahren[3].

Anders liegen wie dargetan (s. S. 370) hinsichtlich der Bevorzugung eines der beiden Geschlechter die Verhältnisse bei der blastomatösen Entfaltung des Gelbe-Zellen-Organes zum Karzinoid, wenigstens im Ileum ($\vartheta > \varphi$) und in der Appendix ($\vartheta < \varphi$).

Dem Begriff des bronchialen Karzinoids ist der Begriff des *bronchialen Adenomes* übergeordnet. Dessen drei Typen, die sich bei der Betrachtung mit freiem Auge nur selten unterscheiden lassen, sind 1. das bronchiale Karzinoid[4], 2. das bronchiale Cylindrom[4], 3. das bronchiale mucipare Adenom (= der sog. Mucoepidermoidtumor[5]). Das bronchiale Cylindrom ist nur eine besondere Erscheinungsform des bronchialen Karzinoids, gekennzeichnet durch schleimige Verquellung des intercellulären Interstitium ohne schleimige Histolyse mit Entwicklung klobig-knorriger zylindrischer Figuren.

Das zahlenmäßige Verhältnis zwischen bronchialem Karzinoid und bronchialem Cylindrom ist mit 5:1[6], bzw. 9:1[7] errechnet worden.

Der Mucoepidermoidtumor besteht sowohl aus drüsigen Formationen mit reichlich Schleimzellen als auch aus soliden Formationen mit bei einfacher Kern-Plasmafärbung indifferenten, epidermoiden und pflasterzelligen Elementen; den drüsigen Formationen liegt die geschwulstige Entfaltung exokrinen Epithels, den

---

[1] Jaeger 1954.   [2] Kugel und Lüdeke 1956.   [3] Kähler und Heilmeyer 1961.
[4] Hamperl 1937.   [5] Womack und Graham 1938.   [6] Jaeger 1954.
[7] Rothe und Kläring 1955.

soliden Formationen die geschwulstige Entfaltung des bronchialen endo-para-krinen Helle-Zellen-Organes zugrunde, wie vor allem die kennzeichnende argyrophile Körnelung der Elemente der soliden Formationen beweist[1]. Der bronchiale Mucoepidermoidtumor stellt demnach, ebenso wie der Mucoepidermoidtumor der Schleim-, Speichel- und Tränendrüsen, eine exo-endokrine, heterogene Geschwulsttype dar; andere erklären ihn für eine rein exokrine metaplasierende Geschwulsttype[2].

Der Sammelname Adenom für die genannten drei epithelialen Geschwulsttypen des Bronchialbaumes ist freilich nur mit Vorbehalt zu verstehen. Es handelt sich nicht um verläßlich gutartige, sondern um mehr oder weniger insidiöse (unberechenbare) Geschwulstarten, bei denen der katastrophale Ausgang des pathischen Geschehens auf Grund zahlenmäßig gesammelter Erfahrungen für eine mehr oder weniger große Anzahl von Fällen, insbesondere beim Cylindrom[3] zu befürchten bleibt.

3. Das Karzinoid des insulären Gangorganes.

Als Karzinoide des insulären Gangorganes (Abb. 23) wurden knotenförmige, erst histologisch wahrnehmbare, mehr hyperplasiogene als blastomatöse epitheliale Formationen von plexiform-solidem, karzinoidem Aufbau im Bereich der Papillae duodenales beschrieben, die sich aus argyrophoben Elementen ohne β-Granulation und aus argyrophilen Elementen ohne α-Granulation zusammensetzten, also ihr Vorbild nicht in den Zellen der Langerhansschen Inseln, sondern vielmehr in den Zellen des Gelbe-Zellen-Organes der Magen-Darmschleimhaut (s. S. 355) hatten.

Es versteht sich, daß man bei einem solid-plexiform gefügten epithelialen Gewächs mit karzinoidem Baustil im Bereich der Bauchspeicheldrüse bei einfacher Kern-Plasmafärbung nicht gut zu entscheiden vermag, ob es sich um ein Gewächs des insulären Gangorganes im engeren oder im weiteren Sinne oder um ein von den Langerhansschen Inseln herzuleitendes Gewächs handelt. Das vermögen differentielle Körnchenfärbungen des Geschwulstgewebes auch nur dahingehend klar zu machen, daß ein im Bereich der Bauchspeicheldrüse gelegenes argyrophobes und argyrophiles Gewächs ohne β- und ohne α-Granulationen weder das Inselgewebe der Langerhansschen Zellhaufen noch die Elemente des insulären Gangorganes im engeren Sinne als zellige Vorbilder, bzw. als Muttergewebe zu beanspruchen vermag.

Im Sprachgebrauch des Schrifttums hat die Bezeichnung Karzinoid ebenso wie die Bezeichnung Basaliom[4] teils einen besonderen, teils einen übergeordneten, allgemeinen Begriff zum Inhalt. Im *übergeordneten* Sinn bedeuten Karzinoid und Basaliom einen Geschwulsttyp mit einem einheitlichen, kennzeichnenden Baustil von solidplexiformem Gefüge sowie mit teils erwiesener, teils höchstwahrscheinlicher endokriner, bzw. endo-parakriner Tätigkeit; insofern kann man die Bezeichnung Karzinoid und Basaliom wechselweise gebrauchen, und insofern könnte man diese Bezeichnungen auf Geschwulstformen mit analogem Baustil und mit analogem biologischem Wert im Bereich unterschiedlichster Örtlichkeiten, selbst im Bereich zentraler endokriner Drüsen, anwenden. Selbstredend empfiehlt sich eine derartige Ausweitung wechselweiser Anwendung der Bezeichnung Karzinoid und Basaliom nicht, weil vielfach bereits eingebürgerte andersartige Benennungen vorliegen und der Bezeichnung Basaliom im Schrifttum noch immer vielfach die irrige Vorstellung anhaftet, daß es sich um die geschwulstige Entfaltung basilarer Ersatzzellen ohne gestaltliche und histochemische biologische Besonderheiten handle. *Im besonderen* hinwieder versteht man seit langem und neuerdings unter Karzinoiden schlechthin die im Magen-Darmschlauch[5] sowie im Bronchialbaum, bzw. im Lungengewebe[6], selten einmal an anderen, ungewöhnlichen Orten (s. S. 379) gelegenen Formen des in Rede stehenden Geschwulstyps, und unter Basaliom schlechthin die in der Haut gelegenen Variante, wohingegen die in der Bauchspeicheldrüse gelegenen Formen bislang gemeinhin als Inselzellenadenome (Inseladenome) bezeichnet wurden. Die

---

[1] FEYRTER 1961.   [2] GULLINO 1964.   [3] LESCHKE 1956.
[4] KROMPECHER 1919, HUECK 1947.   [5] OBERNDORFER 1907, 1929.
[6] GEIPEL 1931, HAMPERL 1937, FEYRTER 1960.

Bezeichnung einer in der Bauchspeicheldrüse gesichteten Geschwulst mit analogem Baustil als Karzinoid will demnach an sich noch nicht ihre völlige morphologische und biologische Gleichheit mit dem klassischen gastroenteralen und bronchialen Karzinoid besagen, sondern zunächst nur ihre Zugehörigkeit zu der in Rede stehenden Geschwulstform im übergeordneten Sinn zum Ausdruck bringen.

Neuerdings wurde ein in der Bauchspeicheldrüse gelegenes sehr bemerkenswertes Gewächs mit solid-plexiformem Gefüge und von karzinoidem Baustil

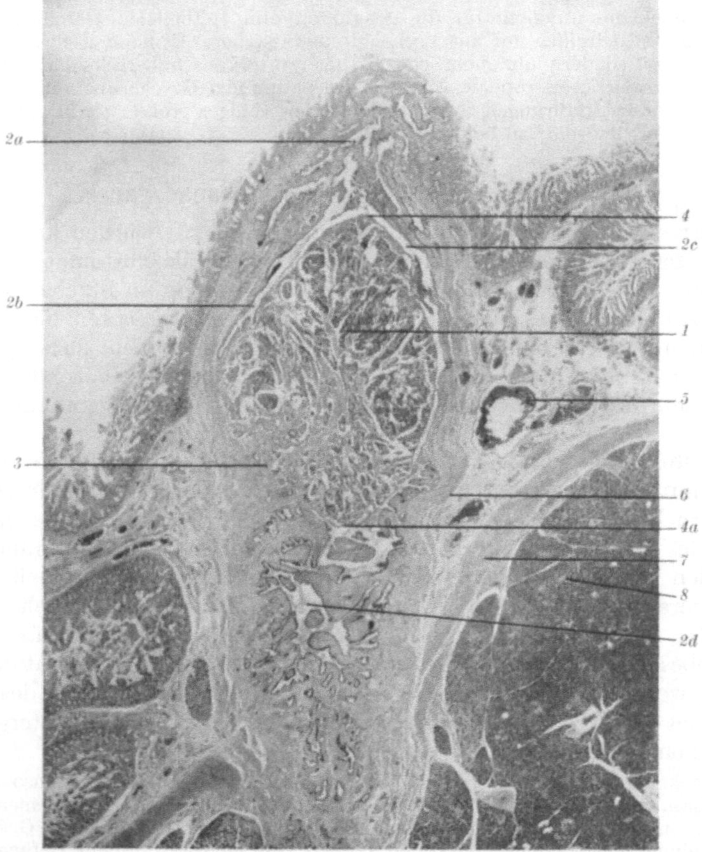

Abb. 23. 28jährige Frau. Glioma cerebri. Formalin. Paraffinschnitt. Hämatoxylin-Eosin. Schwache Vergrößerung. *1* Polypöse karzinoide Geschwulst des insulären Gangorganes in der Papilla Santorini. *2 a—d* Lichtung des Ductus pancreaticus minor. *3* Basis der Geschwulst. *4, 4a* Oberfläche der Geschwulst, von Gangepithel überkleidet. *5* Vene in der Unterschleimhaut des Zwölffingerdarmes. *6* Muskulär-fibröse Wand des Ductus Santorini. *7* Muscularis propria des Zwölffingerdarmes. *8* Bauchspeicheldrüse. [Feyrter: Über diffuse endokrine epitheliale Organe. Leipzig: J. A. Barth, **1938**, S. 26, Abb. 19]

unter der Bezeichnung „tumeur insulaire à cellules argento-réductrices (carcinoides)" beschrieben[1], dessen Geschwulstgewebe sich aus einer großen Zahl argyrophiler Zellen ohne α-Körnelung, aus einer noch größeren Zahl argentaffiner Zellen neben spärlichen A-Zellen und etwas mehr B-Zellen zusammensetzte, demnach in seiner Wertung als geschwulstige Entfaltung des insulären Gangorganes im engen *und* weiteren Sinn sich anbietet. Man kann den Tumor als Karzinoid im übergeordneten Sinne bezeichnen, aber ebenso als Inseladenom (Inselzelladenom), woferne man sich nur zur Benennung der gesamten in der Bauchspeicheldrüse vorkommenden endo-parakrinen Elemente als Inselzellen versteht.

---

[1] Gepts, Desneux und Henrotin 1959.

4. Ungewöhnlich lokalisierte benigne Karzinoide vom Typus des enteralen und bronchialen Karzinoids.

Ungewöhnlich lokalisierte Karzinoide vom Typus des enteralen und bronchialen Karzinoids fanden sich, histogenetisch leicht verständlich, in der Gallenblase[1], sowie in Teratomen des Eierstocks und des Hodens[2], hier von argentaffinen und argyrophilen Elementen frustran entwickelter Formationen vom Typus der Magen-, Darm- und Bronchialschleimhaut abgeleitet; weniger leicht verständlich erscheint ein Karzinoid im Nabel[3], vielleicht aus epithelialen Resten des Ductus omphalomesentericus hervorgegangen und einseitig blastomatös entwickelt.

Bislang einzig in ihrer Art sind ein am Ductus deferens[4] und ein am Hilus des Hodens[5] beobachtetes argentaffines Karzinoid, also an Orten, wo zwar in der

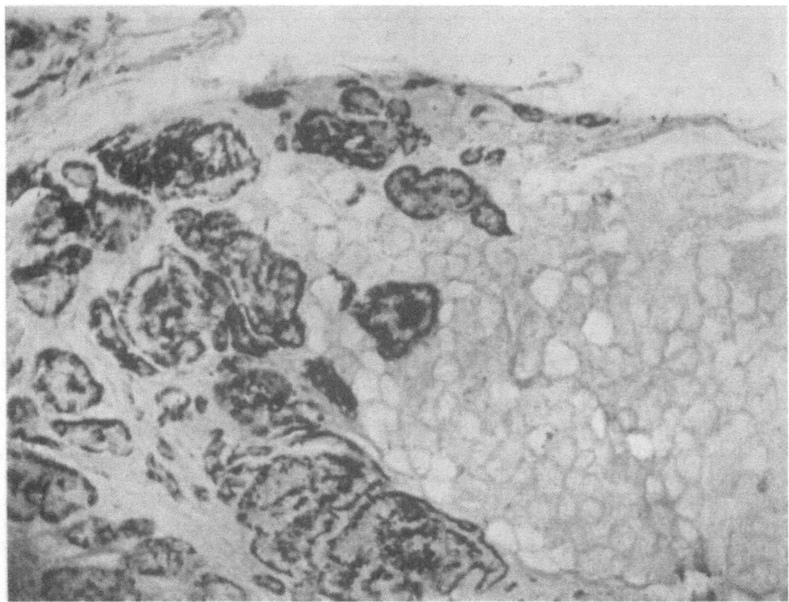

Abb. 24. Argentaffines Karzinoid der glandula parotis. Frau. Links im Bilde versilbertes Geschwulstgewebe. Rechts im Bilde nichtversilbertes Drüsengewebe. [NICOD: Bull. Cancer **45**, S. 219, Abb. 6 (1958).]

Zeile des Epithels hell getönte „mehr an der Basis als an der Lichtung gelegene" Elemente vorkommen, jedoch ohne bislang bekannt gewordene Argentaffinität, Argyrophilie und Chromaffinität.

Ein im Hoden ohne Teratom beschriebenes Karzinoid wird eher als Metastase eines okkulten malignen Karzinoids gedeutet[6].

Sehr bemerkenswert erscheint schließlich ein in der Glandula parotis beobachtetes argentaffines Karzinoid[7] (Abb. 24) insofern, als es die These von der Existenz eines endokrinen (parakrinen) Helle-Zellen-Organes (= Korbzellenorganes = Myothels) im Bereich der Speicheldrüsen im Sinne seines Muttergewebes, bzw. seines zelligen Vorbildes im Mutterboden gewichtig untermauert.

---

[1] JOEL 1929, PEARSON und FITZGERALD 1949, BARNES 1952.
[2] STEWART, WILLIS und DE SARAM 1939, SIMON, MCDONALD und CULP 1954.
[3] HEDINGER 1962.   [4] DIFFENBAUGH und ANDERSON 1956.
[5] BRUCKSCHWAIGER 1953.   [6] DOCKERTY und SCHEIFLEY 1955.
[7] NICOD 1958.

XI. Argentaffinität. Chromaffinität. Argyrophilie. Argyrophobie.

Im histologischen, pathohistologischen und auch klinischen Schrifttum über die besonderen histochemischen Eigenschaften der Elemente der bereits allgemein anerkannten peripheren endo-parakrinen Drüsen finden sich wie mehrfach bereits ausgeführt reichliche Angaben über ihre Argentaffinität, Chromaffinität, Argyrophilie und Argyrophobie[1] (Tabelle 4). Die Tabelle faßt Angaben zusammen, die bereits im Vorhergehenden an verstreuten Stellen gemacht wurden. Vor allem beinhaltet sie nicht nur musterhafte, sondern auch Tatbestände, die sich unter abwegigen und krankhaften Verhältnissen als pathische Reizbeantwortungen finden; sie umfaßt regionäre Unterschiede, Altersunterschiede unter musterhaften Verhältnissen, Tatbestände, die man bei Mensch und Tier antrifft, ebenso

Tabelle 4.

	argentaffin	chromaffin	argyrophil	argyrophob
Gelbe-Zellen-Organ	+	+	+	+
Bronchiales Helle-Zellen-Organ	+	+	+	+
Inselorgan im engen Sinn(Langerhanssche Zell- haufen)	+	+	+*	+**
Insuläres Gangorgan im weiteren Sinne . . .	+	+	+*	+**

    * Mit α-Körnelung.
  ** Mit β-Körnelung.

wie jene, die nur bestimmten Tieren eigen sind, und trägt erheblichen Art- und Gattungsunterschieden innerhalb des Tierreiches Rechnung.

Kurz sei in dieser Hinsicht an folgendes erinnert: Argentaffine und chromaffine Elemente des Gelbe-Zellen-Organes finden sich im Magen unter musterhaften Verhältnissen nur sehr spärlich. Das bronchiale Helle-Zellen-Organ weist beim Fetus und Kind argyrophobe und argyrophile, beim Erwachsenen nur argyrophobe, bei gewissen Tierarten (Kaninchen) auch argentaffine und chromaffine Elemente auf; die bronchialen Karzinoide hinwieder, die sich auf Altersstufen entwickeln, auf denen das bronchiale Helle-Zellen-Organ nur aus argyrophoben Elementen besteht, setzen sich in der Regel aus argyrophilen und argyrophoben Geschwulstzellen zusammen, fallweise können sie argentaffine und chromaffine Elemente, sogar in reichlicher Menge, enthalten. Das Inselgewebe im engen Sinne, also das Inselgewebe der Langerhansschen Zellhaufen, besteht beim Menschen im wesentlichen aus den argyrophilen α-granulierten A-Zellen und den argyrophoben β-granulierten B-Zellen, im Tierreich kann es aber auch argentaffine und chromaffine Elemente aufweisen, also Elemente, die gemeinhin als Vertreter des enteralen Gelbe-Zellen-Organes gelten. Im Tierreich überschneiden sich demnach selbst im Bereich der Langerhansschen Zellhaufen das klassische Inselgewebe und das enterale Gelbe-Zellen-Organ. Diese Überschneidung besteht innerhalb der Bauchspeicheldrüse auch beim Menschen, wenngleich nicht im Bereiche der Langerhansschen Zellhaufen, so doch vor allem in Form des insulären Gangorganes im weiteren Sinne. Eine Überschneidung dieser Art gibt es im Magen-Darmschlauch nicht; argyrophile α-granulierte A-Zellen und argyrophobe β-granulierte B-Zellen sind hier unbekannt.

Die Tabelle umfaßt nicht nur musterhafte Tatbestände, sondern sie weist auch hinsichtlich der Variabilität des Zellbestandes der angeführten Helle-Zellen-Organe, gemessen an den histologisch-färberischen, nur bedingt zum Teil auch histochemischen Eigenschaften (Argyrophilie, Argentaffinität, Chromaffinität) nachdrücklich auf heute schon bewiesene Möglichkeiten und darüber hinaus auf noch weitere Möglichkeiten hin, insbesondere in bezug auf die variable zellige Zusammensetzung von karzinoiden, innerhalb der Bauchspeicheldrüse entwickelten Geschwülsten, die man im Bereich dieser Örtlichkeit vorerst meist als Inselzellenadenome (Inseladenome) bezeichnet (s. S. 378), auch wenn sie lediglich aus

---

Erspamer 1937, Hamperl 1932, 1952, Masson 1924, 1914, Clara 1957, Feyrter 1953, Kähler und Heilmeyer 1961, Lit.

Elementen des Gelbe-Zellen-Organes bestehen oder außer diesen Elementen A- und B-Zellen nur nebenbei enthalten.

Den Eindruck einer leicht überblickbaren Ordnung hat man angesichts der Tatsachenfülle, die in der Tabelle 4 enthalten ist, zugestandenermaßen nicht. Dem hat man abzuhelfen versucht mit dem Vorschlag, die argyrophoben, die argyrophilen, die argentaffinen und chromaffinen zelligen Erscheinungsformen als Stufen einer von der Natur vorgezeichneten Reifung sozusagen einer einzigen Zellart zu deuten, und die argyrophoben Elemente als unreif, die argyrophilen Elemente als Zwischenstufe und die argentaffinen (chromaffinen) Elemente als Endstufe der Reifung zu werten[1].

Gewiß wird eine Zellart mit körniger Sekretbereitung, so z. B. die argentaffine Gelbe Zelle, einer Reifung ihrer besonderen Stoffe unterworfen sein und diese Reifung auch ihren gestaltlich faßbaren Ausdruck finden[2].

Hinter dem besagten Vorschlag scheint eine in der älteren Histologie viel erörterte Grundfrage auf, ob es sich in einem Organ mit histologisch-färberisch, zum Teil auch histochemisch verschiedenen zelligen Elementen, wie z. B. in der Adenohypophysis, um unterschiedliche zellige Erscheinungsformen einer einzigen Zellart oder um unterschiedliche Zellarten handle. Es ist bemerkenswert, daß ein Meister der älteren Histologie der bündigen Beantwortung dieser Frage förmlich ausgewichen ist und sich auf die Aussage beschränkte, es handle sich wahrscheinlich nur um verschiedene funktionelle Zustände derselben Zellart, doch werde den verschiedenen Zellformen auch eine spezifische Funktion zugesprochen[3].

Die Frage nach der Herkunft einer zelligen Erscheinungsform hat insbesondere beim Versuch der Klärung der Histogenese bestimmter Geschwulsttypen eine nicht geringe Rolle gespielt. Aber gerade hinsichtlich der Histogenese der Karzinoide, des spezifischen Geschwulsttyps der endo-parakrinen Helle-Zellen-Organe, haben wir gefunden, es sei, wenigstens im Augenblick, fruchtbringender, nicht den Mutterzellen (dem Muttergewebe) des Geschwulstepithels als vielmehr seinem zelligen Vorbild im Mutterboden nachzuspüren. MASSON hat nämlich besonderen Wert auf die Feststellung gelegt, daß die Entwicklung argentaffiner Karzinoide nicht durch ein bourgeonnement (endophytische Knospung) argentaffiner Zellen heraus aus der Zeile des Epithels eingeleitet werde, sondern daß am Beginn der Entwicklung in der Zeile des Epithels ein *indifferentes* mit Kernen beschicktes *Plasmafeld* aufscheine, und erst in dessen endophytischen Knospen die stoffliche Ausarbeitung einer argentaffinen Körnelung in Gang käme. Es ist zuzugeben, daß die Betonung eines indifferenten Plasmafeldes am Beginn des Geschehens es einem leicht macht, den seltenen Befund kryptenartiger Formationen mit Becherzellen und Panethschen Körnerzellen inmitten eines typischen argentaffinen Karzinoids sozusagen hinzunehmen. Darüber hinaus lehrt das cutane Basaliom, der karzinoide Geschwulsttyp der Haut, noch eindringlicher, daß gegebenenfalls die Frage nach der biologischen Bedeutung der zelligen Erscheinungsformen eines Geschwulstepithels ungleich mehr bewegt als die Frage nach der Herkunft; diese ist beim cutanen Basaliom evident im Sinne der endophytischen Sprossung des stratum germinativum der Epidermis, rätselhaft hingegen, förmlich als Ausdruck der unbegrenzten Willkür geschwulstigen Geschehens, mutet die fallweise Entwicklung von Schleimzellen (Becherzellen) im Geschwulstepithel an, für die ein zelliges Vorbild im Mutterboden durchaus fehlt; hier gilt es also, vor allem der Art des kausalen pathischen Reizes und der funktionellen Bedeutung der Reizbeantwortung nachzuspüren.

---

[1] ERSPAMER 1937, RATZENHOFER 1958, 1964.   [2] FRIEDMANN 1934.
[3] SCHAFFER 1933.

Hängt man der Vorstellung an, daß nur den argentaffinen Elementen des Gelbe-Zellen-Organes und nur den argentaffinen Zellen karzinoider Geschwülste die Fähigkeit eignet, einen *reifen* und erst dadurch bedeutsamen hormonalen Wirkstoff zu erzeugen, ist es leicht möglich, daß man sozusagen unwillkürlich den biologischen Wert von als *unreif* gewerteten argyrophilen, erst recht von argyrophoben zelligen Erscheinungsformen der endo-parakrinen Helle-Zellen-Organe und ihrer karzinoiden Geschwülste als mehr oder weniger belanglos empfindet.

Die Annahme erscheint jedoch begründet, daß in den argyrophilen und argyrophoben Elementen hormonale Wirkstoffe erzeugt werden, die an sich und unter bestimmten Umständen von kaum geringerer biologischer Bedeutung sind als der Wirkstoff der argentaffinen Gelben Zellen. Anders wäre nicht gut zu verstehen, daß der Magenschleimhaut unter musterhaften Verhältnissen zeitlebens nur ein argyrophiles Helle-Zellen-Organ zur Verfügung steht, und daß die Bronchialschleimhaut zeitlebens unter musterhaften und mannigfachen pathischen, fallweise entzündlichen Verhältnissen mit einem argyrophoben Helle-Zellen-Organ ausgestattet ist.

Zuzugeben ist freilich, daß die stoffliche Grundlage der Argyrophilie und Argyrophobie eines Teiles des Zellbestandes der endo-parakrinen Helle-Zellen-Organe und ihrer karzinoiden Geschwülste bislang völlig ungeklärt erscheint. Die Argyrophilie epithelialer Elemente ist an sich ein reichlich unspezifisches Merkmal, wenngleich sich ihr Vorkommen immerhin im wesentlichen auf die Elemente der peripheren und zentralen endokrinen Drüsen beschränkt.

Störend erscheint übrigens für manchen in diesem Zusammenhang die Argyrophilie der Körnelung seröser Drüsenzellen[1]; sie ist zwar mit ein Hinweis auf das Fehlen einer bündigen Erklärung des Wesens der Argyrophilie, aber kein Grund, einen klaren Trennungsstrich zwischen den genannten exokrinen Drüsenzellen und den endo-parakrinen Zellarten zu bezweifeln. Diesen Trennungsstrich zu ziehen, gelingt durchaus schon allein bei Berücksichtigung der allgemeinen gestaltlichen Merkmale der Zellen und der gestaltlich faßbaren Beschaffenheit ihrer Körnelung.

Die Argentaffinität hingegen wird als spezifische Reaktion auf den definierten hormonalen Wirkstoff 5-Hydroxy-Tryptamin gewertet und als formelmäßig einigermaßen geklärt angeboten im Sinne eines Formaldehyd-5-Hydroxy-Tryptamin-Reaktionsproduktes in Form eines Harmalin-Derivates oder eines vollkonjugierten β-Karbolin-Derivates[2]. Diese Wertung stützt sich sowohl auf in vitro-Versuche und theoretische Überlegungen[3], als auch insbesondere auf die Sammlung eines sehr ansehnlichen, zweifelsohne eindrucksvollen pathologisch-anatomischen und pharmakologischen Tatsachengutes[4], in dem Argentaffinität der enteralen Karzinoide und 5-Hydroxy-Tryptamin-Gehalt des Geschwulstgewebes immer wieder gleich liefen. Neuerdings wurde aber im Fortschritt der Forschung aufgedeckt, daß nicht-argentaffines karzinoides Geschwulstgewebe fallweise Serotonin zu erzeugen vermag. Als regelhaft können solche Fälle freilich nicht gelten.

Argentaffinität ist immerhin eine sehr markante Eigenschaft eines guten Teiles der Elemente des enteralen Gelbe-Zellen-Organes, eine Eigenschaft, die im Epithelbereich des menschlichen Körpers sonst nur noch im Inselorgan mit gewissen Einschränkungen (s. S. 380) wiederkehrt. Alle argentaffinen Elemente des Gelbe-Zellen-Organs sind aber auch argyrophil, d. h. sie reduzieren nach Formolfixation nicht nur die Fontanasche ammoniakalische Silbersalzlösung unmittelbar, sondern im Verlauf des Versilberungsverfahrens nach Bielschowsky-Gros (genormtes Verfahren) auch eine Argentum nitricum-Lösung nach Zusatz von Formaldehyd, förmlich mit seiner Hilfe. Wie früher dargelegt kann man hierin keinen grundsätzlichen Unterschied zwischen Argyrophilie und Argentaffinität erblicken, weil auch diese an die Anwesenheit von reduzierendem Formaldehyd bereits im Fixierungsmittel gebunden ist.

[1] Leschke 1956.   [2] Barter and Pearse 1953, 1955.
[3] Ratzenhofer und Lembeck 1959.
[4] Ratzenhofer und Lembeck 1954, Lembeck 1954, 1956, Ratzenhofer 1956, 1958, 1961.

Es gibt demnach, zumindest vorerst, keinen bündigen histochemischen Nachweis von 5-Hydroxy-Tryptamin, und die variablen histologisch-färberischen, nur bedingt zum Teil auch histochemischen Eigenschaften der Elemente des Gelbe-Zellen-Organes lassen sich bislang auf einen bestimmten definierten Wirkstoffgehalt jeweils nicht beziehen.

So sehr die Lehre von den peripheren endokrinen (parakrinen) Drüsen auf ihrer Aufdeckung durch die Morphologie fußt, ist der Umfang der durch diese vermittelten biologischen Erkenntnisse zusehends in vieler Hinsicht durch die Ergebnisse klinischer, pharmakologischer und physiologisch-chemischer Forschung gewichtig ausgebaut worden. Dabei wurden freilich die von der Morphologie auf dem Gebiet der neueren Histochemie erarbeiteten Erkenntnisse z. T. gleichsam eingemauert.

An hormonalen Wirkstoffen sind nämlich in Extrakten gastroenteraler und bronchialer Karzinoide außer dem 5-Hydroxy-Tryptamin auch, von seiten der Morphologie nicht vorhergesagt, Histamin, Adrenalin und Noradrenalin (Arterenol) nachgewiesen worden. Nicht morphologisch, sondern biochemisch bemerkenswert erscheint, daß es sich hierbei um miteinander verwandte Stoffe, um Äthylamine, bzw. Äthylaminderivate, handelt, die sich von einer gemeinsamen Grundlage, nämlich von der Aminosäure Alanin ($= \alpha$-amino-proprionsäure) herleiten, und daß ihre Unterschiede durch jeweils unterschiedliche prosthetische Gruppen in dieser Grundlage gebildet werden: im 5-Hydroxy-Tryptamin handelt es sich um Indol, im Adrenalin und Noradrenalin um Phenol, im Histamin um Imidazol.

Erwiesen erscheint, daß das 5-Hydroxy-Tryptamin, der besondere Wirkstoff des Gelbe-Zellen-Organes und seiner karzinoiden Geschwülste, in den Zellen selbst aus Tryptophan, das aus dem Blute stammt, erzeugt wird, offenbar in der Stufenfolge: Tryptophan $\rightarrow$ 5-Hydroxy-Tryptophan $\rightarrow$ 5-Hydroxy-Tryptamin. Zu rechnen ist jedoch damit, daß diese Stufenfolge durch Enzymopathie oder aus anderer Ursache gestört werden kann, indem z. B. Tryptophan beim Fehlen der Tryptophan-Decarboxylase[1] das Feld beherrscht. Andererseits hat die Erfahrung gelehrt, daß Helle-Zellen-Organe, deren Elemente normalerweise weder argyrophil noch argentaffin erscheinen, wie z. B. das bronchiale Helle-Zellen-Organ und das Helle-Zellen-Organ der Speicheldrüsen, bei geschwulstiger karzinoider Entfaltung argentaffine Elemente aus sich zu entwickeln vermögen und daß diese argentaffinen Elemente, wie für die argentaffinen bronchialen Karzinoide bewiesen ist, den definierten Wirkstoff 5-Hydroxy-Tryptamin aufzubauen imstande sind. Die Annahme erscheint nicht unbegründet, daß der hormonale Wirkstoff des Muttergewebes dieser Gewächse, also des bronchialen Helle-Zellen-Organes, Äthylamine, Äthylaminderivate oder deren Vorstufen seien. Hinsichtlich des Helle-Zellen-Organes der Speicheldrüsen wäre hierbei vielleicht auch an Tyramin, Octopamin und Dopamin zu denken.

XII. Endophytie.

Das Phänomen der Endophytie läßt sich ganz allgemein als Antwort auf Reize deuten, welche die Elemente der peripheren endokrinen (parakrinen) Drüsen dazu stimulieren, unter Kern- und Zellvermehrung in das eigentliche Innere des Körpers vorzudringen, also in eine Richtung, in welche sie schon unter musterhaften Verhältnissen aus der Zeile des Epithels, in dem sie verstreut liegen, ihre besonderen Wirkstoffe entsenden. Mit einiger Begründung läßt sich in der Erscheinung der Endophytie der Helle-Zellen-Organe eine Steigerung ihrer

---

[1] LANGEMANN 1955, 1956, 1957

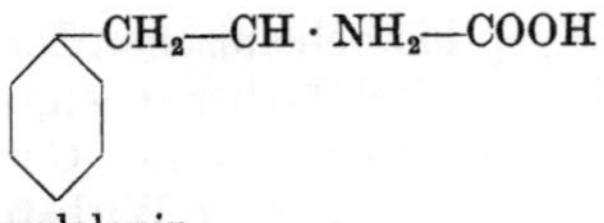

$-CH_2-CH\cdot NH_2-COOH$

Phenylalanin
α-amino-phenylpropionsäure

↓

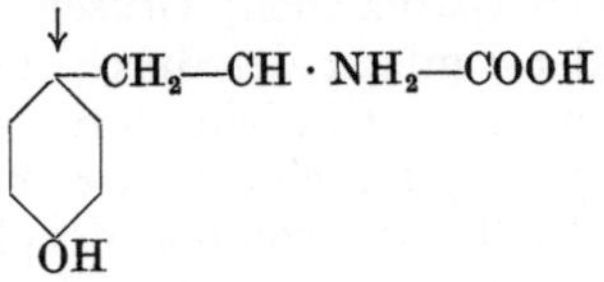

$-CH_2-CH\cdot NH_2-COOH$ → $-CH_2-CH\cdot NH_2-COOH$

OH   OH OH

Tyrosin   Dioxyphenylalanin DOPA
α-amino-p-oxyphenylpropionsäure (α-amino-dioxyphenyl-proprionsäure)

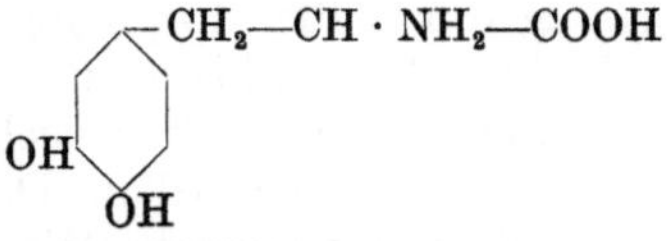

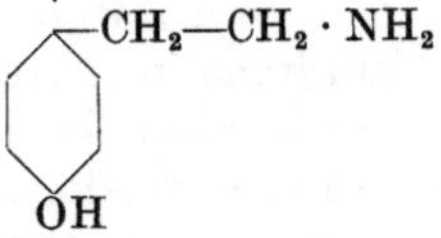

↓   ↓

$-CH_2-CH_2\cdot NH_2$ $-CH_2-CH_2\,NH_2$

OH   OH OH

Tyramin   Dopamin
Amin der α-amino-p-oxyphenylpropionsäure   Amin der α-amino-dioxyphenyl-proprionsäure

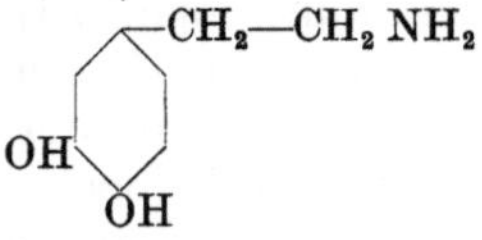

↓

$-CHOH-CH_2\cdot NH_2$

OH

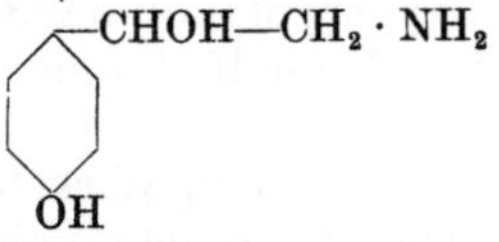

Octopamin
Oxydiertes Tyramin

↓

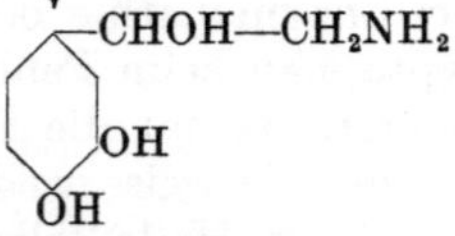

$-CHOH-CH_2NH_2$

OH
OH

Noradrenalin (Arterenol)
Oxydiertes Octopamin

↓

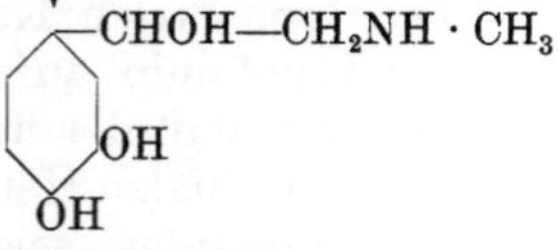

$-CHOH-CH_2NH\cdot CH_3$

OH
OH

Adrenalin
Methyliertes Noradrenalin (Arterenol)

$CH=C-CH_2-CH_2\cdot NH_2$

NH N

CH

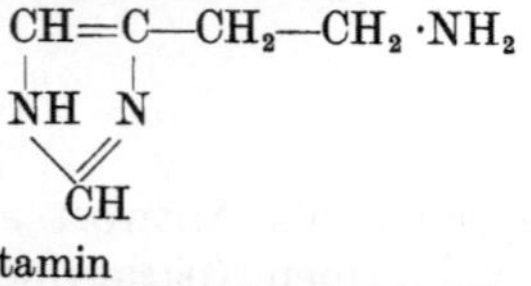

Histamin
Amin der β-imidazolyl-α-aminopropionsäure (Histidin)

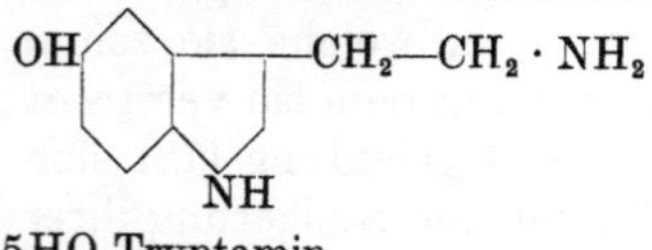

OH $-CH_2-CH_2\cdot NH_2$

NH

5 HO-Tryptamin
Amin der β-indolyl-α-aminopropionsäure(Tryptophan)

Tätigkeit am Orte, in den sie vorgedrungen erscheinen, erblicken. Die Frage, ob es sich um ein primäres oder um ein sekundäres, reaktives Geschehen handelt, bleibt in der Regel offen; im Wurmfortsatz hingegen, in dem die Endophytie stets in den vorher hyperplasierten Nervenplexus der Mucosa und Submucosa erfolgt, kommt entweder eine koordinierte Steigerung in der Tätigkeit des Gelbe-Zellen-Organes und des örtlichen vegetativen Nervengewebes oder eher eine sekundäre reaktive Steigerung der Tätigkeit des Gelbe-Zellen-Organes, vielleicht im Sinne einer Gegenregulation, in Frage.

Das Phänomen der Endophytie ist bisher am insulären Gangorgan[1], am gastroenteralen Gelbe-Zellen-Organ (hier sowohl im Magen[2], wie auch im Zwölffingerdarm[3] und Wurm-fortsatz[4]), am bronchialen Helle-Zellen-Organ[5], am Schaltstückepithel der Niere[6], am Stratum basilare der Epidermis und am Helle-Zellen-Organ der Brustdrüse[7] gesichtet und beschrieben worden. Am Korbzellenorgan der Schleim-, Speichel- und Tränendrüsen[8] sowie am Helle-Zellen-Organ der Gebärmutter- und Eileiterschleimhaut, der Harnröhrenschleimhaut, der Glandula prostatica sowie der Glandulae bulbourethrales liegen völlig eindeutige einschlägige Befunde nicht vor.

Theoretisch sehr beachtlich ist, daß MASSON[9], wie bereits dargetan (s. S. 381), hinsichtlich des Gelbe-Zellen-Organes betonte, man dürfe nicht einfach von einer Endophytie (bourgeonne-ment) der Gelben Zellen sprechen; der Vorgang leite sich vielmehr ein durch das Aufscheinen eines kleinen *indifferenten* Plasmafeldes mit eingestreuten Kernen in der Zeile des Epithels, und erst in den Knospen komme es zur Entwicklung der für die Gelben Zellen charakte-ristischen histochemischen Eigenschaften der Argentaffinität und Chromaffinität. Genau gesehen dürfte man nicht eigentlich von einer Endophytie der Gelben Zellen sprechen, sondern von zelliger Endophytie heraus aus der Zeile des Epithels, deren *Vorbild* in den Gelben Zellen des Mutterbodens zu erblicken sei.

Ob es sich bei allen Endophytien der Helle-Zellen-Organe um einen solchen verwickelteren Vorgang handelt, bleibe dahingestellt.

Die Endophytie des Gelbe-Zellen-Organes ist im Wurmfortsatz neurotrop (s. S. 387, 397); im Bereich des Magens und Zwölffingerdarmes liegen hingegen keine in diesem Sinne deutbaren pathohistologischen Befunde vor.

XIII. Die Verkettung der peripheren endo-parakrinen Drüsen mit dem örtlichen vegetativen Nervengewebe.

Die engen Beziehungen der Elemente der peripheren endo-parakrinen Drüsen zum örtlichen vegetativen Nervengewebe, die zum Teil wie eine Verkettung anmuten, können *gestaltlich faßbar* in folgenden Formen in Erscheinung treten: 1. unter musterhaften Verhältnissen als engste Beziehung zwischen den Elementen der peripheren endo-parakrinen Drüsen und den Endformationen des örtlichen vegetativen Nervengewebes; 2. als Endophytie der Elemente der peripheren endo-parakrinen Drüsen in fallweise hyperplasierte Endformationen des örtlichen vegetativen Nervengewebes, als Ausdruck einer Steigerung der gegenseitigen stofflichen Beeinflussung, unter meist ungewöhnlichen bis abwegigen Umständen; 3. als betont neurotropes Vorwuchern des Geschwulstgewebes eines bestimmten Geschwulsttyps der peripheren endo-parakrinen Drüsen in Bündel des örtlichen Nervengewebes, um in ihnen weithin sich auszubreiten.

Befunde dieser Art wurden jedoch bislang keineswegs allerorts im Bereich der peripheren endo-parakrinen Drüsen erhoben. Vorerst ist unser einschlägiges Wissen lückenhaft, hauptsächlich freilich wegen der allgemeinen technischen Schwierigkeiten der histologischen Darstellung von Endformationen des vege-tativen Nervensystems.

Im einzelnen wurde bislang unter musterhaften Verhältnissen die *enge Be-rührung* zwischen Elementen der peripheren endo-parakrinen Drüsen und neuro-

---

[1] FEYRTER 1938.   [2] HAMPERL 1934a.   [3] SCHNEIDER 1941.   [4] MASSON 1914, 1924.
[5] FRÖHLICH 1949, FEYRTER 1953, 1954a und b.   [6] FEYRTER 1940.   [7] VOGLER 1947.
[8] FEYRTER 1961.   [9] MASSON 1914, 1924.

vegetativen Endformationen wahrgenommen und abgebildet im Bereiche des gastroenteralen Gelbe-Zellen-Organes[1] (Abb. 25 und 26) sowie des bronchialen Helle-Zellen-Organes[2] (Abb. 27 und 28), hier allerdings in ihren Einzelheiten nicht völlig geklärt.

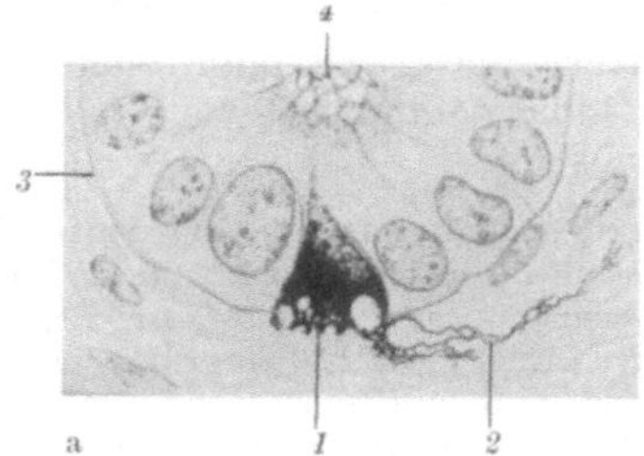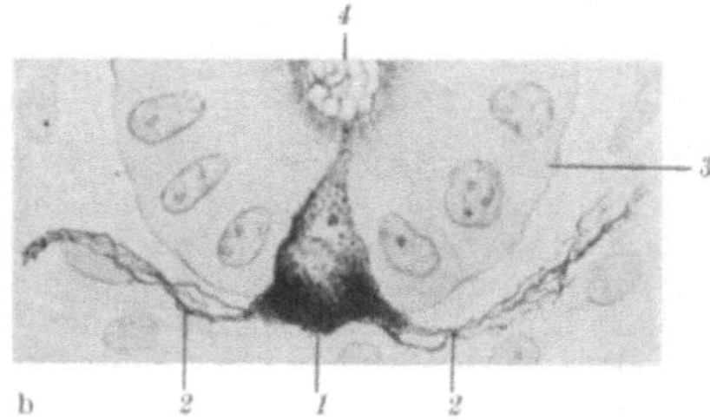

Abb. 25a u. b. Der Zusammenhang der Gelben Zellen (argentaffinen Zellen, Hellen Zellen) des Magen-Darm-schlauches mit dem Nervengewebe [nach Simard: Arch. Anat. micr. Morph. exp. **30**, Nr. 2, Planche I (1934)]. Rinderembryo. Versilberung nach dem abgeänderten Verfahren von Rogers. a *1* Vacuolisierte Gelbe Zelle am Grunde einer Lieberkühnschen Krypte, auf der einen Seite in inniger Berührung mit einem gleichfalls vacuolisierten Neurofibrillenbündelchen (*2*). *3* Kryptenepithel. *4* Kryptenlichtung. b *1* Gelbe Zelle am Grunde einer Lieberkühnschen Krypte, zu beiden Seiten in innigem Zusammenhang mit einem Neurofibrillenbündelchen (*2*). *3* Kryptenepithel. *4* Kryptenlichtung.

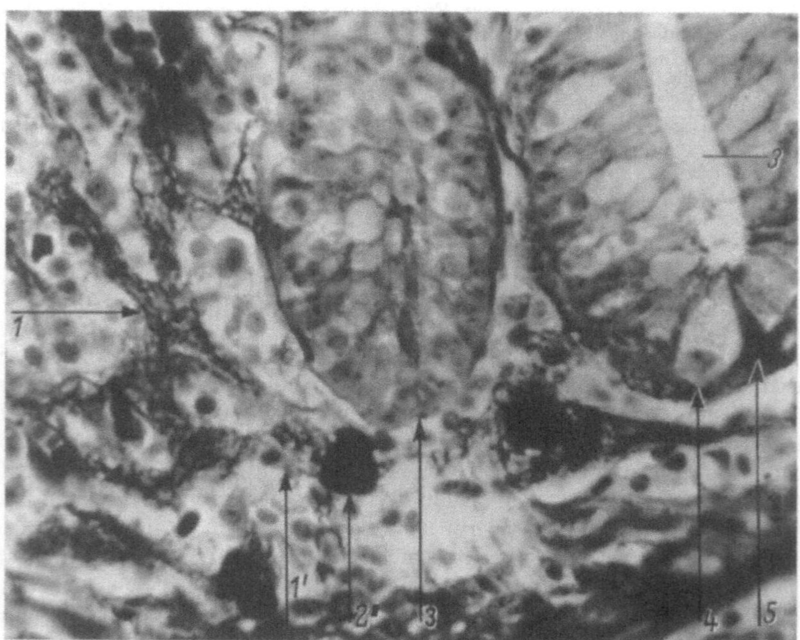

Abb. 26. 54jähriger Mann. Wurmfortsatz. Formol. Gefrierschnitt. Versilberung nach Bielschowsky-Gros. Appendicite neurogène (Masson) mit neurofibrillärer Hyperplasie des vegetativen nervösen Endnetzes (*1, 1'*) und stattgehabter Endophytie (bourgeonnement Massons) argyrophiler Heller Zellen ins hyperplasierte Endnetz, z. B. bei *2*. *3* Lichtung des Grundes einer Krypte. *3'* Flachschnitt durch den Grund einer Krypte. *4* Panethsche Körnerzelle und *5* argyrophile Helle Zellen am Kryptengrund. (Feyrter: Über die Pathologie der vegetativen nervösen Peripherie. Wien: W. Maudrich. **1951**, S. 73, Abb. 30.)

Ähnlichen Bildern wie in Abb. 25 begegnet man gelegentlich auch beim Menschen, und im Wurmfortsatz hat man wiederholt den Eindruck, daß die Gelben Zellen der Lieberkühnschen Krypten mit ihrem basalen Cytoplasma in das periglanduläre neurale Endnetz, namentlich an seinen Knotenpunkten, eintauchen (s. Abb. 26).

---

[1] Simard 1933, 1934.   [2] Fröhlich 1949, Deneke 1959, Feyrter 1960.

Allerdings wurde sowohl mittels des Methylenblauverfahrens[1] als auch mittels der Versilberung nach BIELSCHOWSKY-GROS[2] gezeigt, daß im Grunde genommen fast jede Epithelzelle der Lieberkühnschen Krypten von zartesten neurofibrillären Formationen des periglandulären Endnetzes umsponnen wird. Es erhebt sich daher die Frage, inwiefern man von einer besonders intimen Beziehung gerade zwischen den Gelben Zellen und dem örtlichen Nervengewebe sprechen kann. Doch darf hierbei auf die Bindung der Gelben Zellen an die *gröberen* Züge, ja sogar an die Knotenpunkte des periglandulären neuralen Endnetzes verwiesen werden, die offenbar ihre *eigene* biologische Bedeutung hat. Man versuchte sie dahin

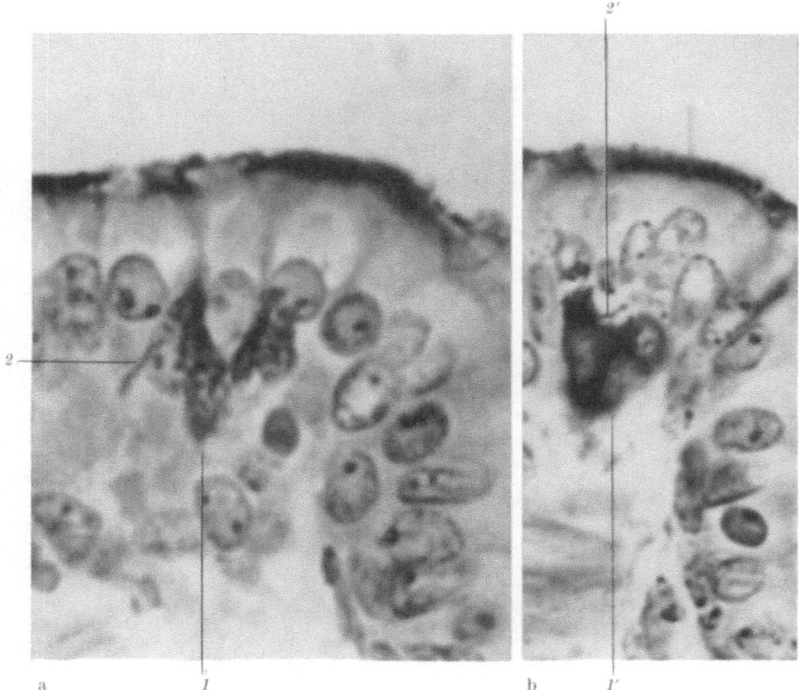

Abb. 27a u. b. Verkettung des bronchialen Helle-Zellen-Organes mit dem Nervengewebe. Kaninchenlunge. Formol. Stückversilberung nach BOEKE. Paraffin. Vergr. 1500fach. *1, 1'* Haufen argyrophiler Heller Zellen im Bronchialepithel. *2, 2'* Neurofibrillenzug. [FEYRTER: Arch. De Vecchi Anat. path. **31**, S. 95, Abb. 3 (1960).]

zu erklären, daß die Gelben Zellen als *intercaläre epitheliale* Elemente, d. h. als epitheliale Schaltzellen, zu deuten seien, die im Dienste der autonomen Nerven efferente und afferente Reize zum und vom Darmepithel regelnd vermitteln[3].

Von den Hellen Zellen im Epithel der Bronchialschleimhaut wurde berichtet, daß sie an isolierte Nervenfaserendigungen angeschlossen seien, die in das Cytoplasma der Hellen Zellen eindringen, um für gewöhnlich in unmittelbarer Nähe des Zellkernes zu endigen[4].

Bemerkenswert erscheint in diesem Zusammenhang, daß die Langerhansschen Inseln, zwar nicht bei einfacher Kern-Plasmafärbung, wohl aber bei Anwendung besonderer Färbeverfahren, als plexiform gebaute endo-parakrine epitheliale Organellen umsponnen von einem Nervenfasernetz beeindrucken, das auch Ganglienzellen enthält[5]; sie stellen demnach neuroinsuläre Komplexe dar (Abb. 29).

Die *neurotrope Endophytie* wurde erstmals am Gelbe-Zellen-Organ beobachtet und im Wurmfortsatz von MASSON (1924) als bourgeonnement in klassischer Form beschrieben.

---

[1] HILL 1927.　　[2] REISER 1932, STOEHR jr. 1951, 1952, 1930—1948.
[3] FEYRTER 1951a.　　[4] FRÖHLICH 1949.　　[5] PENSA 1905, DE CASTRO 1922.

Allerdings ergab sich hier die Frage, ob die Endophytie der endo-parakrinen Elemente den Anfang des Geschehens darstelle und die Hyperplasie der neurovegetativen Endformationen zur Folge habe[1], oder ob die Hyperplasie der neurovegetativen Endformationen als Ausdruck einer Stimulierung am Anfang stehe, und die nachfolgende neurotrope Endophytie endo-parakriner epithelialer Elemente als reaktives Geschehen zu deuten sei[2]. Für diese Auffassung scheint zu sprechen, daß es eine argyrophile Cholecystopathie[3] mit reichlicher Entwicklung argyrophiler, argentaffiner und chromaffiner endo-parakriner epithelialer Elemente *ohne* Hyperplasie der örtlichen neurovegetativen Endformationen, und andererseits

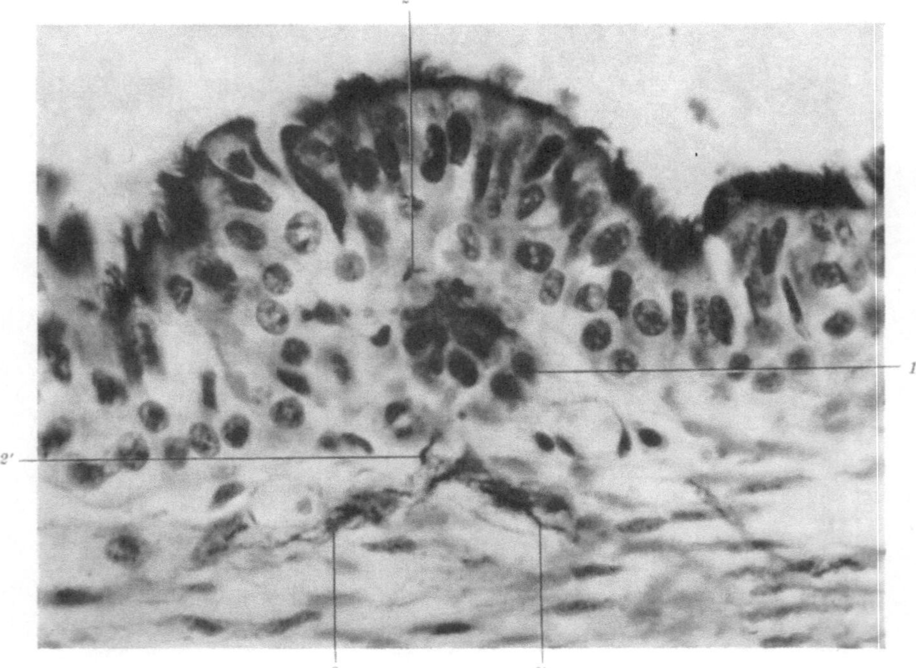

Abb. 28. Kinderlunge. Formol. Paraffin. Versilberung nach LLOMBART-JABONERO (genormtes Verfahren). Vergr. 700fach. *1* Endophytisch abgesproßte Knospe des bronchialen Helle-Zellen-Organes, umsponnen von feinen Neurofibrillenzügen (*2, 2'*), die aus einem zarten Nervenfaserbündel (*3, 3'*) seitlich aufsteigen. [FEYRTER: Über das bronchiale und das pulmonale Carcinoid. Über die bronchiale und die pulmonale Mikrokarzinoidose. Wien. klin. Wschr. **1960**, 386.]

eine neurogene Cholecystitis[4] mit Hyperplasie der neurovegetativen Endformationen *ohne* Hyperplasie und *ohne* Endophytie endo-parakriner epithelialer Elemente gibt; diese letztere Veränderung ist als Lipoidose der Gallenblasenschleimhaut bekannt.

Die erstmals am Gelbe-Zellen-Organ beobachtete Erscheinung neurotroper Endophytie endo-parakriner epithelialer Elemente wurde am bronchialen Helle-Zellen-Organ bestätigt[5].

Hierher gehören unseres Erachtens auch neuroinsuläre Komplexe anderer Art als die Langerhansschen Inseln, nämlich jene Complexus neuroinsulares[6] (Complexus sympathico-insulares[7]), in denen inselgewebige Formationen in dem in den bindegewebigen Septen der Bauchspeicheldrüse gelegenen Plexus nervosus pancreaticus eingebettet erscheinen (Abb. 30). Diese Complexe wurden zunächst beim *Keimling* der Säugetiere und des Menschen beschrieben, später hat man ihr regelmäßiges Vorkommen auch beim *Erwachsenen* festgestellt[8]. Wieweit solche Complexe beim Erwachsenen, namentlich wenn sie sich reichlich finden, zum Teil auch das Ergebnis einer *abwegigen* neurotropen Endophytie sein könnten, läßt sich vorerst nicht entscheiden.

---

[1] MASSON 1924.   [2] FEYRTER 1953.   [3] ERSPAMER 1936, FEYRTER 1958e, HOSPES 1959.
[4] RIOPELLE 1942, FEYRTER 1958d.   [5] FROEHLICH 1949, FEYRTER 1953.
[6] SIMARD 1937.   [7] VAN CAMPENHOUT 1927.   [8] WILHELM 1940, FEYRTER 1943.

Beim Fetus und Kleinkind, gelegentlich auch im späteren Lebensalter bilden feinere von chromaffinen neurogenen Nebenzellen durchsetzte Züge des Plexus nervosus prostaticus[1] mit den von ihnen eng umschlossenen Drüsenbläschen, die von chromaffinen, argentaffinen und argyrophilen Hellen Zellen besetzt erscheinen, förmliche Organellen (Complexus epithelionervosi).

Auch die Endophytie des Mittelstückes, bzw. des Schaltstückes der Niere in Form der Becherschen oder intertubulären Zellhaufen erfolgt in das örtliche neurale Endnetz[2], das wie hyperplasiert anmutet.

Schließlich sei am Rande auch auf die haufenförmig, organellenartig gelagerten Leydigschen Zwischenzellen des Hodens, die als endokrine Elemente gelten, und ihr häufiges Vor-

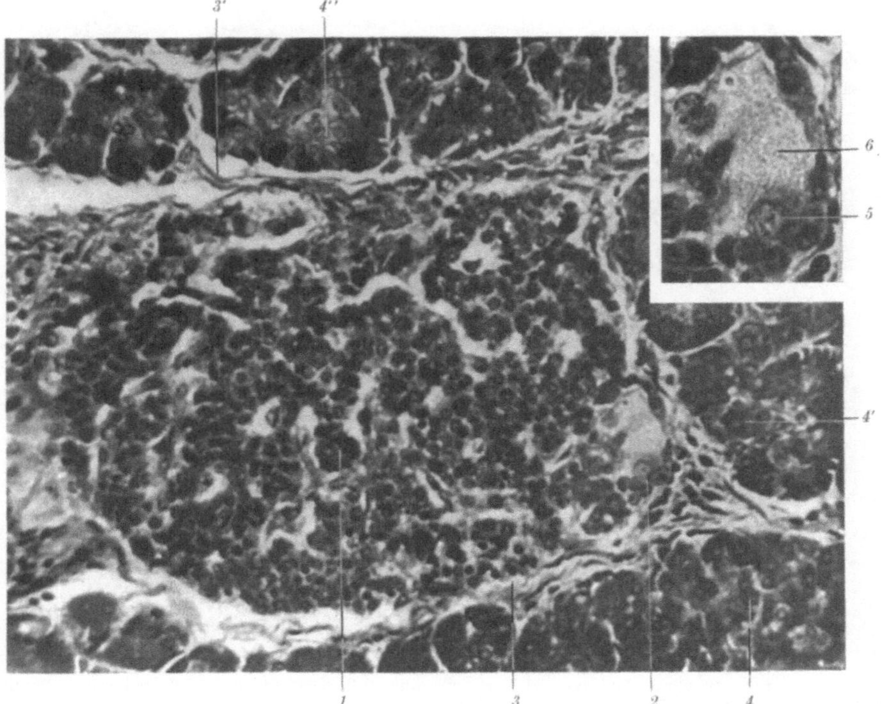

Abb. 29. Zweijähriges Mädchen. Amaurotische Idiotie. Formalin. Celloidin-Paraffinschnitt. Hämatoxylin-Eosin. Vergr. 140fach. Complexus neuroinsularis der Bauchspeicheldrüse. *1* Langerhanssche Insel. *2* Ganglienzelle. *3, 3′* Interlobuläres Bindegewebe, *4, 4′, 4″* Bauchspeicheldrüsengewebe. Die Ganglienzelle (*2*) im rechten oberen Eck des Bildes 300fach vergrößert. *5* Kern der Ganglienzelle. *6* (Infolge tropfiger Lipoideinlagerung) körnigwabig gefügtes Plasma der Ganglienzelle. [FEYRTER, F.: Ergebn. allg. Path. path. Anat. **36**, S. 42, Abb. 22 (1943).]

kommen innerhalb oder am Rande von Nervenfaserbündeln als Ausdruck ihrer Neurotropie verwiesen. Dem System der Hellen Zellen gehören sie allerdings nicht an.

Neurotrope Geschwulsttypen[3] der peripheren endo-parakrinen Drüsen, welche sich durch Einbruch in die örtlichen Nervenbahnen und Fortwuchern in ihnen bis weithin in die Ferne auszeichnen, sind das Cylindrom der Speichel- und Tränendrüsen sowie die karzinoide Wuchsform des Carcinoma prostatae.

Sowohl im Cylindrom, das nur als besondere Erscheinungsform des soliden (tubulär-soliden) Adenoms, der karzinoiden Grundform des sog. Speicheldrüsenmischtumors, zu werten ist, wie auch in der karzinoiden Wuchsform des Carcinoma prostatae mit ihren kleinzelligen soliden, zum Teil zierlich-tubulär gebauten Formationen erweist sich das Geschwulstepithel als argyrophil gekörnt; im Cylindrom ist das regelmäßig, im besagten Typ des Carcinoma prostatae sehr häufig der Fall.

---

[1] PIRINGER-KUCHINKA 1951.   [2] KNOCHE 1951.

[3] QUATTLEBAUM, DOCKERTY und MAYO 1946.

Darüber hinaus beeindruckt am Cylindrom, daß die Nester des Geschwulstgewebes im Bereiche des Erstlingsgewächses häufig von hyperplasierten Endformationen des örtlichen vegetativen Nervengewebes dicht umsponnen erscheinen.

Hinsichtlich der biologischen Bedeutung der geschilderten unterschiedlichen Formen von Neurotropie, welche die Elemente der peripheren endo-parakrinen Drüsen bekunden, liegt es nahe, im Einbruch ihrer geschwulstigen Entfaltungen in das örtliche vegetative Nervengewebe den Ausdruck einer Chemotaxis, die vom

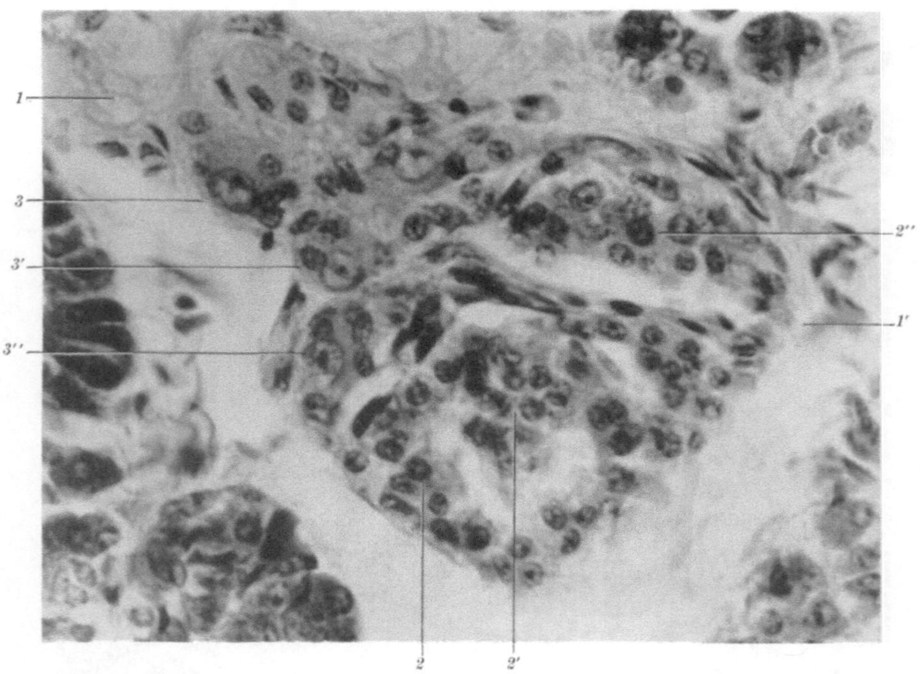

Abb. 30. 18jähriger Jüngling. Lungen- und Darmtuberkulose. Tuberkulöse Bauchfellentzündung. Formalin. Celloidin-Paraffinschnitt. Hämatoxylin-Eosin. Vergr. 300fach. Complexus neuroinsularis im interlobulären Bindegewebe zwischen *1* und *1'*. *2, 2', 2''* Inselgewebe. *3, 3', 3''* Ganglienzellen mit ihren Hüllzellen. [Feyrter, F.: Ergebn. allg. Path. path. Anat. **36**, S. 43, Abb. 23 (1943).]

Nervengewebe ausgeht, zu erblicken in dem Sinne, daß das epitheliale Geschwulstgewebe die Bahnen des Nervengewebes als wuchsförderndes Milieu aufsucht.

Die neurotrope Endophytie von Elementen der peripheren endo-parakrinen Drüsen in Endformationen des örtlichen vegetativen Nervengewebes, die wenigstens zum Teil hyperplasiert erscheinen, könnte als Ausdruck einer Stimulierung mit dem Ziele einer Steigerung der wechselseitigen stofflichen Beziehungen und Auseinandersetzung zwischen endokrinem Epithel und Nervengewebe gedeutet werden; eine offene Frage ist, ob es sich hierbei um ein koordiniertes Geschehen oder um gegenregulatorische Vorgänge handelt.

XIV. Die Verkettung endokrinen Epithels mit vegetativem Nervengewebe im Bereich zentraler Regulationsstätten.

Die Verkettung der peripheren endo-parakrinen Drüsen mit dem örtlichen vegetativen Nervengewebe hat sozusagen ihr Vorbild in gewissen zentralen Regulationsstätten. Es sind dies vor allem der Hirnanhang und die Nebenniere: im

Hirnanhang ist die epitheliale Adenohypophysis mit der Neurohypophysis, in der Nebenniere die epitheliale Rinde mit dem neuralen Mark zu einem komplexen Organ zusammengefügt. Die Langerhansschen Inseln stellen in dieser Hinsicht wie erläutert ein gestaltliches Bindeglied zwischen den peripheren und zentralen Regulationsstätten dar.

Da in der Nebenniere das Capillarblut der Rinde sich nicht in eine Sammelvene ergießt, sondern ins Capillarnetz des Markes abfließt, liegt es nahe, eine *parakrine* Beeinflussung des Markes durch die Rinde zu vermuten, so wie wir Ähnliches hinsichtlich des Inselorganes erläuterten. Ähnliches scheint auch im Hirnanhang möglich, aber in verwickelterer Form.

Als Phänomen der Endophytie, entsprechend der *Endophytie* im Bereich der peripheren endo-parakrinen Drüsen, deuten wir das Einsprossen basophiler epithelialer Elemente aus der Adenohypophysis in die Neurohypophysis, sowie in der Nebenniere die wenig beachtete Verlagerung von Nestern der Rinde ins Mark, auch hier als Ausdruck einer Steigerung der gegenseitigen stofflichen Beeinflussung, die unter musterhaften Umständen vorgezeichnet erscheint. Als Ergebnis einer anscheinend neurotropen Endophytie werden auch die parafollikulären Zellhaufen der Schilddrüse gedeutet[1].

Darüber hinaus wurde über eine ganze Reihe noch anderer Verbindungen zwischen epithelialen inkretorischen und neurogenen Organen im Bereich zentraler Regulationsstätten berichtet[2].

XV. Der hormonale Wirkstoffgehalt der karzinoiden Geschwülste der peripheren endokrinen (parakrinen) Drüsen.

Ein hormonaler, vom Pharmakologen als Adrenalin angesprochener pressorischer Wirkstoff wurde vor geraumer Zeit im Extrakt eines argentaffinen Karzinoides des Processus vermiformis bei der Prüfung am Blutdruck decapitierter

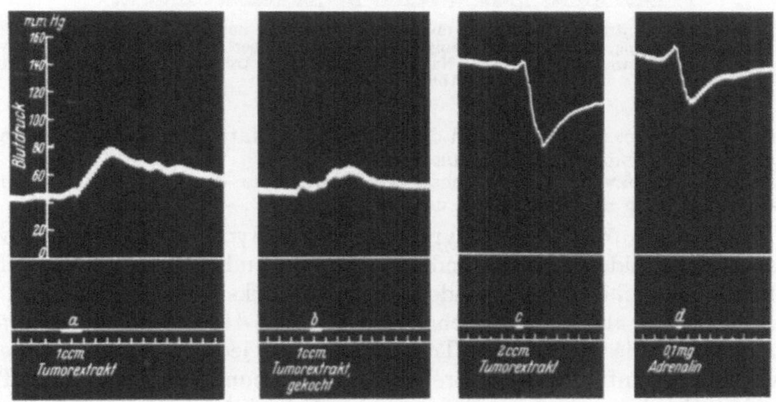

Abb. 31a—d. Pressorische Wirkung eines Extraktes aus einem benignen Karzinoid des Wurmfortsatzes. Katze, 3300 g schwer. In Äthernarkose decapitiert. Künstliche Atmung. Blutdruck aus A. femoralis. Zeitschreibung: 10 sec. a 1 cm³ Tumorextrakt, b 1 cm³ Tumorextrakt, gekocht. Zwischen b und c erhielt die Katze 3 mg Sensibamin. c 2 cm³ Tumorextrakt, d 0,1 mg Adrenalin. [FEYRTER u. UNNA: Über den Nachweis eines blutdrucksteigernden Stoffes im Carcinoid. Virchows Arch. path. Anat. 298, 187 (1936).]

Katzen nachgewiesen, jedoch mit der Einschränkung von seiten des Pathologen, daß sich ein adrenalin*artiger* Körper ebensogut verstehen ließe[3] (Abb. 31). Von anderer Seite wurde umgekehrt über einen an Kaninchen in Urethannarkose nach intravenöser Einverleibung von Karzinoidextrakten beobachteten und als Acetylcholin gedeuteten blutdrucksenkenden Stoff berichtet[4].

Außerdem hatte sich eine die Fehlergrenze nur unwesentlich überschreitende blutzuckersteigernde Wirkung von Extrakten aus Appendixkarzinoiden am Kaninchen nach subcutaner Einverleibung gezeigt[5].

---

[1] ALTMANN 1940, NONIDEZ 1932, SUNDER-PLASSMANN 1930.   [2] WATZKA 1931.
[3] FEYRTER und UNNA 1936.   [4] SELBERG 1941.
[5] FEYRTER (HELLER und GLAUBACH) 1934.

Inzwischen ist der *Wirkstoff des enteralen Gelbe-Zellen-Organes* sowie seiner hyperplasiogenen und blastomatösen Entfaltungen klargestellt und definiert als *5-Hydroxy-Tryptamin* (Enteramin[1], Serotonin[2]), das Amin der biogenen Aminosäure Tryptophan (Abb. 32). In Karzinoiden des Jejunoileum und des Appendix mit in der Regel argentaffinem Geschwulstgewebe wurde das 5-Hydroxy-Tryptamin alsbald in wechselnden Mengen von 15γ bis zu $7000\,\gamma/g^3$ Frischgewicht, erstmals von Ratzenhofer, unserem seinerzeitigen Grazer Mitarbeiter, und Lembeck (1954) und Lembeck (1954, 1956, 1958b) nachgewiesen und dieser Befund in der Folge rasch auch von anderer Seite bestätigt[4].

Es ist mehr als wahrscheinlich, daß es sich bei den seinerzeit (1936, 1941) in Karzinoidextrakten nachgewiesenen pharmakologischen Auswirkungen um 5-Hydroxy-Tryptamin ge-

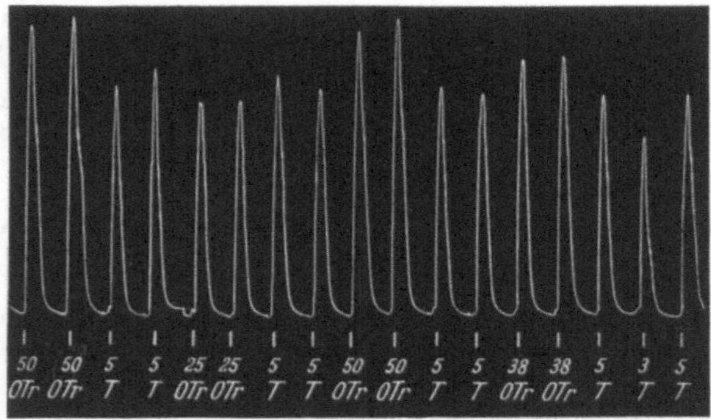

Abb. 32. Rattenuterus. Kontraktion durch OTr (5-Hydroxy-Tryptamin) und T (Extrakt eines enteralen Karzinoides). OTr in $m\mu g$, T in μg. 1 g Tumor 5—7,5 mg OTr. [Lembeck: Über den Nachweis von 5-Oxytryptamin (Enteramin, Serotonin) in Carcinoidmetastasen. Naunyn-Schmiedebergs Arch. exp. Path. Pharmak. **221**, S. 56, Abb. 2 (1954).]

handelt hat, da 5-Hydroxy-Tryptamin an der decapitierten Katze den Blutdruck steigert, am Kaninchen nach intravenöser Einverleibung senkt.

Über den 5-Hydroxy-Tryptamin-Gehalt der Karzinoide des Duodenum, Colon und Rectum sind wir bislang nur ungenügend unterrichtet.

Die Vorstufe des 5-Hydroxy-Tryptamin, das 5-Hydroxy-Tryptophan, wurde in enteralen Karzinoiden nicht gefunden, wohl aber andere hormonale Stoffe wie ein darmwirksamer, bislang nicht identifizierter Wirkstoff[5], Histamin, in einer Menge von weniger als $10\,\gamma/g$ Frischgewicht[6], und 5-Hydroxy-Indolessigsäure[7], das Abbauprodukt des 5-Hydroxy-Tryptamin, diese jedoch nur im Leichengut.

Bei der häufig anfallsweise eintretenden Freisetzung des 5-Hydroxy-Tryptamin aus dem Geschwulstgewebe, die von vermehrter 5-Hydroxy-Indolessigsäure-Ausscheidung durch den Harn gefolgt ist und gegebenenfalls mit Hitzewallungen (flush) einhergeht, spielen zentral-nervöse Erregungen und wohl auch Nahrungseinflüsse eine Rolle, aber nicht regelmäßig und insbesondere nicht bei jedem Geschwulstträger.

Hinsichtlich des Fermentgehaltes des Geschwulstgewebes der enteralen Karzinoide erscheint bemerkenswert und verständlich der hohe Gehalt an 5-Hydroxy-Tryptophan-Decarboxylase[8], welche 5-Hydroxy-Tryptophan in 5-Hydroxy-Tryptamin überführt, verständlich auch der freilich weitaus geringere Gehalt an Monoaminooxydase, welche den Abbau des 5-Hydroxy-Tryptamin zu 5-Hydroxy-Indolessigsäure bewirkt, bislang ungeklärt hingegen

---

[1] Erspamer 1953, 1954, Erspamer und Asero 1952.
[2] Rapport, Greene und Page 1948, Rapport 1949.
[3] Zeitlhofer und Formanek 1959.   [4] Kahr 1956, Hornykiewicz 1956, Chiari 1958.
[5] Lembeck 1954.   [6] Wolfe, Davies, Matthias und Schachter 1960.
[7] Snow, Lennard-Jones, Curzon und Stacy 1955, Sjoerdsma und Udenfriend 1956.
[8] Langemann 1956, 1957, Sjoerdsma und Udenfriend 1956, Langemann und Kägi 1956.

der Gehalt an Cholinesterase[1] und der hohe Gehalt des Geschwulstgewebes an dem Spurenelement Zink[2].

Auch im Geschwulstgewebe der *Karzinoide des Magens* ist 5-Hydroxy-Tryptamin nachgewiesen worden, und zwar bislang in den Metastasen, in einer Menge von 0,08 γ bis 4000 γ/g Frischgewicht[3], ohne Argentaffinität der Geschwulstzellen.

Nicht ohne Begründung wird auch ein Histamin-Gehalt des Geschwulstgewebes der Karzinoide des Magens vermutet[4] (s. S. 407).

5-Hydroxy-Tryptamin in einer Menge von 5,8 γ bis 250 γ/g Frischgewicht wurde mittlerweile *in bronchialen Karzinoiden* nachgewiesen[5], und zwar in Geschwülsten mit argentaffinen, chromaffinen, diazotierbaren und fluorescierenden Geschwulstzellen, nicht auch in Geschwülsten mit nur argyrophilen Elementen[6]; in einem Falle fanden sich neben 5-Hydroxy-Tryptamin auch geringe Mengen von Katecholaminen und reichliche Mengen von Ascorbinsäure[7].

Ein hoher Zinkgehalt wie im enteralen Karzinoid (s. oben) wurde auch in einem bronchialen Karzinoid nachgewiesen[8].

5-Hydroxy-Tryptamin wurde schließlich auch in *Karzinoiden cystischer Teratome der Eierstöcke* und des Hodens mit argentaffiner Körnelung des Geschwulstgewebes nachgewiesen. Zurückgeführt wurde in diesen Fällen das Geschwulstgewebe auf die Hellen Zellen von Formationen, die in den Teratomen die Schleimhaut des Magens[9], des Darmes[10] und der Bronchien[11], wenngleich in unvollkommener Entwicklung, nachahmten.

Insgesamt wurden demnach in den Karzinoiden der vorstehend angeführten Fundorte an hormonalen Wirkstoffen bislang 5-Hydroxy-Tryptamin, Adrenalin und Noradrenalin (Arterenol) nachgewiesen, und das nachgewiesene Histamin als Erzeugnis des Geschwulstepithels vermutet. Es erscheint wie bereits dargetan bemerkenswert, daß es sich bei diesen Wirkstoffen um Äthylamine, bzw. um Äthylaminderivate handelt, die sich von der Aminosäure Alanin (α-aminopropionsäure) herleiten, also eine gemeinsame Wurzel haben.

Anhang. 5-Hydroxytryptamin-haltig erwiesen sich in vereinzelten Beobachtungen auch kleinzellige solide *Karzinome* (s. S. 408), zur Verwunderung von seiten der Kliniker, nicht jedoch von seiten des Morphologen, der die soliden Karzinome von Anfang an als primär maligne geschwulstige Entfaltungen der Helle-Zellen-Organe gewertet hatte (s. S. 365).

Die Fahndung nach hormonalen *Wirkstoffen in den myothelialen Gewächsen der Schleim-, Speichel- und Tränendrüsen* steht noch am Anfang. Vorerst wurden lediglich minimale Mengen von 5-Hydroxy-Tryptamin in einem soliden Adenom des Gaumens und in einem orbitalen vulgären Mischtumor nachgewiesen[12]. Daß aber von der endo-hämokrinen Tätigkeit des Helle-Zellen-Organes (= des Korbzellen-Organes, = des Myothels) der Schleim-, Speichel- und Tränendrüsen bedeutsamere, zumindest mengenmäßig bedeutsamere Erzeugnisse hormonaler Wirkstoffe zu erwarten sind, kündigt das bereits erwähnte *argentaffine* Karzinoid

---

[1] LANGEMANN 1956.
[2] WEITZEL, ROESTER, BUDDECKE und STRECKER 1956, FEYRTER 1956.
[3] DICK, MELROSE, SILLAR und YOUNG 1957, SMITH, NYHUS, DALGLIESH, DUTTON, LENNOX und MACFARLANE 1957.
[4] WALDENSTRÖM 1959.   [5] FEYRTER, HERTTING und HORNYKIEWICZ 1959.
[6] LANGEMANN 1955, RATZENHOFER, MESSERKLINGER und LEMBECK 1957.
[7] FEYRTER, HERTTING und HORNYKIEWICZ 1959.
[8] WEITZEL, ROESTER, BUDDECKE und STRECKER 1956, FEYRTER 1956.
[9] GABRILOVE 1941.
[10] STEWART, WILLIS und DE SARAM 1939, MARTIN, FEROLDI und CABANNE 1956.
[11] MITCHELL und DIAMOND 1949, FALKMER 1956.   [12] FEYRTER (ERSPAMER) 1962c.

der Glandula parotis[1] an, das sich von einem typischen gastroenteralen argentaffinen Karzinoid gestaltlich und histochemisch in keiner Weise unterschied.

Wir haben im übrigen vorgeschlagen, bei der pharmakodynamischen Erforschung von Extrakten myothelialer Gewächse auf hormonale Wirkstoffe nicht nur auf 5-Hydroxy-Tryptamin, sondern auch auf noch andere Äthylamine und Äthylaminderivate (Tyramin, Dopamin und Oktopamin) zu untersuchen.

An Weichtieren erzielte Untersuchungsergebnisse können gewiß nicht ohne weiteres auf Wirbeltiere übertragen werden. Bemerkenswert erscheint jedoch auf alle Fälle, daß in Extrakten der hinteren Speicheldrüsen von Oktopoden sowie in der Hypobranchialdrüse von Purpurschnecken, die *chromaffine* Zellen enthalten und wahrscheinlich als homologe Gebilde zu werten sind, 5-Hydroxy-Tryptamin (Enteramin) nachgewiesen wurde, freilich nicht in allen Vertretern dieser Tierspecies[2]. Vielleicht noch bemerkenswerter in dem in Rede stehenden Zusammenhang ist, daß Extrakte aus den hinteren Speicheldrüsen von Oktopoden an hormonalen Wirkstoffen überdies, freilich nicht bei allen Vertretern dieser Tierspecies, auch Tyramin, Octopamin und Histamin enthielten[2], die sämtlich so wie das 5-Hydroxy-Tryptamin und die in einem bronchialen Karzinoid in Spuren nachgewiesenen Catecholamine Adrenalin und Noradrenalin (Arterenol)[3] als Derivate der Aminosäure Alanin zu werten sind, demnach in dieser Hinsicht einander nahe stehen.

Man hatte seinerzeit erwartet, daß das zwar *ubiquitäre* Helle-Zellen-System gleichwohl *regionär* verschiedene Wirkstoffe erzeuge. Diese nicht unbegründete Erwartung fußte auf den bis dahin erzielten histologischen und histochemischen Ermittlungen, die z. B. erwiesen hatten, daß das bronchiale Helle-Zellen-Organ des Menschen niemals argentaffine Zellen aufweist. Unbeschadet der Tatsache, daß die Wirkstoffbildung der Helle-Zellen-Organe unterschiedlicher Örtlichkeiten, erschlossen aus morphologischen Befunden, sich gemeinhin unter musterhaften Verhältnissen gewichtig unterscheidet, hat der Fortschritt der Forschung in pathologisch-anatomischer, klinischer und pharmakologischer Zusammenarbeit dargetan, daß sich in den karzinoiden Geschwülsten der verschiedenen Helle-Zellen-Organe die Arten der erzeugten Wirkstoffe überschneiden, also zum Teil decken können.

So ist in dem von Nicod beschriebenen argentaffinen Karzinoid der Glandula parotis eine 5-Hydroxy-Tryptamin-Bildung von seiten des Geschwulstgewebes begründet zu vermuten.

XVI. Zur Klinik der benignen Karzinoide.

1. Klinik der Ileumkarzinoide.

Man ist heute völlig darin einig, daß in zahlreichen, freilich nicht in allen Fällen von *malignem* enteralem Karzinoid mit Lebermetastasen das sich histologisch in seinem Zellbild von einem benignen enteralen Karzinoid nicht zu unterscheiden braucht, ein wohlgekennzeichnetes, als endokrin (endokrin-neural) zu deutendes Krankheitsbild in Form des *sog. Karzinoidsyndroms* (s. S. 401, Tabelle 7) vorliegt.

Doch wurde auch bei den Trägern *benigner* enteraler Karzinoide, insbesondere von Ileumkarzinoiden, auf Grund pathologisch-anatomischer und klinischer Zusammenarbeit, über ein als endokrin (endokrin-neural) gedeutetes Krankheitsbild in Form der endokrin-neuralen Enteropathie berichtet[4], ohne daß es sich bis in die jüngste Zeit[5] Anerkennung hätte verschaffen können. Immerhin beeindruckt das Ausmaß von gemeinsamen Krankheitszeichen beim benignen und malignen Karzinoid.

---

[1] Nicod 1958.   [2] Erspamer 1952.   [3] Feyrter, Hertting und Hornykiewicz 1959.
[4] Bohn 1940, Feyrter 1940b, Haider 1956, Reitter, Leypold und Coronini 1943.
[5] Selberg 1940, 1959, Ratzenhofer 1956, Schmid 1962, Kähler und Heilmeyer 1961, Literatur; Feyrter und Lauda 1961.

Dabei wurden die Krankheitszeichen des benignen Karzinoids lange vor der Aufdeckung des Karzinoidsyndroms beim malignen Karzinoid, also unbeeinflußt von dieser Erkenntnis, beschrieben[1]. So hat man auch die endokrin-neurale Enteropathie als eine Art petit mal, das Karzinoidsyndrom als grand mal bezeichnet.

Gegenüber der Ansicht, daß das 5-Hydroxy-Tryptamin benigner gastroenteraler Karzinoide im Lungen- und im großen Kreislauf nicht auch wegen ihrer Kleinheit, sondern *ausschließlich* deshalb keine Wirkung zu entfalten vermöge, weil es vorher in der Leber abgebaut werde, sei darauf verwiesen, daß dies für ein Karzinoid des Fundus ventriculi oder der unteren Rectumhälfte nicht zu gelten braucht; auch sei daran erinnert, daß über portocavale Anastomosen die Wirkstoffe benigner Karzinoide des Dünn- und Dickdarmes fallweise die Leber umgehen können.

Daß man aus den Krankheitszeichen des petit mal ein benignes Karzinoid feststellen könne, wurde von den Beschreibern der endokrin-nervösen Enteropathie nicht behauptet; das verstand sich von selbst, da die endokrin-nervöse Enteropathie der schon lange vorher beschriebenen, im deutschen Schrifttum anerkannten[2] Porgesschen Enteritis durchaus gleichgesetzt, nur in ihrer Pathogenese anders gedeutet wurde, nämlich nicht als alimentär bedingte Enter*itis*, sondern eben als endokrin-nervös bedingtes pathisches Geschehen (Enteropathie), ohne die Rolle alimentärer Einflüsse in Abrede zu stellen und ohne den Unterschied zwischen Enteritis und Enteropathie mit entzündlichem Einschlag zu überschätzen.

In Anbetracht der darmerregenden Wirkung des 5-Hydroxy-Tryptamin liegt die Annahme mehr als nahe, daß der Porgesschen Enteritis mit ihrer gewaltigen Steigerung der Dünndarmpassage (Sturzpassage) eine massige Stimulierung des Gelbe-Zellen-Organes zugrunde liegt, und daß sich auf dem Boden dieses pathischen Geschehens fallweise ein Karzinoid entwickelt mit im Grunde keinen anderen Krankheitszeichen als jenen der Porgesschen Enteritis, wenngleich wahlfrei in gesteigertem und verstärktem Maß.

Die wesentlichen klinischen Merkmale der endokrin-nervösen Enteropathie (= der Porgesschen Enteritis), wie sie auch ohne Karzinoid, beim Karzinoid aber vermutlich gesteigert in Erscheinung tritt, sind kurz zusammengefaßt folgende:

1. Die Enteropathie im eigentlichen, engeren Sinne:
Angaben des Kranken. Unruhegefühl im Mittelbauch, Rumoren im Bauch, kollikartige Schmerzen, Druck- und Völlegefühl im Oberbauch, gegebenenfalls Brechreiz und Aufstoßen, oft Appetitmangel, Blähungen. Flatulenz. *Blutwallungen* und Blutandrang zum Kopf mit Hitzegefühl und Schweißausbrüchen. Schwindelgefühl, gegebenenfalls Ohnmachten und Kollaps (sog. Dünndarmschock[3]). Heißhunger. Normale Stühle oder *Durchfälle*, wechselnd mit Verstopfung.
Ärztliche Feststellungen (die sich mit den Angaben des Kranken zum Teil überschneiden). Bei Stoßpalpation quatschende Geräusche vielerorts im Bauch. Druckpunkt links und rechts vom Nabel. Sturzpassage des Röntgenbreies[3] als Ausdruck gesteigerter Motilität des Dünndarmes, wobei der Speisebrei bereits nach 2 Std in der flexura lienalis angetroffen werden kann. Hypoglykämie, spontan auftretend oder bei Belastung feststellbar[4]. Hautpigmentationen. In schweren Fällen Übergang in die *pellagroide* Form der endemischen Sprue[5]. Tachykardie.

2. Sog. Begleit- und Nachkrankheiten: Cholelithiasis und Cholecystitis. Leberschäden, die sich bis zur Cirrhose steigern können.

Die aufgezählten Krankheitszeichen sind jedoch keineswegs in jedem Falle vollzählig vorhanden.

3. Allgemeine Verfassung: oft Neurasthenie. Psychopathische Züge. Neigung zu allergischen Erscheinungen (beim benignen Karzinoid insgesamt in 53% [6]) in Form von Migräne, Rhinitis vasomotoria, Heuschnupfen, *Asthma* (beim Karzinoid in 18% [6]), Urticaria. Besonders hohe allergische Belastung bei Tuberkulosekranken mit Karzinoid[6].

---

[1] BOHN 1940, FEYRTER 1940b, FEYRTER 1956; s. CUCCIOLI 1958, TIBURCIO PADILLA 1962.
[2] STEPP und KUHLMANN 1932, GUTZEIT 1939.   [3] PORGES 1938.
[4] BOHN und JUZA-UHLIG 1938.   [5] BOHN 1940, STEPP und KUHLMANN 1932, GUTZEIT 1939.
[6] HAIDER 1957.

Auffällige Häufigkeit des Trinkertums bei Männern mit Karzinoid (62%[1], 50%[2]).
Im Stuhl die Zeichen der Verdauungsinsuffizienz des Dünndarms.

Zur Frage der Häufung einiger pathischer Organbefunde beim benignen enteralen Karzinoid (beim Karzinoid des Jejunoileum). Das gastroenterale Gelbe-Zellen-Organ ist nur eine der peripheren endokrinen (parakrinen) Drüsen innerhalb des Helle-Zellen-Systems, das an der inneren und äußeren Oberfläche des Körpers ausgebreitet erscheint. Nun ist von den zentralen endokrinen Drüsen wohlbekannt, daß die Erkrankung einer dieser Drüsen häufig mit Erkrankung auch anderer Drüsen, wiederholt in Form einer pluriglandulären Störung, einhergeht und daß sich ein Teil dieser pathischen Geschehnisse durch wechselseitige Beeinflussung im funktionellen Kreis[3] erklären läßt; das gilt auch für den *Geschwulstbefall* der zentralen endokrinen Drüsen, wie z. B. einschlägige Befunde bei der Akromegalie, vornehmlich bei der sog. Polyadenomatose, zeigen[4]. Bekannt ist überdies, daß Erkrankungen jeweils bestimmter zentraler endokriner Drüsen jeweils über das System dieser Drüsen hinaus häufig auch mit bestimmten Schädigungen ihrer Erfolgsorgane einhergehen.

Man ist deshalb zunächst einmal der Frage nach der zahlenmäßigen Häufigkeit bestimmter pathischer Organbefunde beim benignen gastroenteralen Karzinoid an Hand eines Sammelgutes von etwa 160 sezierten Fällen nachgegangen[5].

Das Ergebnis vermittelte einmal eine gewisse Sicherheit oder wenigstens eine gewisse Wahrscheinlichkeit der Häufung, ein andermal bloße Hinweise auf solche Möglichkeiten, und wieder ein andermal das Fehlen eines Anhaltspunktes für Häufung. Erschöpfend kann hier auf Einzelheiten nicht eingegangen werden.

Hervorgehoben wurden *unter anderem:* Häufigkeit der Cholelithiasis, der Lipoidose der Gallenblasenschleimhaut als Ausdruck einer neurogenen Cholecystopathie mit Hyperplasie des vegetativen Nervenplexus der mucosa vesicae felleae, granulär-cirrhotischer Leberschäden, des floriden Ulcus pepticum ventriculi und duodeni wenigstens mehrmals beim Mann mit Tod durch Verblutung oder Perforation; diese Häufigkeit ist vielleicht deshalb bemerkenswert, weil sich mit 5-Hydroxy-Tryptamin im Tierversuch peptische Geschwüre erzeugen lassen[6]. Häufig waren kleine neurogene Geschwülstchen des Magen-Darmschlauches von unterschiedlichem Typus, häufig auch Fälle von Urolithiasis.

Diesen und ähnlichen Ermittlungen haben andere Autoren nicht zugestimmt, teils auf Grund eigener Erhebungen[7], teils gestützt auf die Durchsicht des einschlägigen Schrifttums[8].

Unterschiedliche Angaben des Schrifttums lassen sich mit einigem Nutzen freilich nur dann vergleichen, wenn sie auf die gleiche Weise, nämlich in planmäßigen und fortlaufenden Untersuchungen erhoben worden waren und regionäre Unterschiede nicht in Frage kommen[9].

Die ganz *allgemein* geäußerte Ansicht[10], daß bei benignen enteralen Karzinoiden eine besondere Häufung von Geschwülsten unterschiedlicher Art zu verzeichnen sei, ist mit Zweifel aufgenommen worden[11]; aber man sollte doch wohl der Frage hinsichtlich des *Mannes* anhand eines größeren als des bisherigen Karzinoidregisters weiterhin nachgehen[12].

Vielleicht auch deshalb, weil man in die eosinophilen Zellen der Adenohypophysis, deren Hyperplasie beim benignen enteralen Karzinoid mehrfach vermerkt wurde, die Erzeugung des Somatotropin, wenigstens vermutungsweise, verlegt.

2. Klinik der benignen Appendixkarzinoide.
Die appendicite neurogène.

Das Appendixkarzinoid entwickelt sich auf dem Boden der appendicite neurogène, und diese wurde als eine den Wurmfortsatz befallende Akme der

---

[1] Haider 1956,   [2] Feyrter 1956.   [3] Hoff 1957.   [4] Gerstel 1938.
[5] Haider 1956, Feyrter 1962a und b.   [6] Hedinger und Veraguth 1957, 1962.
[7] Selberg 1940, Thorson 1958.   [8] Kähler und Heilmeyer 1961, Literatur.
[9] Selberg 1959.   [10] Selberg 1940.   [11] Kähler und Heilmeyer 1961, Literatur.
[12] Feyrter 1962a.

endokrin-nervösen Enteropathie gewertet[1]. Auch hier wurde nicht behauptet, daß man auf Grund der Krankheitszeichen der appendicite neurogène ein Karzinoid des Wurmfortsatzes festzustellen in der Lage sei, sondern lediglich die Ansicht vertreten, daß bei den Trägern der Wurmfortsatzkarzinoide die besonderen Krankheitszeichen der appendicite neurogène fallweise zusammen mit den allgemeinen Krankheitszeichen der Enteropathie vorlägen.

Dieser Auffassung hat man aufgrund der Nachuntersuchung operierter Fälle von Appendixkarzinoid auf einschlägige Angaben von seiten der Operierten nur für einen Teil der Fälle zugestimmt, wohl aber das häufig kolikartige Gepräge der Bauchbeschwerden[2, 3] und das fehlende oder stark erniedrigte Histaminbindungsvermögen (Histaminopexie) des Patientenserum als kennzeichnend für Allergiker hervorgehoben[3].

Eine mikroskopische Überprüfung des Stuhles auf die Zeichen der Verdauungsinsuffizienz des Dünndarmes, ein kardinales Zeichen der Porgesschen Enteritis (= der endokrin-nervösen Enteropathie) wurde nur selten vorgenommen und hierbei Ausnutzungsstörungen der Nahrung hervorgehoben[3].

BOHN hat sich jedoch neuerdings abermals ausführlich für die Richtigkeit der Auffassung, daß die appendicite neurogène eine Teilerscheinung der Enteropathie sei, ausgesprochen und über erhöhte 5-Hydroxy-Indolessigsäure-Ausscheidung in einigen Fällen berichtet[4].

MASSON und STOLZ[5] selber haben seinerzeit (1924) im klinischen Bilde der appendicite neurogène neben den örtlichen anfallsweise auftretenden Beschwerden eine mannigfache häufige Fülle mehr allgemeiner nervöser Störungen hervorgehoben, wie z. B. Herzklopfen, Hitzewallungen, Schlafstörungen, aufgeregtes Wesen, oftmals ausgesprochene Neuropathie. Von den Kranken mit nervösen Störungen wurde ein Drittel durch die Operation geheilt.

Pathohistologisch lassen sich drei Phasen im Ablauf der appendicite neurogène unterscheiden, die aber nicht in jedem Falle statthaben: 1. Hyperplasie des Plexus mucosus Meißneri mit Entwicklung eines engen und dichten Netzes vegetativ-neuraler Endformationen, namentlich um den Grund der Krypten herum. 2. Endophytie der Gelben Zellen, ausschließlich in das gewucherte Nervengewebe hinein als Ausdruck einer Störung im geordneten Zusammenspiel des endo-parakrinen Gelbe-Zellen-Organs und des örtlichen neuralen Endnetzes, demnach als Ausdruck einer *endokrin-nervösen* Störung.

Pathologisch ist die Richtigkeit dieser Wertung des pathischen Geschehens evident; die Frage kann demnach nur sein, inwieweit der anatomische Befund klinisch faßbare Krankheitszeichen zeitigt.

3. Endphase unter Entwicklung zweier unterschiedlicher Erscheinungsformen. Entweder, und dies häufig, kommt es zur Einengung, schließlich unter Schwund des Epithels zur Verödung der Lichtung des Wurmfortsatzes, und im Zentrum der Verödung unter fortschreitender Entfaltung der neuralen Wucherung zur Bildung von *Neuromen*[5].

Narbenneurome (Amputationsneurome)[6] kann man sie nicht gut nennen, da ihnen eine Narbenbildung nach geschwürigem Zerfall der Schleimhaut nicht zugrunde liegt.

Oder, ungleich seltener, führt die blastomatöse Entfaltung der endophytisch abgesproßten Zellager des Gelbe-Zellen-Organes zur Entstehung von *Karzinoiden*.

Besonderheiten im pathohistologischen Erscheinungsbild der appendicite neurogène sind das Neuroma in pendulum forme[7], die vasculäre Neurofibrose, vasculäre Neurofibromatose und Übergänge zur seltenen Ganglioneuromatose[8].

---

[1] FEYRTER 1938, 1962a und b, BOHN 1939.
[2] BUCHBERGER und DEMMER 1960, SALZER 1961.   [3] BLÜMEL und HEITZ 1963.
[4] BOHN, KOCH und RICK 1958, BOHN 1962.
[5] MARESCH 1921, SCHWEIZER 1922, STOLZ zit. nach MASSON 1924.   [6] MARESCH 1921.
[7] MASSON 1924.   [8] MASSON und BRANCH 1945, FEYRTER 1948.

Zur Pathogenese des Anfalles im Ablauf der appendicite neurogène[1]. Die appendicite neurogène ist klinisch eine chronische Erkrankung, ein Leiden, und pathohistologisch der Ausdruck eines *chronischen* gestaltlich faßbaren pathischen Geschehens. Den oft heftigen Anfall, zu dem das Leiden im Augenblick sich steigern kann, vermögen diese Veränderungen nicht zu erklären. Dem Anfall liegt offenbar eine neuro-vasculäre Krise zugrunde. Das Neurale in der Krise ist eine Annahme, das Vasculäre in der Krise hingegen läßt sich gestaltlich fassen, allerdings nicht am formolfixierten Untersuchungsgut, wohl aber auf dem Operationstisch in Form einer capillären Hyperämie der Serosa des Wurmfortsatzes und weniger Tropfen eines klaren, von den Chirurgen so genannten Reizserums auf dem Bauchfell der Appendixgegend.

Es liegt nahe, den Befund als eine Art von *schmerzhaftem Flush* des Wurmfortsatzes, verursacht durch eine parakrin wirksame Ausschüttung von Serotonin aus den Gelben Zellen der Appendix auf einen enterogenen, hämatogenen oder neurogenen Reiz hin zu deuten.

Die wenig beachtete Ausweitung und Schlängelung venöser Gefäße in der Serosa, die man an solchen Wurmfortsätzen oftmals *überdies* zu Gesicht bekommt, ließe sich als Folgezustand häufig stattgehabter Flushes des Wurmfortsatzes deuten und den Teleangiektasien in der Haut von Trägern maligner enteraler Karzinoide vergleichend an die Seite rücken.

Die These ist einer Überprüfung zugänglich durch Untersuchung des besagten Reizserums auf einen etwaigen Serotoningehalt oder auf einen Gehalt an Abbaustufen des Serotonin.

3. Klinik der benignen bronchialen (bronchopulmonalen) Karzinoide.

Symptome wie Hämoptyse, Bronchusstenose und durch Sekretstauung verursachte bronchopneumonische Herde sind hier nicht gemeint, sondern Krankheitszeichen, die an endokrine (endokrin-neurale) auslösende Momente denken lassen. Hierüber liegen vorerst nur wenige Angaben vor. Ein symptomenreiches Bild bot eine 48jährige Frau, unter anderem anfallsweise auftretende ileusartige Bauchbeschwerden, bronchospastische Züge und allergische Belastung[2]. Die Nachuntersuchung operierter Fälle ergab aus der Vorgeschichte in etwa der Hälfte des Krankengutes Angaben über Enteropathie, heftiges Erröten (flush), mehrfach über allergische Erscheinungen (Urticaria, Rhinitis vasomotoria)[3].

Besonders beeindruckte ein Fall von *doppeltem umfänglichem* benignem bronchialem Karzinoid, der klinisch das eindeutige Bild des sog. Karzinoidsyndroms (s. S. 401) aufwies. Für die Rolle des Vorhandenseins größerer Massen sezernierenden Geschwulstgewebes bei der Entwicklung eines Karzinoidsyndroms spricht dieser Fall in erhöhtem Maße, in Anbetracht der Tatsache, daß die sonstigen in der Regel kleinen benignen bronchialen Karzinoide ein Karzinoidsyndrom nicht auslösen, ohne daß man das Ausbleiben klinischer Krankheitszeichen durch den Abbau des Wirkstoffes vor Erreichung seiner Erfolgsorgane erklären könnte.

4. Klinik der benignen Karzinoide der Gonaden.

Von dem eben erwähnten Fall eines doppelten umfänglichen benignen bronchialen Karzinoides abgesehen, sind benigne Karzinoide der Gonaden bislang die einzigen unter den benignen Karzinoiden geblieben, bei denen, allgemein anerkannt, ein endokrines Krankheitsbild vorlag. Sie boten das sog. Karzinoidsyndrom (s. S. 401), das sonst nur bei malignen Karzinoiden mit Lebermetastasen oder anderen umfänglichen Metastasen beobachtet wird[4]. Erklärt wird das

---

[1] Feyrter 1958c.   [2] Feyrter 1958a.
[3] Buchberger 1958, Salzer 1961, Gullino 1964.
[4] Kähler und Heilmeyer 1961, Literatur.

Karzinoidsyndrom beim benignen Karzinoid der Gonaden damit, daß hier das aus dem Geschwulstgewebe mit Inkret beschickte Venenblut nicht wie beim gastroenteralen benignen Karzinoid des Pfortadergebietes die Leber durchläuft und infolgedessen ein Abbau des 5-Hydroxy-Tryptamin durch das Lebergewebe ausbleibt. Vermutlich spielt aber auch beim benignen Karzinoid der Gonaden hinsichtlich des Zustandekommens eines sog. Karzinoidsyndroms die größere Menge des sezernierenden Geschwulstgewebes mit eine Rolle.

XVII. Das maligne gastroenterale Karzinoid.

1. Verteilung über die einzelnen Abschnitte des Magen-Darmschlauches. Beteiligung der Geschlechter.

Aus Tabelle 5 geht beim Vergleich mit Tabelle 2 und 3 hervor, daß im Leichenöffnungsgut in einzelnen Abschnitten des Magen-Darmschlauches das zahlenmäßige Verhältnis zwischen malignem und benignem Karzinoid zugunsten des malignen Karzinoids verschoben erscheint. Das gilt für das Coecum, bzw. den Coecum-Appendixbereich, bzw. die Ileo-Coecalgegend.

Tabelle 5. *Sammelgut maligner enteraler Karzinoide (33 Fälle), getrennt nach Alter und Geschlecht. Absolute und relative (prozentuale) Verteilung über die einzelnen Strecken des Darmschlauches*

Alter in Jahren	JI		A		C		R	
	♂	♀	♂	♀	♂	♀	♂	♀
30—39	1							
40—49	2	1				1		
50—59	5	1						
60—69	3*	6**		(1)**			1	
70—79	4	4				1	1	
80—	1	1						
Männer (gesamt)	16 (88,9%)						2 (11,1%)	
Frauen (gesamt)		13 (86,7%)				2 (13,3%)		
Männer und Frauen	29 (87,9%)				2 (6,1%)		2 (6,1%)	

JI = Jejunoileum; A = Appendix; C = Coecum; R = Rectum.
* Sitz des Karzinoids in einem der Fälle: Meckelsches Divertikel.
** Eines von den malignen Karzinoiden des Jejunoileum vergesellschaftet mit einem benignen Karzinoid der Appendix.

Von den beiden in Tabelle 5 C ausgewiesenen Fällen betraf der eine einen reinen Coecumtumor, der andere einen Ileocoecaltumor, im wesentlichen einen schrumpfenden Coecumtumor mit Übergreifen auf die Appendix und die Valvula Bauhini.

In einem Sammelgut von 7 Operaten aus eigenen und fremden Instituten handelte es sich 2mal um Ileumkarzinoide, 3mal um einen Ileocoecaltumor, 2mal um ein Karzinoid des Coecum-Appendixbereiches.

Wenn Coecum und Appendix zugleich ergriffen sind, wird sich der Ausgangspunkt nicht immer bündig entscheiden lassen. Dem Ileocoecaltumor liegt anatomisch in der Regel ein schrumpfendes Coecumkarzinoid mit Absiedlung in die örtlichen Lymphdrüsen mit oder ohne Übergreifen auf die Appendix oder eine der Lippen der Valvula Bauhini zugrunde.

Wenngleich sowohl das operative wie das durch Leichenöffnung gewonnene Sammelgut vorliegender Abhandlung dem Zufall unterworfen erscheint, bleibt der prozentual so häufige Befall des Coecum doch augenfällig. In seiner regulatorischen Tätigkeit unterliegt das Gelbe-Zellen-Organ im Coecum und seiner engeren Umgebung bei blastomatöser Entfaltung dem Antrieb zu maligner Ausartung offenbar ungleich leichter als in einem anderen Abschnitt des Magen-Darmschlauches, woraus man schließen darf, daß es in seiner örtlich bedingten unterschiedlichen regulatorischen Tätigkeit vielleicht weniger histochemische als vielmehr biologische Abänderungen erfährt. Die Klärung dieser Annahme bedarf wohl der Zusammenarbeit von Morphologie, Pharmakodynamik und Klinik.

Ob es sich beim malignen karzinoiden Ileocoecaltumor, bzw. beim malignen karzinoiden Coecumtumor häufiger um ein sekundär malignes als um ein primär malignes Karzinoid handelt, ist vorerst unentschieden, wenngleich wahrscheinlich.

Bürzelförmig oder zapfenförmig in die Lichtung des Darmschlauches vorragende maligne enterale Karzinoide sprechen für sekundäre maligne Ausartung eines zunächst benignen Karzinoids; derartige und ähnliche Erscheinungsformen scheinen im Jejunoileum zu überwiegen. In anderen Fällen begegnet das maligne enterale Karzinoid in Form einer intramuralen unregelmäßig knopfig-knollig in die Lichtung entwickelten Geschwulst, meist ohne hämorrhagisch-nekrotisierende Zerstörung und daher nur ausnahmsweise gefolgt von grobem

Tabelle 6. *Prozentuale Häufigkeit der Fälle mit 2—10 und mehr Karzinoiden unter den Fällen mit Benignität und Malignität*

	Gesamtzahl der Fälle	Zahl der Fälle mit 2—10 Karzinoiden		Zahl der Fälle mit mehr als 10 Karzinoiden	
			%		%
benigne Karzinoide (s. S. 369—370) ♂	116	43	37,1	10	8,9
♀	45	12	26,7	2	4,4
maligne Karzinoide (s. S. 399) ♂	18	11	61,1	4	22,2
♀	15	7	46	3	20

geschwürigem Zerfall und Durchbruch in die Bauchhöhle. In allen diesen Hinsichten bekundet das Gelbe-Zellen-Organ des Magen-Darmschlauches seine tiefgreifende andere Wesensart gegenüber dem exokrin-resorbierenden Zellbestand der Örtlichkeit, dessen maligne blastomatöse Entfaltung im Darm monoton zur Entwicklung ringförmiger Krebsgeschwüre führt.

Selten einmal begegnet das maligne enterale Karzinoid in Form einer *ektopischen* Geschwulst[1], bei der sich das Erstlingsgewächs (der Primärtumor) außerhalb der gewöhnlichen Örtlichkeit, also nicht in der Darmschleimhaut, sondern im Gekröse entwickelte. Es ist nicht ohne weiteres ersichtlich, warum man, ohne solche Fälle selbst gesehen zu haben, diesen Tatbestand bezweifelt und meint, es sei in Wahrheit ein winziges Erstlingsgewächs in der Darmschleimhaut übersehen worden. Schließlich ist doch der Begriff einer ektopischen Geschwulst anderswo im Körper durch einwandfreie Beobachtungen längst gehörig untermauert, und eine gewisse Ektopie ist selbst dem benignen enteralen Karzinoid nicht völlig fremd insofern, als ein subserös gelegenes benignes enterales Karzinoid beschrieben wurde[2].

Warum freilich endophytisch in der Darmschleimhaut abgesproßte argentaffine Zellnester selten einmal in ferne Organe geraten, um erst an ihnen sich geschwulstmäßig zu entfalten, ist bislang ungeklärt, wofern es sich nicht einfach um das Aufsuchen eines dem Wachstum günstigen Bodens handelt.

Bemerkenswert ist auch der Unterschied, in welcher Häufigkeit in einem Sammelgut die Geschlechter am malignen und am benignen Karzinoid eines bestimmten Abschnittes des Magen-Darmschlauches beteiligt erscheinen. Tabelle 3 weist unter den Fällen mit benignem Karzinoid des Jejunoileum 3mal so viel Männer als Frauen aus, wohingegen in Tabelle 5 beim malignen Karzinoid der gleichen Örtlichkeit die Zahl der Männer und Frauen ziemlich die gleiche ist, offenbar als Ausdruck dafür, daß die Frau beim Ileumkarzinoid zur malignen Ausartung in höherem Maße neigt als der Mann. Das Überwiegen der Frau unter den Fällen mit malignem Karzinoid des Coecum-Appendix-Bereiches hingegen scheint mit der starken Beteiligung des weiblichen Geschlechtes am benignen Appendixkarzinoid gleichzulaufen, offenbar als Ausdruck dafür, daß das Gelbe-

---

[1] Feyrter 1939, Selberg 1940.   [2] Hagemann 1919.

Zellen-Organ in engster Nachbarschaft der Pforte zum Dickdarm in seiner regulatorischen Tätigkeit gerade bei der Frau geschwulstauslösenden Reizen eher verfällt.

Erinnert sei hier am Rande an einen anderen Geschlechtsunterschied, nämlich an den in der Gesamtzahl der Gelben Zellen des Darmes zugunsten des weiblichen Geschlechtes (s. S. 349), ohne einen unmittelbaren Zusammenhang zwischen den beiden Arten von Geschlechtsunterschied behaupten zu wollen.

Fälle mit multiplen Karzinoiden werden hinsichtlich maligner Ausartung nicht als gefährdeter angesehen[1]. Sicher erscheint das nicht, wie die folgenden Zahlen zeigen, wenn man sie nimmt, wie sie stehen (Tabelle 6). Danach wäre der Hundertsatz der Fälle mit multiplen Karzinoiden unter den Fällen mit Malignität ersichtlich höher als unter den Fällen mit Benignität.

2. Das Karzinoidsyndrom.

Man unterscheidet ein *typisches* und ein *atypisches* Karzinoidsyndrom. Begrifflich stimmen Karzinoidsyndrom, Karzinoidose[2] und Hyperserotonismus[3] überein.

a) Das typische Karzinoidsyndrom.

Auf das typische Karzinoidsyndrom haben in *neuerer* Zeit (1952, 1953) erstmals und unabhängig von einander Biörck, Axen und Thorson[4], Isler und Hedinger[5] sowie Rosenbaum, Santer und Claudon hingewiesen, offenbar begünstigt durch die Erscheinung der Knäuelung, nachdem über Einzelfälle schon früher (1931) (M. Cassidy; A. Scholte) in eindrucksvoller Form berichtet worden war[6]. Die wesentlichen Züge des typischen Karzinoidsyndroms sind beim malignen Karzinoid des Magen-Darmschlauches, des Bronchialbaumes, der Gonaden (ausnahmsweise auch beim benignen Karzinoid der Gonaden[7] oder dem benignen bronchialen Karzinoid[8]) Blutwallungen (Flush[9]) (Abb. 33), gehäufte wäßrige Stühle, Asthma, vermehrte Ausscheidung von 5-Hydroxy-Indolessigsäure durch den Harn, rechtsseitige Endokardfibrose mit Klappenfehler (Abb. 34).

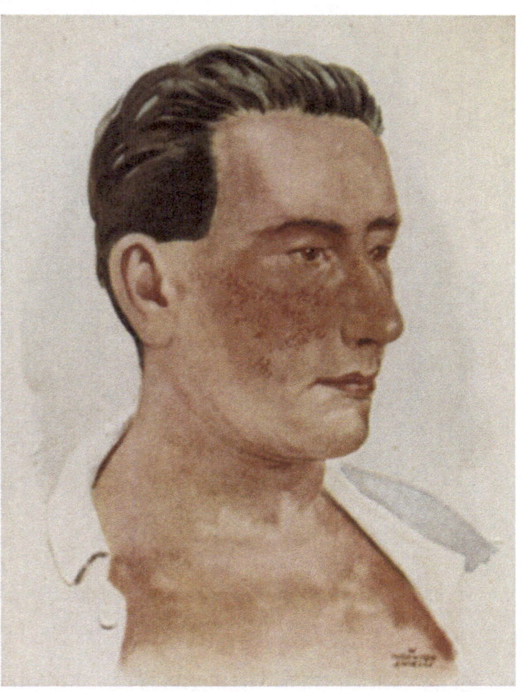

Abb. 33. Multiple Teleangiektasien und flushing (Blutwallung) auf einem vorher cyanotischen Untergrund [Cassidy: Proc. roy. Soc. Med. **24**, 139—141 (1931)].

Ein wenig anders werden bei typischem Karzinoidsyndrom vier *Kardinalsymptome* unterschieden: Hauterscheinungen, abdominelle, respiratorische und kardiale Erscheinungen und *gelegentliche Symptome* in Form von Störungen des Wasserhaushaltes, von Gelenkbeschwerden und unspezifischen psychischen Störungen[10]. Man könnte danach auch von einem Karzinoidsyndrom im engeren und im weiteren Sinne sprechen.

---

[1] Bretschger 1938.   [2] Waldenström 1956, 1957, 1958, 1959, 1962.
[3] Ratzenhofer 1958.   [4] Biörck, Axen und Thorson 1952, 1953.
[5] Isler und Hedinger 1953.   [6] Hedinger 1955, 1957a.
[7] Kähler und Heilmeyer 1961, Literatur; Torvik 1960.   [8] Bernheimer u. a. 1960.
[9] Waldenström und Ljungberg 1953, 1955.
[10] Kähler und Heilmeyer 1961, Literatur.

Das typische Karzinoidsyndrom betrifft, von wenigen Ausnahmen (s. o.) abgesehen, in der Regel Fälle von malignem (gastro-) *enteralem* Karzinoid mit Lebermetastasen, ungleich seltener Fälle von malignem bronchialem Karzinoid und Fälle von malignem Karzinoid der Gonaden.

In Fällen von enteralem malignem Karzinoid fehlten fallweise Lebermetastasen bei Vorhandensein von reichlichen Metastasen in anderen Organen[1]. Im Magen-Darmschlauch ist vor allem das Jejunoileum befallen, nebst dem die Ileocoecalgegend (Coecum und Appendix mit Übergreifen auf die Valvula coli), selten Magen, Zwölffingerdarm und Grimmdarm.

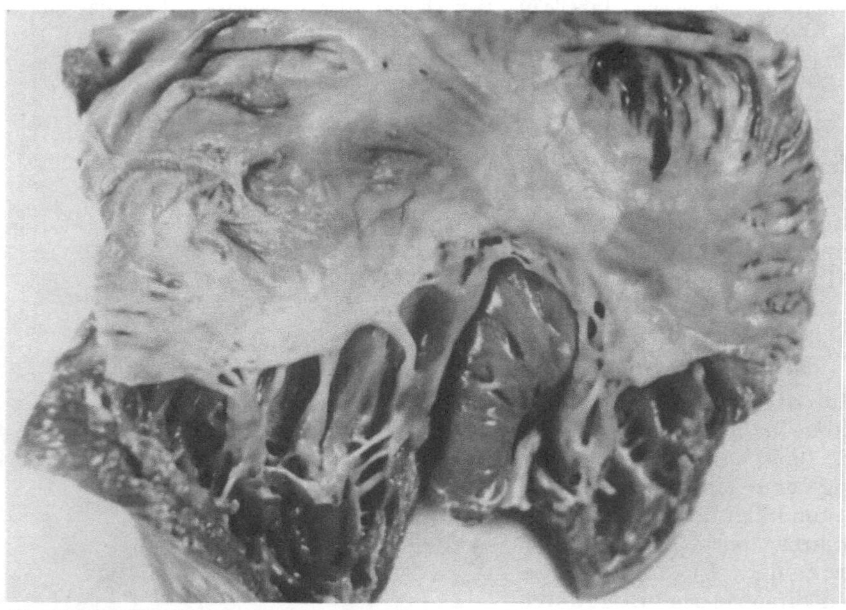

Abb. 34. 46jähriger Mann. Malignes Karzinoid mit Lebermetastasen. Rechtsseitige Endokardfibrose des rechten Vorhofes und der Valvula tricuspidalis mit Klappenschrumpfung (Tricuspidalinsuffizienz). (HOFF, F.: Münch. med. Wschr. **1958**, 4. — GEBAUER, RÜMELIN u. BECKER: Dtsch. med. Wschr. **1958**, 620.)

Es ist jedoch nicht umgekehrt so, daß alle malignen enteralen Karzinoide mit Lebermetastasen auch ein Karzinoidsyndrom aufweisen. Im Sammelgut der Tabelle 5, in dem Lebermetastasen 22mal beschrieben wurden, findet es sich, klinisch erkannt, nur 3mal.

In den anderen Fällen lautete die ärztliche Diagnose: Myokardschaden (9mal), Vitium cordis (3mal), Tumor in abdomine (7mal) (mit 2maliger Resectio ileocoecalis und 3maliger Enteroanastomose), cerebraler tödlicher Schaden (3mal), 1mal Glioma cerebri, 1mal Ruptur eines basilaren Aneurysma, 1mal embolische Encephalomalacie; chronische Polyarthritis (1mal), Polyarthritis chronica progressiva (1mal), pluriglanduläre Insuffizienz (1mal), Lues latens, Anämie (1mal), Papilloma laryngis, postoperative Bronchopneumonie (1mal), metastatischer maligner Prozeß (1mal), unbekannt (1mal).

Allem Anschein nach sind die klinischen Zeichen des Karzinoidsyndroms am Syndrom niemals vollzählig beteiligt[2], offenbar als Ausdruck dafür, daß neben hinreichenden Mengen eines sezernierenden Geschwulstgewebes auch die Empfänglichkeit der verschiedenen Organe und Gewebe für die Schädigung durch den Wirkstoff hierbei bestimmend ist. Am häufigsten wird der Flush beobachtet[3]. Im allgemeinen dürfte *ohne* Laboratoriumsbefunde das Vorliegen der Trias: Tumor in abdomine, Diarrhoen und Flush, die Erkennung der Krankheit er-

---

[1] ZEITLHOFER und FORMANEK 1959.   [2] KÄHLER und HEILMEYER 1961, Literatur.
[3] KÄHLER und HEILMEYER 1961, Literatur.

möglichen, oder wenigstens den begründeten Verdacht auf ein malignes Karzinoid erwecken.

Von den Zeichen des Karzinoidsyndroms gelten der Flush, das Asthma, die Diarrhoen und die Endokardfibrose allgemein als verursacht durch das 5-Hydroxy-Tryptamin unter Berufung auf seine pharmakologischen Wirkungen vor allem im Tierversuch.

Hauterscheinungen. Hinsichtlich des Flush wird darauf verwiesen, daß intra-arterielle Injektion von 5-Hydroxy-Tryptamin zu hellroter Verfärbung der Haut

Tabelle 7. *Typisches Karzinoidsyndrom (grand mal) beim malignen gastroenteralen Karzinoid mit Lebermetastasen. Endokrin-nervöse Enteropathie (petit mal) beim benignen gastroenteralen Karzinoid.*

Malignes Karzinoid (typisches Karzinoidsyndrom) grand mal	Benignes Karzinoid (endokrin-nervöse Enteropathie) petit mal
Kardinale Krankheitszeichen	
Flush. Teleangiektasien	Vasomotorische Störungen (Wallung, Schwindel, Ohnmacht)
Diarrhoen	Enteropathie im engeren Sinn (Koliken, Blähungen, Durchfall)
Asthma	Allergische Belastung (Asthma)
Endokardfibrose (Endokardose)	—
Vermehrte 5-Hydroxy-Indolessigsäure-Ausscheidung im Harn	(+)
Gelegentliche Symptome	
Oligurie, Ödeme	—
Gelenkbeschwerden	—
Psychische Störungen	(+)
Pellagröse Hautveränderungen (s. S. 362, 395)	+
(+)	Alkoholismus (50—60%)

führt, verursacht durch Zusammenziehung der Arteriolen und Erweiterung der Capillaren, allerdings nicht bei allen Versuchspersonen[1].

Aus dem Flush entwickelt sich im Laufe der Zeit eine bleibende Rötung der Haut mit sklerotischen Gefäßveränderungen und Teleangiektasien. Die gleichen Hautbefunde können sich auch allmählich entwickeln ohne Flush.

Den Teleangiektasien in der Haut hat man die Venektasien in der Serosa des Processus vermiformis bei chronisch-anfälliger Appendicopathie vergleichend an die Seite gerückt und durch wiederholte pathische Stimulierung des Gelbe-Zellen-Organes mit Ausschüttung von Serotonin zu erklären versucht[2].

Über Faktoren, die beim Karzinoidträger Flush auszulösen vermögen, ist viel berichtet worden[3]. Von besonderem Interesse erscheint in dieser Hinsicht die Wirkung von Nahrungs- und Genußmitteln: Käse[4], heiße und gewürzte Speisen, heiße Getränke, vor allem alkoholische Getränke. Man hat aber den nach Alkoholgaben aufgetretenen Flush, über den neben Durchfällen erst kürzlich wieder berichtet wurde[5], nicht einfach auf ausgeschüttetes enterogenes 5-Hydroxy-Tryptamin bezogen, obwohl hierbei eine Erhöhung der 5-Hydroxy-Indolessigsäure-Ausscheidung beobachtet wurde[6], sondern verwickelter erklärt[7].

Darmerscheinungen. Neben unterschiedlichen, dem alltäglichen Erscheinungsbild der Inneren Medizin angehörigen Bauchbeschwerden (s. S. 395) beeindrucken

---

[1] RODDIE, SHEPHERD und WHELAN 1955. [2] FEYRTER 1958 c.
[3] KÄHLER und HEILMEYER 1961, Literatur.
[4] WALDENSTRÖM 1962, LEMBECK, SEWING und WINNE 1964.
[5] FEDERLIN, WOSEGIEN, DITSCHUNEIT und KIRBERGER 1962.
[6] SNOW, LENNARD-JONES, CURZON und STACY 1955.
[7] SMITH, NYHUS, DALGLIESH, DUTTON, LENNOX und MacFARLANE 1957.

in einem Teil der Fälle infolge tumorbedingter Stenose die chirurgischen Zeichen des Ileus, der zu operativen Eingriffen in Form einer Enteroanastomose oder einer Darmresektion, wiederholt zu einer Ileocoecalresektion nötigt.

Ungleich öfter, in 77% der Fälle[1], treten als Teilzeichen des Karzinoidsyndroms im engeren Sinn hartnäckige, oft anfällige *Diarrhöen* mit wäßrigen Stühlen in den Vordergrund der Erscheinungen, häufig episodischer Natur. Als Ursache des Durchfalles gilt eine 5-Hydroxy-Tryptamin-bedingte Hypermotilität des Darmes, wahrscheinlich durch Beeinflussung des Peristaltikreflexes.

Schwere Diarrhöen können infolge ungenügender Aufnahme des Vitamins Niacin (Nicotinsäureamid) und seiner metabolischen Vorstufe in Form des Tryptophan zu pellagrösen pathischen Geschehnissen führen, und diese hinwieder an einer Verschlimmerung der Durchfälligkeit Schuld tragen.

Hautpigmentierungen gelten hierbei als Teilerscheinung einer Pellagra, werden aber auch auf die hohe 5-Hydroxy-Tryptamin-Ausschüttung bezogen[2].

Störungen der Atmung. Neben Anfällen vom Typus des bronchoconstrictorischen *Asthma* wird über Änderungen der Atemtiefe und der Atemfrequenz in einem Fünftel der Fälle im Sinne von Hyperpnoe und Tachypnoe berichtet[3].

Endokardfibrose. Die *Endokardfibrose* (Endokardose[4]) ist unter den Zeichen des engeren Karzinoidsyndroms das einzige, das sich pathologisch-anatomisch fassen läßt, und dies fast eindeutig. Ein ursächlicher humoraler Zusammenhang zwischen karzinoidem Geschwulstgewebe und der Endokardfibrose, die anfänglich als Endokarditis angesprochen wurde, wird allgemein anerkannt in Anbetracht der häufigen Vergesellschaftung der rechtsseitigen Endokardfibrose und des malignen enteralen Karzinoids beim Bestehen von Lebermetastasen. Man hat von einem Fibrosierungsfaktor[5] (bindegewebsaktivem Prinzip) gesprochen, der dem Geschwulstgewebe eigne, vermutlich um anzudeuten, daß es sich hierbei nicht unbedingt um eine direkte Wirkung des 5-Hydroxy-Tryptamin handeln müsse. Im Tierversuch konnte immerhin gezeigt werden, daß nach intraperitonealer Injektion von 5-Hydroxy-Tryptamin akut perivasculäre Ödeme und chronisch perivasculäre Fibrosen sich entwickeln[6], die auf eine Mitbeteiligung der Mastzellen mit Freisetzung von Histamin und Heparin bezogen werden. Bezüglich der Endokardveränderungen, über die als Folge monatelanger Injektion von 5-Hydroxy-Tryptamin berichtet wurde[7], hat man die mangelnde histologische Übereinstimmung dieser Veränderungen mit der Endokardfibrose des Menschen angemerkt[8], was freilich von den Beschreibern selbst auf eine zu kurze Versuchsdauer bezogen worden war[9].

Wie sehr bei der Entwicklung der rechtsseitigen Endokardfibrose eine gewisse größere Menge von sezernierendem Geschwulstgewebe besondere Bedeutung hat, geht aus dem in Tabelle 5 aufgeführten Sammelgut hervor: Metastasen in der Leber wurden 22mal verzeichnet. In 11 dieser Fälle bestand eine rechtsseitige Endokardfibrose, und in allen diesen Fällen lag eine *massige* Metastasierung vor. In den 11 Fällen ohne rechtsseitige Endokardfibrose bestand hingegen nur 5mal eine mäßige bis erhebliche, in 1 Fall massige Metastasierung; in 6 Fällen handelte es sich lediglich um vereinzelte hanfkorn- bis erbsen- und haselnußgroße Metastasen. In keinem der 11 Fälle ohne Lebermetastasen wurde eine Endokardfibrose des rechten Herzens beobachtet.

In 5 Fällen mit Lebermetastasen wurde ein fibrosierender Klappenbefall des rechten *und linken* Herzens (Mitralis 3mal, Aortenklappen 1mal, Mitralis *und* Aortenklappen 1mal)

---

[1] KÄHLER und HEILMEYER 1961, Literatur.   [2] KAHR und FISCHER 1957.
[3] THORSEN 1958.   [4] HEDINGER 1962.   [5] FEYRTER 1956, HEDINGER und GLOOR 1954.
[6] SCHAUER und EDER 1959.   [7] STEGER und SARRA 1960.   [8] HEDINGER 1962.
[9] STEGER 1958.

verzeichnet und 3mal als postendokarditisches Vitium beschrieben. Auch in 5 Fällen mit fibrosierendem Klappenbefall *nur* des *linken* Herzens (Mitralis 3mal, Aortenklappen 1mal, Mitralis *und* Aortenklappen 1mal) wurde der Befall 3mal als postendokarditisches Vitium der Mitralis befundet; in 3 von diesen 5 Fällen bestanden Lebermetastasen.

Fälle mit Endokardfibrose *auch* des linken Herzens sind gut verständlich bei offenem Foramen ovale oder umfangreichen Lungenmetastasen[1].

Zusammenfassende genaue Angaben über die Lokalisation der Endokardfibrose im Sinne des Karzinoidsyndroms liegen im Schrifttum vor[2]. Alles in allem erscheint für die Entwicklung der Endokardfibrose eine Konstellation der Faktoren (*Tendeloo*) notwendig in Form von drei Momenten zugleich: 1. *Lokalisation* des Geschwulstgewebes, 2. umfangreiche *Massen* eines sezernierenden Geschwulstgewebes, 3. *Empfänglichkeit* des Erfolgsgewebes.

Der Endokardfibrose stellt man fibröse Veränderungen des Bindegewebes rings um die karzinoiden Geschwülste, herdförmige und flächenhaft ausgebreitete Intimafibrosen der Vena cava inferior[3], der Lebervenen[4] und der Venae pulmonales[5], Kapselfibrosen mesenterialer Lymphdrüsen[6], sowie eine eigenartige Fibrose des Beckenbindegewebes[7] an die Seite. Alle diese Veränderungen wertet man als Auswirkungen des 5-Hydroxy-Tryptamin. Die Endokard- und Intimafibrosen erklärt man als Wirkung vom Blute her, die Kapselfibrose der Lymphdrüsen und die Fibrose rings um das karzinoide Geschwulstgewebe auf dem Wege über die Lymphe, und die Fibrose des Beckenbindegewebes als Wirkung peritonealer Flüssigkeit vom „Schlammfang" der Bauchhöhle her, auch durch Diffusion des 5-Hydroxy-Tryptamin, bzw. der 5-Hydroxy-Indolessigsäure aus dem Harn durch die Blasenwand hindurch.

b) Gelegentliche Symptome, die auch als Komplikationen des Karzinoidsyndroms bezeichnet werden.

Störungen des Wasserhaushaltes in Form von Oligurie, Ödemen, Ascites und Pleuraergüssen sind beim malignen Karzinoid mit oder ohne Lebermetastasen nicht selten. Ihre Pathogenese gilt als uneinheitlich[8], fallweise, so die Oligurie, als 5-Hydroxy-Tryptamin-bedingt. Auch hinsichtlich der *Ödeme* wird das 5-Hydroxy-Tryptamin ursächlich erwogen im Hinblick auf seine Beeinflussung der Capillarpermeabilität. In einem Teil der Fälle kamen kardiale Insuffizienz oder Hypalbuminämie als Folge schwerer Diarrhoen oder Lebercirrhose mit portaler Hypertension und Eiweißstoffwechselstörung ursächlich jedenfalls nicht in Betracht.

Gelenkbeschwerden. Schmerzhafte Versteifungen, Schwellungen und auch Rötungen im Gelenkbereich unterschiedlicher Örtlichkeiten wurden in 7% der Fälle[9] beobachtet und im Sinne entzündlicher pathischer Geschehnisse als rheumatische Arthritiden nicht ohne Beteiligung des 5-Hydroxy-Tryptamin gewertet oder auch als mit den Karzinoidfibrosen nach wiederholten Ödemen vergleichbar gedeutet.

---

[1] Zeitlhofer und Formanek 1959.
[2] Hedinger 1957 b, 1958, 1959, 1961, 1962, Kähler und Heilmeyer 1961, Wenger 1962.
[3] Feyrter 1956, Zeitlhofer und Formanek 1959.
[4] Feyrter 1956, Kahr 1956, Hegglin und Zollinger 1956.
[5] Bernheimer, Ehringer, Heistracher, Kraupp, Lachnit, Obiditsch-Mayer und Wenzel 1960, Waldenstroem 1962.
[6] Schauer und Eder 1959, Eder und Schauer 1959.
[7] Cassidy 1930—1931, Hedinger und Gloor 1954, Feyrter (Hartmann) 1956, Zeitlhofer und Formanek 1959.
[8] Lembeck 1961 a und b, 1962, Literatur.   [9] Kähler und Heilmeyer 1961, Literatur.

Abwegige psychische Erscheinungen beim Karzinoidsyndrom. Beschrieben wurden psychische Veränderungen, die von leichten Psychopathien und neurotischen Reaktionen bis zu schweren Psychosen reichten[1]. Man hat unter Hinweis auf gewisse Ergebnisse von Tierversuchen die Frage aufgeworfen, ob hierbei 5-Hydroxy-Tryptamin mit eine Rolle spielen könnte, im allgemeinen aber die Frage verneint.

Daß allein schon die Uneinheitlichkeit der pathischen psychischen Erscheinungen gegen eine Beteiligung des 5-Hydroxy-Tryptamin an ihrem Zustandekommen spreche, ist vielleicht nicht von genügendem Gewicht.

c) Zur Frage der Häufung einiger pathischer Organbefunde beim malignen gastroenteralen Karzinoid.

Wir beschränken uns auf einige wenige Hinweise, die sich aus dem erwähnten Register (s. S. 399) von 33 Leichenöffnungsfällen mit malignem enteralem Karzinoid ergeben, jeweils nur auf Protokolle bezogen, in denen die betreffenden Organe befundet sind:

Häufigkeit der Cholelithiasis bei ♂ 4:15 = 26,67%; ♀ 9:13 = 69,2%.

Granuläre Lebercirrhose: ♂ 1:18 = 5,56%; ♀ 2:15 = 13,3%. Überdies drei Fälle von Cirrhose cardiaque (2 ♂, 1 ♀).

Urolithiasis: ♂ 2:18 = 11,11%; ♀ 2:15 = 13,3%.

Ulcus pepticum: Unter 22 Fällen (12♂, 10 ♀) beim Manne weder Ulcus noch Ulcusnarbe, also anscheinend andere Verhältnisse als beim benignen enteralen Karzinoid[2], bei der Frau einmal eine vor Jahren stattgehabte Resectio ventriculi wegen Ulcus pepticum, zweimal Ulcusnarbe des Magens.

Hyperplasie oder Adenom der Nebennierenrinde, verglichen mit den Verhältnissen beim benignen enteralen Karzinoid, seltener: Hyperplasie 6mal, Adenom 1mal unter 24 Fällen (♂ 13, ♀ 11).

5-Hydroxy-Tryptamingehalt des Blutes und des Geschwulstgewebes, sowie vermehrte Ausscheidung von 5-Hydroxy-Indolessigsäure durch den Harn zusammen mit den klinischen Krankheitszeichen des typischen Karzinoidsyndroms wurden überwiegend in Fällen von *argentaffinem*, in der Regel malignem Karzinoid beobachtet, selten einmal auch in Fällen von kleinzelligem (globocellulärem) solidem Carcinom, für den Morphologen nicht überraschend, da für ihn dieser Geschwulsttyp von vornherein als primär maligne Variante der blastomatösen Entfaltung der peripheren endo-parakrinen Drüsen zu werten ist (s. S. 365).

d) Das atypische Karzinoidsyndrom.

Der Fortschritt klinischer und pathologisch-anatomischer Forschung hat gezeigt, daß neben dem typischen Karzinoidsyndrom auch Fälle mit atypischem Karzinoidsyndrom begegnen[3]. Man beobachtet es in Fällen von zweifelsfreiem Karzinoid, jedoch mit atypischen klinischen Krankheitszeichen und atypischen biochemischen Befunden.

Bei Fällen dieser Art handelt es sich pathologisch-anatomisch, soweit geklärt, um ein malignes Karzinoid des *Magens* mit Lebermetastasen, verhältnismäßig häufig auch mit Knochenmetastasen, vielleicht gelegentlich auch um ein bronchiales Karzinoid[4]. Das Geschwulstgewebe der Magenkarzinoide, das sein zelliges Vorbild (Mutterzelle) offenbar in den argyrophoben und in den argyrophilen[5] Zellen der Magenschleimhaut hat, ist in der Regel nicht argentaffin, sondern

---

[1] Kähler und Heilmeyer 1961. Lit.   [2] Feyrter 1962 a und b.
[3] Waldenström, Pernow und Silver 1956.   [4] Sandler, Scheuer und Watt 1961.
[5] Waldenström 1959.

nur mehr oder weniger schwach argyrophil, gleichwohl fallweise 5-Hydroxy-Tryptamin-haltig[1]. Klinisch beeindruckt eine hellere, hellrote und fleckige (landkartenartige) Flushform, eine leichte Vermehrung von Histamin im Serum[2], eine massige Ausscheidung von Histamin[2] durch den Harn, eine erhöhte Ausscheidung von 5-Hydroxy-Tryptamin und von 5-Hydroxy-Tryptophan[1] neben einer nur geringen Ausscheidung von 5-Hydroxy-Indolessigsäure.

Meist bestehen keine Durchfälle, selten asthmatische Beschwerden, fallweise ein Ulcus duodeni; in allen Fällen weist die Leber Metastasen auf.

Dem Gewebe der *Magenkarzinoide* eignet offenbar die Fähigkeit, 5-Hydroxy-Tryptophan und vermutlich auch Histamin[3] zu erzeugen und zu sezernieren, zugleich aber ein Unvermögen, das 5-Hydroxy-Tryptophan weitgehend in 5-Hydroxy-Tryptamin zu decarboxylieren.

Erinnert sei daran (s. S. 384), daß auch Histamin ein Abkömmling der Aminosäure Alanin (α-amino-propionsäure) ist und ein Äthylaminderivat darstellt. Es mutet demnach an, als erzeuge das Geschwulstgewebe der abgehandelten karzinoiden Gewächstypen auf einer ihnen eigenen bestimmten stofflichen Basis in Fällen von atypischem Karzinoidsyndrom zusätzlich jeweils diese, jeweils jene prosthetische Gruppe neben Derivaten der Grundstoffe.

Man hat die erhebliche Histaminausscheidung beim malignen Magenkarzinoid auch anders zu erklären versucht, nämlich auf eine gewaltige Freisetzung durch 5-Hydroxy-Tryptamin[4] zurückgeführt infolge einer hypothetisch angenommenen hohen 5-Hydroxy-Tryptamin-Gewebsaktivität[5].

XVIII. Das Karzinoidsyndrom beim malignen und benignen bronchialen Karzinoid.

In der Folge wurde das Karzinoidsyndrom auch beim malignen bronchialen Karzinoid mit Metastasierung in die Leber oder in andere Organe[6] beobachtet und darüber hinaus bei einem benignen metastasenfreien, durch doppelte, besonders umfängliche Knotenbildung ausgezeichneten bronchialen Karzinoid, als Ausdruck dafür, daß für die Entwicklung des Syndroms in der Regel die massige Entwicklung eines hormonerzeugenden Geschwulstgewebes Voraussetzung ist, gleichgültig, ob diese bereits im ersten Gewächs oder erst in den Tochterknoten sich verwirklicht. Die Krankheitszeichen waren entsprechend dem Karzinoidsyndrom Flush, zeitweilige Durchfälle und krampfartige Leibschmerzen. Wiederholt fand sich eine vermehrte 5-Hydroxy-Indolessigsäure-Ausscheidung durch den Harn, auch in dem Falle mit lokalisiertem doppeltem bronchialen Karzinoid bei Argentaffinität, Chromaffinität und Argyrophilie einzelner Elemente des Geschwulstgewebes[7].

Untersuchungen des Geschwulstgewebes dieses Falles auf 5-Hydroxy-Tryptamin nach VANE ergaben einen Gehalt von 250 μg/g bzw. 30 mg/Tumor. Darüber hinaus ergab sich ein Adrenalin-Gehalt von 0,5 μg/g bzw. 60 μg/Tumor.

Mehrmals ergab die Leichenöffnung in den Fällen mit Lebermetastasen eine rechtsseitige Endokardfibrose, in dem Falle mit lokalisiertem doppeltem Karzinoid hingegen eine linksseitige, allerdings nicht hochgradige Endokardfibrose.

---

[1] SMITH, NYHUS, DALGLIESH, DUTTON, LENNOX und MACFARLANE 1957, SANDLER und SNOW 1958.

[2] WALDENSTRÖM, PERNOW und SILVER 1956.   [3] WALDENSTRÖM 1959.

[4] FELDBERG und SMITH 1953.   [5] KÄHLER und HEILMEYER 1961.

[6] MATTLINGY 1956, DOCKERTY, McGOON, FONTANE und SCUDAMORE 1958, WARNER und SONTHREN 1958, SAUER, DEARING und FLOCK 1958, KRIKLER, LACKNER und SEALY 1958, STANFORD, DAVIS, GUNTER und HOBART 1958, SCHNECKLOTH, McISAAC und PAGE 1959, BÄSSLER 1959, GRAMLICH und WIETHOFF 1960, GEROK und MÜLLER 1961.

[7] BERNHEIMER, EHRINGER, HEISTRACHER, KRAUPP, LACHNIT, OBIDITSCH-MAYER und WENZEL 1960.

XIX. Karzinoidsyndrom oder Teilerscheinungen des Karzinoidsyndroms in Fällen ohne Karzinoid.

Eine Teilerscheinung des Karzinoidsyndromes in Form vermehrter Ausscheidung von 5-Hydroxy-Indolessigsäure durch den Harn wurde beobachtet in Fällen von Karzinom des Magen-Darmschlauches[1], in einem Fall von Karzinom der Mamma[2], sowie in Fällen von Pankreaskarzinom mit typischem und atypischem Karzinoidsyndrom[3]. Über ein Karzinom des Pankreas mit Karzinoidsyndrom ohne histochemische und biochemische Angaben liegt eine weitere Mitteilung im Schrifttum vor[4].

Ein erhöhter 5-Hydroxy-Tryptamin-Gehalt im Blut fand sich in einem Fall von Gallenblasencarcinom[5].

Über vermehrte 5-Hydroxy-Indolessigsäure-Ausscheidung durch den Harn wurde ferner in zwei Fällen von kleinzelligem Bronchuskarzinom berichtet. In einem der Fälle lag ein komplexes endokrines Krankheitsbild vor, das sich aus Symptomen eines Morbus Cushing und eines Karzinoidsyndroms zusammensetzte[6]. Im andern Fall bestand ein endokrines Krankheitsbild nach Art des Karzinoidsyndroms, wobei im Extrakt des Geschwulstgewebes trotz des Fehlens von Argentaffinität 20 γ 5-Hydroxy-Tryptamin/g Frischgewicht nachgewiesen wurden[7].

Soweit in diesen Fällen das Geschwulstgewebe das histologische Bild des *plexiform-soliden*, gegebenenfalls das Bild des plexiform-soliden, ausgesprochen kleinzelligen globocellulären Karzinoms (Haferzellenkarzinoms, oat cell tumor) bot, läßt sich der Befund mit dem Hinweis erklären, daß der Morphologe lange vorher bereits die Anschauung vertreten hatte, die *primär maligne* blastomatöse Entfaltung der Zellen der peripheren endo-parakrinen Drüsen träte in Form plexiform-solider Karzinome[8] mit bisweilen karzinoidem Baustil[9] in Erscheinung. Adenokarzinome[10] als blastomatöse Entfaltungen exokriner (exokrin-resorbierender) epithelialer Elemente an der inneren und äußeren Oberfläche des Körpers wären danach unverständlich und bedürfen wohl der histologischen Überprüfung, da die wesentlich plexiform-soliden Karzinome zum Teil auch zierlich-tubuläre Formationen aufweisen ohne Anhalt dafür, daß diese Formationen durch Wucherung exokriner epithelialer Elemente zustande gekommen wären oder in anderen Fällen herdförmig heterogen, also aus endokrin-soliden *und* exokrin-drüsigen epithelialen Formationen aufgebaut erscheinen können[11].

Vereinzelt sind neuerdings auch Fälle mit Teilerscheinungen des Karzinoidsyndroms bekannt geworden, in denen *weder* ein Karzinoid *noch* überhaupt eine Geschwulst vorlag (falsches Karzinoidsyndrom[12]). Es sind dies ein Fall von Colitis ulcerosa bei einer 34jährigen Frau mit flushartigen Anfällen, hartnäckigen Diarrhöen und chronischer Polyarthritis[12], sowie ein Fall von ulcerös-nekrotisierender regionärer Ileitis bei einem 54jährigen Arzt mit vermehrter 5-Hydroxy-Indolessigsäure-Ausscheidung durch den Harn *vor* und nicht auch nach der wegen Ileus vorgenommenen Darmresektion[13].

[1] Snow, Lennard-Jones, Curzon und Stacy 1955.
[2] Clerq-Bory, Pacheco und Mentzer 1954.
[3] Mullen and Hanson 1958, Dengler 1959, Peart, Porter, Robertson, Sandler und Baldock 1963.
[4] Arnett und Long 1931.   [5] Schmid, Witte und Stern 1959.
[6] Harrison, Montgomery, Ramsey, Robertson und Welbourn 1957.
[7] Williams und Azzopardi 1960.   [8] Feyrter 1934, 1953.
[9] Ratzenhofer 1957, 1959.
[10] Arnett und Long 1931, McMullen und Hanson 1958, Peart, Porter, Robertson, Sandler und Baldock 1963.
[11] Feyrter 1961.   [12] Hedinger 1962.   [13] Dick 1960.

Als pathogenetischer Faktor darf in diesen Fällen wohl begründet eine hyperplasiogene Stimulierung des Gelbe-Zellen-Organes mit vermehrter Hormonausschüttung vermutet werden[1]. Beziehungen zwischen Hyperplasie argentaffiner Gelber Zellen und entzündlichen Geschehnissen sind an sich bereits aufgezeigt worden, so bei chronischer Gastritis[2] oder am Rande tuberkulöser Darmgeschwüre[3].

XX. Übereinstimmung und Zwiespalt in den am Karzinoid erzielten Ergebnissen histochemischer, pharmakologischer, physiologisch-chemischer und klinischer Forschung.

Über die Beziehungen zwischen dem histochemischen Verhalten des Geschwulstgewebes, dem pharmakologisch nachgewiesenen Hormongehalt des Geschwulstgewebes, dem physiologisch-chemischen Nachweis der Ausscheidung der Abbaustufen der Wirkstoffe und den hormonal deutbaren Krankheitserscheinungen bei den Trägern der Karzinoide liegt nunmehr ein sehr umfängliches Forschungsgut vor.

Als definierter Wirkstoff gilt das 5-Hydroxy-Tryptamin, als seine aus dem Körper ausgeschiedene Abbaustufe die 5-Hydroxy-Indolessigsäure, als histochemischer Nachweis des Wirkstoffes im Geschwulstgewebe dessen Argentaffinität im Sinne eines spezifischen Formalin-5-Hydroxy-Tryptamin-Reaktionsproduktes, und als hormonal deutbares Krankheitsbild bei den Geschwulstträgern das Karzinoidsyndrom, dessen Züge sich von den am Tier geprüften pharmakologischen Wirkungen des 5-Hydroxy-Tryptamin her teils gut, teils einigermaßen verstehen lassen.

Und so gibt es in der Tat Fälle von Karzinoid mit Konkordanz dieser Momente, also Fälle mit Argentaffinität des Geschwulstgewebes, mit 5-Hydroxy-Tryptamin-Gehalt des Geschwulstgewebes, mit nachweisbarer vermehrter Ausscheidung der Abbaustufe des Wirkstoffes in Form der 5-Hydroxy-Indolessigsäure, und mit dem ausgeprägten Krankheitsbild in Form des Karzinoidsyndroms. Aber es hat sich im Fortgang der Forschung alsbald gezeigt, daß diese Konkordanz sich nur bei einer gewissen Konstellation der Faktoren ergibt und ausbleibt, wenn in der Konstellation ein Faktor fehlt.

Vor allem sind es argentaffine benigne Karzinoide des Darmschlauches, deren Geschwulstgewebe 5-Hydroxy-Tryptamin enthält, bei denen jedoch kein endokrin deutbares Krankheitsbild vorliegt, bzw. ein solches in Form der endokrin-neuralen Enteropathie nicht anerkannt wird. Erklärt wird diese Tatsache durch den Abbau des ins Blut ausgeschütteten 5-Hydroxy-Tryptamin beim Durchgang durch die Leber, außerdem durch die verhältnismäßig kleine Masse des sezernierenden Geschwulstgewebes. Dieses zweite Moment kommt auch in Frage bei argentaffinen, wirkstoffhaltigen benignen Karzinoiden der Gonaden, unbeschadet der Möglichkeit, daß hierbei eine mangelnde Empfänglichkeit der Erfolgsgewebe mit im Spiele ist, und fallweise auch bei malignen enteralen Karzinoiden mit nur spärlichen kleinen, selten auch großen Lebermetastasen.

Man hat eine Einteilung der Karzinoide in Klassen vorgeschlagen, teils in vereinfachter, für eine gewisse Übersicht genügender Form[4], teils auf peinlich genaue Art[5] mit Anführung aller innerhalb der Klassen wechselnden bejahenden und verneinenden Ergebnisse hinsichtlich der biologischen Dignität der Geschwulst, endokrin deutbarer Krankheitszeichen, des histochemischen Verhaltens und des Wirkstoffgehaltes des Geschwulstgewebes sowie der Ausscheidung des Wirkstoffes mit seinen Vor- und Abbaustufen durch den Harn.

---

[1] HEDINGER 1962.   [2] MASSON und SIMARD 1932, HAMPERL 1927.   [3] FEYRTER 1934.
[4] RATZENHOFER 1956, 1961, HEDINGER 1962.   [5] KÄHLER und HEILMEYER 1961.

Die Fülle der Tatbestände läßt sich über listenförmige Zusammenstellungen hinaus gedanklich ordnen durch zusammenfassende allgemeine und grundsätzliche Angaben wie folgt:

Das Geschwulstgewebe der Karzinoide erweist sich als 5-Hydroxy-Tryptamin-haltig oder frei hiervon. Das 5-Hydroxy-Tryptamin-haltige Geschwulstgewebe ist in der Regel argentaffin, fallweise jedoch nur argyrophil oder argyrophob. 5-Hydroxy-Tryptamin-haltige Geschwülste lösen klinisch das Karzinoidsyndrom aus, wofern sie über eine ansehnliche Masse von Geschwulstgewebe verfügen, der ins Blut ausgeschüttete Wirkstoff die Erfolgsgewebe erreicht, ohne vorher einen Abbau zu erfahren, und *wofern* die Erfolgsgewebe selber *empfänglich* sind. In der Regel, jedoch nicht ausnahmslos, handelt es sich hierbei um maligne Karzinoide mit massigen Leber- oder sonstigen Metastasen. Im Harn dieser Fälle findet sich die Abbaustufe des 5-Hydroxy-Tryptamin in Form der 5-Hydroxy-Indolessigsäure in vermehrter Menge.

Fälle mit Karzinoidsyndrom und vermehrter Ausscheidung von 5-Hydroxy-Indolessigsäure durch den Harn ohne nachweisbaren 5-Hydroxy-Tryptamin-Gehalt des Geschwulstgewebes werden dahingehend gedeutet, daß das Geschwulstgewebe das ganze erzeugte 5-Hydroxy-Tryptamin sogleich ins Blut ausschüttet.

Außer 5-Hydroxy-Tryptamin kann das Geschwulstgewebe der Karzinoide fallweise auch Adrenalin und Noradrenalin (Arterenol) enthalten. Diese Wirkstoffe stehen als Äthylamine und Äthylaminderivate einander nahe. Vieles spricht dafür, daß das Geschwulstgewebe der Karzinoide, namentlich des Magens, fallweise neben 5-Hydroxy-Tryptamin dessen Vorstufe in Form des 5-Hydroxy-Tryptophan, sowie Histamin, gleichfalls ein Äthylaminderivat, bildet und ausschüttet, gefolgt von der Entwicklung eines als atypisches Karzinoidsyndrom bezeichneten endokrinen Krankheitsbildes. Im Harn solcher Fälle erscheint neben 5-Hydroxy-Indolessigsäure auch 5-Hydroxy-Tryptamin, 5-Hydroxy-Tryptophan und Histamin, selten einmal Vanillylmandelsäure[1], ein Abbauprodukt der Katecholamine.

XXI. Das Zollinger-Ellison-Syndrom.

Das Zollinger-Ellison-Syndrom[2] ist gekennzeichnet durch die Trias: Inselzellengeschwulst ohne Insulinerzeugung, Hypersekretion des Magensaftes mit entsprechender Erhöhung der Gesamtacidität und peptisches Geschwür. Es beinhaltet die Annahme, daß zwischen der hormonalen Sekretion von seiten des Geschwulstgewebes und der Hyperacidität sowie dem Ulcus pepticum ein ursächlicher Zusammenhang bestehe.

Die Inselzellengeschwülste beim Zollinger-Ellison-Syndrom kommen in der Einzahl oder in der Mehrzahl vor und sind ungefähr in der Hälfte der Fälle bösartig[3]. In $^2/_3$ der Fälle fanden sie sich bei Frauen unter 50 Jahren, in $^1/_3$ der Fälle waren sie mit Adenomen mehrerer endokriner Drüsen (Hirnanhang, Nebenniere, Schilddrüse, Nebenschilddrüse)[4] im Sinne einer Polyadenomatose[5] vergesellschaftet. Die peptischen Geschwüre liegen im Zwölffingerdarm, im obersten Leerdarm, seltener im Magen, und neigen in hohem Grade zum Rückfall.

Histologisch sind die Inselzellengeschwülste beim Zollinger-Ellison-Syndrom keineswegs einheitlicher Natur[4]. Um wohlgekennzeichnete A- und B-Zellen-Geschwülste handelt es sich nicht. Nur in einzelnen Fällen konnten im Geschwulstgewebe A-Zellen mit α-Körnelung[4] und im Serum der Geschwulstträger glucagonartige Stoffe[6] nachgewiesen werden. Eine hormonale Verursachung der peptischen Geschwüre durch Insulin oder Glukagon kommt demnach kaum

---

[1] v. Studnitz. 1959   [2] Zollinger und Ellison 1955.   [3] v. Planta (Zürich) 1957.
[4] Seifert und Berdrow 1958.   [5] Hoff 1965.   [6] Zollinger und Ellison 1955.

in Frage, wobei auch an die Seltenheit des Ulcus pepticum beim Diabetes mellitus erinnert sei[1].

Was ist demnach das Muttergewebe der beim Zollinger-Ellison-Syndrom in der Bauchspeicheldrüse angetroffenen, als Inselzellengeschwülste bezeichneten epithelialen Gewächse von solidplexiformem Aufbau, bzw. was ist ihr zelliges Vorbild im Mutterboden? Für die Beleuchtung dieser Fragen ist die Erinnerung an die zellige Zusammensetzung des insulären Gangorgans im engeren und im weiteren Sinne von Bedeutung, insofern als es unseres Erachtens die überwiegende Quelle der sog. Inseltumoren (Inselzellentumoren) darstellt und insofern, als es eine Überschneidung des Zellbestandes des gastroenteralen Gelbe-Zellen-Organes mit dem eigentlichen inselzelligen Gangorgan beinhaltet.

Eine eindrucksvolle Bestätigung dieses Tatbestandes einer Überschneidung des argentaffinen, argyrophilen und argyrophoben Zellbestandes des gastroenteralen Gelbe-Zellen-Organs mit dem Zellbestand der A- und B-Zellen des klassischen Inselgewebes innerhalb der Bauchspeicheldrüse stellt die Beobachtung eines pflaumengroßen Inselgewächses (tumeur insulaire) der Bauchspeicheldrüse dar, das bei einem 53jährigen Mann auf Grund unbestimmter Bauchbeschwerden operativ entfernt worden war[2]. Histologisch setzte sich das solidplexiform gefügte karzinoide Geschwulstgewebe nämlich zusammen aus einer großen Zahl argyrophiler Zellen ohne α-Körnelung, aus einer noch größeren Zahl argentaffiner Zellen, also aus zelligen Elementen, die man dem gastroenteralen Gelbe-Zellen-Organ zurechnet, neben spärlichen α-granulierten A-Zellen und etwas mehr β-granulierten B-Zellen.

Mit dem Nachweis einer argentaffinen karzinoiden Geschwulst in der Bauchspeicheldrüse erschien das Vorkommen einer 5-Hydroxy-Tryptamin (Serotonin, Enteramin) erzeugenden Geschwulst im Bereich dieses Organes gegeben. Der Nachweis des Wirkstoffes im Auszug aus einem einschlägigen Gewächs ist kürzlich in der Tat an einem malignen Inselzelladenom (Inseladenom) eines 32jährigen Mannes gelungen, der ein unklares klinisches Krankheitsbild mit starken Durchfällen, Oberbauchkoliken und psychischen Veränderungen geboten hatte. Biochemisch ließen sich im Geschwulstgewebe 23 γ/g Feuchtgewicht 5-Hydroxytryptamin, neben einer geringen Insulinaktivität, nachweisen[3].

Die histochemische Begutachtung des Geschwulstgewebes litt unter seinen postmortalen Veränderungen, jedoch ohne die Bedeutung der Beobachtung fraglich zu machen.

Argentaffine, 5-Hydroxy-Tryptamin erzeugende, solid-plexiform gebaute karzinoide Geschwülste innerhalb der Bauchspeicheldrüse könnten die Wahrscheinlichkeit eines ursächlichen Zusammenhanges zwischen solchen Gewächsen und dem Ulcus pepticum beim Zollinger-Ellison-Syndrom wesentlich erhöhen, insofern als sich, wenigstens im Tierversuch, mit 5-Hydroxy-Tryptamin Ulcera peptica erzeugen lassen[4]. In den beiden angeführten Fällen von operativ entfernten Inseladenomen ergab sich allerdings kein klinischer Anhalt für Ulcus pepticum. Wohl aber wurden ein Fall mit Hyperplasie und gesteigerter Endophytie argyrophiler Elemente des insulären Gangorganes ohne α-Körnelung (Abb. 6), ein Fall mit einem karzinoiden argyrophilen Geschwülstchen ohne α-Körnelung im Bereich der Papilla duodeni major, sowie ein Fall von faustgroßem argyrophilem Inselzellenadenom ohne α-Körnelung in Vergesellschaftung mit einem benignen Karzinoid des Ileum beschrieben, in welchen Fällen Ulcera peptica das Leben der Träger infolge Durchbruchs der Geschwüre bzw. Verblutung aus den Geschwüren beendeten[5].

---

[1] LESER 1935.   [2] GEPTS, DESNEUX und HEROTIN 1959.
[3] GLOOR, PLETSCHER und HARDMEIER 1964.   [4] HEDINGER und VERAGUTH 1957, 1962.
[5] FEYRTER 1962d.

XXII. Ergebnisse

Bestimmte zentrale endokrine Drüsen, wie Hypophyse und Nebenniere, sind morphologisch-biologisch Verkettungen endokrinen Epithels mit zentralem vegetativ-neuralem Gewebe und stellen zentrale Regulationsstätten des Zusammenspieles beider Gewebsformationen dar.

Darüber hinaus gibt es periphere endokrine (parakrine) Drüsen; sie sind morphologisch-biologisch gleichfalls Verkettungen endokrinen Epithels mit freilich nicht zentralem, sondern peripherem, örtlichem vegetativ-neuralem Gewebe und stellen periphere Regulationsstätten beider Gewebsformationen dar.

Entwicklungsgeschichtlich betrachtet, muten die peripheren endokrinen (parakrinen) Drüsen an, als seien sie in Erfüllung von Erfordernissen einer allmählich sowohl in der Menge wie in der eigentümlichen Beschaffenheit sich komplizierenden körperlichen zellig-geweblichen Gemeinschaft eingerichtet worden, sobald zentrale Stätten zur Regelung der verwickelten biologischen Geschehnisse nicht mehr genügten.

Die geschwulstmäßige Entfaltung der endokrinen Drüsen führt durch übergroße Ausschüttung hormonaler Wirkstoffe zur Entwicklung eindrucksvoller endokrin-deutbarer Krankheitsbilder. Das gilt nicht nur, wie lange bekannt, für die zentralen endokrinen Drüsen, sondern bei eingetretener Konstellation der Faktoren (*Tendeloo*) ebenso auch für die peripheren endokrinen Drüsen.

Die Richtigkeit der durch die Morphologie begründeten These von den peripheren endo-parakrinen Drüsen allerorts an der inneren und äußeren Oberfläche, also an der Peripherie des Körpers gilt heute als erwiesen, jedoch keineswegs für alle Regionen der Peripherie des menschlichen und tierischen Körpers, an denen die endo-parakrinen Drüsen von der Morphologie beschrieben wurden, sondern vorerst nur für den Magen-Darmschlauch, die Gallenblase, die Bauchspeicheldrüse und den Bronchialbaum. Der Beweis gilt als erbracht durch die Ergebnisse biochemischer, pharmakologischer und klinischer Forschung. Die Arbeiten der Morphologie auf diesem Gebiete[1] haben das ihre zu dem Beweis beigetragen, zumal sie von Anfang an in enger Zusammenarbeit von Morphologie, Biochemie, Pharmakologie[2] und Klinik[3] durchgeführt wurden.

Es ist interessant, wie viel von den klinischen, biochemischen und pharmakologischen Befunden durch die Morphologie vorausgesagt wurde.

Literatur.

ALTMANN, H.: Die parafollikuläre Zelle der Schilddrüse und ihre Beziehungen zu der Gelben Zelle des Darmes. Beitr. path. Anat. **104**, 419 (1940). — ARNETT, J., and C. LONG: A case of congenital stenosis of the pulmonary valve, with late onset of cyanosis; death from carcinoma of the pancreas. Amer. J. med. Sci. **182**, 212 (1931). — ASKANAZY, M.: Zur Pathogenese der Magenkrebse und ihren gelegentlichen Ursprung aus angeborenen Keimen in der Magenwand. Dtsch. med. Wschr. **49**, 3, 49 (1923).

BÄSSLER, R.: Carcinoidsyndrom bei Bronchialadenom. Zbl. allg. Path. path. Anat. **100**, 351 (1959). — BARGMANN, W.: Histologie und mikroskopische Anatomie des Menschen, Bd. 2, S. 210. Stuttgart: Georg Thieme 1951. — BARNES, T.: Argentaffinoma (carcinoid) of the gall bladder; a case report. Surgery **32**, 723 (1952). — BARTER, R., and A. PEARSE: Detection of 5-hydroxytryptamine in mammalian enterochromaffin cells. Nature (Lond.) **172**, 810 (1953). ~ Mammalian enterochromaffin cells as the source of serotonin (5-hydroxytryptamine). J. Path. Bact. **69**, 25—31 (1955). — BAUMANN, A.: Über das sogenannte insuläre Gangorgan in der Bauchspeicheldrüse der Säugetiere, insbesondere des Pferdes. Z. mikr.-anat. Forsch. **46**, 223 (1939a). ~ Zur Anatomie des Inselorganes beim Säugetier, insbesondere beim Pferd. Z. mikr.-anat. Forsch. **46**, 249 (1939b). — BAYLISS, W. M., and E. H. STARLING: The mechanism of pancreatic secretion. J. Physiol. (Lond.) **28**, 325 (1902). — BECHER, H.: Über besondere Zellgruppen und das Polkissen am Vas afferens in der Niere des

---

[1] FEYRTER 1938, 1953.   [2] FEYRTER und UNNA 1936.   [3] BOHN und FEYRTER 1940.

Menschen. Z. Mikrosk. **53**, 205 (1936). — BERNHEIMER, H., H. EHRINGER, P. HEISTRACHER, O. KRAUPP, V. LACHNIT, J. OBIDITSCH-MAYER u. M. WENZL: Biologisch aktives, nicht metastasierendes Bronchuscarcinoid mit Linksherzsyndrom. Wien. klin.Wschr. **1960**, 867—873.—BJÖRCK, G., O. AXEN, and A. THORSON: Unusual cyanosis in a boy with congenital pulmonary stenosis and tricuspid insufficiency. Amer. Heart J. **44**, 143 (1952). — BETSONjr., J., and M. GOLDEN: Primary argentaffin carcinoma (carcinoid) arising in an ovarian teratoma; a report of 2 cases. Amer. J. Obstet. Gynec. **77**, 1345 (1959). — BLÜMEL, G., und N. HEITZ: Benigne Appendixcarcinoide und Carcinoidsyndrom. Wien. klin. Wschr. **1963**, 92. — BÖCK, J., u. F. FEYRTER: Über die benignen epithelialen Geschwülste der menschlichen Orbita. I. Mitt. Das Cylindrom. Albrecht v. Graefes Arch. Ophthal. **163**, 25 (1961a). ~ Über die benignen epithelialen Geschwülste der menschlichen Orbita. II. Der benigne vulgäre sog. Mischtumor. Albrecht v. Graefes Arch. Ophthal. **163**, 63 (1961b). — BOHN, H.: Die Appendicite neurogène, eine Teilerscheinung der endokrin-nervös bedingten Enteropathie (sog. chron. Enteritis). Bruns' Beitr. klin. Chir. **170**, 24 (1939). ~ Über die endokrin-nervös bedingte Enteropathie (sog. chron. Enteritis). Verh. Dtsch. Ges. inn. Med., 52. Tagg, Wiesbaden 1940, S. 454. ~ Aussprachebemerkung. Verh. Dtsch. Ges. inn. Med., 68. Kongr. 1962, S. 221—222. — BOHN, H., u. F. FEYRTER: Über die endokrin-nervös bedingte Enteropathie. Verh. Dtsch. Ges. inn. Med., 52. Tagg, Wiesbaden 1940, S. 454—458, 458—463. — BOHN, H., u. G. JUZA-UHLIG: Hypoglykämische Erscheinungen bei chronischer Enteritis. Zbl. inn. Med. **1938**, 465. — BOHN, H., E. KOCH u. W. RICK: Serotonin als humoraler Wirkstoff bei der nervös-endokrinen Enteropathie (chronische Enteritis). Medizinische **1958**, 610. — BRETSCHGER, E.: Klinik und Prognose der Appendix- und Dünndarmcarcinoide. Dtsch. Z. Chir. **249**, 297 (1938). — BRUCKSCHWAIGER, O.: Helle-Zellen-Tumoren der Blase und des Hodens. Klin. Med. (Wien) **1953**, 222. — BUCHBERGER, R.: Zur Klinik der Bronchuskarzinoide. Wien. klin. Wschr. **1958**, 625. — BUCHBERGER, R., u. W. DEMMER: Das Carcinoid des Wurmfortsatzes. Langenbecks Arch. klin. Chir. **296**, 138 (1960). — BÜCHNER, F.: Das System der Hellen Zellen. Fiat Review of German Science **1939**—**1946**. General Pathology, part II, p. 177—184 (1948). — BÜLBRING, E., and A. CREMA: Observations concerning the action of 5-hydroxytryptamine on the peristaltic reflex. Brit. J. Pharmacol. **13**, 444 (1958). — BÜLBRING, E., and R. LIN: The action of 5-hydroxytryptamine (5-HT) on peristalsis. J. Physiol. (Lond.) **138**, 12P (1957). ~ The effect of intraluminal application of 5-hydroxytryptamine and 5-hydroxytryptophan on peristalsis; the local production of 5-HT and its release in relation to intraluminal pressure and propulsive activity. J. Physiol. (Lond.) **140**, 381 (1958). — BÜLBRING, E., R. LIN, and G. SCHOFIELD: An investigation of the peristaltic reflex in relation to anatomical observations. Quart. J. exp. Physiol. **43**, 26 (1958). — BULLÓN-RAMIREZ, A., E. LANGER y H. SCHULTZ: La visualización de los granulos de las celulas cromoenteroargentafines mediante el microscopio electrónico. Rev. clín. esp. **79**, 321 (1960). — BURKL, W.: Über Zymogenhöfe in der menschlichen Bauchspeicheldrüse. Wien. klin. Wschr. **1949**, 17.

CAMPENHOUT, E. VAN: Contribution à l'étude de l'histogenèse du pancréas chez quelques mamifères. Arch. Biol. (Liège) **37**, 121 (1927). — CASSIDY, M. A.: Abdominal carcinomatosis, with probable adrenal involvement. Proc. roy. Soc. Med. **24**, 139—141 (1930/31a). ~ Postmortem findings in case shown on October 10, 1930, as one of abdominal carcinomatosis with probable adrenal involvement. Proc. roy. Soc. Med. **24**, 920—921 (1930/31b). — CASTRO, F. DE: Contribucion al conociemento de la innervacion del pancreas. Libro en honor de S. RAMON y CAJAL, Bd. 1. 1922. — CHIARI, H.: Über das sog. Carcinoidsyndrom. Ciba-Symposium **5**, 192 (1958). — CIACCIO, C.: Sur une nouvelle espèce cellulaire dans les glandes de LIEBERKÜHN. C.R. Soc. Biol. (Paris) **60**, 76 (1906). ~ Sopra speciali cellule granulose della mucosa intestinale. Arch. ital. Anat. Embriol. **6**, 482—498 (1907). — CLARA, M.: Die basal gekörnten Zellen im Darmepithel der Wirbeltiere. Ergebn. Anat. Entwickl.-Gesch. **30**, 240 (1933). ~ Untersuchungen über die spezifische Färbung der Körnchen in den basalgekörnten Zellen des Darmepithels durch Beizenfarbstoff. Zugleich III. Beitrag zur Theorie der Hämatoxylinfärbungen. Z. Zellforsch. **22**, 318 (1935). ~ Ergebnisse und Probleme des histotopochemischen 1-Ascorbinsäurenachweises unter besonderer Berücksichtigung menschlicher Organe. Vitam. u. Horm. **6**, 12 (1954). ~ Über die Morphologie und Histochemie der basalgekörnten Zellen. Acta neuroveg. (Wien) **16**, 294—312 (1957). — CLERQ-BORY, M., H. PACHÉCO et C. MENTZER: Sur la nature de l'acide hydroxy-indol-acétique des urines de cancéreux. C. R. Acad. Sci. (Paris) **238**, 525 (1954). — CUCCIOLI, U.: Su di un raro caso di carcinoide maligno funzionante nel duodeno. Pathologica 1, 1 (1958).

DAWSON, ALDEN B.: Argentaffin cells of the gastric mucosa of the rabbit, guinea pig, mouse and hamster. Anat. Rec. **91**, 53—63 (1945). ~ Argentophile and argentaffin cells in the gastric mucosa of the rat. Anat. Rec. **100**, 319—328 (1948). — DENEKE, CHR.: Über das argyrophile Helle-Zellen-Organ in der Bronchialschleimhaut des Tieres. Inaug.-Diss. Göttingen 1959. — DENGLER, H.: Atypisches Karzinoidsyndrom mit vermehrter Ausscheidung von 5-Hydroxy-Indolessigsäure bei Pankreaskarzinom. Klin. Wschr. **37**, 1245 (1959). — DICK, W.: Diskussionsbemerkung. Mittelrheinische Chirurgentagg Tübingen,

1. 10. 1960 (nicht veröffentlicht). — Dick, A., A. Melrose, W. Sillar, and S. Young: Carcinoid tumour with skeletal metastases. J. roy. Coll. Surg. Edinb. **2**, 209 (1957). — Dietz, H.: Zur Frage der Endokrinie der großen Kopfspeicheldrüsen. Z. Laryng. Rhinol. **37**, 374 (1958). — Diffenbaugh, W., and R. Anderson: Carcinoid (argentaffin) tumors of the gastro-intestinal tract. Arch. Surg. **73**, 21 (1956). — Dockerty, M.: Carcinoids of the gastrointestinal tract. Amer. J. clin. Path. **25**, 794 (1955). — Dockerty, M., D. McGoon, R. Fontana, and H. Scudamore: Metastasizing bronchial carcinoid with hyperserotoninemia and the carcinoid syndrome: report of a case. Med. Clin. N. Amer. **42**, 975 (1958). — Dockerty, M., and C. Scheifley: Metastasizing carcinoid; report of an unusual case with episodic cyanosis. Amer. J. clin. Path. **25**, 770 (1955). — Doerfler, W., A. Schwink u. R. Wetzstein: Der Einfluß von Reserpin auf die Zellen der Lieberkühnschen Krypten (elektronenmikroskopische Beobachtungen am Meerschweinchenduodenum). Verh. anat. Ges. (Jena) **112**, Erg.-Heft, 222 (1963).

Eder, M., B. Markus u. K. Loewer: Zur Frage der enterochromaffinen und hellen Zellen im Darm. Klin. Wschr. **36**, 739 (1958). ~ Die Funktion des enterochromaffinen Zellsystems des Darms im Experiment. Beitr. path. Anat. **121**, 50 (1959). — Eder, M., u. A. Schauer: Morphologische und experimentelle Untersuchungen zur Fibrosierung beim Carcinoid. Beitr. path. Anat. **121**, 375 (1959). — Engelhardt, G. s. G. Koch. — Erös, G.: Über die argentaffinen Zellen der Schleimhaut des Magen- und Darmtraktes. Frankfurt. Z. Path. **36**, 402 (1928). ~ Über die Bedeutung der argentaffinen Zellen. Frankfurt. Z. Path. **40**, 155 (1930). ~ Eine neue Darstellungsmethode der sog. „gelben" argentaffinen Zellen des Magen-Darmtraktes. Zbl. allg. Path. path. Anat. **54**, 385 (1932). — Erspamer, V.: Die enterochromaffinen Zellen der Gallenwege in normalen und pathologischen Zuständen. Virchows Arch. path. Anat. **297**, 70 (1936). ~ Cellule enterochromaffini e cellule argentofile nel pancreas dell' uomo e dei mammiferi. Z. Anat. Entwickl.-Gesch. **107**, 574 (1937). ~ Wirksame Stoffe der hinteren Speicheldrüsen der Octopoden und der Hypobranchialdrüse der Purpurschnecke. Arzneimittel-Forsch. **2**, 253 (1952). ~ Physiologische Bedeutung des Enteramins. Naunyn-Schmiedebergs Arch. exp. Path. Pharmak. **218**, 92 (1953). ~ Il sistema cellulare enterochromaffine e l'enteramina. In: Rendiconti scientifici farmitalia, vol. I. 1954. — Erspamer, V., and B. Asero: Identification of enteramine, the specific hormone of the enterochromaffin cell system, as 5-hydroxytryptamine. Nature (Lond.) **169**, 800 (1952).

Falkmer, S.: Examples of the association of gastrointestinal carcinoids with apparently congenital malformations. Int. Rev. Gastroenterol. **86**, 73 (1956a). ~ "Argentaffin carcinoma" (Carcinoid) accuring in a benign cystic teratoma of the ovary. Cancer (Philad.) **9**, 727 (1956b). — Federlin, K., F. Wosegien, H. Ditschuneit u. K. Kirberger: Verlaufsbeobachtungen bei Carcinoidkranken. Verh. dtsch. Ges. inn. Med. **68**, 234 (1962). — Feldberg, W., and A. Smith: Release of histamine by tryptamine and 5-hydroxytryptamine. J. Physiol. (Lond.) **122**, 62 (1953). — Ferner, H.: Das Inselsystem des Pankreas. Stuttgart: Georg Thieme 1952. — Feyrter, F.: Über angeborene heterotope knotige Gewebswucherungen des menschlichen Magens und Darmes (Nebenpankreas, rudimentäres Nebenpankreas, angeborene heterotope Epithelwucherungen). Ein Beitrag zur Geschwulstlehre. Z. mikr.-anat. Forsch. **27**, 519 (1931). ~ Carcinoid und Carcinom. Ergebn. allg. Path. path. Anat. **29**, 305 (1934). ~ Über diffuse endokrine epitheliale Organe. Leipzig: Johann Ambrosius Barth 1938. ~ Über sog. ektopische krebsige Erstlingsgewächse. Bruns' Beitr. klin. Chir. **170**, 5 (1939). ~ Über die Endokrinie der menschlichen Niere. Virchows Arch. path. Anat. **306**, 135 (1940a). ~ Über die endokrin-nervös bedingte Enteropathie. Verh. Dtsch. Ges. inn. Med., 52. Tagg, Wiesbaden 1940b, S. 458. ~ Über die Becherschen Zellhaufen (intertubulären Zellhaufen der Niere). Morph. Jb. **88**, 65 (1942). ~ Über das Inselorgan des Menschen. Ergebn. allg. Path. path. Anat. **36**, 3—62 (1943). ~ Über die These von den peripheren endokrinen Drüsen. Wien. Z. inn. Med. **27**, 9 (1946). ~ Über Neurome und Neurofibromatose, nach Untersuchungen am menschlichen Magen-Darmschlauch. Wien: Wilhelm Maudrich 1948. ~ Über die Pathologie der vegetativen nervösen Peripherie und ihrer ganglionären Regulationsstätten. Wien: Wilhelm Maudrich 1951a. ~ Zur Pathologie des urogenitalen Helle-Zellen-Systems. Virchows Arch. path. Anat. **320**, 564—576 (1951b). ~ Über das urogenitale Helle-Zellen-System des Menschen. Z. mikr.-anat. Forsch. **57**, 324 (1951c). ~ Zur Normung der Silberimprägnation neuraler und nichtneuraler Gewebe. Virchows Arch. path. Anat. **320**, 551 (1951d). ~ Zur Frage der Hellen Zellen der menschlichen Gebärmutterscheimhaut. Virchows Arch. path. Anat. **321**, 134 (1952). ~ Über die peripheren endokrinen (parakrinen) Drüsen des Menschen. Wien u. Düsseldorf: Wilhelm Maudrich 1953. ~ Über die Argyrophilie des Helle-Zellen-Systems im Bronchialbaum des Menschen. Z. mikr.-anat. Forsch. **61**, 73—81 (1954a). ~ Zur Pathologie des argyrophilen Helle-Zellen-Organs im Bronchialbaum des Menschen. Virchows Arch. path. Anat. **325**, 723—732 (1954b). ~ Zur Pathologie und Klinik des Darmkarzinoides. Dtsch. med. Wschr. **1956**, 1073. ~ Zur Frage der Endokrinie des argyrophilen Helle-Zellen-Organes im menschlichen Bronchialbaum. Dtsch. med. Wschr. **1958a**, 958. ~ Über die peripheren endokrinen (parakrinen) Drüsen des Menschen. Krebsarzt

13, 169 (1958b). ~ Diskussionsbemerkungen. Krebsarzt 13, 203—205, 207 (1958). ~ Zur Pathogenese des Anfalles im Ablauf der Appendicite neurogène (MASSON). Bruns' Beitr. klin. Chir. 197, 433 (1958c). ~ Zur Pathogenese der Stippchengallenblase. Langenbecks Arch. klin. Chir. 290, 86 (1958d). ~ Über die argyrophile Cholezystitis und die neurogene Cholezystopathie. Wien. med. Wschr. 1958e, 788. ~ Über Mikrokarzinoidose. Arch. ital. Pat. 3, 1 (1959a). ~ Zur Frage der Stoffwechselvorgänge im Gelbe-Zellen-Organ und Karzinoid des Magen-Darmschlauches. Wien. klin. Wschr. 1959b, 727. ~ Über die Methoden der Erforschung der peripheren endokrinen (parakrinen) Drüsen. Arch. de Vecchi Anat. pat. 31, 91 (1960a). ~ Über das bronchiale und das pulmonale Karzinoid. Über die bronchiale und die pulmonale Mikrokarzinoidose. Wien. klin. Wschr. 1960b, 386. ~ Über das solide (tubulär-solide) Adenom der Schleim- und Speicheldrüsen. Frankfurt. Z. Path. 71, 300 (1961). ~ Über die zahlenmäßige Häufigkeit pathischer Organbefunde beim benignen enteralen Karzinoid. Med. Welt 1962a, 912, 1021. ~ Über die peripheren endokrinen (parakrinen) Drüsen und ihre Geschwülste, insbesondere das enterale und das bronchiale Karzinoid. Verh. Dtsch. Ges. inn. Med., 68. Tagg 1962b. ~ Über die Wesensgleichheit des glandulären und des kutanen Zylindroms. Wien. klin. Wschr. 1962c, 471. ~ Zur Frage des Zollinger-Ellison-Syndroms. Klin. Wschr. 1962d, 1085. ~ Über den derzeitigen Stand der Lehre von den peripheren endokrinen (parakrinen) Drüsen. Acta neuroveg. (Wien) 25, 62 (1962e). — FEYRTER, F., u. P. CERANKE: Über die Pathogenese der Anaemia perniciosa. Wien. Z. inn. Med. 1948, 47—81. — FEYRTER, F., u. J. FROEWIS: Zur Frage der „Hellen Zellen" in der Schleimhaut der menschlichen Gebärmutter. Gynaecologia (Basel) Vol. 127, H. 1, 33 (1949). — FEYRTER, F., u. G. HARTMANN: Über die carcinoide Wuchsform des Carcinoma mammae, insbesondere das Carcinoma solidum (gelatinosum) mammae. Frankfurt. Z. Path. 73, 24 (1963). — FEYRTER, F., G. HERTTING u. O. HORNYKIEWICZ: Über die biologische Wirksamkeit von Extrakten aus Bronchuskarzinoiden. Wien. klin. Wschr. 1959, 317. — FEYRTER, F., u. R. KLIMA: Über die Histopathologie der Magenveränderungen bei der Anaemia perniciosa. Münch. med. Wschr. 1952a, Nr 4. ~ Über die Magenveränderungen bei der Addisonschen Krankheit. Dtsch. med. Wschr. 1952b, 1073. — FEYRTER, F., u. E. LAUDA: Zur Frage der endokrin-nervösen Enteropathie. Dtsch. med. Wschr. 1961, 768. — FEYRTER, F., u. KL. UNNA: Über den Nachweis eines blutdrucksteigernden Stoffes im Carcinoid. Virchows Arch. path. Anat. 298, 187 (1936). — FOOTE, F., and E. FRAZELL: Tumors of the major salivary glands. Atlas of tumor pathology, sect. IV, fasc. 11. Armed Forces institute of pathology. Washington 1954. — FRIEDMANN, J.: Ein Beitrag zur Kenntnis der basalgekörnten, gelben Zellen des Darmtraktes beim Menschen. Z. mikr.-anat. Forsch. 36, 99 (1934). — FRÖHLICH, F.: Die „Helle Zelle" der Bronchialschleimhaut und ihre Beziehungen zum Problem der Chemorezeptoren. Frankfurt. Z. Path. 60, 517 (1949).

GABRIEL, W., and B. MORSON: Carcinoid of the rectum with lymphatic and liver metastasis. Proc. roy. Soc. Med. 49, 472 (1956). — GABRILOVE, J.: Carcinoid in stomach tissue within an ovarian dermoid. Arch. Path. 31, 508 (1941). — GAEDE, K., u. H. FERNER: Zur funktionellen Bedeutung des sog. insulären Gangorganes von FEYRTER. Klin. Wschr. 1950, 621. — GANDOLFI, M.: Contributo istochimico allo studio dell'adenoma bronchiale. Minerva otorinolaring. 1959a, 3. ~ A propos du carcinoide bronchique. Rev. Laryng. (Bordeaux), 1959b, 570. K GEBAUER, A., K. RÜMELIN u. H. BECKER: Malignes Dünndarmkarzinoid. Dtsch. med. Wschr. 15, 620 (1958). — GEIPEL, P.: Zur Kenntnis der gutartigen Bronchialtumoren. Frankfurt. Z. Path. 42, 516 (1931). — GEPTS, W., J. DESNEUX et E. HENROTIN: Tumeur insulaire à cellules argento-reductrices (Carcinoides). Acta gastro-ent. belg. 2, 162 (1959). — GERARD, P., R. CORDIER et L. LISON: Sur la nature de la réaction chromaffine. Bull. Histol. appl. 7, 133 (1930). — GEROK, W., u. A. MÜLLER: Zur Arbeit über „Bronchialkarzinoid mit Serotoninbildung" (Mitteilung des Obduktionsbefundes). Med. Klin. 56, 320 (1961). — GERSTEL, G.: Über multiple Tumoren der Drüsen mit innerer Sekretion bei einem Akromegalen. Frankfurt. Z. Path. 52, 485 (1938). — GIESEMANN, E.: Die Helle Zelle in der Uterusschleimhaut. Beitr. path. Anat. 108, 153 (1943). — GLOOR, F., A. PLETSCHER u. TH. HARDMEIER: Metastasierendes Inselzelladenom des Pankreas mit 5-Hydroxytryptamin- und Insulinproduktion. Schweiz. med. Wschr. 94, 1476 (1964). — GRAMLICH, F., u. E. WIETHOFF: Das Carcinoidsyndrom, unter Mitteilung eines metastasierenden Bronchialcarcinoids. Dtsch. med. Wschr. 85, 1750 (1960). — GULLINO, DOMENICO: Il problema biologico dell' adenoma bronchiale e le difficoltà diagnostiche su esame anatomo-istologico. Minerva Pneumologica 3, 48 (1964). — GUTZEIT, K.: Intestinale Autointoxikation. Verh. Ges. Verdauungskrankheiten, Stuttgart 1939, S. 380.

HAGEMANN, F.: Über die Beziehungen der sogenannten Karzinoide des Darms zu den Darmkrebsen. Z. Krebsforsch. 16, 404 (1919). — HAGMÜLLER, K., L. HAIDER u. H. HELLAUER: Enterochromaffine Zellen, Serotonin und Zink in der Magen-Darmwand des Meerschweinchens und der Maus vor und nach chronischer Zufuhr von Äthanol. Wien. klin. Wschr. 48, 834 (1961). — HAIDER, L.: Zur Klinik und pathologischen Anatomie des benignen Darmkarzinoides. Wien. klin. Wschr. 68, 536 (1959). ~ Die Beziehungen des „Gelbe-Zellen-Organes"

(Feyrter) zu allergischen Erscheinungen. Wien. med. Wschr. **107**, 517 (1957). — Hamperl, H.: Über die „gelben (chromaffinen)“ Zellen im Epithel des Verdauungstraktes. Z. mikr.-anat. Forsch. **2**, 506 (1925). ∼ Über die gelben (chromaffinen) Zellen im gesunden und kranken Magendarmschlauch. Virchows Arch. path. Anat. **266**, 509 (1927). ∼ Was sind argentaffine Zellen? Virchows Arch. path. Anat. **286**, 811 (1932). ∼ Epitheliale Zellsprossungen in der Magenschleimhaut. Beitr. path. Anat. **93**, 314—320 (1934a). ∼ Die Fluoreszenzmikroskopie menschlicher Gewebe. Virchows Arch. path. Anat. **292**, 1 (1934b). ∼ Über gutartige Bronchialtumoren (Cylindrome und Carcinoide). Virchows Arch. path. Anat. **300**, 46 (1937). ∼ Über die „hellen“ Flimmerepithelzellen der menschlichen Uterusschleimhaut. Virchows Arch. path. Anat. **319**, 265 (1950). ∼ Über die Gutartigkeit und Bösartigkeit von Geschwülsten. Verh. Dtsch. Ges. Path., Hannover 1951, S. 29, 244. ∼ Über argyrophile Zellen. Virchows Arch. path. Anat. **321**, 482—507 (1952). — Hardmeier, Th.: Pneumatosis cystoides coli und argentaffines System. Gastroenterologia (Basel) **100**, 111 (1963). — Hardmeier, Th., u. Chr. Hedinger: Normale und pathologische Anatomie des argentaffinen Systems des menschlichen Magendarmtraktes. Schweiz. med. Wschr. **21**, 743 (1963). — Harrison, M., D. Montgomery, A. Ramsey, J. Robertson, and R. Welbourn: Cushing's syndrome with carcinoma of the bronchus and with features suggesting carcinoid tumor. Lancet **1957** I, 23. — Hedinger, Ch.: Endokrine Begleiterscheinungen der Karzinoide. Schweiz. Z. Path. **18**, 1184 (1955). ∼ Hodenveränderungen bei Ratten und Meerschweinchen nach Serotonininjektionen. Path. et Microbiol. (Basel) **26**, 325 (1963). — Hedinger, Ch., u. R. Gloor: Metastasierende Dünndarmkarzinoide, Tricuspidalklappenveränderungen und Pulmonalstenose — ein neues Syndrom. Schweiz. med. Wschr. **1954**, 942—946. — Hedinger, Ch., u. H. Langemann: Ausgesprochene Thrombocytose bei Ratten unter Behandlung mit 5-Oxytryptamin. Experimenteller Beitrag zur Frage der endokrinen Aktivität der Karzinoide. Schweiz. med. Wschr. **85**, 368 (1955a). ∼ Nierenschädigungen mit Rindennekrosen bei Ratten unter Behandlung mit 5-Oxytryptamin. Weiterer experimenteller Beitrag zur Frage der endokrinen Aktivität der Karzinoide. Schweiz. med. Wschr. **85**, 541 (1955b). — Hedinger, Chr.: Pathologisch-anatomischer Teil in A. Labhard, Klinik der inneren Sekretion. Berlin-Göttingen-Heidelberg: Springer 1957a. Übersichtskapitel über Karzinoide. ∼ Herzveränderungen beim Carcinoidsyndrom. Verh. Dtsch. Ges. Path., 41. Tagg, 1957b, S. 394. ∼ Karzinoidsyndrom und Serotonin. Helv. med. Acta **25**, 351 (1958a). ∼ Le syndrome carcinoidien et la sérotonine. Méd. et Hyg. (Genève) **16**, 227 (1958b). ∼ Karzinoidsyndrom. Schweiz. med. Wschr. **89**, 1362 (1959). ∼ Die Pathologie des Karzinoidsyndroms und seiner Grenzgebiete. Verh. Dtsch. Ges. Endokrinologie, München 1961, S. 67. ∼ Pathologische Anatomie des Carcinoidsyndromes. Verh. Dtsch. Ges. inn. Med., 68. Kongr., 1962, S. 182. — Hedinger, Chr., u. F. Veraguth: Magengeschwüre bei Ratten unter Behandlung mit 5-Hydroxytryptamin. Schweiz. med. Wschr. **87**, 1175 (1957). ∼ Magengeschwüre bei Ratten und Meerschweinchen nach intraperitonealer Injektion von 5-Hydroxytryptamin (Serotonin). Z. ges. exp. Med. **136**, 64 (1962). — Hegglin, R., u. H. Zollinger: Klinisch-pathologisch-anatomische Demonstrationen (Mitralstenose, Libman-Sacks-Syndrom und metastasierendes Dünndarmkarzinoid). Cardiologia (Basel) **28**, 151 (1956). — Heilmeyer, L.: Das metastasierende Darmkarzinoid. Med. Klin. **53**, 606 (1958). ∼ Das Karzinoid. Med. Welt **1961**, 1067. — Heilmeyer, L., u. R. Clotten: Metastasierendes Dünndarmkarzinoid mit zeitweilig fehlender Ausscheidung von 5-Hydroxy-Indolessigsäure und hochgradiger Tryptophanurie. Dtsch. med. Wschr. **1958**, 617. — Heilmeyer, L., H. Kühn, R. Clotten u. A. Lipp: Metastasierendes Dünndarmcarcinoid mit Nachweis von Oxyindolessigsäure in Blut und Harn durch Hochspannungselektrophorese. Dtsch. med. Wschr. **1956**, 501. — Hellweg, G.: Über die silberimprägnierbaren Zellen der menschlichen Hypophyse. Z. Zellforsch. **36**, 349 (1951). ∼ Über Vorkommen und gegenseitiges Verhalten der argentaffinen und argyrophilen Zellen im menschlichen Magen-Darm-Trakt. Z. Zellforsch. **36**, 546 (1952). — Hill, C.: A contribution to our knowledge of the enteric plexuses. Phil. Trans. B **215**, 355 (1927). — Hoff, F.: Klinische Physiologie und Pathologie, 6. Aufl. Stuttgart: Georg Thieme 1962. ∼ 100 Jahre Lehre von der inneren Sekretion. Münch. med. Wschr. **1958**, 4. ∼ Polyadenomatose. Wien. med. Wschr. **1965**, 813. — Hofmann, H.: Gelbe (basalgekörnte) Zellen in der Schleimhaut einer ekstrophierten Harnblase. Virchows Arch. path. Anat. **300**, 466 (1937). — Holley, S. W.: Bronchial adenoma. Milit. Surg. **99**, 528 (1946). — Holtz, P.: Über den gegenwärtigen Stand der Serotoninforschung. Dtsch. med. Wschr. **1958**, 681. — Honus, E.: Das Verhalten des 5-Hydroxytryptamines des Magen-Darmtraktes nach experimentellem Ileus. Wien. klin. Wschr. **1963**, 765. — Hornykiewicz, O.: Nachweis von 5-Oxytryptamin in dem von Kahr beschriebenen Karzinoid des Dünndarms. Acta neuroveg. (Wien) **13**, 110 (1956). — Hospes, K.: Über die argyrophile Cholezystitis. Virchows Arch. path. Anat. **332**, 236 (1959). — Hueck, W.: Zur Morphologie der epithelialen Tumoren, insbesondere der Basaliome. Virchows Arch. path. Anat. **314**, 137 (1947). — H. Huser, C. Sandri u. Chr. Hedinger: Thrombozytose bei Meerschweinchen unter massiver Behandlung mit 5-Hydroxytryptamin (Serotonin). Klin. Wschr. **12**, 660 (1959).

IMSCHWEILER, A.: Über das Verhalten der basalgekörnten Zellen im Darmepithel der Ratte nach wiederholter subkutaner und peroraler Verabreichung von Histamin. Z. mikr.-anat. Forsch. **47**, 441 (1940). — ISLER, P., u. CH. HEDINGER: Metastasierendes Dünndarmcarcinoid mit schweren, vorwiegend das rechte Herz betreffenden Klappenfehlern und Pulmonalstenose — ein eigenartiger Symptomenkomplex? Schweiz. med. Wschr. **1953**, 4—7.

JAEGER, J.: Über das Bronchuskarzinoid. Z. Krebsforsch. **59**, 623 (1954). — JÄRVI, O.: Heterotope Papillome und Carcinome von Darmschleimhautbau in der Nase. Virchows Arch. path. Anat. **312**, 547 (1944). — JOEL, W.: Karzinoid der Gallenblase. Zbl. allg. Path. path. Anat. **46**, 1 (1929).

KÄHLER, H., u. L. HEILMEYER: Klinik und Pathophysiologie des Karzinoids und Karzinoidsyndroms unter besonderer Berücksichtigung der Pharmakologie des 5-Hydroxy-Tryptamins. Ergebn. inn. Med. Kinderheilk. **16**, 292 (1961). — KAHLAU, G.: Versuch zur Beeinflussung der „gelben Zellen" des Darmes durch Hormone. Z. ges. exp. Med. **80**, 190 (1931). — KAHR, H.: Zur pathologischen Anatomie und Physiologie des Karzinoidsyndroms. Klin. Med. (Wien) **1956a**, 341. ~ Zum Syndrom des malignen Dünndarmkarzinoides. Acta neuroveg. (Wien) **13**, 99 (1956b). — KAHR, H., u. W. FISCHER: Die Wirkung des 5-Oxytryptamins auf das Pigmentsystem der Haut. Klin. Wschr. **1957**, 41. — KAUFMANN-WOLF, M.: Kurze Notiz über Belegzellen, Panethsche Zellen und basalgekörnte Zellen im Darm des Menschen. Anat. Anz. **39**, 670 (1911). — KLEMM, E.: Über die Wirkung von Insulin, Elityran und Tonephin auf die basalgekörnten Zellen im Darm der weißen Ratte. Z. Zellforsch. **26**, 387 (1936). — KNOCHE, H.: Über die feinere Innervation der Niere des Menschen. Z. Zellforsch. **36**, 448 (1951). — KOCH, G., u. G. ENGELHARDT: Über das argyrophile Helle-Zellen-Organ in der Harnröhrenschleimhaut des Säugetieres. Naunyn-Schmiedebergs Arch. exp. Path. Pharmak. **236**, 463 (1959). — KRAUSS, K.: Das Adenoma solidum gelatinosum der Brustdrüse. Beitr. path. Anat. **110**, 209 (1949). — KRIKLER, D., H. LACKNER, and S. SEALY: Malignant argentaffinoma and the carcinoid syndrome. S. Afr. med. J. **32**, 514 (1958). — KROMPECHER, E.: Über die Basalzellentumoren der Zylinderepithelschleimhäute mit besonderer Berücksichtigung der „Karzinoide" des Darmes. Beitr. path. Anat. **65**, 79 (1919). — KUGEL, E., u. H. LÜDEKE: Gutartige Bronchuskarzinoide. Med. Klin. **51**, 530 (1956). — KÜHNE, W., u. A. SH. LEA: Beobachtungen über die Absonderung des Pankreas. Unters. Physiol. Inst. Univ. Heidelberg **2**, 448 (1882).

LANG, F.: Epitheliale Geschwülste der Speicheldrüsen. In: Handbuch der allgemeinen Pathologie und speziellen pathologischen Anatomie, Bd. 5, Teil 2, S. 127. 1929. — LANGEMANN, H.: Oxytryptamin (Serotonin) als neues Hormon; mit besonderer Berücksichtigung seiner Beziehung zum Syndrom des metastasierenden Karzinoids. Schweiz. med. Wschr. **85**, 957 (1955). ~ Bestimmungen von Fermentaktivitäten in Geweben eines Falls von metastasierendem Karzinoid. Naunyn-Schmiedebergs Arch. exp. Path. Pharmak. **228**, 244 (1956). ~ Bestimmungen von Fermenten und ihren Substraten und Reaktionsprodukten in Zellfraktionen von Dünndarm-Karzinoid-Metastase und Phäochromozytom. Acta neuroveg. (Wien) **16**, 333 (1957). — LANGEMANN, H., u. J. KÄGI: Oxytryptamin- und Oxyindolessigsäurebestimmungen bei einem Fall von Carcinoidsyndrom, nebst einigen anderen Untersuchungen über Oxytryptamin. Klin. Wschr. **34**, 237 (1956). — LANGER, E.: Der submikroskopische Bau des Bronchial- und des Darmcarcinoides. In: Symposion über Krebsprobleme, S. 36. Berlin-Göttingen-Heidelberg: Springer 1961. — LATTES, R., and C. GROSSI: Carcinoid tumors of the stomach. Cancer (Philad.) **9**, 698 (1956). — LEMBECK, F.: Über den Nachweis von 5-Oxytryptamin (Enteramin, Serotonin) in Carcinoidmetastasen. Arch. exp. Path. Pharmak. **221**, 50 (1954). ~ Oxytryptamin (Serotonin, Enteramin). Subsidia med. **7**, 85 (1955). ~ Karzinoide. Schweiz. med. Wschr. **1956**, 943. ~ Die Beeinflussung der Darmmotilität durch Hydroxytryptamin. Pflügers Arch. ges. Physiol. **265**, 567 (1958a). ~ Carcinoids and the significance of 5-hydroxytryptamine "5-Hydroxytryptamine". London-Paris-New York-Los Angeles: Pergamon Press 1958b. ~ Der gegenwärtige Stand der Karzinoidforschung. Krebsarzt **13,**, 196 (1958c). ~ Serotonin und das Carcinoid-Syndrom. Dtsch. Ges. Verdau.- u. Stoffwechselkr., 20, Tagg. Gastroenterologia (Basel) **95**, 189 (1961a). ~ Physiologie und Pharmakologie des Serotonins. 8. Symposion Dtsch. Ges. Endokrinologie, München 1961. Berlin-Göttingen-Heidelberg: Springer 1962b, S. 58. ~ Biochemie und Pharmakologie der Carcinoide. Verh. dtsch. Ges. inn. Med. **68**, 194 (1962). — LEMBECK, F., E. LEICHT, G. MÖBIUS u. O. ZUBER: Metastasierendes Bronchialkarzinoid mit Karzinoidsyndrom. Dtsch. med. Wschr. **41**, 2006 (1963). — LEMBECK, F., K. SEWING, and D. WINNE: The cheese reaction. Lancet **1964 I**, 933. — LESCHKE, H.: Über nur regionär bösartige und über krebsig entartete Bronchusadenome bzw. Carcinoide. Virchows Achr. path. Anat. **328**, 635 (1956a). ~ Über schleimbildende Bronchusadenome. Virchows Arch. path. Anat. **330**, 224 (1956b). — LESER, A.: Über das peptische Magen- und Zwölffingerdarmgeschwür und Diabetes. Langenbecks Arch. klin. Chir. **182**, 143 (1953). — LETTERER, E.: Allgemeine Pathologie. Stuttgart: Georg Thieme 1959. — LUSE, S., and P. LACY: Electron microscopy of a malignant argentaffine tumor. Cancer (Philad.) **13**, 334 (1960).

MARESCH, R.: Über das Vorkommen neuromartiger Bildungen in obliterierenden Wurmfortsätzen. Wien. klin. Wschr. **1921**, 181. — MARIOTTI, A., e A. MUSAJO: Le "sindromi anatomo-cliniche" da tumori carcinoidi dell'intestino. Anatomia, biochimica e fisiopatologia del tessuto argentaffine endocrino. Arch. Ital. Path. **2**, 556 (1958). — MARTIN, JOSEPH F., J. FÉROLDI et F. CABANNE: Les carcinoïdes de l'ovaire. Ann. Anat. path., N.S. I, 19 (1956). — MASSON, P.: La glande endocrine de l'intestine chez l'homme. C.R. Acad. Sci. (Paris) **158**, 59—61 (1914). ~ Appendicite neurogène et carcinoides. Ann. Anat. path. **1**, 3—59 (1924). ~ Tumeurs humaines. Paris: Librairie Maloine 1956. — MASSON, P., et L. BERGER: Sur un nouveau mode de secretione interne: la neurocrinie. C.R. Acad. Sci. (Paris) **176**, 1748 (1923). — MASSON, P., et A. BRANCH: Gigantisme et ganglioneuromatose de l'appendice. Revue canad. Biol. **4**, 219 (1945). — MASSON, P., et L. SIMARD: Les cellules argentaffines de muqueuse stomacale dans les gastrites chroniques. Roy. Soc. Canada **26**, 127 (1932). — MATTINGLY, T.: The functioning carcinoid tumor, a new clinical entity; review ot the clinical features of the nonfunctioning and functioning carcinoid, including a review of thirty-eight cases from literature. Med. Ann. D.C. I. **25**, 239 (1956); II. **25**, 304, 355 (1956). — McMULLEN, F., and H. HANSON: Excessive urinary 5-hydroxy-3-indole acetic acid in the absence of a metastatic carcinoid. Circulation **18**, 883 (1958). — MITCHELL, N., and B. DIAMOND: Argentaffin tumor occuring in a benign cystic teratoma of the ovary. Cancer (Philad.) **2**, 799 (1949). — MORI, K.: Über die basalgekörnten Zellen im Darmepithel. Nagasaki-Igkkwai-Zassi **13**, 929—923 (1935) (angeführt nach PATZELT).

NEUMANN, K. H.: Quantitativer Beitrag zur Morphologie der Becherschen oder der intertubulären Zellgruppen der menschlichen Niere. Z. Zellforsch. **34**, 520 (1949). — NICOD, J.: Carcinoide de la parotide. Bull. Cancer **45**, 214 (1958). — NONIDEZ, J.: The origin of the "parafollicular" cell, a second epithelial component of the thyroid gland of the dog. Amer. J. Anat. **49**, 479 (1932).

OATES, J., and A. SJOERDSMA: A unique syndrome associated with secretion of 5-hydroxy-tryptophan by metastatic gastric carcinoids. Amer. J. Med. **32**, 333 (1962). — OBERNDORFER, S.: Über die „kleinen Dünndarmkarzinome". Frankfurt. Z. Path. **1**, 426 (1907). ~ Karzinoide. In: Handbuch der speziellen pathologischen Anatomie und Histologie (LUBARSCH-HENKE), Bd. IV/3, S. 814. 1929.

PAGE, I.: Serotonin (5-hydroxytryptamine). Physiol Rev. **34**, 563 (1954). — PAGÈS, A.: Contribution à l'étude du système des "cellules claires" de Feyrter. Biologie médicale **45**, H. 4 u. 5 (1956). ~ Essai sur le système des "cellules claires" de Feyrter. Montpellier. Imprimerie P. Déhan **1955**. — PAGÈS, P., et A. PAGÈS: Etudes sur l'intégration biologique. Montpellier. Imprimeurs Causse, Graille et Castelnau **1957, 1961**. — PATZELT, V.: Der Darm. In: Handbuch der mikroskopischen Anatomie des Menschen (W. v. MÖLLENDORFF), Bd. 5, Teil 3, S. 1—448. 1936. — PEARSE, A.: Histochemistry. London: J. & A. Churchill 1953. — PEARSON, C., and P. FITZGERALD: Carcinoid tumors—a re-emphasis of their malignant nature. Cancer (Philad.) **2**, 1005 (1949). — PEART, W., K. PORTER, J. ROBERTSON, M. SANDLER, and E. BALDOCK: Carcinoid syndrome due to pancreatic-duct neoplasm secreting 5-hydroxytryptophan and 5-hydroxytryptamine. Lancet **1963** I, 239. — PENSA, A.: Osservazione nel distribuzione dei nervi sanguini e dei nervi nel pancreas. Internat. Mschr. Anat. Physiol. **22**, 90 (1905). — PIRINGER-KUCHINKA, A.: Zur Histologie und Pathologie des Plexus nervosus prostaticus. Wien. med. Wschr. **1951**, 806. — PLANTA, F. v.: Nicht-insulinproduzierende Inselzellgeschwulst des Pancreas und Ulcus pepticum (Zollinger-Ellison-Syndrom). Inaug.-Diss. Zürich 1957. — PLETSCHER, A., P. SHORE, and B. BRODIE: Serotonin release as a possible mechanism of reserpine action. Science **122**, 347 (1955). — PORGES, O., Darmkrankheiten, 2. Aufl. Berlin u. Wien: Urban & Schwarzenberg 1938. — PRETL, K.: Zur Frage der Endokrinie der männlichen Vorsteherdrüse. Virchows Arch. path. Anat. **312**, 392 (1944).

QUATTLEBAUM, F., M. DOCKERTY, and C. MAYO: Adenocarcinoma, cylindroma type, of the parotid gland; a clinical and pathologic study of twenty-one cases. Surg. Gynec. Obstet. **82**, 342 (1946).

RAPPORT, M.: Serum vasoconstrictor (serotonin). J. biol. Chem. **180**, 961 (1949). — RAPPORT, M., A. GREEN, and I. PAGE: Partial purification of the vasoconstrictor in beef serum. J. biol. Chem. **174**, 735 (1948a). ~ Crystalline serotonin. Science **108**, 329 (1948b). — RATZENHOFER, M.: Karzinoid und Hydroxytryptamin. Krebsarzt **11**, 257 (1956). ~ Die Klassifizierung der Karzinoide. Acta neuroveg. (Wien) **16**, 313 (1957). ~ Wirkstofffreie Karzinoide des Darmtraktes. Verh. dtsch. Ges. Path. **41**, 388 (1958a). ~ Der gegenwärtige Stand der Karzinoidforschung: pathologisch-anatomisches Referat. Krebsarzt **13**, 180 (1958b). ~ Dünndarmkarzinoid — vom pathologisch-anatomischen Standpunkt aus. 20. Tagg der Dtsch. Ges. für Verdauungs- und Stoffwechselkrankheiten, Kassel 14.—17. 10. 1959. Gastroenterologia (Basel) **59**, 168 (1961). ~ Morphologie und Funktion der endokrinen (Gelben) Zellen des Verdauungstraktes. Medizinische **1964**, 52, 2817. — Über die Feinstruktur der argentaffinen und der anderen Erscheinungsformen der „Hellen Zellen" FEYRTERs im

Kaninchen-Magen. Z. Zellforsch. **67**, 113 (1965). ~ RATZENHOFER, M., u. F. LEMBECK: Über den Gehalt an 5-Oxytryptamin in Carcinoiden des Darmtraktes. Z. Krebsforsch. **60**, 169 (1954). ~ Modellversuche zur Histochemie silberreduzierender Substrate. Virchows Arch. path. Anat. **332**, 83 (1959). — RATZENHOFER, U., W. MESSERKLINGER u. F. LEMBECK: Zur Frage der Endokrinie der Bronchialadenome (Bronchuskarzinoide). Wien. klin. Wschr. **1957**, 612. — REISER, K.: Der Nervenapparat in Processus vermiformis nebst einigen Bemerkungen über seine Veränderungen bei chronischer Appendicitis. Z. Zellforsch. **15**, 761 (1932). — REITTER, LEYPOLD u. CORONINI: Vegetativ-neurotische Störungen bei Karzionoiden. Zbl. allg. Path. path. Anat. **81**, 425 (1943). — RIOPELLE, J.: Sur les proliférations nerveuses de la vésicule biliaire (Neuromatoses vésiculaires). J. Hôtel-Dieu Montréal **12**, 1 (1942). — RODDIE, I., J. SHEPERD, and R. WHELAN: The action of 5-hydroxytryptamine in the blood vessels of the human hand and forearm. Brit. J. Pharmacol. **10**, 445 (1955). — ROSENBAUM, F., D. SANTER, and B. CLAUDON: Essential teleangiectasia, pulmonic and tricuspid stenosis, and neoplastic liver disease. A possible new clinical syndrome. J. Lab. clin. Med. **42**, 941 (1953). Angeführt nach HEDINGER und GLOOR. — ROTHE, G., u. W. KLÄRING: Gutartige Bronchusgeschwülste. Zbl. Chir. **80**, 786 (1955).

SAFAR, P.: Über die argyrophilen Epithelzellen der menschlichen Magenschleimhaut. Frankf. Z. Path. **61**, 371 (1950). — SALZER, G.: Das enterale und bronchiale Karzinoid. Med. Welt **1961**, 1072. — SANDLER, M., P. SCHEUER, and P. WATT: 5-hydroxytryptophan—secreting bronchial carcinoid tumour. Lancet **1961 II**, 1067. — SANDLER, M., and P. SNOW: An atypical carcinoid tumour secreting 5-hydroxy-tryptophan. Lancet **1958 I**, 137. — SAUER, W., W. DEARING, and E. FLOCK: Diagnosis and clinical management of functioning carcinoids. J. Amer. med. Ass. **168**, 139 (1958). — SCAMURRA, V., and C. WILES: Primary carcinoid of the duodenum; report of a case and review of literature. Gastroenterology **26**, 789 (1954). — SCHAFFER, J.: Lehrbuch der Histologie und Histogenese, 3. Aufl. Wien u. Berlin: Urban & Schwarzenberg 1933. — SCHAUER, A., u. M. EDER: Der Fibrosierungsvorgang beim Darmkarzinoid. Klin. Wschr. **37**, 880 (1959). — SCHLEMMINGER, W.: Über die Helle Zelle in der Tube. Beitr. path. Anat. **108**, 131 (1943). — SCHMID, E.: Diskussion. Verh. Dtsch. Ges. inn. Med., 68. Kongr. 1962, S. 225. — SCHMID, E., S. WITTE u. J. STERN: Erhöhung der Serotoninkonzentration im Blut bei Ausschluß eines Carcinoidsyndromes. Klin. Wschr. **1959**, 1073. — SCHMIDT, J.: Beiträge zur normalen und pathologischen Histologie einiger Zellarten der Schleimhaut des menschlichen Darmkanales. Arch. mikr. Anat. **66**, 12—40 (1905). — SCHNECKLOTH, R., W. McISAAC, and I. PAGE: Serotonin metabolism in carcinoid syndrome with metastatic bronchial adenoma. J. Amer. med. Ass. **170**, 1143 (1959). — SCHNEIDER, H.: Über die Endophytie des Gelbe-Zellen-Organes im Bereich des Zwölffingerdarmes. Beitr. path. Anat. **106**, 129 (1941).— SCHOLTE, A. J.: Ein Fall von Angioma teleangiectaticum cutis mit chronischer Endocarditis und malignem Dünndarmcarcinoid. Beitr. path. Anat. **86**, 440—443 (1931). — SCHÜLLER, E.: Epithelien und Stromazellen des menschlichen Endometriums. Arch. Gynaek. **196**, 49 (1961). — SCHUMACHER, A., u. H. SCHULZ: Licht- und elektronenmikroskopische Untersuchungen an einem metastasierenden Dünndarmkarzinoid mit Serotoninbestimmungen an Tumorzellfraktionen. Klin. Wschr. **1963**, 1188. — SCHUMANN, G.: Zur Frage der biologischen Bedeutung der basalgekörnten Zellen. Dtsch. Z. Verdau.- u. Stoffwechselkr. **2**, 5 (1939). — SCHWEIZER, P.: Über neuromartige Bildungen in obliterierten Wurmfortsätzen. Schweiz. med. Wschr. **1922**, 1202. — SEIFERT, G., u. J. BERDROW: Morphologische Klassifikation der Inseltumoren des Pankreas und endokrine Aktivität. Ärztl. Wschr. **1958**, 829. — SELBERG, W.: Über das Carcinoid des Darmes. Virchows Arch. path. Anat. **306**, 467 (1940). ~ Beitrag zur Klinik und Pharmakologie der Darmkarzinoide. Klin. Wschr. **1941**, 1271. ~ Diskussionsbeitrag auf der 20. Tagg der Dtsch. Ges. für Verdauungs- und Stoffwechselkrankheiten, Kassel 14.—17. 10. 1959. — SHARPLES, W.: Note on relatively high number of argentaffin cells in mucosa of human stomach. Anat. Rec. **91**, 237 (1945). — SHEPHERD, D., G. WEST, and V. ERSPAMER: Detection of 5-hydroxytryptamine by paperchromatography. Nature (Lond.) **172**, 357 (1953). — SHORE, P., L. SILVER, and B. BRODIE: Interaction of reserpin, serotonin, and lysergic acid diethylamide in brain. Science **122**, 284 (1955). — ŠIKL, H.: Über das Vorkommen von Schleim-(Becher-)Zellen in benignen Epitheliomen der Haut. Frankfurt. Z. Path. **43**, 1 (1932). — SIMARD, L. C.: Sur les relations des cellules argentaffines avec les nerfs du plexus peri-glandulaire. Roy. Soc. Canada, Sect. V, 99 (1933). ~ Sur les relations des cellules argentaffines de l'intestin avec les nerfs chez l'embryon de veau. Arch. Anat. micr. Morph. exp. **30**, 235 (1934). ~ Les complexes neuro-insulaires du pancreas humain (neurocrinie et fonction paraganglionnaire). Arch. Anat. micr. Morph. exp. **33**, 49 (1937). — SIMON, H., J. McDONALD, and O. CULP: Argentaffin tumor (carcinoid) occuring in a benign cystic teratoma of the testicle. J. Urol. (Baltimore) **72**, 892 (1954). — SJOERDSMA, A., and S. UDENFRIEND: A clinical, physiologic and biochemical study of patients with malignant carcinoid (argentaffinoma). Amer. J. Med. **20**, 520 (1956). — SLUITER, J.: De carcinoiden van de darm. Ned. T. Geneesk. **102**, 1550 (1958). — SMITH, A., L. NYHUS, C. DALGLIESH, R. DUTTON, B. LENNOX, and P. MAC-FARLANE: Further observations on the endocrine aspects of argentaffinoma. Scot. med. J. **2**, 24 (1957). — SNOW, P., J. LENNARD-JONES, G. CURZON, and R. STACY: Humoral effects of metastasizing carcinoid tumors. Lancet **1955 II**, 1004. — STANFORD, W., J. DAVIS, J. GUNTER, and S. HOBART jr.: Bronchial adenoma (carcinoid type) with solitary metastasis and associated functioning carcinoid syndrome. Sth. med. J. (Bgham, Ala.) **51**, 449 (1958). — STEGER, C.: Contributo sperimentale alla conoscenza dei rapporti asistenti tra carcinoidi intestinali e lesioni del cuore destro. Arch. ital. Chir. **84**, 202 (1958). — STEGER, C., u. A. SARRA: Zur Entstehung der beim metastasierenden Dünndarmkarzinoid beobachteten Klappenveränderungen des rechten Herzens. Helv. chir. Acta **27**, 15 (1960). — STEINER, F. A., u. CHR. HEDINGER: Thrombozytose und Eosinopenie bei Ratten nach einmaliger 5-Oxytryptamininjektion. Experientia (Basel) **12**, 109 (1956). — STEINER, F. A., R. E. SIEBENMANN, C. SANDRI u. CHR. HEDINGER: Thrombozytose und Eosinophilie bei adrenalektomierten Ratten nach einmaliger 5-Hydroxytryptamininjektion. Experientia (Basel) **13**, 500 (1957). — STEPP, W., u. F. KUHLMANN: Über das Verhalten des Dünndarms bei chronischer Gastritis mit Obstipation. Med. Klin. **1932**, 1376. — STEWART, M., R. WILLIS, and G. DE SARAM: Argentaffine carcinoma (carcinoid tumour) arising in ovarian teratomas; a report of two cases. J. Path. Bact. **49**, 207 (1939). — STÖHR jr., PH.: Mikroskopische Studien zur Innervation des Magen-Darmkanales. I—V. Z. Zellforsch. **12**, 66 (1930); **16**, 123 (1932); **21**, 243 (1934); **27**, 341 (1937); **34**, 1 (1948). ~ Lehrbuch der Histologie. Berlin-Göttingen-Heidelberg: Springer 1951. ~ Zusammenfassende Ergebnisse über die mikroskopische Innervation des Magen-Darmkanales. In: Ergebnisse der Anatomie und Entwicklungsgeschichte, herausgeg. von C. ELZE, Bd. 34, S. 250; 2. ergänzte und erweiterte Auflage. 1952. — STOLZ: Zit. nach P. MASSON 1924. — STUDNITZ, W. v.: On the excretion of 3-methoxy-4-hydroxymandelic acid in patients with serotonin producing tumours. Scand. J. clin. Lab. Invest. **11**, 309 (1959). — SÜSSMANN, D.: Das Bronchialadenom, eine insidiöse Geschwulst. Inaug.-Diss. Erlangen 1959. — SUNDER-PLASSMANN, P.: Über neurohormonale Zellen des Vagussystems in der Schilddrüse. Dtsch. Z. Chir. **252**, 210 (1930).

TEMME, N.: Zur Frage der histochemischen Identität der Karzinoidtumoren. Klin. Wschr. **36**, 876 (1958a). ~ Das Bronchuscarcinoid in seinen morphologischen und histochemischen Beziehungen zum Carcinoidproblem. Inaug.-Diss. München 1958b. — THORSON, A.: Studies on carcinoid disease. Acta med. scand. **161**, Suppl. 334, 1 (1958). — THORSON, A., G. BJÖRCK, G. BJÖRKMANN, and J. WALDENSTRÖM: Malignant carcinoid of the small intestine with metastases to the liver, valvular disease of the right side of the heart (pulmonary stenosis and tricuspid regurgitation without septal defects), peripheral vasomotor symptoms, bronchoconstriction, and an unusual type of cyanosis. Amer. Heart J. **47**, 795 (1954). — TIBURCIO PADILLA: Sindrome menor de hipersecreción de serotonina. Bol. Pat. Méd. **2**, 31 (1962). — TORVIK, A.: Carcinoid syndrome in a primary tumour of the ovary. Acta path. microbiol. scand. **48**, 81 (1960).

VETTER, J.: Über das Verhalten der basalgekörnten Zellen bei hungernden Tieren (Meerschweinchen, weiße Ratten und weiße Mäuse). Z. mikr.-anat. Forsch. **43**, 623—632 (1938). ~ Untersuchungen über die Zahl basalgekörnter Zellen bei Meerschweinchen mit verschiedener Vitamin-C-Anreicherung. Z. mikr.-anat. Forsch. **45**, 255—265 (1939). — VIALLI, M., e V. ERSPAMER: Cellule enterochromaffini e cellule basigranulose acidofile nei vertebrati. Z. Zellforsch. **19**, 743—773 (1933). ~ Ricerche sul secreto delle cellule enterocromaffini. VII. Z. Zellforsch. **27**, 81 (1937). — VINCENT, S., and F. THOMPSON: The "islets of Langerhans" of the vertebrate pancreas. J. Physiol. (Lond.) **34**, 27 (1906). — VOGLER, E.: Über das basilare Helle-Zellen-Organ der menschlichen Brustdrüse. Klin. Med. (Wien) **2**, 159 (1947). — VOGT, W.: Identifizierung von Substanz DS mit 5-Oxytryptamin. Naunyn-Schmiedebergs Arch. exp. Path. Pharmak. **222**, 427 (1954).

WALDENSTRÖM, J.: Das Carcinoidsyndrom. Verh. Dtsch. Ges. inn. Med., 62. Kongr., Wiesbaden 1956a, S. 653. ~ Diagnosis and pathology of carcinoidosis. Gastroenterologia (Basel) **86**, 451 (1956b). ~ Symptomes et diagnostic de la tumeur argentaffine maligne (carcinoidose). Brux.-méd. **37**, 1183 (1957). ~ Clinical pictures of carcinoidosis. Gastroenterology **35**, 565 (1958). ~ Karzinoidose. 20. Tagg der Dtsch. Ges. für Verdauungs- und Stoffwechselkr., Kassel 14.—17. 10. 1959. ~ Klinik des Carcinoidsyndroms. Verh. dtsch. Ges. inn. Med. **68**, 211 (1962). — WALDENSTRÖM, J., and E. LJUNGBERG: Carcinoids and vasomotoric symptoma. Svenska Läk.-Tidn. **50**, 690 (1953). ~ Studies on the functional circulatory influence from metastazing carcinoid (argentaffine, enterochromaffine) tumors and their possible relation to enteramine production. I. Symptoms of carcinoidosis. Acta med. scand. **152**, 283 (1955); — II. The chemistry of carcinoid tumors. Acta med. scand. **152**, 311 (1955). — WALDENSTRÖM, J., B. PERNOW, and H. SILVER: Case of metastasizing carcinoma (argentaffinoma?) of unknown origin showing peculiar red flushing and increased amounts of histamine and 5-hydroxy-tryptamine in blood and urine. Acta med. scand. **156**, 73 (1956). — WARNER, R., and A. SOUTHREN: Carcinoid syndrome produced by metastasizing bronchial adenoma. Amer. J. Med. **24**, 903 (1958). — WATZKA, M.: Über die Verbindungen inkretorischer und neurogener Organe. Anat. Anz. **71**, Erg.-Heft, 185 (1931). ~ Kritische Bemerkungen zum

System der „Hellen Zellen". 50. Verslg Anat. Ges., Marburg 1952. ~ Zellen mit spezialen Funktionen. In: Handbuch der Allgemeinen Pathologie (Büchner, Letterer, Roulet), Bd. 2, S. 213, 1955. — Weitzel, G., U. Roester, E. Buddecke u. E. Strecker: Zinkgehalt und blutzuckersteigernde Wirkung von Organextrakten. Hoppe-Seylers Z. physiol. Chem. 303, 11 (1956). — Wenger, R.: Die Herzveränderungen beim Karzinoidsyndrom. Verh. Dtsch. Ges. inn. Med. 68. Tagg 1962, 228. — Wenzl, H.: Appendixcarcinoide. Inaug.-Diss. Tübingen 1962. — Wetzstein, R., W. Doerfler u. A. Schwink: Die Feinstruktur der enterochromaffinen Zellen und ihrer spezifischen Granula. Elektronenmikroskopische Untersuchungen am Duodenum des Meerschweinchens. Protoplasma (Wien) 55, 303 (1962). — Whitwell, F.: Tumourlets of the lung. J. Path. Bact. 70, 529 (1955). — Wilhelm, F.: Über die örtliche Verkettung des Inselgewebes mit dem Nervengewebe. Zbl. inn. Med. 1940, 693—698, 709—716. — Williams, E., and J. Azzopardi: Tumors of the lung and the carcinoid syndrome. Thorax 15, 30 (1960). — Williams, R.: A metastasizing carcinoid tumor with unusual features. Brit. med. J. 1960 I, 28. — Willis, R.: Pathology of tumours. London: Butterworth & Co. 1955. — Wolfe, H., A. Davies, A. Mathias, and M. Schachter: Metastatic argentaffinoma secreting 5-hydroxytryptamine in a patient with a patent foramen ovale. Brit. med. J. 1960 I, 925. — Womack, N., and E. Graham: Mixed tumors of the lung. So-called bronchial or pulmonary adenoma. Arch. Path. 26, 165 (1938).

Zbinden, G., u. A. Pletscher: Experimentelle Untersuchungen über 5-Hydroxy-Tryptamingehalt und enterochromaffine Zellen bei chronischer Reizung des Magen-Darm-Traktes durch Äthylakohol. Schweiz. Z. allg. Path. 21, 1137 (1958). — Zbinden, G., A. Pletscher u. A. Studer: Regionäre Unterschiede der Reserpinwirkung auf enterochromaffine Zellen und 5-Hydroxytryptamin-Gehalt im Magendarmtrakt. Schweiz. med. Wschr. 87, 629 (1957). — Zeitlhofer, J., u. K. Formanek: Beitrag zum sogenannten Carcinoid-Syndrom. Zbl. allg. Path. path. Anat. 99, 306 (1959). — Zollinger, R., u. E. Ellison: Primary peptic ulcerations of the jejunum associated with islet cell tumors of the pancreas. Ann. Surg. 142, 709 (1955).

Nachtrag.

Bei der Drucklegung nicht mehr berücksichtigte einschlägige Arbeiten:

Geffroy, Yvar: Versuch einer Deutung der Pathologie des Systems der Hellen-Zellen von Feyrter im Verdauungsschlauch. Path. et Biol. 12, 1149 (1964).

Oates, J., K. Melmon, A. Sjoerdsma, L. Gillespie, and D. Mason: Release of a kinin peptide in the Carcinoid syndrome. Lancet 1964 I, 514—517.

Lorant, M.: Information: Bradykinin als Ursache des Flush beim Karzinoidsyndrom. Med. Klin. 60, 943—944 (1965).

Inderbir Singh: The distribution of cells of the enterochromaffin system in the gastrointestinal tract of human foetuses. Acta anat. 1966 (im Druck).

Nachtrag zur Literatur

des Beitrages „Hopf, Allgemeine Morphologie der neurovegetativen Regulationen"
(S. 201 bis 284).

Aidar, O., W. A. Geohegan, and L. H. Ungewitter: Splanchic afferent pathways in the central nervous system. J. Neurophysiol. 15, 131—138 (1952). — Anand, B. K., and J. R. Brobeck: Localization of a "Feeding center" in the hypothalamus of the rat. Proc. Soc. exp. Biol. (N.Y.) 77, 323—324 (1951 a). ~ Hypothalamic control of food intake in rats and cats. Yale J. biol. Med. 24, 123—140 (1951 b). — Arvy, L.: Histochemical demonstration of enzymatic activities in neurosecretory centres of some homoiothermic animals. III. Internat. Symp. on Neurosecretion, Bristol 1961. Mem. Soc. Endocrinol. 12, 215—223 (1962).

Bogdanove, E. M., and N. S. Halmi: Effects of hypothalamic lesions on subsequent propylthiouracil treatment of pituitary structure and function in the rat. Endocrinology 53, 274—292 (1953).

Dell, P.: Corrélations entre le système végétatif et le système de la vie de relation. (Mesencéphale, diencéphale et cortex cérébral.) J. Physiol. (Paris) 44, 471—557 (1952). — Dey, F. L.: Genital changes in female guinea pigs resulting from destruction of the median eminence. Anat. Rec. 87, 85—90 (1943). — Diehl, F., u. H. Neumann: Vitamin C-Gehalt des menschlichen Gehirns unter besonderer Berücksichtigung der vegetativen Zentren. Klin. Wschr. 18, 418—422 (1939).

Erankö, O.: Histochemical evidence of intense phosphatase activity in the hypothalamic magnocellular nuclei of the rat. Acta physiol. scand. 24, 1—6 (1951).

Fuxe, K., T. Hökfelt, and O. Nilsson: A fluorescence microscopical and electron microscopic study on certain brain areas rich in monoamine terminals. J. Amer. Anat. (1965) (zit. nach Fuxe 1965).

GABE, M.: La neurosécrétion chez les Invertebrés. Ann. Biol. **30**, 1—62 (1954). — GANSER, S.: Über die periphere und centrale Anordnung der Sehnervenfasern und über das Corpus bigeminum anterius. Arch. Psychiat. Nervenkr. **13**, 341—381 (1882). — GIERSBERG, H., u. W. HANKE: Hormone. In: Fortschritte der Zoologie, Bd. 12, S. 128—175. Stuttgart: Gustav Fischer 1960. — GREEN, J. D., and D. S. MAXWELL: Comparative anatomy of the hypophysis and observations on the mechanism of neurosecretion. In: Comparative Endocrinology, edit. A. GROBMANN, p. 368—392. New Uork: J. Wiley & Sons 1959. — GUILLERY, R. W.: Degeneration in the post-commissural fornix and the mamillary peduncle of the rat. J. Anat. (Lond.) **90**, 350—370 (1956).

HAMILTON, C. L., and J. R. BROBECK: Food intake and temperature regulation in rats with rostral hypothalamic lesions. Amer. J. Physiol. **207**, 291—297 (1964). — HETHERINGTON, A. W.: Non-production of hypothalamic obesity in rat by lesions rostral or dorsal to the ventromedial hypothalamic nuclei. J. comp. Neurol. **80**, 33—45 (1944). — HETHERINGTON, A. W., and S. W. RANSON: Hypothalamic lesions and adiposity in the rat. Anat. Rec. **78**, 149—172 (1940). — HOLMES, R. L., and F. G. KNOWLES: Electron microscope observations on the neurohypophysis of the ferret. Nature (Lond.) **183**, 1745 (1959).

IMOTO, T.: Histochemical studies on the hypothalamic-hypophysial neurosecretory system. III. Vitamin C, phosphatase, peroxydase and zinc. Arch. hist. jap. **13**, 491—502 (1957).

JOYNT, R. J.: Functional signifiance of osmosensitive units in the anterior hypothalamus. Neurology (Minneap.) **14**, 584—590 (1964).

KAMER, J. C. v. D., and TH. G. VERHAGEN: A cytological study of the neurohypophysis of Scylliorhinus caniculus. Z. Zellforsch. **42**, 229—246 (1955). — KERR, F. W. L., and S. ALEXANDER: Desending autonomic pathways in the spinal cord. Unpublished data, zit. nach KERR and BROWN 1964. — KERR, F. W. L., and J. A. BROWN: Pupillomotor pathways in the spinal cord. Arch. Neurol. (Chic.) **10**, 262—270 (1964). — KIVALO, E., U. K. RINNE, and S. MÄKELÄ: Acetylcholinesterase, acid phosphatase and succinic dehydrogenase in the hypothalamic magnocellular nuclei after chlorpromazine administration. Experientia (Basel) **14**, 293—296 (1958). — KUHLENBECK, H., and R. N. MILLER: The pretectal region of the rabbit's brain. J. comp. Neurol. **76**, 323—365 (1942). — KUYPERS, H. G.: Certain fiber connections of the mesencephalic central grey matter. In: Progress in Neurobiology (ed. J. ARIENS KAPPERS), p. 264—272. Amsterdam and New York: Elsevier Publ. Co. 1956.

LEGAIT, H., et M. ROUX: Importance variable de la pars intermedia chez les rongeurs et résistence différente au cours d'épreuves de deshydration. C.R. Soc. Biol (Paris) **155**, 379—381 (1961).

MARTINI, L., L. MIRA, A. PECILE, and S. SAITO: Neurohypophysial hormones and gonadotrophin release. Acta endocr. (Kbh.), Suppl. **38**, 81 (1958). ~ Neurohypophysial hormones and release of gonadotrophins. J. Endocr. **18**, 245—250 (1959). — MARTINI, L., and A. DE POLI: Neurohumoral control of the release of adreno-corticotrophic hormone. J. Endocr. **13**, 229—234 (1956). — MARTINI, L., A. DE POLI, and S. CURRI: Hypothalamic stimulation of ACTH-secretion. Proc. exp. Biol. (N.Y.) **91**, 490—493 (1956). — MASSOPUST, L. C.: The hypothalamic syndrome in rats with experimental lesions. Neurology (Minneap.) **5**, 472—478 (1955). — McLEAN, P. D., and D. W. PLOOG: Cerebral representation of penile erection. J. Neurophysiol. **25**, 29—55 (1951). — MEYNERT, T.: Vom Gehirn der Säugetiere. In: Strickers Handbuch der Lehre von den Geweben des Menschen und der Tiere, Bd. II, S. 694—808. Leipzig: Wilhelm Engelmann 1871/72. — MÜLLER, W.: Zur Frage der Chromhämatoxylinfärbung nach Gomori. Anat. Anz., Erg.-Bd. **101**, 180—181 (1954). ~ Neurosekretstauung im Tr. Supraopticohypophyseus des Menschen durch einen raumbeengenden Prozeß. Z. Zellforsch. **42**, 439—442 (1955). ~ Zum Problem der Neurosekretdarstellung. Anat. Anz., Erg.-Bd. **103**, 149—151 (1956).

OOTA, Y., and H. KOBAYASHI: Fine structure of the median eminence and the pars neurosa of the bullfrog, Rana catesbiana. Z. Zellforsch. **60**, 667—687 (1963).

PATE, J. R.: Transneural atrophy of the nucleus ovoideus following eye removal in cats. Anat. Rec., Suppl. **67**, 39 (1937). — PEARSE, A. G. E.: Esterases in the hypothalamus and neurohypophysis and their functional signifiance. In: Pathophysiologia diencephalica, S. 329—335. Wien: Springer 1958. — PENFIELD, W., and T. RASMUSSEN: The cerebral cortex of man. New York: Macmillan 1957. — POWELL, T. P. S.: The organization and connections of the hippocampal and intralaminar systems. Recent Progr. Psychiat. **3**, (1958) (zit. nach DIEPEN). — POWELL, T. P. S., and W. M. COWAN: An experimental study of the efferent connexions of the hippocampus. Brain **78**, 115—132 (1955).

RANSON, S. W., S. W. RANSON jr., and M. RANSON: Fiber connections of the corpus striatum as seen in Marchi preparations. Arch. Neurol. Psychiat. (Chic.) **46**, 230—249 (1941). — RANSON, S. W., and S. W. RANSON jr.: Efferent fibres of the corpus striatum. Res. Publ. Ass. nerv. ment. Dis. **21**, 69—76 (1942). — RINNE, U. K.: Neurosecretory material around the neurohypophysial portal vessels in the median eminence of the rat. Acta endocr. (Kbh.), Suppl. **57**, 9—108 (1960). — RODECK, H.: Zusammenhänge zwischen Neurosekret und den sogenannten Hypophysenhinterlappenhormonen. IV. Mitt. Untersuchungen an schwefelhaltigen Aminosäuren. Z. ges. exp. Med. **132**, 225—233 (1959).

SCHIMRIGK, K.: Über die Wandstruktur der Seitenventrikel und des dritten Ventrikels beim Menschen. Z. Zellforsch **70**, 1—20 (1966). — SCHUCHARDT, E.: Der „Index der Schädelbasismitte" in der Phylogenese. Ein neuer Schädelindex als ein Maß der Organisationsstufe bei Säugetieren. Z. Morph. Anthrop. **43**, 61—72 (1951). ~ Über Wachstumsrelation an Schädel und Gehirn von Säugetieren in Ontogenese und Phylogenese. Z. Morph. Anthrop. **45**, 73—134 (1952). — SPRAGUE, J. M., and M. MEYER: An experimental study of the fornix in the rabbit. J. Anat. (Lond.) **84**, 354—367 (1950). — STÖHR jr., PH.: Die Hypophyse. In: Handbuch der mikroskopischen Anatomie des Menschen, von MÖLLENDORFF-BARGMANN. Bd. IV/5, S. 244—266. Berlin-Göttingen-Heidelberg: Springer 1957. — SZENTÁGOTHAI, J., u. B. MESS: Zur zentralen Steuerung der thyreotropen Aktivität des Hypophysenvorderlappens. Wien. klin. Wschr. **70**, 259—261 (1958).

TEUBER, H. L.: Physiological Psychology. Ann. Rev. Psychol. **6**, 267—296 (1955). — TONUTTI, E.: Experimente zur Lokalisation der hypothalamischen Steuerung der ACTH-Sekretion. Acta neuroveg. (Wien) **23**, 35—49 (1961).

WHITLOCK, D. G., and W. J. H. NAUTA: Subcortical projection from the temporal neocortex in Macaca mulatte. J. comp. Neurol. **106**, 183—212 (1956). — WINSLOW, J. B.; Exposition anatomique de la structure du corps humain. Paris: G. Desprey 1732.

Namenverzeichnis.

Die *kursiv* gedruckten Seitenzahlen beziehen sich auf die Literatur

Sachverzeichnis.

Vegetative Ganglien, Pathologie, Lipofuscin 316, 317
—, mehrkernige Ganglienzellen 319
—, Melanin 317, 318
—, Metastasen maligner Geschwülste 337
—, Nekrose von Ganglienzellen 320, 328
—, neurinomatöse Geschwülste des Verdauungstractus 334, 335
—, Neurinome 334
—, Neurofibromatose 334, 336
—, Neuronophagie 332
—, Neuroplasmaproliferation 331
—, Neurosekretion 321, 322
—, Paragangliom 336, 337
—, Paramyloidose 318
—, Phäochromocytom 335—337
—, Pigmentierung der Ganglienzellen 316—318
—, postganglionäre Fasern, Durchschneidungsversuche 332
—, präganglionäre Fasern, Durchschneidungsversuche 332
—, Rankenneurom 335
—, Regeneration 332
—, Restknötchen 332
—, Stoffwechselstörungen 315—320
—, Sympathicoblastom 335, 336
—, Tollwut 327, 328
—, Transplantation 333, 334
vegetative Regulationszentren des ZNS, Pathologie 310—315
—, Altersveränderungen 312
—, Alzheimersche Fibrillenveränderung 312
—, Atrophie 312
—, Blutungen 312
—, Corpora amylacea 311
—, Encephalitis 313
—, Entzündungen 313, 314
—, Erbleichungsherde 312
—, Erweichungsherde 312
—, Ganglienzellveränderungen 310, 311
—, Geschwülste 314, 315
—, Hamartom des tuber cinereum 314
—, Hirngeschwülste, primäre 314
—, Hypertrophie 312
—, Hypoxydose 313
—, Krebskachexie 314
—, Kreislaufstörungen 312, 313
—, Lipofuscin 312
—, Lipoidpigment 311, 312

vegetative Regulationszentren des ZNS, Pathologie, Lipoproteide 310
—, Melanin 312
—, Myelitis 313
—, Neurokrinie 310
—, Phosphatide 312
—, Pigmentablagerung 311, 312
—, Pigmentatrophie 312
—, retrograde Degeneration 311
—, Ribonucleinsäure 310
—, Stoffwechselstörung 310, 311
—, Sulfhydrilproteide 310
—, Tollwut 313
—, Tumormetastasen 315
—, Vakuolen 310
—, — im Nucleus mamilloinfundibularis 310
vegetativ-nervöse Peripherie 304—310, 332, 337, 338
—, Acetylcholin 307
—, Appendix 305, 306
—, Blutgefäße 304
—, Cholinesterase 307
—, Cytochromoxydase 307
—, Darm 305
—, Dünndarm 309
—, Durchschneidungsversuche 306
—, elektronenmikroskopisches Bild 309
—, Endapparate 304, 307
—, Ganglion cervicale craniale 306
—, Grundplexus 304, 309
—, Herzmuskel 306
—, interstitielle Zellen 309
—, Mittlersubstanzen 307
—, Neuronenprinzip 306, 307
—, Neurosekretion 307
—, Nickhaut des Auges 306
—, parasympathische 305
—, Pathologie 337, 338
—, plexusartige Struktur 304
—, postganglionäre Fasern 305, 306, 309
—, praeganglionäre Fasern 304, 307
—, sympathische 305
—, Schwannsche Zellen 308, 309
—, Synapsen 306
—, Synapsen, diffuse 304, 307, 310
—, Synapsenbläschen 309
—, Syncytium 309, 310
—, Terminalplexus 304, 305, 309
—, Terminalreticulum 75, 103, 305
—, Terminalstränge 306
—, Verpflanzung sympathischer Ganglien in spinale Nerven 308, 332

Venen, Schmerzpunkte 102
Ventilationsgröße 111
Ventilationszunahme bei Arbeit 112
—, Stickstoff, reiner 112
Ventilation, vgl. Atmung
Ventrikelfasern, Impulse 124
Ventrikelreceptoren 122
Veratridin 123
Verbindungspotential, Abhängigkeit der Amplitude von der Reizstärke 77
—, neuro-muskuläres 77
—, unterschwelliges 78
Verdauung 138 ff.
Verdauungstrakt, Ganglientypen 292
—, Innervierung 303
—, Muskulatur 81 ff.
—, Neurome 334, 335
Verletzungspotential 21
—, monophasisches 19
Verpflanzung sympathischer Ganglien in spinale Nerven 308, 332
Verstellsystem 99
vesicles 245
Viruserkrankungen, Gehirnveränderungen 313
visceral brain 9, 225, 265
— —, vgl. System, limbisches
viscerale Rinde 175 ff.
viscero-cutane Leitungsbogen über das Rückenmark 262
viscero-motorische Leitungsbogen über das Rückenmark 261
viscero-viscerale Leitungsbogen über das Rückenmark 261
Vitamin C, Giroud-Leblondsches Verfahren 349
—, Nucleus supraopticus und paraventricularis 238
— vgl. Ascorbinsäure
Vitaminzufuhr, Körnelung argentaffiner Zellen 349
Völlegefühl 97
voltage clamp 25
Volumenregulation, Meßwerke 137
Vorderhirnbündel, basales 226
Vorhofreceptoren 122, 123

Wachstum, Hypothalamus 227
—, Neurohormone 231
Wärme lokale, Einfluß auf innere Organe 262
Wärmeentziehungsmaßnahmen bei Herzoperationen 153
Wärmefasern 160, 161
Wärmepunkte 158
Wärmestauung 162